生体機能代行装置学　Ⅰ

医用治療機器学　Ⅱ

生体計測装置学　Ⅲ

医用機器安全管理学　Ⅳ

臨床医学総論　Ⅴ

臨床工学技士 イエロー・ノート 臨床編

編集 見目恭一 埼玉医科大学 保健医療学部 医用生体工学科 教授

MEDICAL VIEW

本書では，厳密な指示・副作用・投薬スケジュール等について記載されていますが，これらは変更される可能性があります．本書で言及されている薬品については，製品に添付されている製造者による情報を十分にご参照ください．

Yellow Note for Clinical Engineers
(ISBN 978-4-7583-1466-4 C3347)

Editor : Kyoichi Kenmoku

2013. 9.30　1st ed

©MEDICAL VIEW, 2013
Printed and Bound in Japan

Medical View Co., Ltd.
2-30 Ichigayahonmuracho, Shinjyukuku, Tokyo, 162-0845, Japan
E-mail　ed@medicalview.co.jp

編集の序

　臨床工学技士業務は呼吸・循環・代謝の代行装置の運転と院内ME機器の保守管理である。それを記す臨床工学技士法は1987年に公布され，翌年11月には第1回の国家試験が実施された。臨床工学技士が誕生して約25年が経過した現在，資格者数は延べ32,559名となっている（2013年3月時点）。

　臨床工学技士養成校における教育カリキュラムは3,000時間の時間制で開始し，2004年から総単位93の単位制に変更された。最初の国家試験出題基準は1995年9月に作成され，1999年8月一部改訂，2004年3月にはカリキュラム変更に伴う新たな出題基準が作成された。臨床の場では，医療機器やシステムの高度化・多様化に伴い安全な操作・運用，管理の専門の知識・技術習得がより必要視され，医療スタッフと目的・情報を共有し，業務分担，連携・補完して医師と共に包括的医療を提供する「チーム医療」が求められている。

　このようななか，臨床工学技士は新たに①人工呼吸器装着患者の喀痰などの吸引業務，②動脈留置カテーテルからの採血業務が可能となった。さらに「臨床工学技士業務指針」に代わり「臨床工学技士業務指針2010」が策定された。また，医療安全管理体制の拡充，院内感染防止対策，医薬品の安全使用，医療機器の安全使用のために医療法，薬事法が改定され医療機器安全管理者の設置が義務化し，多くの施設で臨床工学技士がその任を担うようになっている。

　我々を取り巻く環境が大きく変化するなか，臨床工学技士に求められる能力として，①生命維持管理装置の操作保守管理に関する知識・技能，②高度化・多様化する医療技術対応能力を有しチーム医療を効果的に推進する能力，そして，③安全性を確保したうえでの業務遂行力，が挙げられるであろう。これに対処すべく「平成24年版国家試験出題基準」が作成され，平成25年（2013年）3月の国家試験から適応されている。

　ここまで臨床工学技士誕生からの変遷を辿った。医療施設において臨床工学技士を配置する要望は高まるばかりだが，それと同時に，求められる能力も日増しに高まっているのが現状である。これから国家試験を受ける皆さんには，資格取得後の活躍がおおいに期待されているのである。

　さて，本書は学生さんにとって最大の難関ともいえる国家試験の対策本である。内容は新出題基準に準拠している。メジカルビュー社が刊行している一連の『ブルー／イエロー・ノート』シリーズを踏襲し，国家試験出題傾向に基づきながら最低限おさえるべき必要項目を簡潔に解説している。写真やイラストを多く取り入れ，わかりやすい紙面構成を心がけた。執筆は各専門領域の先生方にお願いした。

　本書『臨床工学技士　イエロー・ノート　臨床編』は専門科目として「生体機能代行装置学」，「医用治療機器学」，「生体計測装置学」，「医用機器安全管理学」，「臨床医学総論」で構成され，臨床業務遂行における必須知識の集大成本である。同時刊行予定の『ブルー・ノート　基礎編』と併用すれば，出題範囲すべてをカバーできる。

　また，国家試験対策のみならず講義の予習復習のサブテキストとしても有用な内容である。さらに，臨床でも役立つ知識を収めているので，資格取得後も活用できると考えている。

　発刊に当たりご尽力頂きましたメジカルビュー社スタッフの皆様に御礼を申し上げたい。

2013年9月

埼玉医科大学 保健医療学部 医用生体工学科

見目恭一

執筆者一覧

編 集

見目恭一　　　埼玉医科大学 保健医療学部 医用生体工学科 教授

執筆者(掲載順)

三輪泰之　　　埼玉医科大学　保健医療学部　医用生体工学科
見目恭一　　　埼玉医科大学　保健医療学部　医用生体工学科　教授
山下芳久　　　埼玉医科大学　保健医療学部　医用生体工学科　准教授
奥村高広　　　埼玉医科大学　保健医療学部　医用生体工学科　講師
宮本裕一　　　埼玉医科大学　保健医療学部　医用生体工学科　准教授
中島孔志　　　埼玉医科大学　保健医療学部　医用生体工学科　講師
戸井田昌宏　　埼玉医科大学　保健医療学部　医用生体工学科　教授
川邉　学　　　埼玉医科大学　保健医療学部　医用生体工学科
小林　浩　　　埼玉医科大学　保健医療学部　医用生体工学科　非常勤講師
田邊一郎　　　埼玉医科大学　保健医療学部　医用生体工学科　准教授
辻　美隆　　　埼玉医科大学　医学教育センター/総合医療センター　消化管一般外科　准教授
西岡亮治　　　埼玉医科大学　保健医療学部　理学療法学科　講師
大野良三　　　埼玉医科大学　保健医療学部　学部長
木村美智代　　埼玉医科大学　保健医療学部　健康医療科学科　講師
菊田知宏　　　埼玉医科大学病院　腎臓内科　講師
前山昭彦　　　埼玉医科大学　医学部　臨床医学部門　麻酔科　准教授
内田康子　　　埼玉医科大学　保健医療学部　健康医療科学科　講師
脇田政嘉　　　埼玉医科大学　保健医療学部　医用生体工学科　講師
和合治久　　　埼玉医科大学　保健医療学部　健康医療科学科　教授

企画協力

福士政広　　　首都大学東京 健康福祉学部 放射線学科 教授

CONTENTS

略語一覧··xiv
用語アラカルト・補足一覧······················xxi
本書の特徴と活用法···························xxvi

I 生体機能代行装置学 ··················· 1

呼吸療法装置 ················【三輪泰之】2

1 人工呼吸療法
① 生理呼吸と人工呼吸··2
- 自発呼吸···2
- 人工呼吸···2
- 自発呼吸と陽圧式人工呼吸と差異··············3
- 人工呼吸による生体への影響·····················3

② 人工呼吸器の基本構造と原理····························4
- 人工呼吸器の基本構造·································4

③ 人工呼吸の換気方式··6
- 送気方式···6
- 吸気サイクル···7
- 換気様式···7

④ 換気モード··8
- 調節呼吸（CMV）·······································8
- 支持換気···9
- 換気モードとともに使用される手法········11

⑤ 人工呼吸の開始基準・初期設定······················12

⑥ 人工呼吸器の設定・操作··································13
- 換気モード··13
- 酸素濃度··13
- 一回換気量··13
- 換気回数··13
- 吸気時間··13
- PEEP（呼気終末陽圧）······························14
- トリガー機構··14

⑦ ウィーニング（離脱）······································14
- ウィーニングの開始条件··························14
- ウィーニング中の観察·····························15
- ウィーニング中止の判断··························15
- ウィーニングの方法·································15

⑧ 患者管理··16
- 気管挿管··16
- 気管吸引··17
- 人工呼吸器関連肺炎（VAP）····················18
- 人工呼吸療法の体位管理··························18

⑨ 人工呼吸器の警報··19
- 警報の種類··19
- 警報の対処法··21

⑩ 人工呼吸の保守点検··22
- 日常点検··22
- 定期点検··24

⑪ NPPV··24
- NPPVの利点・欠点··································24
- NPPVの適応··25
- NPPVの禁忌··25
- NPPV専用器の原理··································25
- マスクの種類··26
- NPPVのトラブル······································26

2 酸素療法··27
- 酸素療法の適応··27
- 器具の種類··27
- 合併症··29
- その他の器具··30

3 在宅酸素療法··31
- 膜型濃縮装置··31
- 吸着型濃縮装置··31
- 液体酸素装置··32
- 酸素ボンベ··32

4 吸入療法（ネブライザ）································33
- エアロゾルの供給····································33
- ジェット式··34
- 超音波式··34

5 加温加湿器··35
- 加温加湿の必要性····································35
- 乾燥ガスの長期間吸入による弊害··········35
- 加温加湿の目安··35
- 加温加湿の指標··35
- 加温加湿器の種類····································35
- 人工鼻（HME）···36
- ホースヒータの働き·································36
- 副作用・注意事項····································37

6 呼吸に関連する生体モニタ····························38
- 換気モニタ··38
- 換気量計··39
- パルスオキシメータ，カプノメータ······39
- 血液ガス測定··40

7 周辺機器··41
- 流量計··41
- 酸素濃度計··41
- 用手人工換気器具····································42
- ネブライザ··42
- 一酸化窒素治療装置·································43

8 高気圧治療··44
- 高気圧療法の概念····································44
- 装置形態および治療条件··························45
- 適応疾患··46
- 安全管理··46

体外循環装置 ···············【見目恭一】47

1 原理と構成··47
- 人工心肺とは··48

- 血液ポンプ……………………………50
- 人工肺：ガス交換器
  （酸素加と二酸化炭素排出装置）……56
- 人工心肺……………………………61

2 体外循環の病態生理……………………68
- 体外循環と血液………………………68
- 循環動態………………………………75

3 体外循環技術……………………………78
- 人工心肺充填液………………………78
- モニタリング…………………………83
- 心筋保護………………………………91
- 血管と弁………………………………95

4 補助循環法………………………………98
- 補助循環………………………………98
- 開心術後の人工心肺離脱困難時の
  補助循環……………………………104
- 呼吸補助……………………………105

5 安全管理…………………………………106
- 体外循環のトラブル対策……………106
- 体外循環の合併症……………………106
- 安全な人工心肺業務を
  施行するための方策………………107

血液浄化療法装置……………【山下芳久】108

1 血液浄化療法の分類……………………108
- 血液浄化療法…………………………108
- 血液透析（HD）………………………109
- 腹膜透析（PD，CAPD）……………110
- 血液濾過（HF）………………………112
- 血液濾過透析：オフラインHDF……112
- 血液濾過透析：オンラインHDF……113
- ECUM（限外濾過）……………………114
- 血漿交換（PE）………………………114
- 吸着療法……………………………115
- 持続的血液浄化療法（CBP）…………116

2 原理………………………………………118
- 拡散……………………………………118
- 浸透圧…………………………………118
- 限外濾過………………………………118
- 吸着……………………………………118

3 血液浄化器………………………………119
- 透析膜…………………………………119
- ダイアライザ…………………………120
- 性能指標………………………………120

4 透析液，補充液（置換液）……………121
- 透析液…………………………………121
- 補充液（置換液）……………………121

5 抗凝固薬…………………………………122
- 現在，主に使用されている各種抗凝固薬の
  種類と特徴…………………………124
- 各種使用法……………………………125
- ヘパリン投与法の種類………………125
- 抗凝固法の指標に用いられる
  凝固時間測定法……………………125
- ヘパリンの長所と短所………………125
- HIT（ヘパリン起因性血小板減少症）…126

6 バスキュラーアクセス…………………127
- 理想的な内シャントの条件…………127
- 合併症………………………………128

7 治療方法…………………………………129
- 各種透析療法…………………………129
- 治療条件………………………………131

8 患者管理と合併症………………………132
- 患者管理………………………………132
- 合併症…………………………………136

9 透析装置と周辺機器……………………138
- 水処理装置（透析用水作成装置）……138
- 透析液作成供給装置（セントラル）…140
- 透析装置（透析用監視装置，
  ベッドサイドコンソール）………140
- 水質（透析液清浄化）管理……………142

10 安全管理，事故対策……………………145
- 装置・機器の保守点検………………145
- 血液透析時のトラブル………………146

II 医用治療機器学……………………………159

治療の基礎………………………【奥村高広】160

1 治療の基礎………………………………160
- エネルギー密度と理想的な治療……160
- 治療に用いる物理エネルギー………161
- 治療の安全性…………………………162
- 治療機器に関連した事故事例………163

各種治療機器……………………【奥村高広】164

1 電磁気治療機器…………………………164
1 電気メス………………………………164
- 電気メスの原理………………………166
- 対極板の装着部位……………………166
- 安全モニタ……………………………167
- 電気メスによるトラブル……………168

2 マイクロ波手術装置…………………171
- 誘電熱による組織の凝固……………171
- 手術電極………………………………171
- 組織解離装置…………………………172
- 取扱いの注意…………………………172

3 除細動器………………………………173
- 除細動治療の目的と適応……………174
- 除細動器の種類………………………175
- 手動式（体外式）除細動器……………175
- 体外式除細動器によるR波同期通電…176
- 出力形式と内部回路…………………177
- 体外式除細動器の保守管理…………178
- 自動体外式除細動器（AED）…………179
- 植込み型除細動器（ICD）……………179

4 心臓ペースメーカ……………………181
- ペースメーカの目的…………………182
- ペーシング治療の適応………………182
- ペースメーカの種類と構成…………182
- デマンド機能…………………………184
- ペーシングモード……………………184
- 刺激閾値とペーシング出力…………186
- 心内電位（波高値）とセンシング感度…186
- 電磁干渉（EMI）………………………186
- 体外式ペースメーカの保守管理……187

5 カテーテルアブレーション装置……189
- 目的と原理……………………………189

- 構成 ……………………………… 190
- 合併症 ……………………………… 190

■ 2 機械的治療機器 ……………………………… 192
① 吸引器 ……………………………… 192
- 一般用吸引器 ……………………………… 192
- 低圧持続吸引器 ……………………………… 192
- 携帯型吸引器 ……………………………… 194

② 結石破砕装置 ……………………………… 194
- 体外衝撃波結石破砕術(ESWL) ……… 195
- 衝撃波の発生方法と収束方法 ……… 195
- 生体との接触方法(カップリング) …… 196
- 結石への照準方法 ……………………………… 197

③ 心・血管系インターベンション装置 … 197
- 経皮的冠動脈インターベンション …… 198
- ステントグラフト ……………………………… 199
- 末梢血管に対する
  カテーテルインターベンション ……… 200

④ 輸液ポンプ ……………………………… 200
- 輸液ポンプの分類 ……………………………… 201
- 輸液ポンプ(フィンガポンプ)の
  流量制御方式 ……………………………… 203
- シリンジポンプ ……………………………… 204
- 輸液ポンプ(フィンガポンプ)の注意点 … 204
- シリンジポンプの注意点 ……………………… 205
- 輸液ポンプの流量精度 ………………………… 205

■ 3 光治療機器 ……………………………… 207
① レーザ手術装置 ……………………………… 207
- レーザ光の生体への作用 ……………… 208
- レーザ発振の基本原理 ………………… 208
- 吸光度と侵達長深さ ……………………… 208
- 光伝送路 ……………………………… 210
- CO_2レーザ ……………………………… 211
- Nd:YAGレーザ ……………………………… 212
- Ho:YAGレーザ ……………………………… 212
- Er:YAGレーザ ……………………………… 212
- エキシマレーザ ……………………………… 213
- 半導体レーザ ……………………………… 213
- 色素レーザ ……………………………… 213
- 取扱い上の注意 ……………………………… 213

② 光凝固装置 ……………………………… 215
- 網膜光凝固装置 ……………………………… 215

③ 光線治療器 ……………………………… 216
- 赤外線治療器 ……………………………… 216
- 新生児黄疸光線治療器 ……………………… 216

■ 4 超音波治療機器 ……………………………… 217
① 超音波吸引手術器 ……………………………… 217
- 原理と構造 ……………………………… 217
- 超音波振動子 ……………………………… 218
- 適応 ……………………………… 218

② 超音波凝固切開装置 ……………………………… 219
- 原理と構造 ……………………………… 219
- 適応 ……………………………… 220

■ 5 内視鏡機器 ……………………………… 221
① 内視鏡 ……………………………… 221
- 内視鏡の種類 ……………………………… 221
- 内視鏡の構成 ……………………………… 221
- 内視鏡による処置・治療 ……………… 222
- 内視鏡の洗浄・消毒 ……………………… 222

② 内視鏡外科手術 ……………………………… 224
- 腹腔鏡下手術 ……………………………… 224

■ 6 熱治療機器 ……………………………… 225
① 冷凍手術器 ……………………………… 225
- 作用機序と適応 ……………………………… 225
- 原理・種類 ……………………………… 225

② ハイパーサーミア装置 ……………………… 226
- 治療原理 ……………………………… 226
- 加温法 ……………………………… 227
- 併用効果 ……………………………… 227
- 注意点 ……………………………… 227

Ⅲ 生体計測装置学 ……………………………… 229

生体計測の基礎 ……………………… 【宮本裕一】 230

■ 1 計測論 ……………………………… 230
- 単位とトレーサビリティ ……………………… 230
- 信号 ……………………………… 233
- 計測誤差 ……………………………… 235
- 計測値の処理 ……………………………… 236

■ 2 生体情報の計測 ……………………………… 240
- 生体情報計測の必要条件 ……………… 241
- 計測器の構成 ……………………………… 242
- 雑音とその対策 ……………………………… 251

生体電気・磁気計測 ……………… 【中島孔志】 255

■ 1 心臓循環器計測 ……………………………… 255
- 心電図 ……………………………… 255
- 誘導法 ……………………………… 258
- 心電図の記録上の注意点 ……………… 259
- 心電計の構成 ……………………………… 259
- 電極 ……………………………… 259
- 入力インピーダンス ……………………… 260
- 周波数特性,フィルタ,時定数 ……… 260
- インストスイッチ ……………………… 261
- 増幅器と内部雑音 ……………………… 261
- 記録器と記録速度 ……………………… 261
- デジタル心電計 ……………………… 261
- ホルタ(Holter)心電計
  (携帯型テープ心電計) ……………… 261
- モニタ心電計 ……………………… 262
- テレメータ(遠隔計測器)と
  テレメータ心電計 ……………………… 262
- そのほかの心電計 ……………………… 262
- 生体と心磁図(MCG) ……………………… 262
- SQUID磁束計の原理 ……………………… 263
- 心磁計(心臓磁気計測装置) ……………… 264

■ 2 脳・神経系計測 ……………………………… 265
- 脳波(EEG) ……………………………… 265
- 誘導法と電極 ……………………………… 266
- 総合周波数特性とフィルタ ……………… 268
- 同相除去比(CMRR,同相弁別比[dB]) …… 268
- 表示・記録装置 ……………………………… 268
- アナログ脳波計 ……………………………… 269
- デジタル脳波計 ……………………………… 269
- 大脳誘発電位と大脳誘発電位計 ……… 269
- 脳磁図(MEG)と脳磁図計 ……………… 270
- 筋電図(EMG) ……………………………… 271
- 誘発筋電図 ……………………………… 272
- 神経伝導速度 ……………………………… 273

- 筋電計(EMG) ································ 274
- 網膜電位図と網膜電位計(ERG) ········ 275
- 眼振図と眼振電位計(眼振計)(ENG) ········ 276

生体の物理・化学現象の計測 ······················ 277

1 循環器関連の計測 ············【見目恭一】277
- 血圧 ···································· 277
- 観血式血圧計 ···················· 277
- ダンピング定数(制動係数) ·········· 279
- 非観血式血圧計 ···················· 279
- 血流計 ································ 282
- 心拍出量計 ························ 286
- 脈波計 ································ 289

2 呼吸関連の計測 ············【三輪泰之】290
1 呼吸機能の計測と換気力学 ·········· 290
- 肺気量分画 ························ 290
- 気道内圧 ···························· 291
- 気道抵抗 ···························· 291
- コンプライアンス ······················ 291
2 呼吸流量測定 ···························· 292
- ニューモタコメータ(差圧式流量計) ·········· 292
- 熱線式流量計 ···················· 293
- 超音波流量計 ···················· 293
3 呼吸モニタ ································ 294
- インピーダンス法 ···················· 294
- パルスオキシメータ ···················· 294
- カプノメータ ···························· 295

3 血液ガス分析 ···············【山下芳久】298
- 血液ガス分析のポイント ·········· 299

4 体温計測 ············【奥村高広】302
- 核心温計測 ························ 302
- 体表面温計測 ···················· 303

画像診断法 ·························【戸井田昌宏】304

1 超音波画像計測 ···························· 304
- 超音波の基礎 ···················· 304
- 超音波診断装置 ···················· 306
2 エックス線画像計測 ···················· 310
- 透過像計測 ························ 311
- X線CT ································ 315
3 核磁気共鳴画像計測 ···················· 317
- 核磁気共鳴と緩和時間 ·········· 317
- MRI ···································· 319
4 ラジオアイソトープ(RI)による画像計測 ········ 322
- ガンマカメラと単光子断層法(SPECT) ······ 322
- 陽電子断層法(PET) ···················· 325
5 内視鏡画像計測 ···························· 327
- ファイバスコープ ···················· 327
- 電子内視鏡 ························ 328
- 超音波内視鏡 ···················· 329
- 特殊光内視鏡 ···················· 330

IV 医用機器安全管理学 ··············· 335

医用機器の安全管理 ······················ 336

1 臨床工学技士と安全管理 ············【川邉 学】336
- 臨床工学技士と安全管理 ·········· 336

- リスクマネジメント ···················· 338
- 医療機器安全管理責任者と臨床工学技士 ······ 339

2 各種エネルギーの人体への影響
············【川邉 学】340
1 エネルギーの安全限界 ···················· 340
- 治療や診断に用いられる物理エネルギー ······ 340
- 電気エネルギー(低周波電流, 高周波電流) ······ 340
- 超音波エネルギー ···················· 341
- 熱エネルギー ···················· 342
- 磁気エネルギー ···················· 342
- 光エネルギー ···················· 342
- 放射線エネルギー ···················· 343
2 人体の電撃反応 ···························· 343
- マクロショックとミクロショック ·········· 343
- 最小感知電流, 離脱限界電流, 心室細動電流 ·········· 344
- 電撃の周波数特性 ···················· 344
3 事故事例 ································ 345
- 電気的なトラブルと事故事例 ·········· 345
- 機械的なトラブルと事故事例 ·········· 345
- 熱的なトラブルと事故事例 ·········· 345
- 化学的なトラブルと事故事例 ·········· 346
- 放射線的なトラブルと事故事例 ·········· 346
- 光学的なトラブルと事故事例 ·········· 346
- 生物学的なトラブルと事故事例 ·········· 346

3 安全基準 ············【川邉 学】347
- 医用機器・設備の体系化 ·········· 347
- 医用電気機器の安全基準
  (JIS T 0601-1:1999) ············ 348
- 医用電気システムの安全基準
  (JIS T 0601-1:2012) ············ 351
- 病院電気設備の安全基準(JIS T 1022) ······ 352

4 電気的安全性の測定 ············【川邉 学】357
- 測定器具 ···························· 357
- 漏れ電流と患者測定電流 ·········· 358
- 保護接地線抵抗 ···················· 360

5 安全管理技術 ············【川邉 学】362
1 安全管理業務 ···························· 362
- 医療機器の安全管理体制に関わる
  臨床工学技士の役割 ···················· 362
- 医療機器の管理方法 ···················· 362
- 医療機器のライフサイクル ·········· 362
- 機器の選定 ························ 362
- 機器納入後の受入試験 ·········· 363
- 安全教育, 訓練 ···················· 363
- 保守点検 ···························· 363
2 安全管理技術 ···························· 363
- 保守点検の種類と実例 ·········· 363

6 医療ガス ············【川邉 学】367
- 医療ガスの種類 ···················· 367
- 医療ガスのもつ危険性 ·········· 369
- 高圧ガス保安法 ···················· 370
- 医療ガス配管設備(JIS T 7101) ······ 371
- 医療ガスの事故 ···················· 376
- 医療ガス安全・管理委員会 ·········· 376

7 システム安全 ············【川邉 学】380
1 システム安全の考え方 ···················· 380
2 システムの分析手法 ···················· 380
- 安全対策の手順 ···················· 381
- 分析手法 ···························· 381

- ③ 信頼度　383
  - 直列系の信頼度　383
  - 並列系の信頼度　384
  - 時間関数としてのとらえ方　384
- ④ 安全機構　385
  - フェイルセイフ　385
  - フールプルーフ　386
  - 多重系　386
  - モジュール化　386
- ⑤ 人間工学と安全　386
  - マン・マシンインターフェイス　386
  - 操作と機能　387
  - 図記号や表示　387
  - 警報システム　387
- **8 電磁環境**【川邉 学】388
  - ① EMIとEMC　388
    - 電磁干渉(EMI)　388
    - 電磁両立性(EMC)　388
  - ② 医療の現場におけるEMIの原因　389
    - 電磁妨害の原因　389
    - 電磁妨害とその対策　389
  - ③ 電磁波の規制　390
    - 医用電気機器のEMC基準（JIS T 0601-1-2：2012）　391
    - 電波法　391
- **9 臨床工学技士基本業務指針2010**【小林 浩】393
  - 業務全般にわたる留意事項　393
  - 医師の指示に関する事項　394
  - 個別業務に関する事項　394
  - 臨床工学技士が行う個別業務　394
- **10 医療法（改正医療法）**【小林 浩】395
  - 医療法改正の変遷　395
  - 医療機器の安全管理　395
- **11 医療機器安全管理責任者**【小林 浩】396
  - 医療の安全管理　396
  - 医療機器安全管理の体制と業務（医療法施行規則1条の11第2項第3号）　396
  - 医療機器安全管理責任者の資格者　396
  - 安全管理責任者の具体的な業務　396
- **12 医療機器の定義（薬事法）**【小林 浩】397
  - 薬事法上の医療機器　397
  - 医療機器の分類　397
  - 医療機器への情報の付与　397
  - 生物由来製品による医療機器　398
  - 特定生物由来製品による医療機器　398
  - 医療機器と日本工業規格（JIS）　398
- **13 医療機器の危険度における分類**【小林 浩】399
  - 医療機器の分類　399
- **14 医療機器の再評価制度**【小林 浩】400
  - 再評価制度　400
  - 再評価の申請　400
- **15 製造物責任法（PL法）**【小林 浩】401
  - 製造物　401
  - 欠陥　401
  - 損害賠償　401
  - 免責　401
- **16 立会いに関する基準**【小林 浩】402
  - 立会いの定義　402
  - 立会いに関する基準　402
  - その他の立会いに関する事項　402
- **17 感染防止**【川邉 学】403
  - ① 医療機器に求められる洗浄度　403
    - 感染経路　403
    - 標準予防策　404
    - クリティカル器具・セミクリティカル器具・ノンクリティカル器具とそれらの消毒水準　405
    - 洗浄　406
    - 滅菌　406
    - 消毒　407
    - ME機器と感染防止　409

V 臨床医学総論　411

内科学概論【田邊一郎】412

- **1 内科学的疾患へのアプローチ**　412
  - チーム医療とは　412
  - 診察(medical examination)　413
  - 診断(diagnosis)　414
  - 治療(cure, treatment, therapy etc.)　414
  - カルテ(chart, clinical record etc.)について　414
- **2 症候と病態生理**　416
  - チアノーゼ(cyanosis)　416
  - 浮腫(edema)　417
  - 胸水(pleural effusion)と腹水(ascites)　417
  - 呼吸困難(dyspnea)　418
  - 動悸(palpitation)　419
  - 黄疸(jaundice)　419
  - 肥満(obesity)とやせ(emaciation)　420
- **3 全身性疾患の病態生理**　421
  - 脱水(dehydration)　421
  - アシドーシス(acidosis)とアルカローシス(alkalosis)　422
  - 電解質異常(electrolytic imbalance)　423
  - ショック(shock)　424
- **4 応急・救急処置**　426
  - 心停止(cardiac arrest)　426
  - 意識障害(disturbance of consciousness)　427
  - 誤嚥(pulmonary aspiration)　428
  - 循環血液減少(hypovolemia)　429

外科学概論【辻 美隆】430

- **1 外科学手術概論**　430
  - 外科的侵襲に対する反応　430
  - ショック　431
  - 基本的外科手技　432
  - 移植　435
- **2 創傷治癒**　436
  - 創傷治癒の過程　436
  - 創傷処置　436
  - 創傷治癒遅延因子　437
- **3 消毒・滅菌**　439
  - 消毒と滅菌　439
  - 手指消毒法（手洗い法）　439
  - 手術野の消毒　440

- ●手術器械・材料の滅菌··············440
- ●手術室の環境・消毒··············440

4 患者管理·························441
- ●術前管理·····················441
- ●術中管理·····················442
- ●術後管理·····················443
- ●術後合併症···················444

5 外傷・熱傷·······················445
- ●外傷·························445
- ●熱傷·························448
- ●熱中症·······················449

呼吸器系·······················【田邊一郎】450

1 呼吸器感染症···················450
- ●肺炎(pneumonia)·············450
- ●肺結核(tuberculosis)···········452
- ●肺化膿症(lung abscess)········453

2 新生物·························454
- ●肺癌(lung cancer)·············454
- ●転移性肺癌(metastatic lung cancer)······455

3 閉塞性肺疾患と拘束性肺疾患·····456
- ●肺機能検査(spirometry)·······456
- ●閉塞性肺疾患(obstructive pulmonary disease)···············457
- ●拘束性肺疾患 (restrictive lung disease)········459

4 呼吸不全·······················460
- ●呼吸不全(respiratory failure)とは······460

5 肺循環疾患·····················465
- ●肺水腫(lung edema)···········465
- ●肺高血圧症(pulmonary hypertension)····466
- ●肺性心(cor pulmonare)········466

6 その他の呼吸器疾患·············467
- ●気胸(pneumothorax), 血胸(hemothorax)············467
- ●無気肺(atelectasis)············467
- ●窒息(suffocation)·············468
- ●過換気症候群 (hyperventilation syndrome)·····468
- ●胸膜炎(pleuritis)··············469
- ●縦隔腫瘍(mediastinal tumor)···469

循環器系·······················【田邊一郎】470

1 血圧異常·······················470
- ●本態性高血圧症 (essential hypertension)··········470
- ●二次性高血圧症 (secondary hypertension)········471
- ●低血圧症(hypotension)と起立性低血圧症 (orthostatic hypotension)········471

2 動・静脈疾患···················472
- ●動脈硬化症(atherosclerosis)····472
- ●大動脈瘤(true aneurysm) (真性大動脈瘤)··············473
- ●大動脈解離(dissecting aneurysm)···474
- ●閉塞性動脈硬化症(ASO)·······475
- ●閉塞性血栓性血管炎(TAO)·····475
- ●血栓(thrombosis), 塞栓(embolism)······476
- ●動静脈瘻(arteriovenous fistula)·········476
- ●上大静脈症候群(superior vena cava syndrome)···················477
- ●下肢静脈瘤 (varix of the lower extremity)·····477

3 リンパ管疾患···················478
- ●リンパ浮腫(lymphedema)······478
- ●リンパ管炎(lymphangitis)······478

4 血管外傷·······················479
- ●血管外傷(vascular trauma)·····479

5 先天性心疾患···················480
- ●心房中隔欠損症(ASD)·········480
- ●心室中隔欠損症(VSD)·········481
- ●アイゼンメンゲル症候群 (Eisenmenger syndrome)······482
- ●動脈管開存症(PDA)···········483
- ●ファロー四徴症(Fallot tetralogy)···483

6 弁膜症·························485
- ●僧帽弁狭窄症(MS)············485
- ●僧帽弁閉鎖不全症(MR)········486
- ●大動脈弁狭窄症(AS)··········487
- ●大動脈弁閉鎖不全症(AR)······488

7 虚血性心疾患···················490
- ●狭心症(AP)··················490
- ●心筋梗塞(AMI)···············492
- ●心筋梗塞合併症(complication of AMI)····493

8 心筋症·························494
- ●拡張型心筋症(DCM)··········494
- ●肥大型心筋症(HCM)··········494

9 不整脈·························496
- ●不整脈(arrhythmia)とは·······496
- ●心房性期外収縮(PAC)·········497
- ●心室性期外収縮(PVC)·········497
- ●心房細動(Af)·················497
- ●心室細動(Vf)·················498
- ●WPW症候群··················499
- ●発作性上室性頻拍(PSVT)······499
- ●洞不全症候群(SSS)···········500
- ●房室ブロック(AV block)·······500

10 心不全·························502
- ●心不全(heart failure)とは······502
- ●左心不全の概念···············503
- ●心不全の原因·················504
- ●心不全の症状·················504
- ●心不全の診断·················504
- ●心不全の重症度分類···········505
- ●心不全の治療·················506
- ●心原性ショック···············506

11 その他の心疾患·················507
- ●感染性心内膜炎 (infective endocarditis)··········507
- ●急性心筋炎(acute myocarditis)···508
- ●収縮性心外膜炎 (constrictive pericarditis)·········508
- ●心タンポナーデ(cardiac tamponade)·····508

内分泌・代謝系·················【西岡亮治】510

1 内分泌疾患·····················510
- ●下垂体疾患···················511

- ●甲状腺疾患············513
- ●副甲状腺疾患············514
- ●副腎疾患············516
- ■2 代謝性疾患············518
  - ●糖尿病············518
  - ●脂質異常症(高脂血症)············520
  - ●メタボリック症候群
    (メタボリックシンドローム)············521

神経・筋肉系············【大野良三】523
- ■1 神経・筋肉疾患············523
  - ●神経系障害の主要な症候············523
  - ●神経・筋肉疾患············527
  - ●その他············536

感染症············【木村美智代】538
- ■1 微生物総論············538
  - ●化学療法············538
  - ●抗菌薬の作用機序と主な抗菌薬············538
  - ●薬剤の作用と抗菌スペクトル············540
  - ●抗菌薬の副作用············540
  - ●薬剤耐性············541
  - ●抗結核薬············542
  - ●抗真菌薬············542
  - ●抗ウイルス薬············543
- ■2 感染症············544
  - 1 細菌の性質············544
    - ●グラム染色············544
    - ●好気性と嫌気性············544
    - ●細菌培養············545
  - 2 グラム陽性球菌感染症············545
    - ●ブドウ球菌············545
    - ●レンサ球菌············545
    - ●肺炎球菌············546
  - 3 グラム陽性無芽胞菌感染症············546
    - ●ジフテリア菌············546
    - ●放線菌············546
  - 4 グラム陰性球菌感染症············547
    - ●淋菌············547
    - ●髄膜炎菌············547
  - 5 グラム陰性通性嫌気性桿菌感染症············548
    - ●大腸菌············548
    - ●サルモネラ············548
    - ●赤痢菌············549
    - ●クレブシェラ············549
    - ●ペスト菌············549
    - ●コレラ菌············549
    - ●腸炎ビブリオ············550
  - 6 グラム陰性好気性桿菌感染症············550
    - ●シュードモナス(緑膿菌)············550
    - ●百日咳菌············551
  - 7 有芽胞菌感染症············551
    - ●破傷風菌············551
    - ●ガス壊疽菌············552
    - ●ボツリヌス菌············552
  - 8 抗酸菌感染症············552
    - ●結核菌············552
    - ●らい菌············553
  - 9 スピロヘータ感染症············553
    - ●梅毒············553
  - 10 マイコプラズマ感染症············554
    - ●マイコプラズマ············554
  - 11 リケッチア感染症············554
    - ●発疹チフス············554
    - ●ツツガムシ病············555
  - 12 クラミジア感染症············555
    - ●オウム病············555
    - ●トラコーマ············555
    - ●鼠径リンパ肉芽腫症············556
  - 13 真菌感染症············556
    - ●カンジダ症············556
    - ●クリプトコッカス症············556
    - ●アスペルギルス症············557
    - ●ムコール症············557
  - 14 ウイルス感染症············557
    - ●単純ヘルペスウイルス············558
    - ●水痘—帯状疱疹ウイルス············558
    - ●サイトメガロウイルス············558
    - ●EBウイルス············559
    - ●アデノウイルス············559
    - ●ポリオウイルス············559
    - ●インフルエンザウイルス············559
    - ●日本脳炎············560
    - ●麻疹············560
    - ●風疹············560
    - ●流行性耳下腺炎············561
    - ●HIV(ヒト免疫不全ウイルス)············561
    - ●ATLV(成人T細胞白血病ウイルス)············561
    - ●A型肝炎ウイルス············561
    - ●B型肝炎ウイルス············562
    - ●C型肝炎ウイルス············562
    - ●E型肝炎ウイルス············562
  - 15 原虫感染症············563
    - ●アメーバ赤痢············563
    - ●ニューモシスチス肺炎············563
    - ●マラリア············564
    - ●トリコモナス症············564
  - 16 寄生虫感染症············564

腎臓・泌尿・生殖器系············【菊田知宏】566
- ■1 腎臓の疾患············566
  - ●慢性腎臓病(CKD)············566
  - ●急性腎不全············569
  - ●腎の腫瘍············570
  - ●腎の奇形············570
- ■2 尿路の疾患············571
  - ●感染症············571
  - ●結石症············572
- ■3 生殖器の疾患············575
  - ●男性生殖器············575
  - ●女性生殖器············577
- ■4 治療············579
  - ●急性腎不全の治療············579
  - ●慢性腎不全の治療············581
  - ●電解質異常············583

消化器系 【田邊一郎】586

1 食道疾患 586
- 逆流性食道炎(reflux esophagitis) 586
- 食道癌(esophageal cancer) 586
- 食道静脈瘤(esophageal varices) 587

2 胃・十二指腸疾患 588
- 急性胃炎(acute gastritis) 588
- 慢性胃炎(chronic gastritis) 588
- 胃・十二指腸潰瘍(gastro-duodenal ulcer) 589
- 胃癌(gastric cancer) 590

3 小腸・大腸疾患 592
- 炎症性腸疾患(IBD) 592
- 感染性腸炎(infectious colitis) 593
- 虚血性腸炎(ischemic colitis) 594
- 急性虫垂炎(acute appendicitis) 594
- 腸閉塞(ileus) 595
- 大腸癌(colon cancer) 596

4 肝疾患 597
- ウイルス性肝炎(viral hepatitis) 597
- 急性肝炎(acute hepatitis) 598
- 劇症肝炎(fulminant hepatitis) 599
- 慢性肝炎(chronic hepatitis) 599
- 肝硬変(liver cirrhosis) 599
- 肝癌(liver cancer) 600
- アルコール性肝炎(alcoholic hepatopathy) 601
- 薬剤性肝障害(drug induced liver injury) 601

5 胆道疾患 602
- 胆石症(cholelithiasis) 602
- 急性閉塞性化膿性胆管炎(acute obstructive suppurative cholangitis) 604
- 胆嚢癌(gallbladder cancer)と胆管癌(cholangiocarcinoma) 604

6 膵疾患 605
- 急性膵炎(acute pancreatitis) 605
- 慢性膵炎(chronic pancreatitis) 606
- 膵癌(pancreatic cancer) 606

7 腹膜炎 607
- 腹膜炎(peritonitis) 607

血液系 【大野良三】608

1 造血器の構造と機能 608
- 血球の産生，崩壊とその調節 608

2 赤血球系 611
- 貧血症 611
- 血球の産生低下により貧血症をきたす疾患 614
- 血球の破壊亢進により貧血症をきたす疾患(溶血性貧血) 618
- 血球の喪失による貧血症，その他 620
- 骨髄の増殖性疾患 620

3 白血球系 622
- 白血球の数や種類の増減 622
- 骨髄の増殖性疾患 624
- リンパ増殖性疾患 627

4 出血性素因 631
- 止血の機序 631
- 出血性素因(出血傾向)をきたす疾患 634
- 血小板の減少により出血性素因(出血傾向)をきたす疾患 635
- 凝固因子の異常により出血性素因(出血傾向)をきたす疾患 637
- 血管炎その他の要因により出血性素因(出血傾向)をきたす疾患 638

麻酔科学 【前山昭彦】639

1 麻酔 639
- 全身麻酔 639
- 麻酔薬 639
- 麻酔補助薬 643
- 筋弛緩拮抗剤 644
- 昇圧剤 644
- 降圧剤 644
- 麻薬拮抗性鎮痛薬 645
- 麻薬拮抗薬 645
- 麻酔中のモニタ 645
- 麻酔器 647
- 気道確保の方法 647
- 気管挿管のポイント 648
- 気管挿管のデバイス 648
- 麻酔導入 650
- 実際の麻酔薬の選択(例) 651
- 麻酔合併症 651
- 局所麻酔 651
- 硬膜外麻酔 653
- 各種ブロック 654
- 麻酔器の構造 660
- 麻酔器における酸素流量計 660
- 麻酔器における連動式低酸素防止装置 661

集中治療学 663

1 集中治療 【前山昭彦】663
- 集中治療施設 663
- 患者管理 664
- モニタリング 665
- 非観血的血圧測定(マンシェット法) 667
- 観血的動脈圧測定法 667
- 中心静脈圧(CVP) 668
- 肺動脈圧，肺動脈楔入圧(PCWP) 668
- 混合静脈血酸素飽和度($S\bar{v}O_2$) 669
- 治療法 669

2 救急医療 【辻 美隆】680
- 救急処置 680
- 脳死 682

手術医学 【辻 美隆】684

1 感染防止 684
- 院内感染 684
- 院内感染対策 686

2 消毒・滅菌 688
- 基本的事項 688
- 滅菌法 688
- 消毒法 689

3 医療安全 691
- 患者確認 691

- 薬剤の確認 ………………………………… 692

臨床生理学　【内田康子】693

1　機能検査 …………………………………… 693
①　呼吸機能検査 …………………………… 693
①-1　換気機能検査 ……………………… 693
- スパイログラム …………………………… 693
- 肺気量分画 ………………………………… 695
- フローボリューム曲線 …………………… 696
①-2　その他の換気機能検査 …………… 697
- 胸腔内圧 …………………………………… 697
①-3　肺胞換気機能検査 ………………… 698
- 肺胞換気量 ………………………………… 698
- 死腔 ………………………………………… 698
- クロージングボリューム ………………… 700
①-4　血液ガス分析と呼気ガス分析 …… 701
②　体液量等測定 …………………………… 703
- 体液 ………………………………………… 703
- 体液量・血液量 …………………………… 703
③　循環機能検査 …………………………… 705
- 心拍出量 …………………………………… 705
- 循環時間 …………………………………… 705
- 循環血液量 ………………………………… 706
- 心電図(ECG) ……………………………… 706
- 異常心電図 ………………………………… 708
- ベクトル心電図 …………………………… 710
- ヒス束心電図(心内心電図) ……………… 710
- 負荷心電図 ………………………………… 711
- ホルター心電図 …………………………… 711
- 脈波 ………………………………………… 712
- 心音図(PCG) ……………………………… 712
- 心機図(MCG) ……………………………… 712
④　脳波検査 ………………………………… 714
- 脳波(EEG) ………………………………… 714
- 誘発電位 …………………………………… 716
⑤　神経・筋検査 …………………………… 717
- 筋電図(EMG) ……………………………… 717
- 誘発筋電図 ………………………………… 718
- 神経伝導速度 ……………………………… 718
- 反復神経刺激試験 ………………………… 718
⑥　腎機能検査 ……………………………… 720
- 糸球体濾過量(GFR) ……………………… 720
- クリアランス(C) ………………………… 721
- 推算糸球体濾過量(eGFR) ……………… 721
- 腎血流量(RBF) …………………………… 721

臨床生化学　【脇田政嘉】723

1　代謝と代謝異常 …………………………… 723
- 糖質代謝 …………………………………… 723
- 脂質代謝 …………………………………… 728
- タンパク質，アミノ酸代謝 ……………… 732
- 核酸代謝 …………………………………… 736
- 骨代謝 ……………………………………… 739
- その他の代謝異常 ………………………… 740

2　エネルギー代謝 …………………………… 741
- エネルギー代謝 …………………………… 741

3　無機物質など ……………………………… 745
- 無機物質・ビタミン ……………………… 745
- 水代謝 ……………………………………… 750

臨床免疫学　【和合治久】752

1　免疫のしくみ ……………………………… 752
- 液性免疫 …………………………………… 752
- 細胞性免疫 ………………………………… 755
- その他の重要な免疫細胞 ………………… 756
- リンパ器官 ………………………………… 758

2　免疫に関係する疾患 ……………………… 759
- アレルギー疾患 …………………………… 759
- 免疫不全症 ………………………………… 761
- 自己免疫病 ………………………………… 763

3　移植免疫 …………………………………… 766
- 移植免疫と拒絶反応 ……………………… 766
- 臓器移植における組織適合性抗原 (histocompatibility antigen) …………… 766
- 拒絶反応(rejection reaction) …………… 767
- 臓器移植(organ transplantation) ……… 769
- 造血幹細胞移植(hematopoietic stem cell transplantation) ………………………… 770
- 免疫抑制(immuno-suppression) ……… 770

4　輸血 ………………………………………… 772
- 輸血の目的と方法 ………………………… 772
- 血液型 ……………………………………… 772
- 輸血副作用 ………………………………… 776
- 自己血輸血 ………………………………… 777

索引 ……………………………………………… 782

略語一覧

A

ABI	ankle brachial pressure index	足関節上腕動脈血圧比	712
ABR	Auditory Brainstem Response	聴性脳幹反応	269, 716
AC	Alternating Current	交流	234
ACT	activated clotting time	活性化凝固時間	70, 86
ADCC	antibody-dependent cellular cytotoxicity	抗体依存性細胞傷害作用	760
ADH	Antidiuretic Hormone	抗利尿ホルモン	74
AED	Automated External Defibrillator	自動体外式除細動器	175, 179
AEP	Auditory Evoked Potential	聴覚誘発反応電位	269, 716
Af	atrial fibrillation	心房細動	497
AFI	Auto-Fluorescence Imaging	自家蛍光内視鏡	332
AHA	American heart association classification	米国心臓協会	491
AIDS	human immunodeficiency virus	後天性免疫不全症候群	561
ALS	Advanced Life Support	二次救命処置	426, 681
AMI	acute myocardial infarction	心筋梗塞	492
AP	angina pectoris	狭心症	490
AP	ankle pressure	足趾血圧	712
APD	Automated Peritoneal Dialysis	自動腹膜透析	110
APRV	Airway Pressure Release Ventilation	気道圧開放換気	10
APTT	Activated Partial Thromboplastin Time	活性化部分トロンボプラスチン時間	125, 634
AR	aortic regurgitation	大動脈弁閉鎖不全症	488
ARB	angiotensin Ⅱ receptor antagonist	アンジオテンシンⅡ受容体拮抗薬	470
ARDS	acute respiratory distress syndrome	急性呼吸窮迫症候群	461
ARVC	Arrhythmogenic Right Ventricular Cardiomyopathy	催不整脈性右室心筋症	179
AS	aortic stenosis	大動脈弁狭窄症	487
ASA	American Society of Anesthesiology	米国麻酔学会	442
ASD	atrial septal defect	心房中隔欠損症	480
ASLO	Anti Streptolysin O	抗ストレプトリジン	450
ASO	Arteriosclerosis Obliterans	閉塞性動脈硬化症	136, 475
ATL	adult T-cell leukemia	成人T細胞白血病	561
AVNRT	Atrioventricular Nodal Reentrant Tachycardia	房室結節回帰性頻拍	189
AVP	Arginine Vasopressin	バゾプレッシン	513
AVR	Aortic Valve Replacement	大動脈置換術	488

B

BE	base excess	過剰塩基	299
BIPAP	Biphasic Positive Airway Pressure	二相性陽圧呼吸	10
BLS	Basic Life Support	一次救命処置	426, 680
BME	bare metal stent	金属ステント	199
BMI	body mass index	体格指数	420
BP	blood purification therapies	血液浄化療法	108
BSA	body surface area	体表面積	78
BTR	bridge to recover		103
BTT	bridge to transplantation		103

C

CA	cellulose acetate	セルロースアセテート	119
CABG	Coronary Artery Bypass Grafting	冠動脈バイパス術	491
CAG	Coronary Angiography	冠動脈造影	197
CAPD	Continuous Ambulatory Peritoneal Dialysis	持続携行式腹膜透析	110
CAVI	cardio-ankle vascular index	心臓足首血管指数	473

CBP	Continuous Blood Purification Therapy	持続的血液浄化療法	116
CCD	Charge Coupled Device	固体撮像素子	221
CCO	continous cardiac output	連続的心拍出量	287
CCPD	Continuous Cycling Peritoneal Dialysis	持続的周期的腹膜透析	110
CCT	Celite-activated Coagulation (Clotting) Time	セライト活性化全血凝固時間	125
CE	Cold Evaporator	定置式超低温液化ガス供給設備	367, 372
CGD	chronic granulomatous disease	慢性肉芽腫症	761
CHD	Continuous Hemodialysis	持続的血液透析	117
CHDF	Continuous Hemodiafiltration	持続的血液透析濾過	117
CHF	Cotinuous Hemofiltration	持続的血液濾過	117
CI	cardiac index	心係数	705
CKD	Chronic Kidney Disease	慢性腎臓病	566
CMAP	compound muscle action potential	複合筋活動電位	719
CMRNG	Chromosomally-mediated resistant *Neisseria gonorrhoeae*		547
CMRR	Common Mode Rejection Ratio	同相除去比，同相弁別比	240, 249, 261, 268
CMV	Controlled Mechanical Ventilation	調節呼吸	8
CNS	Coagulase-Negative *Staphylococci*	コアグラーゼ陰性菌	545
CNV	contingent negative variation	随伴陰性変動	716
CO	Cardiac Output	心拍出量	288, 705
COPD	Chronic Obstructive Pulmonary Disease	慢性閉塞性肺疾患	457
CPAP	Continuous Positive Airway Pressure	持続的気道陽圧	10, 463
CPE	Continuous Plasma Exchange	持続的血漿交換	117
CPM	central pontine myelinolysis	橋中心脱髄症候群	585
CPPV	Continuous Positive Pressure Ventilation	持続的陽圧換気	8
CPS	cardiopulmonary support	補助心肺装置	105
CRRT	Continuous Renal Replacement Therapy	持続的腎機能代替療法	116
CRS	congenital rubella syndrome	先天性風疹症候群	560
C_{st}	static compliance	静的コンプライアンス	39
C_{syn}	synamic compliance	動的コンプライアンス	39
CTL	cytotoxic T lymphocyte	細胞傷害性T細胞	756
CVP	Central Venous Pressure	中心静脈圧	668

D

DAPD	Daily Ambulatory Peritoneal Dialysis	日中腹膜透析	110
DC	Direct Current	直流	233
DCA	Directional Coronary Atherectomy	方向性アテレクトミー	198
DCM	Dilated Cardiomyopathy	拡張型心筋症	179, 182, 494
DDAVP	l-deamino-8-D arginine vasopressin	デスモプレッシン	513
DES	drug eluting stent	薬剤溶出型ステント	199
DFPP	Double Filtration Plasmapheresis	二重膜濾過血漿交換	114
DHP	direct hemoperfusion	直接血液環流	116
DIC	Disseminated Intravascular Coagulation	播種性血管内凝固	547, 636
DR	Dynamic Range	ダイナミックレンジ	312
DSA	Digital Subtraction Angiography	ディジタル・サブトラクション・アンギオグラフィ	314

E

EAS	Electronic Article Surveillance	電子商品監視	186
EBM	evidence-based medicine	根拠に基づいた医療	412, 414
EBV	Epstein-Barr virus	EBウイルス	559
ECG	electrocardiogram	心電図	706
ECLA	extracorporeal lung assist	体外式肺補助	105
ECMO	extracorporeal membrane oxygenation	体外膜型酸素化装置	105
ECUM	Extracorporeal Ultrafiltration Method	限外濾過法	112, 113
EEG	Electro-Encephalo-Gram	脳波	265, 714
EF	Ejection Fraction	左室駆出率	179

eGFR	estimated glomerular filtration rate	推算糸球体濾過量	721
EIP	End Inspiratory Pause	吸気終末休止	5, 11
EIS	Endoscopic Injection Sclerotherapy	内視鏡的食道静脈瘤硬化療法	587
EMC	Electromagnetic Compatibility	電磁両立性	388
EMG	Electro-Myo-Graph	筋電計	274
EMG	electromyogram	筋電図	271, 717
EMI	Electro-Magnetic Interference	電磁妨害，電磁干渉	253, 388
EMR	Endoscopic Mucosal Resection	内視鏡的粘膜切除術	222
ENBD	Endoscopic Nasobiliary Drainage	内視鏡的経鼻胆道ドレナージ	435
ENG	Electro-Nystagmo-Graph	眼振電位計（眼振計）	276
EOG	Ethylene Oxide Gas	酸化エチレンガス	368, 406
EPO	erythropoietin	エリスロポエチン	608
EPS	Electro Physiological Study	電気生理学的検査	189
EPS	Encapsulating Peritoneal Sclerosis	被嚢性腹膜硬化症	111, 581
ERCP	endoscopic retrograde cholangiopancreatography	内視鏡的逆行性胆管膵管造影法	602
ERG	Electro-Retino-Graph	網膜電位計	275
ERP	event-related potential	事象関連電位	716
ERV	expiratory reserve volume	予備呼気量	695
ESD	Endoscopic Submucosal Dissection	内視鏡的粘膜下層剥離術	222
ESWL	Extracorporeal Shock Wave Lithotripsy	体外衝撃波結石破砕術	195, 573
ET	endotoxin	エンドトキシン	142
EUS	endoscopic ultrasound	超音波内視鏡	329
EVAL	ethylenevinylalcohol	エチレンビニルアルコール共重合体	119

F

FABP	fatty acid binding protein	脂肪酸結合蛋白	492
FDP	fibrin degradation product	フィブリン分解産物	636
FET	Field Effect Transistor	電界効果形トランジスタ	248
FEV_1	forced expiratory volume in one second	1秒量	694
FF	filtration fraction	濾過率	722
FFP	Fresh-frozen Plasma	新鮮凍結血漿	114
FICE	Flexible spectral Imaging Color Enhancement		331
FMEA	Failure Mode and Effects Analysis	潜在的故障モード影響解析	382
FPD	Flat Panel Detector	フラットパネル検出器	310
FRC	functional residual capacity	機能的残気量	695
FTA	Fault Tree Analysis	故障の木解析	381
FVC	forced vital capacity	努力性肺活量	694
FWCV	F-wave conduction velocity	伝導速度	719

G

GCS	Glasgow Coma Scale	グラスゴー・コーマ・スケール，グラスゴー分類	427
GCSF	granulocyte colony-stimulating factor	顆粒球コロニー刺激因子	608
GFR	Glomerular Filtration Rate	糸球体濾過値	566, 720
GH	Growth Hormone	成長ホルモン	511
GVHD	graft-versus-host disease	移植片対宿主病	777

H

H.U.	Hounsfield unit	ハンスフィールド値	316
HA	Hemoadsorption	血液吸着	116
HAART	Highly Active Anti-Retroviral Therapy	抗HIV療法	561
HBIG	hepatitis B Immunoglobulin	抗HBVヒト免疫グロブリン	562
HCM	hypertrophic cardiomyopathy	肥大型心筋症	494
HD	Hemodialysis	血液透析	109
HDL	High-Density Lipoprotein	高密度リポタンパク質	729
HEPA	High Efficiency Particulate Air		31
HF	Hemofiltration	血液濾過	112

HFJV	High Frequency Jet Ventilation		高頻度ジェット換気	9
HFO	High Frequency Oscillation		高頻度振動法	9
HFV	High Frequency Ventilation		高頻度換気	9
HHD	Home Hemodialysis		在宅血液透析	129
HIT	Heparin-Induced Thrombocytopenia		ヘパリン起因性血小板減少症	126
HIV	human immunodeficiency virus		ヒト免疫不全ウイルス	552, 561
HLA	human leukocyte antigen		ヒト白血球抗原	766
HME	Heat and Moisture Exchanger		人工鼻	36
HOCM	Hypertrophic Obstructive Cardiomyopathy		閉塞性肥大型心筋症	182
HPV	human papilloma virus		ヒト乳頭腫ウイルス	577
HSV	Herpes simplex virus		単純ヘルペスウイルス	558
HTLV-1	Human T-cell leukemia virus type I		ヒトT細胞白血病ウイルス	561, 628
HV	Hyperventilation		過呼吸	714

I

I.I.	Image Intensifier	イメージインテンシファイア	311
IABP	intra-aortic balloon pump	大動脈内バルーンポンプ	98
IBD	inflammatory bowel disease	炎症性腸疾患	592
IBP	Intermittent Blood Purification	間欠的血液浄化療法	116
IC	inspiratory capacity	最大吸気量	695
ICD	Implantable Cardioverter Defibrilator	植込み型除細動器	175, 179
ICG	indocyanine green	インドシアニングリーン	287
ICHD	Inter-Society Commission on Heart Disease		184
ICM	Idiopathic Cardiomyopathy	肥大型心筋症	179
ICT	Infection Control Team	感染対策チーム	687
IEC	International Electrotechnical Commission	国際電気標準会議	347
Ig	immunoglobulin	免疫グロブリン	752
IL	Interleukin	インターロイキン	608
IMT	intima media thickness	内膜中膜複合体厚	473
IMV	Intermittent Mandatory Ventilation	間欠的強制換気	9
IPD	Intermittent Peritoneal Dialysis	間欠的腹膜透析	110
IPPV	Intermittent Positive Pressure Ventilation	間欠的陽圧換気	8
IPSS	International Prostate Symptom Score	国際前立腺症状スコア	575
IRDS	infant respiratory distress syndrome	新生児呼吸窮迫症候群	461
IRI	Infra-Red Imaging		333
IRV	Inversed Ratio Ventilation	逆比換気	8
IRV	inspiratory reserve volume	予備吸気量	695
ISO	International Organization for Standardization	国際標準化機構	347
IVH	Intravenous Hyperalimentation	中心静脈カテーテル	556

J

JCS	Japan Coma Scale	ジャパン・コーマ・スケール	427
JIS	Japanese Industrial Standards	日本工業規格	347

K

KCT	Kaolin Clotting Time	カオリン活性化全血凝固時間	125
KVO	Keep Vein Open		206

L

LAK	lymphokine-activated killer cells	リンホカイン活性化キラー細胞	757
laser	Light Amplification by means of Stimulated Emission of Radiation	レーザ	207
LDL	Low-Density Lipoprotein	低密度リポタンパク質	729
LGC	Liquid Gas Container	可搬式超低温液化ガス容器	372
LMWH	low molecular weight heparin	低分子量ヘパリン	124
LPS	Lipopolysaccharide	リポ多糖，リポポリサッカライド	538, 753

M

MCG	Magneto-Cardio-Graph	心磁図	262
MCH	Mean Corpuscular Hemoglobin	平均赤血球血色素量	613
MCHC	Mean Corpuscular Hemoglobin Concentration	平均赤血球血色素濃度	613
MCV	Motor nerve Conduction Velocity	運動神経伝導速度	273, 719
MCV	Mean Corpuscular Volume	平均赤血球容積	613
MDRP	multi drug resistant *Pseudomonas aeruginosa*	多剤耐性緑膿菌	542, 550
MDRTB	multi drug resistant *Mycobacterium tuberculosis*	多剤耐性結核菌	542
MEG	Magneto-Encephalo-Gram	脳磁図	270
METs	metabolic equivalents	メッツ	711
MHC	major histocompatibility complex	主要組織適合遺伝子複合体	753
MIC	Minimum Inhibitory Concentration	最小発育阻止濃度	541
MLR	middle latency response	聴性中潜時反応	716
MR	mitral regurgitation	僧帽弁閉鎖不全症	486
MRA	Magnetic Resonance Angiography	磁気共鳴血管造影	528
MRAB (MDRAB)	multi drug resistant *Acinetobacter baumannii*	多剤耐性アシネトバクタ	542
MRCP	magnetic resonance cholangiopancreatography	MR胆管膵管造影	602
MRSA	methicillin resistant *Staphylococcus aureus*	メチシリン耐性黄色ブドウ球菌	451, 541, 542
MS	mitral stenosis	僧帽弁狭窄症	485
MTBF	Mean Time Between Failures	平均故障間隔	384
MTTR	Mean Time to Repair	平均修理時間	385
MU	motor unit	運動単位	717
MUP	motor unit potential	運動単位電位	717
MVR	Mitral Valve Replacement	僧帽弁置換術	486
MVV	maximal voluntary ventilation	最大換気量	694

N

NA	numerical aperture	開口数	210
NADH	Nicotinamide Adenine Dinucleotide	ニコチンアミドアデニンジヌクレオチド	724
NAP	neutrophil alkaline phosphatase	好中球アルカリホスファターゼ	626
NETPV	Negative Extra Thoracic Pressure Ventilation	胸郭外陰圧式	2
NM	Nafamostat Mesilate	ナファモスタットメシル酸塩	124
NPD	Nightly Peritoneal Dialysis	夜間腹膜透析	110
NPPV	Noninvasive Positive Pressure Ventilation	非侵襲的陽圧換気	24
NYHA	New York Heart Association	ニューヨーク心臓協会	505

O

OHP	Oxygenation Athighpressure	高気圧酸素療法	367
OMC	Open Mitral Commissurotomy	直視下僧帽弁交連切開術	486
OSAS	Obstructive Sleep Apnea Syndrome	閉塞型睡眠時無呼吸症候群	462

P

PA	Plasma Adsorption	血漿吸着	116
PAC	premature atrial contraction	心房性期外収縮	497
PAN	polyacrylonitril	ポリアクリロニトリル共重合体	119
PAPV	Positive Airway Pressure Ventilation	気道内陽圧式	2
PBP	penicillin-binding protein	ペニシリン結合蛋白	541
PC	Pressure Control	圧規定様式	7
PCA	patient-controlled analgesia	自己疼痛管理	658
PCG	phonocardiogram	心音図	712
PCI	Percutaneous Coronary Intervention	経皮的冠動脈インターベンション	197, 198
PCPS	Percutaneous Cardiopulmonary Support	経皮的心肺補助法	102
PCV	Pressure Control Ventilation	圧規定換気	8, 670
PCWP	Plumonary Capillary Wedge Pressure	肺動脈楔入圧	668

PD	Peritoneal Dialysis	腹膜透析	110
PD Plus	Peritoneal Dialysis Plus		110
PDA	patent ductus arteriosus	動脈管開存症	483
PDT	Photodynamic Therapy	光線力学的治療	208
PE	Plasma Exchange	単純血漿交換	114
PEEP	Positive End Expiratory Pressure	呼気終末陽圧	5, 11, 14, 647
PEPA	polyesterpolymeralloy	ポリエステル系ポリマーアロイ	119
PES	polyethersulfone	ポリエーテルスルフォン	119
PET	positron emission tomography	陽電子断層法, ペット	325
PI	perfusion index	灌流指数	78
PMCT	Percutaneous Microwave Coagulation Therapy	経皮的マイクロ波凝固療法	172
PML	polymorphonuclear leukocyte	多形核白血球	757
PMMA	polymethylmethacrylate	ポリメチルメタクリレート	119
PNL	Percutaneous Nephrolithotomy	経皮的腎尿管砕石術	197, 573
POBA	Plain Old Ballon Angioplasty	冠動脈バルーン形成術	197
PPH	primary pulmonary hypertension	原発性肺高血圧症	466
PPNG	penicillinase producing *Neisseria gonorrhoeae*	β-ラクタマーゼ産生淋菌	542, 547
PRF	Pulse Repetition Frequency	パルス繰り返し周波数	306
PRSP	penicillin resistant *Streptococcus pneumoniae*	ペニシリン耐性肺炎球菌	542, 546
PS	Photic Stimulation	光刺激（閃光刺激）	714
PS	Physical Status		442
PS	polysulfone	ポリスルフォン	119
PSV	Pressure Support Ventilation	圧支持換気, プレッシャーサポートベンチレーション	9, 670
PSVT	Paroxysmal Supraventricular Tachycardia	発作性上室性頻拍	189, 198, 499
PT	prothrombin time	プロトロンビン時間	634
PTA	Percutaneous Transluminal Angioplasty	経皮的総脈形成術	200
PTBD	Percutaneous Transhepatic Biliary Drainage	経皮経肝胆道ドレナージ	435
PTCA	Percutaneous Transluminal Coronary Angioplasty	経皮的冠動脈形成術	491
PTCD	Percutaneous Transhepatic Cholangiodrainage	経皮経肝胆道ドレナージ	435
PTCRA	Purcutaneous Transluminal Coronary Rotational Atherectomy	回転性アテレクトミー	199
PTH	Parathyroid Hormone	副甲状腺ホルモン	136
PTMC	Percutaneous Transluminal Transvenous Mitral Commissurotomy	経皮経静脈的僧帽弁交連切開術	200, 486
PVC	premature ventricular contraction	心室性期外収縮	497
PWV	pulse wave velocity	脈波伝搬速度	289

R

RA	rheumatoid arthritis	慢性関節リウマチ	764
RBF	renal blood flow	腎血流量	721
RC	regenerated cellulose	再生セルロース	119
RCA	Root Cause Analysis	根本原因分析	382
RF	Radio Frequency	ラジオ波	318
RI	radioisotope	放射性同位元素, ラジオアイソトープ	322
RT-PCR	Reverse Transcription-Polymerase Chain Reaction	逆転写ポリメラーゼ連鎖反応	560
RV	residual volume	残気量	695

S

SAS	sleep apnea syndrome	睡眠時無呼吸症候群	462
SCID	severe combined immunodeficiency	重症複合免疫不全症	762
SCV	Sensory nerve Conduction Velocity	感覚神経伝導速度	273, 719
SEP	Somatosensory Evoked Potential	体性感覚誘発反応電位	270, 716
SHEL	Software, Hardware, Environment, Live ware		382
SI	International System of Units	国際単位系	230
SIMV	Synchronizde Intermittent Mandatory Ventilation	同期式間欠的強制換気	9, 13, 647

SLE	systemic lupus erythematosus	全身性エリテマトーデス	764
S/N	Signal/Noise	信号対雑音	240, 269
SNAP	sensory nerve action potential	感覚神経活動電位	719
SPECT	single photon emission CT	単光子断層法, スペクト	322
SQUID	Superconducting Quantum Interference Device	超伝導量子干渉素子	244, 263, 270
SSPE	subacute sclerosing panencephalitis	亜急性硬化性全脳炎	560
SSS	Sick Sinus Syndrome	洞機能不全症候群	182, 500
SSS	specific soluble substance	肺炎球菌多糖体	753
STD	sexually transmitted disease	性感染症	547
SV	stroke volume	1回拍出量	705
SVR	slow vertex response	頭頂部緩反応	716

T

TAH	Total Artificial Heart	完全置換型人工心臓	104
TAO	thromboangiitis obliterans	閉塞性血栓性血管炎, バージャー病	475
TAVR	Transcatheter Aortic Valve Replacement	経カテーテル的大動脈弁置換術	200
TCI	Target Control Infusion	標的濃度調節持続静注	641
TIG	Tetanus Immune Globulin	抗破傷風ヒト免疫グロブリン	551
TIVA	Total Intravenous Anesthesia	完全静脈麻酔	641
TLC	total lung capacity	全肺気量	695
TMP	Transmembrane Pressure	膜間圧力差	141
TPD	Tidal Peritoneal Dialysis		110
TPO	thrombopoietin	トロンボポエチン	608
TUL	Transurethral Ureterolithotripsy	経尿道的尿管砕石術	197, 574
TUR-P	transurethral resection of prostate	経尿道的前立腺切除術	576
TV	tidal volume	1回換気量	695

U

UFH	unfractionated heparin	(非分画)ヘパリン	124
UPS	Uninterruptible Power Systems	交流無停電電源	386

V

VAP	Ventilator Associated Pneumonia	人工呼吸器関連肺炎	18
VAS	Ventricle Assist System	補助人工心臓	103
VAT	Ventricular Activation Time	心室興奮時間	257
VC	vital capacity	肺活量	695
VC	Volume Control	量規定様式	7
VCV	Volume Control Ventilation	従量式換気	11, 670
VEP	Visual Evoked Potential	視覚誘発反応電位	270, 716
Vf	ventricular fibrillation	心室細動	498
VIMA	Volatile Induction and Maintenance of Anesthesia	全吸入麻酔方法	640
VLDL	Very Low-Density Lipoprotein	超低密度リポタンパク質	729
VRE	vancomycin resistant *Enterococci*	バンコマイシン耐性腸球菌	542
VSD	ventricular septal defect	心室中隔欠損症	481
VZV	varicella-zoster virus	水痘・帯状疱疹ウイルス	558

W

WPW	Wolff-Parkinson-White		499

X

XaCT	Xa Activated Clotting Time	Xa活性化凝固時間	125
XDR-TB	extreme drug resistance *Mycobacterium tuberculosis*	超(あるいは広範囲)薬剤耐性結核菌	542

用語アラカルト・補足 一覧

あ

- アーク放電・・・・・・・・・164
- アイウエオティップス・・・・・・・・・428
- アイゼンメンゲル症候群・・・・・・・・・480
- 亜急性・・・・・・・・・529
- アジソン病・・・・・・・・・420
- アダムス・ストークス症候群・・・・・・・・・182
- 圧支持換気の吸気時間・・・・・・・・・9
- 圧電効果・・・・・・・・・218
- 圧電セラミクス・・・・・・・・・217
- 圧電素子・・・・・・・・・217
- アニオンギャップ・・・・・・・・・423
- アポトーシス・・・・・・・・・617
- アルギニンバゾプレッシン・・・・・・・・・513
- アンダーセンシング・・・・・・・・・182

い

- いきみ・・・・・・・・・424
- 異所性ホルモン産生腫瘍・・・・・・・・・455
- 一次電池・・・・・・・・・174
- 一酸化炭素・・・・・・・・・699
- 胃びらん・・・・・・・・・589
- 医療ガス標準送気圧力・・・・・・・・・20
- イレウス管・・・・・・・・・595
- 胃瘻・・・・・・・・・533
- インスリン・・・・・・・・・518
  - ——抵抗性症候群・・・・・・・・・521
- インターフェロン・・・・・・・・・598
- 院内感染・・・・・・・・・453
- インフルエンザ桿菌・・・・・・・・・450

う

- ヴァルサルヴァ法・・・・・・・・・46
- ウィーニング・・・・・・・・・14
- ウエスト周囲径・・・・・・・・・521
- 右脚ブロック・・・・・・・・・501
- うつ熱・・・・・・・・・37
- 運動負荷絶対禁忌・・・・・・・・・711
- 運動負荷中止基準・・・・・・・・・711

え

- エンドサイトーシス・・・・・・・・・733
- エンドトキシン・・・・・・・・・424

お

- オースティン-フリント雑音・・・・・・・・・485
- オートトリガー・・・・・・・・・14
- オーバーセンシング・・・・・・・・・182
- オーバーホール・・・・・・・・・336
- オスラー結節・・・・・・・・・507
- 音響インピーダンス・・・・・・・・・195, 305
- 音速・・・・・・・・・304, 305

か

- 開口数・・・・・・・・・210
- カウンターショック・・・・・・・・・498
- 拡散・・・・・・・・・580
- 拡張期ランブル・・・・・・・・・481
- 下限レート・・・・・・・・・182
- 下垂体後葉の抗利尿ホルモン・・・・・・・・・585
- 下垂体腺腫・・・・・・・・・512
- かぜ症候群・・・・・・・・・452
- 下腿筋の仮性肥大・・・・・・・・・533
- カテーテル
  - アブレーション・・・・・・・・・198, 496
- 過粘稠度症候群・・・・・・・・・630
- 過敏性肺臓炎・・・・・・・・・456
- カプセル内視鏡・・・・・・・・・221, 330
- カプノグラフ・・・・・・・・・645
- カプノメータ・・・・・・・・・645
- カルシウム拮抗剤・・・・・・・・・470
- カルシウム代謝・・・・・・・・・515
- カルテ・・・・・・・・・414
- ガワーズ徴候・・・・・・・・・533
- 感覚神経活動電位（SNAP）・・・・・・・・・720
- 換気量
  - 気道圧開放換気の——・・・・・・・・・10
  - 二相性陽圧呼吸の——・・・・・・・・・10
  - APRVの——・・・・・・・・・10
  - BIPAPの——・・・・・・・・・10
- 間欠性跛行・・・・・・・・・472
- 間欠的強制換気・・・・・・・・・9
- 還元型ニコチンアミドアデニンジヌクレオチド・・・・・・・・・725
- 冠状動脈枝のAHA分類・・・・・・・・・491
- 肝性昏睡・・・・・・・・・597
- 完全寛解・・・・・・・・・625
- 感染症
  - 人獣共通——・・・・・・・・・453
  - 尿路——をきたしやすい因子・・・・・・・・・571
  - 非特異性——・・・・・・・・・571
  - 輸入——・・・・・・・・・453
- ガンマ量・・・・・・・・・204
- 乾酪壊死・・・・・・・・・453

き

- 気化器・・・・・・・・・640
- 気化熱・・・・・・・・・225
- 気管支肺炎・・・・・・・・・453
- 機関車様雑音・・・・・・・・・508
- 起坐呼吸・・・・・・・・・502
- 偽小葉・・・・・・・・・599
- 偽性高K血症・・・・・・・・・584
- 気速型スパイロメータ・・・・・・・・・291
- 気道圧開放換気の換気量・・・・・・・・・10
- 機能的接続・・・・・・・・・351
- 基本レート・・・・・・・・・182
- 逆圧電効果・・・・・・・・・218
- キャリブレーション・・・・・・・・・336
- 吸収係数・・・・・・・・・305
- 急性呼吸窮迫症候群（ARDS）・・・・・・・・・465, 504
- 胸腔ドレナージ・・・・・・・・・194
- 橋中心脱髄症候群・・・・・・・・・585
- 起立性低血圧・・・・・・・・・536
- 気量・・・・・・・・・292
- キログラム原器・・・・・・・・・232
- 近位筋・・・・・・・・・533
- 筋萎縮性側索硬化症・・・・・・・・・533
- 筋弛緩モニタ・・・・・・・・・645
- 筋性防御・・・・・・・・・607
- 緊張性気胸・・・・・・・・・467

く

- グアノシン5'-三リン酸・・・・・・・・・725
- クインケ徴候・・・・・・・・・485
- 空気感染・・・・・・・・・452
- 口すぼめ呼吸・・・・・・・・・457
- くも状血管腫・・・・・・・・・599
- グラジエント・エコー法・・・・・・・・・321
- グラハム-スティール雑音・・・・・・・・・485
- グラム染色・・・・・・・・・450

け

- ケアリー-クームズ雑音・・・・・・・・・481
- 経口ブドウ糖負荷試験（OGTT）・・・・・・・・・519
- 頸動脈エコー・・・・・・・・・473
- 経皮的補助循環装置・・・・・・・・・506
- 血管透過性の亢進・・・・・・・・・416
- 血漿浸透圧・・・・・・・・・422
- 血栓性静脈炎・・・・・・・・・476
- 血友病性関節症・・・・・・・・・637
- ケトン体・・・・・・・・・727
- 限外濾過・・・・・・・・・580
- 減感作療法・・・・・・・・・458
- 嫌気的条件・・・・・・・・・724
- 検査の基準値・・・・・・・・・613

こ

- 構音障害・・・・・・・・・526
- 交感神経遮断薬・・・・・・・・・470
- 好気的条件・・・・・・・・・724
- 抗原提示・・・・・・・・・610
- 膠質浸透圧・・・・・・・・・422
- 校正・・・・・・・・・336
- 光線力学的治療（PDT）・・・・・・・・・208
- 高張性脱水・・・・・・・・・751
- 高調波・・・・・・・・・212
- 広汎性・・・・・・・・・715
- 抗頻拍ペーシングATP・・・・・・・・・179
- 後負荷・・・・・・・・・502
- 誤嚥性肺炎・・・・・・・・・453, 533
- 呼吸不全の分類・・・・・・・・・27
- 国際度量衡総会・・・・・・・・・231
- 誤差・・・・・・・・・239
  - 絶対——・・・・・・・・・235
  - 相対——・・・・・・・・・235
  - 流量——・・・・・・・・・206
- 固縮・・・・・・・・・525
- 固定性分裂・・・・・・・・・480

xxi

コリ回路　725
コリガン脈拍　483
コルポスコピー　577

さ

サーファクタント　461
サーミスタ　302
サーモパイル　302
サイアザイド系利尿薬　513
最確値　235
最大上電気刺激　718
サイトカイン　461, 608
サイフォニング現象　205
左脚ブロック　501
錯乱　523
左室ストレイン型　487
雑音
　オースティン-フリント――　485
　機関車様――　508
　グラハム-スティール――　485
　ケアリー-クームズ――　481
　Austin-Flint――　485
　Carey-Coombs――　481
　Graham-Steel――　485
サルコイドーシス　456
産業技術総合研究所
　計量標準総合センター　232
残差　235

し

シールドルーム　254
敷石像　592
ジギタリス　495
子宮外妊娠　607
死腔換気率　12
自己免疫疾患　533
シスプラチン　455
自然滴下方式　202
持続的陽圧呼吸　463
市中肺炎　453
失行　525
失調　525
自動体外式除細動器　498
死の四重奏　521
脂肪便　605
瀉血　621
シャント　699
縦走潰瘍　592
終末呼気炭酸ガス濃度・分圧　645
ジュール・トムソン効果　226
ジュール熱　164
手掌紅斑　599
出力フローティング　177
順行　719
衝撃波　195
症候　523
上部尿管結石　195
小脈　485
食事誘発性体熱産生　743
食道腺癌　587
除細動器　498
　自動体外式――　498
心音のタイミング決定　712
心外膜アプローチ　190

神経筋接合部　533
腎血流の自己調節　722
人工透析　636
心室での伝導異常　501
人獣共通感染症　453
腎性尿崩症　513
心臓足首血管指数　473
浸透圧
　血漿――　422
　膠質――　422
シンドロームX　521
じん肺　456
心拍応答機能　182
心拍数　705
心房性ナトリウム利尿ペプチド　506
心房内血栓　498
心膜摩擦音　508

す

水頭症　530
髄膜刺激症候　527
頭蓋内圧亢進　527
ステント留置術　586
スパイロメータ　291
　気速型――　291
スパイロメトリ　291
スピン・エコー法　321
スプレー凝固モード　166

せ

生検　588
生体内組織の音響特性　305
生体防御機構　610
静電結合型対極板　166
生理的ペーシング　182
脊髄小脳変性症　526
セクレチン試験　605
絶対誤差　235
遷延性排尿　575
再延性排尿　575
腺癌　454
潜函病　476
潜時　718
潜熱　225
前負荷　502
せん妄　523

そ

送気　221
送水　221
相対誤差　235
僧帽弁開放音　485
僧帽弁前尖拡張期後退速度の減少　486
続発性副腎皮質機能低下症　516
蹲踞　483

た

体位ドレナージ　457
対極板
　静電結合型――　166
　導電結合型――　166
胎児心電計　262
代謝水　750
代謝性脳症　523

大動脈騎乗　483
大動脈縮窄症　504
代表的なCT値　316
体プレスチモグラフ法　290
大葉性肺炎　453
脱水　751
　高張性――　751
　低張性――　751
単光子放出核種　323
炭素電極　259
胆道ドレナージ　602
短絡　699

ち

チアノーゼ　12, 457
致死限界　160
腟拡大鏡診　577
遅脈　485
チャンス蛋白尿　567
中耳気圧外傷の防止　46
中枢性尿崩症の原因疾患　513
超音波メス　224
蝶形陰影　465
調節呼吸　8
超電導磁石　321
治療閾値　160
沈下性肺炎　453

て

低張性脱水　751
デスモプレッシン　513
テタニー　469
手袋靴下型の感覚障害　535
デューティサイクル　165
転移　586
てんかん　526
転写の過程　738
伝搬速度　304

と

透析不均衡症候群　536
洞調律　174
導電結合型対極板　166
糖尿病
　――の合併症　520
　1型――　727
　2型――　727
　2型――の特徴　519
　2型――の肥満　519
　妊娠――　727
登攀性起立　533
ドゥミュッセ徴候　485
ドパミン　506
　――作動性ニューロン　531
トラカール　224
トリガー感度の点検　22
努力呼吸　15
トレーサビリティの定義　232
トレッドミル　491
　――運動負荷テスト装置　261
トロポニンT　492

な

- 内視鏡的逆行性胆管膵管造影法‥‥602
- 内視鏡的治療‥‥‥‥‥‥‥‥‥588
- 内視鏡的粘膜下層剥離術‥‥‥‥588
- 内視鏡的粘膜切除術‥‥‥‥‥‥588
- 内臓脂肪症候群‥‥‥‥‥‥‥‥521
- 内膜中膜複合体厚‥‥‥‥‥‥‥473
- ナトリウム排泄率‥‥‥‥‥‥‥570

に

- 二次電池‥‥‥‥‥‥‥‥‥‥‥174
- 二相性出力波形‥‥‥‥‥‥‥‥177
- 二相性陽圧呼吸‥‥‥‥‥‥‥‥‥10
- ──の換気量‥‥‥‥‥‥‥‥‥10
- 日常点検‥‥‥‥‥‥‥‥‥‥‥‥22
- ニッシェ‥‥‥‥‥‥‥‥‥‥‥589
- ニトログリセリン‥‥‥‥‥‥‥490
- 尿細管での再吸収‥‥‥‥‥‥‥720
- 尿細管での分泌‥‥‥‥‥‥‥‥720
- 尿毒症‥‥‥‥‥‥‥‥‥‥‥‥579
- ──性肺炎‥‥‥‥‥‥‥‥‥453
- 尿路感染症をきたしやすい因子‥571
- 尿路結石‥‥‥‥‥‥‥‥‥‥‥195
- 妊娠糖尿病‥‥‥‥‥‥‥‥‥‥727

の

- 脳動静脈奇形‥‥‥‥‥‥‥‥‥527
- 脳動脈瘤‥‥‥‥‥‥‥‥‥‥‥527
- 脳波の判定基準‥‥‥‥‥‥‥‥715
- 農夫肺‥‥‥‥‥‥‥‥‥‥‥‥456

は

- バーストペーシング‥‥‥‥‥‥179
- 肺炎‥‥‥‥‥‥‥‥‥‥‥‥‥‥
  - ──の分類‥‥‥‥‥‥‥‥‥453
  - 気管支──‥‥‥‥‥‥‥‥‥453
  - 誤嚥性──‥‥‥‥‥‥453, 533
  - 市中──‥‥‥‥‥‥‥‥‥‥453
  - 大葉性──‥‥‥‥‥‥‥‥‥453
  - 沈下性──‥‥‥‥‥‥‥‥‥453
  - 尿毒症性──‥‥‥‥‥‥‥‥453
  - 閉塞性──‥‥‥‥‥‥‥‥‥453
- 肺機能検査で用いる記号‥‥‥‥699
- 肺コンプライアンス‥‥‥459, 697
- 肺静脈隔離術‥‥‥‥‥‥‥‥‥190
- 肺水腫の機序‥‥‥‥‥‥‥‥‥465
- 肺動脈楔入圧‥‥‥‥‥‥‥‥‥465
- 排尿
  - 遷延性──‥‥‥‥‥‥‥‥‥575
  - 再延性──‥‥‥‥‥‥‥‥‥575
- 肺胞気動脈血酸素分圧較差‥‥‥‥12
- 肺胞上皮癌‥‥‥‥‥‥‥‥‥‥454
- ハイムリック法‥‥‥‥‥‥‥‥426
- 白苔‥‥‥‥‥‥‥‥‥‥‥‥‥589
- 白内障破砕吸引術‥‥‥‥‥‥‥218
- 播種性転移‥‥‥‥‥‥‥‥‥‥588
- バゾプレッシン‥‥‥‥‥‥‥‥513
- 抜管‥‥‥‥‥‥‥‥‥‥‥‥‥‥14
- 白血球分画‥‥‥‥‥‥‥‥‥‥622
- パラソルモン‥‥‥‥‥‥‥‥‥515
- ばらつき‥‥‥‥‥‥‥‥‥‥‥239
- バルサルバ洞‥‥‥‥‥‥‥‥‥488
- パルス繰り返し周波数‥‥‥‥‥306
- パルスシーケンス‥‥‥‥‥‥‥321
- パルス波の周波数‥‥‥‥‥‥‥306
- バレット食道‥‥‥‥‥‥‥‥‥587
- 汎血球減少症‥‥‥‥‥‥615, 622
- パンコースト腫瘍‥‥‥‥‥‥‥455
- パンコースト症候群‥‥‥‥‥‥455
- パンデミック‥‥‥‥‥‥‥‥‥453

ひ

- ピエゾ効果‥‥‥‥‥‥‥‥‥‥218
- 被殻‥‥‥‥‥‥‥‥‥‥‥‥‥527
- 非侵襲的陽圧換気‥‥‥‥‥‥‥‥24
- ピックウィック症候群‥‥‥‥‥463
- 非特異性感染症‥‥‥‥‥‥‥‥571
- 被嚢性腹膜硬化症‥‥‥‥‥‥‥581
- 飛沫感染‥‥‥‥‥‥‥‥‥‥‥452
- 肥満細胞‥‥‥‥‥‥‥‥‥‥‥458
- びまん性‥‥‥‥‥‥‥‥‥‥‥531
- 病的骨折‥‥‥‥‥‥‥‥‥‥‥629
- 日和見感染‥‥‥‥‥‥‥451, 453

ふ

- 不感蒸泄‥‥‥‥‥‥‥‥‥‥‥750
- 複合筋活動電位(CMAP)‥‥‥‥‥‥‥‥‥‥‥‥‥‥‥271, 720
- 副甲状腺ホルモン(PTH)‥‥‥515
- 腹膜透析‥‥‥‥‥‥‥‥‥‥‥418
- 不随意運動‥‥‥‥‥‥‥‥‥‥525
- 不確かさ‥‥‥‥‥‥‥‥‥‥‥239
- 浮遊静電容量‥‥‥‥‥‥‥‥‥166
- ブラッドアクセス‥‥‥‥‥‥‥580
- フリーフロー‥‥‥‥‥‥‥‥‥204
- ブルガダ症候群‥‥‥‥‥‥‥‥175
- フレンツェル法‥‥‥‥‥‥‥‥‥46
- フロー‥‥‥‥‥‥‥‥‥‥‥‥696
- フローティング‥‥‥‥‥‥‥‥254
- フローボリューム曲線‥‥‥‥‥696
- プロトロンビン時間‥‥‥‥‥‥597

へ

- 閉塞性肺炎‥‥‥‥‥‥‥‥‥‥453
- ペーシング
  - ──レート‥‥‥‥‥‥‥‥‥182
  - 抗頻拍──ATP‥‥‥‥‥‥‥179
  - 生理的──‥‥‥‥‥‥‥‥‥182
  - バースト──‥‥‥‥‥‥‥‥179
  - ランプ──‥‥‥‥‥‥‥‥‥179
- ヘパリン起因性血小板減少症‥‥636
- ヘモグロビンエーワンシー‥‥‥519
- ベラパミル‥‥‥‥‥‥‥‥‥‥497
- ヘリカルCT‥‥‥‥‥‥‥‥‥‥316
- ヘルニア嵌頓‥‥‥‥‥‥‥‥‥595
- ベンチテスト‥‥‥‥‥‥‥‥‥363
- ベンチュリー効果‥‥‥‥‥‥‥‥28
- 扁平上皮癌‥‥‥‥‥‥‥‥‥‥454

ほ

- 方向性アテレクトミー‥‥‥‥‥198
- 放射性同位元素‥‥‥‥‥‥323, 704
- 乏尿‥‥‥‥‥‥‥‥‥‥‥‥‥569
- ボーラス注入‥‥‥‥‥‥‥‥‥206
- 保守点検‥‥‥‥‥‥‥‥‥‥‥336
- ポップ現象‥‥‥‥‥‥‥‥‥‥190
- ポリソムノグラフィ‥‥‥‥‥‥463
- 奔馬音‥‥‥‥‥‥‥‥‥‥‥‥713
- 翻訳の過程‥‥‥‥‥‥‥‥‥‥739

ま

- マイクロサージェリー‥‥‥‥‥165
- マイクロ波‥‥‥‥‥‥‥‥‥‥171
- マクロショック‥‥‥‥‥‥‥‥349
- マクロライド系抗生物質‥‥‥‥452
- マスター負荷法‥‥‥‥‥‥‥‥491
- 末梢神経伝導の3原則‥‥‥‥‥720
- マトリックス‥‥‥‥‥‥‥‥‥725
- マルチスライスCT‥‥‥‥316, 491
- マルトトリオース‥‥‥‥‥‥‥723
- マルファン症候群‥‥‥‥‥‥‥473
- 慢性腎不全時の食事指導‥‥‥‥581

み

- ミクロショック‥‥‥‥‥‥349, 353
- 脈波伝達時間‥‥‥‥‥‥‥‥‥712
- 脈波伝達速度‥‥‥‥‥‥‥‥‥712
- 脈流‥‥‥‥‥‥‥‥‥‥‥‥‥202

む

- 無効造血‥‥‥‥‥‥‥‥‥‥‥614
- 無動‥‥‥‥‥‥‥‥‥‥‥‥‥525
- 無尿‥‥‥‥‥‥‥‥‥‥‥‥‥569

め

- メイズ手術‥‥‥‥‥‥‥‥‥‥225
- 迷走神経刺激‥‥‥‥‥‥‥‥‥496
- メガベクトル‥‥‥‥‥‥‥‥‥704
- メサラジン‥‥‥‥‥‥‥‥‥‥592
- メタボリック症候群の歴史‥‥‥521
- メチシリン耐性黄色ブドウ球菌‥451
- メッツ‥‥‥‥‥‥‥‥‥‥‥‥711
- ──値‥‥‥‥‥‥‥‥‥‥‥743

も

- 目標心拍数‥‥‥‥‥‥‥‥‥‥711

や

- 薬液性状‥‥‥‥‥‥‥‥‥‥‥206

ゆ

- 融解熱‥‥‥‥‥‥‥‥‥‥‥‥225
- 疣贅‥‥‥‥‥‥‥‥‥‥‥‥‥507
- 遊走性血栓性静脈炎‥‥‥‥‥‥472
- 誘電熱‥‥‥‥‥‥‥‥‥‥‥‥171
- 輸液コントローラ‥‥‥‥‥‥‥202
- 輸入感染症‥‥‥‥‥‥‥‥‥‥453

よ

- 与圧注入方式‥‥‥‥‥‥‥‥‥202
- 陽電子放出核種‥‥‥‥‥‥‥‥323

ら

- ラジオ波焼灼療法(RFA)‥‥‥‥600
- ランジュバン振動子‥‥‥‥‥‥217
- ランバート・ベールの法則‥‥‥‥‥‥‥‥‥‥‥‥‥‥‥208, 294
- ランプペーシング‥‥‥‥‥‥‥179

り

- リークテスト‥‥‥‥‥‥‥‥‥‥22

xxiii

リエントリー······496
流量······292
　──誤差······206
リンパ球の機能による分類······610

れ

レーザ······207
　Nd：YAG──······212
　SHG──（optical second harmonic generation）······212
レジオネラ菌······450
レプチン······420
攣縮······490

ろ

瘻孔······592
老人斑と神経原線維変化······531
ロート斑······507
濾過率······722

わ

ワルファリン······634

数字・記号

1型糖尿病······727
1分子グルコースからのATPの生成数······724
1→3β-D-グルカン······451
2-モノアシルグリセロール······728
Ⅱ音の奇異性分裂······488
2型糖尿病······727
　──の特徴······519
　──の肥満······519
α-blocking······714
α-fetoprotein······600
α-ケト酸······733
α-限界デキストリン······723
α_1-antitrypsin······457
β-lactam antibiotics······452
β酸化······730
βラクタム系抗生物質······452

A

A-aD$_{O_2}$······12, 699
ACE阻害薬······470
Addison disease······420
adenocarcinoma······454
AED（automated external defibrillator）······498
afterload······502
AHA分類（American heart association classification）······491
air-borne infection······452
AIUEOTIPS······428
ALT······597
alveolar cell carcinoma······454
angiotensin converting enzyme inhibitor······470
ANP（atrial natriuretic peptide）······506
aortic overriding······483
APRV（Airway Pressure Release Ventilation）······10
　──の換気量······10
ARB（angiotensin Ⅱ receptor antagonist）······470
ARDS······465
Assist Control Ventilation······10
AST······597
ATP······723
atrial thrombosis······498
Austin-Flint雑音······485
AVP（Arginine Vasopressin）······513, 585
AVインターバル······185
AVディレイ······185

B

Barrett食道······587
billiary drainage······602
biopsy······588
BIPAP（Biphasic Positive Airway Pressure）······10
　──の換気量······10
BISモニタ······645
Brugada症候群······175
build up······714
butterfly shadow······465

C

CA19-9······605
caisson disease······476
calcium antagonist······470
capillary permeability increasing effect······416
capnograph······645
capnometer······645
Carey-Coombs雑音······481
carotid ultrasonography······473
caseation necrosis······453
catheter ablation······496
CAVI（cardio-ankle vascular index）······473
CC（closing capacity）······699
CEA（carcinoembryonic antigen）······596, 605
chance proteinuria······567
cisplatin······455
CK-MB······492
CMAP······720
CMV（Controlled Mechanical Ventilation）······8
CO······699
CO$_2$ナルコーシス······30
coarctation of aorta······504
cobblestone appearance······592
Corrigan pulse······483
counter shock······498
CPAP（continuous positive airway pressure）······463
CPM（central pontine myelinolysis）······585
CRP······15
CT
　multislice──······491
　代表的な──値······316
　ヘリカル──······316
　マルチスライス──······316, 491

CV（closing volume）······699
cyanosis······457
cytokine······461
C反応性タンパク質······15

D

DCA（Directional Coronary Atherectomy）······198
DDAVP（l-deamino-8-D-arginine vasopressin）······513
de Musset sign······485
diastolic rumble······481
DIC（disseminated intravascular coagulation）······605
diffuse······715
digitalis······495
dissemination······588
DL$_{CO}$······699
DNAの複製······737
dopamine······506
droplet infection······452

E

ectopic hormone producing tumor······455
ectopic pregnancy······607
EF$_{NA}$······570
Eisenmenger syndrome······480
EMR（endoscopic mucosal resection）······588
endoscopic therapy······588
endotoxin······424
EPS（encapsulating peritoneal sclerosis）······581
ERCP（endoscopic retrograde cholangiopancreatography）······602
ER（emergency room）······426
ESD（endoscopic submucosal dissection）······588
ETCO$_2$（End-tidal CO$_2$ concentration, Partial pressure）······645

F

FABP（fatty acid binding protein）······492
FADH$_2$······725
FF（filtration fraction）······722
fistula······592
fixed splitting······480
Fontaine stage······472
free air······607
Frenzel maneuver······46

G

gallop sound······713
gastric erosion······589
Graham-Steel雑音······485
Gram stain······450
GTP······725

H

Haemophilus influenzae······450
HbA1c······519
Heimlich maneuver······426

hepatic coma ········· 597
HPVワクチン ········· 577
HR ········· 705
hypersensitivity pneumonitis ········· 456
hyposensitization therapy ········· 458

I
ICDの適応 ········· 175
ileus tube ········· 595
IMT(intima media thickness) ········· 473
IMV(Intermittent Mandatory Ventilation) ········· 9
incarcerated hernia ········· 595
interferon ········· 598
intermittent claudication ········· 472

J
JCS(Japan Coma Scale) ········· 426

K
karte ········· 414
KVO(Keep Vein Open)機能 ········· 206

L
Lambert-Beerの法則 ········· 208, 294
laser(Light Amplification by means of Stimulated Emission of Radiation) ········· 207
Legionnaire pneumophila ········· 450
leptin ········· 420
locomotive sound ········· 508
longitudinal ulcer ········· 592
lung compliance ········· 459
LV strain type ········· 487

M
macrolides ········· 452
Marfan syndrome ········· 473
mast cell ········· 458
master exercise test ········· 491
Maze手術 ········· 225
MBq ········· 704
Mesalazine ········· 592
metastasis ········· 586
METs(metabolic equivalents) ········· 711
── 値 ········· 743
MRCP(magnetic resonance cholangiopancreatography) ········· 602
MRSA(methicillin resistant *staphylococcus aureus*) ········· 451
multislice CT ········· 491
muscle defense ········· 607

N
NA(numerical aperture) ········· 210
Nd：YAGレーザ ········· 212
NADH ········· 725
Niche ········· 589
nitroglycerin ········· 490
non HDL-C ········· 521
NPPV(Noninvasive Positive Pressure Ventilation) ········· 24

O
opportunistic infection ········· 451
orthopnea ········· 502
OS(opening snap) ········· 485, 713
Osler node ········· 507

P
palmar erythema ········· 599
PaO_2/F_IO_2 ········· 12, 461
paradoxical splitting of II nd sound ········· 488
PCPS(percutaneous cardiopulmonary support) ········· 506
PD(peritonealdialysis) ········· 418
PDT(Photodynamic Therapy) ········· 208
PEEP(positive end-expiratory pressure) ········· 461
pericardial friction rub ········· 508
PET ········· 323
$P_{ET}CO_2$ ········· 294
Pickwickian syndrome ········· 463
pneumoconiosis ········· 456
polysomnography ········· 463
postural drainage ········· 457
preload ········· 502
pseudolobule ········· 599
PSVの吸気時間 ········· 9
PT(prothrombin time) ········· 597
pulmonary wedge pressure ········· 465
pursed lip breathing ········· 457
PV isolation ········· 190

Q
QOL(quality of life) ········· 587
QRS時間の延長 ········· 501
Quincke sign ········· 485
Qスイッチ ········· 212

R
RAST(radioallergosorbent test)法 ········· 458
reentry ········· 496
RFA(Radiofrequency Ablation) ········· 600
Roth spot ········· 507

S
sarcoidosis ········· 456
SARS(severe acute respiratory syndrome) ········· 453
secretin test ········· 605
SHGレーザ(optical second harmonic generation) ········· 212
shock wave ········· 195
slow pulse ········· 485
small pulse ········· 485
SNAP ········· 720
spasm ········· 490
SPECT ········· 323
spike on T ········· 184
squamous cell carcinoma ········· 454
squatting ········· 483
steatorrhea ········· 605
stent placement ········· 586
strain ········· 424
sympatholytic agent ········· 470

T
tension pneumothorax ········· 467
thrombophlebits ········· 476
── migrans ········· 472
treadmill ········· 491
troponin T ········· 492
TUR反応 ········· 576

U
uremia ········· 579

V
$\dot{V}$(フロー) ········· 696
$\dot{V}$-V曲線 ········· 696
vagal stimulation ········· 496
Valsalva maneuver ········· 46
Valsalva sinus ········· 488
Vaporizer ········· 640
vascular spider ········· 599
VD/VT ········· 12
vegetation ········· 507
verapamil ········· 497
von Willebrand因子(VWF)切断酵素 ········· 637

W
water-hammer pulse ········· 483
white coating ········· 589

本書の特徴と活用法

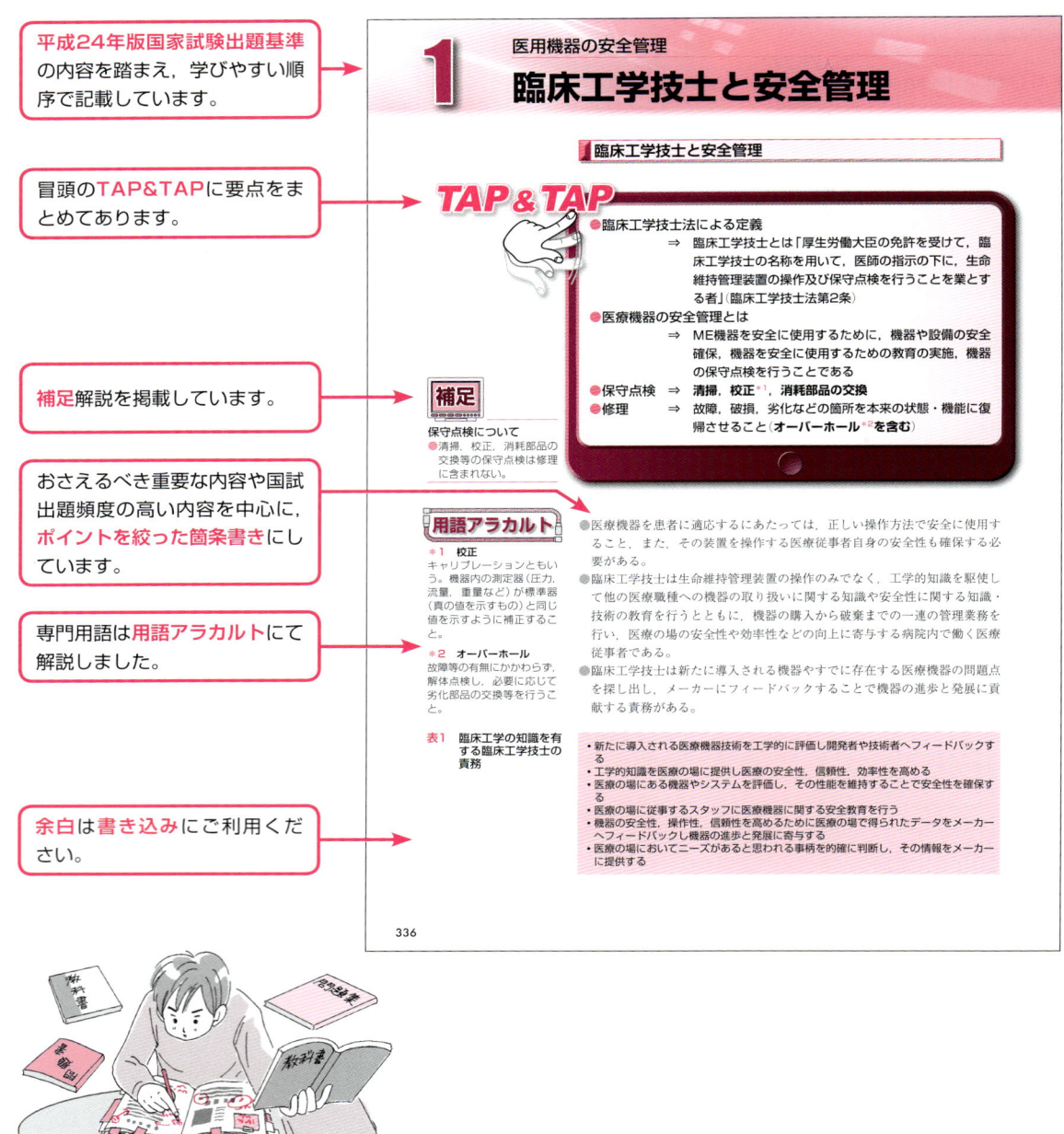

- 平成24年版国家試験出題基準の内容を踏まえ，学びやすい順序で記載しています。
- 冒頭のTAP&TAPに要点をまとめてあります。
- **補足**解説を掲載しています。
- おさえるべき重要な内容や国試出題頻度の高い内容を中心に，**ポイントを絞った箇条書き**にしています。
- 専門用語は**用語アラカルト**にて解説しました。
- **余白**は**書き込み**にご利用ください。

- 本書（『イエロー・ノート　臨床編』）は臨床工学技士国家試験の試験科目のうち，**生体機能代行装置学**，**医用治療機器学**，**生体計測装置学**などを掲載しています。
- 「医学概論」，「医用電気電子工学」などを掲載した姉妹本『ブルー・ノート　基礎編』と併せれば，国試出題範囲のすべてをカバーすることができます。

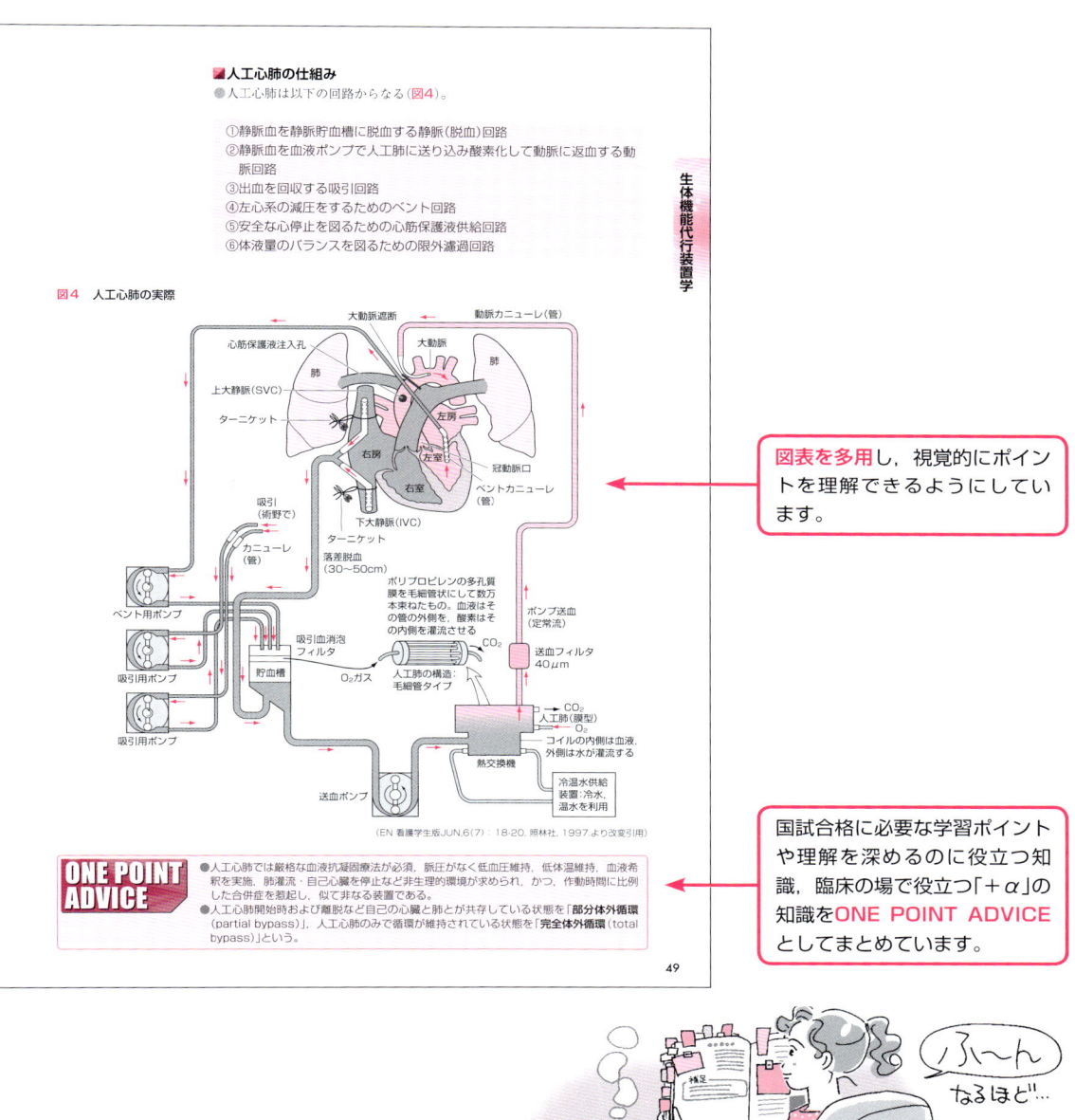

I 生体機能代行装置学

呼吸療法装置

人工呼吸療法

1 生理呼吸と人工呼吸

TAP & TAP

- 自発呼吸 　　　　　　　⇒　患者自身の吸気努力による呼吸　吸息筋，呼息筋
- 人工呼吸 　　　　　　　⇒　主流は気道内陽圧式
- 自発呼吸と人工呼吸の差異　⇒　吸気時の胸腔内圧の変動
- 人工呼吸の生体への影響　　⇒　循環器，呼吸器，腎機能障害，精神への影響

自発呼吸（図1）

①**吸気**：吸息筋（横隔膜と外肋間筋）の収縮により肺を拡張する。
②**呼気**：安静時は吸息筋を弛緩することで肺を縮小 → 受動的
　　　　深呼吸や運動時は呼息筋（内肋間筋と腹筋）を収縮させ肺を縮小 → 能動的

図1　自発呼吸

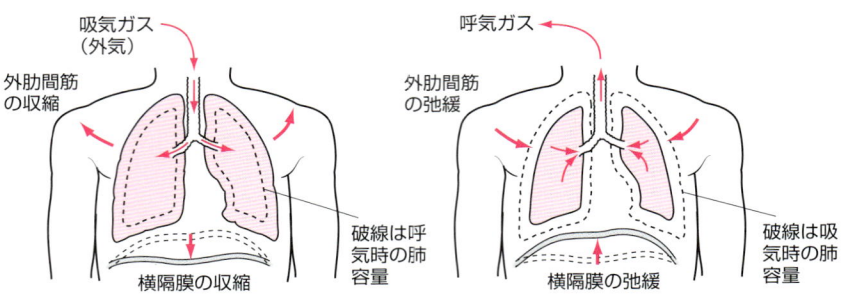

（海老根東雄 監：臨床工学ハンドブック（下）改訂版, p.7, ベクトル・コア, 2009.より改変引用）

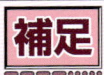

- 安静呼吸時には腹筋はほとんど活動しない。

人工呼吸

①**胸郭外陰圧式**（NETPV：Negative Extra Thoracic Pressure Ventilation）（図2a）
- 肺胸郭を体外から陰圧をかけて引っ張り，肺を広げる方法 → 生理的呼吸と同じ方式。

②**気道内陽圧式**（PAPV：Positive Airway Pressure Ventilation）（図2b）
- 患者の口元に陽圧のガスを送ることで，ガスを肺に押し込む方法 → 非生理的な方式。
- 人工呼吸療法の主流。

図2　人工呼吸器の動作原理

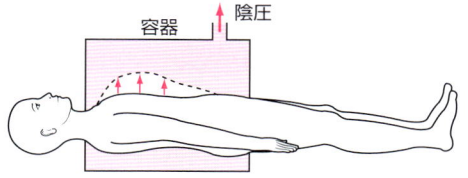

a　胸郭外陰圧式
体外から陰圧をかけて肺胸郭を広げる方式。

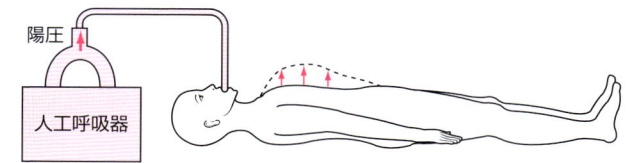

b　気道内陽圧式
肺内に陽圧をかけてガスを押し込み，肺胸郭を広げる方式。

(海老根東雄 監: 臨床工学ハンドブック（下）改訂版, p.17, ベクトル・コア, 2009.より改変引用)

自発呼吸と陽圧式人工呼吸の差異（図3）

図3　自発呼吸と陽圧式人工呼吸の差異

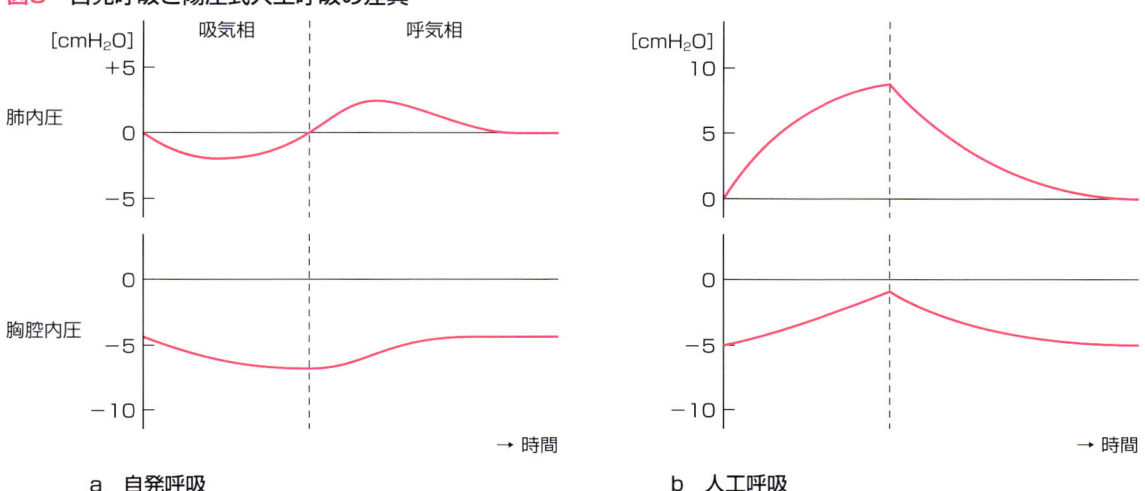

a　自発呼吸　　　　　　　　　　　　b　人工呼吸

(小野哲章 ほか 編: 臨床工学技士標準テキスト 改訂第2版, p.312, 金原出版, 2012.より改変引用)

人工呼吸による生体への影響

- 循環器系への影響　⇒　心拍出量減少，静脈血還流減少，肺循環血流量減少。
- 呼吸器への影響　　⇒　肺胞破裂，縦隔気腫，皮下気腫，気胸。
- 腎機能障害　　　　⇒　腎血流量低下，抗利尿ホルモン分泌促進。
- 精神への影響　　　⇒　不穏，抑うつ，譫妄。

2 人工呼吸器の基本構造と原理

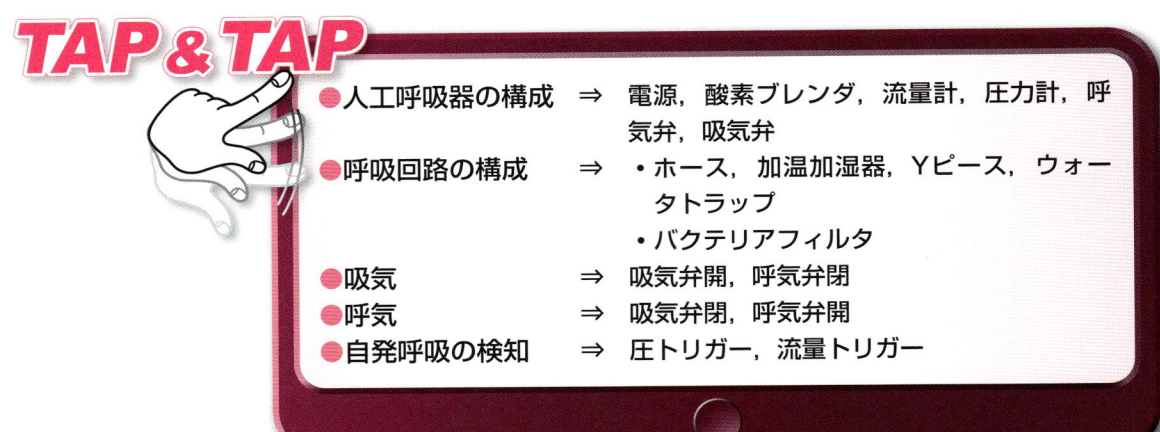

- 人工呼吸器の構成 ⇒ 電源，酸素ブレンダ，流量計，圧力計，呼気弁，吸気弁
- 呼吸回路の構成 ⇒ ・ホース，加温加湿器，Yピース，ウォータトラップ
　・バクテリアフィルタ
- 吸気 ⇒ 吸気弁開，呼気弁閉
- 呼気 ⇒ 吸気弁閉，呼気弁開
- 自発呼吸の検知 ⇒ 圧トリガー，流量トリガー

人工呼吸器の基本構造

図4　人工呼吸器および呼吸回路の基本構造

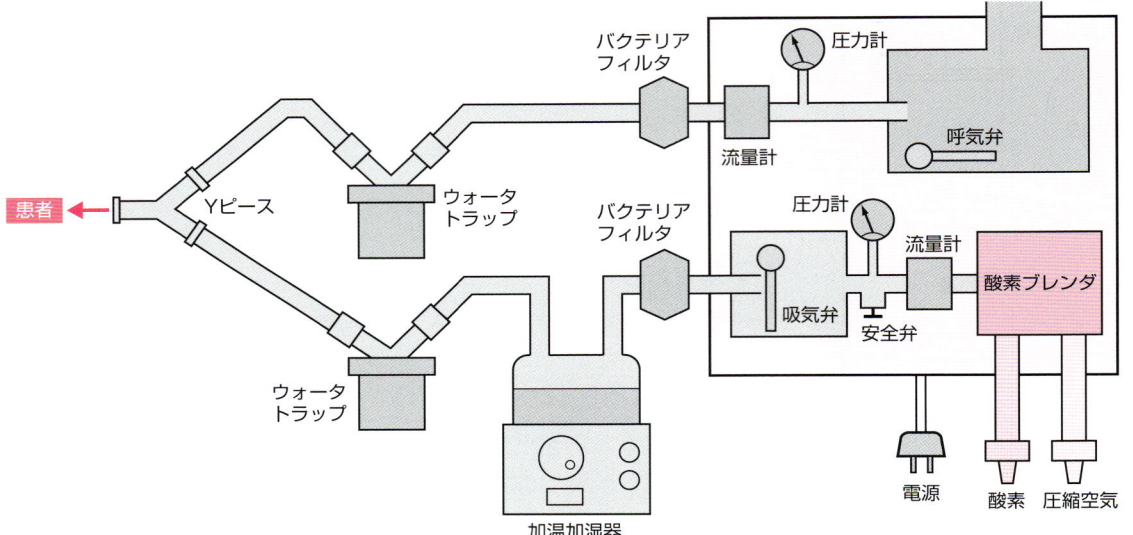

■駆動源
- 電源⇒非常電源に接続する。
  - バッテリを搭載した機種は常にコンセントに接続し充電する。
- 医療ガス⇒酸素，圧縮空気は医療ガス配管から0.4MPaで供給される。
  - 誤接続防止にピン方式やシュレーダ方式が用いられる。
  - エアーコンプレッサが内蔵された人工呼吸器もある。

■酸素ブレンダ（酸素濃度調節器）
- 酸素と圧縮空気を混合し，設定した酸素濃度に調整する装置。21〜100%に設定可能。
- 酸素ブレンダが本体から独立したタイプと，人工呼吸器に内蔵されたタイプがある。

補足
- FiO_2では，酸素濃度は%ではなく0.21〜1.0で表す。

🟥 流量計
- 吸気や呼気の流量や1回換気量を測定する。
- 測定原理は差圧式，熱線式，超音波式がある。
- 流量トリガー（フロートリガー）に用いられる。

🟥 圧力計
- 気道内圧（＝呼吸回路内圧）を測定する。
- 圧トリガーに用いられる。

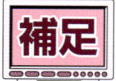
- 圧力の測定部位は本体内部のほか，細いチューブを介して患者の口元（Yピース付近）の圧を測定するものもある。

🟥 安全弁
- 呼吸回路内圧が異常に上昇したとき弁が開放し，肺への圧損傷を防止する。

🟥 吸気弁，呼気弁
- 弁を開閉することで吸気，呼気をコントロールする（図5）。

図5　人工呼吸時の吸気弁・呼気弁の動作

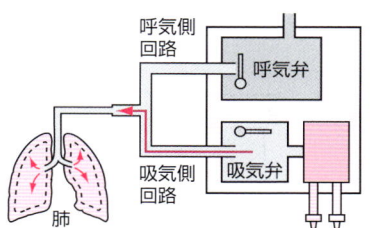
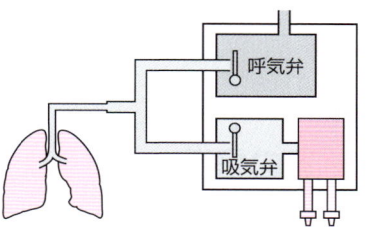
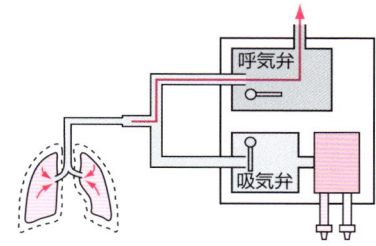

a　吸気時
吸気弁：開，呼気弁：閉

b　吸気終末休止時
吸気弁：閉，呼気弁：閉

c　呼気時
吸気弁：閉，呼気弁：開

- 吸気：吸気弁は開き，呼気弁は閉じることで，ガスは肺に送気され吸気となる。吸気弁の開き具合と時間を調整し，吸気流量と吸気時間を決定する。
- 吸気終末休止（EIP：End Inspiratory Pause）
  ：吸気ポーズとも呼ばれ，吸気弁，呼気弁とも閉じる。不均衡換気の是正に用いられる。
- 呼気：吸気弁は閉じ，呼気弁は開くことで肺内のガスは肺胸郭の弾性により呼気となる。肺を完全に萎ませずに呼気弁を閉じるとPEEP（Positive End Expiratory Pressure：呼気終末陽圧）をかけることができる。呼気弁とは別にPEEP専用の弁を設けている機種も存在する。

🟥 呼吸回路
- 回路に用いられるホースは塩化ビニルやシリコーンなどの柔らかい素材でできており，曲げても折れて閉塞しないよう蛇腹状の形状となっている。
- 吸気側回路 ⇒ 人工呼吸器から送気されるガスを患者の気道内まで導く。
- 呼気側回路 ⇒ 患者肺から吐き出された呼気ガスを呼気弁を介して大気へ呼出させる。

🟥 加温加湿器
- 吸気ガスの加温加湿を行う装置。
- 吸気側回路に取り付ける。

■Yピース
- 挿管チューブと呼吸回路をつなぐ部位。温度計や圧力測定用チューブが取り付けられるものもある。
- Yピースから先(患者側)は吸気と呼気の通り道が同一なため,死腔となる。

■ウォータトラップ
- 回路内に発生した結露を集める。
- 呼吸器回路の一番低い位置にカップが下向きになるように設置する。
- ガスの温度低下を防止する熱線(ヒータワイヤー)が入った回路では設置を省略できる。

■バクテリアフィルタ
- 常在菌の通過を防ぐフィルタ。
  - 吸気側 ⇒ 患者への進入を防止する。
  - 呼気側 ⇒ 人工呼吸器内の呼気側回路の汚染防止,大気への常在菌の放散予防。
- 呼気側は呼気ガスに含まれる水分によってフィルタの抵抗が上昇する可能性がある。

③ 人工呼吸の換気方式

TAP & TAP
- 送気方式 ⇒ 流量ジェネレータ,圧ジェネレータ
- 吸気サイクル ⇒ 容量サイクル,圧サイクル,時間サイクル
- 換気法 ⇒ 量規定様式(VC),圧規定様式(PC)

送気方式(図6)

■流量ジェネレータ(flow generator)方式
- 規定された流量を送気する方法。
- 流量パターンがある。

■圧ジェネレータ(pressure generator)方式
- 気道内に一定圧を加えることで送気する方法。

図6 送気方法による波形の比較

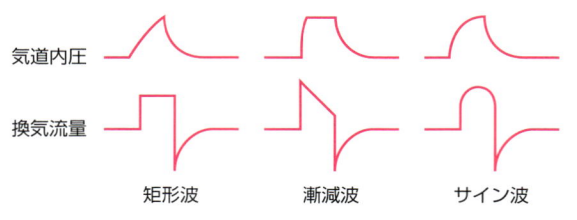

a flow generator　　b pressure generator

吸気サイクル

- 人工呼吸器を吸気から呼気に切り替える方法。

容量サイクル式（volume cycled）
- 従量式（volume limited）とも呼ばれ，設定された1回換気量に達すると呼気へ切り替わる。

圧サイクル式（pressure cycled）
- 従圧式（pressure limited）とも呼ばれ，設定した圧に達すると呼気へ切り替わる。

時間サイクル式（time cycled）
- 設定された時間に達すると呼気へ切り替わる。

換気様式

量規定様式（VC：Volume Control）
- 一回換気量と吸気時間を設定して送気する換気法。
- 流量ジェネレータが用いられる。
- 一回換気量を設定できる。
- 最高気道内圧は肺コンプライアンスと気道抵抗の影響を受ける。
- リーク（空気漏れ）が生じると換気量が低下する。

圧規定様式（PC：Pressure Control）
- 吸気時の気道内圧と吸気時間を設定して送気する換気法。
- 圧ジェネレータが用いられる。
- 気道内圧が設定値以上に上昇しない。
- 一回換気量は肺コンプライアンスの影響を受ける ⇒ 換気量のモニタが必要。
- 少量のリークでは換気量は保たれる。

図7 量規定様式と圧規定様式の波形

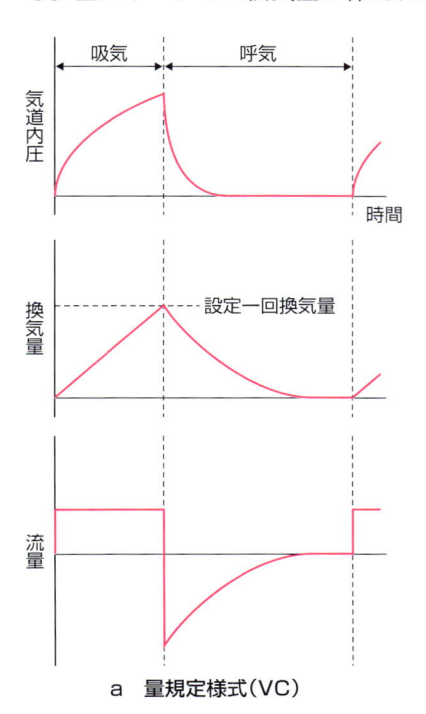

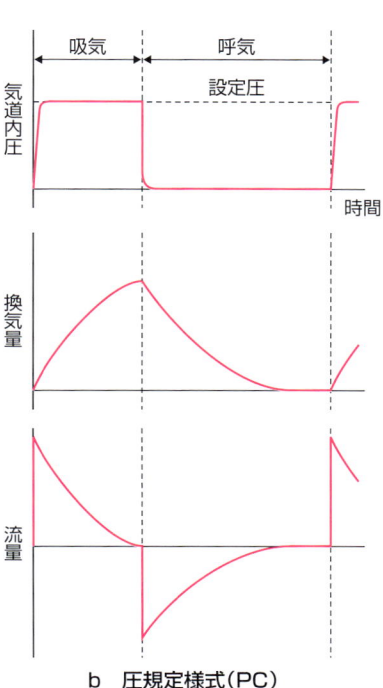

a　量規定様式（VC）　　b　圧規定様式（PC）

4 換気モード

●換気モードの種類

患者の呼吸	自発呼吸なし	自発呼吸あり
換気モード	IPPV	PSV
	CPPV	assist ventilation
	IRV	CPAP
	HFV	APRV
	PCV	BIPAP
	SIMV(IMV)	

●EIP, PEEP ⇒ 換気モードと併用して使用する

調節呼吸（CMV[*1]：Controlled Mechanical Ventilation）
- 換気量や気道内圧，呼吸回数を規定し，呼吸のすべてを人工呼吸器に依存させる。患者の自発呼吸がない場合に使用される。

■IPPV（Intermittent Positive Pressure Ventilation：間欠的陽圧換気）
- 設定された呼吸回数で強制換気（前述の吸気サイクルに従う換気法）を行う方式。

■CPPV（Continuous Positive Pressure Ventilation：持続的陽圧換気）
- IPPVにPEEPを加えた換気法。

■IRV（Inversed Ratio Ventilation：逆比換気）
- 強制換気の吸気時間を呼気時間より長くする換気法。
- 正常な肺胞の過膨張防止。
- 狭窄によって虚脱した肺胞の再開通。
- 呼気時間が短くなるため，呼気ガスが完全に吐き出せず，auto-PEEP（内因性PEEP）の危険が生じる。
- 自発呼吸がある患者には，鎮静や筋弛緩が必要。

■PCV（Pressure Control Ventilation：圧規定換気）
- 圧規定様式による吸気を用いた換気法。
- 一回換気量は肺コンプライアンスの影響を受ける。
- 吸気時の不均衡換気を是正する。

用語アラカルト

[*1] CMV
CMVにはConventional Mechanical Ventilation（従来の人工呼吸法），Continuous Mandatory Ventilation（持続的人工呼吸）といった意味もある。

■HFV(High Frequency Ventilation：高頻度換気)
- 生理的な呼吸回数より著しく多い換気回数により人工呼吸を行う。
- 低換気量による低い気道内圧を維持。
- 気道抵抗が高いと，振動が肺胞まで伝わらず効果が低下する。
- 呼吸回数とガス供給の方法により以下に分類される。
  ①HFJV(High Frequency Jet Ventilation：高頻度ジェット換気)
  - 吸気時に細いカニューレを通して高圧ガスを吹き込む。
  - 駆動圧を上げるとベンチュリ効果で換気量が増加する。
  - 喉頭鏡下の手術や気管形成術時に用いられる。
  ②HFO(High Frequency Oscillation：高頻度振動法)
  - 死腔量以下の少ない一回換気量を振動させて換気する方法。
  - 圧・容量損傷による肺損傷を予防する。
  - ピストンポンプやダイアフラムにより振動をつくる。

支持換気
- 患者の自発呼吸を維持しながら人工呼吸を行う換気法。

■SIMV(Synchronized Intermittent Mandatory Ventilation：同期式間欠的強制換気)
- 強制換気は設定された呼吸回数以上にも以下にもならない⇒自発呼吸の無い患者にも使用できる。
- 強制換気を自発呼吸に同期させることができる。
- 強制換気と強制換気の間は，自発呼吸のある患者は自由に呼吸ができる。
- 設定呼吸回数を減らしていくことで，ウィーニングを進めていく。
- PSVと併用できる。

> **補足** IMV(Intermittent Mandatory Ventilation：間欠的強制換気)
> - IMVはSIMVの同期機構がない換気モード。
> - 強制換気は自発呼吸に無関係に一定の間隔で実施されるため，強制換気近辺で自発呼吸が生じるとファイティングの原因となる。

■PSV(Pressure Support Ventilation：圧支持換気)
- 自発呼吸に合わせて設定された圧で送気する換気法。
- 換気回数は自発呼吸回数と等しい⇒呼吸回数は設定できない。
- 一回換気量は設定圧で調節する。
- 無呼吸には使用できない。
- 例え自発呼吸があっても呼吸数が減少すると換気量が減少し危険。
- 同調性に優れ，ファイティングが少ない。
- 設定圧を徐々に下げていくことで，ウィーニングを進めていく。
- 吸気時間は患者が決定する⇒吸気流量の変化を監視。

> **補足** PSVの吸気時間
> - PSVの吸気時間は吸気流量の変化で決定されるが，吸気時間や気道内圧も同時に監視され，ある条件になると呼気へ移る安全機構も備えている。

◢Assist Ventilation（補助換気）
- 自発呼吸のすべてに強制換気を行う換気法。
- 換気回数は自発呼吸回数と等しい⇒呼吸回数を設定できない。
- 無呼吸には使用できない。
- 例え自発呼吸があっても呼吸数が減少すると換気量が減少し危険。

> **補足　Assist Control Ventilation**
> - Assist Ventilationは，自発呼吸の減少や消失時に低換気の危険が生じる。そこでCMV（IPPV，CPPV）と組み合わせて，Assist Control Ventilationとして使用される場合がほとんどである。
> - 表記はA/C，A/CMVなど各メーカーで異なる。

◢CPAP（Continuous Positive Airway Pressure：持続的気道陽圧）
- 自発呼吸にPEEPを加えた換気法。
- 換気量，呼吸回数は患者の自発呼吸で決定される。
- 酸素化が十分でない場合に使用される。
- 最終的なウィーニングに使用される。
- 無呼吸には使用できない。
- 自発呼吸が少ないと換気不足となる。

◢APRV（Airway Pressure Release Ventilation：気道圧開放換気）
- 高いPEEP圧によるCPAPでは，強固に虚脱した肺胞も再開通し酸素化が改善する。しかし，高PEEPにより一回換気量が減少し，二酸化炭素の貯留が生じる危険がある。そこで，定期的にPEEPを0または低値にすることで強制的に呼気を行う換気法。
- 高PEEPは20〜30cmH$_2$O，低PEEPは0〜5cmH$_2$O。
- 低PEEPは1秒以下と短時間⇒完全に肺胞を虚脱させない。
- 低PEEP（圧開放）の回数はPaCO$_2$値を考慮する。
- 自発呼吸が少ないと換気不足となる。

> **補足　APRV，BIPAPの換気量**
> - 両換気モードも2相性のPEEPを周期的に交互に繰り返すため，たとえ患者の自発呼吸が消失しても換気量はゼロにはならない。

◢BIPAP（Biphasic Positive Airway Pressure：二相性陽圧呼吸）
- 自発呼吸において，高いPEEP圧と低いPEEP圧を周期的に交互に繰り返す換気法。
- 自発呼吸と二相のPEEP圧較差による機能的残気量の変化分が換気量となる。
- 低PEEP時間はAPRVと比べ2秒以上と長い。
- 高PEEP圧を高く，長くするほど，酸素化を改善する。

換気モードとともに使用される手法

■EIP〔End-Inspiratory Pause（Plateau）：吸気終末休止〕
- 吸気終了後すぐに呼気に移らず，呼気弁を閉じて肺が拡張したままの状態を維持する手法。量規定様式（VC）に使用される。
- 気道閉塞による吸気時の不均衡換気を是正する。
- 設定は1回の呼吸時間の10%または0.5秒程度が目安。

■PEEP（Positive End-Expiratory Pressure：呼気終末陽圧）
- 呼気時に陽圧を加えることで酸素化を改善する手法。ほとんどの換気モードで併用される。

  ①PEEPによって得られる効果
  - 酸素化の改善，肺胞の虚脱防止，機能的残気量（FRC）の増加，肺コンプライアンス改善。

  ②PEEPの副作用
  - 圧外傷，心拍出量低下，静脈還流量低下，血圧低下，尿量低下，頭蓋内圧亢進。

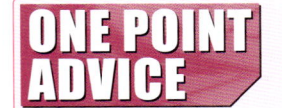

補足
- IE比においてポーズ時間はI（吸気）に含まれる。

ONE POINT ADVICE
- 人工呼吸器に関する用語のなかに，曖昧で統一されていないものが多々ある。PCVも換気モードとしてではなく，換気様式として紹介されることがあるので注意する。VCV（volume control ventilation：量規定換気）も同様のことがいえる。

5 人工呼吸の開始基準・初期設定

● 人工呼吸の目的
- 血液の酸素化を改善 ⇒ PaO_2, SpO_2 の維持
- 肺胞換気量の維持 ⇒ 無気肺の防止, $PaCO_2$ の正常化
- 呼吸仕事量の軽減 ⇒ 呼吸を補助し呼吸筋疲労を防止する。呼吸筋力の回復を図る

● 人工呼吸器の開始基準 ⇒

	指標	適応基準値	正常値
換気能力	呼吸数[回/分]	5以下または40以上	12〜20
	一回換気量[mL/kg]	4〜5以下	5〜8
	肺活量[mL/kg]	10〜15以下	60〜75
	最大吸気圧（絶対値）[cmH_2O]	25以下	80〜100
酸素化能	PaO_2[mmHg]	60以下（FiO_2＞0.6）	80〜100（FiO_2＞0.21）
	A-aDO_2[cmH_2O]*2	350以上（FiO_2=1.0）	20以下（FiO_2＞0.21）
	PaO_2/FiO_2*3	300以下	380〜480
換気効率	$PaCO_2$[mmHg]	55以上	35〜45
	VD/VT*4	0.6以上	0.3
その他	激しい努力呼吸の存在，呼吸性アシドーシス，チアノーゼ*5		

用語アラカルト

＊2　A-aDO_2（肺胞気動脈血酸素分圧較差）
肺胞気酸素分圧と動脈血酸素分圧との圧差で，肺胞内ガス交換の指標として使用する。正常値は20Torr以下。

＊3　PaO_2/FiO_2（P/F ratio）
動脈血酸素分圧を吸入酸素濃度で割ったもの。酸素化の指標として用いられる。正常値は PaO_2 100mmHg÷FiO_2 0.21≒480である。ARDSの診断ではP/F ratio＜200が含まれる。

＊4　VD/VT（死腔換気率）
一回換気量(VT)に占める死腔換気量(VD)の割合を表し，肺の換気効率を示す指標。

＊5　チアノーゼ
小血管内の還元ヘモグロビンが増加することで，皮膚や粘膜が青色に変化すること。

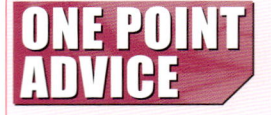

ONE POINT ADVICE

- 開始基準に達していない項目があっても，患者の状態を観察し，総合的な判断で人工呼吸を開始する。
- 例えば，患者の全身状態が安定するまで呼吸筋を休ませる目的で，予防的に人工呼吸を行う場合もある。

6 人工呼吸器の設定・操作

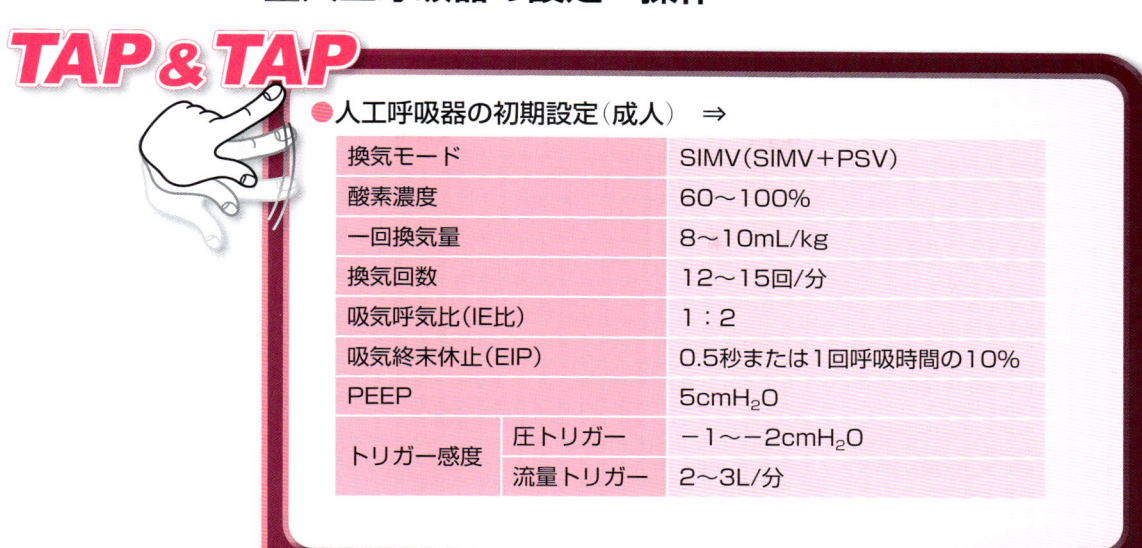

●人工呼吸器の初期設定(成人) ⇒

換気モード	SIMV(SIMV＋PSV)	
酸素濃度	60〜100%	
一回換気量	8〜10mL/kg	
換気回数	12〜15回/分	
吸気呼気比(IE比)	1:2	
吸気終末休止(EIP)	0.5秒または1回呼吸時間の10%	
PEEP	5cmH$_2$O	
トリガー感度	圧トリガー	−1〜−2cmH$_2$O
	流量トリガー	2〜3L/分

補足
●自発呼吸が完全に消失した場合にはCMVが使用される。

換気モード
- SIMV(Synchronized Intermittent Mandatory Ventilation：同期型間欠的強制換気)は自発呼吸に対し同調性がよく，また自発呼吸がなくても設定した呼吸回数は確実に送気する。
- したがって，自発呼吸の有無に関わらず，SIMVは初期設定に多用される。

酸素濃度
- 緊急時は酸素濃度100%で開始する。
- できる限り酸素濃度を下げるよう努力する⇒酸素濃度50%以下では酸素中毒は生じない。
- PaO$_2$が80〜120mmHgを維持できる酸素濃度を設定する。
- 動脈血酸素飽和度(SpO$_2$)を95%以上を維持できる酸素濃度を設定する。

一回換気量
- 一回換気量が8〜10mL/kgになるように設定する。
- 圧規定様式でも，一回換気量が8〜10mL/kgになるように設定圧を調節する。

換気回数
- 成人で12〜15回/分に設定する。
- 炭酸ガスが貯留(PaCO$_2$＞45mmHg)した場合，呼吸回数を増加させる。

吸気時間
- 基本は吸気呼気比(IE比)が1:2に設定する。
- 気道抵抗が大きい場合には，吸気時間を延長する。
- IE比において，吸気終末休止は吸気時間に含まれる。

生体機能代行装置学

PEEP（Positive End Expiratory Pressure：呼気終末陽圧）

- 5cmH₂O程度から開始する。
- 無気肺の予防，酸素化の改善を目的とする場合はPEEPを高値に設定する。
- PEEPを高値にすると副作用が増長するので注意する（11ページ参照）。

トリガー機構

トリガーの種類

- 患者の努力呼吸を感知する機能。圧トリガー式と流量トリガー（フロートリガー）式がある。
  - ①圧トリガー　：努力呼吸により呼吸回路内に生じる陰圧を検知する方法。
  - ②流量トリガー：回路内に定常流を流し，努力呼吸によって生じる吸気流量と呼気流量の差を検知する方法。圧トリガーよりも自発呼吸の検知時間が短い。

トリガー感度

- 設定値 ⇒ 圧トリガー：－1〜－2cmH₂O，流量トリガー：1〜3L/分
- 設定を鋭敏にしすぎると，誤検知によりオートトリガー*6が発生する。
- 設定を鈍感にしすぎると患者の呼吸仕事量が増加する。

用語アラカルト

*6 オートトリガー
患者の吸気努力がないときでもトリガーが作動し，補助呼吸が行われる。

ONE POINT ADVICE

- $PaCO_2$を下げるには分時換気量を増加させる。
- 分時換気量は一回換気量と呼吸回数の積だが，一回換気量を必要以上に増加させるのは肺保護の観点から好ましくない。したがって，呼吸回数で換気量を増加させて対応する。

7 ウィーニング（離脱）

- ウィーニングの開始　⇒　因子病変，全身状態（循環，感染，意識レベル，栄養状態），換気能から総合的に判断
- ウィーニング中の観察　⇒　ウィーニング中は機械換気時に比べ，患者に相当な負担が生じる
- ウィーニングの中止　⇒　無理なウィーニングは呼吸筋を疲弊させ，人工呼吸器装着時間を延長させる
- ウィーニングの方法　⇒　on-off法，換気モード（SIMV, PSV, CPAP）

用語アラカルト

*7 ウィーニング
人工呼吸器を患者から外すことを「ウィーニング」，患者から気管チューブを抜くことを「抜管」と呼び分けている。

ウィーニング*7の開始条件

- 下記に示す前提条件および開始指標をすべて満たす必要はないが，合致した項目が少ないほどウィーニングの成功率は低くなる。

用語アラカルト

*8 CRP（C反応性タンパク質）

急性組織障害が生じると検査値が上昇する。組織障害が強いほどCRPの上昇が大きく、炎症の度合いを示す指標となる。

表1 急性呼吸不全におけるウィーニング開始の指標

■前提条件

- 呼吸不全の因子・病変が落ち着いている。
- 循環動態の安定 ⇒ 血圧、心拍数、不整脈
- 感染の鎮静化 ⇒ 体温、喀痰の性状、白血球数、CRP*8値
- 酸塩基平衡の是正 ⇒ pH、アルカリ化剤（重炭酸Na）の投与
- 意識レベルの改善 ⇒ 鎮痛薬、鎮静薬、筋弛緩薬
- 栄養状態の改善

■開始の指標（表1）

	指標	適応基準値
換気予備力	呼吸数[回/分]	10～30
	肺活量[mL/kg]	15以上
	最大吸気圧（絶対値）[mmHg]	25以上
酸素化能	PaO_2[mmHg]（$FIO_2=0.4$）	70以上
	$A\text{-}aDO_2$[mmHg]（$FIO_2=1.0$）	350以下
換気能力	$PaCO_2$[mmHg]	35～45
	V_D/V_T	0.6以下

（安本和正：第10回3学会合同呼吸療法認定士認定講習会テキスト、p.315、3学会合同呼吸療法認定士委員会より改変引用）

■ウィーニング中の観察

- 観察項目が正常値であるか確認する。
- 観察項目がウィーニング開始時より大きく変化していないか確認する。

■主な観察項目

- 酸素化能（SpO_2、PaO_2）、換気能（呼吸数、一回換気量、$PaCO_2$）
- 循環動態（血圧、心拍数）、意識レベル、体温、尿量、チアノーゼ、呼吸音

■ウィーニング中止の判断

- 努力呼吸*9の出現
- 一回換気量減少（4mL/kg以下）
- 呼吸回数（8回/分以下、35回/分以上）
- PaO_2低下（60mmHg以下）
- SpO_2低下（90％以下）
- $PaCO_2$上昇（55mmHg以上）
- 呼吸性アシドーシス
- 頻脈・除脈（＞140回/分、20％以上の増加または減少）
- 血圧（＞180mmHg、＜90mmHg、血圧の変動が激しい）
- 発汗、発熱、不穏、興奮

■ウィーニングの方法

①on-off法

- 人工呼吸器を患者から外す時間と回数を徐々に増やしていく方法。

用語アラカルト

*9 努力呼吸

安静呼吸では使用しない呼吸筋で行う呼吸を努力呼吸という。努力呼吸は運動、発熱、低酸素血症、高炭酸ガス血症、代謝性アシドーシス、気道抵抗上昇などの際にみられる。

生体機能代行装置学

②換気モードによる方法

- 強制換気を徐々に少なくし，自発呼吸に移行させる方法。
- 単一の換気モードでウィーニングを行う方法や，段階的に換気モードを変更する方法がある（図8）。

図8 換気モードによるウィーニングの流れ

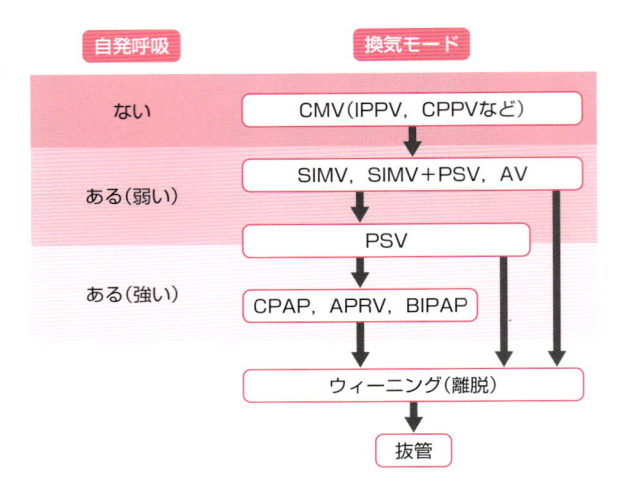

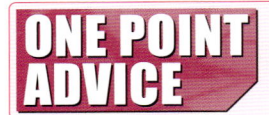

自発呼吸	換気モード
ない	CMV（IPPV，CPPVなど）
ある（弱い）	SIMV，SIMV+PSV，AV
	PSV
ある（強い）	CPAP，APRV，BIPAP
	ウィーニング（離脱）
	抜管

ONE POINT ADVICE
- ウィーニングが開始された直後は，人工呼吸による補助が減少するため，一回換気量が減少し，呼吸回数が増加する傾向となる。

8 患者管理

TAP & TAP
- 気管挿管 ⇒ 気道確保による確実な呼吸管理
- 気管吸引 ⇒ 喀痰による気道閉塞の防止
- VAP ⇒ 呼吸器装着後48時間以降の肺炎，誤嚥，清潔操作
- 体位 ⇒ 仰臥位，側臥位，坐位，半坐位

気管挿管

■気管挿管のメリット
- 気道の確保，誤嚥防止，高濃度酸素投与，沈静・鎮痛薬投与による気道閉塞の防止，死腔減少。

■気管挿管のデメリット
- 歯牙・歯肉・咽頭・声帯の損傷，血圧上昇，頻脈，咽頭けいれん，気管支けいれん，嗄声，咽頭部痛，咽頭浮腫。

気管挿管の種類（表2）

表2 気管挿管の種類と特徴

	経口挿管	経鼻挿管	気管切開
目的	緊急時，一般手術時	長期呼吸管理	長期呼吸管理，上気道の障害
チューブの口径・長さ	太く・長い	経口より細く・長い	太くて短い
チューブ固定	難	容易	容易
口腔保清/経口摂取	難/不可	容易/可能	容易/可能
発声	不可	不可	スピーキングチューブなどで可
気管吸引	角度的に難	細さ，長さから難	容易

気管吸引

目的
- 気道の開放性を改善，維持する。
- 呼吸仕事量や呼吸困難感の軽減。
- 肺胞でのガス交換能を維持・改善。

吸引操作時の注意
- カテーテル外径は気管内径の半分以下にする。
- 吸引カテーテルをゆっくり引き戻す（何度も押したり引いたりしない）。
- カテーテルは先端が気管分岐部に当たらない位置まで挿入する。
- 1回の吸引で15秒以内で吸引圧は最大で20kPa（150mmHg）。
- 1回の吸引ごとにカテーテル外側をアルコール綿でふき取り，内腔は滅菌水で洗浄する。

合併症の原因
- 吸引カテーテルが気管壁に接触する物理的刺激，咳嗽による気道内圧の上昇，交感神経や副交感神経の反射，気道内酸素濃度の低下，換気の中断，PEEPの低下。

合併症
- 気管，気管支粘膜などの損傷，低酸素症・低酸素血症，循環器への影響，呼吸停止，気胸，咳嗽による疲労，嘔吐，気管支攣縮（喘息発作），不快感・疼痛，肺炎，無気肺，頭蓋内合併症。

閉鎖式気管吸引装置
- 気道を大気に開放することなく人工気道にカテーテルを挿入できる。
- 開放式に比べ酸素化，肺容量の維持に優れている。

人工呼吸器関連肺炎（VAP：Ventilator Associated Pneumonia）

定義
- 気管挿管による人工呼吸開始48時間以降に発症する肺炎。
  - ＊人工呼吸管理開始前には肺炎がないことが前提。

感染経路
- 誤嚥（副鼻腔炎，歯垢，唾液の分泌低下，胃液の逆流）
- 微生物を含むエアゾールの吸入。
- 呼吸回路内の結露中の微生物が気道内に流入。
- 気道分泌物の吸引や呼吸回路交換時の不潔操作。

VAPの予防
- 手指消毒の徹底と処置を行う際の清潔操作。
  - 処置：気管内吸引，加温加湿器・ネブライザー，人工呼吸器回路
- 誤嚥の防止
  - カフの上部に貯留した分泌物を吸引。
  - 定期的な口腔内洗浄。
- 呼吸回路は1週間以内の交換は行わない（汚れや破損がある場合は除く）。
- 鎮静・鎮痛薬を適切に用いる → 過剰な鎮静は人工呼吸期間延長し，VAP発生頻度を増加させる。
- 患者を仰臥位で管理しない → 禁忌でなければ，頭位を30°〜45°を目安に上げる。

人工呼吸療法の体位管理
- 仰臥位：換気血流比不均衡の増大（前胸部に換気が集まり，背側に血液が集まる），無気肺，肺障害
- 側臥位：病変側を上部にすることで換気血流比の是正
- 座位，半座位：呼吸機能が最もよく働く体位。廃用症候群の防止，誤嚥の防止

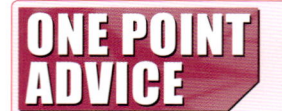

ONE POINT ADVICE
- 閉鎖式気管内吸引の使用によるVAP予防の優位性は，明確なエビデンスがでていないが，交差感染を予防ために選択することは意義がある。

9 人工呼吸器の警報

●警報の種類 ⇒

項目	原因
気道内圧上限警報	回路の閉塞や屈曲，気管チューブの閉塞，気道抵抗増加，肺コンプライアンス低下，ファイティング，呼気弁の開放不良，気道内圧測定チューブの閉塞，高PEEP
気道内圧下限警報	呼吸回路の外れや亀裂，気管チューブのカフ周りからのリーク，強い自発呼吸による吸気流量不足，呼気弁の閉鎖不良
呼気分時換気量上限警報	自発呼吸の増加，オートトリガー，肺コンプライアンスの改善（圧換気時）
呼気分時換気量下限警報	呼吸回路の外れや亀裂，気管チューブのカフ周りからのリーク，ファイティング，自発呼吸の減少や停止，呼気弁の閉鎖不良，換気流量計の異常
無呼吸警報	自発呼吸数の減少や停止，トリガー感度が鈍感
呼吸回数上限警報	自発呼吸数の増加，トリガー感度が鋭敏（オートトリガー）
供給ガス警報	ガス供給不良，コンプレッサの故障，ガス接続部の破損や接続不良
電源異常警報	電源プラグの脱落，停電，漏電，ヒューズ切れ
酸素濃度異常警報	酸素ブレンダの故障，酸素濃度計の故障，酸素濃度計用電池の消耗

生体機能代行装置学

警報の種類

■気道内圧上限警報（高圧警報）
● 警報が発生すると吸気ガスの送気を中止して呼気へと切り替わる ⇒ 換気量の減少。
● 初期設定値は40～50cmH$_2$O。

■気道内圧下限警報（低圧警報）
● 一回換気量を定性的に監視する ⇒ 頻回な警報は低換気状態に陥る。
● 設定値は最高気道内圧の20%低い値。

■呼気分時換気量上限警報
● 過換気はCO_2を過剰に排泄させる ⇒ $PaCO_2$の低下，pH上昇。
● 頻呼吸は呼吸筋疲労の原因となる。
● 設定は目標とする分時換気量より20%高い値。

■呼気分時換気量下限警報
- 低換気の早期発見（SpO$_2$や心電図では低換気状態の早期発見は難しい）。
- 設定は目標とする分時換気量より20％低い値。

■無呼吸警報
- 一定時間，呼吸が行われないと発生する警報。
- 設定は10～15秒。

■呼吸回数上限警報
- 頻呼吸の検知に役立つ。
- 設定は40回/分。

■供給ガス警報
- 配管アウトレットの送気圧力が規定の範囲から外れた場合，警報が発生する。
- 動作不能 ⇒ 用手人工換気装置（バックバルブマスク，ジャクソンリース）の用意

補足

医療ガス標準送気圧力
- 酸素，圧縮空気ともに400±40kPa（ただし酸素は圧縮空気より30kPa程高くする）。

■電源異常警報
- 電源の供給がなくなると発生する警報。
- バッテリを搭載した人工呼吸器では，自動でバッテリ運転に切替わる。
- 動作不能 ⇒ 非常電源への接続
  　　　　　用手人工換気器具の用意

■酸素濃度異常警報
- 送気ガスの酸素濃度が異常時に発生する警報。
- 警報範囲は酸素濃度設定値の約±5％。
- ほとんどの人工呼吸器は自動で警報を設定する。

警報の対処法

表3 主な警報の原因に対する対処法

警報	原因	対処法
気道内圧上限警報	回路の閉塞，屈曲	回路確認
	気管チューブの閉塞	吸引などの処置，固定位置の確認
	ファイティング	自発呼吸と同調性のよい換気モードへの変更
	肺コンプライアンス低下 気道抵抗増加	換気モード，設定の見直し（PCV，IRV，EIPなど）
	呼気弁の開放不良	呼気弁の再組立て，交換
	気道内圧測定チューブの閉塞	結露などチューブ内の閉塞物除去，交換
気道内圧下限警報	回路からのリーク	呼吸回路の接続確認，破損した部品の交換
	気管チューブからのリーク	カフ圧の確認，固定位置の確認
	強い自発呼吸による流量不足	患者呼吸の確認，換気モードの見直し
	呼気弁の閉鎖不良	呼気弁の組立て確認，交換
呼気分時換気量下限警報	回路の閉塞，屈曲*	回路確認
	気管チューブの閉塞*	吸引などの処置，固定位置の確認
	ファイティング*	自発呼吸と同調性のよい換気モードへの変更
	回路からのリーク	回路の接続確認，破損した部品の交換
	気管チューブからのリーク	カフ圧の確認，固定位置の確認
	自発呼吸の減少，停止	医師に連絡，トリガー感度確認
	呼気弁の閉鎖不良	呼気弁の再組立て，交換
	換気流量計の異常	校正，部品交換，流量計内部結露の除去

＊気道内圧上限警報と複合して発生する。

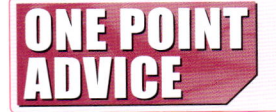

ONE POINT ADVICE
- 人工呼吸器は安全対策として電源スイッチを切ると警報音が鳴る仕組みになっている。

⑩ 人工呼吸の保守点検

- 点検の種類 ⇒ 日常点検[*10]（始業点検，使用中点検，終業点検），定期点検
- 点検項目 ⇒ 清掃・消毒，外装点検，機能点検，性能点検，消耗品交換，電気的安全点検，整備点検

用語アラカルト

＊10 日常点検
医療機器を安全に使用するために実施する比較的簡便な点検。始業点検，使用中点検，終業点検がある。

日常点検

■始業点検

- 医療機器の基本性能や安全確保のため，使用する前に実施する点検。
- 患者に装着する前に，テストランニングさせて故障発見や動作チェックを行う。

表4　始業点検項目

点検項目	点検内容
呼吸回路	正しい組み立て，呼吸回路の破損や亀裂，接続部の緩み，フィルタ点検
駆動源	電源コードの破損や断線，アウトレットへの接続不良，ホースアセンブリの破損や亀裂，内蔵バッテリの充電状態
加温加湿器	本体の故障や破損，適量の滅菌水，設定温度の確認，温度プローブやヒータへの接続コードの亀裂や断線
換気動作の確認	換気モード，リークテスト，トリガ感度，一回換気量，気道内圧，酸素濃度は測定器で精度を確認
警報設定の確認	各種アラームの動作確認，音量

補足

リークテスト
①EIPによる確認
- EIP時間をできるだけ長くして，吸気ポーズ圧の低下がないか観察する。

②換気量計による確認
- 吸気一回換気量と呼気一回換気量を比較する。吸気側より呼気側の換気量が少ないとリークが存在する。

③グラフィックモニタによる確認
- 呼気時に量波形が0（基線）まで戻らないとリークが存在する。

トリガー感度の点検
- テスト肺を軽く握ってから手を離すと呼吸回路に陰圧が発生する。

■使用中点検

- 患者に装着された状態で点検を行うため，目視点検や設定値の確認が主となる。
- 計測機器による精度を確認する点検は，患者から呼吸器回路を外す必要がある。

表5　使用中点検項目

呼吸回路・加温加湿器

点検項目	内容
呼吸回路の確認	呼吸回路のチューブやコネクタ類の接続確認 破損の有無（ひび割れ，破れ） リークがないこと
加温加湿器の動作確認	設定温度や湿度で安定していること 滅菌蒸留水の水位をチェック 人工鼻は交換時期をチェック
呼吸回路内の過剰水分の排出	呼吸回路内に貯留した結露を廃棄 呼気弁内の結露も確認

換気動作の確認

点検項目	内容
1. 換気条件の設定	医師から指示された設定条件が維持されていること
2. 換気動作の目視確認	患者の胸の動きと気道内圧計の指示を見て，所定の換気動作が行われていること。また，異常な動作音や異臭がないこと
以下3.～6.は患者より呼吸回路をはずして行う場合もあるので，必ず容態を確認し，医師の許可を得ること	
3. 酸素濃度の確認	酸素濃度計を用いて供給酸素濃度を測って記録し，許容される誤差内にあること
4. 換気量の確認	換気量モニタやスパイロメータを用いて，1回または分時換気量を測って記録し，設定値と実測値が許容される誤差内にあること
5. 気道内圧の確認	気道圧モニタや気道内圧計で最大吸気圧，PEEP〔CPAP（持続気道陽圧）時の差圧〕を測って記録し，設定値と実測値が許容される誤差内にあること
6. 手動換気の確認	手動換気を行うごとに呼吸回路にガスが送られ，テスト肺が膨らむこと

警報設定の確認

点検項目	内容
1. 警報条件の設定	医師から指示された設定条件が維持されていること

（厚生労働省：「生命維持管理装置である人工呼吸器に関する医療事故防止対策について」，医薬発第248号，平成13年3月27日より引用）

◢終業点検

●使用後の清掃や消毒，消耗品の交換，整備点検など次回の使用に備える点検。

表6　終業点検

点検項目	点検内容
清掃・消毒	本体・加温加湿器の清掃や消毒。呼吸器回路の洗浄や滅菌
消耗品の交換	各種フィルタや酸素濃度計用電池など有効期限がある物品の使用期間の確認
外観点検	人工呼吸器本体や加温加湿器に破損や紛失がないか確認
整備点検	初期設定に戻す，テスト肺や呼吸回路など付属品の準備

定期点検

- 測定機器(換気量計,圧力計,酸素濃度計,温度計,ストップウォッチなど)を用いて,日常点検よりも詳細に点検する。
- 外観点検,機能点検,性能点検,電気的安全性点検から構成される。
- 定期交換部品の交換を行う。

表7 定期点検

点検項目	点検内容
外装点検	装置の破損,ダイヤルの外れ,ネジの緩み,コードやホースのひび割れ
機能点検	呼気弁の開閉,警報の音量,操作パネルの表示やランプの点灯
性能点検(精度確認)	換気量,気道内圧,酸素濃度,呼吸回数,警報設定値,加温加湿器温度
電気的安全点検	接地漏れ電流,外装漏れ電流,接地線抵抗

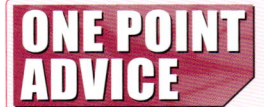

ONE POINT ADVICE

- 点検に用いる呼吸回路は,臨床で実際に使用する回路と同じものを使用する。
- 使用中点検は,人工呼吸器や加温加湿器の動作や数値ばかりに目がいきがちだが,大事なのは患者に目を向けることである。初めに患者の様態(顔色や胸郭の動き,ファイティングの有無)や,生体情報(心電図モニタ,SPO_2など)を確認する。

11 NPPV

TAP & TAP

- NPPV[*11]の利点 ⇒ 非侵襲換気(気管挿管や気管切開しなくても人工呼吸が可能)
- NPPVの適応 ⇒ COPDの急性増悪,心原性肺水腫,免疫低下状態
- マスクの種類 ⇒ ネーザルマスク,フルフェイスマスク,トータルフェイスマスク
- NPPVのトラブル ⇒ 皮膚圧迫,乾燥,腹部膨満,誤嚥

用語アラカルト

*11 NPPV
「Noninvasive Positive Pressure Ventilation(非侵襲的陽圧換気)」

NPPVの利点・欠点

表8 NPPVの利点と欠点

利点	欠点
気管挿管による合併症の回避 会話や食事が可能 人工呼吸器関連肺炎のリスク減少 鎮静薬の使用量を減らせる 着脱が簡便	患者の理解と協力が必要 気管吸引が困難 高い気道内圧が得られない マスク圧迫による皮膚トラブル 誤嚥しやすい(気道と食道とを分離不可)

NPPVの適応

表9　NPPVの適応

	急性期	慢性期
非常に有効 （推奨度の高いエビデンス）	・慢性閉塞性肺疾患（COPD）急性増悪 ・心原性肺水腫 ・免疫低下状態	・肥満低換気症候群
有効 （中等度のエビデンス）	・術後の呼吸不全 ・人工呼吸からのウィーニング ・喘息	・神経筋疾患
有効である可能性 （推奨度の低いエビデンス）	・急性肺傷害（ALI） 　急性呼吸窮迫症候群（ARDS） ・外傷 ・肥満低換気症候群	・COPD ・拘束性換気障害

（日本呼吸器学会 NPPVガイドライン作成委員会：NPPVガイドライン，南江堂，2006.より改変引用）

NPPVの禁忌

表10　NPPVの禁忌

① 心肺停止
② 不安定な循環動態
③ 気道が確保できない（上気道の閉塞）
④ マスクをつけることができない（顔面の外傷など）
⑤ 排痰ができない，気道分泌物が多い
⑥ 患者さんの協力が得られない
⑦ 誤嚥の可能性が高い，嘔吐
⑧ 上部消化管出血，腸管の閉塞

（日本呼吸器学会 NPPVガイドライン作成委員会：NPPVガイドライン，南江堂，2006.より改変引用）

NPPV専用器の原理

● 吸気回路のみで換気を行う。
● 呼気ポートおよびマスク周辺からリークする構造（リークを許容するシステム）。
● 多量のリークが発生しても，高流量ガスの供給によりマスク内の圧の維持が可能。

図9　NPPV専用器の原理

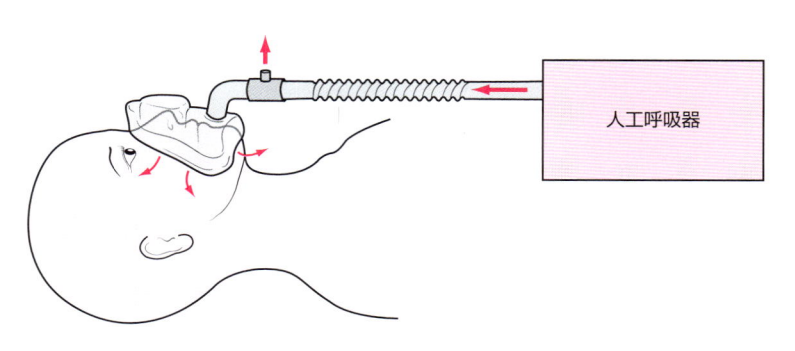

マスクの種類

①鼻マスク
- 装着したまま会話が可能．開口や口呼吸によりリーク量が増加．

②フルフェイスマスク
- 鼻閉などによる口呼吸の患者にも使用できる．

③トータルフェイスマスク
- 他マスクより顔面にフィットしやすい．
- 口腔や目など粘膜が乾燥しやすい．

図10 マスクの種類

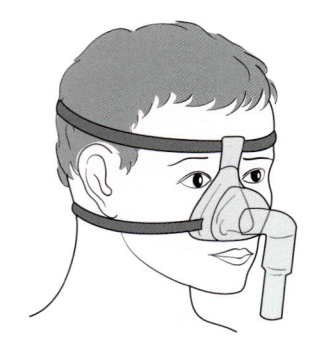

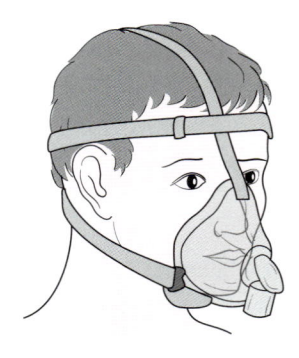

a 鼻マスク　　　b フルフェイスマスク　　　c トータルフェイスマスク

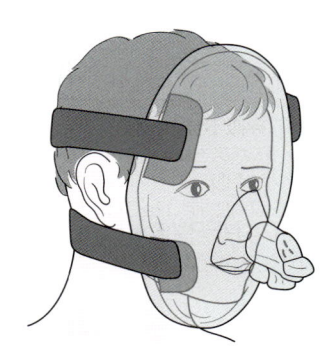

NPPVのトラブル

- マスクによる皮膚圧迫，潰瘍 ⇒ マスク種類・サイズの再選択，マスク固定，皮膚保護材の使用．
- 乾燥（口腔，目，鼻）⇒ 加温加湿器の設定，エアリーク量を少なくする．
- 腹部膨満，誤嚥 ⇒ 設定圧を下げる，胃管の挿入．

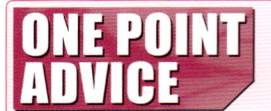

ONE POINT ADVICE
- NPPV専用器以外（通常の人工呼吸器）でもNPPVは可能である．しかしリークの許容が少なく，専用器と比べ，気道内圧保持やトリガ機能は劣る．
- 送気はpressure generatorによる圧制御式が用いられる．

2 酸素療法

呼吸療法装置

TAP & TAP

- 呼吸不全[*1] ⇒ $PaO_2<60mmHg$，または$SPO_2<90\%$
- 投与酸素濃度 ⇒ 低流量系：患者の呼吸様式に影響を受ける
  　　　　　　　　高流量系：患者の呼吸様式に影響されず一定
- 合併症 ⇒ 酸素中毒，未熟児網膜症，CO_2ナルコーシス，吸収性無気肺

用語アラカルト

*1 呼吸不全の分類
高炭酸ガス血症を伴わないⅠ型呼吸不全と，高炭酸ガス血症（$PaCO_2$が45mmHg以上）を伴うⅡ型呼吸不全に分類される。

酸素療法の適応

- 呼吸不全による低酸素血症状態
  $PaO_2<60mmHg$，または$SPO_2<90\%$（大気による呼吸にて）

器具の種類

低流量系

- 器具から流れる酸素流量だけでは，患者の吸気量のすべてをまかなうことができない。
- 吸気時に器具から供給される酸素と大気が混入するため，吸入酸素濃度は患者の呼吸様式に影響を受ける。

①鼻カニューラ（図1a）
- 低濃度酸素投与に適する。
- 簡便で装着による不快感も少ない。
- 会話や飲食が可能。
- 鼻閉塞では使用できない。

②簡易酸素マスク（図1b）
- 低濃度酸素投与に適する。
- 簡便だが装着による不快感は強い。
- 酸素流量が少ないとマスク内に呼気が貯留し，炭酸ガスの再呼吸が生じる。

図1　鼻カニューレと簡易酸素マスク

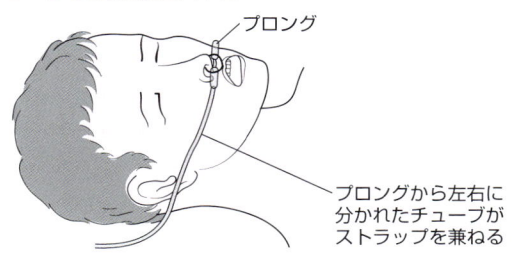

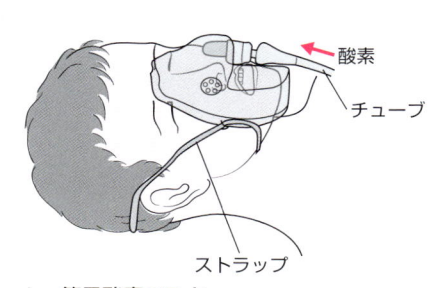

a　鼻カニューレ

b　簡易酸素マスク

生体機能代行装置学

③リザーバ・バック付酸素マスク（図2）
- 高濃度酸素投与に適する。
- 酸素マスクに取り付けたリザーバに蓄えた酸素を患者が吸うことで高濃度の酸素を投与できる。
- 一方弁の有無により「非再呼吸型」と「部分再呼吸型」に分けられる。

図2 リザーバ・バック付酸素マスク

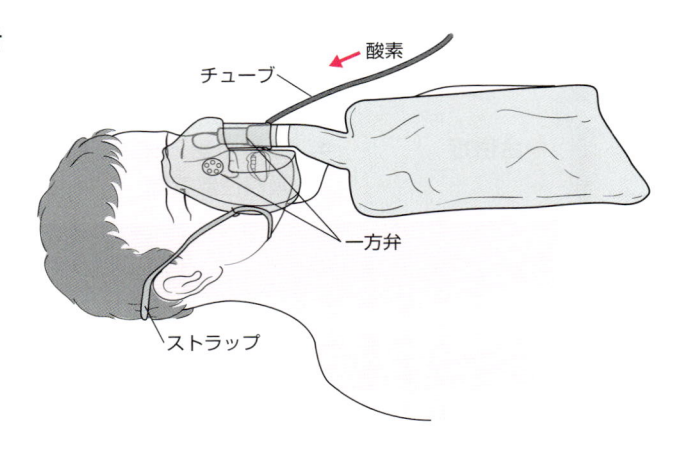

■高流量系
- 器具から流れる酸素流量だけで，患者の吸気量のすべてをまかなうことができ，患者の呼吸様式に影響を受けず一定の酸素濃度を投与できる。
- 酸素流量はおよそ30l/分以上を目安にする。

補足

高流量系における酸素流量30l/分の根拠
- 安静の呼吸を一回換気量500ml，吸気時間1秒とすると吸気流量は30l/分となる。つまり，酸素流量を30l/分以上で流せば吸気時に酸素流量が不足になることはない。
- 実際には患者の呼吸状態や酸素飽和度などを観察して患者の吸気流量より多く酸素を流すように設定する。

用語アラカルト

＊2 ベンチュリー効果
管内を流れる流体において，管の断面積を狭め流速を増加させることで圧力が低い部分をつくる現象。ベルヌーイの定理から導かれる。

①ベンチュリーマスク（図3）
- ダイリュータによるベンチュリー効果＊2を用いることで，正確な酸素濃度を高流量で患者に供給できる。
- ダイリュータの種類で投与酸素濃度が決定される。

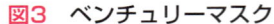

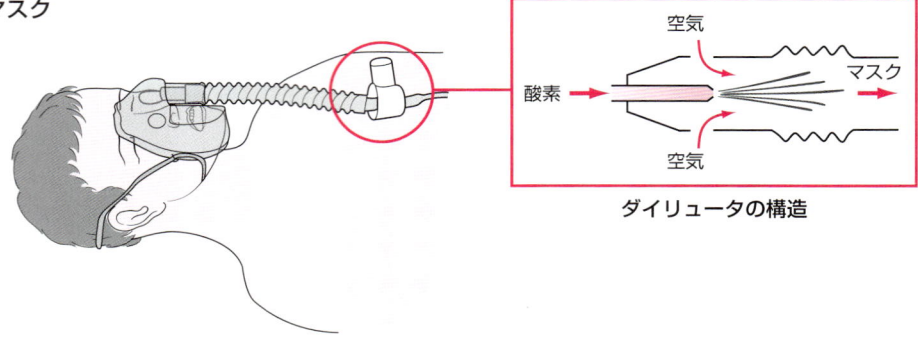

図3 ベンチュリーマスク

ダイリュータの構造

②ネブライザ機能付酸素吸入装置(図4)

- ジェット式ネブライザ機能を有した高流量システム。
- ヒータにより蒸留滅菌水を加温できる。
- 空気取り入れ口のサイズを可変させることで、酸素と空気の混合比を変えて、酸素濃度を調整する。90%以上の高濃度酸素を供給できる商品も市販されている。

図4 ネブライザ機能付酸素吸入装置

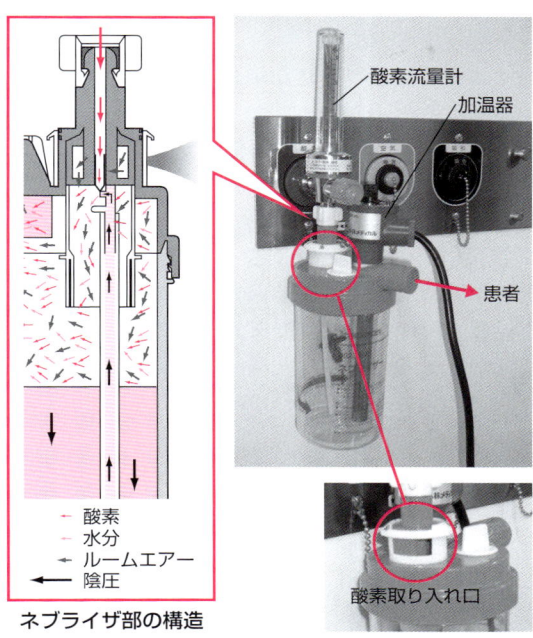

ネブライザ部の構造
- → 酸素
- → 水分
- → ルームエアー
- → 陰圧

酸素流量計
加温器
患者
酸素取り入れ口
酸素濃度調整ダイヤル

表1 酸素流量と吸入酸素濃度との関係

	名称	酸素流量(l/分)	吸入酸素濃度(%)
低流量系	鼻カニューラ	1〜5	24〜40
	酸素マスク	5〜8	40〜60
	リザーバ・バック付酸素マスク	6〜12	60〜90
高流量系	ベンチュリーマスク ネブライザ機能付酸素吸入装置	30<	任意の濃度に固定可

合併症

①酸素中毒
- 高濃度酸素投与による活性酸素(フリーラジカル)が増加し、肺毛細血管上皮が障害される。
- 高濃度なほど発症までの時間が短い。50%以下でほぼ危険性はない。

②未熟児網膜症
- 未熟児に起きる網膜血管病で、高濃度酸素投与は発生を増加させる。

③吸収性無気肺
- 高濃度酸素投与時に気管支の閉塞によって肺胞の換気が障害されると、肺胞内に取り残された酸素が次第に血液中に吸収され、肺胞が収縮・虚脱して無気肺となる。

用語アラカルト

＊3　CO₂ナルコーシス
重症の炭酸ガス中毒。高度の高炭酸ガス血症，呼吸性アシドーシスとなって意識障害を呈した状態。

④CO₂ナルコーシス＊3
- Ⅱ型呼吸不全の急性増悪時に高濃度酸素を投与すると呼吸が抑制され，CO₂ナルコーシスが発生する。

その他の器具

①酸素テント（酸素フード）
- 患者の上半身または全身をテント状のビニルシートで覆い，テント内に酸素投与する方法。
- マスクの装着が困難な場合に使用（顔面の創傷やマスク装着を嫌がる小児など）。
- 器具が体に密着せず，不快感が少ない。
- テントの開閉を行うと酸素濃度が低下する。

②保育器（incubator：クベース）
- 新生児の治療や観察，保育するための装置。
- 温度，湿度，酸素濃度を調整する機能を有する。
- 強制換気式の閉鎖型と輻射熱を用いた開放型に分けられる。

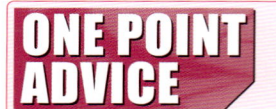

ONE POINT ADVICE
- リザーバ・バック付酸素マスクにおいて，患者吸気がリザーバ容量より少なければ，安定した酸素濃度の供給が可能なことから，高流量系に分類する場合もある。
- 本書では酸素流量30l/分以下で使用することから低流量系として紹介している。

3 在宅酸素療法

呼吸療法装置

TAP & TAP

- 膜型濃縮装置　⇒　低濃度酸素, 高分子膜, 加湿不要
- 吸着型濃縮装置　⇒　高濃度酸素, ゼオライト, 加湿必要
- 液体酸素装置, 酸素ボンベ　⇒　純酸素, 携帯性, 電源不要

膜型濃縮装置(図1)

- 酸素透過性に優れた高分子膜を用いて, 空気中の酸素と窒素を分離することで酸素を得る。
- 産生した酸素ガスは加湿器が不要。
- 酸素濃度は40％程度と吸着型と比べ低濃度酸素を供給する。

図1 膜型酸素濃縮装置の基本構造

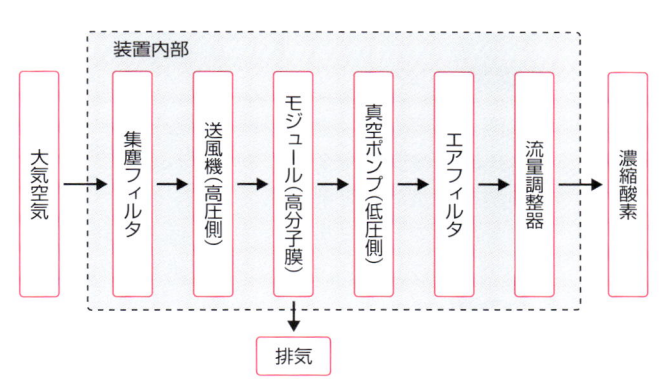

大気空気 → 集塵フィルタ → 送風機(高圧側) → モジュール(高分子膜) → 真空ポンプ(低圧側) → エアフィルタ → 流量調整器 → 濃縮酸素

（装置内部／排気）

(廣瀬 穏 ほか 編: 臨床工学講座　生体機能代行装置学　呼吸療法装置, p.82, 医歯薬出版, 2011. ／渡辺 敏 ほか 著: CE技術シリーズ　呼吸療法, p.252, 南江堂, 2005.より改変引用)

吸着型濃縮装置(図2)

- ゼオライト（アルミノ珪酸塩）が空気中の窒素を吸着することで酸素を得る。
- 一度吸着した窒素は, ゼオライトから遊離させ排出することで吸着飽和を防止する。
- 産生した酸素ガスは乾燥しているため加湿が必要。
- 酸素濃度90％程度と膜型比べ高濃度酸素を供給する。

図2 吸着型酸素濃縮装置の基本構造

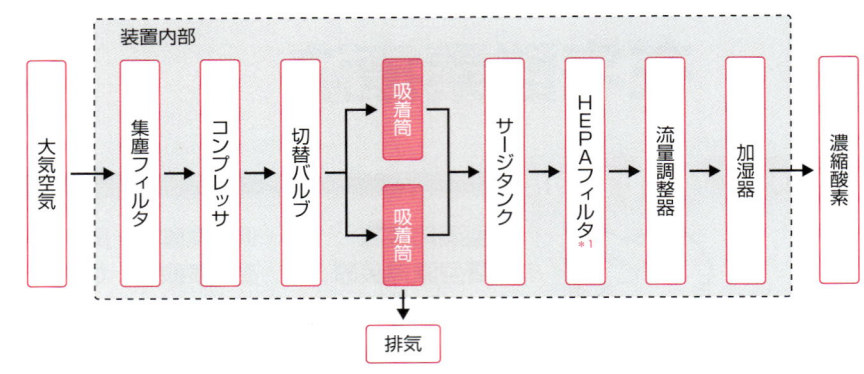

装置内部: 大気空気 → 集塵フィルタ → コンプレッサ → 切替バルブ → 吸着筒 / 吸着筒 → サージタンク → HEPAフィルタ*1 → 流量調整器 → 加湿器 → 濃縮酸素

吸着筒から → 排気

(廣瀬 稔 ほか 編: 臨床工学講座 生体機能代行装置学 呼吸療法装置, p.81, 医歯薬出版, 2011./クリニカルエンジニアリングVol.18 No.8, p.845, 秀潤社, 2007./渡辺 敏 ほか 著: CE技術シリーズ 呼吸療法, p.252, 南江堂, 2005.より改変引用)

用語アラカルト

***1 HEPA（High Efficiency Particulate Air）フィルタ**
JIS規格にて「定格風量で粒径が0.3μmの粒子に対して99.97％以上の粒子捕集率をもち，かつ初期圧力損失が245Pa以下の性能をもつエアフィルタ」と定義された高性能フィルタ。

液体酸素装置

- 液体酸素を気化させて使用するため電源が必要なく，発熱や騒音がない。
- ポータブル容器に詰め替えることで外出時の携帯に利用される。
- 純酸素の供給が可能である。
- 気化によるボンベ内圧上昇を防止するリリーフ弁が備わっている。

酸素ボンベ

- 電源が必要なく，発熱や騒音がない。
- 外出時の携帯や緊急用に利用される。
- 純酸素の供給が可能である。
- 軽量目的でアルミ製やカーボン強化繊維樹脂製のボンベも使用される。
- 充填圧が19.6MPaのボンベも使用される（一般の医療用酸素ボンベは14.7MPa）。

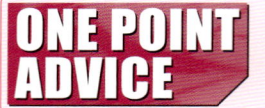

ONE POINT ADVICE

- 酸素は支燃性があり，火気には十分注意する。
- 酸素ボンベは直射日光に当たる場所には保管しない。

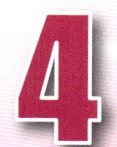

4 呼吸療法装置
吸入療法（ネブライザ）

TAP & TAP

- エアロゾル粒子径　⇒　小さいほど肺胞到達度が高くなる
- ジェット式　　　　⇒　エアロゾル粒子径が大きく不均一，ベンチュリー効果
- 超音波式　　　　　⇒　エアロゾル粒子径が小さく均一，薬理活性の消失

エアロゾルの供給

- エアロゾル粒子の大きさによって沈着しやすい部位と吸着機序が異なる（図1）。
- 気管内挿管チューブなどの人工気道は，末梢気道へのエアロゾル沈着を減少させる。
- エアロゾルの肺胞到達度は呼吸様式の影響を受ける。

図1　エアロゾルの粒子径における沈着部位と沈着機序

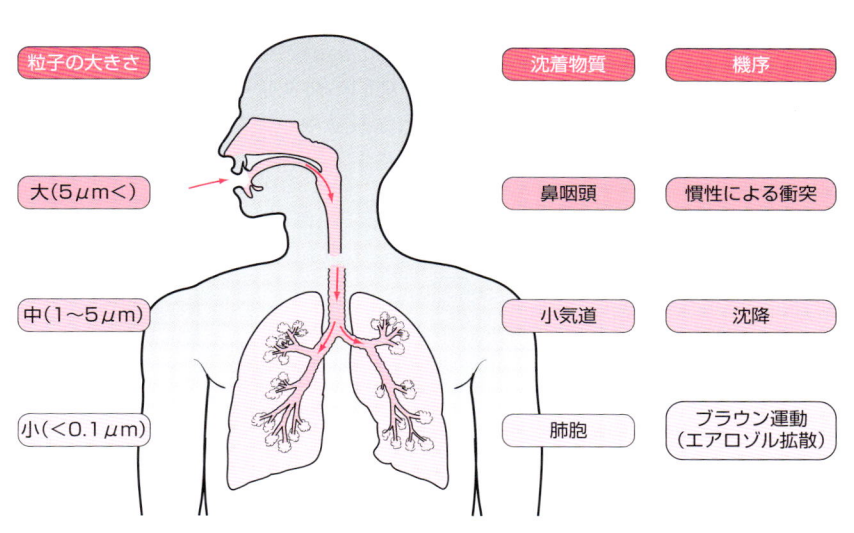

粒子の大きさ	沈着物質	機序
大（5μm<）	鼻咽頭	慣性による衝突
中（1〜5μm）	小気道	沈降
小（<0.1μm）	肺胞	ブラウン運動（エアロゾル拡散）

(Lampton LM: Use of intermittent positive pressure breathing, humidity, and mist. Chronic Obstructive Lung Disease Brasher and Rhodes ed., p.152-168, 1978.より改変引用)

生体機能代行装置学

ジェット式（図2）

- 圧縮ガスによるベンチュリー効果を用いる。
- エアロゾルをバッフルに衝突させることで粒子を細かくする。
- 粒子径が1〜15μm程度と大きく，かつ不均一である。
- 気道末梢や肺胞への沈着率は悪い。
- 駆動音が大きい。
- 安価。

図2 ジェット式ネブライザの基本構造

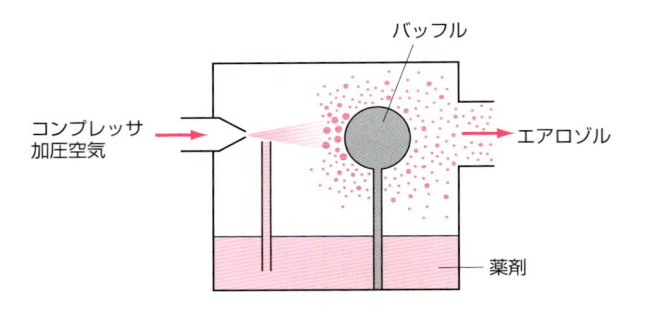

超音波式（図3）

- 超音波の振動数（周波数）が高いほどエアロゾル粒子は細かくなる。
- エアロゾルの産生量は超音波の振幅に比して増加する。
- 粒子径が0.5〜5μm程度と小さく，均一である。
- 気道末梢や肺胞への沈着率はよい。
- 一部の薬品は振動や熱によって薬理活性が消失する。
- 過給水に注意する。

図3 超音波式ネブライザの基本構造

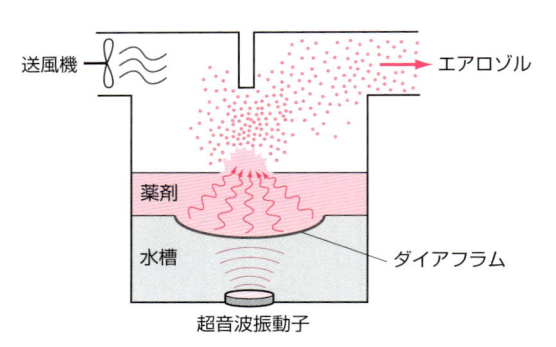

5 加温加湿器

呼吸療法装置

TAP & TAP

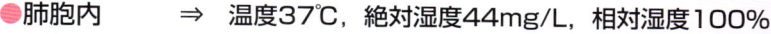

- 肺胞内　　　　⇒　温度37℃, 絶対湿度44mg/L, 相対湿度100%
- 加湿の目標　　⇒　温度32℃～34℃, 相対湿度100%
- 加温加湿の指標　⇒　喀痰の粘稠度
- 加湿器の種類　　⇒　Pass-over型, Wick型, Bubble型, 人工鼻
- 使用上の注意事項　⇒　細菌汚染, 加湿不足, うつ熱, 空焚き

生体機能代行装置学

加温加湿の必要性

健常者の呼吸
- 鼻から吸い込んだ空気は鼻腔や気道の粘膜から加温加湿を受け, 肺胞内では温度37℃, 相対湿度100%となる。

人工呼吸療法
- 気管挿管や気管切開で呼吸管理されるため, 吸気ガスは上気道で加温加湿されることなく下気道へ送られる。

乾燥ガスの長期間吸入による弊害
- 気管や気管支の機能低下や損傷。
- 肺酸素化能低下。
- 喀痰が粘稠となり気管内チューブの閉塞が発生。

加温加湿の目安
- 生体の気管レベル以上の加温加湿が必要とされる。
- 目安として, 温度32℃～34℃, 相対湿度100%, 絶対湿度33～38mg/L。

加温加湿の指標
① 喀痰が柔らかくなっている。
② 管内吸引カテーテルが気管チューブにスムーズに入ること。
③ 患者の口元に配置した温度モニタで適温であること。
④ Yピースや気管チューブの内壁にうっすらと結露, 水滴があること。

加温加湿器の種類（図1）

①Pass-over型
- 蒸留滅菌水の表面を吸気ガスが通過することで加温加湿する方法。
- 吸気抵抗は小さいが, 吸気ガス流量が多くなると加湿不足になりやすい。

②Wick型
- Pass-over型の改良で, 吸湿性濾紙を灯心状に設置することで, 吸気ガスと蒸留滅菌水との接触面積を増やし, 加湿効率を向上させる方法。

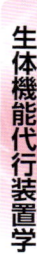

③Bubble diffusion型
- 蒸留滅菌水内に無数の細かな気泡を発生させることで，吸気ガスと蒸留滅菌水との接触面積を増やし，加湿効率を向上させる方法。
- 水中を吸気ガスが通過するため吸気抵抗が大きく，自発呼吸時の呼吸仕事量が増加する。
- カスケード型も本法の類似である。

図1 加温加湿器の種類

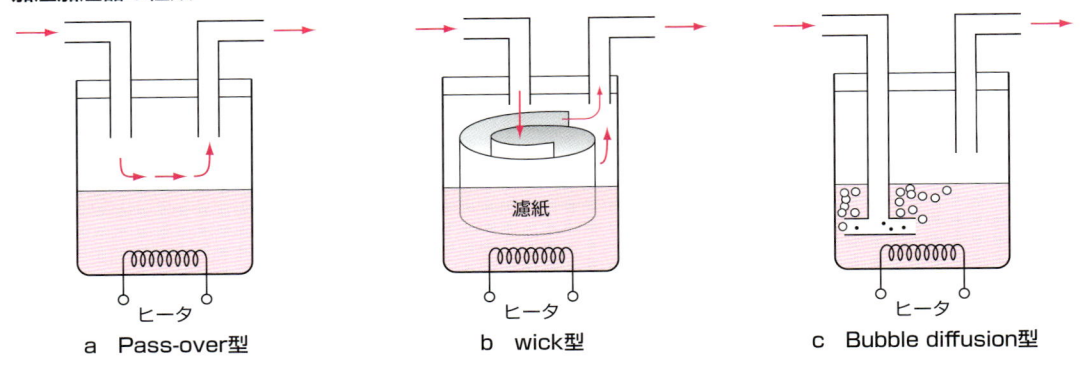

a Pass-over型　　b wick型　　c Bubble diffusion型

（桜井靖久 監：ME早わかりQ&A2, p.159, 南江堂, 1987.より改変引用）

人工鼻（HME：Heat and Moisture Exchanger）
- 人工鼻内は，スポンジや紙，繊維などでできており，これらが呼気ガス中に含まれる熱と水分を捕捉し蓄えておき，次の吸気ガスに放出することで加温加湿する。

■特徴
- 加温加湿器のような水や電源を必要としない。
- 機械的死腔が増加する。
- 呼吸回路が単純化。
- 結露がほとんど発生しない。

■人工鼻の使用を避けるべき症例
- 粘稠痰，血性痰が多い。
- 肺や気道からの大量のガスリークが発生する症例。
- 低体温
- 自発呼吸が多く，人工鼻の抵抗が無視できない場合。
- ネブライザとの併用。

ホースヒータの働き
- 呼吸回路内に熱線を通すことで，ガスの温度および湿度の低下を防止する装置。
- 熱線により回路内に発生する結露量を少なくし，設定温度を維持したまま吸気ガスを肺に送ることができる。

表1 副作用・注意事項

副作用・注意事項

	加温加湿器	人工鼻
細菌汚染	＋	＋
加湿不足	＋	＋
過剰加湿	＋	－
気道粘膜熱傷	＋	－
うつ熱[*1]	＋	－
吸気抵抗増加	－※	＋
喀痰による抵抗増加	－	＋
回路外れ（ガスリーク）	＋	＋
回路誤接続	＋	－
温度モニタの誤り	＋	－
水の誤注入	＋	－
空焚き（水の補充忘れ）	＋	－
感電・漏電	＋	－

※ Bubble diffusion型を除く。
（磨田 裕 著：気道確保と気道管理．救急医，22: 1174-1177，1998.より改変引用）

用語アラカルト

＊1 うつ熱
経皮的および呼吸性の体熱放散が阻害され，体内に熱がうっ積することによる体温上昇。

生体機能代行装置学

6 呼吸療法装置
呼吸に関連する生体モニタ

TAP & TAP

- 換気モニタ ⇒ 一回換気量，分時換気量，呼吸回数，気道抵抗，コンプライアンス
- 換気量計 ⇒ 差圧式，熱線式，超音波式，ライトレスピロメータ
- パルスオキシメータ，カプノメータ
  ⇒ 人工呼吸器使用時は必ず装着する
- 血液ガス測定 ⇒ ガス分析装置，経皮ガスモニタ

換気モニタ

■一回換気量（図1）

図1 一回換気量の測定

補足
- VCVの一回換気量の計算では，人工呼吸器の流量表示はL/分なのでL/秒に変換する。

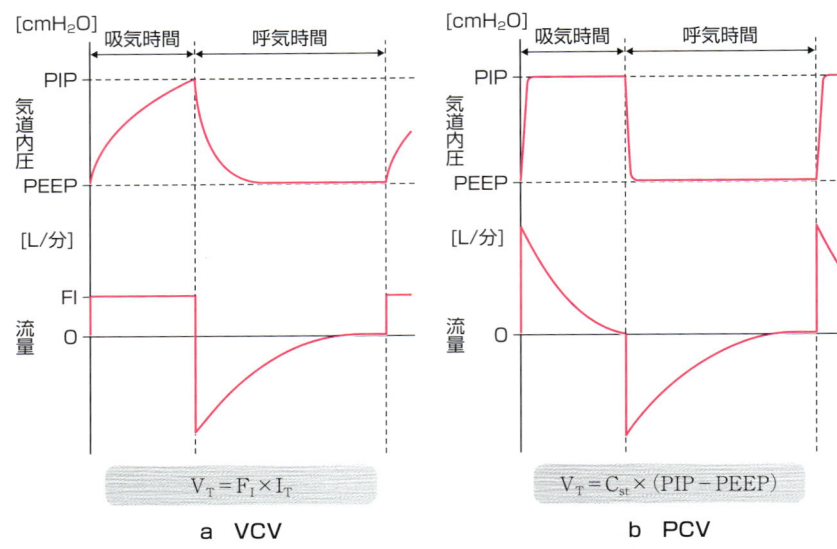

a　VCV: $V_T = F_I \times I_T$

b　PCV: $V_T = C_{st} \times (PIP - PEEP)$

V_T：一回換気量[L]　　F_I：吸気流量[L/秒]　　I_T：吸気時間[秒]
C_{st}：静的コンプライアンス[L/cmH$_2$O]　　PIP：最高気道内圧[cmH$_2$O]

■分時換気量[L/分]
- 分時換気量[L/分] ＝ 一回換気量[L] × 呼吸回数[回/分]

■呼吸回数[回/分]
- 呼吸回数[回/分] ＝ 60秒 ÷ (吸気時間 ＋ 吸気終末休止時間 ＋ 呼気時間)[秒]

■吸気呼気時間比（IE比）
- 吸気呼気時間比（IE比）＝ 吸気時間 ＋ 吸気終末休止時間：呼気時間
- IE比において，吸気終末休止は吸気時間に含まれる。

コンプライアンス（図2）

図2 コンプライアンスの測定

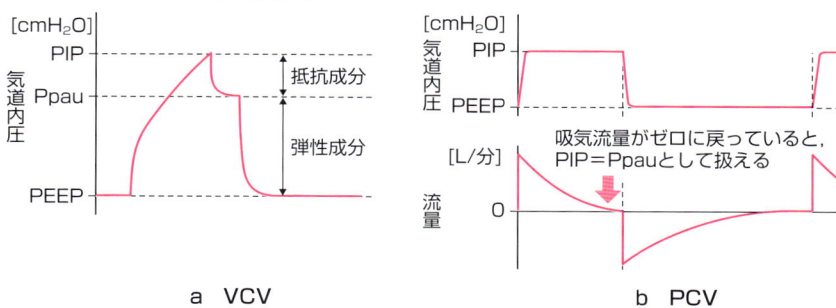

a VCV
b PCV

吸気流量がゼロに戻っていると，PIP＝Ppauとして扱える

- 静的コンプライアンス（C_{st}：static compliance）⇒ 弾性成分のみのコンプライアンス

$$C_{st} = \frac{V_T}{(Ppau - PEEP)}$$

- 動的コンプライアンス（C_{dyn}：dynamic compliance）
  ⇒ 弾性成分と気道抵抗成分が含まれたコンプライアンス

$$C_{dyn} = \frac{V_T}{(PIP - PEEP)}$$

V_T：一回換気量[L]　　PIP：最高気道内圧[cmH_2O]　　Ppau：吸気ポーズ圧[mmH_2O]

圧量曲線（pressure-volume curve）

図3 圧量曲線の観察

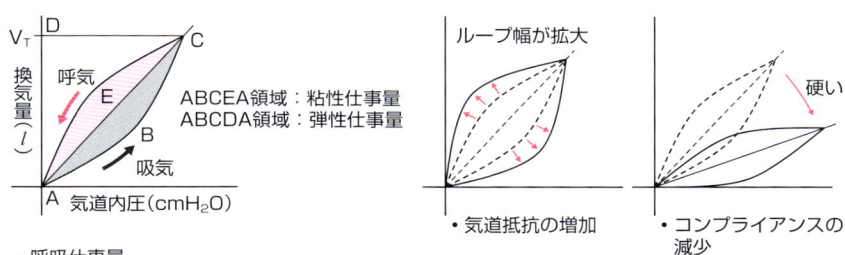

ABCEA領域：粘性仕事量
ABCDA領域：弾性仕事量

・気道抵抗の増加
・コンプライアンスの減少

- 呼吸仕事量
  全仕事量（人工呼吸器が行った仕事量）＝弾性仕事量＋粘性仕事量

換気量計

① **差圧式**：気体の流れを阻害する抵抗体を置き，抵抗体によって生じる圧力差から流量を求める。リリー型やフライシュ型が用いられる。
② **熱線式**：熱線が気体に奪われた熱量から流量を求める。抵抗が小さく反応が速い。
③ **超音波式**：抵抗がなく，気体の密度や粘性に影響を受けない。
④ **ライトレスピロメータ（翼車式流量）**：気体が羽根車を回転させ，回転数から流量を求める。人工呼吸器や麻酔器の点検，挿管チューブに装着して一回換気量の測定などに使用される。

パルスオキシメータ，カプノメータ

- 人工呼吸器を使用する際には，警報機能付パルオキシメータまたは警報機能付カプノメータを併用しなければならい。
- パルスオキシメータは動脈血酸素飽和度を連続測定できるため，酸素化の指標として優れている。
- パルスオキシメータは低酸素症の発見に有用だが，呼吸回路外れや無呼吸の早期発見は難しい。カプノメータは呼吸回路外れや無呼吸の早期発見に

有用。
● カプノメータで測定される呼気終末の二酸化炭素濃度（ETCO$_2$）はPaCO$_2$とほぼ等しく，換気の評価に適している。

血液ガス測定

● 観血式血圧測定では動脈に留置したカテーテルから動脈血を採取できるため，血液ガス分析が行える利点がある。
● 経皮ガスモニタは，皮膚上に置かれたセンサによって，採血せずに酸素分圧および二酸化炭素分圧を連続測定できる。

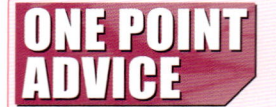

ONE POINT ADVICE

● 平成22年4月30日より「医療スタッフの協働・連携によるチーム医療の推進について」（厚生労働省）において，人工呼吸器装着時の喀痰などの吸引および動脈留置カテーテルからの採血行為が，臨床工学技士が実施することができる行為として示された。

7 呼吸療法装置
周辺機器

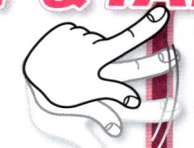

TAP & TAP

- 流量計 ⇒ 恒圧式，大気圧式
- 酸素濃度計 ⇒ 磁気圧式，ガルバニックセル式
- 用手人工換気器具 ⇒ バッグバルブマスク，ジャクソンリース回路
- ネブライザ ⇒ 感染の危険，一回換気量の変化，人工鼻との併用不可
- 一酸化窒素療法 ⇒ 肺動脈の拡張，換気血流比改善，肺高血圧症

流量計（図1）

- ゲージ管を垂直にして目盛りを読む。
- 目盛りの読み方（図2）。

図1 流量計の分類

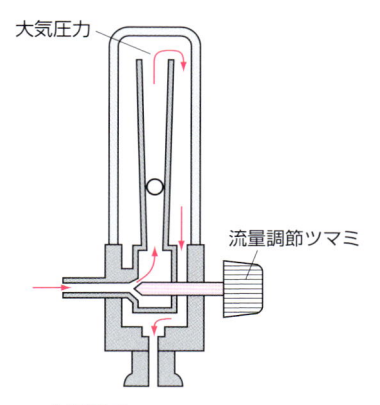

a 大気圧式
流量計出口の流量抵抗により正確な流量が流れなくなる。

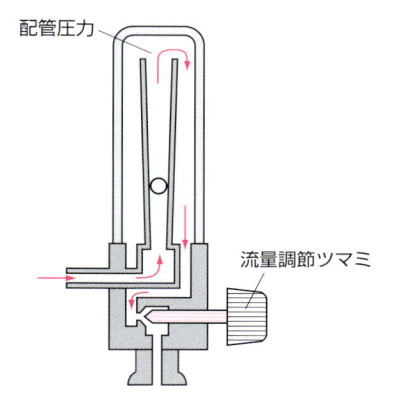

b 恒圧式
流量抵抗がかかっても設定流量が維持される。ゲージ管には4気圧の高圧が常に加わっているため、ゲージ管の破損や破裂の危険がある。

（飯島光雄：Clinical Engineering Vol18, No.8, p.842, 学研メディカル秀潤社, 2007.より引用）

図2 目盛の読み取り

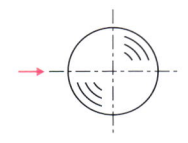

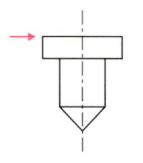

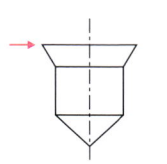

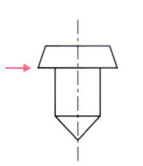

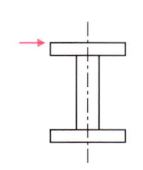

（JIS B7551「フロート形面積流量計」より抜粋）

酸素濃度計

- 人工呼吸器に搭載されたものや点検に用いられる単体のものがある。
- 磁気圧式（パラマグネチック式）
  - 測定の応答速度が速い，一呼吸ごとの測定が可能，消耗品の交換が不要。

● ガルバニックセル方式
　・酸素との化学反応で生じた起電力で酸素濃度を測定する。
　・小型，軽量，セルに寿命がある，測定の応答速度が遅い。

用手人工換気器具（図3）

①バッグバルブマスク（自己膨張型マスク）
● 自動膨張式バッグのため酸素圧源が不要。
● 酸素リザーババッグを装着し，酸素圧源に接続することで高濃度酸素の投与が可能。
● 患者の自発呼吸の検知が難しい。
● PEEPをかけるにはPEEPバルブを取り付ける。

②ジャクソンリース回路
● バッグが柔らかく患者の自発呼吸を検知しやすい。
● 肺の硬さや痰詰まりを検知しやすい。
● 酸素圧源が必要。
● 呼気の再呼吸による二酸化炭素の貯留の危険がある。

図3　用手人工換気器具の構造

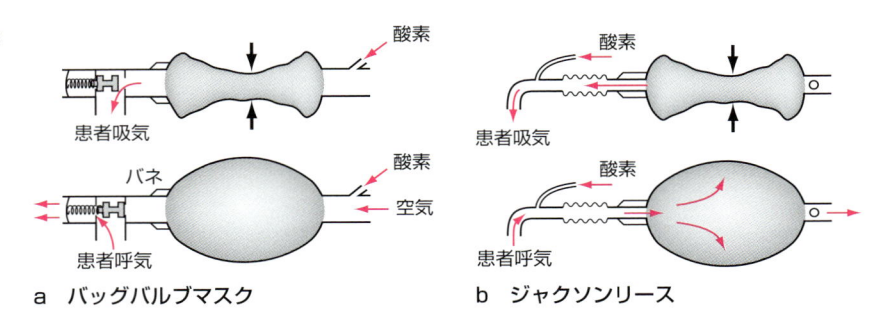

a　バッグバルブマスク　　b　ジャクソンリース

補足

アンビューバッグ（Ambu bag）
● Ambu社のバッグバルブマスク。国内シェアが大きいため，バッグバルブマスク＝アンビューバッグとして定着している。

ネブライザ

■ネブライザを人工呼吸に組み込んで用いるときの注意事項
● 吸気側回路に取り付ける。
● 汚染された薬剤は感染の危険性が増加する ⇒ エアロゾル粒子径は細菌やウイルスより大きい。
● 呼気側の流量計にネブライザの薬剤が付着すると測定誤差が生じる ⇒ 専用のフィルタを用いる。
● ジェット式では強制換気がないと作動しない。
● 換気条件でエアロゾル供給量が変化する。
● 人工鼻とは併用しない ⇒ 人工鼻の閉塞

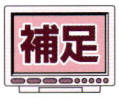

補足

● 専用フィルタであっても長期間の使用はフィルタ閉塞の危険が生じる。

一酸化窒素治療装置

特徴
- 一酸化窒素（NO）は血管拡張作用をもつ。
- 換気のよい肺胞だけの血管を拡張 ⇒ 換気血流比の改善
- 血中に吸収されると血管拡張作用は速やかに消失する。

適応疾患
- 肺高血圧症，酸素化障害

禁忌
- 右－左肺シャントに依存した心疾患
    ⇒ NOによって肺循環がよくなり，左心前負荷が増加し心不全を悪化させる。

吸入方法
①持続注入方式
- 定常流が流れている呼吸器回路内に流量計を用いてNOを持続注入する方法。

②プレミキシング方式
- ブレンダ（ガス混合器）を使用してNOと窒素または治療用空気と混合し濃度調整を行い，人工呼吸器へ供給する方法。

副作用
- メトヘモグロビンの上昇。
- リバウンド（急激な中断による肺高血圧症）

モニタリング
- NO濃度，NO_2濃度，血中メトヘモグロビン，血液ガス，肺動脈圧。

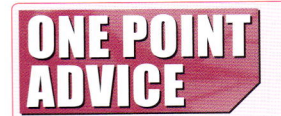

ONE POINT ADVICE
- 用手人工換気器具は，蘇生術や人工呼吸療法に必要不可欠である。
- 人工呼吸器の非常の事態を想定し，必ず用手人工換気機器を常備する。

呼吸療法装置

8 高気圧治療

TAP & TAP

- 作用機序 ⇒ 溶解型酸素量，物理的作用，洗い出し効果，酸素の毒性効果
- 第1種装置 ⇒ 小型，患者1名，空気または酸素加圧
- 第2種装置 ⇒ 大型，患者2名以上，医療スタッフも収容可，空気加圧
- 適応疾患 ⇒ 救急的，非救急的
- 安全管理 ⇒ 火災事故防止，酸素中毒，圧力外傷，危険物の持込防止

高気圧療法の概念

- 高圧酸素療法装置を用いて大気圧より高い圧で酸素を与えることで，さまざまな効果を発揮し，これらが単独ないし相乗して治療効果を発揮する。

①溶解型酸素量の増大（図1）

- 溶解型酸素量は血中酸素分圧に比例して増加する ⇒ ヘンリーの法則
- 高気圧下でも結合型酸素量[*1]は増加しない。

図1　血液酸素含量と血中酸素分圧の関係

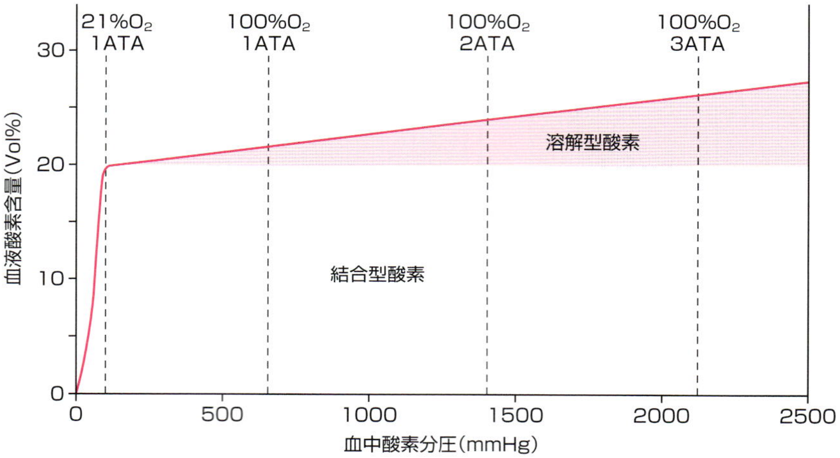

21%O2 1ATA
100%O2 1ATA
100%O2 2ATA
100%O2 3ATA
溶解型酸素
結合型酸素
血液酸素含量（Vol%）
0
10
20
30
0
500
1000
1500
2000
2500
血中酸素分圧（mmHg）

用語アラカルト

＊1　結合型酸素量

1gのHbは最大で1.39mLの酸素と結合できる。健常な男性ではHb量は15g/dL，動脈血酸素飽和度は98%なので動脈血に含まれる結合型酸素量は，

$$1.39[\mathrm{mL/g}] \times 15[\mathrm{g/dL}] \times 0.98 = 19.7[\mathrm{mL/dL(Vol\%)}]$$

となる。ヘモグロビンが完全に酸素と結合すると（酸素飽和度が100%），どんなに酸素分圧を上昇させても結合型酸素量は増加しない。

> **補足**
> ● 37℃の血液への酸素溶解度は0.0031[mL/mmHg/dL]。
> ● つまり，1dLの血液に対して，酸素分圧が1mmHg上がるごとに0.0031mLの酸素が血液に溶解することを意味する。

②高圧による物理的作用
● 生体内に不利益な気体を圧縮し容積を小さくする ⇒ ボイルの法則

③酸素による洗い出し効果
● 酸素分圧の上昇により，不活性ガスを血液から肺へと追い出し体外に排出させる効果をもつ。

④酸素がもつ毒性効果の発揮
● 酸素による殺菌作用や静菌作用により感染や炎症を改善または抑制する。

装置形態および治療条件

①第1種装置（小型装置）
● 小型のタンク内に患者1人が収容できる装置。操作は装置外で行う。
● 室内の加圧は酸素または空気を用いる。
● 空気で加圧する場合，患者はフェイスマスクなどで酸素吸入を行う。
● 治療圧力は2絶対気圧（0.102MPa）以上，2.8絶対気圧（0.182MPa）以下。
● 治療時間（治療圧力を保持する時間）は60分。
● 人工呼吸器を装着した患者の収容は不可。
● 自然気胸や開胸手術の既往のある場合，もしくは肺気腫または肺囊胞を認める場合は治療を行わない。

②第2種装置（大型装置）
● 大型タンク内に複数の患者を収容できる装置。医療スタッフも入室できる。
● 室内の加圧は空気を用いる。
● 患者はフェイスマスクなどで酸素吸入を行う。
● 治療圧力は2絶対気圧以上，2.8絶対気圧以下。
● 治療時間は60分以上，90分以内。
● 高圧環境下で動作に確認のとれた医療機器ならば治療室内で使用は可能。
● 装置内は治療室（内室）とエントリーロック（外室）との2室構造。

> **補足**
> ● 第1種および第2種を問わず，加圧・減圧の速度は毎分0.774気圧（0.078MPa）以下である。
> ● ただし，事故などにより患者を装置より緊急退避させる場合は減圧速度を速めることもできる。

適応疾患

- 高気圧酸素治療を必要する疾患は，「救急的」と「非救急的」に区分される。
- 救急的適応な疾患であっても，発症から7日を過ぎると非救急的な適応となる。

表1 高気圧酸素治療の救急的に適応する疾患（平成24年度現在）

ア．急性一酸化炭素中毒その他のガス中毒（間欠型を含む）
イ．ガス壊疽，壊死性筋膜炎または壊疽性筋膜炎
ウ．空気塞栓又は減圧症
エ．急性末梢血管障害
　　（イ）重症の熱傷または凍傷
　　（ロ）広汎挫傷または中等度以上の血管断裂を伴う末梢血管障害
　　（ハ）コンパートメント症候群または圧挫症候群
オ．ショック
カ．急性心筋梗塞その他の急性冠不全
キ．脳塞栓，重症頭部外傷若しくは開頭術後の意識障害または脳浮腫
ク．重症の低酸素性脳機能障害
ケ．腸閉塞
コ．網膜動脈閉塞症
サ．突発性難聴
シ．重症の急性脊髄傷害

表2 高気圧酸素治療の非救急的に適応する疾患（平成24年度現在）

ア．放射線または抗癌剤治療と併用される悪性腫瘍
イ．難治性潰瘍を伴う末梢循環障害
ウ．皮膚移植
エ．スモン
オ．脳血管障害，重症頭部外傷または開頭術後の運動麻痺
カ．一酸化炭素中毒後遺症
キ．脊髄神経疾患
ク．骨髄炎または放射線壊死

安全管理

①火災事故の防止

- 可燃性および支燃性のあるものの持ち込み禁止。
  ⇒ カイロ，マッチ，ライター，可燃性ガス（エタノールなど），化学繊維類，油脂類
- 毛布や衣服には難燃で静電気が帯電しづらい木綿100％を用いる。

②酸素中毒

- 高い酸素分圧によって短時間で生じる中枢神経系酸素中毒。
  ⇒ 全身けいれん，意識障害，眩暈，悪心

③高圧環境による圧力外傷

- 生体内と生体外の気圧差による外傷。
  ⇒ 中耳気圧外傷，副鼻腔スクイーズ，緊張性気胸

④危険物の持込禁止

- 気圧差による破裂や患者に危害を及ぼす可能性がある物品の持込みを避ける。
  ⇒ 補聴器，入歯，電子機器（携帯電話や腕時計など），缶スプレーなど

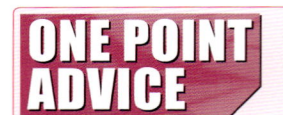

補足
- 中耳気圧外傷の防止には，自己通気法，フレンツェル法（Frenzel maneuver），ヴァルサルヴァ法（Valsalva maneuver）がある。

ONE POINT ADVICE
- 救急的・非救急的という文言および区分は，国の定めた診療報酬の区分によるものある。
- 診療報酬算定基準が改定されると，ときに疾患の追加や削除されることがあるので，最新の適応疾患を把握することが大事である。本書では24年度現在の適応疾患を記載している。

1 体外循環装置
原理と構成

TAP & TAP

- 心臓手術の条件 ⇒ 心臓停止，無血視野
- 心臓停止 ⇒ 全身灌流が停止，肺灌流が停止
- 心肺代行装置 ⇒ 人工心肺装置
- 心臓の代行 ⇒ 血液ポンプ
- 肺の代行 ⇒ 人工肺
- 血管の代行 ⇒ 血液回路
- 血液貯血 ⇒ 静脈貯血槽，心血貯血槽
- 出血の回収 ⇒ 吸引回路
- 左心系の減圧 ⇒ ベント回路
- 心臓停止 ⇒ 心筋保護液
- 血液濃縮 ⇒ 限外濾過器
- 脱血 ⇒ 静脈血液を体外へ導出
- 脱血回路 ⇒ 静脈血体外導出回路
- 静脈脱血法 ⇒ 落差脱血，陰圧吸引補助脱血，ポンプ脱血
- 落差脱血 ⇒ 落差圧（患者―静脈貯血槽液面間の落差圧）脱血
- 陰圧吸引補助脱血
   ⇒ 基本は落差圧，静脈貯血槽を陰圧保持し脱血量増やす
- ポンプ脱血 ⇒ 脱血回路に組み入れたポンプ（遠心，ローラ）圧で脱血
- 静脈貯血槽 ⇒ 脱血した静脈血の貯め置き容器，循環血液量調整緩衝容器
- ポンプ回路 ⇒ 静脈貯血槽の血液を血液ポンプにて人工肺に送り込むための回路
- 人工肺 ⇒ ガス交換器（気泡型肺，フィルムⅠ型肺，膜型肺）
- 動脈回路 ⇒ 人工肺，動脈フィルタ，送血カニューレを含む動脈まで血液回路
- 吸引回路 ⇒ 出血を回収しフィルタを介し静脈血と混合し血液再利用回路
- ベント回路 ⇒ 左心系灌流血での過伸展回避の血液回収吸引回路，無血視野の確保
- 心筋保護液供給回路
   ⇒ 虚血状態の心臓を安全な休眠状態を図る保護液供給回路
- 血液濃縮回路 ⇒ 大量注入の心筋保護液を限外濾過法での体外排出回路
- 体温調整 ⇒ 血液温を介して：core cooling（人工肺内熱交換器），体表を介して：typical cooling（冷温水マット）

生体機能代行装置学

人工心肺とは

- 心臓停止，無血視野確保の補助手段である。
- 心臓大血管手術は心臓停止と無血視野下で可能となる。その間，患者の呼吸循環を代行し患者の生命を維持する装置をいう。

図1　心臓手術のタイムチャート

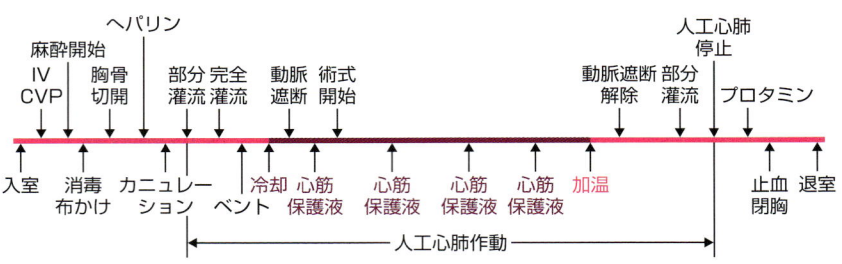

(見目恭一ほか編: 体外循環装置, p.139, 医歯薬出版, 2012. より引用)

図2　人工心肺装置ブロックダイアグラム

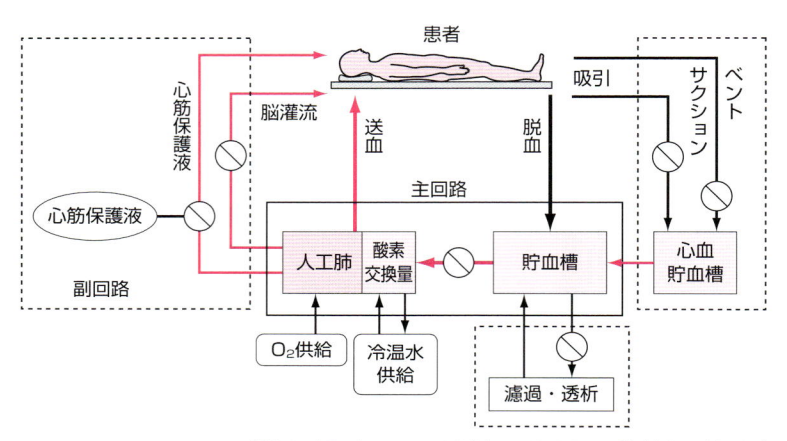

(Clinical Engineering, 16(1) : 4-9, 2005.秀潤社より改変引用)

図3　人工心肺装置

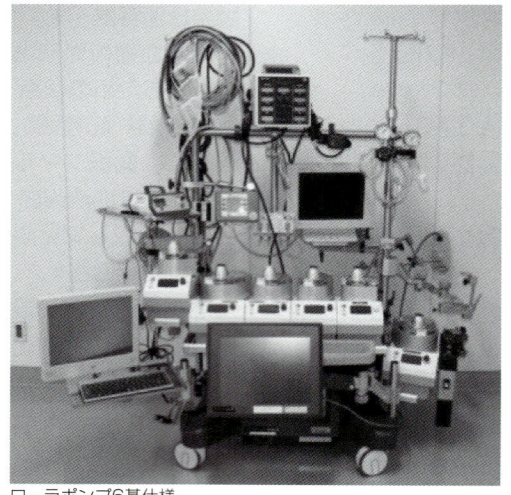

ローラポンプ6基仕様

(テルモ: APS-I 6基仕様)(許可を得て掲載)

■人工心肺の仕組み

●人工心肺は以下の回路からなる（図4）。

①静脈血を静脈貯血槽に脱血する静脈（脱血）回路
②静脈血を血液ポンプで人工肺に送り込み酸素化して動脈に返血する動脈回路
③出血を回収する吸引回路
④左心系の減圧をするためのベント回路
⑤安全な心停止を図るための心筋保護液供給回路
⑥体液量のバランスを図るための限外濾過回路

図4　人工心肺の実際

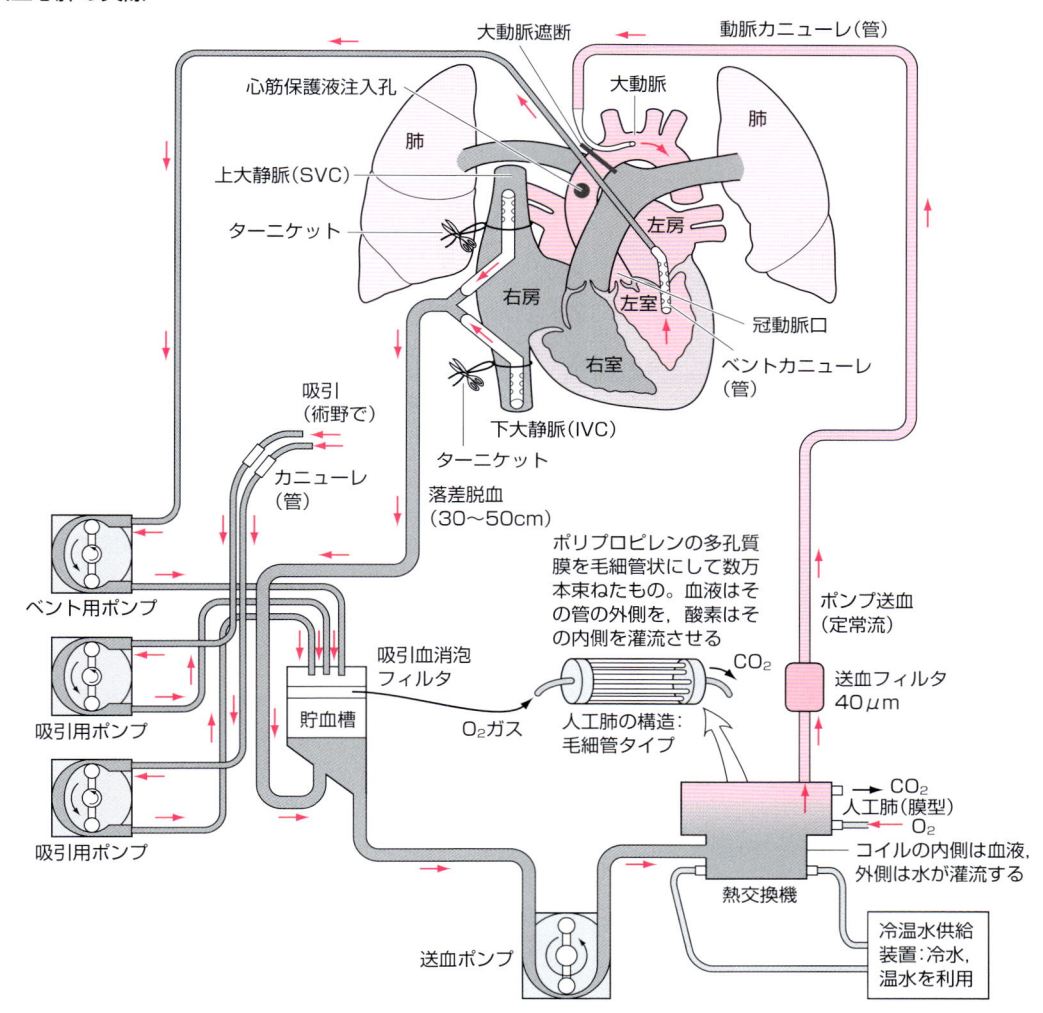

（EN 看護学生版JUN,6(7)：18-20，照林社，1997.より改変引用）

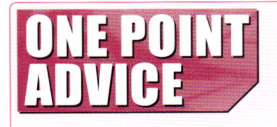

ONE POINT ADVICE

● 人工心肺では厳格な血液抗凝固療法が必須，脈圧がなく低血圧維持，低体温維持，血液希釈を実施，肺灌流・自己心臓を停止など非生理的環境が求められ，かつ，作動時間に比例した合併症を惹起し，似て非なる装置である。
● 人工心肺開始時および離脱など自己の心臓と肺とが共存している状態を「**部分体外循環**（partial bypass）」，人工心肺のみで循環が維持されている状態を「**完全体外循環**（total bypass）」という。

血液ポンプ

TAP & TAP

- 血液ポンプ ⇒ 容積型，運動型
- 容積型 ⇒ ローラポンプ，補助人工心臓ポンプ
- 運動型 ⇒ 遠心ポンプ，軸流ポンプ

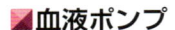

■血液ポンプ

- 人工心肺領域では容積型のローラポンプ（図5），運動型の遠心ポンプ（図6）が使用されている。
- 国内では近年，遠心ポンプ使用の割合が高く（6：4）なってきている。最近，臨床に登場した軸流ポンプは補助循環領域に目覚ましい進出劇を演じている。

図5 容積型血液ポンプ

ダイアフラム型　Sac型（サック）　Pusher-plate　Tube

容積型：管圧迫型　　チューブ装着状態

① ローラ
② ローラからチューブが外れないようにするガイド
③ 圧閉度の調整ダイヤル
　（亀の頭のようにローラの出し入れができる）
④ チューブが回転方向に引きずられないように，また外力によって外れないように固定する機構
⑤ ポンプのサイズ，レースウェイ径
⑥ チューブ

（見目恭一，福永一義 編：体外循環装置 第1版，p.26，医歯薬出版，2012. より引用）

図6 運動型血液ポンプ

遠心ポンプ　　軸流ポンプ

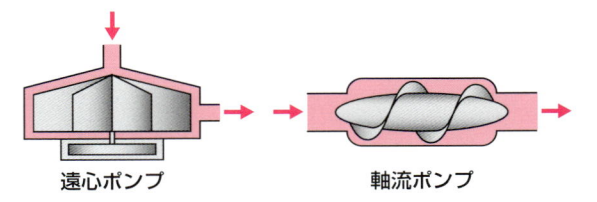

表1 人工心肺用血液ポンプに求められる機能

- 500mmHgの負荷で7L/minを維持できる。
- 血液損傷が軽微である。
- 血液の滞留，乱流の要因となる死腔がない。
- 安価で使い捨て方式である。
- 信頼性・再現性がある送血流量である。
- 停電などでポンプ停止時に手動対応ができる。

①ローラポンプ

TAP & TAP

- ローラポンプ ⇒ 容積型定常流ポンプ
- ローラ ⇒ ポンプチューブ扱き機器
- ポンプチューブ
  - ⇒ ポンプヘッド（レースウェイ）に装着される弾性チューブ
  - 血液を吸引駆出チューブ
- 緩い圧閉度（ノンオクルージョン）
  - ⇒ 逆流が生じ溶血が増加．
- キツイ圧閉度（タイトオクルージョン）
  - ⇒ 血液ずり応力が増大し溶血が増大
- 適正圧閉度（ジャストオクルージョン）
  - ⇒ わずかに逆流あり，溶血最少

表2 ローラポンプの特徴

・構造が単純	・流量計が不要
・修理が簡単	・2ローラタイプが一般的
・消耗品が安価	・滅菌はポンプチューブのみ
・逆流防止が可能	・流路が塞がれるとチューブ破裂圧まで上昇
・流量は回転数に比例	・気泡を連続駆出
・吸引ポンプにも利用可能	・圧閉度調整が必須
・小児・成人両用	・しごかれるチューブから微粒子が生じる

■ローラポンプ（容積型定常流ポンプ）
- 1回転当たりの駆出容量が一定の定常流であるローラポンプは，人工心肺が世に出た1935年当時から今日もなお利用されている血液ポンプである．
- 構造が簡単で機械的な故障の発生部分が少なく，修理が簡単，血液との接触はポンプチューブのみで弾性ポンプチューブをケーシーに装着しモータで回転するローラがポンプチューブを扱いて血液を駆出させる構造で，滅菌はポンプチューブのみで，回路内に弁機構はなく，血液損傷が少ないなどの特徴をもった血液ポンプである．

■ポンプチューブ
- ローラポンプに装着し，ローラ手前側では押し潰されたチューブ復元力による陰圧にて血液を吸引し，ローラより先側ではローラで扱くチューブで発生する陽圧力で血液を駆出させ，このくり返し動作にて血液吐出に用いる弾性チューブをいう．

図7 ローラポンプの仕組み

（回転軸、弾性管、弾性管固定部、ローラー、ポンプヘッド）

図8 ローラポンプ回転数と吐出流量特性

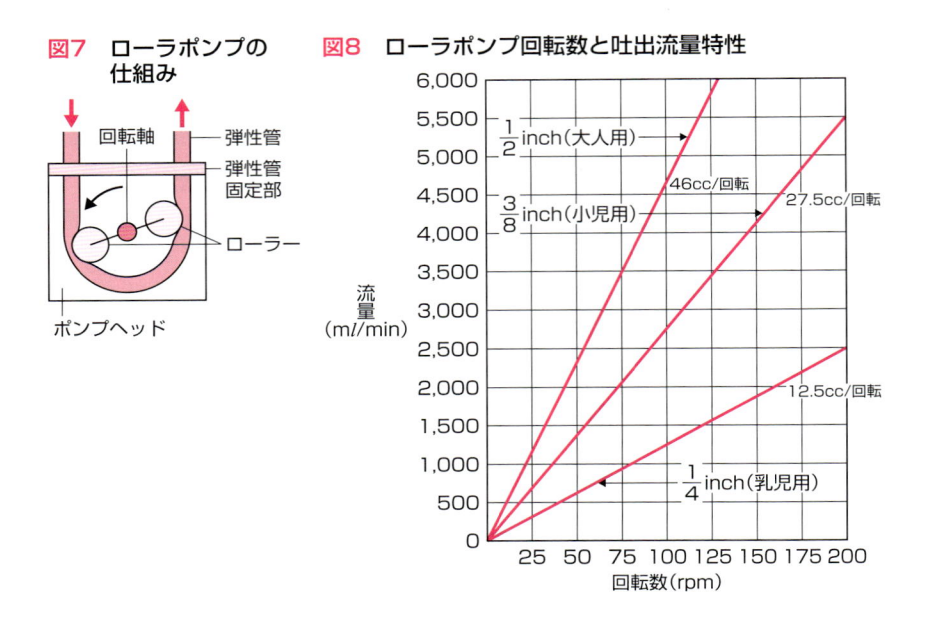

- $\frac{1}{2}$ inch（大人用）　46cc/回転
- $\frac{3}{8}$ inch（小児用）　27.5cc/回転
- $\frac{1}{4}$ inch（乳児用）　12.5cc/回転

縦軸：流量（m*l*/min）、横軸：回転数（rpm）

表3 ローラ圧閉度（Occlusion）調整法

① 標準輸液セット（1m*l*/20滴）をポンプチューブに接続する。
② 1m高の水柱圧を加える。
③ 点滴滴下間隔を7～13滴（0.3～0.7m*l*）/分の範囲に圧閉度を調整する。
④ 別ローラも同様に圧閉度調整を実施する（図9）。

図9 圧閉度調整

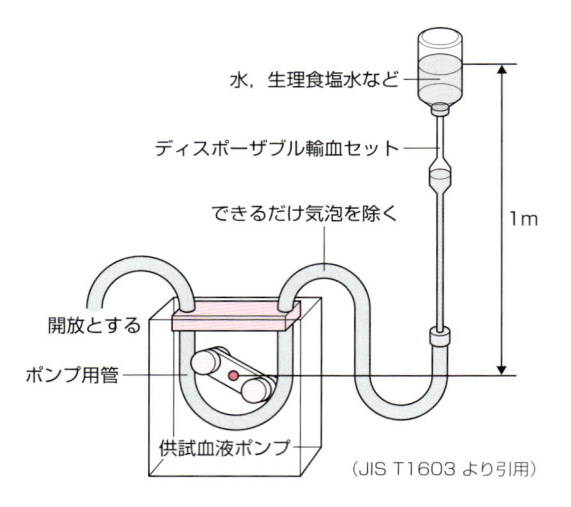

水，生理食塩水など／ディスポーザブル輸血セット／できるだけ気泡を除く／開放とする／ポンプ用管／供試血液ポンプ／1m

（JIS T1603 より引用）

図10 圧閉度と溶血の関係

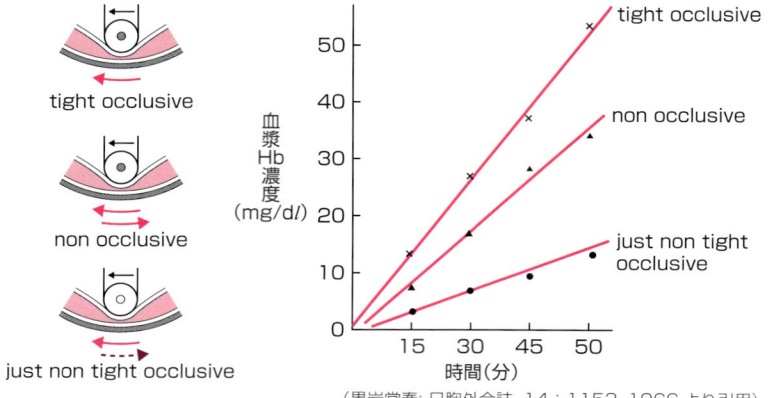

- tight occlusive
- non occlusive
- just non tight occlusive

縦軸：血漿Hb濃度（mg/d*l*）、横軸：時間（分）

（黒岩常泰：日胸外会誌，14：1153，1966.より引用）

②遠心ポンプ

- ●遠心ポンプ
  ⇒ ターボ型（回転羽根型）定常流ポンプ
- ●血液駆出 ⇒ 遠心力と血液粘性
- ●ポンプヘッド構造様式
  ⇒ 粘性摩擦型，羽根車型
- ●血液流入出の流れ
  ⇒ 血液の流入はヘッド中心から，駆出はヘッド接線方向へ
- ●ヘッド回転駆動法
  ⇒ ・磁気結合回転駆動方式
  ・ドライブモータ回転磁界とポンプヘッド回転羽根背面に埋設の永久磁石
- ●ポンプ停止時逆流防止法
  ⇒ 出口側をチューブ鉗子で遮断
- ●ポンプの流量特性
  ⇒ 回転数・流入圧・駆出圧で規定
- ●遠心ポンプ血流計
  ⇒ 超音波式，電磁式，主流は流量校正が不要な超音波式

表4　遠心ポンプの特徴

- 溶血僅少
- 回転数が発生陽圧を規定
- 大量気泡駆出は不可
- 消耗品高価
- 逆流防止機能なし（要遮断鉗子）
- 吸引ポンプに利用不可
- 流量計必須

■運転開始時の注意点

- 出口チューブが鉗子で遮断状態のまま，患者動脈血圧を超える圧力が発生するポンプ回転数まで上昇させて出口側の遮断鉗子を外し，流量計で逆流が生じないことを確認しながら必要流量を確保するまでポンプ回転数を上昇させる。
- ポンプ入口側に遮断鉗子を掛けると強陰圧にてキャビテーションによる気泡発生の危険がある。

図11 遠心ポンプ構造

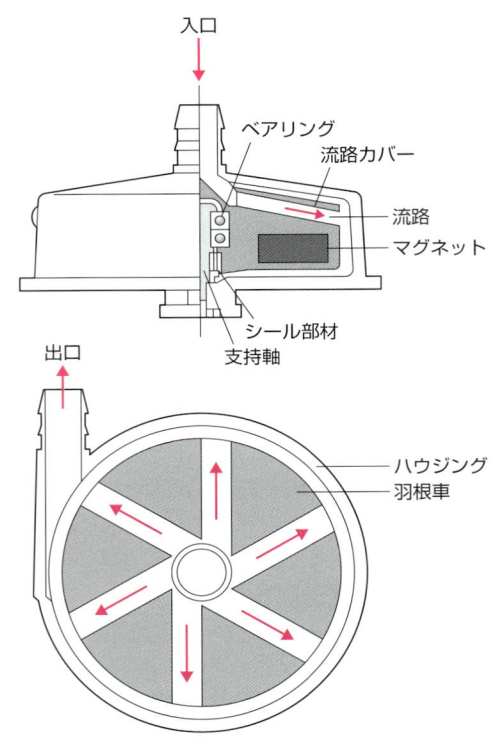

（井野隆史，安達 秀 編：最新体外循環, p.29, 金原出版, 2003.より引用）

図12 遠心ポンプ回転数と流量特性

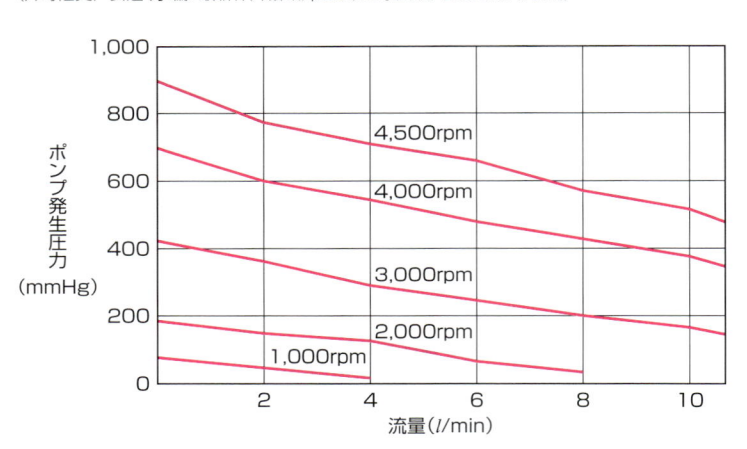

図13 ポンプヘッド構造

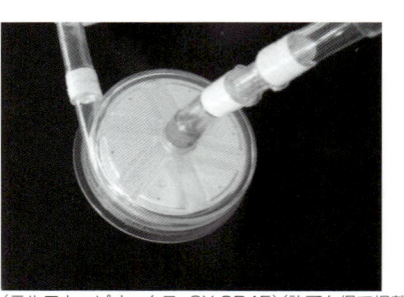

羽根車型
（テルモキャピオックス：CX-SP45）（許可を得て掲載）

粘性摩擦型
（メドトロニック：BP80）（許可を得て掲載）

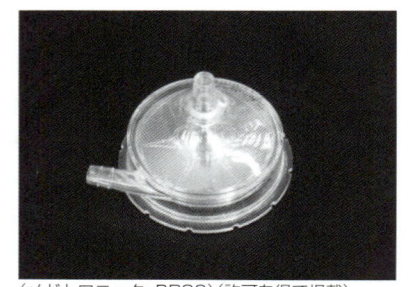

③定常流灌流と拍動流灌流

- **定常流灌流**
  ⇒ ローラポンプ，遠心ポンプでの灌流
- **定常流灌流の短所**
  ⇒ 末梢循環不全，末梢血管抵抗の上昇，血管透過性の亢進
- **拍動流灌流**
  ⇒ 特殊症例の人工心肺に採用
- **拍動流灌流の特徴**
  ⇒ 末梢血管抵抗の低減，微小循環の改善，腎機能維持，肝機能維持
- **拍動流灌流法**
  ⇒ ・ローラポンプ，遠心ポンプでの回転制御法
       脈圧は送血回路抵抗とコンプライアンスで規定
     ・ローラポンプとIABPの組み合わせ使用
       効果的な脈圧が発生，IABPバルーン費用が必要

図14 ローラポンプ回転制御装置

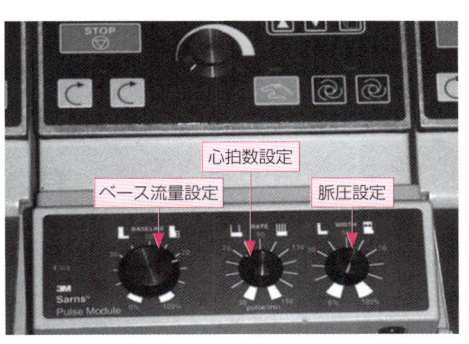

(3M Sarns: pulse Module)（許可を得て掲載）

■ポンプ回転制御法
- 心拍数を設定し，1心周期を直流部分の低回転域（30〜50%）と脈圧発生の高回転域（70〜50%）内容でポンプ回転数を変化させての駆動方式である。
- 効果を得るには，低圧力損失で低コンプライアンスの送血回路と太い送血カニューレの選択が必要である。

■定常流灌流
- 人工心肺は定常流灌流が基本であり，一般的な心臓血管手術時の補助手段として使用する数時間程度での定常流灌流では大きな問題が生じないので，ほとんどの症例では定常灌流が採用されている。

人工肺：ガス交換器（酸素加と二酸化炭素排出装置）

①気泡型人工肺

- ガス交換法
  ⇒ 静脈血液と酸素ガスとの直接混合方式
- 気泡型人工肺の構成
  ⇒ 静脈血ガス混合槽＋除泡槽＋動脈血貯血槽
- 静脈血ガス混合酸素加槽
  ⇒ 酸素加・炭酸ガス排出
- 酸素加効率
  ⇒ ・酸素ガス気泡径が小さいほどガス交換面積が増大
  ・ただし除泡が難しくなる。両者をバランスさせる
- 酸素ガス飛散盤
  ⇒ 吸送酸素ガスを微小球径化し酸素加能向上を図る部品
- 除泡槽 ⇒ ・ガス交換後の残留酸素ガスの排出
  ・シリコーンオイルの表面張力にて残留酸素気泡を破裂させ除去
- 人工肺吹送ガス
  ⇒ 酸素ガス（一部数％炭酸ガス付加：低炭酸ガス分圧対策）
- 使い捨型人工肺
  ⇒ シート型，ハードシェル型（熱交換器内蔵方式）
- 気泡型人工肺の特徴
  ⇒ **高酸素加効率，安価，微小径気泡除去が困難，溶血多，蛋白変性有，長時間使用難**

■ハードシェル人工肺

- ハードシェル型人工肺には初めて熱交換器内蔵方式となり，熱交換器洗浄滅菌作業から解放された。
- 送脱血温度モニタが可能となり，適切な患者温度管理が可能となった。

図15 気泡数と気泡表面積

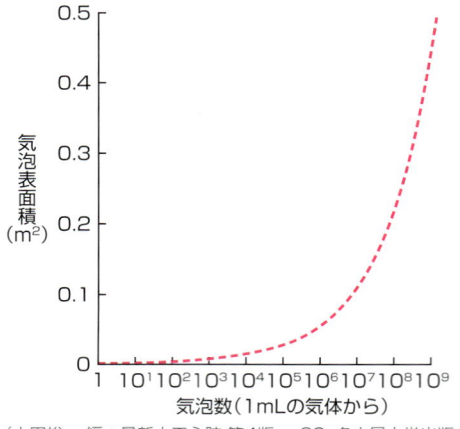

（上田裕一 編：最新人工心肺 第4版, p.29, 名古屋大学出版会, 2011.より引用）

図16 気泡型人工肺の仕組み

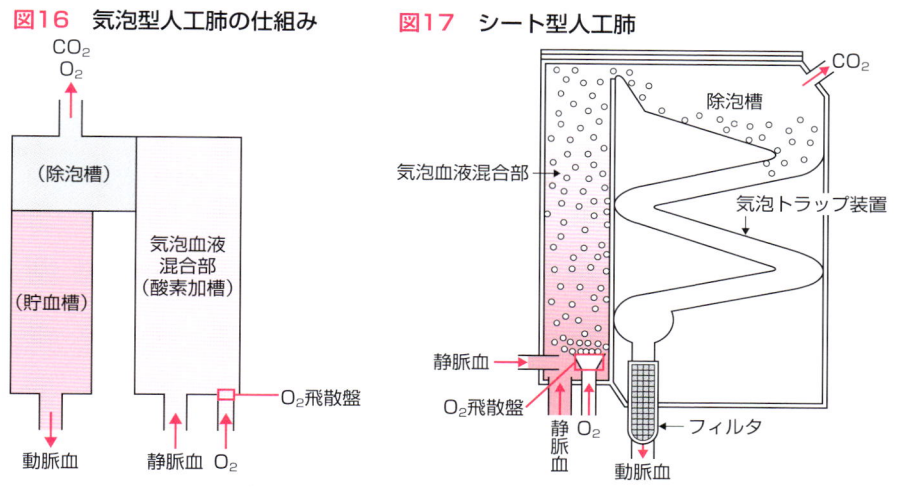

図17 シート型人工肺

（上田裕一 編：最新人工心肺 第4版, p.27,29, 名古屋大学出版会, 2011.より引用）

図18 ハードシェル型人工肺

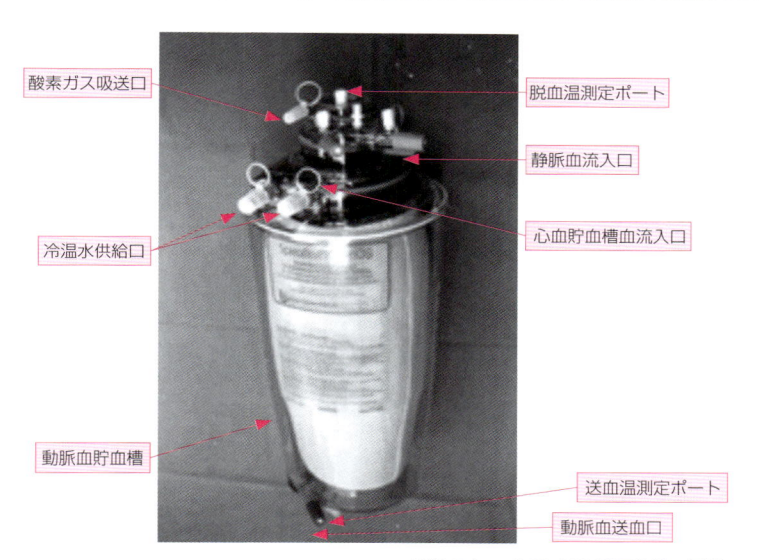

（バクスター: BOS-10）（許可を得て掲載）

②フィルム型人工肺

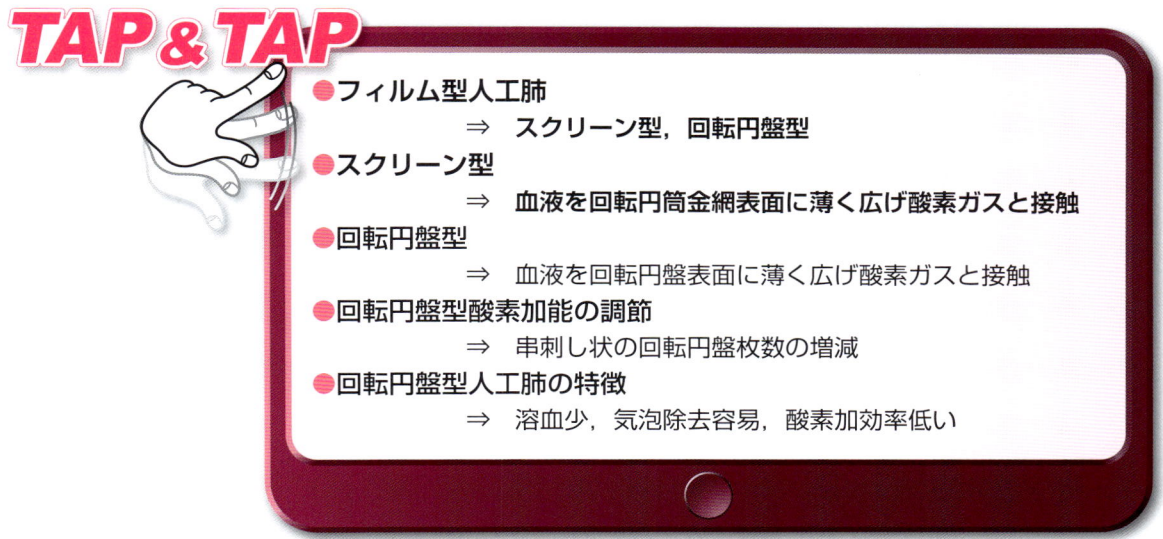

TAP & TAP

- ●フィルム型人工肺
  ⇒ スクリーン型，回転円盤型
- ●スクリーン型
  ⇒ 血液を回転円筒金網表面に薄く広げ酸素ガスと接触
- ●回転円盤型
  ⇒ 血液を回転円盤表面に薄く広げ酸素ガスと接触
- ●回転円盤型酸素加能の調節
  ⇒ 串刺し状の回転円盤枚数の増減
- ●回転円盤型人工肺の特徴
  ⇒ 溶血少，気泡除去容易，酸素加効率低い

■フィルム型人工肺

- 血液を薄くフィルム状に広げて酸素ガスとソフトに接触させてのガス交換方式で，
  ①スクリーン型人工肺（図19）
  ②回転円盤型人工肺（図20）
  がある。
- スクリーン型人工肺は，金網製高速回転ドラム上部より送り込まれた血液がドラム上にフィルム状に広げられ，吸送酸素ガスとの接触でのガス交換である。
- Gibbon(ギボン)が発明し，世界初の心房中隔欠損症手術に用いたのがこのスクリーン型人工肺であった。

■回転円盤型人工肺（kay-Cross型）

- 円盤を串刺しし，下面を傾斜貯血容器の血液に浸し，円盤を120回/分程度で回転させることで血液を円盤表面上に薄くフィルム状に広げて吸送酸素ガスと接触させてのガス交換法である。
- 酸素ガスと比較的ソフトな接触であるため溶血発生が少ないが，低酸素加効率である。

図19 スクリーン型人工肺（ギボンの人工心肺装置の原理）

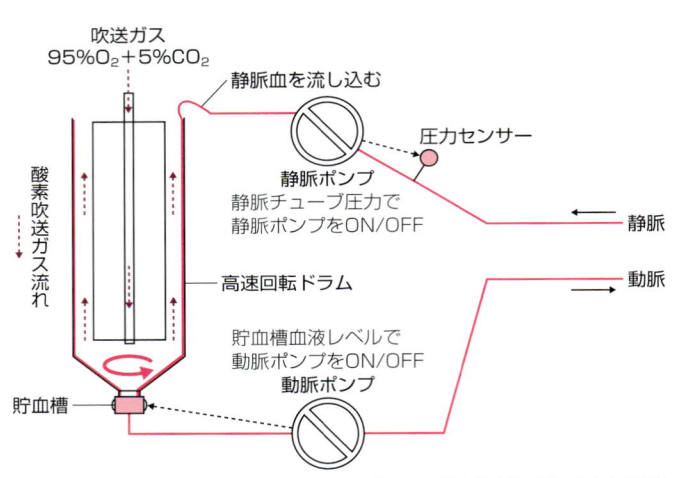

（見目恭一，福永一義 編：体外循環装置 第1版, p.5, 医歯薬出版, 2012.より引用）

図20 回転円盤型人工肺

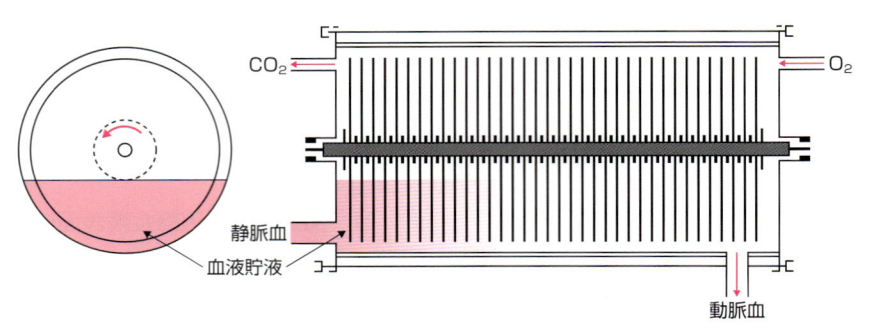

(Gibbon, J. H. Jr. : Application of mechanical heart and lung apparatus to cardiac surgery. Minn. Med., 37 171, 1954. より改変引用)

③膜型人工肺

TAP & TAP

- 膜型人工肺の膜の種類
  ⇒ 均質膜,多孔質膜,複合膜
- 膜型人工肺の構造
  ⇒ ・コイル型,積層型
  ・中空糸膜:内部灌流型,外部灌流型(平行配列,織り込み)

表5 膜型人工肺の特徴

	材質	膜厚μm	ガス交換	使用期間	コスト
均質膜	シリコーンゴム	50	拡散	数日	高い
複合膜	ポリプロピレンシリコーンゴム等	25	拡散	数日	高い
多孔質膜	ポリプロピレン	25	蛋白膜での拡散	半日程度	高い

- 膜型人工肺
  ⇒ 気泡型に比べ高価
- 多孔質膜 ⇒ 0.03～0.07μ程度の細孔が膜表面の約50%に開口
- 多孔質膜開孔製作法
  ⇒ 延伸法,相分離法
- 多孔質中空糸膜内部灌流型
  ⇒ 血液層流,高圧損,気泡抜き難
- 多孔質中空糸膜外部灌流型
  ⇒ 血流乱流,低圧損,高ガス交換能,気泡抜き容易
- 多孔質膜細孔より血液漏出阻止力
  ⇒ 疎水性膜の表面張力
- 多孔質膜型人工肺使用条件
  ⇒ 血液側圧力 > ガス側圧力
  逆転すると血液側にガスを吸い込む
- 多孔質膜型長時間人工肺使用
  ⇒ 水蒸気の損出(vapor loss),
  血漿漏出による酸素加能低下(wet lunge:膜表面親水化)

図21 多孔質膜型人工肺

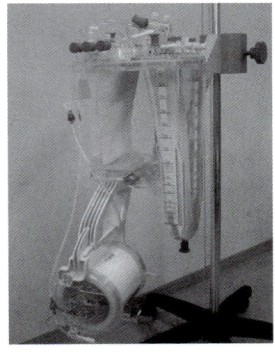

〔テルモ:キャピオックスFX(動脈フィルタ内蔵型)〕(許可を得て掲載)

■多孔質膜型人工肺の膜作成法：延伸法，相分離法
- 膜材質は膜強度に優れ，荷造り紐に利用されポリプロピレンである。
- 細孔作成法には，膜に引っ張り力を加え結晶間に亀裂をつくる「**延伸法**」，原料に流動パラフィンを混合して紡糸後にパラフィン成分を除去する「**相分離法**」がある。

■多孔質膜型人工肺の特徴
- 現用人工肺のほとんどが外部灌流型（毛細管の外側を血液，内側をガス）である。
- 当初は内部灌流型であったが，酸素加効率，灌流内部圧損の低減を目指して改良が加えられ，外部灌流型人工肺が誕生した。

■多孔質膜型人工肺の問題点
- 長時間使用で血液側からガス側への水分漏出により結露が発生するので，ときどき吸送酸素流量を一瞬的に数倍程度に増やすフラッシュを実施する。
- さらに長時間使用すると膜表面の親水化による表面張力低下から血漿漏出が惹起され，急速な酸素加能低下となる。
- さらに補助が必要である場合は人工肺の交換が必要となる。

図22　膜型人工肺膜構造

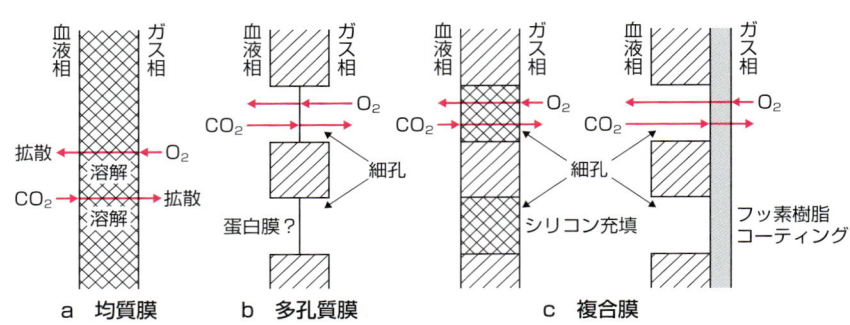

a　均質膜　　b　多孔質膜　　c　複合膜

（江口昭治，宮本巍 編：体外循環と補助循環, 155-175, 日本人工臓器学会セミナー, 1987.より引用）

図23　膜型人工肺の構造

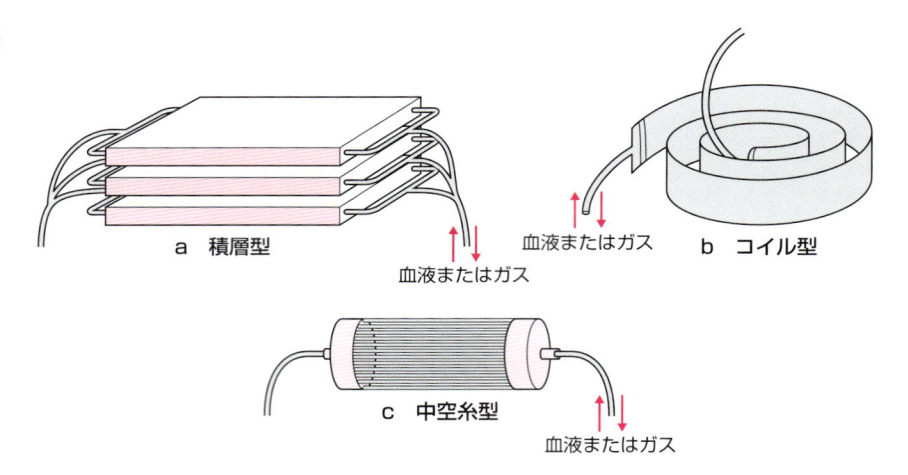

a　積層型　　b　コイル型　　c　中空糸型

④コーティング

- 人工心肺 ⇒ 血液損傷，異物との接触で炎症反応が惹起
- コーティング ⇒ 生体適合性を向上させ炎症反応を抑制
- 生体適合性処理薬剤 ⇒ ヘパリン，ウロキナーゼ
- ヘパリンコーティング効果 ⇒ 凝固活性の抑制，血小板保護・活性化抑制，免疫活性化抑制，線溶系活性化抑制

表6 ヘパリンコーティングの特徴

処理方式	処理法	結合力	溶質	ヘパリン安定性	コスト
共有結合	複雑	強い	少ない	高い	高い
イオン結合	簡単	弱い	多い	低い	安い

人工心肺

①ポンプチューブ

- ポンプチューブ ⇒ ローラポンプに装着する弾性チューブ
- ポンプチューブ材質 ⇒ ポリ塩化ビニールチューブ
- チューブサイズ ⇒ 1/2，3/8，1/4インチなど必要流量で選択

■ポンプチューブ
- 以前はラテックスゴム，シリコーンチューブを使用．ポンプ高速回転が主流の現在は高弾性，高耐久性特性を備え，安価なポリ塩化ビニールチューブが用いられている。
- チューブ弾性と柔らかさを調整するために可塑剤が用いられ，可塑剤添加量に比例し柔らかさが増大する。

②動脈フィルタ・バブルトラップ

- **動脈フィルタ**
  ⇒ 気泡，凝血塊，組織片，ガラス片，ゴムなどの捕捉器
- **異物捕捉法**
  ⇒ 遠心力，スクリーンフィルタ
- **遠心力** ⇒ 気液分離し気泡捕捉
  血液を接線流で送り気泡を遠心力で中心に収束させ捕捉排出
- **スクリーンフィルタ**
  ⇒ 20～40μmフィルタで気泡，血栓，組織片を捕捉
- **動脈フィルタ設置の短所**
  ⇒ 重量の増加，送血回路抵抗の増加
- **充填時の気泡抜き対策**
  ⇒ 溶存性を利用した炭酸ガス置換法
- **白血球除去フィルタ**
  ⇒ 炎症反応対策（動脈，心筋保護液）
- **バブルトラップ**
  ⇒ 構造は動脈フィルタ同様，フィルタ150μ程度気泡捕捉

■動脈フィルタ
- 気泡，血栓，組織片，ガラス片，ゴムなどの異物捕捉器である。
- 安全な人工心肺操作を実施する際，必須の安全機器である。
- 半透膜を用いての気泡自動排除機構，白血球除去機能を付加したものが市販されている。
- 近年では，人工肺に動脈フィルタを内蔵した人工肺が登場してきた。

図24 動脈フィルタ

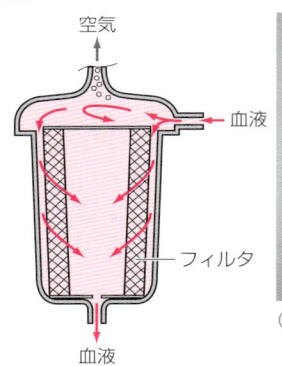

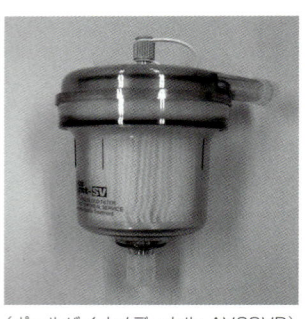

（ポールバイオメディカル：AV6SVD）（許可を得て掲載）

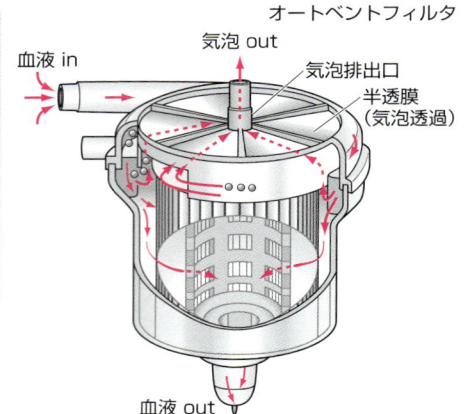

（ポール：フィルター：Auto Vent）（許可を得て掲載）

③熱交換器・冷温水供給装置

③-1 熱交換器

- ●熱交換器の機能
  - ⇒ 血液温を調整しての体温調整器
- ●血流と灌流水の方向
  - ⇒ 対交流
- ●構造　⇒　螺旋コイル型，多管型
- ●材質　⇒　ステンレス，アルミ（金属），ポリウレタン，ポリエチレン（合成高分子）
- ●溶存ガス発泡防止
  - ⇒ 人工肺流入部より前方に設置
- ●溶存ガス発泡防止
  - ⇒ 冷温水供給装置送水温と脱血温の最大格差10℃

③-2 冷温水供給装置

- ●冷温水供給装置
  - ⇒ 体温調整用熱交換器へ適温の灌流水供給
- ●温水槽（ヒータ内蔵）
  - ⇒ 復温時使用，温水最高温度42℃（蛋白変性防止）
- ●冷水槽（氷投入，冷凍器内蔵）
  - ⇒ 低体温時使用
- ●給電　⇒　大消費電力装置で専用コンセント単独使用

生体機能代行装置学

④貯血槽
④-1 静脈血貯血槽

- ●機能 ⇒ 脱血静脈血の貯液，補液，輸血などの貯液，混入気泡除去，薬剤投与
- ●種類 ⇒ ハードシェルタイプ，ソフトバックタイプ

表7　ハードシェルタイプの特徴
- 気泡捕捉が容易
- 貯血容量を正確に判断可
- 陰圧補助脱血可能
- 120μ程度のフィルタ内臓
- 大半で現用方式
- 常時血液と空気が接触状態
- 貯血が空となると空気を送る

表8　ソフトバックタイプの特徴
- 閉鎖回路となる
- 気泡を送り難い
- 貯血容量計測が難しい

図25　貯血槽（静脈・心血貯血槽付き模型人工肺）

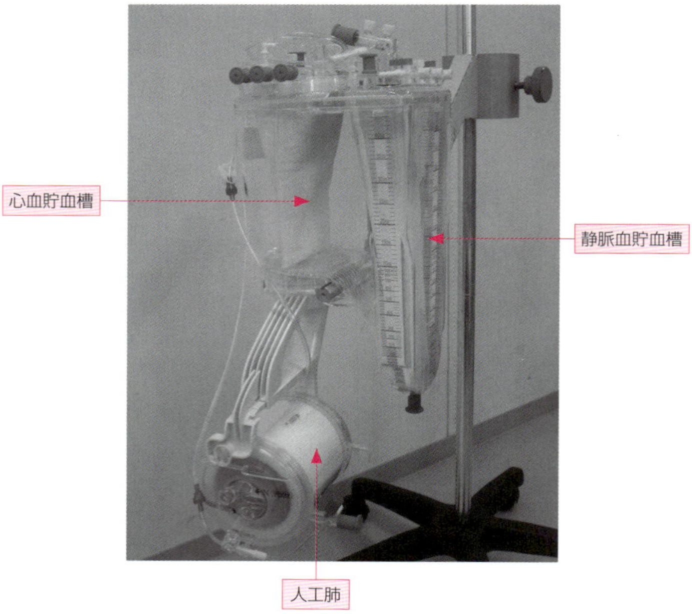

心血貯血槽　　静脈血貯血槽　　人工肺

〔テルモ：キャピオックスFX（動脈フィルタ内蔵型）〕
（許可を得て掲載）

④-2 心腔内吸引血貯血槽

- ●機能 ⇒ 吸引，ベント回路回収血の濾過と一時貯血
- ●濾過機能 ⇒ 約40μフィルタで混入気泡，組織片，血栓などの除去

■心腔内吸引血貯血槽
- ●気泡型人工肺は動脈貯血槽方式であり，心腔内吸引血貯血槽血は静脈血へ戻す必要があったため，単独設置での心腔内吸引血貯血槽が用いられていた。
- ●膜型肺の登場で静脈貯血方式となったため，フィルタ部分を別々に配置して静脈貯血槽と一体化した貯血槽へと進化した。

⑤吸引回路・ベント回路

⑤-1 吸引回路

- ●機能 ⇒ ・ローラポンプで術野出血吸引
  ・組織片，血栓，空気など（約40μのフィルタ）を除去後静脈貯血槽へ
- ●陰圧吸引 ⇒ 空気と血液が陰圧下で混合吸引，最大の溶血発生要因：ソフトな吸引操作が必要

⑤-2 ベント回路

- ●機能 ⇒ 左心系灌流血液を吸引回収での左心減圧
- ●心停止下の左心の状態 ⇒ 大動脈遮断，心臓の出口が塞がれた状態
- ●左心系への還流血 ⇒ 気管支静脈血が左房に戻る
- ●左心ベントの役割 ⇒ 左心系への還流血を吸引回収
  左心系を減圧し心筋過伸展の防止，無血視野確保

■ベントの役目

- 心臓手術時は大動脈遮断鉗子で心臓の出口が塞がれる。上下大静脈には脱血カニューレが挿入され,その外側から掛けられテープを締めてカニューレと血管の隙間をなくすとすべての静脈血は体外へ導出される。これで入口,出口が閉鎖状態となる。
- しかし,気管支動脈の還流血の出口が左心房にあり,この血液が時間とともに左心系容量を超えると危険な過伸展が惹起される。この血液を安全に排出させて左心系過伸展の防止を図る吸引減圧回路を「ベント」という。この回路には誤操作での左心系へ気泡誤送防止と強陰圧を避けるための逆流防止弁(図26)が用いられている。

図26　ベント回路逆流防止弁

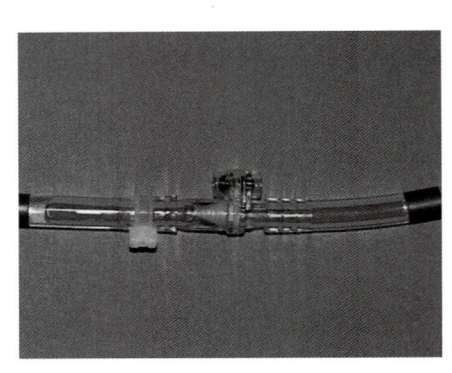

(William Harrey: H130)(許可を得て掲載)

⑥冠灌流回路

- 心筋保護法の登場以前時代の手術には体温を25℃〜28℃で維持し,手術の間に大動脈単純遮断法,冠灌流法,心室細動法,局所冷却法などでの心臓管理法が用いられた。そのうちの1つは冠灌流法であり,低温の酸素加血を連続的に冠動脈に流すのが冠灌流回路である。
- その後,心筋保護法が確立した後は用いられなくなった。

⑦脳灌流回路

TAP & TAP

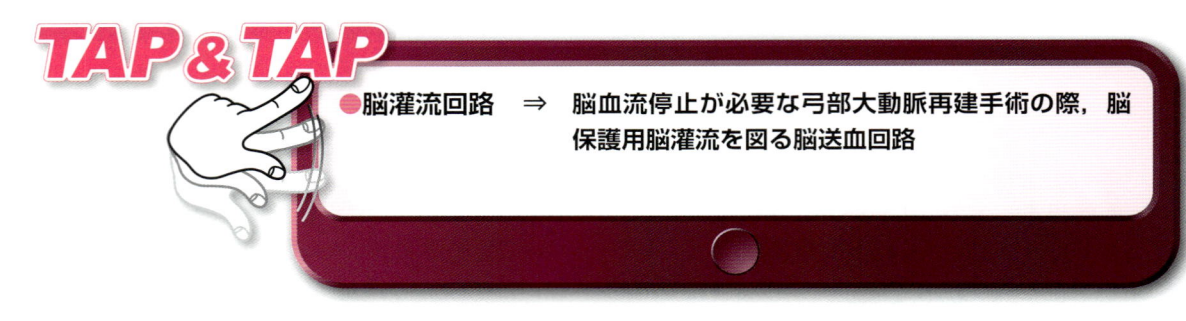

- 脳灌流回路　⇒　脳血流停止が必要な弓部大動脈再建手術の際,脳保護用脳灌流を図る脳送血回路

表9　脳灌流法

	送血部位	灌流圧(mmHg)	灌流量(ml/kg/min)
選択的脳分離灌流法	弓部脳血管	40〜70	10〜15
逆行性脳灌流法	上大静脈	15	5

■脳灌流回路

- 弓部大動脈置換術の場合,通常の動脈送血からは脳血流が遮断されるため,人工肺通過の動脈回路を分岐させた脳送血用回路から脳灌流が行われる。

⑧液濃縮器：限外濾過器，通称ヘモコン（hemo-concentrator）

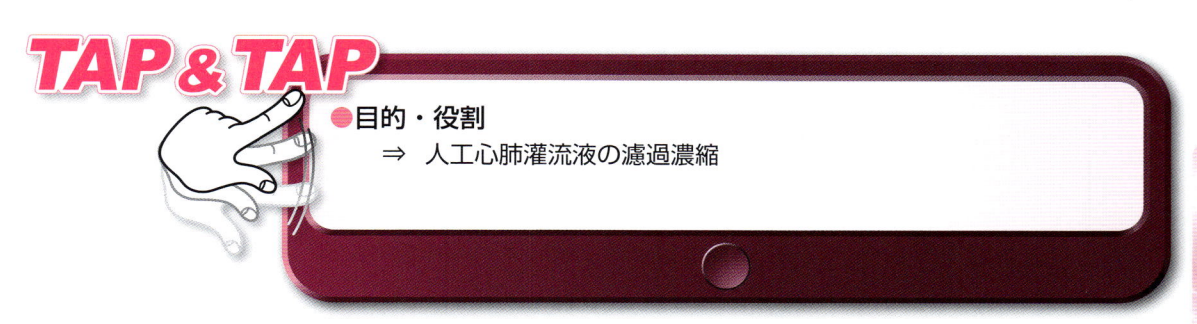

● 目的・役割
⇒ 人工心肺灌流液の濾過濃縮

表10　限外濾過法の特徴

限外濾過対象	対象症例	目的	アクセス
充填液	乳幼児・小児	血液充填時の電解質の調整，有害物質除去	静脈貯血槽→静脈貯血槽
運転中の灌流液	乳幼児・小児,成人	大量補液での高度希釈防止，尿代謝の代償，高カリウム血症の改善，炎症物質などの除去	貯血槽→貯血槽　送血回路→貯血槽
人工心肺残血	乳幼児・小児	回路残血と全身循環血液の急速濃縮（約10分間）	貯血槽　循環血液→患者

■ 術中限外濾過

● 大量の心筋保護液が冠血管から定期的に注入される。これを自己腎臓での短時間処理はできないため限外濾過器（図27）で灌流血液を急速濃縮処理する。

図27　限外濾過器

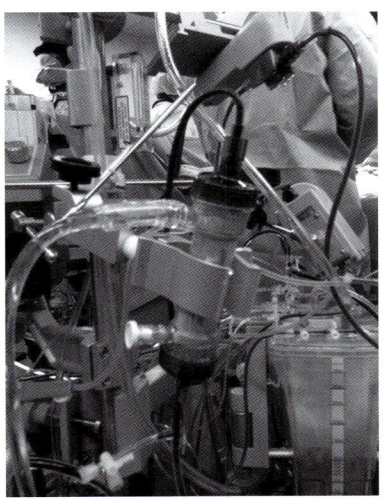

（JMS: 血液濃縮器AS04）（許可を得て掲載）

2 体外循環装置
体外循環の病態生理

体外循環と血液

①血液損傷

- ●体外循環で血液損傷発生要因
  - ⇒ 非生理的環境への血液の曝露
- ●高圧　　　　⇒ 送血ポンプを含めた送血回路
- ●陰圧　　　　⇒ 吸引・ベントポンプ回路
- ●機械的損傷　⇒ ローラポンプでのずり応力
- ●異物との接触⇒ 血液回路，人工肺，空気などとの接触で溶血や炎症反応が発生
- ●溶血予防薬　⇒ 表面活性剤
- ●遊離ヘモグロビン処理薬
  - ⇒ ハプトグロビンにて肝臓より排出へ

②血液希釈の影響

表1　希釈体外循環の特徴

長所	輸血量の削減，血液粘性抵抗の軽減，末梢循環の改善，溶血の軽減，代謝性アシドーシスの軽減
短所	組織間隙への水分移動，ホルモン，カテコールアミンなど体外循環開始直後に急激な濃度低下による反応

③血液成分の変動

● 体外循環中は血液が希釈されるが，希釈率で補正後の血液成分の変化をみていこう。

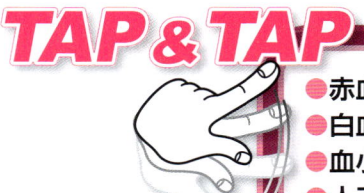

- ● 赤血球 ⇒ 僅減少
- ● 白血球 ⇒ 当初は減少し上昇へ
- ● 血小板 ⇒ 30～50％減少
- ● 人工心肺 ⇒ 凝固外因系，凝固内因系，線溶系，補体系が活性化
- ● ブラッジキニン ⇒ 血管透過性亢進，細動脈の拡張作用
  （肺で代謝：人工心肺中は蓄積）
- ● 補体 ⇒ 血清中に存在し生態防御，炎症反応を担う蛋白成分
- ● 補体活性化経路 ⇒ 古典経路，補欠経路

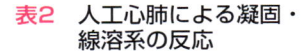

表2 人工心肺による凝固・線溶系の反応

凝固外因系の活性化
- ・トリガ因子：血液が創部の血管外皮，心外膜，単球から生じる組織因子に接触
- ・反 応：凝固系Ⅶが活性化しⅦaへ
  Ⅶaがリン脂質とともにⅪ，Ⅹを活性化Ⅺaへ，Ⅹaへ
  凝固カスケードが活動しフィブリン形成

凝固内因系の活性化
- ・トリガ因子：血液が人工心肺回路，人工肺などの異物との接触
- ・反 応：Ⅻが活性化Ⅻaへ，ⅫaがⅪ，Ⅹを活性化Ⅺaへ，Ⅹaへ
  凝固カスケードが活動しフィブリン形成
  線溶系，キニン系，補体系を活性化

線溶系の活性化
- ・トリガ因子：活性化Ⅻaが線溶系を活性化
- ・反 応：血管内皮細胞からt-PA（組織型プラスミノーゲンアクチベーター）放出
  プラスミノーゲンからプラスミンの産生

カリクレイン―キニン系の活性化
- ・トリガ因子：Ⅻaがカリクレイン―キニン系を活性化
- ・反 応：ブラッジキニンの生成

補体の活性化
- ・トリガ因子：Ⅻaが補体代替回路を活性化
- ・反 応：補体活性化でアナフラトキシン炎症反応を惹起

■ヘパリン

● 人工心肺に抗凝固剤のヘパリン投与がなければ凝固系が活性化し，瞬時に血液凝固が惹起し，患者は死亡する。

● 人工心肺作動前に抗凝固剤のヘパリンを血管内に大量投与し，凝固系の活性化を抑制状態にしてから人工心肺を作動する。

- ヘパリン血管内大量投与 ⇒ ヘパリンアンチトロンビンⅢ結合体の形成
- ヘパリンアンチトロンビンⅢ結合体 ⇒ Ⅻa，Ⅺa，Ⅹa因子の除去
- Ⅻa，Ⅺa，Ⅹa因子の除去 ⇒ 抗凝固作用が亢進し凝固カスケードが停止
- 凝固カスケードの停止 ⇒ 体外循環が維持可能
- ヘパリン ⇒ アンチトロンビンⅢの作用を1000倍亢進
  トロンビンのフィブリノーゲンの活性化を抑制
  凝固系Ⅻ,Ⅺ,Ⅹ,Ⅸを抑制
- 人工心肺中の適切な抗凝固療法 ⇒ 活性凝固時間（ACT）を400〜600秒に管理
  （ACT：activated clotting time）
- プロタミン ⇒ ヘパリン中和剤
  ヘパリンと1：1結合し抗凝固反応を中和

図1 人工心肺中の血液成分の変動

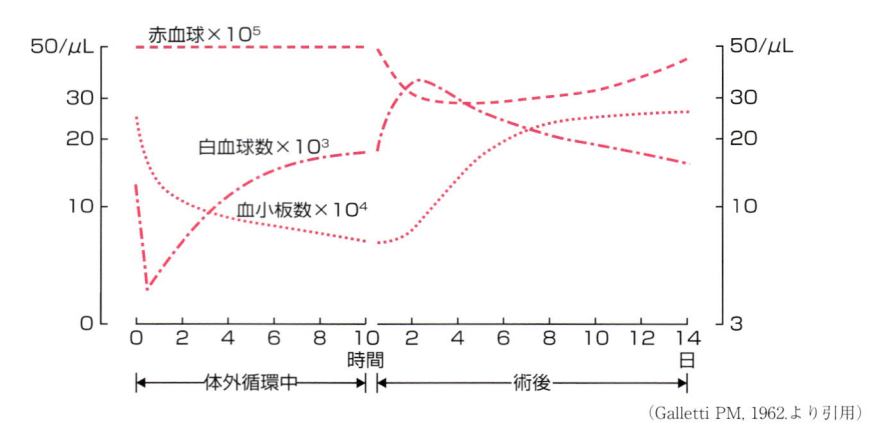

（Galletti PM, 1962.より引用）

図2 凝固・線溶系・カリクレリン系・補体系マップ

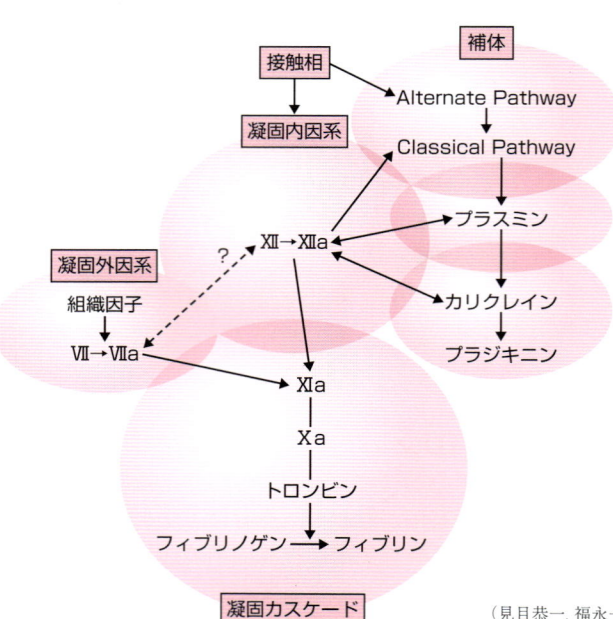

（見目恭一, 福永一義：編体外循環装置 第1版, p.111, 医歯薬出版, 2012.より改変引用）

図3 補体活性化マップ

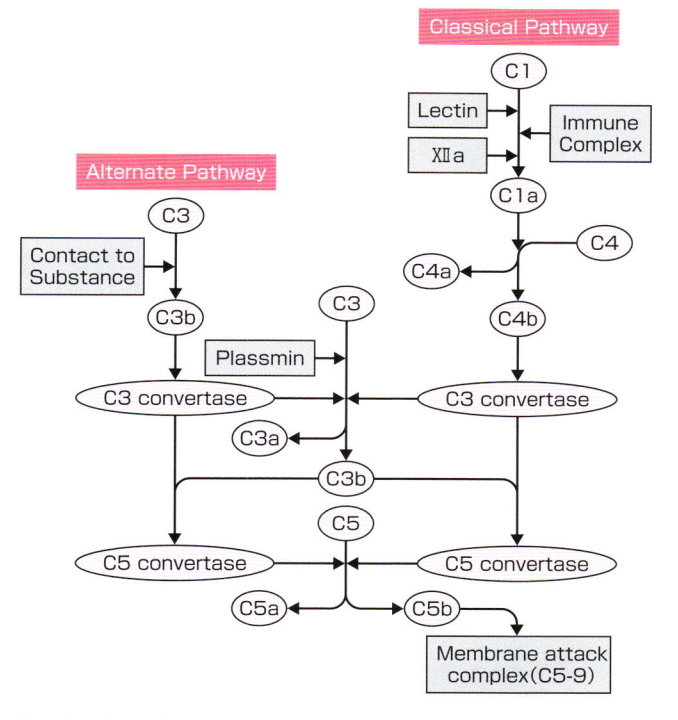

(見目恭一, 福永一義 編: 体外循環装置 第1版, p.113, 医歯薬出版, 2012.より改変引用)

■カスケード反応
- 微小な外部からのシグナルが引き金となり，調節物質群が順次連鎖的に活性化して信号が増幅する反応をいう。
- 凝固・線溶系反応を含め生体が恒常性を維持するために展開される動きである。

■生体適合性表面処理回路
- 体外循環による凝固・線溶系の活性化は，血液が異物との接触が要因で惹起される。そこで，血液と接触するすべての人工心肺回路に抗血栓処理を施すことにより異物反応が軽減できる。
- 現用の体外循環システムは，この血液接触面への生体適合性向上のために抗血栓処理が施されている。

④酸塩基平衡と電解質の変動

④-1　酸塩基平衡緩衝系

■生体内での酸塩基平衡緩衝
- 生体内では，組織代謝により多くの酸が産生されるが，動脈血pHを7.35〜7.45の非常に狭い範囲に維持するように，血液の緩衝系，肺からのCO_2排出，尿細管でH^+の排出などの緩衝系を活用して血中$[H^+]$濃度調整が行われている。

●血液緩衝系	⇒	炭酸・重炭酸系,ヘモグロビン系,陰性蛋白系,タンニン系
●炭酸・重炭酸系	⇒	$H_2O+CO_2 \rightleftarrows H_2CO_3 \rightleftarrows H^+ + HCO_3^-$
●炭酸脱水酵素	⇒	・二酸化炭素と炭酸水素イオンとの相互変換酵素 ・組織,血液の酸塩基平衡の維持 ・組織からの二酸化炭素の運び出しの補助作用
●肺	⇒	CO_2の排出
●尿細管	⇒	H^+の排出とHCO_3^-の再吸収
●体外循環時の酸塩基平衡	⇒	人工肺での酸素加と灌流量で規定
●体外循環条件	⇒	低体温,血液希釈,定常流,低灌流量
●低体温	⇒	酸素解離曲線の左方偏移
●酸素解離曲線左方偏移,末梢循環不全	⇒	・嫌気性代謝の惹起 ・乳酸,ピルビン酸が発生

■炭酸脱水酵素

● この酵素は,二酸化炭素と水を炭酸水素イオンと水素イオンに迅速に変換する酵素であり,血液や組織の酸塩基平衡を維持し,組織から二酸化炭素を運び出す補助をする。

● この酵素がないとこの変換反応が非常に緩やかとなり,速やかな酸塩基平衡の維持が図れない。

④-2 電解質の変動：体外循環中

●カリウム	⇒	低カリウム血症へ （低体温,アルカローシス,高血糖などにより,細胞外Kが細胞内に移動）
●低カリウム	⇒	上室性不整脈,心室性期外収縮を惹起
●ナトリウム・カルシウム	⇒	低下傾向
●カルシウム	⇒	・体外循環中は低カルシウム（心保護上） ・心拍動後は補正（心筋収縮に関与）

⑤抗凝固療法

■体外循環と抗凝固療法
- 体外循環では血液は血液回路や空気などの異物と接触するため，抗凝固療法が必須となる。
- 抗凝固薬にはヘパリンが用いられる。
- 人工心肺回路側と生体側に規定量のヘパリン投与後ACT値を確認し，体外循環がスタートする。

⑤-1 ヘパリン投与量

- 充填液投与量 ⇒ 輸液10mg/250ml，輸血10mg/200ml
- 全身投与量 ⇒ 2.5〜3mg/kg
- 投与ルート ⇒ CVPライン，直接右心房から
- 薬剤効果の確認 ⇒ ・ヘパリン投与後ACTを測定
  - ・ACT200秒超えた時点で**動脈**，次いで**静脈**カニュレーション
- 体外循環中 ⇒ ACT400〜600秒で維持
- ヘパリン半減期 ⇒ 60分：必要時追加ヘパリンを追加投与

図4 ACT測定装置：ヘモクロンと検査用スピッツ

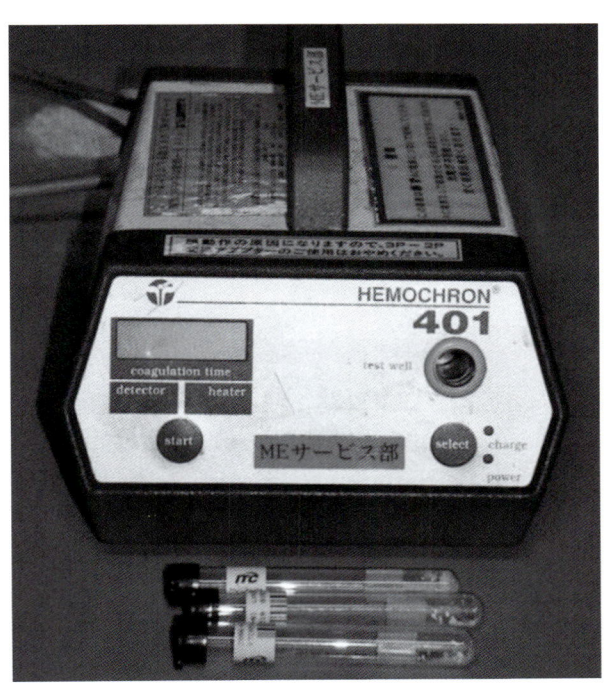

(ITC：HEMOCHRON 401)

⑥内分泌系の変動

- ●非生理的ストレス　⇒　・カテコーラミン上昇
　　　　　　　　　　　　・エピネフリン，ノルエピネフリン上昇
- ●人工心肺開始直後カテコーラミン
　　　　　　　　　⇒　血液希釈による一過性低血圧が惹起
- ●体外循環中抗利尿ホルモン（ＡＤＨ）
　　　　　　　　　⇒　バゾプレッシンが上昇
- ●バゾプレッシン　⇒　体内水分代謝の恒常性，末梢血管の調整
- ●レニン―アンジオテンシン―アルドステロン系
　　　　　　　　　⇒　人工心肺中亢進
- ●アンジオテンシンⅠ　⇒　・アンジオテンシンⅡに変換
　　　　　　　　　　　　・末梢血管を収縮させ血圧を上げる
- ●血糖値　　　　⇒　低体温でインスリン分泌が低下し高血糖
- ●脂質代謝　　　⇒　糖利用されずカロリー恒常性保持から遊離脂肪酸を動員
- ●副腎皮質ホルモン　⇒　全身への侵襲で一般外科手術より大きく上昇
- ●甲状腺ホルモン　⇒　機能低下傾向

⑦免疫系の変動

● 体外循環により免疫系が特異的な動態を呈す。

⑦－１　液性免疫

- ●免疫グロブリン　⇒　IgG，IgA，IgM減少，1週間後復帰，機械的損傷，蛋白変性が要因
- ●補体　　　　　⇒　C3，C4，補体価CH50が減少，1週間後復帰
- ●サイトカイン　⇒　液性免疫因子，免疫系，炎症系，神経内分泌系，造血系に影響
- ●エンドトキシン　⇒　細菌の細胞膜の構造成分，炎症作用を惹起

■エンドトキシン
- ほとんどが体外循環中に腸管から発生する。
- グラム陰性桿菌が補体，好中球，単球に強力に作用する。
- 腸管鬱血，低灌流，定常流での肝Kupffer細胞の機能低下が増加の要因である。

⑦-2 細胞性免疫

●白血球数	⇒	希釈体外循環中一定値を保持，術後は1～数日間急激に増加
●Bリンパ球	⇒	体外循環中急激に減少，1週で回復
●Tリンパ球	⇒	体外循環中はほとんど変化せず，術後急激に減少，1週で回復
●NK細胞	⇒	体外循環中著明に上昇，1週で回復

■循環動態

①体外循環の問題点

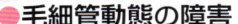

●毛細管動態の障害	⇒	非拍動流，低灌流圧，フィードバック機構なし，送脱血を制御
●灌流量低下	⇒	低体温，血液希釈，静脈灌流の脱調節
●炎症反応，出血傾向	⇒	機械的損傷，異物・空気との接触，体外循環中の血行動態
●ローラポンプ，遠心ポンプ	⇒	定常流灌流
●定常流灌流	⇒	末梢循環不全，一過性臓器障害，浮腫
●灌流血圧	⇒	80mmHg程度（ショック時血圧）
●血液希釈	⇒	浸透圧低下
●浸透圧低下	⇒	毛細管での物質交換の低下
●異物との接触	⇒	炎症反応，凝固カスケードが動作
●凝固カスケードが動作	⇒	血管透過性亢進，間質性浮腫の惹起
●至適灌流量算定法	⇒	体表面積で算定，体重で算定，還流静脈血酸素飽和度60～70%維持で算定
●成人至適灌流量	⇒	2.0～2.3L/min/m² （正常成人循環量3L/min/m²の70%）

■ **適正灌流量**
- 生体の酸素消費量を満たす酸素供給が可能な灌流量をいう。
- 安静時である全身麻酔下での成人酸素消費量は80～125ml/min/m^2（3～4ml/min/kg）である。この値を基本に体外循環中の灌流量が決められる。
- 至適灌流量算定法：体表面積で算定，体重で算定（還流静脈血酸素飽和度60～70%維持で算定）
- 成人至適灌流量：2.0～2.3L/min/m^2（正常成人循環量3L/min/m^{2}の70%）

②灌流量と臓器循環

● 脳血流	⇒	自動調節能で必要血流の維持
● 脳血流自動調節範囲	⇒	50～175mmHg（常温），30～110mmHg（低体温）
● 肺血流	⇒	心停止下でも気管支動脈血流あり（左房に還流）
● 腎血流	⇒	低体温，血液希釈で若干減少
● 消化管血流	⇒	・血流低下が惹起
● 体外循環導入期	⇒	開始時低血圧（イニシャルドロップ20～30mmHg）
● 開始時低血圧	⇒	強制希釈での昇圧物質濃度低下，静脈灌流量減少
● 40mmHg以上維持法	⇒	補液，昇圧剤投与，灌流量増加
● 体外循環維持期	⇒	およそ80mmHg維持可能
● 高血圧時	⇒	血管拡張薬投与
● 体外循環離脱時	⇒	復温での酸素消費量増加，容量負荷へ補液準備
● 心臓，肺循環系	⇒	再灌流
● 末梢循環	⇒	改善
● 適正酸素供給量の指標	⇒	静脈血酸素飽和度70%維持
● 低体温	⇒	酸素消費量の減少，酸素解離曲線左方偏移，溶存酸素の増加
● 低体温法	⇒	循環停止時の生体保護，高灌流体外循環での合併症の軽減
● 低体温	⇒	動脈圧，心拍数減少，末梢血管抵抗増加，血液粘稠度増加（希釈で対応）

表3 低体温体外循環の温度区分（鼻咽頭温）

常温	33～35℃
軽度低体温	32～35℃
中程度低体温	26～30℃
超低体温	20℃以下

■体温調整法

●患者の体温調整には，
① 人工肺内蔵の熱交換器により循環血液温を調整するコアークーリング（core coolinng）法
② 手術ベッド上に敷いた循環水灌流マットに接触した体表温を調整する表面冷却（surface cooling）法
③ 心筋（心臓）を冷水に浸す局所冷却（typical cooling）法

の組み合わせ利用である。

表4 体温と酸素消費量

常温	100%
30℃	50%
25℃	25%
20℃	12%

③低体温と酸塩基平衡

●炭酸・重炭酸系　⇒　$H_2O + CO_2 \rightleftarrows H_2CO_3 \rightleftarrows H^+ + HCO_3^-$

●$H = pK + \log [HCO_3^-]/[CO_2]$　　$[CO_2] = S \times PCO_2$
　　K：平衡定数，S：溶解度，$[CO_2]$：総二酸化炭素量

※ CO_2は低温で水によく溶け，CO_2一定の場合はアルカローシスとなる。

※ $pH(t[℃]) = pH(37℃) + 0.0147(37℃ - t[℃])$
　　したがって，低体温体外循環ではpHの調節が問題となる。

●アルファスタット法　⇒　・体温に関係なく37℃換算でpHを7.4維持
　　　　　　　　　　　　　・血液は低温ではアルカリへ傾くが37℃換算で中性維持

●pHスタット法　⇒　体温によらずPCO_2を40mmHgに維持（CO_2を添加）

3 体外循環技術

体外循環装置

1 人工心肺充填液

①準備

表1 患者情報収集
- 病名
- 病態
- 手術術式
- 重症度
- 麻酔法
- 臨床検査データ
- 血液型
- 血液準備量
- 感染症有無
- 体外循環内容
- 緊急対応の確認
- 人工肺，回路，カニューレなど消耗品を準備

①-1 人工心肺充填液の計算

表2 人工心肺指示書確認事項
- 診断・予定術式
- 輸血準備量
- 無輸血または輸血症例
- 送脱血部位
- 心筋保護法
- 透析の有無
- 脳分離の有無

TAP & TAP

- **体表面積（BSA：body surface area）の算出**
  ⇒ ノモグラム，計算式
- **灌流量の算出** ⇒ 灌流指数×体表面積
- **灌流指数 PI（perfusion index）L/min/m²**
  ⇒ 幼児小児（成長のため）＞成人
- **充填液の計算** ⇒ 充填液，薬剤量の算出
- **消耗物品の準備** ⇒ 人工肺，回路，送・脱血およびベントカニューレ，心筋保護回路，限外濾過回路，自己血回収回路
- **人工心肺装置類の準備** ⇒ 人工心肺装置，冷温水供給装置，自己血回収装置

図1 送・脱血カニューレ先端形状と回路接続部

静脈脱血用カニューレ上行大動脈・大腿動脈送血用

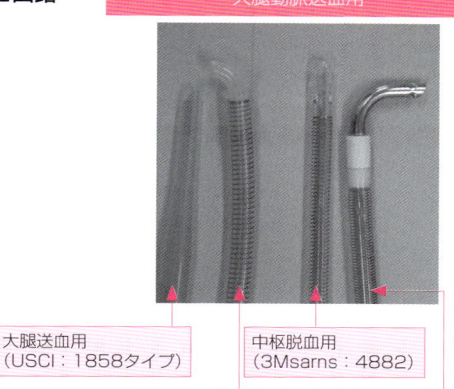

- 大腿送血用（USCI：1858タイプ）
- 中枢脱血用（3Msarns：4882）
- 中枢送血用（JOSTra：BT-RCF）
- 中枢脱血用（Medotronic：DLP）

（すべて許可を得て掲載）

穿刺式送脱血カニューレ

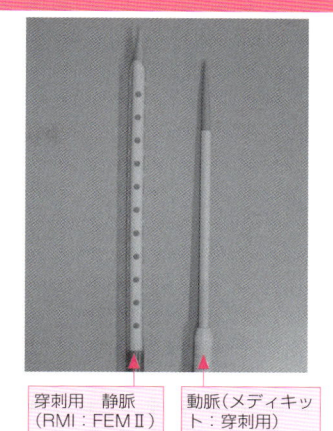

- 穿刺用 静脈（RMI：FEMⅡ）
- 動脈（メディキット：穿刺用）

（すべて許可を得て掲載）

図2 送脱血カニューレ挿入状態

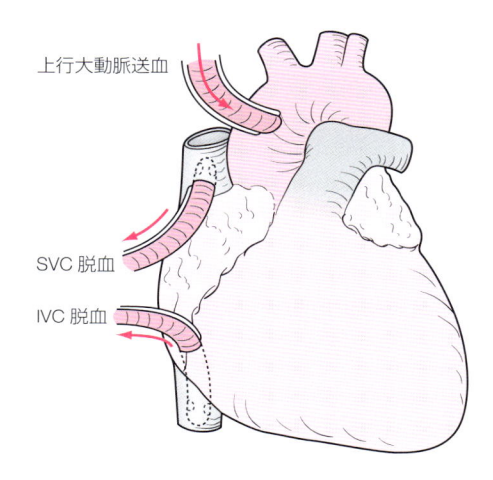

- 上行大動脈送血
- SVC脱血
- IVC脱血

（見目恭一, 福永一義：編体外循環装置 第1版, p.149, 医歯薬出版, 2012.より引用）

①-2　充填液の種類

表3　充填液

- 薬剤乳酸リンゲル液
- 浸透圧調整剤（マンニトール）
- ヘパリン
- pH調整剤（メイロン：炭酸水素ナトリウム）
- 抗生剤
- 血液（必要時）
- ステロイドホルモン

表4　充填液に用いられる薬剤

薬剤	用途
保存血, 濃厚赤血球	希釈率の調整
乳酸リンゲル液	総充填液量の調整
代用血漿	膠質浸透圧調整
20％マンニトール	浸透圧調整
炭酸水素ナトリウム	アシドーシス補正
ヘパリンナトリウム	抗凝固剤
ステロイドホルモン	ショック対応

②至適灌流量

②-1　無希釈常温灌流時

- 成人灌流指数　　⇒　$2.0 \sim 2.3 \text{L/min/m}^2$
- 小児灌流指数　　⇒　$2.4 \sim 2.6 \text{L/min/m}^2$

人工心肺時の酸素供給量
- 幼児平均酸素消費量　⇒　180ml/min/m^2
- 成人平均酸素消費量　⇒　140ml/min/m^2
- 幼児成人単位体表面積当たりの灌流量比
　　　　　　　　　　⇒　$180/140 = 1.29 \fallingdotseq 1.3$倍
- 酸素供給30%増対策　⇒　①Ht増（小児30%，成人20%）
　　　　　　　　　　　　②灌流量増

■酸素消費量

- Clarkが提唱した体重当りの安静時酸素消費量（図3）では，成長が激しい9kg近辺が最大酸素消費量となり，その後，体重増につれ漸減し，成人域では$4 \text{m}l/\text{kg/min}$に集約される。

■灌流指数

- Clarkが提唱した酸素消費量（図3）は，静脈酸素飽和度を50%としての算出値である。実際，静脈酸素飽和度は60%以上で維持されるので，灌流量を増大させて静脈酸素飽和度の上昇を図っている。
- この内容で灌流指数を算出すると，その後に諸家が提唱した内容（表5）にほぼ収束する。

図3　Clarkが提唱の酸素消費量

mL/min/kg

(Clark LC Jr, 1958.より引用)

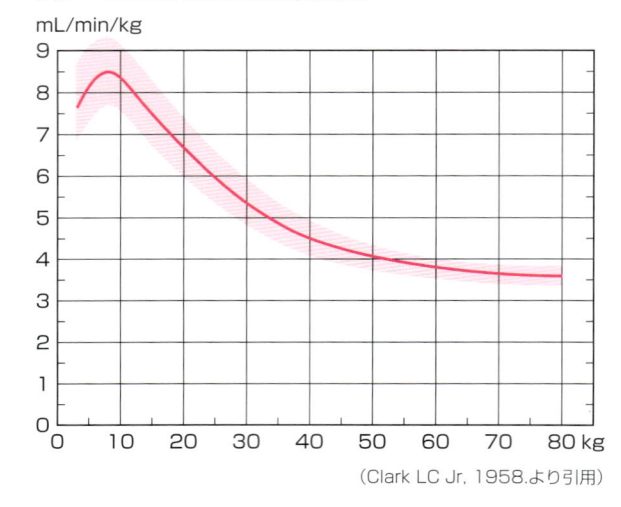

表5　諸家が提唱した灌流指数

報告書	体表面積(m²)	灌流指数(L/min/m²)
Clark(1958)	0.5	2.4
	1.0	2.0
	1.5	1.8
Kirklin(1958)		2.3
川島ら(1961)	～0.8	2.4
	0.8～1.2	2.2
	1.2～	2.0
水野ら(1963)	～0.47	2.5
	0.48～0.79	2.4
	0.8～1.09	2.3
	1.1～1.4	2.2
	1.41～	2.0
榊原ら(1966)	～0.8	2.6
	0.8～1.2	2.3
	1.2～	2.2

図4 BSAより灌流指数算出ノモグラム

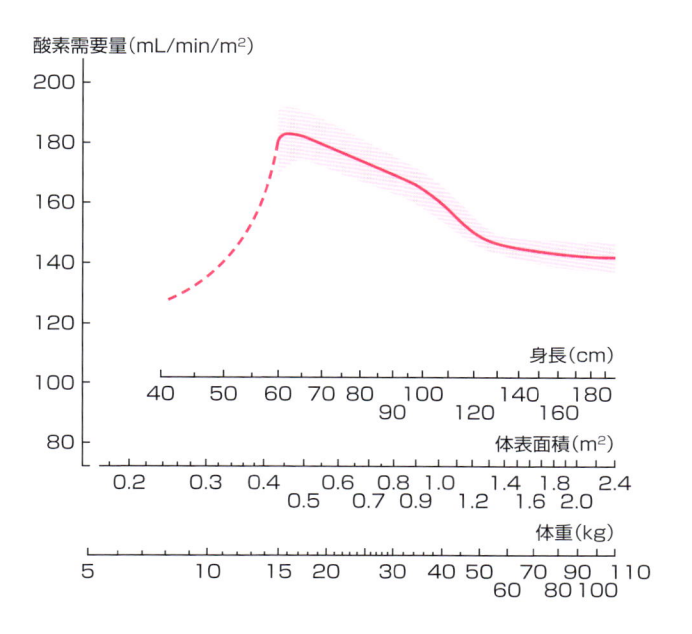

図5 灌流量と静脈酸素飽和度

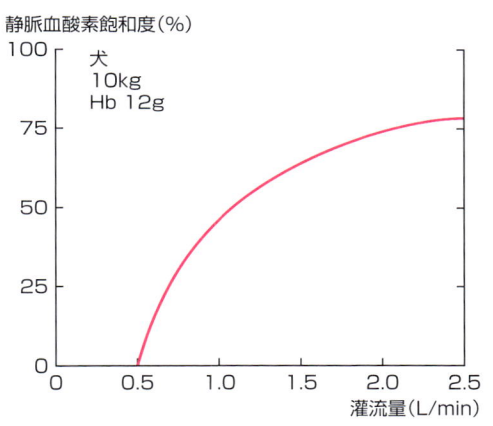

(Galletti Heart-lung bypass 215 Grune & Stratton, New York, 1962.より引用)

②-2 血液希釈の程度

TAP & TAP

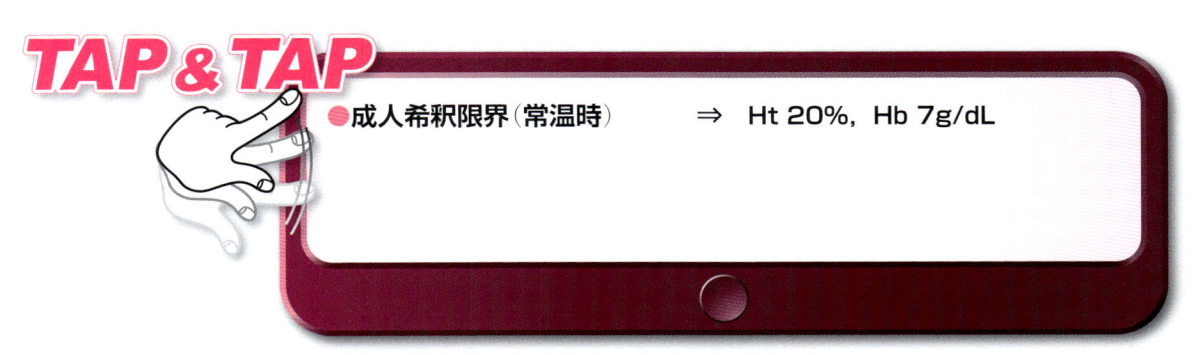

● 成人希釈限界（常温時）　⇒　Ht 20％，Hb 7g/dL

表6 血液希釈の特徴

長所	末梢循環の改善（粘稠度低減）と使用血液の削減，尿量の維持
短所	酸素供給量の減少，膠質浸透圧の減少 血管透過性の亢進

■血液希釈の限界
- 低体温下で手術がされるが,手術終了に向け復温が開始され,20〜30分程度で常温に戻される。
- そのため,低温体外循環でも基本は常温時の酸素消費以上の酸素供給可能な血液希釈が求められる。

図6 Htと酸素消費量の関係

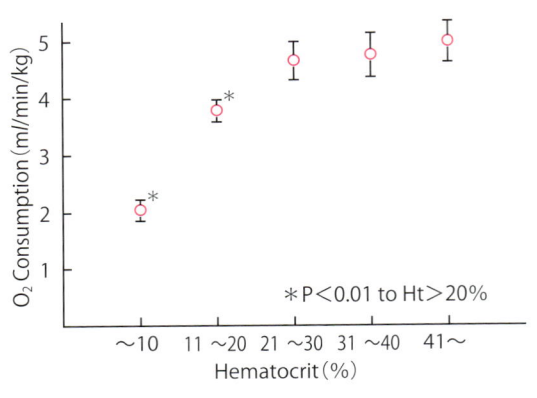

$*P<0.01$ to $Ht>20\%$

(川島康生:胸部外科, 14: 865, 1961.より引用)

③体温調整

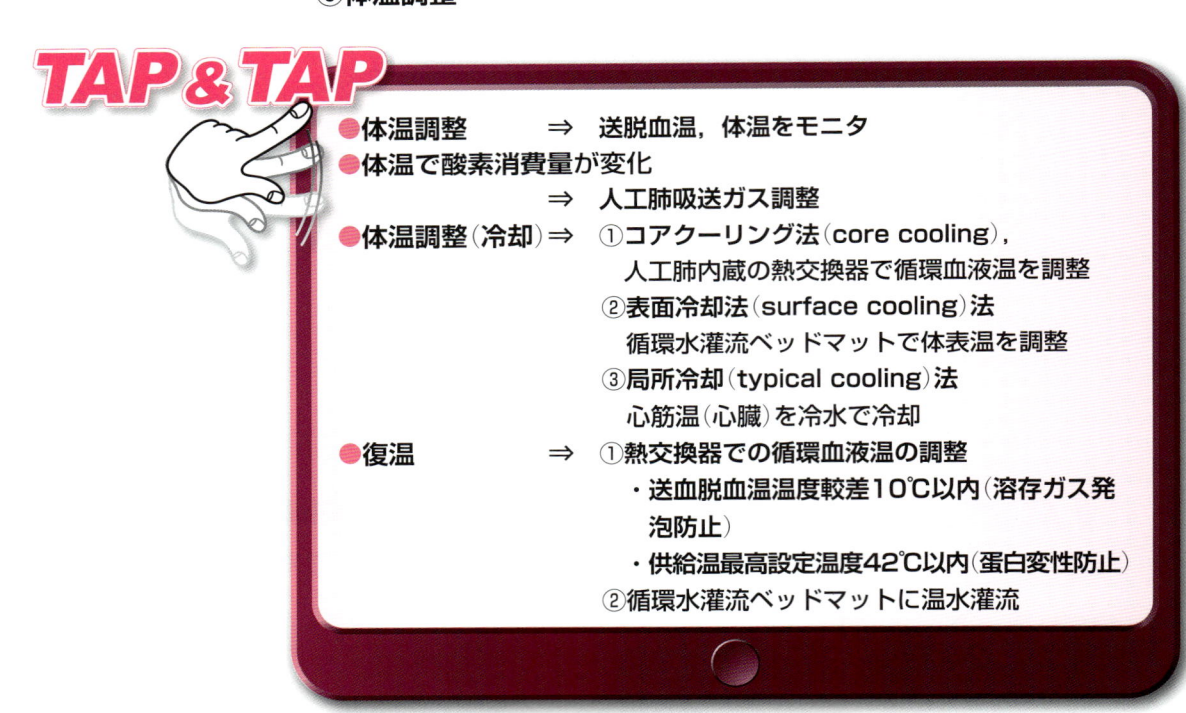

- 体温調整 ⇒ 送脱血温,体温をモニタ
- 体温で酸素消費量が変化
   ⇒ 人工肺吸送ガス調整
- 体温調整(冷却) ⇒ ①コアクーリング法(core cooling),
       人工肺内蔵の熱交換器で循環血液温を調整
   ②表面冷却法(surface cooling)法
       循環水灌流ベッドマットで体表温を調整
   ③局所冷却(typical cooling)法
       心筋温(心臓)を冷水で冷却
- 復温 ⇒ ①熱交換器での循環血液温の調整
   ・送血脱血温温度較差10℃以内(溶存ガス発泡防止)
   ・供給温最高設定温度42℃以内(蛋白変性防止)
   ②循環水灌流ベッドマットに温水灌流

■体温調整法
- 人工心肺中の体温は,心停止下で手術施行中は原則的に低体温で維持され,心内手術操作が終了に近づいたころに復温が開始され,心拍動再開に向けた対応をする。

④人工肺吸送ガス調整

TAP & TAP
- 送血血液の酸素分圧を上げる ⇒ 吸送ガス酸素濃度を上げる
- 送血血液の炭酸ガス分圧を上げる ⇒ 吸送ガス流量を下げる

■ 人工肺吸送ガス調整
- 人工心肺中の灌流血液は，体温の変化により酸素消費量が変化するので，常時適切な血液ガスを維持するために人工肺吸送ガスの濃度と流量を調整する必要がある。
- 調整原理は人工呼吸器の調整法とほぼ同様である。

モニタリング
①動脈圧

TAP & TAP
- 動脈圧 ⇒ 観血的動脈圧モニタ
- 平均動脈圧 ⇒ 50～80mmHgを維持
- 血圧90mmHg以上 ⇒ 血管拡張剤投与
- 開始時40mmHg以下時 ⇒ 灌流量増加，昇圧剤投与
- 動脈圧モニタ部位 ⇒ ・橈骨動脈，浅側頭動脈，足背動脈
  ・通常は橈骨動脈
- 動脈圧穿刺時の確認 ⇒ Allen（アレン）テストで尺骨動脈との交通を確認
- 弓部分枝分離脳送血症例 ⇒ 浅側頭動脈をモニタ
- 下半身を分離送血症例 ⇒ 足背動脈をモニタ

②中心静脈圧

- ●0点校正 ⇒ ・圧測定の場合0点の位置決め必須
- ・低圧系のため位置のずれの影響が大
- ●中心静脈圧 ⇒ ・循環血液量を反映，体外循環時脱血状態を反映
- ・人工心肺中は0mmHgで維持，高い場合脱血不良

③心電図

- ●心電図 ⇒ 心臓の収縮，拡張状態の動き，心筋虚血を反映
- ●誘導部位 ⇒ Ⅱ誘導，V_5誘導（左室情報）
- ●監視項目 ⇒ 心拍数，不整脈，心静止状態
- ●徐脈時 ⇒ ペーシング対応

④体温

- ●体温モニタ部位 ⇒ 鼻咽頭温，鼓膜温，食道温，膀胱温，直腸温
- ●脳温のモニタ ⇒ 鼻咽頭温，鼓膜温
- ●深部体温のモニタ ⇒ 膀胱温，直腸温

■体温モニタ
- ●体外循環は低体温法が併用されるため，温管理上種々の部位で体温測定がされる。
- ●温度変化を加えると効果は中枢から末梢へと波及する。
- ●末梢循環が良好になると中枢と末梢の温度格差が解消する。中枢温として鼻咽頭温，食道温，末梢温として膀胱温，直腸温が用いられる。

⑤ 左房圧

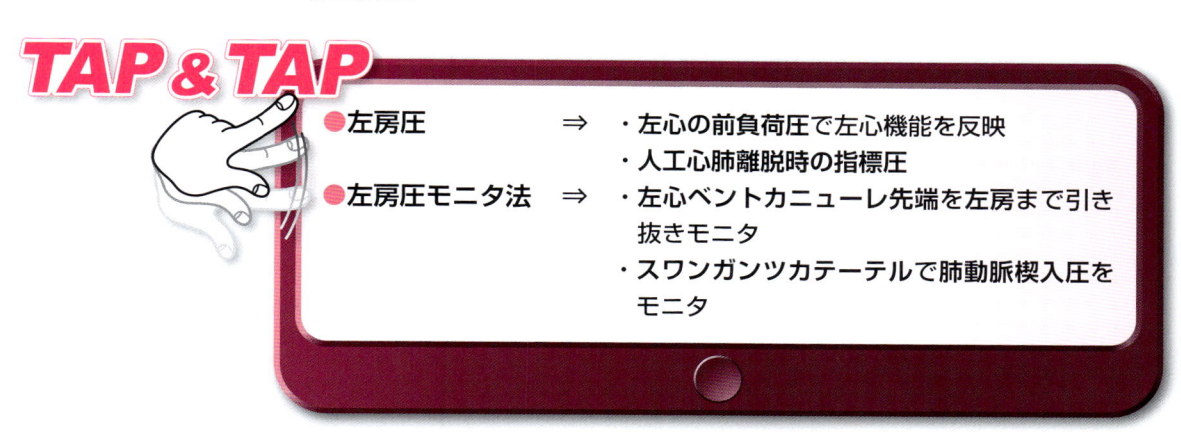

> ● 左房圧　⇒　・左心の前負荷圧で左心機能を反映
> ・人工心肺離脱時の指標圧
> ● 左房圧モニタ法　⇒　・左心ベントカニューレ先端を左房まで引き抜きモニタ
> ・スワンガンツカテーテルで肺動脈楔入圧をモニタ

図7　スワンガンツカテーテル

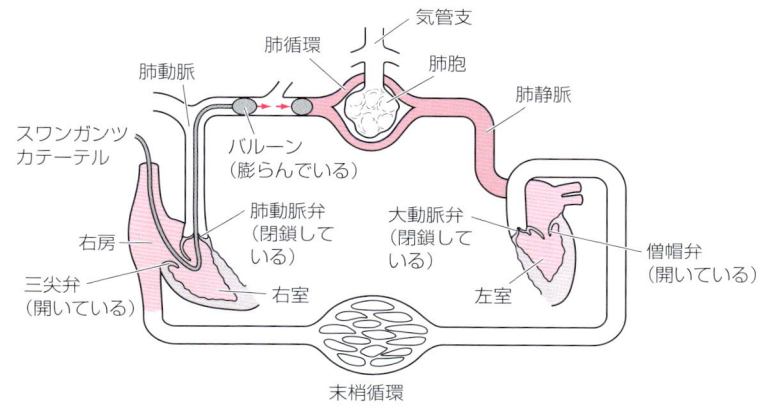

(QUICK GUIDE TO Cardiopulmonary Care Edwards Life Science.より改変引用)

■ スワンガンツカテーテルの仕組み
- このカテーテルには，①先端に圧力測定口，先端よりわずか手前に②カテーテルを血液の流れに乗せて進ませるためのバルーンと，③熱希釈式心拍出量計用温度センサ，先端から30cm手前に④熱希釈用冷却薬液注入口の機能が埋め込まれている。
- このカテーテルでは，右心系から左房圧と心拍出量測定ができる。
- さらに，近年のカテーテルでは静脈酸素飽和度と連続的に心拍出量が測定可能な機能が付加されたカテーテルも使用されている。

■ スワンガンツカテーテルの挿入法と働き
- カテーテルは静脈穿刺法で挿入され，先端が右心房到達時点でバルーン先端の風船に1mlの空気を注入させロックし，風船がガイドし，カテーテルを血液の流れに乗せて押し進めると先端は「右心房→右心室→肺動脈→右肺動脈」へと挿入される。
- 先端が右肺動脈到達後にバルーンを閉じ，先端を少し押し進め，再度バルーンを拡張すると先端が肺動脈末梢分枝に楔入されて，前負荷圧である左心房圧を反映する肺動脈楔入圧がモニタできる。
- カテーテル温度センサを熱希釈心拍出量計に接続，バルーンを閉じ，規定量の冷薬液を瞬時に注入口より注入する〔先端から30cm手前口（右房）から心臓内注入される〕，冷薬液での温度変化を温度センサで捉え，温度変化曲線から心拍出量を算出する。

⑥血液ガス分析(カテーテル採血を含む),ヘマトクリット,電解質,活性化凝固時間(ACT:activated clotting time)

⑥-1 血液ガス分析

TAP & TAP
- 動脈回路血液の確認 ⇒ 30〜60分の間隔で採血し血液ガス分析
- 連続式ガス分析装置 ⇒ 送脱血回路にセンサを組み込む方式
- ガス分圧維持範囲 ⇒ Po_2 200〜300mmHg, Pco_2 35〜45mmHg:pH7.35〜7.45

図8 連続式血液ガスモニタ装置 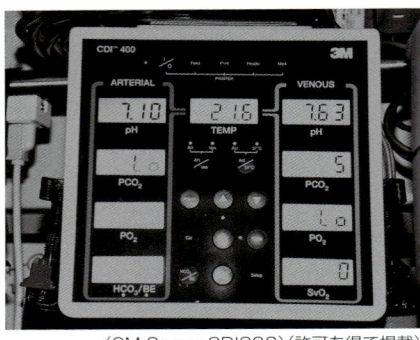
(3M Sarns: CDI300)(許可を得て掲載)

図9 同モニタ用センサ
測定用セルとセンサ

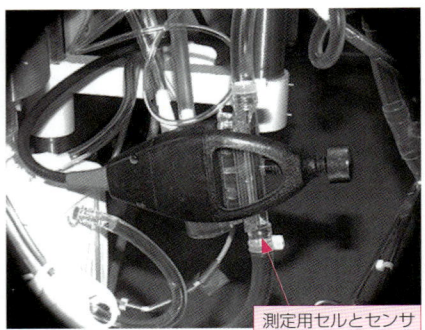

⑦ヘマトクリット

TAP & TAP
- ヘマトクリット値 ⇒ Ht値20%, Hb7g/dL以上維持
- 電解質 ⇒ K^+低値に変動, K^+を4程度で維持,必要時適宜補正

⑦-1　活性凝固時間（ACT）

- カニュレーション　⇒　ヘパリン2.5〜3mg/kg全身投与後活性凝固時間200秒以上で開始
- 体外循環中ACT　⇒　400〜600秒で維持，必要時適宜ヘパリン投与
- ヘパリン半減期　⇒　60分：ACTを確認し必要時追加投与

⑦-2　尿量

- 尿量　⇒　腎血流量と臓器灌流を反映する重要な指標
- 尿量モニタ　⇒　膀胱に尿道カテーテルを留置
- 目標尿量　⇒　1ml/kg/h以上，できれば5ml/kg/h
- 低灌流圧　⇒　尿量減少
- 尿量維持法　⇒　・灌流量を増加し灌流圧を上昇させる
  ・拍動流灌流を採用，利尿剤投与
- 多尿量時　⇒　K^+が低下傾向：K^+を適宜投与

⑧ 人工心肺装置内モニタリング

⑧-1　温度

- 人工心肺側温度モニタ　⇒　送血温，脱血温，冷温水供給水温，心筋保護液温
- 復温時送脱血温度格差　⇒　溶存ガス発砲防止上から10℃以内
- 冷温水供給装置温水槽最高設定度　⇒　蛋白変性防止上から42℃以内
- 心筋保護液温　⇒　晶質性保護液（5℃），血液保護液（10〜15℃）

■手術中の温度管理

●手術患者の体温調整は，人工肺内蔵の熱交換器に冷温水を供給し血液温調整が主であるが，室温やベッドマットも補助的な役割を果たしている。これらの温度管理も大切である。

⑧-2 回路内圧

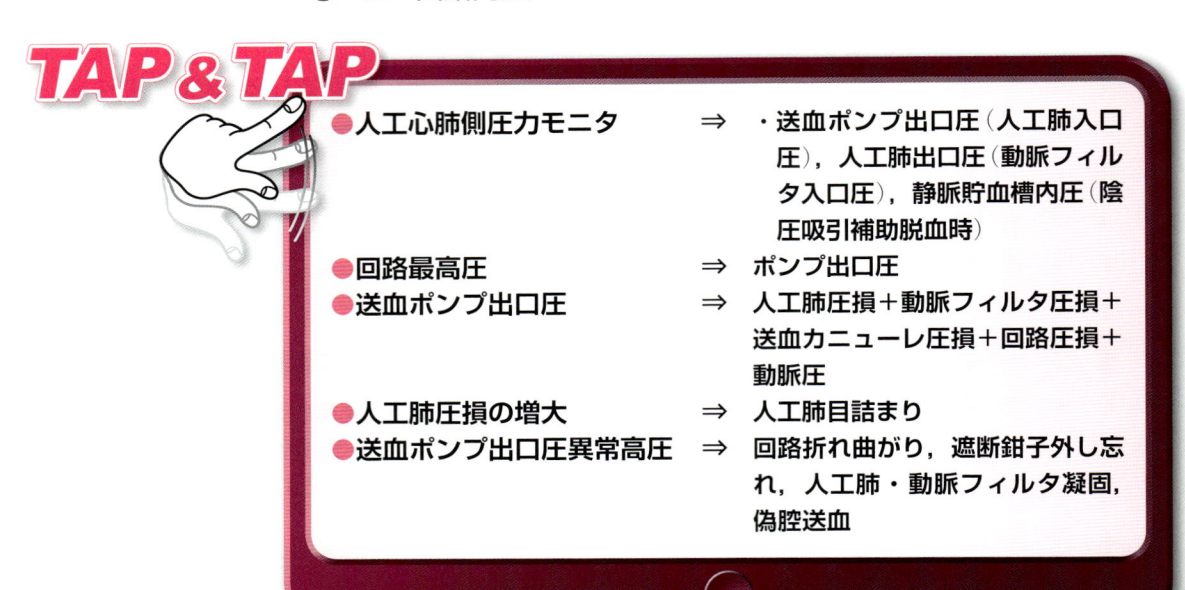

- 人工心肺側圧力モニタ ⇒ ・送血ポンプ出口圧（人工肺入口圧），人工肺出口圧（動脈フィルタ入口圧），静脈貯血槽内圧（陰圧吸引補助脱血時）

- 回路最高圧 ⇒ ポンプ出口圧
- 送血ポンプ出口圧 ⇒ 人工肺圧損＋動脈フィルタ圧損＋送血カニューレ圧損＋回路圧損＋動脈圧

- 人工肺圧損の増大 ⇒ 人工肺目詰まり
- 送血ポンプ出口圧異常高圧 ⇒ 回路折れ曲がり，遮断鉗子外し忘れ，人工肺・動脈フィルタ凝固，偽腔送血

【安全センサ】
- 回路内圧監視装置 ⇒ 人工肺出口圧最高値を設定，設定圧超過で送血ポンプ停止
- 送血ポンプ圧力監視装置 ⇒ 異常高圧（400mmHg程度）時ポンプ停止

図10 回路内圧・温度・時間計測監視装置

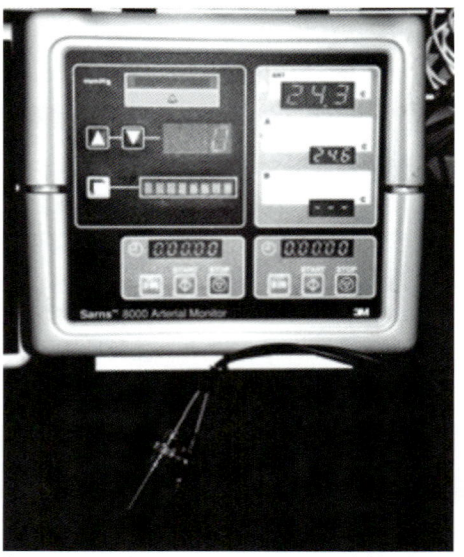

（3M Sarns: sarns 8000 Arterial Monitor）（許可を得て掲載）

⑧-3　流量計

TAP & TAP
- 遠心ポンプ送血　⇒　流量計が必須
- 流量計原理　⇒　超音波式，電磁式
- センサ装着法　⇒　専用コネクタ式，チューブ外装式

図11　遠心ポンプ用超音波流量計専用コネクタ

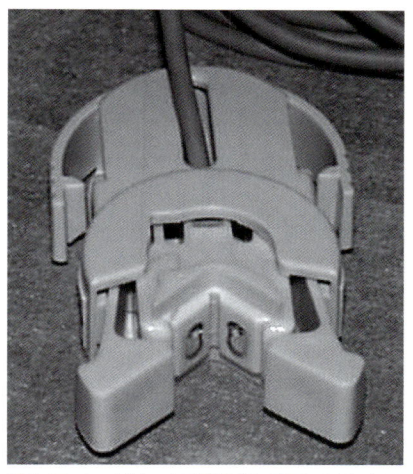

図12　同血流計コネクター

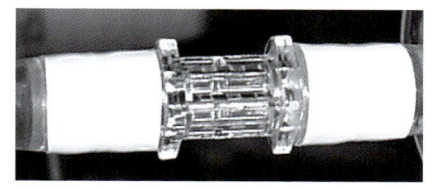

（テルモ：キャピオックス遠心ポンプコントローラー SP101）（許可を得て掲載）

（テルモ：キャピオックス遠心ポンプコントローラー SP101）（許可を得て掲載）

⑧-4　レベルセンサ

TAP & TAP
- 静脈貯血槽，心筋保護液貯血槽　⇒　貯液レベル監視
- 設定貯血レベル以下　⇒　送血ポンプを停止
- レベルセンサ原理　⇒　超音波式，静電容量式，光式
- 使用の際の注意点　⇒　長時間使用の際，センサ装着時ジェリの乾燥での動作不良

生体機能代行装置学

図13 静脈貯血槽レベルセンサ

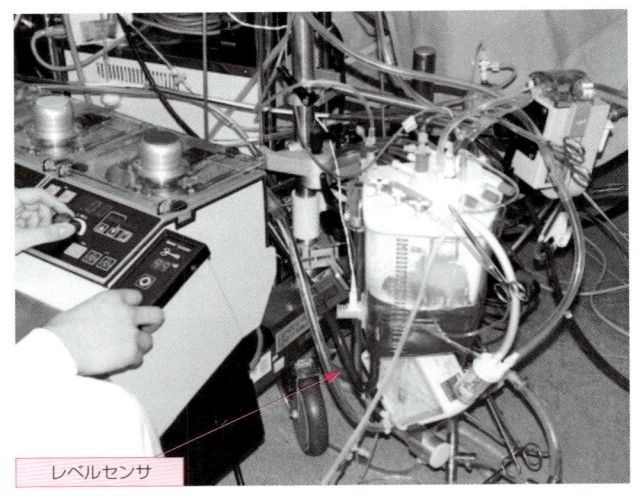

レベルセンサ

(3M Sarns: sarns 8000 Safety Monitor)(許可を得て掲載)

⑧-5 気泡センサ

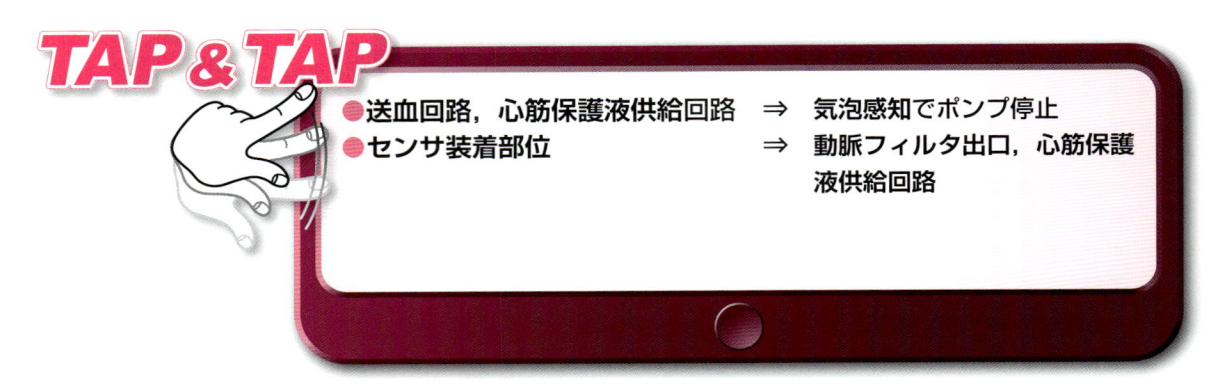

- 送血回路，心筋保護液供給回路 ⇒ 気泡感知でポンプ停止
- センサ装着部位 ⇒ 動脈フィルタ出口，心筋保護液供給回路

図14 送血回路超音波式気泡センサ

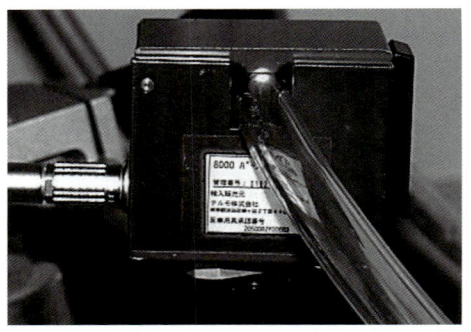

(3M Sarns: 超音波気泡センサー5773)(許可を得て掲載)

図15 気泡，レベル監視装置

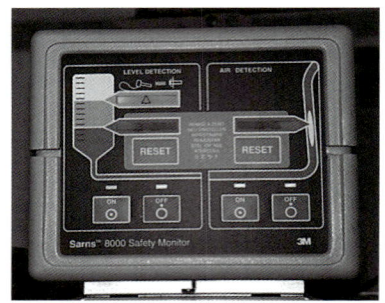

(3M Sarns: sarns 8000 Safty Monitar)(許可を得て掲載)

心筋保護

①心筋保護の目的と意義

TAP & TAP

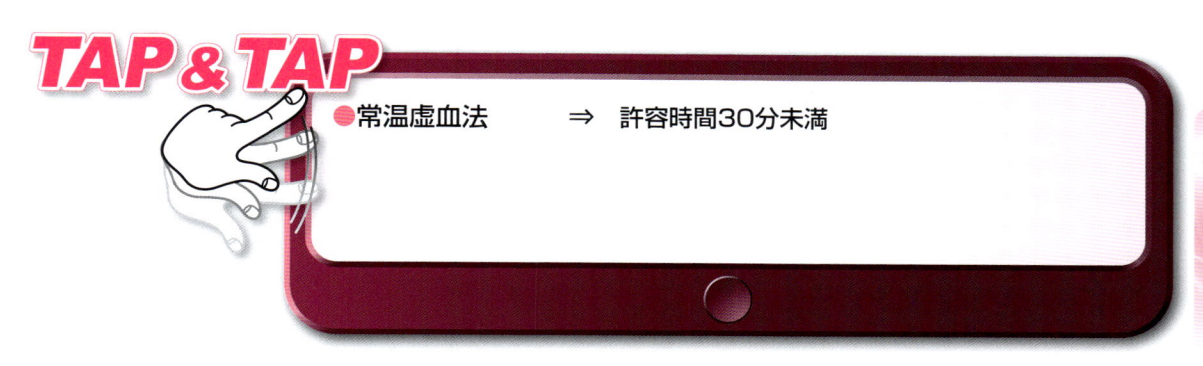

- 常温虚血法 ⇒ 許容時間30分未満

表7 単純低体温大動脈遮断法

- 体温28℃程度で維持
- 大動脈遮断15分（虚血）
- 遮断解除し3分間冠灌流
- 大動脈遮断15分
- 遮断解除し3分間冠灌流
  ＊必要時間までこの操作をくり返す
  ＊心機能悪化症例は厳しい手法

- 心筋保護液法 ⇒ 約180分の心停止
- 心筋保護液 ⇒ 安全確実な連続心停止法
- 外科医 ⇒ 安全で的確な手術施行が可能
- 心筋保護法の原理 ⇒ 低体温・化学的心停止
- 心筋保護法実際 ⇒ 高カリウム＋低温
- 化学的心停止 ⇒ 心筋のエネルギー保存，エネルギー消費抑制
- 低温 ⇒ 心筋の酸素消費量が極減

表8 心筋保護液効果を高める手法

- 好気的エネルギー産生維持（血液，晶質液の酸素加）
- 嫌気的エネルギー産生促進（インスリン，ブドウ糖）
- 細胞エネルギー温存（ATP）
- 保護効果薬剤付加（浸透圧維持薬，膠質浸透維持薬など）
  細胞イオンに作用
  再灌流後の回復促進
  細胞膜の安定化

生体機能代行装置学

図16 心臓の状態と酸素消費量 $mlO_2/min/100g$

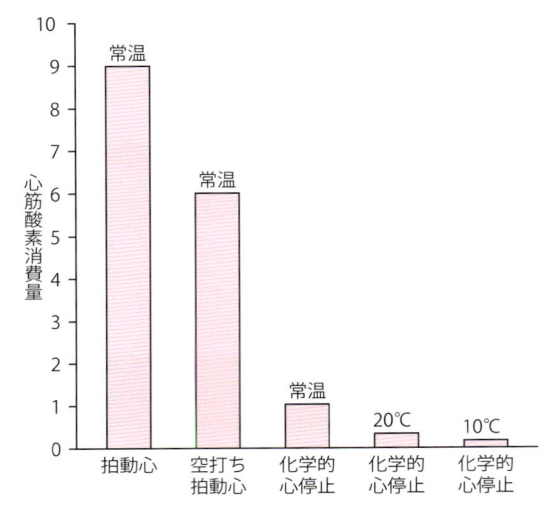

（上田裕一 編：最新人工心肺, p.126, 名古屋大学出版会, 2011.より引用）

■心筋保護液の役割と貢献

- 人工心肺装置は心肺を代行し全身臓器に酸素を供給するが，手術臓器である心臓は大動脈遮断鉗子が掛けられ冠血流が止まり虚血状態となる。
- この間，安全に心停止を図り，術後大動脈遮断鉗子を外され，冠灌流再開，心拍動が再開し全身循環を可能にするのが心筋保護液である。
- ここでは限外濾過法の登場により，必要時に必要量の多量の心筋保護液注入が可能となったことが確実な心筋保護法に繋がった。この心筋保護法の確立により，外科医は目的の術式を確実に施行できるようになり，手術成績の向上に大きく貢献した。

②心筋保護液の種類

表9 心筋保護液の種類

晶質性（4℃程度）細胞内液タイプ，細胞外液タイプ
血液併用心筋保護液（10℃〜20℃程度）：高K＋低温＋血液

表10 血液併用心筋保護液の特徴

長所	心停止維持，代謝抑制，酸素運搬能，緩衝，膠質浸透圧の増大
短所	酸素供給能低下（左方偏移），赤血球スラッジング

表11 代表的な心筋保護液

- GIK液
  5％ブドウ糖液＋Na^+＋KCL＋重炭酸ナトリウム＋マンニトール＋インスリン
- 晶質性心筋保護液（セントトーマス液）
  塩化ナトリウム＋塩化カリウム＋塩化マグネシウム＋塩化カルシウム＋重炭酸ナトリウム
- 血液併用心筋保護液
  体外循環血＋KCL＋キシロカイン＋硫酸マグネシウム＋マンニトール＋グルタミン酸ナトリウム

②-1　心筋保護液注入法

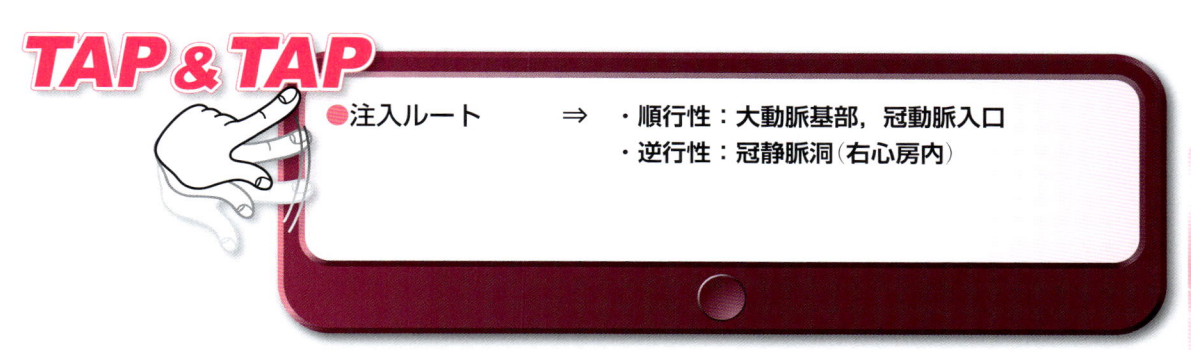

TAP & TAP

- 注入ルート　⇒　・順行性：大動脈基部，冠動脈入口
　　　　　　　　　・逆行性：冠静脈洞（右心房内）

表12　逆行性注入の特徴
- 冠動脈狭窄領域へも灌流可，術中断なく注入可
- 右室領域灌流不十分，右房切開しないとカニューレ固定難

- 注入量　　⇒　初回20ml/kg，次回以降10ml/kg
- 注入間隔　⇒　20～30分間隔
- 注入圧　　⇒　大動脈基部圧80～100mmHg
　　　　　　　　冠静脈洞30mmHg以下
- 注入温度　⇒　晶質液4℃，
　　　　　　　　血液併用10℃～20℃程度

表13　新生児乳児心筋保護法
- 低注入圧　30～50mmHg
- 未熟心筋の過伸展防止
- 容量過負荷回避

表14　心筋保護液注入温
- 晶質心筋保護液4℃
- 血液併用心筋保護液温度
　冷血液（cold blood）16℃
　温血液（tepid blood）30℃
- 特殊な血液心筋保護法
　Terminal warm blood cardioplegia 37℃
- 重症，長時間遮断症例
- 心機能回復に有用
- Initial warm blood cardioplegic induction 37℃
- 心筋虚血症例
- Warm(37℃) or Tepid(30℃) blood cardioplegia
- 人工心肺時間短縮，脳障害惹起しやすい

- 冠動脈再灌流　　⇒　十分な気泡抜き，灌流開始時は低圧で

図17 心筋保護液注入ルート

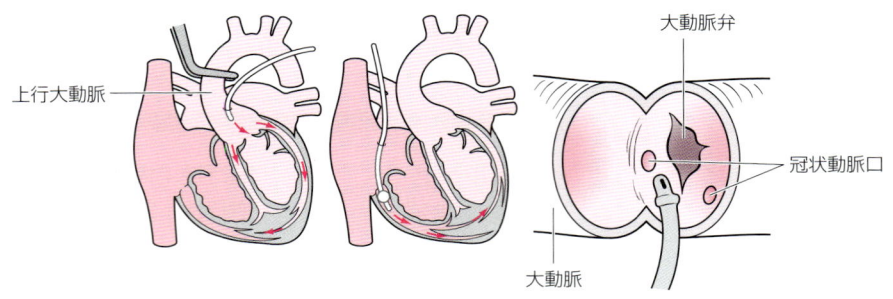

上行大動脈

大動脈弁
冠状動脈口
大動脈

（南淵明宏 著：実践人工心肺 第一版, p.30, 医学書院, 2002.より引用）

（南淵明宏 著：実践人工心肺 第一版, p.101, 医学書院, 2002.より引用）

図18 心筋保護液注入針

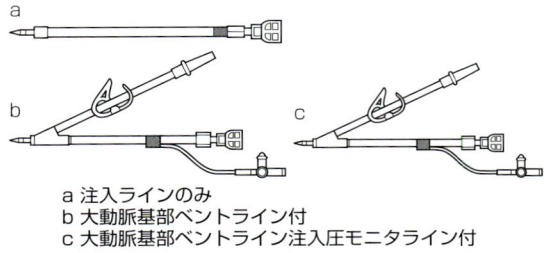

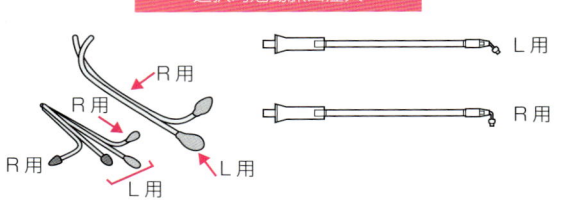

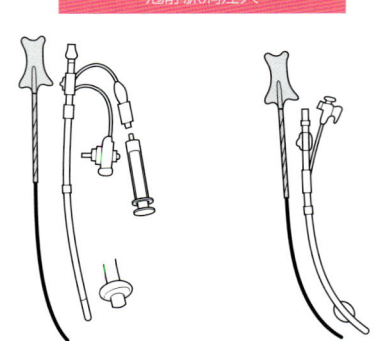

大動脈基部注入

選択的冠動脈口注入

R用
R用
R用
L用
L用

L用
R用

a 注入ラインのみ
b 大動脈基部ベントライン付
c 大動脈基部ベントライン注入圧モニタライン付

冠静脈洞注入

手動拡張方式
注入圧モニタライン付

自動拡張方式
注入圧モニタライン付

図19 心筋保護液供給装置　**図20** 晶質液再還流式

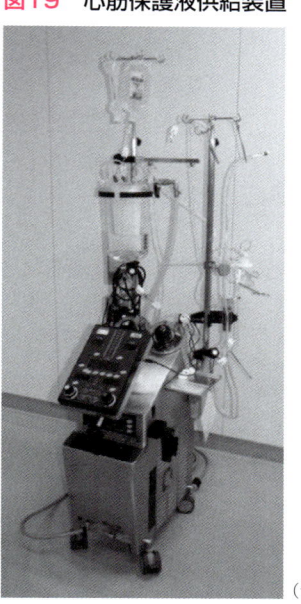

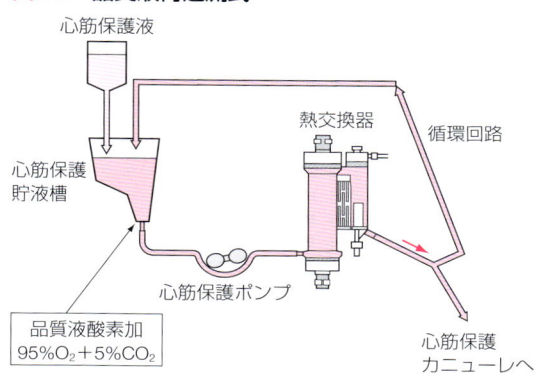

（JMS社・HIPEX回路図より改変引用）

（テクノウッド：CP-4000）（許可を得て掲載）

表15　心筋保護液注入システム

- 冷却回路と冷却装置
- 貯液槽
- 注入ポンプ・冷温水槽
- モニタ（注入圧，温度，注入量，注入速度）
- フィルタ，晶質液0.8μ，血液200μ
- 白血球除去フィルタ
- 心筋保護液注入カニューレ
- 心筋保護液注入回路
- 供給方式
  再循環方式
  シングルパス

血管と弁
①人工血管，吻合

■人工血管
- 動脈瘤に対する血管置換術，狭窄血管の迂回路作成のための人工血管バイパス術に用いられる。
- 人工血管は置換後の再狭窄を避けるため，内膜形成の誘導を図る目的に血液を漏らす隙間（有孔度）の付加技術と手術直後の出血を防ぐため，その隙間を埋める処理技術の進歩発展の歴史でもある。

TAP & TAP

- 人工血管の素材　⇒　・ポリエステル繊維（ダクロン），
  - ・ポリテトラフルオロエチレン（テフロン：フッ素化合物）
  - ・ポリウレタン（多孔質構造）
- 人工血管作成法　⇒　円筒状にして材料を引き伸ばす（ePTFE），糸にして織る
- 人工血管織り方　⇒　・平織（woven），摩擦に強く丈夫
  - ・メリヤス編み（knit）：縦横方向の伸縮性
- 有孔度（porosity）　⇒　人工血管の隙間の程度（血液の漏れの程度）

- ●人工血管の隙間の役割
  - ⇒ 自己組織導入促進：人工血管内膜を偽内膜で覆う
- ●偽内膜形成 ⇒ 血栓形成防止作用
- ●血液の漏れ具合 ⇒ knit > woven　10倍程度差
- ●人工血管移植時血液漏洩対策
  - ⇒ プレクロッティング
- ●プレクロッティング ⇒ 自己血液，近年はゼラチン，コラーゲン充填法
- ●挟小口径人工血管 ⇒ ・長期開存に難，血栓形成が生じやすい
  - ・4mmφ以下挟小口径人工血管の長期開存率が悪い
  - ・小口径の冠動脈バイパス術には自己血管を利用

図21　4分枝人工血管

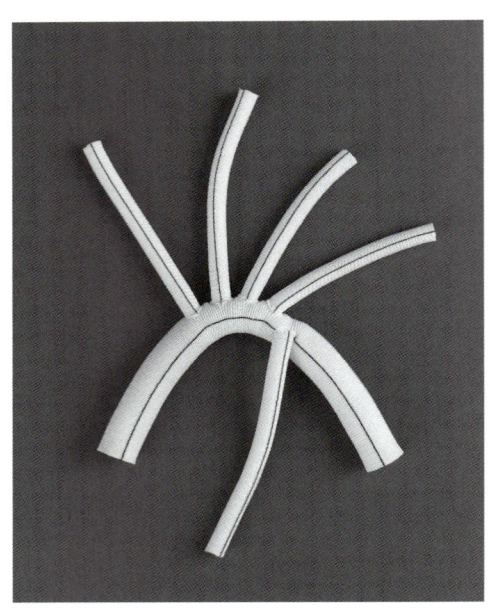

（日本ライフライン：J Graft SHILD NEO）（許可を得て掲載）

②人工弁

■人工弁

- ●心臓は容積型の血液ポンプであり，逆流防止のために2個の流入用房室弁と2個の流出用動脈弁があり，これらは10万回以上/日の開閉動作が行われている．
- ●これらの弁が機能不全となると循環不全が惹起される．
- ●弁形成術にて修復が困難な場合は人工弁置換術が実施され，用いられる人工弁には「**機械弁**」と「**生体弁**」がある．

TAP & TAP

- 人工弁の種類 ⇒ 機械弁，生体弁
- 機械弁 ⇒ ・材質はパイロリティックカーボンの2葉弁，高耐久性
  - ・厳格な抗凝固療法が必要
- 生体弁 ⇒ ・異種生体弁の豚の大動脈弁，牛の心膜加工弁，抗血栓性優れる
  - ・緩い抗凝固療法でよい
  - ・石灰化を惹起，耐久性に難

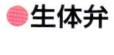

生体機能代行装置学

生体弁

- 異種の組織が用いられるため，無生物化の脱抗原処理が行われている。
- これで拒絶反応が生じなくなるが，無生物化されたためくり返し開閉運動により組織の劣化に伴う弁機能不全が惹起され，機械弁に比べて耐久性に劣る。

図22　人工弁：機械弁

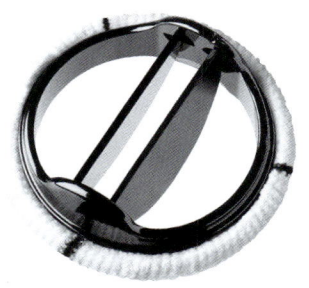

セントジュード弁

（セントジュート社: SJM弁）（許可を得て掲載）

図23　人工弁：生体弁（豚大動脈弁，牛心膜弁）

カーペンターエドワード弁

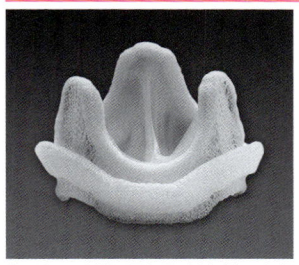

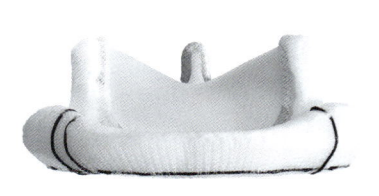

（エドワード社: 豚大動脈弁）（許可を得て掲載）　（エドワード社: 牛心膜弁）（許可を得て掲載）

4 補助循環法

体外循環装置

補助循環

①IABP（intra-aortic balloon pump：大動脈内バルーンポンプ）

- 圧補助装置 ⇒ 自己心拍がある心臓への補助
- 心補助効果 ⇒ 心拍出量（CO）の15％程度
- システム構成 ⇒ 風船（Balloon）＋駆動装置（Driving Device）
- 動作メカニズム ⇒ ECGで同期をとり風船を拡張，収縮させる
- バルーン駆動ガス ⇒ ヘリウムガス
- バルーン挿入法 ⇒ 穿刺法で大腿動脈から挿入
- バルーン留置位置 ⇒ バルーン先端を鎖骨下動脈直下へ留置
- 先端位置の確認 ⇒ 経食道超音波心エコーモニタ 留置後は胸部X線写真
- バルーン挿入部位を清潔に維持
   ⇒ 挿入後バルーン先端位置調整
- バルーンサイズ選択 ⇒ 患者身長より決定
- バルーン駆動タイミング調整
   ⇒ 心周期に同期をさせ収縮期に収縮，拡張期に拡張
- タイミング調整法 ⇒ 補助比を2:1心電図または動脈圧に同期させ，動脈圧を確認し，適切な収縮，拡張時期を設定
- IABP補助効果 ⇒ 拡張期圧の上昇，収縮期圧の低減
- 拡張期圧の上昇効果 ⇒ 冠動脈血流量の増加，平均大動脈の上昇
- 平均大動脈の上昇効果 ⇒ 末梢循環の改善
- 収縮期圧の低減効果 ⇒ 心筋酸素消費量の減少
- 小児への適応 ⇒ 血管コンプライアンスが高く補助効果が低い
- IABPの抗凝固療法 ⇒ ACT 150〜200秒程度維持
- IABPバルーン材質 ⇒ ポリウレタン
- IABPバルーン容量 ⇒ 20〜40ml
- IABPバルーン径 ⇒ 8.5〜9Fr
- IABPバルーン構造 ⇒ ダブルルーメン方式（駆動ガス，圧モニタ）
- IABPバルーン駆動方式 ⇒ 定圧式，定容量式
- 定圧式 ⇒ コンプレッサ方式
- 定容量式 ⇒ ベローズ方式

■IABPの不整脈対策

- IABPは，薬物治療でも心拍出量が不足状態の心臓に対する圧補助装置である。
- 不整脈が多発すると補助効果が減少するため，抗不整脈剤，オーバーペーシングなどでの不整脈対応がされる。

図1　IABPのタイミング調整と補助効果

① 拡張期圧の上昇
② 冠血流の増加
IAB 拡張 (inflation)
拡張期
a. diastolic augmentation

① 後負荷の軽減
② 心仕事量の減少
IAB 収縮 (deflation)
収縮期
b. systolic unloading

アシスト比 1：2　　アシスト比 1：1
dicrotic notch
diastolic augmentation
systolic unloading

（見目恭一，福永一義 編：体外循環装置 第1版，p.216，医歯薬出版，2012.より引用）

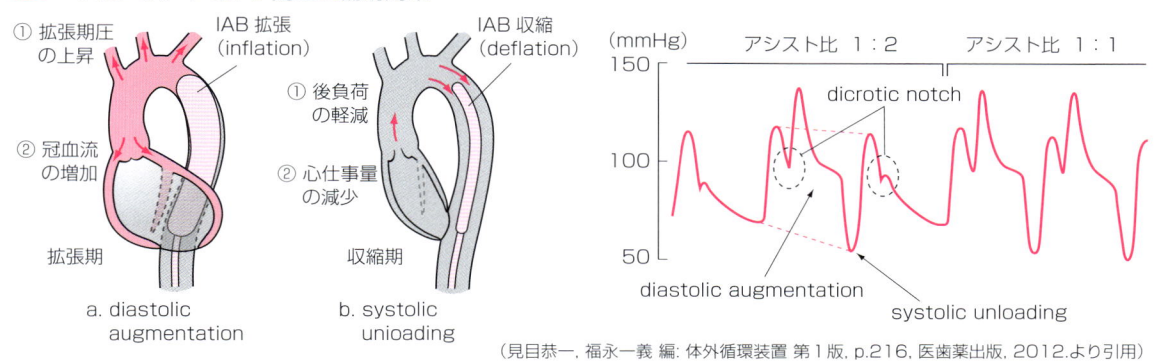

図2　IABPバルーン内圧と動脈圧

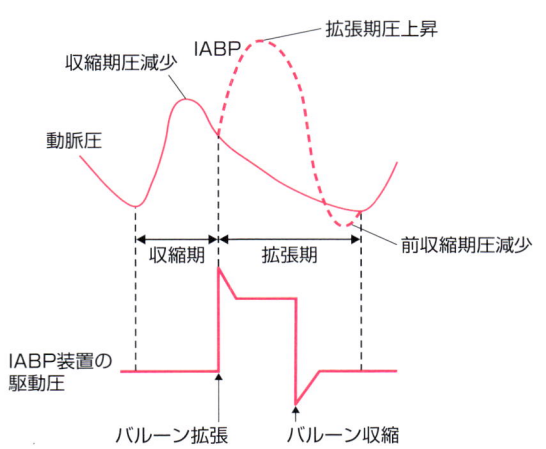

動脈圧
収縮期圧減少
IABP
拡張期圧上昇
収縮期　拡張期
前収縮期圧減少
IABP装置の駆動圧
バルーン拡張　バルーン収縮

（見目恭一，福永一義 編：体外循環装置 第1版，p.216，医歯薬出版，2012.より引用）

表1　IABPの補助効果

バルーン動作状態	拡張	収縮
心室の時相	拡張期	収縮期
大動脈圧への影響	拡張期圧の上昇	収縮期圧の低下
心臓への影響	冠血流量の増大	心仕事量の軽減
心筋酸素需給バランス	酸素供給量の増大	酸素消費量の減少

表2　冠血流量の特徴

・平常時225ml/min（心拍出量の4〜5％）	2/3は拡張期に灌流
・激しい運動時心拍出量4〜6倍増加	冠血流量も4〜5倍増加
・左心室 120mmHg　右心室圧 15mmHg	

図3 動脈圧と冠動脈血流
（IABP補助無時）

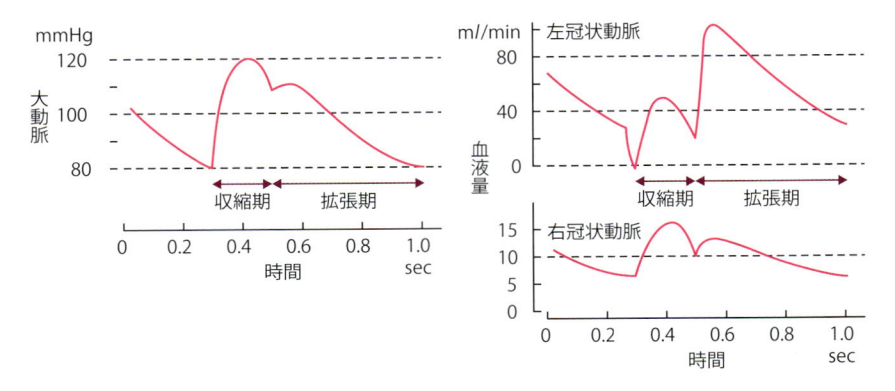

冠動脈血流

- 心臓以外の臓器への血液供給は収縮期に大半が流れる。しかし，心臓は他の臓器と異なり全身への血液供給のポンプであり，左心室では120mmHgもの圧力を発生する収縮期では自身の血液供給路である左冠動脈が押し潰された状態となり，僅かの血液供給となる。
- 拡張期は冠動脈が元の状態に戻り，冠動脈血流量全体の約2/3が供給される。右冠動脈は右室圧が15mmHg程度であるために収縮相でも冠動脈が押し潰されないために，収縮期が優位に血液が供給される。IABPは拡張期圧を上昇させるために特に左冠動脈血流量の上昇効果が大きい。

図4 IABPバルーン構造

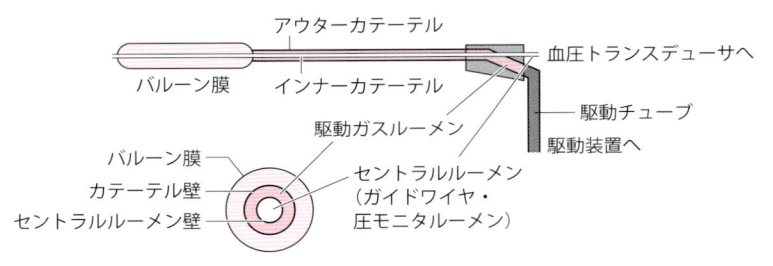

（見目恭一，福永一義 編: 体外循環装置 第1版，p.219，医歯薬出版，2012.より引用）

IABPバルーン

- 末梢循環の血流確保，挿入のしやすさを目指してカテーテルの小口径化が求められてきた。
- 一方，小口径化により駆動ガスの応答性が低下し頻脈追随性が悪くなるため，両方のバランスをとり製品化されている。

表3 適切なバルーン容量の選択の目安

身長(cm)	容量(ml)
150未満	30
150～160	35
160以上	40

- 長過ぎるバルーン，浅いバルーン留置位置の弊害
  ⇒ 腹部臓器血流障害惹起
  ⇒ 腸管壊死・急性腎不全

図5　バルーン駆動方式

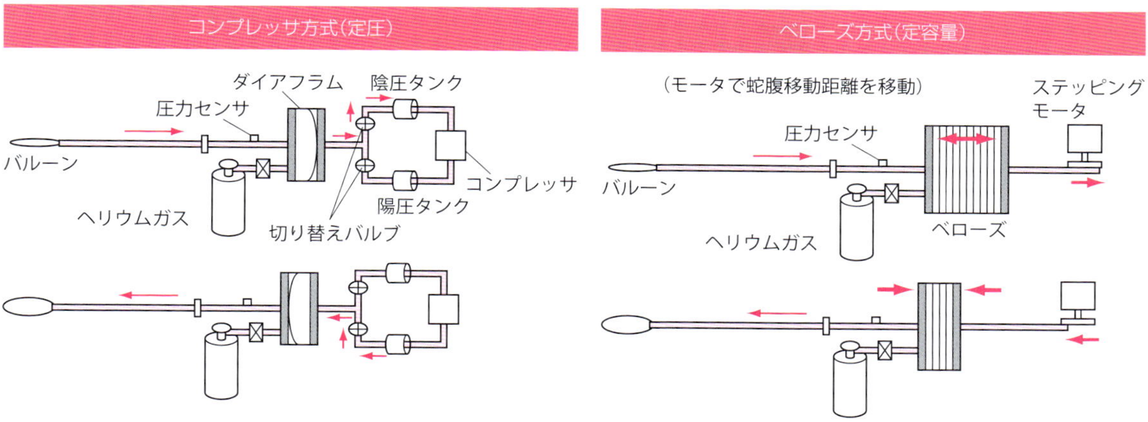

コンプレッサ方式（定圧）

バルーン　圧力センサ　ダイアフラム　陰圧タンク
ヘリウムガス　切り替えバルブ　陽圧タンク　コンプレッサ

ベローズ方式（定容量）

（モータで蛇腹移動距離を移動）
バルーン　圧力センサ　ベローズ　ステッピングモータ
ヘリウムガス

表4　IABP離脱基準

①平均血圧70mmHg以上
②動脈楔入圧18mmHg以下
③係数2L/min/m²以上
④反復性の狭心痛なし
　離脱は慎重（補助比が1：1 → 2：1補助効果50％ダウン）
　2：1　6～12Hr　4：1　2～6Hr　8：1　2～6Hr

表5　IABP適応，禁忌症例

適　応	禁　忌
心原性ショック，人工心肺離脱困難，開心術後低心拍出量症候群，切迫心筋梗塞，致死性重症不整脈，冠動脈バイパス術の補助，PTCA補助	中度以上大動脈弁閉鎖不全　高度な閉塞性動脈硬化症，消化管出血

表6　IABPの合併症

- 末梢動脈虚血（速やかにバルーン抜去）
- 腹腔内臓器虚血（バルーンサイズ・位置変更）
- バルーンの破裂,リーク（バルーンを速やかに抜去）
- 大動脈解離（バルーンを速やかに抜去）
- 出血（下肢固定）
- 感染（消毒の徹底）

②PCPS(Percutaneous Cardiopulmonary Support:経皮的心肺補助法)

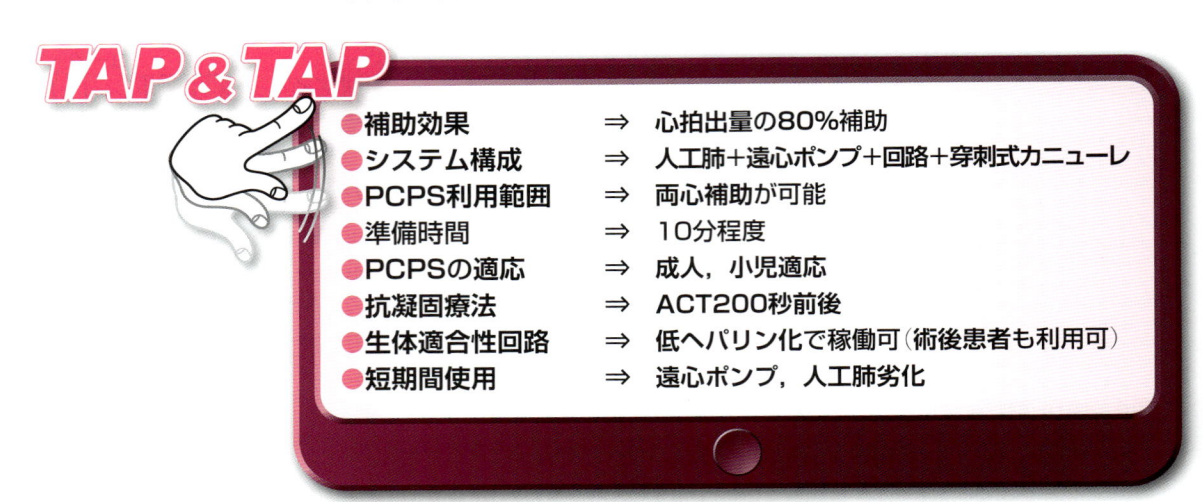

TAP & TAP

- 補助効果 ⇒ 心拍出量の80%補助
- システム構成 ⇒ 人工肺＋遠心ポンプ＋回路＋穿刺式カニューレ
- PCPS利用範囲 ⇒ 両心補助が可能
- 準備時間 ⇒ 10分程度
- PCPSの適応 ⇒ 成人，小児適応
- 抗凝固療法 ⇒ ACT200秒前後
- 生体適合性回路 ⇒ 低ヘパリン化で稼働可（術後患者も利用可）
- 短期間使用 ⇒ 遠心ポンプ，人工肺劣化

図6　PCPSシステム

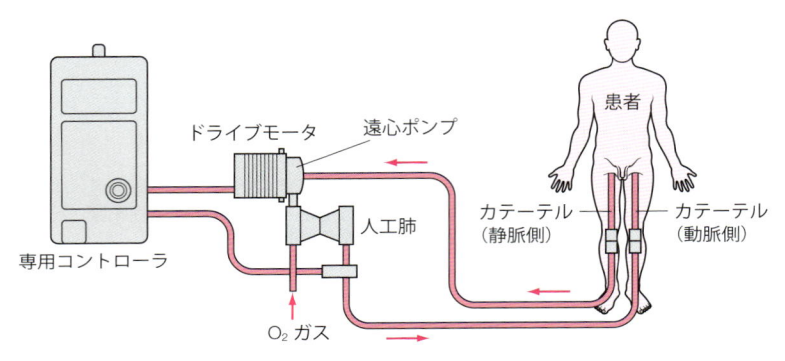

（許　俊鋭 編：補助循環マスターポイント 102 第2版, p.63, メジカルビュー社, 2009.より引用）

表7　PCPSの管理法

- 遠心ポンプを用いた閉鎖回路方式
- 心臓休息での回復法
- 呼吸補助効果あり
- 適切な呼吸管理が必要：心，脳には自己循環血
- 必要時中枢送血へ：PCPSは下半身灌流
- 持続ヘパリン0.1〜0.5mg/kg/hr
- 灌流血液濃度Ht30%, TP5g/dl以上
- 回路側枝からの他装置アクセス禁（高陽陰圧）

表8　人工肺ガス分圧調整法

| 酸素流量 | ↑ | ⇒ | 炭酸ガス分圧 | ↓ |
| 酸素濃度 | ↑ | ⇒ | 酸素分圧 | ↑ |

表9 PCPSの適応と禁忌

適応	禁忌
急性心筋梗塞，心筋炎などショック	高度末梢動脈硬化症
開心術後の急性心肺不全	最近の脳血管障害
重症不整脈	血液凝固異常
急性肺動脈塞栓症	激しい出血傾向
重症呼吸不全	末期癌患者
拡張型心筋症などの急性増悪	激しい外傷性出血症例
重症PCI施行補助	常温での詳細不明の心停止症例
大血管，呼吸器外科補助	遷延性心停止
肺移植患者呼吸不全	脳死症例
	高度大動脈弁閉鎖不全症例

③VAS（Ventricle Assist System：補助人工心臓）

■補助人工心臓

●薬剤抵抗性の重症心不全患者に対して，IABP，PCPSなどの補助循環では改善が図れない場合に，心機能の100%を補助し得るのが補助人工心臓である。利用法には以下の3法がある。

①心移植までの間人工心臓で補助する（BTT：bridge to transplantation）。
②自己心が回復するまで人工心臓で補助する（BTR：bridge to recover）。
③回復の見込みがない末期重症心不全患者へ補助人工心臓を永久使用する（DT：destination therapy）。

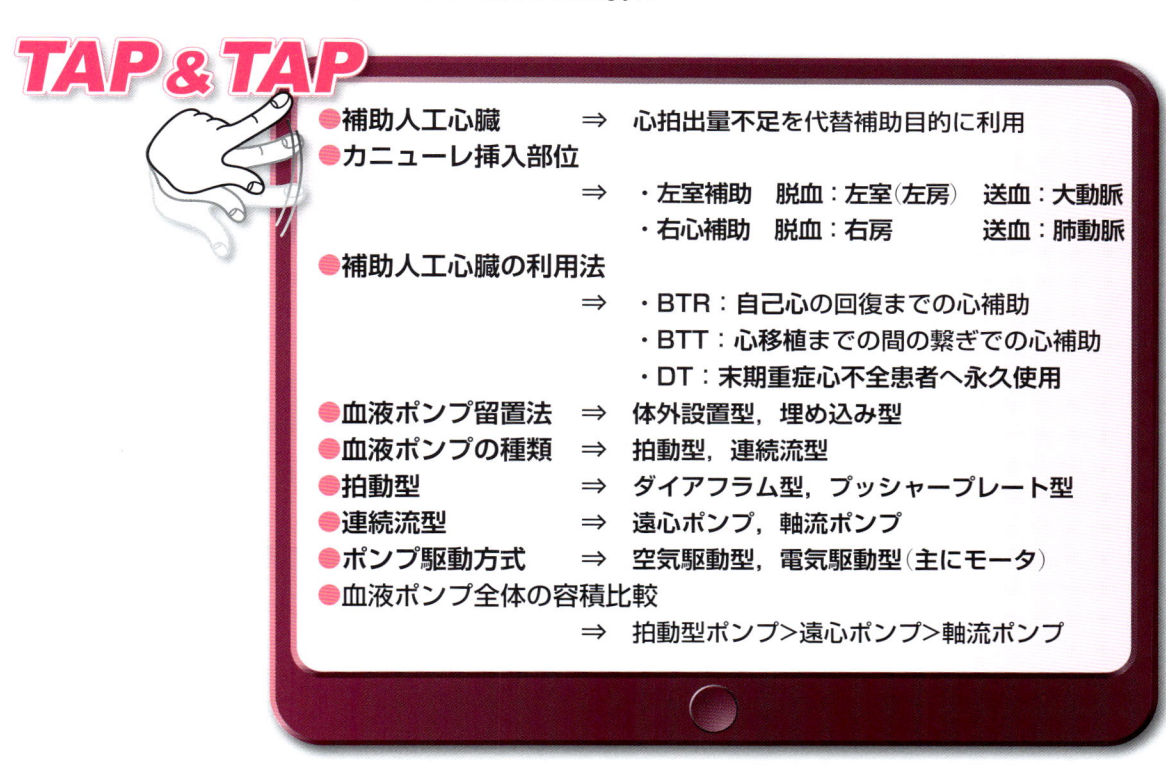

TAP & TAP

- ●補助人工心臓 ⇒ 心拍出量不足を代替補助目的に利用
- ●カニューレ挿入部位
  ⇒ ・左室補助　脱血：左室（左房）　送血：大動脈
  　　・右心補助　脱血：右房　　　　送血：肺動脈
- ●補助人工心臓の利用法
  ⇒ ・BTR：自己心の回復までの心補助
  　　・BTT：心移植までの間の繋ぎでの心補助
  　　・DT：末期重症心不全患者へ永久使用
- ●血液ポンプ留置法 ⇒ 体外設置型，埋め込み型
- ●血液ポンプの種類 ⇒ 拍動型，連続流型
- ●拍動型 ⇒ ダイアフラム型，プッシャープレート型
- ●連続流型 ⇒ 遠心ポンプ，軸流ポンプ
- ●ポンプ駆動方式 ⇒ 空気駆動型，電気駆動型（主にモータ）
- ●血液ポンプ全体の容積比較
  ⇒ 拍動型ポンプ＞遠心ポンプ＞軸流ポンプ

表10　補助人工心臓の特徴
- ・流量補助装置，長期使用可能，心拍出量の100%の補助可能
- ・抗凝固療法が必須：微妙な管理が必要
- ・抗凝固薬　　　　：ワーファリン，アスピリン，パナルジン

図7　血液ポンプ

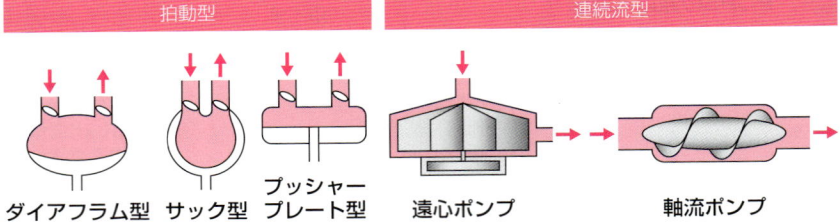

拍動型			連続流型	
ダイアフラム型	サック型	プッシャープレート型	遠心ポンプ	軸流ポンプ

表11　補助人工心臓適応症例

急性重症心不全	慢性重症心不全
体外循環離脱困難	心筋症
術後低心拍出症候群	広範囲心筋梗塞
急性心筋梗塞後心原性ショック	高度心筋障害を伴う弁膜疾患
急性心筋炎	先天性心疾患での重症心不全
その他の急性循環不全	進行性心不全などの心移植へのブリッジ

■完全置換型人工心臓（TAH：Total Artificial Heart）

● 自己心を取り除き人工心臓と入れ替える治療法で過去に臨床例があるが，血栓塞栓症により短期間での死亡例を契機にその後，臨床使用はない。

図8　各種人工心臓血液ポンプ

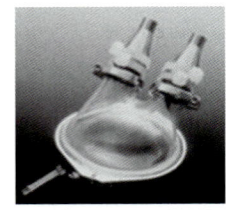

ニプロダイアフラム型体外設置

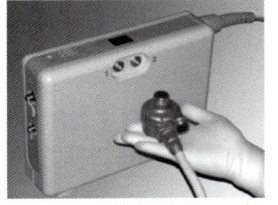

EVAHEART（サンメディカル）
日本製 遠心ポンプ植込み式

（許可を得て掲載）

表12　補助人工心臓の合併症

- 血栓塞栓症：適切な抗凝固療法の徹底
- 出血　　　：術後早期抗凝固療法のため
- 感染　　　：体外設置型のカニューレ皮膚刺入部位消毒
- 右心不全　：左心補助で適切心拍出量を確保するには右心は同等の血液駆出が求められ，右心不全が生じる
  容量負荷，強心剤，昇圧剤，ときに右心補助で対処

■開心術後の人工心肺離脱困難時の補助循環

● 手術終了後人工心肺の離脱に向かうが，強心剤を投与しても離脱が難しい場合の処置。
　①**右心バイパス法**：人工心肺を必要流量継続動作させ右心の回復を図る。
　②**左心バイパス法**：必要流量を左心ベントよりバイパスさせ左心の回復を図る。
　まずは右心バイパスのみで様子を見て，追加の補助が必要と判断したら左心バイパスを追加しての補助循環を行う。

呼吸補助

ECMO(extracorporeal membrane oxygenation)

● 人工呼吸，胸部理学療法，薬物療法を駆使しても呼吸状態が改善しない重症呼吸不全症例に膜型人工肺での体外循環で補助し機能回復を図る。

- ECMO ⇒ 重症呼吸不全症例に膜型人工肺を用いた呼吸補助
- ECLA(extracorporeal lung assist)ともいう
  ⇒ 統一的にはCPS(cardiopulmonary support)
- V-A(venoarterial)acces ⇒ 循環と呼吸補助症例PCPSと同一
- V-V(venovenous)acces ⇒ 呼吸不全症例呼吸補助のみ補助
- A-V(arteriovenous)acces ⇒ CO_2除去目的

5 体外循環装置
安全管理

体外循環のトラブル対策

体外循環の合併症と安全対策
①送血圧異常：要因と対処
- 送血カニューレ鉗子外し忘れ ⇒ 鉗子を外す。
- 不適切な小口径送血カニューレ選択 ⇒ 適切径のカニューレに入れ替え。
- 人工肺目詰まり ⇒ 人工肺交換。
  【症状】人工肺入口圧高圧で出口圧正常。
- 動脈フィルタ目詰まり ⇒ 動脈フィルタ交換。
  【症状】フィルタ入口高圧で出口圧正常。
  【注意】交換時バイパスラインを開けない（血栓を送り込む）。

②脱血不良（ポピュラーなトラブル）：不良要因
- 脱血カニューレの移動：心臓脱転
- 脱血カニューレ先当り。
- 脱血回路折れ曲がり。
- 小口径カニューレ選択。
- 循環血液容量不足：出血，血管外に移動。

③人工肺酸素加不良：不良要因
- 酸素吸送チューブ脱落，未接続。
- ガス供給接続栓へ接続忘れ。
- 不適切酸素ガス濃度調整。
- 人工肺目詰まり。

④送血ポンプの故障
- ポンプ自体の故障
  【対処】まずは手動で循環確保，次いでポンプ交換。
- 電療遮断
  【対処】無停電装置へ切り替え，次いでコンセント遮断機のリセット。

体外循環の合併症

空気塞栓
【発生要因】
- 低すぎる静脈貯血槽レベルでの運転。
- ポンプチューブのかけ違い。
  - ベントチューブのかけ違い。
  - 心腔開放状態での心拍再開。

【対処法】
- 空気が動脈フィルタ入口までの場合。
  - 送脱血回路を遮断。
  - 回路を速やかに充填。
  - 動静脈バイパスラインを用いて動脈フィルタまでの気泡抜きをして循環再開。
- 空気が動脈カニューレまで及んだ場合。
  - 送脱血回路を遮断。
  - 回路を速やかに充填。
  - 深いTrendelenburg(トレンデレンブルグ)体位へ。
  - 送血カニューレを抜去。
  - 下大静脈の脱血カニューレを遮断。
  - 上大静脈より血液冷却状態で動静脈バイパスラインを介して送血ポンプにて逆行性脳灌流を実施。
  - その後，100%酸素にて通常の体外循環を再開する：フェノバビタール，ステロイド薬を投与。

■大動脈解離
【原因】 不注意なカニューレ挿入操作。
【症状】 上行大動脈が虚脱状態，色調が赤黒い。
【対処】 送脱血を停止し丁寧に真空にカニューレを再挿入。

■溶血
- 強陰圧での血液吸引：ソフトな吸引に。
- 陰圧吸引補助脱血での高い吸引圧：循環血液量を確認し必要なら補液，輸血，適切な陰圧に戻す。
- 熱交換器灌流温水42℃以上で循環：42℃以下に下げる。
- 小口径送血カニューレでジェット流惹起：適切なカニューレサイズへ変更。

安全な人工心肺業務を施行するための方策

- 適格な指導者の下での適切な操作技術の習得と訓練。
- 人工心肺操作マニュアル整備・運用・改定(術前準備，操作開始から終了まで)。
- 人工心肺チェックリスト整備・運用・改定。
- 人工心肺装置点検マニュアル整備・運用・改定。
- 安全監視装置類を的確に運用。
- チームカンファレンスへの参加。
- チームでの定期的なトラブルシューティング研修。
- 学会・セミナーなどでの継続的な専門教育の履修。

> **補足 安全対策の考え方**
> - 人間は誤りを犯す動物である。安全対策で事故は減らせるがゼロにはできない。
> - できうる限り誤りを起こし難い人工心肺システムへ進化させていく努力が必要である。それは，Fool Proof(誤接続防止など)，Fail Safe(危険時動作停止)，Fault Tolerance(トラブル時の代替処置：手回しハンドル)，システム統一(単純化)の考え方でのシステムを構築することである。

1 血液浄化療法の分類

血液浄化療法装置

血液浄化療法

TAP & TAP

- 血液浄化療法 ⇒ 各種透析療法とアフェレシス療法に分類
- 各種透析療法 ⇒ 血液透析，血液濾過，血液濾過透析，腹膜透析に分類
- アフェレシス療法 ⇒ ・サイタフェレシス療法とプラズマフェレシス療法に分類
  ・血漿交換療法と吸着療法に分類
- 血漿交換療法 ⇒ 遠心分離法と膜分離法に分類
- 吸着療法 ⇒ 血漿吸着法と血液吸着法に分類

- 血液浄化療法（BP：blood purification therapies）は，膜分離や吸着の原理を利用して**血液中から病因物質を除去し，その病態の改善を図る治療法**の総称である。
- 各種血液浄化療法とその分離法を**表1**に示す。

表1 各種血液浄化療法とその分離法

	血液浄化療法	分離法
腎不全治療	血液透析（hemodialysis：HD）	透析，限外濾過
	腹膜透析（peritoneal dialysis：PD） 　CAPD（continuous ambulatory peritoneal dialysis） 　APD（automated peritoneal dialysis）	透析，限外濾過
	血液濾過（hemofiltration：HF）	限外濾過
	血液透析濾過（hemodiafiltration：HDF） 　オフライン血液透析濾過（off-line HDF） 　オンライン血液透析濾過（on-line HDF）	透析，限外濾過 透析，限外濾過
アフェレシス療法	持続的血液浄化 　緩徐持続的限外濾過（slow continuous ultrafiltration：SCUF） 　持続的血液濾過（continuous hemofiltration：CHF） 　持続的血液透析（continuous hemodialysis：CHD） 　持続的血液透析濾過（continuous hemodiafiltration：CHDF） 　持続的血漿交換（continuous plasma exchange：CPE）	 限外濾過 限外濾過 透析，限外濾過 透析，限外濾過 精密濾過
	血液吸着（hemoadsorption）	吸着
	血漿吸着（plasma adsorption）	吸着
	プラズマフェレシス（plasmapheresis） 　単純血漿交換法（plasma exchange：PE） 　二重膜濾過血漿交換法（double filtration plasmapheresis：DFPP） 　冷却濾過法（cryofiltration plasmapheresis）	 遠心分離または精密濾過 精密濾過，限外濾過 精密濾過
	白血球除去療法（leukocytapheresis） 　顆粒球吸着療法（granulocytapheresis） 　リンパ球除去療法（lymphocytapheresis）	 吸着 吸着

（小野哲章 ほか 編：臨床工学技士標準テキスト第2版．p.346．金原出版，2012．より引用）

- 血液浄化療法は，各種透析療法とアフェレシス療法に分類される。
- 各種透析療法は，血液透析，血液濾過，血液濾過透析，腹膜透析に分類される。
- アフェレシス療法は，サイタフェレシス療法とプラズマフェレシス療法に分類される。
- また，血漿交換療法と吸着療法にも分類される。そして，血漿交換療法は，遠心分離法と膜分離法があり，吸着療法は，血漿吸着法と血液吸着法がある。

血液透析（HD：Hemodialysis）

TAP & TAP

- 透析の原理 ⇒ 拡散，浸透圧，限外濾過，（吸着）
- 血液透析の原理 ⇒ 物質除去が拡散，水分除去が限外濾過
- 透析の目的 ⇒ 物質除去，水分除去，酸塩基平衡の調整
- 血液透析 ⇒ 小分子量物質の除去に優れる
- 酸塩基平衡（pH）の調整 ⇒ 腎臓と肺で行われる
- 腎臓（代謝）が原因でpHが変化すること ⇒ 代謝性
- 肺（呼吸）が原因でpHが変化すること ⇒ 呼吸性
- pHが正常値（pH：7.35～7.45）よりも高い病態 ⇒ アルカローシス
- pHが正常値（pH：7.35～7.45）よりも低い病態 ⇒ アシドーシス
- 腎不全患者 ⇒ 代謝性アシドーシス
- 腎臓が分泌するホルモン ⇒ エリスロポエチン（造血作用），レニン（昇圧作用），活性型ビタミンD（ビタミンD活性化作用）
- 拡散を駆動するのは ⇒ 濃度差

- **透析の原理**は，基本的に「**拡散**」と「**浸透圧**」と「**限外濾過**」であり，もう1つ入れるとすれば「**吸着**」がある。そのなかで血液透析の原理は，物質除去が拡散，水分除去が限外濾過である。
- **透析の目的**は，物質除去，水分除去，酸塩基平衡の調整である。
- 血液透析は，小分子量物質の除去に優れる。
- 酸塩基平衡（pH）の調整は**腎臓と肺**で行われる。
- 腎臓（代謝）が原因でpHが変化することを「代謝性」，肺（呼吸）が原因でpHが変化することを「呼吸性」と呼び，pHが正常値（pH：7.35～7.45）よりも高い病態を「アルカローシス」，低い病態を「アシドーシス」という。以上により，腎不全患者は，腎臓が悪く尿中から水素イオンを排泄できないためにpHが低下するので，**代謝性アシドーシス**の病態となっている。

■腎臓が分泌するホルモンとその役割

①**エリスロポエチン**：造血作用（骨髄に作用して赤血球の産生を促す）
　エリスロポエチンの分泌低下による貧血は，**腎性貧血**という。
②**レニン**：昇圧作用（レニン－アンジオテンシンⅠ－アンジオテンシンⅡ－アルドステロン）
　レニン分泌亢進による高血圧は，「**腎性高血圧**」（「レニン依存性高血圧」）という。
③**活性型ビタミンD**：ビタミンD活性化作用（腸管に作用してCa吸収を促進）
　腎臓がビタミンDを活性化しないと**低Ca血症**となる。

腹膜透析（PD：Peritoneal Dialysis, CAPD：Continuous Ambulatory Peritoneal Dialysis）

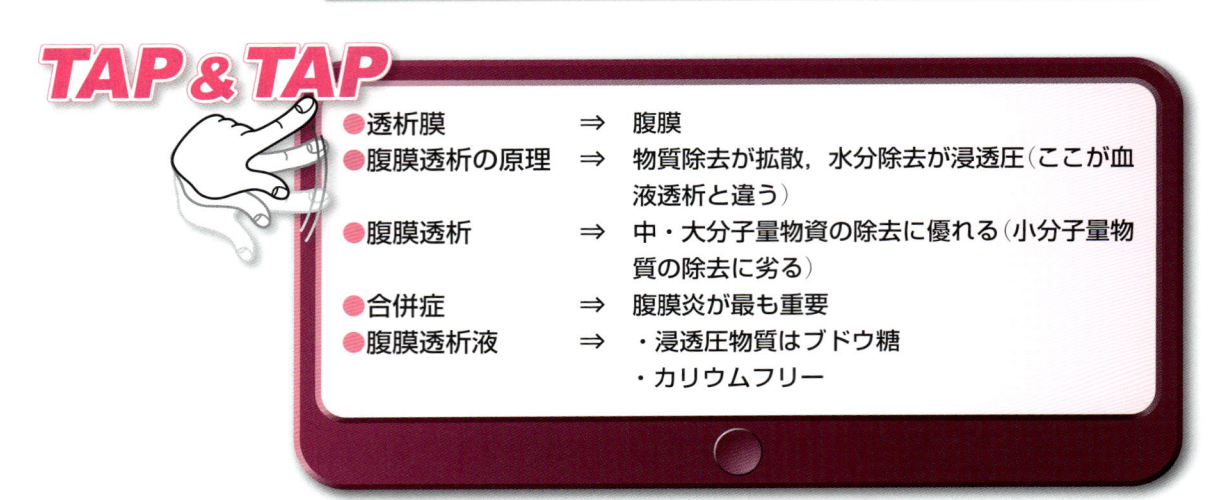

TAP & TAP

- 透析膜　　　　　⇒　腹膜
- 腹膜透析の原理　⇒　物質除去が拡散，水分除去が浸透圧（ここが血液透析と違う）
- 腹膜透析　　　　⇒　中・大分子量物資の除去に優れる（小分子量物質の除去に劣る）
- 合併症　　　　　⇒　腹膜炎が最も重要
- 腹膜透析液　　　⇒　・浸透圧物質はブドウ糖
　　　　　　　　　　　・カリウムフリー

- 患者腹腔内に透析液を一定時間貯留し，**腹膜を介して物質交換**させ，これを排液することにより体液の調整を図る治療法を「腹膜透析」という。
- 腹膜透析には以下に示す種類がある。
　①**IPD**（Intermittent Peritoneal Dialysis）：間欠的腹膜透析
　②**CAPD**（Continuous Ambulatory Peritoneal Dialysis）：持続携行式腹膜透析
　③**DAPD**（Daily Ambulatory Peritoneal Dialysis）：日中腹膜透析
　④**APD**（Automated Peritoneal Dialysis）：自動腹膜透析
　⑤**CCPD**（Continuous Cycling Peritoneal Dialysis）：持続的周期的腹膜透析
　⑥**NPD**（Nightly Peritoneal Dialysis）：夜間腹膜透析
　⑦**TPD**（Tidal Peritoneal Dialysis）：夜間6時間程度の間に約20回の交換
　⑧**PD Plus**（Peritoneal Dialysis Plus）：CCPDとCAPDの組み合わせ療法

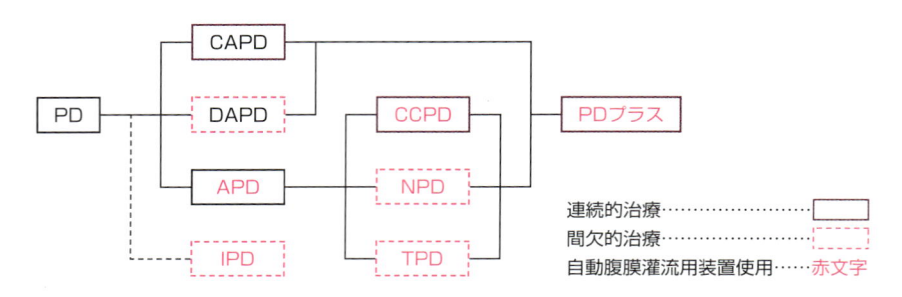

図1 腹膜透析の種類（持続的・間欠的および装置使用の有無）

連続的治療……………………□
間欠的治療……………………□（破線）
自動腹膜灌流用装置使用……赤文字

図2 腹膜透析の種類（透析液交換の時間・回数・量）

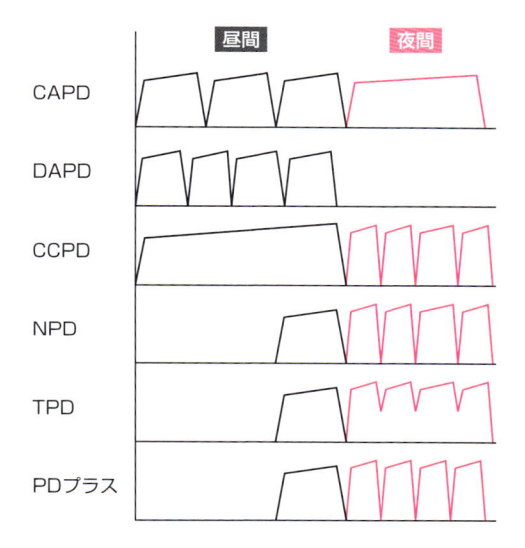

	昼間	夜間
CAPD		
DAPD		
CCPD		
NPD		
TPD		
PDプラス		

- 物質除去：**拡散**
- 水分除去：**浸透圧**（浸透圧物質はブドウ糖）
- **腹膜透析液の特徴**を以下に示す。
  ① K（カリウム）フリーである。
  ② アルカリ化剤として代謝の緩やかな乳酸が用いられている。
  ③ 除水のための浸透圧物質として高濃度ブドウ糖またはイコデキストリン（glucose polymer）が用いられている。
- **HDに比べたPDの特徴**
  ① **長所**
  - 中・大分子量物質の除去に優れる。
  - 循環系への影響が少ない。
  - 不均衡症候群が起こらない。
  - バスキュラーアクセスが不要である。
  - 抗凝固薬が不要である。
  - 社会復帰が比較的容易である。
  ② **短所**
  - 小分子量物質の除去に劣る。
  - 腹膜炎発症の恐れがある。
  - 長期透析例では被囊性腹膜硬化症（EPS：Encapsulating Peritoneal Sclerosis）発症の恐れがある。

腹膜透析特有の合併症

① 腹膜炎（感染性腹膜炎，無菌性腹膜炎）
② 排液の異常（乳糜排液，血性排液）
③ 被囊性腹膜硬化症
④ カテーテル関連合併症（出口部感染，トンネル感染，注排液不良，液漏れ）
⑤ 腹腔内負荷による合併症（腰痛，ヘルニア，便秘）
⑥ 代謝関係（肥満，高脂血症）
⑦ その他（CAPD胸水，カリウム異常，腹膜機能低下）

生体機能代行装置学

血液濾過（HF：Hemofiltration）

> **TAP & TAP**
> - 血液濾過の原理 ⇒ 限外濾過で物質除去と水分除去
> - 血液濾過 ⇒ ・透析液を使用しない
>   ・補充液を使用するHFと補充液を使用しないECUM（Extracorporeal Ultrafiltration Method：限外濾過法）がある
>   ・大分子量物質の除去に優れる

- **血液濾過は透析液を使用しない方法**であり，補充液（置換液）を使用するのがHF，使用しないのがECUMである。**原理は限外濾過のみである。**
- 通常は4時間で20～30L程度の液置換（前希釈法）を行う。
- 物質除去と水分除去：**限外濾過**
- HF療法が維持療法として選択されることはほとんどないが，浸透圧変化を緩徐に調節したい場合など特定の病態には第一選択である。
- 血行動態が不安定（心不全・心筋梗塞など）・脳血管障害（脳浮腫）などがHFのよい適応である。
- HFの原理は膜間圧較差により血液から濾液を抽出して溶質を除去し，同量の置換液を補充する療法である。**HDと比較すると小分子の除去性能が悪いのが特徴で**，HFのクリアランスは濾過速度と膜のふるい係数の高い膜を選択することが重要である。

血液濾過透析：オフラインHDF（Off-line Hemodiafiltration）

> **TAP & TAP**
> - 原理 ⇒ 拡散と限外濾過で物質除去，限外濾過で水分除去
> - 種類（希釈法） ⇒ 前希釈法と後希釈法

- 原理は透析液を流して**拡散と限外濾過**を行う。
- 通常は4時間で5～15L程度の液置換（前希釈法または後希釈法）を行う。
- 物質除去：拡散と限外濾過
- 水分除去：限外濾過
- HD，HDF，HFにおける溶質のクリアランスと分子量の関係を**図3**に示す。

図3 HD, HDF, HFにおける溶質のクリアランスと分子量の関係

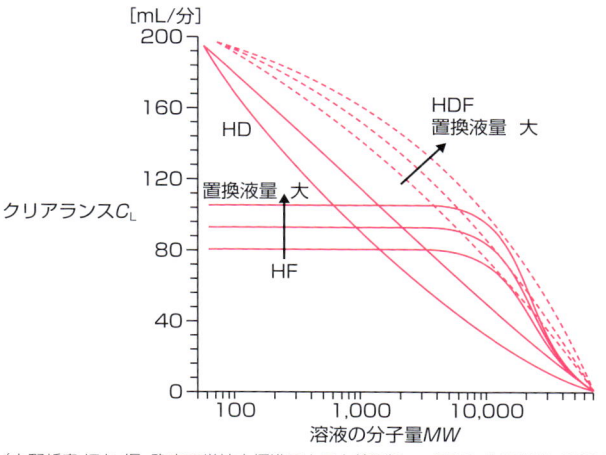

（小野哲章 ほか 編: 臨床工学技士標準テキスト第2版. p.372, 金原出版, 2012.より引用）

- 特徴は，大分子量物質の除去効率を増加させることである。
- 臨床効果としては，HDで改善困難な透析関連合併症としてEPO抵抗性貧血，$β_2$-MGの増加，関節痛，瘙痒感，イライラ感，不眠などの不定愁訴，透析低血圧があげられる。
- 長期効果が期待される病態としては，低栄養状態，動脈硬化，残腎機能の保持があげられる。

血液濾過透析：オンラインHDF（On-line Hemodiafiltration）

- 原理と種類 ⇒ オフラインHDFと同様で限外濾過量が多い
- 補充液 ⇒ 透析液
- 透析液 ⇒ 清浄化管理が必須

- 原理はHDFと同様であり，液置換量と限外濾過量が多くなる。
- **透析液を置換液として使用するため透析液の清浄化管理が必要**となる。
- 通常は4時間で40〜50L程度の液置換（前希釈法）を行う。
- 物質除去：拡散と限外濾過
- 水分除去：限外濾過
- 標準的な治療条件および適応疾患は血液濾過透析と同様である。
- 通常の血液濾過や血液濾過透析に比べ，**濾過を大量に行えることから溶質除去効率の向上が期待できる**。補充液として透析液を直接血液内に注入するため，**透析液の清浄化**はもちろん，**透析液配管の厳重な清浄化管理**，エンドトキシンや細菌などが除去できる**微粒子除去フィルタの設置が要求**される。

ECUM(extracorporeal ultrafiltration method：限外濾過)

TAP & TAP
- ECUM(限外濾過)の原理　⇒　限外濾過で物質除去と水分除去
- ECUM(限外濾過)の目的　⇒　水分除去が主
- 血液濾過　⇒　透析液，補充液を用いない

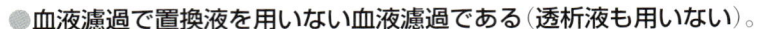

- 血液濾過で置換液を用いない血液濾過である(透析液も用いない)。
- 主に除水目的で施行され，ほぼ等張な濾液が得られるため，**血圧や循環動態に及ぼす影響は少ない**。

血漿交換(PE：plasma exchange)

TAP & TAP
- 種類　⇒　遠心分離法と膜分離法，現在は膜分離法が主流
- 補充液　⇒　新鮮凍結血漿(FFP)，アルブミン水溶液
- 膜分離法の種類　⇒　単純血漿交換(PE)と二重膜濾過血漿交換(DFPP)
- 二重膜濾過血漿交換　⇒　血漿分離器で分離された濾液血漿をさらに血漿分画器へ供給

- **遠心分離法**(物質の比重差を利用して分離)と**膜分離法**(物質の大きさを利用して分離)があり，現在は膜分離法が主流となっている。
- 置換液には**新鮮凍結血漿**(FFP：Fresh-frozen Plasma)や**アルブミン水溶液**が用いられる。
- 膜分離法には**単純血漿交換**(PE：Plasma Exchange)と**二重膜濾過血漿交換**(DFPP：Double Filtration Plasmapheresis)がある。
- 血漿分離器は中空糸型がほとんどであり，**膜素材はポリエチレン**が用いられ，その**平均細孔径は100nmのオーダー**であり，平均細孔径が数～十数nmの血液透析膜や血液濾過膜とは桁違いに大きいことに留意すべきである。膜分離としては，**血漿分離膜は精密濾過**(microfiltration)で**血液透析膜，血液濾過膜は限外濾過**(ultrafiltration)に分類される。
- DFPPは，血漿分離器で分離された濾液血漿をさらに**血漿分画器へ供給**し，患者に有用なアルブミン分画を患者へ灌流するとともに病因蛋白を多く含む分画を濃縮して廃棄する二重膜濾過法である。また，二段目の血漿分画分離を10℃以下の冷却下で行う方法を「**クライオフィルトレーション**」という。

吸着療法

- **種類** ⇒ 血液吸着(HA),直接血液灌流(DHP),血漿吸着(PA)
- **血液吸着(HA),直接血液灌流(DHP)** ⇒ 全血を還流吸着させる
- **血漿吸着(PA)** ⇒ 血漿分離器で分離された濾液血漿を灌流吸着させる

● 物理的,化学的などの原理により血液中から病因物質を吸着除去し,その病態の改善を図る治療法を「**吸着療法**」という。その主な吸着カラムを表2に示す。

表2 吸着カラムの種類

吸着様式		商品名	販売元	リガンド(吸着材)	被吸着物質	適用疾患
血液吸着	分子間引力	ヘモソーバCHS-350 DHP-1	旭化成クラレメディカル 川澄化学工業	石油ピッチ系活性炭	薬物,ビリルビン,クレアチニン,胆汁酸,アミノ酸	薬物中毒,肝性昏睡,急性腎不全
	特異的結合	トレミキシンPMX-20R, 05R	東レ・メディカル	ポリミキシンB	エンドトキシン	敗血症,エンドトキシン血症
	疎水結合	リクセル S-35, S-25, S-15	カネカメディックス	ヘキサデシル基	β_2-ミクログロブリン	透析アミロイド症
血漿吸着	静電結合	プラソーバBRS-350 メディソーバBL-300	旭化成クラレメディカル 川澄化学工業	スチレンジビニルベンゼン共重合体	ビリルビン,胆汁酸	劇症肝炎,術後肝不全
	静電結合	リポソーバLA-40, LA-15 セレソーブ	カネカメディックス	デキストラン硫酸	LDL, VLDL 抗カルジオリピン抗体,抗DNA抗体,免疫複合体	FH, ASO, FSGS SLE
	疎水結合	イムソーバTR-350 イムソーバPH-350	旭化成クラレメディカル	トリプトファン フェニルアラニン	抗アセチルコリンレセプタ抗体 リウマチ因子,免疫複合体	MG, GBS, CIDP, MS RA, SLE, GBS, CIDP, MS
血球成分除去療法(白血球系細胞除去療法)		アダカラム	JIMRO	酢酸セルロースビーズ	顆粒球,単球	MG, 重症・難治性潰瘍性大腸炎,難治性クローン病
		セルソーバEX セルソーバCS-180S, CS-100	旭化成クラレメディカル	ポリエチレンテレフタレート不織布	白血球全体,活性化血小板	重症・難治性潰瘍性大腸炎 RA

(小野哲章 ほか 編:臨床工学技士標準テキスト第2版. p.377, 金原出版, 2012.より引用)

- 吸着療法の種類を以下に示す。
  ① **血液吸着**（HA：Hemoadsorption）（患者血液を直接吸着カラムに環流する吸着法）
  ② **直接血液環流**（DHP：direct hemoperfusion）（患者血液を直接吸着カラムに環流する吸着法）
  ③ **血漿吸着**（PA：Plasma Adsorption）（血漿分離器の濾液血漿を吸着カラムに環流する吸着法）

持続的血液浄化療法（CBP：continuous blood purification therapy）（図4）

TAP & TAP

- 血液浄化療法の分類 ⇒ 間欠的血液浄化療法（IBP：Intermittent Blood Purification），持続的血液浄化療法（CBP：Continuous Blood Purification Therapy）
- 急性血液浄化療法 ⇒ 持続的血液浄化療法（CBP），間欠的血液浄化療法（IBP）
- 持続的血液浄化療法（CBP）
  ⇒ 1日当たり24時間持続的に行うことを開始時に設定した場合とする
- CRRT（Continuous Renal Replacement Therapy）
  ⇒ 持続的腎機能代替療法
- CBPの種類 ⇒ CHD, CHF, CHDF, CPE

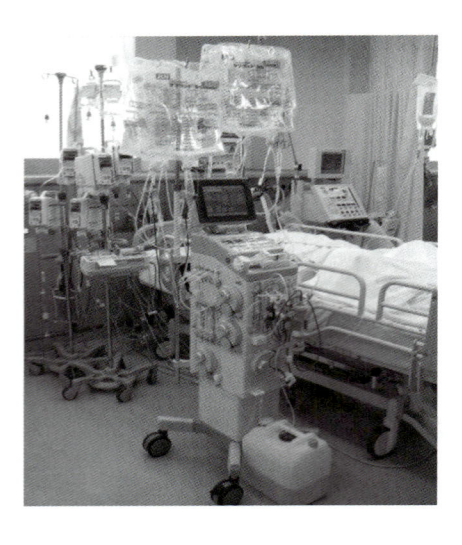

図4 持続的血液浄化法（CBP）

- **持続的血液浄化療法（CBP）**とは，救急重症患者の腎機能を含めた集中治療管理のなかで最も重要であり，効果が期待できる急性血液浄化療法の1つである。
- 救急部やICUなどのCritical Care領域において施行件数が年々増加し，

現在では必要不可欠なものとなっている。
- その特徴は，間欠法と比較して時間当たりの効率は低下するものの循環血行動態に与える影響が少なく，1日24時間常に持続緩徐的に物質除去と除水ができるため，重症患者の集中治療において，体内での溶質および水分コントロールが容易となり，積極的な治療が可能になるという大きな利点がある。
- **CRRT（持続的腎代替療法）**とも呼ばれ，救命・救急や集中治療領域で行われる急性血液浄化療法の主治療法である。その代表的な種類を以下に示す。
  - ①**持続的血液透析（CHD**：Continuous Hemodialysis）
  - ②**持続的血液濾過（CHF**：Cotinuous Hemofiltration）
  - ③**持続的血液透析濾過（CHDF**：Continuous Hemodiafiltration）
  - ④**持続的血漿交換（CPE**：Continuous Plasma Exchange）

表3　CBPの適応となる各種の疾患や病態

1. 多臓器不全（MOF）
2. 急性腎不全
3. 慢性腎不全の急性増悪，周術期管理
4. うっ血性心不全
5. 電解質異常，酸／塩基平衡異常，急性代謝異常
6. 重症急性膵炎
7. 急性呼吸窮迫症候群（ARDS）
8. 急性肝不全
9. 血栓性血小板減少性紫斑病（TTP）／溶血性尿毒症症候群（HUS）
10. 急性薬物中毒
11. 敗血症性ショック，エンドトキシン血症
12. 自己免疫疾患の急性増悪（SLE，抗リン脂質抗体症候群）
13. 神経・筋疾患
14. 甲状腺クリーゼ
15. 中毒性表皮壊死症（TEN）

表4　IBPとCBPの比較

	IBP（HDF）	CBP（CHDF）
バスキュラアクセス	内シャント	DLC
QB	200m*l*/min	80m*l*/min
QD	500m*l*/min	8m*l*/min
QF	40m*l*/min（10L/回）	8m*l*/min
体外循環容量	200m*l*	100m*l*
施行時間	4時間	持続（24時間）
物質除去効率	高い	低い
除水速度	速い	遅い
対象患者	維持透析患者	救急重症患者

表5　CBPの利点と欠点

利点	欠点
・心血行動態が安定している ・体液量をゆっくりきめ細かに調節できる ・栄養補給が行いやすい ・サイトカインの除去	・抗凝固療法が長時間必要 ・患者が動けない ・人手が必要 ・サイトカインの活性化

2 血液浄化療法装置 原理

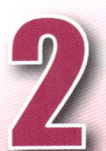

> **TAP & TAP**
> ●透析の原理 ⇒ 拡散と浸透圧と限外濾過であり，もう1つ入れるとすれば吸着

拡散

- 溶液(溶媒)中で溶質濃度が不均一な状態であるとき，溶質は濃度の高い方から低い方へ，溶媒である水は溶質濃度の低い方から高い方へ溶質濃度が均一になるまで移動する。この前者を「**拡散**」，後者を「**浸透**」という。
- 両者の**推進力は溶質の濃度差**である。また，**溶質の拡散速度は溶質分子が小さいほど速い**。

浸透圧

- 溶液の入った容器の真ん中を半透膜で区切り，その片方に半透膜不透過溶質を入れてよく拡散させたとき，溶媒による浸透流が生じ，液面をある程度上昇させて停止する。このときの静水位圧を「**浸透圧**」という。

限外濾過

- 溶液の入った容器の真ん中を半透膜で区切り，その片方に陽圧か陰圧をかけると溶液の一部が膜を透過して移動する。この現象を「**濾過**」といい，透析で用いられる透析膜の細孔径が1nmのオーダーであるため**限外濾過**に分類される。
- **濾過は膜にかかる圧力差を推進力**とする。また，同じ圧力差では透水性の高い膜ほど濾過量は多くなる。

吸着

- 吸着(adsorption)とは，吸着材表面で被吸着物質濃度が溶液中よりも高くなることである。その**推進力は吸着材と被吸着物質との親和力**(吸着様式)であり，選択性，特異性は親和力に依存する。

3 血液浄化器

血液浄化療法装置

TAP & TAP

- 透析膜の素材　⇒　セルロース系膜と合成高分子系膜
- セルロース系膜　⇒　2種類
- 合成高分子系膜　⇒　6種類
- 透析膜の性能　⇒　透水性，溶質透過性，生体適合性
- ダイアライザの形状分類
  　⇒　コイル型（コルフ型），積層型（平板型，キール型，プレート型），中空糸型（ホローファイバ型）
- ダイアライザのタイプ分類
  　⇒　ドライタイプ（dry type），ウエットタイプ（wet type）
- ダイアライザ　⇒　性能指標

透析膜

- 現在透析膜は，**セルロース系膜**と**合成高分子系膜**の2つに大別される。
- セルロース系膜は**親水性**で高い機械的強度をもち，歴史と実績をもつが，近年その使用量は大きく減少している。また，セルロース系膜は均一な膜構造をもつ対称膜が多いのに対し，合成高分子系膜は非対称膜構造で二重構造が多い。透析膜の種類を**表1**に示す。

表1　透析膜の種類

	素材ポリマー	製造メーカー	膜のタイプ	滅菌法
セルロース系膜	再生セルロース（RC：regenerated cellulose）	旭化成クラレメディカル	中空糸	γ線
	セルロースアセテート（CA：cellulose acetate）	ニプロ（東洋紡）	中空糸	γ線
合成高分子系膜	ポリアクリロニトリル共重合体（PAN：polyacrylonitril）	ガンブロ	平膜	γ線
	ポリメチルメタクリレート（PMMA：polymethylmethacrylate）	東レ・メディカル	中空糸	γ線
	エチレンビニルアルコール共重合体（EVAL：ethylenevinylalcohol）	旭化成クラレメディカル	中空糸	γ線
	ポリスルフォン（PS：polysulfone）	フレゼニウス	中空糸	AC
		旭化成クラレメディカル	中空糸	γ線，電子線
		東レ・メディカル	中空糸	γ線
	ポリエーテルスルフォン（PES：polyethersulfone）	ガンブロ	中空糸	γ線
		ニプロ	中空糸	γ線
	ポリエステル系ポリマーアロイ（PEPA：polyesterpolymer alloy）	日機装	中空糸	γ線

AC：autoclave滅菌，γ線：γ線滅菌，電子線：電子線滅菌

（小野哲章 ほか 編：臨床工学技士標準テキスト第2版. p.349, 金原出版, 2012.より引用）

● **透析膜に要求される性能**を以下に示す。
  ①高い溶質透過性
  ②高い透水性
  ③高い生体適合性
  ④高い機械的強度
  ⑤可滅菌性

ダイアライザ

形状分類

①コイル型（コルフ型）　　　　　　　　　　：使用されていない
②積層型（平板型，キール型，プレート型）　：極少量使用されている
③中空糸型（ホローファイバ型）　　　　　　：ほとんどこの型が使用されている

- 滅菌法　　　：高圧蒸気滅菌，γ線滅菌，EOG滅菌
- 膜素材　　　：セルロース系膜，合成高分子系膜
- 透析膜面積　：通常は 1.0〜2.0m^2
- タイプ分類　：ドライタイプ（dry type），ウエットタイプ（wet type）

セルロース系膜の特徴

①長所
- 親水性で蛋白吸着が少なく経時劣化が少ない。
- 機械的・力学的強度に優れている。
- 製膜性に優れ，薄膜化が可能。
- 低分子量物質除去性能に優れている。
- 安価である。

②短所
- 補体活性や一過性の白血球減少など，生体適合性に劣る。

合成高分子系膜の特徴

①長所
- 生体適合性に優れている。
- 高い分子量までの除去性能。
- 蛋白や薬剤などの吸着作用をもつものもある。

②短所
- ポアサイズやUFRが大きいため透析液からの逆濾過や逆拡散による。
- エンドトキシンが流入する可能性がある。

性能指標

● **ダイアライザの性能を表す指標**には以下に示すものがある。

①溶質透過性
- クリアランス（C_L）
- ダイアリザンス（D_B）
- 総括物質移動面積係数（K_OA）

②透水性
- 濾過係数（L_P）
- 限外濾過率（UFRP）

③溶質分離特性
- ふるい係数（SC）

4 透析液，補充液（置換液）

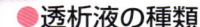

血液浄化療法装置

TAP & TAP
- 透析液の種類 ⇒ 重炭酸透析液，酢酸透析液，無酢酸透析液
- 透析液の供給方式 ⇒ バッチ（再循環）方式，部分再循環方式，シングルパス方式
- 補充液（置換液） ⇒ 透析液と同様な組成

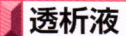

透析液

● 透析液の種類は，アルカリ化剤により3種類に分類される（表1）。

表1 透析液の種類

	重炭酸透析液	酢酸透析液	無酢酸透析液
Na^+ [mEq/L]	135〜143〈140〉	132	140
K^+ [mEq/L]	2.0, (2.5)	2.0	2.0
Ca^{2+} [mEq/L]	2.5, 3.0, (3.5)	2.5, 3.5	3.0
Mg^{2+} [mEq/L]	1.0, (1.5)	1.5	1.0
Cl^- [mEq/L]	106.5〜114.5〈110.0〉	104, 105	111
CH_3COO^- [mEq/L]	8〜10.2	33〜35	0
HCO_3^- [mEq/L]	25〜30	0	35
クエン酸 [mEq/L]	0	0	2
ブドウ糖 [mg/dL]	(0), 100, 150	200	150
浸透圧 [mOsm/L]	(285), 293〜300.8	285〜287	298

〈最頻値〉，(少数値)

(小野哲章 ほか 編：臨床工学技士標準テキスト第2版．p.362, 金原出版, 2012.より引用)

● **重炭酸透析液，酢酸透析液，無酢酸透析液**となり，現在は重炭酸透析液が**最も多く使用**され，酢酸透析液はほとんど使用されていない。

透析液の供給方式
①**バッチ（再循環）方式**：一定量の透析液を再循環させる方法
②**部分再循環方式**：コイル型に用いられる方法
③**シングルパス方式**：ファイバ型，積層型に用いられ，現在はほとんどこの方法

補充液（置換液）

● **透析液と同様な組成**をもち，患者血液中に直接流入させるので無菌的に製造管理されている。
● アルカリ化剤として重炭酸やラクテート（**乳酸**）が用いられている。

5 抗凝固薬

血液浄化療法装置

TAP & TAP

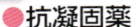

- 抗凝固薬 ⇒ ヘパリン，低分子ヘパリン，ナファモスタットメシル酸塩，アルガトロバン
- ヘパリン ⇒ ・血液中のアンチトロンビンⅢと結合することによって抗凝固作用を発揮
  - 中和薬はプロタミン
  - 分子量は約10,000〜25,000，半減期は1.0〜1.5時間
- ヘパリンの作用 ⇒ 抗トロンビン作用と抗Ⅹa作用
- 低分子ヘパリン ⇒ ・血液中のアンチトロンビンⅢと結合することによって抗凝固作用を発揮
  - 分子量は約4,000〜8,000，半減期は2.0〜3.0時間
- 低分子ヘパリンの作用
  - ⇒ ほぼ抗Ⅹa作用のみ
- ナファモスタットメシル酸塩
  - ⇒ ・蛋白分解酵素阻害薬，抗凝固作用
  - 分子量は540，半減期は5〜8分
  - 抗トロンビン作用，抗Ⅹa作用，抗ⅩⅡa作用など
- アルガトロバン ⇒ ・単独で抗凝固作用を発揮
  - 分子量は約527，半減期は15〜30分
  - 直接抗トロンビンに作用する（ATⅢは介さない）
- 出血に対する選択法
  - ⇒ 出血なし（ヘパリン），微少出血あり（低分子量ヘパリン），出血あり（ナファモスタットメシル酸塩）
- 凝固時間測定法 ⇒ 全血活性化凝固時間（ACT）法，活性化部分トロンボプラスチン時間（APTT）
- ACT ⇒ 140〜160秒になるようにヘパリン量をコントロール
- HIT（ヘパリン起因性血小板減少症）
  - ⇒ ヘパリンは血小板に対して刺激作用をもち，血小板凝集を亢進させ，白色血栓を形成し，血小板機能異常や体外循環路内の残血亢進をもたらして血小板を減少させる。これをHITという

- 血管内を循環している血液は生体になんらかの原因がない限り凝固しない。つまり、血液の凝固系と線溶系のバランスがとれている状態にある。しかし、**血液はなんらかの原因で血管内皮細胞以外の異物と接触すると凝固機転（各種凝固因子などが活性化）が進行し凝固する**。したがって、血液の体外循環時には抗凝固薬が必要となる。
- 各種抗凝固薬を正しく使用するには、**血液凝固のメカニズム**について理解する必要がある。
- 表1に**血液凝固因子**を示す。

表1　血液凝固因子

因子	慣用語	分子量
I	フィブリノゲン	340,000
II	プロトロンビン	70,000
III	組織（トロンボプラスチン）因子	44,000
IV	Ca^{2+}	40
V	プロアクセレリン・不安定因子	330,000
VII	安定因子・SPCA	48,000
VIII	抗血友病因子（AHF）	330,000
IX	Christmas因子	55,000
X	Stuart因子	59,000
XI	PTA	160,000
XII	Hageman（接触）因子	80,000
XIII	フィブリン安定化因子（FSF）	320,000

- 図1に血液凝固機序を示す。

図1　血液凝固機序

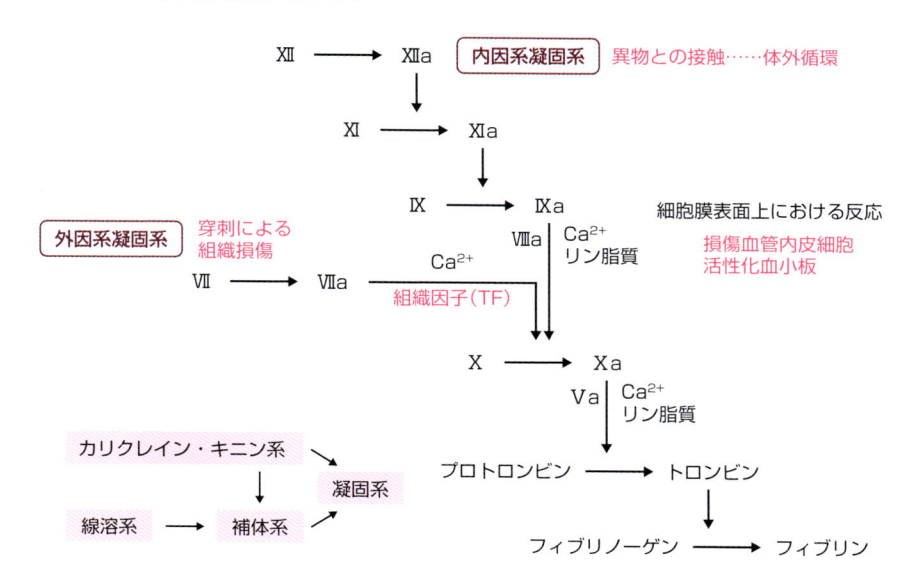

1 現在，主に使用されている各種抗凝固薬の種類と特徴（表2）

表2　各種抗凝固薬の特徴

	ヘパリン	低分子ヘパリン	ナファモスタットメシル酸塩	アルガトロバン
分子量	5,000〜30,000	4,000〜8,000	540	527
半減期	1〜1.5時間	2〜3時間	5〜8分	15〜30分
補助因子	必要（AT-Ⅲ）	必要（AT-Ⅲ）	不要	不要
阻害凝固因子	Ⅱa（トロンビン），Xa	主にXa	Ⅱa（トロンビン），Xa，XⅡa	Ⅱa（トロンビン）
適応症例	出血性合併症のない症例	出血性合併症のない，または軽度出血傾向のある症例	ほとんどの症例	AT-Ⅲ欠乏症例（70%以下）HIT症例
凝固時間測定法	ACT，APTT	なし（抗Xa活性）	ACT，APTT	ACT，APTT
脂質代謝への影響	あり	少ない	なし	なし
骨代謝への影響	あり	少ない	なし	なし
血小板活性化作用	あり	少ない	なし	なし
価格	安価	やや高価	高価	高価

① （非分画）ヘパリン（UFH）
- 血液中のアンチトロンビンⅢ（ATⅢ）と結合することによって抗凝固作用を発揮する。中和薬はプロタミンである。
- 分子量は約10,000〜25,000，半減期は1.0〜1.5時間。
- 作用は，抗トロンビン作用と抗Ⅹa作用。

② 低分子量ヘパリン（LMWH）
- ヘパリン同様に血液中のアンチトロンビンⅢ（ATⅢ）と結合することによって抗凝固作用を発揮する。
- 分子量は約4,000〜8,000，半減期は2.0〜3.0時間。
- 作用は，ほぼ抗Ⅹa作用のみ（抗トロンビン作用はあるが弱い）。

③ ナファモスタットメシル酸塩（NM：Nafamostat Mesilate）
- 蛋白分解酵素阻害薬であり，急性膵炎の治療薬として使用されていた。
- 分子量は540，半減期は5〜8分。
- 作用は，抗トロンビン作用，抗Ⅹa作用，抗ⅩⅡa作用など。

④ アルガトロバン
- 単独で抗凝固作用を発揮する。
- 分子量は約527，半減期は15〜30分。
- 作用は，直接抗トロンビンに作用する（ATⅢは介さない）。

● **価格の安い順**は，
　UFH ＜ LMWH ＜ NM ＜ アルガトロバン
　となり，実際の**使用割合**もこの順でヘパリンが最も多く使用されている。
● **出血に対する選択法**は，以下となる。
- 出血なし　　　：ヘパリン
- 微少出血あり：低分子量ヘパリン
- 出血あり　　　：ナファモスタットメシル酸塩

各種使用法

①全身ヘパリン化法
- 体外循環回路内と患者体内全身の凝固時間を延長させる方法。

②局所ヘパリン化法
- 体外循環回路内のみ，凝固時間を延長させる方法。
- 血液が体内に戻る手前で，プロタミンを注入してヘパリンを中和させる。
- リバウンド現象に注意を要する。

③最小(低)ヘパリン化法(限界ヘパリン化法)
- 透析が可能である最低限のヘパリン量にして行う全身ヘパリン化法。

④無ヘパリン化法
- ヘパリンを使用しないで行う透析法。

ヘパリン投与法の種類

①間欠的投与法
②開始時投与＋持続的投与法
③持続的投与法
④開始時単回投与法(半減期の長い低分子ヘパリンのみが可能となる方法)

抗凝固法の指標に用いられる凝固時間測定法

①全血凝固時間Lee-White法(リー ホワイト)
②全血活性化凝固時間(ACT)法・・・ベッドサイドで測定可能
- カオリン活性化全血凝固時間(KCT：Kaolin Clotting Time)
- セライト活性化全血凝固時間〔CCT：Celite-activated Coagulation (Clotting) Time〕

③Xa活性化凝固時間(XaCT：Xa Activated Clotting Time)・・・低分子量ヘパリン用だが現在は行われない

④活性化部分トロンボプラスチン時間(APTT：Activated Partial Thromboplastin Time)
- ACTが，140〜160秒になるようにヘパリン量をコントロールする。

ヘパリンの長所と短所

①長所
- 強力で安定した抗凝固作用。
- 安全域が広く，中和剤(プロタミン)が存在する。
- 即効性があり，半減期が比較的短い。
- 安価である。

②短所
- 凝固時間の延長による出血の増悪。
- AT-Ⅲの欠乏。
- 脂質分解作用。
- 骨脱灰作用。

- 血小板活性化作用。
- 陽性荷電の膜や陰イオン交換樹脂への吸着。

HIT（Heparin-Induced Thrombocytopenia：ヘパリン起因性血小板減少症）

● ヘパリンは血小板に対して刺激作用をもち，血小板凝集を亢進させ，白色血栓を形成し，血小板機能異常や体外循環路内の残血亢進をもたらして血小板を減少させる。これをHITという。

6 血液浄化療法装置
バスキュラーアクセス

TAP & TAP

- バスキュラーアクセス ⇒ シャントと非シャントの分類
- シャント ⇒ 内シャントと外シャントに分類
- 内シャントの吻合法 ⇒ 側側吻合，端側吻合，端端吻合の3種類

● 血液透析などの体外循環施行時の血液の出入口を「バスキュラーアクセス（血管アクセス）」という。
● バスキュラーアクセスの種類を表1に示す。

表1 バスキュラーアクセスの種類

シャント	1. 外シャント	①カニューレ型 ②コンセント型（ヘマサイト）
	2. 内シャント	①自己動静脈吻合 ②グラフト移植 　・自家移植 　・人工血管〔テフロン製（E-PTFE），ポリウレタン製〕
非シャント	1. 動静脈直接穿刺法 2. 動脈表在化（上腕動脈，大腿動脈） 3. 静脈カテーテル留置法（大腿，内頸，鎖骨下静脈） 4. ジャンピンググラフト（大腿動脈，上腕動脈にグラフト移植）	

● そのおおよその使用割合を以下に示す。
- 自己血管内シャント：80%
- 人工血管内シャント：10%
- 動脈表在化：7%
- カテーテル留置2%
- その他：1%

理想的な内シャントの条件

①穿刺が容易である。
②血流が十分得られる（QB200〜300ml/min）。
③再循環を起こしにくい。
④止血が容易である。
⑤合併症（閉塞や感染症）を起こしにくい。
⑥心臓への負担が少ない。
⑦日常生活に支障をきたさない。
⑧繰り返し使用できる。
⑨長期間の使用ができる。
⑩あまり目立たない。

- 内シャントの吻合法は，側側吻合，端側吻合，端端吻合の3種類であり，**最も多く用いられているのは，端側吻合**である．通常，利き腕ではない腕の手首の位置で，橈骨動脈と橈側皮静脈を用いて作成する．
- 各種バスキュラーアクセスの特徴を表2に示す．

表2　各種バスキュラーアクセスの特徴

	内シャント	グラフト移植	動脈表在化法	外シャント	静脈カテーテル法
作製部位	前腕，上腕，下肢	前腕，上腕，下肢	肘動脈，大腿動脈	前腕	前腕大腿，内頸，鎖骨下
手術の難易度	難	難	やや難	容易	容易
開存率	○	△	○	×	×
感染抵抗性	○	△	○	×	×
緊急性	×	×	×	×	○
合併症	少ない	比較的少ない	少ない	しばしば	しばしば
主な合併症	・狭窄，閉塞 ・穿刺困難 ・動・静脈瘤形成 ・スチール症候群 ・感染 ・静脈高血圧	・血栓形成 ・吻合部狭窄 ・seroma（血清腫） ・感染 ・動脈瘤形成	・血腫形成 ・皮膚壊死 ・穿刺困難	・血栓形成 ・閉塞 ・感染	・血栓形成 ・閉塞 ・感染 ・深部静脈血栓

合併症

- **スチール（steel）症候群**，**静脈高血圧症**，**動・静脈瘤**などがある．

7 血液浄化療法装置
治療方法

TAP & TAP

- 高Na透析 ⇒ 透析液のNa濃度を通常よりも高く(145mEq/L以上)して行う血液透析
- 低温透析 ⇒ 透析液の温度を通常よりも低くして(34℃〜36℃)行う血液透析
- 長時間透析 ⇒ 透析時間を6時間以上行う血液透析
- 短時間頻回透析 ⇒ 透析時間を短くし頻回に行う血液透析
- 処方透析 ⇒ 各々の患者の病態に合わせた透析液を処方作成し，その透析液を用いて行う血液透析
- 小児(低体重)透析 ⇒ 成人とは異なる身体の小さい小児，特に低体重(10kg以下)症例に対して行う血液透析
- 無酢酸透析 ⇒ 酢酸を全く含まない(酢酸フリー)透析液を用いて行う血液透析
- 在宅血液透析(HHD：Home Hemodialysis)
  ⇒ 患者自宅に機材一式を持ち込み，患者自身と介助者で責任をもって行う血液透析
- 単針透析法(シングルニードル透析)
  ⇒ 単針で脱血・返血を交互に切替て対外循環して行う血液透析
- 透析室外での透析(病棟・ICU・術中透析)
  ⇒ なんらかの理由により透析室で行うことができないため，透析室外で行う血液透析

各種透析療法

高Na透析

- 透析液のNa濃度を通常よりも高く(145mEq/L以上)して行う血液透析である。
- 高齢者や糖尿病など除水に対する血管反応性の低下した症例や，透析中に血圧が低下し除水や治療の継続が困難な症例に有効である。
- 透析液と血清のナトリウム濃度に4mEq/L以上の差がないと血清ナトリウム濃度は低下すると報告されており，血清ナトリウム濃度が140mEq/Lの患者に高ナトリウム透析を行うには144mEq/L以上が必要である。また，患者への塩分指導を厳しくする必要がある。
- 高ナトリウム透析の代表的な方法
  - ①持続的高ナトリウム透析法
  - ②ナトリウムグラジエント法(Na gradient法：sodium gradient法)
  - ③セルウォッシュ(cell wash法)

生体機能代行装置学

■低温透析
- 透析液の温度を通常よりも低くして(34℃～36℃)行う血液透析である。
- 末梢血管抵抗が減少することで低血圧に陥る自律神経失調症，糖尿病や高齢に伴う不十分な末梢血管収縮反応およびplasma refilling 不足の症例が主な適応である。

■長時間透析
- 透析時間を6時間以上行う血液透析である。
- 通常時間(4時間)の透析では十分な透析量を得られず，除水に伴い血圧が低下し十分な除水を行えない症例が主な適応。
- 長時間透析の特徴を以下に述べる。
    ①十分な透析量が得られる(十分な電解質補正，老廃物の除去)。
    ②良好な血圧のコントロールが可能(心負荷の軽減)。
    ③心機能の改善を認める(全身状態の改善)。

■短時間頻回透析
- 透析時間を短くし頻回(週5回以上)に行う血液透析である。
- 通常施行する透析の時間では血圧低下を起こす場合が適応となる。
- 頻回の除水は体液変化量が小さくなるため，高血圧の頻度は下がり，多量な除水による血圧低下の頻度は下がる。
- バスキュラーアクセスや血管に注意して穿刺などを行う。
- 短時間頻回透析の種類を以下に示す。
    ①短時間頻回(連日)透析(週6回，1回1.5～2時間施行する治療)
    ②連日血液透析(週5～7日血液透析を実施する人工腎臓治療)
    ③夜間連日家庭透析(自宅で夜間に週5～7回，1回8～10時間施行する治療)

■処方透析
- それぞれの患者の病態に合わせた透析液を処方作成し，その透析液を用いて行う血液透析である。処方透析は，あらかじめ調節した原液を用いて個人用透析装置で透析液を作成する。透析液組成は，患者の体液異常を十分に是正し，かつ副作用が少ない必要がある。
- 作成した透析液は使用する前に必ず組成濃度を検査して確認すること。また，患者血液を定期的に採血検査して確認する必要がある。

■小児(低体重)透析
- 成人とは異なる身体の小さい小児，特に低体重(10kg以下)症例に対して行う血液透析である。以下を主とする高度な技術が必要となる。
    ①**バスキュラーアクセス**
    - ダブルルーメンカテーテルを選択する場合が多い。理由として，穿刺が困難，生体腎移植が多く長期化しない症例が多いことなどがあげられる。
    ②**体外循環量(プライミングボリューム)**
    - 循環血液量を小さくすることは，患児の循環動態の安定をはかるとともに，血液浄化器を含む回路全体の血液通過時間を短くすることができる。よって，下記の低体温防止や抗凝固薬の減量が図れる。
    ③**低体温**
    - 小児は体格が小さく，体表面積の割合が大きいため低体温に注意しなければならない。以前は，加温器を用いて直接血液を加温していたが，安

全面から現在は禁止されている。
- 対策としては，透析液を加温または血液回路に断熱材などをまいて体温の低下を防止することが効果的である。

④抗凝固剤
- ナファモスタットメシル酸塩（NM）が第一選択であるため，NMを基本薬剤としてACTのモニタリングにて投与量を調節するのが望ましい。
- 血液流量は低流量であるため，ACTが延びず静脈側ドリップチャンバでの凝固が容易に起こりうる。したがって，場合によってはモジュールの後にも抗凝固剤の投与を必要とする場合もある。

■無酢酸透析
- 酢酸を全く含まない（酢酸フリー）透析液を用いて行う血液透析である。
- 代謝性アシドーシスの改善が不十分，不均衡症候群，血圧低下，十分に除水ができない，酢酸不耐症，血糖値管理の困難な症例，高カリウム血症，高マグネシウム血症の改善が不十分な症例，カルシウム濃度の高い透析液では高カルシウム血症を起こすおそれのある症例が適応となる。

■在宅血液透析（HHD）
- 医療機関ではなく患者自宅に機材一式を持ち込み，患者自身と介助者で責任をもって行う血液透析である。
- HHDの適応基準を以下に示す。
  ①透析患者本人が希望し，介助者と家族の同意が得られること。
  ②重い（HHDに影響する）合併症がないこと。
  ③自己穿刺ができること。
  ④自己管理ができること。
  ⑤自己責任と社会復帰への意欲があること。
  ⑥家がHHDを実施する上（装置設置，材料保管の場所）で問題がないこと。
  ⑦医師がHHD実施について承認していること。

■単針透析法（シングルニードル透析）
- 単針で脱血・返血を交互に切り替えて対外循環して行う血液透析である。
- 適応は，返血静脈の穿刺が困難な場合で，注意点は十分に脱血のできる血管に穿刺を行うこと，穿刺針は18G以上のものを用いることなどがある。通常の二本針での透析に比べ物質除去効率が悪い（約70～80％）。

■透析室外での透析（病棟・ICU・術中透析）
- なんらかの理由により透析室で行うことができないため，透析室外で行う血液透析である。

治療条件
①各種血液浄化療法（各種透析療法）の選択
②各種血液浄化器（各種透析器）の選択
③治療時間
④血液流量
⑤透析液流量
⑥抗凝固薬（種類，投与法，投与量）
⑦除水量

8 血液浄化療法装置
患者管理と合併症

患者管理

TAP & TAP

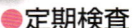

- 定期検査 ⇒ 透析患者に対して適正な透析が行われ，身体状態が良好に維持されているのかどうかを確認
- 各検査項目 ⇒ 健康成人の基準値，透析患者の目標値，意味，役割，特徴
- 食事管理 ⇒ 透析患者の特徴，1日の目標摂取量

■ 検査とデータ管理

- 透析患者に対して適正な透析が行われ，身体状態が良好に維持されているのかどうかを確認するために定期検査を行い，そのデータを管理する必要がある。
- 透析療法において，以下の条件が満たされるとき，**適正透析**が行われているといえる。
  ① 尿毒素の血中濃度が低い。
  ② 体内水分量が適正である。
  ③ 電解質，酸塩基の恒常性が維持されている。
  ④ 栄養状態がよい。
  ⑤ 合併症がない。

①血中尿素窒素（BUN）
【基準値】8〜22mg/dl
【目標値】透析前：50〜70mg/dl，透析後：20〜30mg/dl
- 蛋白質の代謝産物で腎臓から排泄されるため，蛋白質を摂りすぎると高値になり，足りないと低くなる。
- また，透析時間が短かったり血流が少なかったりすると透析不足になり，しっかり取り除けないため上昇する。その場合，特に透析後の値が高くなる。

②クレアチニン（Cr）
【基準値】男性：0.8〜1.2mg/dl，女性：0.6〜0.9mg/dl
【目標値】透析前：8〜10mg/dl，透析後：5.0mg/dl以下
- 筋肉代謝産物で産生量がほぼ一定であり，腎臓からのみ排泄されるため，腎機能の指標になっている。
- 筋肉量や運動量の多い人は，他の人に比べて少し高値で透析不足になると上昇するが，食事の影響を受けないため透析量の目安になる。

③カリウム（K）

【基準値】3.5〜5.3mEq/L

【目標値】透析前：5.5mEq/L以下，透析後：3.5mEq/L

- 血中に一定量存在しなくてはならない電解質の1つで，透析不足やカリウムを多く含む食品を摂りすぎると上昇する。
- また，病気や怪我，過度な食事制限による栄養障害などでも高くなるので注意が必要。
- カリウムが高くなりすぎると不整脈や心停止の危険性があり，命に関わる大変重要な電解質なので，6.0mEq/L以上にならないように食事や薬で調節しなければならない。

④総蛋白（TP）

【基準値】6.5〜8.0g/dl

【目標値】6.5〜7.5g/dl

- 血液中の蛋白で，栄養状態が悪くなると低下する。
- また，体内に水分が貯留しすぎると水で薄められ低下する。

⑤アルブミン（Alb）

【基準値】3.8〜5.3g/dl

【目標値】3.5〜5.0g/dl

- 血中蛋白の一種だが，特に栄養状態の指標になる。
- また，血管内の水分量維持機能があるので，低下すると血管外に水が移動し，むくみの原因ともなる。

⑥ヘモグロビン（Hb）

【基準値】男性：13〜17g/dl，女性：11〜15g/dl

【目標値】10〜12g/dl

- 赤血球の中にある蛋白質で，貧血の指標になる。
- 鉄を含む色素（ヘム）と蛋白質（グロビン）の複合体で，酸素と結合して肺から全身に酸素を運搬する。

⑦ヘマトクリット（Ht）

【基準値】男性：40〜50％，女性：35〜45％

【目標値】30〜35％

- 血液全体量に対する赤血球の占める割合で，ヘモグロビンとともに貧血の程度の指標になるが，水分増加が多いと希釈されて値が低くなる。

⑧血清鉄（Fe）

【基準値】男性：60〜210μg/dl，女性：50〜170μg/dl

【目標値】50〜190μg/dl

- 血液中の鉄の量で，鉄は赤血球をつくる材料なので鉄が少ないと貧血が進む。
- また，エリスロポエチンの効果も低くなる。

⑨フェリチン

【基準値】男性：13〜215ng/ml，女性：12〜100ng/ml

【目標値】100〜200ng/ml

- 身体に貯えられた鉄の量を表し，少なくなるとやはり貧血が進む。

⑩カルシウム（Ca）
【基準値】8.4～10.2mg/dl
【目標値】8.4～10.0mg/dl
- 身体を構成する重要な物質で，おもに骨や歯に存在するが，血液中にも一定の割合で存在する必要がある。
- カルシウム値が低いと骨がもろくなり，高い状態が続くと骨以外のところに沈着(異所性石灰化)を起こす。薬(カルシウム含有剤)の過剰投与でも上昇する。

⑪リン（P）
【基準値】2.5～5.0mg/dl
【目標値】3.5～6.0mg/dl
- カルシウムとともに重要な物質で，骨の成分の1つ。腎不全になると体外へ排泄できないため通常，高くなる。
- 高値が続くと異所性石灰化がみられたり，骨がもろくなり，骨折しやすくなったりする。リンを多く含む食品の摂りすぎや，リン吸着薬の飲み忘れなどで上昇する。

⑫副甲状腺ホルモン（intact-PTH）
【基準値】10～60pg/ml
【目標値】150～350pg/ml
- 喉の甲状腺の裏側にある米粒大の副甲状腺から分泌されるホルモン。
- 血中カルシウム値が低くなり，リン値が高くなると分泌が亢進して，骨からカルシウムを血液の方に移動させ，骨がもろくなったり，血中カルシウム値を上昇させたりする。
- 直接，食事の影響は受けないが，長期にわたってリン・カルシウムのコントロールが不良であれば上昇する。

⑬アルカリフォスファターゼ（ALP）
【基準値】110～350IU/l
【目標値】110～350IU/l
- ほとんどの臓器に存在する酵素で，おもに骨の異常な変化があるときに高くなるが，肝障害を起こしているときにも上昇する。

⑭β_2-マイクログロブリン（β_2-MG）
【基準値】1.3～2.1mg/l
【目標値】20mg/l以下
- 通常は分解されアミノ酸として身体に戻されるが，腎不全になると代謝できないため蓄積する。
- 体内に溜まるとアミロイドという物質になって各組織に沈着し，骨・関節・肩などの痛み，しびれなどを引き起こす。十分に透析をして低値を保つ必要がある。

⑮尿酸（UA）
【基準値】7.0mg/dl以下
【目標値】8.0mg/dl以下
- 細胞の核の終末代謝産物で，痛風を起こす原因物質。
- 高蛋白・高カロリー・アルコール摂取などで上昇する。
- 高値になれば，食事コントロールや薬剤で下げる必要がある。

⑯HbA1c
【基準値】4.3〜5.8%
【目標値】4.3〜5.8%
- 過去およそ1〜2カ月の平均血糖レベルを反映する。
- 慢性の高血糖あるいは低血糖が疑われる場合，および糖尿病患者の血糖コントロールを把握する場合に検査する。

⑰心胸比（CTR）
【基準値】50%以下
【目標値】50%以下
- 心臓の大きさを表す（胸郭の幅に対する心臓の幅の割合）。
- 体内に水が溜まりすぎると大きくなる。ただし，心臓病・高血圧・高度な肥満などがある人やスポーツをしていた人はもともと大きい場合がある。
- また，撮影時にしっかり息を吸い込まないと心臓が大きく写ってしまうことがあるので注意。

◢食事管理
①熱量を適切にとる。
②蛋白質は必要量を守る（過剰摂取をしない）。
③カリウムをとりすぎない。
④塩分を控える。
⑤水分を控える。
⑥リンを多く含む食品に注意する。
⑦バランスのよい食事をする。

表1　1日の目標摂取量

熱量（総カロリー）	30〜40 kcal/kg（標準体重）
蛋白質	1.0〜1.2 g/kg（標準体重）
食塩	5〜7 g以内
リン	700mg 以内
カリウム	1500mg 以内

合併症

TAP & TAP

● 透析患者合併症 ⇒ 心・血管系合併症，血圧，腎性骨異栄養症，貧血，感染症，透析アミロイドーシス，末梢神経障害，消化器障害，脂質代謝異常，皮膚瘙痒症など

■動脈硬化
- 動脈壁にコレステロールなどの物質が溜まり，血管の内腔が狭くなり血液の流れが悪くなる。特に透析患者における高リン血症は血管壁の石灰化を引き起こし，動脈硬化が増悪する傾向がある。
- 動脈硬化による主な病変を以下に示す。
  - 虚血性心疾患：狭心症，心筋梗塞
  - 脳血管障害：脳梗塞，脳出血
  - 閉塞性動脈硬化症（ASO：Arteriosclerosis Obliterans）

■心不全
- 心臓の働きが低下した状態を心不全といい，透析患者に最も多いのはうっ血性心不全である。
- これは，水分と塩分が溜まり過ぎて血液量が増え，これを送り出す心臓の仕事量も増えるため，次第に心臓が疲れ果ててその機能が低下した状態。

■腎性骨異栄養症
- 腎不全になると腸からのCa吸収に必要な活性型ビタミンD（Vitamin D）がつくられないため血中Ca値が低下する。すると，骨から血中へのCa放出を促すPTH（Parathyroid Hormone：副甲状腺ホルモン）が過剰に分泌され，Ca値が逆に高値になり骨軟化症を引き起こす。
- また，腎不全になるとリンを排泄できないため，CaとPが上昇した状態となり，各臓器，血管，関節などに石灰化を起こす。
  - rugger-jersey（ラガー ジャージ）
  - salt and pepper（ソルト アンド ペッパー）

■透析アミロイドーシス
- $β_2$-MGが主成分の「アミロイド」と呼ばれる物質が，関節・手根管・脊椎に沈着して症状を引き起こす。
- 原因の1つとして，腎不全になると$β_2$-MGの排泄が障害され，大きな物質であるため透析しても十分除去できず，体内に高濃度で蓄積することに関係があると考えられている。

■二次性副甲状腺機能亢進症
- 腎不全では，血中カルシウムの低下，活性型ビタミンD（$1α,25(OH)_2D_3$）の減少，リンの貯留などが起こるため，PTHの分泌が亢進する。

- 高度に起きた場合には骨のカルシウム量が減少し、繊維性組織が増殖する。これが繊維性骨炎に典型的な臨床像である。

■手根管症候群
- 手根管とは、手関節掌側にある横手根靱帯と手根管に囲まれたトンネルをいい、トンネル内部には正中神経や手指を屈曲させる腱が通っている。
- このトンネル内で正中神経が圧迫されて生じる絞扼性神経障害が手根管症候群である。

■異所性石灰化
- 血液中のカルシウムとリンが結合して結晶化した物質が、骨以外の組織に沈着することを「異所性石灰化」という。
- 透析患者では、カルシウムとリンの調節機構が破綻しているため、カルシウム×リン積が高値となって石灰沈着が起こりやすい。

■アルミニウム骨症
- 骨へのアルミニウム沈着により、正常な化骨が妨げられ、骨軟化症を起こす病態である。
- 腎機能低下によるアルミニウムの排泄機能低下や飲料水中のアルミニウム濃度などが原因となる。

■腎性貧血
- 腎臓でつくられる造血ホルモン（エリスロポエチン）の分泌低下が主因で、それに加えて尿毒素の蓄積や栄養不足、消化管からの鉄吸収低下なども影響し、赤血球の生産が抑えられるため貧血が起こる。
- 腎不全患者における貧血改善の薬剤として、エリスロポエチン製剤や鉄剤が使われる。

■神経障害
- 多くは糖尿病に合併するが、腎不全によるものは尿毒素の蓄積が影響していると考えられる。
- 手足の末梢から出現し、おもに灼熱感やシビレといった知覚障害を示すが、ひどくなると脱力感や筋萎縮などの運動障害も引き起こす。
  - 末梢神経障害：レストレス・レッグ症候群（下肢静止不能症候群）
  - 中枢神経障害：透析脳症（アルミニウム脳症）

■便秘
- 透析を導入すると便秘傾向になる人が多くみられる。これは、水分制限や食事制限（とくにKが多く含まれる果物や野菜類の制限）が食物繊維不足を招くためである。
- さらに運動不足があると、腸運動の低下や排便時の腹圧低下をきたし便秘を助長する。また、薬の副作用で便秘になる場合もある。

9 血液浄化療法装置
透析装置と周辺機器

水処理装置（透析用水作成装置）

TAP & TAP
- 水処理装置（透析用水作成装置） ⇒ 標準的水処理システム
- 標準的水処理システム ⇒ 各水処理装置の特徴

●標準的水処理システムを図1に示す。

図1　水処理装置の構成

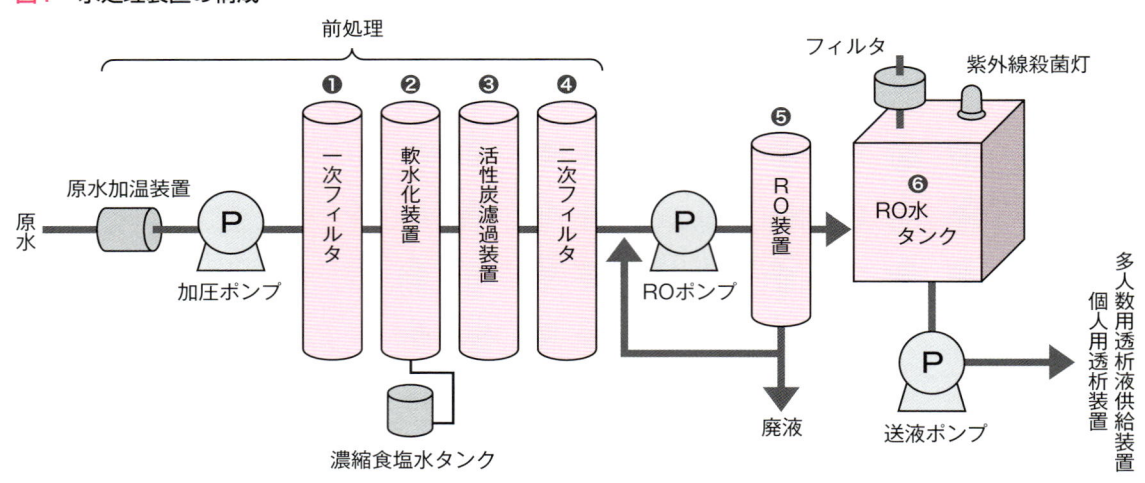

前処理
- 原水 → 原水加温装置 → 加圧ポンプ(P) → ❶一次フィルタ → ❷軟水化装置 → ❸活性炭濾過装置 → ❹二次フィルタ → ROポンプ(P) → ❺RO装置 → ❻RO水タンク（フィルタ、紫外線殺菌灯）→ 送液ポンプ(P) → 多人数用透析液供給装置／個人用透析装置
- ❷軟水化装置 → 濃縮食塩水タンク
- ❺RO装置 → 廃液

（田口彰一 ほか 編: 医療機器の日常お手入れガイド　清掃・消毒・滅菌, p.43, 図2, メジカルビュー社, 2013.）

●各水処理装置の特徴を表1に示す。

表1 各水処理装置の特徴

○：除去する，×：除去しない

項目	一次フィルタ	二次フィルタ	紫外線殺菌灯	活性炭装置	軟水装置	純水装置	RO	UFフィルタ
アルミニウム	×	×	×	×	○	○	○	×
クロラミン	×	×	×	○	×	○	×	×
銅	×	×	×	×	×	○	○	×
フッ素イオン	×	×	×	×	×	○	○	×
硝酸性窒素	×	×	×	×	×	○	○	×
硫酸イオン	×	×	×	×	×	○	○	×
亜鉛	×	×	×	×	○	○	○	×
カルシウム	×	×	×	×	○	○	○	×
マグネシウム	×	×	×	×	○	○	○	×
カリウム	×	×	×	×	×	○	○	×
ナトリウム	×	×	×	×	×	○	○	×
ヒ素	×	×	×	×	×	○	○	×
バリウム	×	×	×	×	○	○	○	×
カドミウム	×	×	×	×	×	○	○	×
クロム	×	×	×	×	×	○	○	×
鉛	×	×	×	×	×	○	○	×
水銀	×	×	×	×	×	○	○	×
セレン	×	×	×	×	×	○	○	×
銀	×	×	×	×	×	○	○	×
鉄	△	△	×	△	△	○	○	△
マンガン	△	△	×	△	×	○	○	△
遊離塩素	×	×	×	○	×	△	×	×
パイロジェン	×	△	×	△	×	×	○	○
細菌	×	○	○	×	×	×	○	○
微粒子	△	○	×	×	×	×	○	○

①**プレフィルタ（除菌フィルタ，沈殿フィルタなど）**
- 微粒子や細胞などの固体成分の除去を目的に，他の水処理装置の前処理として用いられている。

②**軟水化装置（イオン交換装置，純水化装置）**
- 軟水化装置はイオン交換樹脂からなり，供給水中の硬水成分であるCa^{2+}，Mg^{2+}などの多価イオンを樹脂中のNa^+に交換する装置である。

③**活性炭濾過（吸着）装置（カーボンフィルタ）**
- 遊離塩素やクロラミンなどの塩素化合物や有機物などを吸着除去する。

④**限外濾過フィルタ（チェックフィルタ）**
- エンドトキシン，細菌，微粒子などを除去する逆浸透装置の直前処理として用いられている。

⑤**逆浸透装置（RO装置）**
- 水処理装置の主役であり，理論的には水（H_2O）以外のすべての物質の透過を阻止し，純水を作成する装置である。

透析液作成供給装置（セントラル）

TAP & TAP

- 透析液作成供給装置（セントラル）
  ⇒ 透析液原液を透析用水で希釈混合し，透析液を作成してベッドサイドの透析装置に供給する装置
- 透析液の混合方式の4つ ⇒ ①容量比例方式，②定量ポンプ方式，③フィードバックコントロール方式，④ベンチュリー方式

- 透析液原液を透析用水で希釈混合し，透析液を作成してベッドサイドの透析装置に供給する装置である。
- この装置は，**透析液の濃度監視部と温度制御部で構成**されている。
- **透析液の混合方式**には，以下の4つがある。
  - ①容量比例方式
  - ②定量ポンプ方式
  - ③フィードバックコントロール方式
  - ④ベンチュリー方式

透析装置（透析用監視装置，ベッドサイドコンソール）

TAP & TAP

- 透析装置（透析用監視装置，ベッドサイドコンソール）
  ⇒ 透析装置とは本来この装置のことであり，血液を体外循環してダイアライザにて血液と透析液とを透析膜を介して接触させ，血液中から不要な物質と水分を除去し，透析液中から必要な電解質を補充するという透析療法を実際に行うもの
- 透析装置に装備されている安全監視装置
  ⇒ 除水制御装置，透析液温度制御装置（透析液温度計），血液側回路内圧計（静脈圧計），透析液圧計，気泡検出器，漏血検出器
- 除水制御方式の密閉型容量制御方式3つ
  ⇒ ダブル隔膜容量槽（チャンバ）方式，複式ポンプ方式，粘性液体制御方式（ビスカスコントロール方式）

- **透析装置とは本来この装置のこと**であり，血液を体外循環してダイアライザにて血液と透析液とを透析膜を介して接触させ，血液中から不要な物質と水分を除去し，透析液中から必要な電解質を補充するという**透析療法を実際に行うもの**である。
- 透析装置には，透析を行うための装置に加えて**安全監視装置**が以下に示すように装備されている。

①除水制御装置
- 除水制御方式は，密閉型容量制御方式と膜間圧力差（TMP：Transmembrane Pressure）制御方式の2つに分類され，現在は密閉型容量制御方式がほぼ用いられている。
- **密閉型容量制御方式**は透析液の出入量を等量に保ち，除水は別のポンプを用いるか，出量を変化させる方式で次の3つの方式がある。
  ①**ダブル隔膜容量槽（チャンバ）方式**
  ②**複式ポンプ方式**
  ③**粘性液体制御方式（ビスカスコントロール方式）**

②透析液温度制御装置（透析液温度計）
- 透析液は通常35℃～38℃
- 温度制御法は，ON-OFF制御法または比例制御法
- **温度センサ**には，**サーモスタット，サーミスタ，白金抵抗測温体**を用いる。

③血液側回路内圧計（静脈圧計）
- **血液側回路内圧**には，**静脈圧と動脈圧**があり，動脈圧はモニタされない場合が多い。
- **圧力の検出方法**は，**ストレンゲージ（半導体ひずみゲージ）や弾性体（ブルドン管）**が用いられる。
- **静脈圧上昇の原因**：返血留置針穿刺不良，回路内凝固，回路の折れ曲がり，鉗子の外し忘れ
- **静脈圧下降の原因**：脱血留置針穿刺不良，膜破損による血液リーク，気泡混入

④透析液圧計
- ダイアライザから透析装置に戻る透析液の圧力（液圧）を測定することにより，透析液の流れの状態を監視する。**拡散型半導体センサ**を用いる。

⑤気泡検出器
- 通常，**超音波センサ**を用いる。

⑥漏血検出器
- リークにより透析液に漏出する血液を透析液排液側で**光透過度の減衰を測定**することにより検出する装置である。
- 発光ダイオードとホトトランジスタで構成する**透過型**が用いられている。

水質（透析液清浄化）管理

- 水質（透析液清浄化）管理 ⇒ 透析液清浄化管理基準
- 透析液清浄化の定義 ⇒ 清浄とは，透析療法に用いる透析用水・透析液に関し，化学物質の汚染，生物学的汚染がなく，安全に治療を行うことのできるものとし，それらを作り出す装置の設計，管理方法を含め清浄化と定義する
- 清浄化された透析液 ⇒ 化学的物質，生物学的物質（細菌，エンドトキシンなど）が管理基準内にある透析液
- エンドトキシン（ET：endotoxin, 細胞内毒素） ⇒ グラム陰性菌の細胞外膜成分であり，パイロジェン（発熱物質）の1つである。パイロジェンのなかでも毒性が強いので最も重要視される
- エンドトキシンにおける生体反応 ⇒ 発熱，血圧低下，ショック，血液凝固，貧血，透析アミロイド症（β_2-MG産生・亢進），栄養障害，動脈硬化
- エンドトキシンの測定法 ⇒ 比色法と比濁法
- 従属栄養細菌 ⇒ 栄養源の豊富な通常の培地には発育しにくく，透析液配管のような栄養源の乏しい環境に適応して増殖する細菌
- R2A寒天培地 ⇒ 栄養源の乏しい培地
- 細菌数試験の培養法分類 ⇒ 混釈法，塗抹法，MF法（メンブランフィルタ法）の3種類

- 透析液の清浄化や水質基準は，「日本透析医学会」で1995年に初めて清浄度基準が示されてからいわれるようになり，その後，1998年，2005年，2008年に改定され，重要性が高まった。
- 国際的には「国際標準化機構（ISO）」で，2005年に透析液中のエンドトキシン（ET）濃度や細菌数の基準が提示され，2011年にさらなる基準案が発行された。
- 「日本臨床工学技士会」では，「透析液等安全委員会」を立ち上げ，2006年に「透析液清浄化ガイドラインVer 1.05」を提示し，その後，臨床現場の状況をみながら，2009年にVer 1.06へ更新し，2011年にVer 2.00へ改訂した。
- 近年，透析液の清浄化，水質管理，ライン管理などを含めた透析液の安全管理はますます重要となり，その注目度もさらに向上している。
- 2010年に「オンラインHDF装置」が認可され，透析液水質確保加算も認められ，さらに2012年には「人工腎臓2慢性維持透析濾過（複雑なもの）」とし

て薬価収載されるとともに透析液水質確保加算2の申請要件が付与された。
- 加算基準には，関連学会水質基準を満たすこと，「透析液安全管理者」の配置，透析機器安全管理委員会の設置が条件となった。これにより，わが国においても初めてオンラインHDF療法が認められ，普及が加速するものと思われる。そして，この方法は透析液を直接に血液の中に補充するために透析液の清浄化は必須となり，その安全管理は大変重要なものとなっている。

表2 透析液清浄化管理基準

	透析液清浄化 Ver.2.00		ISO基準案 2009		JSDT 基準 2008	
	生菌数(CFU/mL)未満	ET活性値(EU/mL)未満	生菌数(CFU/mL)未満	ET活性値(EU/mL)未満	生菌数(CFU/mL)未満	ET活性値(EU/mL)未満
透析用水 dialysis water	10 目標 1	0.01 目標 0.001	100 アクションレベル 50	0.25	100	0.050
透析液 dialysis fluid	0.1	0.001	100 アクションレベル 50	0.5	100	0.050
超純粋透析液 ultra-pure dialysis fluid			0.1	0.03	0.1	0.001
置換用透析液 substitution	注射用水の水質レベルを推奨する。ただし，専用の装置を用いる場合は，装置製造販売メーカーの定める管理基準に準じ，各施設の透析液安全管理委員会で適切に管理し臨床運用する		適切な局方の要求事項に準じ，生存する微生物がいないこと	0.03	10^{-6}	0.001 検出限界未満
生菌数測定検体量	・透析用水 1〜100mL ・透析液 1〜100mL ・逆濾過透析液を用いたマシーン 10〜100mL		・透析液10〜25mL以上 1,000mL		・ultra-pure dialysis fluid 10mL以上	
測定頻度	・透析用水：1回/月以上 ・透析液：月1回以上，1年で全台		・サンプリングスケジュールは，各装置が少なくとも年1回サンプリングされるようにし，頻度は月1回モニタリングすることが多い		・透析用水：1回/3カ月 ・透析液：2台/月以上，1年で全台	

（透析液清浄化ガイドラインVer2.00, 2011. より引用）

■透析液清浄化の定義
- 清浄とは，透析療法に用いる透析用水・透析液に関し，化学物質の汚染，生物学的汚染がなく，安全に治療を行うことのできるものとし，それらを作り出す装置の設計，管理方法を含め清浄化と定義する。
- **清浄化された透析液**とは，**化学的物質，生物学的物質（細菌，エンドトキシンなど）が管理基準内にある透析液のこと**である。

■エンドトキシン（ET：endotoxin, 細胞内毒素）
- **グラム陰性菌の細胞外膜成分**であり，パイロジェン（発熱物質）の1つである。
- パイロジェンのなかでも毒性が強いので最も重要視される。

■エンドトキシンにおける生体反応
①急性反応
　①発熱
　②血圧低下
　③ショック
　④血液凝固

②慢性反応
　①貧血
　②透析アミロイド症（β_2-ＭＧ産生・亢進）
　③栄養障害
　④動脈硬化

表3　含有物質と有害作用

含有物質	有害作用
クロリン（遊離塩素類）・クロラミン	溶血（貧血作用）
パイロジェン・エンドトキシン	発熱・低血圧など
懸濁物粒子	機器類の故障
銅	溶血（貧血作用）
カルシウム・マグネシウム	硬水症候群（頭痛・悪寒・嘔吐など）
鉄・マンガン	機器類の故障
フッ素	骨病変
ナトリウム	口渇・高血圧
カリウム	高カリウム血症
硫酸	胃腸障害
硝酸	メトヘモグロビン血症（酸素運搬機能をしない）
アルミニウム	透析脳症・骨軟化症

● **エンドトキシンの測定法**には，**比色法**と**比濁法**がある。
  - 透析用水あるいは透析液の中には，栄養源の乏しい環境にも適応して増殖する従属栄養細菌が存在し，栄養源の豊富な通常の培地には発育しにくい。
  - そのために，栄養源の乏しい培地であるR2A寒天培地が主に用いられる。

■細菌数試験の培養法分類
● ①混釈法，②塗抹法，③MF法（メンブランフィルタ法）の3種類がある。

10 血液浄化療法装置
安全管理，事故対策

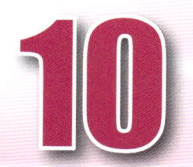

装置・機器の保守点検

TAP & TAP

- 保守点検業務 ⇒ 日常点検，定期点検，故障点検
- 日常点検 ⇒ 始業（使用前）点検，使用時点検，終業（使用後）点検

■保守管理・保守点検・修理
①**保守管理**：医療機器を円滑に使用するための業務を指す。
業務の範囲や規模は各病院によって異なる。
②**保守点検**：医療機器が安全かつ正しく機能するように点検や調整を行うこと。保守管理業務の1つである。
つまり，保守点検とは，「**清掃，校正，消耗品の交換**」である。
修理（オーバーホールも修理業に含まれる）は保守点検に含まれない。
③**修理とは**：故障，破損，劣化などの箇所を本来の状態・機能に復帰させること。

■保守点検業務
①日常点検
- 始業（使用前）点検
- 使用時点検
- 終業（使用後）点検

②定期点検
③故障点検

血液透析時のトラブル

- 透析液濃度 ⇒ Na濃度：138〜142mEq/l，浸透圧：270〜285mOsm/l
- 透析液濃度異常 ⇒ 高濃度：血圧上昇，口渇，頭痛，動悸，顔面紅潮など，低濃度：血圧低下，筋けいれん，意識障害，胸痛，冷汗，溶血など
- 透析液温度 ⇒ 36℃〜37℃
- 透析液温度異常 ⇒ 低温度：冷汗，悪寒戦慄，血管痛など，高温度：熱感，発汗，溶血など
- 透析液清浄化 ⇒ 透析液の化学物質汚染，生物学的汚染がないこと
- 透析液汚染 ⇒ 発熱，貧血，頭痛，悪心など
- 透析液流量 ⇒ QD：500ml/min
- 透析液流量不足 ⇒ 透析不足による尿毒症症状，倦怠感など
- 血液体外循環量 ⇒ 200〜250 ml/min，血液流量QB：約200 ml/min
- 血液体外循環部の出血 ⇒ ショック状態：血圧低下，意識喪失，貧血など
- 血液凝固発生部位 ⇒ チャンバ，ダイアライザなどが多い
- 血液凝固 ⇒ 血液回路内圧が上昇，血液の体外循環不能，透析継続が不能
- 血液回路への空気混入 ⇒ ・動脈側穿刺針から血液ポンプまでの間が入りやすいので注意
  - ・咳（続く），呼吸困難，胸痛，けいれん，血圧低下，意識低下など
- 脱血不良 ⇒ ・シャントおよび穿刺血管の血流不足，回路内陰圧の原因
  - ・穿刺部付近の血液回路に小さな気泡がつく，穿刺部付近の振動や違和感，動脈側血液回路にあるピローが陰圧になる，血液回路が振動する，静脈圧が低下する
- 血液の再循環 ⇒ ・浄化されて体内に戻ってきた血液が再び動脈側回路から脱血されること
  - ・透析不足による尿毒症症状
- 止血不良 ⇒ ・シャント吻合部に近い部位やグラフト穿刺などの血管内圧が高い場合
  - ・止血が困難なため出血量の増加，多量の出血の場合血圧低下，意識喪失など

- ●静脈圧の上昇　⇒　・静脈側チャンバ内およびその下流回路の抵抗増加
　　　　　　　　　　・静脈側チャンバの液面上昇，静脈圧の警報が鳴る，回路が加圧され振動する
- ●穿刺ミス　　　⇒　・シャント，血管，穿刺技術，コミュニケーション
　　　　　　　　　　・穿刺部位の痛み・腫脹など，シャントへの悪影響，穿刺に対する不安の増強
- ●停電・断水　　⇒　透析は，電気と水をたくさん使用して行う治療であることを患者さんに説明し，もしものときのために日頃からの停電対策や水分管理の指導を行うことがとても重要である
- ●火災・地震　　⇒　災害発生時には第一に安全に避難することが望まれるために，スタッフの冷静な対応が重要である。そのためには，日頃からの危機管理意識や患者に対しての指導がとても重要となる

◾透析液濃度の異常
- ●透析液の濃度は，現在一般的に**浸透圧**が270～285mOsm/*l*であり，**Na濃度**が138～142mEq/*l*である。
- ●多人数用の透析液供給装置においては，水処理をした水道水を用いて透析液を作成するが，その際，水と透析液原液の調合を間違えると濃度に異常が生じる。
- ●また，透析液供給装置本体による故障や災害などによる緊急時などにも同様のことが発生する。

◾原因
- 人為的：透析液作成ミス
- 機械側：透析液供給装置の故障
- 災害　：停電，断水など

◾症状
- 透析液が高濃度：高Na血症に伴う症状
  血圧上昇，口渇，頭痛，動悸，顔面紅潮など
- 透析液が低濃度：低Na血症に伴う症状
  血圧低下，筋けいれん，意識障害，胸痛，冷汗，溶血など

◾確認する点
- 透析液濃度の再測定
- 症状のでている患者の状態把握
- 水処理装置の確認
- 溶血の有無

■**対処**
- 透析液供給中止

溶血有	溶血無
↓	↓
ダイアライザ，回路内の血液破棄	透析液が正常な濃度になるまで血液のみ循環
↓	↓
透析再開	透析再開

■**予防**
- 透析開始前に透析液濃度の測定
- 透析液供給装置の正確な操作

■**ポイント**
- 透析液の濃度異常は，透析装置の安全性の向上により，近年，濃度異常のまま治療が行われることはまれとなった。しかし，起こりえない事故ではないので，日々のメンテナンスなどによる機械側の異常有無の確認が大事である。
- また，事故が発生した場合には，患者への精神的不安を与えぬよう速やかな対応などが最も大切なことである。

■**透析液温度異常**

● 血液を体内から外に出し循環させると血液の温度が低下するため，**透析液温度は，ヒータによって，36℃から37℃に加温調節されている。**

● この透析液の温度がなんらかの原因によって，高くなりすぎたり低くなりすぎたりすると血液の温度が影響を受け，患者の体温の異常を招くことになる。

■**原因**
- 人為的：温度設定，確認ミス。警報装置の設定ミス
- 機械的：透析液供給装置の加温ヒータの故障

■**症状**
- 低温度のとき：冷汗，悪寒戦慄，血管痛など
- 高温度のとき：熱感，発汗，溶血など

■**確認する点**
- 実際に手で，ダイアライザ，血液回路を触れてみる
- 温度設定の確認
- 加温ヒータの確認

■**対処**
- 透析液温度の実測
  異常 → 透析液の破棄 → 血液が凝固しないように循環をさせて，透析液温度の正常化を待つ → 再開

■**予防**
- 透析液温度の設定の確認
- 警報装置の設定の確認
- 透析液供給装置のメンテナンス

■**ポイント**
- 患者の生命に直接関わるようなことはまれであるが，冷汗などを訴えるときには保温をするなどとともに，現状の説明を忘れないようにする。

透析液の汚染

- 透析液は栄養豊富であり，温度も細菌が繁殖しやすい環境にあるために，透析液供給装置の洗浄・消毒が不十分であったりすると，細菌の繁殖を起こしやすい。
- 問題となるのは，ダイアライザを通過してしまうエンドトキシンのフラグメントであり，以下のような要因が考えられる。特に**オンラインHDF施行時には透析液が直接，患者体内に入るため，清浄化管理は必須**である。

■原因
- 人為的：洗浄・消毒の操作・設定ミス，洗浄・消毒薬の作成ミス
- 機械的：透析液供給装置の故障

■症状
- 発熱，貧血，頭痛，悪心など

■確認する点
- 汚染されている部位，状況の特定と原因探索

■対処
- 発熱：氷枕，氷のうなどで冷やす
- 薬の投与をするか医師の指示を仰ぐ。

■予防
- 水処理装置や透析液供給装置の洗浄と消毒を必ず適正に行い，エンドトキシン捕捉フィルタを設置して透析液ラインの清浄化に務める。
- また，定期的に細菌やエンドトキシンの測定を行い，汚染されていないか確認をする必要がある。

■ポイント
- 患者に説明し理解してもらうには難しい項目ではあるが，生命を脅かすこともあるために慎重に対応するとともに，集団で発熱などを起こすなどの細菌汚染が疑われる兆候を見逃さないことが重要である。

透析液の流量不足

- **透析液の流量が不足すると透析効率が低下し**，尿毒性物質を十分に除去できなくなり，透析不足を引き起こす。
- 通常，**透析液の流量は，500mL/min**であるが，下記のような要因により，流量が保たれない場合がある。

■原因
- 人為的：透析液流量の設定ミス
  透析液供給装置の操作ミス
- 機械的：透析液供給装置の故障

■症状
- 透析不足による，尿毒症症状：倦怠感など

■確認する点
- 透析液流量の設定と透析液供給装置の操作が正常か
- 透析液流量の実測

■対処
- 透析時間の延長　　　　：透析不足の予防
- 透析液供給装置の故障：装置の交換

■予防
- 透析液供給装置の保守・点検をするとともに，人為的ミスの発生を防ぐ。

■ポイント
- このような事例が起こることはまれだが，透析時間の延長は患者にとって苦痛であるので，起こってしまったときには十分な説明が望まれる。

血液体外循環部の出血

● 血液が外部に漏れることである。量が多いとショック状態に陥ることがあり，生命を脅かすこととなるため，注意が必要である。

■原因
- ダイアライザのリーク（膜が破れる）
    - 不良品
    - 圧力のかかりすぎ，±500mmHg以上
- 血液回路の接続部外れ，破損
- 穿刺針の抜け
- 血液回路の破損
- 止血不良

■症状
- ショック状態：血圧低下，意識喪失，貧血など

■確認する点
- 血液の漏れている部位の特定
- 出血量

■対処
- 透析の一時中断（血液ポンプの停止）→ ダイアライザの交換
　　　　　　　　　　　　　　　　　　　血液回路の再接続，交換
　　　　　　　　　　　　　　　　　　　穿刺針の再固定，再接続

■予防
- 圧の警報設定を必ず行う。
- 透析を開始してすぐにその場を離れずに，欠血を起こしていないか全体を見回してから，その場を離れる。
- ダイアライザや血液回路の不良品を見逃さないように，プライミング時に生食の漏れがないか見逃さない。

■ポイント
- ダイアライザの交換などで一時血液ポンプを停止してしまう場合には，迅速な交換を心がけないと，回路内で血液が固まり透析を開始しようと思っても再開ができなくなるので気をつける。

血液凝固

● 血液透析時に必須の抗凝固薬（ヘパリン，低分子ヘパリン，ナファモスタットメシル酸塩，アルガトロバンなど）の注入を忘れると，血液回路内およびダイアライザ内での血液凝固が起こる。
● また，患者の状態（発熱，炎症，感染症などの凝固線溶系の変化）によっても影響がある。

■原因
- 抗凝固薬の注入忘れ。

- 抗凝固薬の量の不足。
- ダイアライザ，血液回路などへの空気混入。
- 血液ポンプの停止。

■症状
- 血液回路内圧が上昇する。
- 血液の体外循環ができなくなり，透析継続が不能となる。

■確認する点
- チャンバや回路内に凝血がないか(黒い塊)，目視や生食を流してみて確認。
- ダイアライザ内の血液の色が黒くなっていないか。
- 回路のどの部分の圧力が高くなっているのか。
- 血液凝固は回路のどこに起きているのか。

■対処
- 透析継続不能 → 血液ポンプ停止 → ダイアライザ，回路交換など
- 凝固機能を検査
- 抗凝固剤を増量して再開始

■予防
- 抗凝固薬の注入を忘れない。
- 抗凝固薬の量，種類の検討。
- プライミングの際の空気の除去に努める。
- バスキュラーアクセスを良好に保つ。

■ポイント
- 血液回路やダイアライザの交換などの際に迅速にすませるのと同時に血液を破棄することで貧血がひどくなるのではないだろうかと，心配する患者もいるために十分な説明をして理解してもらうことが重要である。

◤血液回路への空気の混入
●最近では機械の性能や安全監視装置の機能が発達しているために事故は防がれているが，一瞬にして大きな事故となるので細心の注意が必要である。

■原因
- 穿刺針：固定不足(抜針)
    亀裂による混入(不良品)
    血液回路との接続の緩み
- 血液回路：破損(不良品など)
    生理食塩水の充填不足(プライミング時)
- 返血時の操作ミス

■症状
- 患者側　　　：咳(続く)，呼吸困難，胸痛，けいれん，血圧低下，意識低下など
- 回路側　　　：気泡が認められる，ドリップチャンバの液面低下
- ダイアライザ：ファイバ内に空気が入り白くなる

■確認する点
- 患者の状態の把握
    ↓
- 混入部位の特定(血液回路内だけか，体内にまで混入したか確認し体内の場合は医師に報告)
- 気泡監視装置などの，安全装置に不備はなかったか，返血時の操作に不

備はないか確認する。
- ■**対処**
    - 体内にまで混入した場合

        血液ポンプの停止
        ↓　←医師へ報告し指示を仰ぐ
        左側臥位にし，足を高くする(頭を低く)→ 酸素吸入 → 患者へ説明

    - 回路内のみ混入した場合

        血液ポンプの停止
        ↓
        静脈ラインをクランプ → 原因除去 → 患者へ説明

- ■**予防**
    - 気泡検知器を必ず入れる。
    - プライミング時に亀裂などによる生理食塩水の漏れがないか確認する。
    - 穿刺針と血液回路との接続など，各接続部に緩みがないか確認する。
    - 返血時の操作手順に空気の混入が起きやすい操作は回避する。
- ■**ポイント**
    - 人為的ミスにより発生する場合が多いので，まず，ミスを起こさないことが重要であるが，発生してしまった場合には，医師や臨床工学技士との連携により速やかに対処し，患者に不信感を与えないようにするべきである。
    - また，透析の開始前と終了時には，複数の目で確認をすることも重要である。

▰ 脱血不良

● 血液透析を行う際にシャントを作成し，**血液透析時に必要な血流量は，200ml/min**である。
● 十分な血流量を維持できなくなると透析効率は低下する。

- ■**原因**
    - 穿刺ミスによる血腫の形成。
    - シャントの血流不足。
    - 血管の狭窄や発達不足。
    - 血液回路の折れ曲がり。
    - 穿刺針固定不良。
    - 穿刺針・回路内の凝血。
- ■**症状**
    - 穿刺部付近の血液回路に小さな気泡がつく。
    - 穿刺部付近の振動，違和感。
    - 動脈側血液回路にあるピローが陰圧になる。
    - 血液回路が振動する。
    - 静脈圧が低下する。
- ■**確認する点**
    - 穿刺側の腕・血液回路の折れ曲がりはないか。
    - 穿刺針の固定に異常はないか。
    - 穿刺部に漏れ(腫脹)はないか。
    - シャント音は良好か。

- 血圧の低下はないか。
- 針や回路の中に凝血などの詰まりはないか。

■**対処**
- 血液ポンプを一度停止させるか，血流を下げる。
- 穿刺側の腕や血液回路の折れ曲がりを正す。
- 穿刺針の固定をし直す。
- 血液回路や穿刺針を洗浄 → 生理食塩水を流してみる。
- 駆血してみる。
- 穿刺のやり直し。
- シャント音が認められない場合は，シャントの再建。

■**予防**
- 穿刺を始めるときには，シャント音や拍動を必ず確認してから穿刺を始めるとともに，血管を十分に育ててから穿刺を始めることも重要である。
- また，穿刺のミスにより血腫ができてしまうと，それが血流を低下させる要因にもなるので気をつける。

■**ポイント**
- 長時間の透析中に穿刺側の腕を全く動かさないことは，患者に相当の苦痛を与えるため，工夫をして過ごしてもらい，血液回路の折れ曲がりなどを極力減らすようにする。

血液の再循環

●動脈側からポンプによって引き出された血液が，ダイアライザで浄化されて静脈側に戻っていくが，その際に**戻った血液の一部がまた動脈側に戻ってダイアライザへいく状態**を，**再循環**しているという。この再循環率が高いほど透析効率は低下する。

■**原因**
- 動脈側・静脈側の穿刺部位が近い。
- 動脈側・静脈側の穿刺部位が間違っている。
- シャント血流が少ない。

■**症状**
- 透析不足による尿毒症症状

■**確認する点**
- 穿刺針の位置。
- 血液回路・ダイアライザ内の血液の色が黒くないか。
- 静脈側圧力が高くなってないか（狭窄，凝血など）。
- 透析効率の確認 → 効率が良過ぎても再循環の可能性あり。

■**対処**
- 動脈側・静脈側の穿刺位置を離して再穿刺（血流にもよるが10cm以上離す）。
- 透析効率の低下予防のため，透析時間の延長。

■**予防**
- 穿刺する部位の血管の走行を考慮し穿刺する。
- 透析効率を定期的に確認する。
- 透析施行時に目視により血液回路やダイアライザの色を確認する。
- 透析開始時に動脈（脱血）側血液が返血された生食の再循環で希釈されていないか確認する。

■ **ポイント**
- 再穿刺をする場合などは，患者に苦痛を与えるために十分な配慮が必要である。

止血不良
●出血傾向が強い場合やシャント吻合部に近い部位，またグラフトに穿刺した場合の抜針後に止血な困難な場合がある。

■ **原因**
- 凝固障害　　　：薬剤による影響，血小板の減少
- 血管障害　　　：加齢，動脈(静脈)硬化，血圧の変動
- 止血法の不適正：圧迫部位や角度の不適正

■ **症状**
- 止血が困難なため出血量の増加。
- 多量の出血の場合血圧低下，意識喪失など。
- シャントへの悪影響。

■ **確認する点**
- 原因の特定：薬剤によるものか，凝固機能異常か，止血法の不適正か。
- 止血時間，出血量
- シャントや血管への悪影響はないか。

■ **対処**
- 抗凝固薬の種類や量の変更検討。
- 圧迫止血の再確認：正しく行われているか。

■ **予防**
- 患者の状態や合併症などによる抗凝固剤の選択や投与量，投与法の検討。
- 自分で止血が困難な患者への圧迫帯の使用。
- 圧迫止血の方法を患者やスタッフへ教育する。

■ **ポイント**
- 患者自ら止血することが大半であるので，止血方法を正しく教育する。
- また，止血の仕方が悪いと血腫ができてしまったりするので十分に気をつける。
- グラフトの穿刺後の止血には，押さえる位置が悪いと勢いよく血が吹き出すことがあるので十分な配慮が必要であり，出血の状態によっては患者に動揺を与えるので気をつけ，よく説明する。

静脈圧の上昇
●静脈側のチャンバから静脈側穿刺針の間で，なんらかの要因により血液の流れが妨げられることにより静脈圧の上昇がみられる。これは血液凝固の促進や透析不足となるため，なるべく早く改善しなければならない。

■ **原因**
- 静脈側穿刺針の位置の悪さ：針の先端が血管壁に接触しているなど。
- 静脈側穿刺部位の血液の漏れ。
- 静脈側針先・静脈側チャンバなどの凝血。
- 凝血：抗凝固剤の入れ忘れ。

■ **症状**
- 静脈側ドリップチャンバの液面上昇。

- 静脈圧の警報が鳴る。
- 血液回路内の加圧されている部分が振動する。

■**確認する点**
- 腕・血液回路の折れ曲がりによる圧迫はないか。
- 静脈側穿刺部位の状態は適正か。
- 凝固の有無：針先・静脈側チャンバ。

■**対処**
- 血液ポンプを一度停止させるか，血流を下げる。
- 静脈側チャンバ以下の回路凝固，折れ曲がりはないか確認する。
- 血液回路・穿刺針の生理食塩水による洗浄。
- 穿刺側の腕・血液回路の位置確認。
- 穿刺に問題があれば調節または再穿刺を行う。
- 抗凝固剤の投与量を増量する。

■**予防**
- 静脈側穿刺位置の検討。
- 抗凝固剤の投与量・種類の検討。

■**ポイント**
- 現状の状態を患者に説明し再穿刺するときなどには，不安を与えぬようにする事が重要である。

▰ 穿刺ミス

● 透析は，まず穿刺をきちんと行わないと始められないのであるから，患者に苦痛や不安を与えずに適正に穿刺を終えなければならない。しかし，十分な血液流量を得られない場合や穿刺部位の漏れなどの場合は再穿刺となる。
● 穿刺は，透析効率の点においても患者へ与える苦痛や不安の点においても最も重要であることを十分に心得ておく必要がある。

■**原因**
- 血管の状態が悪い：狭窄・屈曲・肥厚・細い・深い位置にあるなど。
- 穿刺者の技術不足。

■**症状**
- 穿刺部位の痛み・腫脹など。
- シャントへの悪影響。
- 穿刺に対する不安の増強。

■**確認する点**
- 穿刺部位の出血・痛み・腫脹はないか。
- 穿刺血管やシャントの血流は減少していないか。
- 血流不足になってないか。
- 静脈圧の上昇はないか。

■**対処**
- 抜針して，しっかりと止血する。
- 再穿刺。
- 腫脹や痛みが認められるときには患部を冷やす，そして痛みや出血が止まったら温める。

■**予防**
- 技術不足は自らの努力により克服できる問題であるので進んで向上に努める。

- 無理のない位置に穿刺を試みる → 血管を育てるような軽い手の運動を患者に勧める。

■ポイント
- 穿刺のミスは患者にも穿刺者にも苦痛を与えるものであるから，極力回避されたいミスである。
- いかに苦痛を与えぬかが重要なことであるとともに，ミスを犯したものは患者への十分な説明と謝罪が望まれる。
- また，日頃からの患者とのコミュニケーションもとても重要となる。

◤停電・断水
- 落雷などによる自然災害や，なんらかの要因により停電が起こるが，電力の供給がないために透析の施行が困難なことがあり，血液回路内・ダイアライザ内の血液が凝血をすることがある。
- また，透析に使用される水の量は1人当たり100〜150Lであるために，渇水やその他の要因により水の供給がないと透析を施行できないため，緊急時の水の確保が必要である。

■原因
- 自然災害によるものが大半であるが，水道管の亀裂による漏れなどもある。

■確認する点
- 原因の特定と復旧までに要する時間を確認する。

■対処
- 短時間で済む停電が大半であり，バックアップ電源（自家発電の切り替わりなど）などで対応できる場合は，凝血が起こることは少ないが，バックアップ電源が装備されていなかったり時間のかかる場合には手動で血液ポンプを回転させたり，透析を終了させたりとの処置が必要である。
- また，直ぐに透析が再開できる場合には，再開後のそれぞれの設定値に間違いがないか，よく確認することが必要である。復旧後は，透析装置全体の電気系と水系について十分に確認する必要がある。

■予防
- いつ停電や断水が起こっても慌てぬように，非常時の対応策を立てておくことが必要であり，手動での血液ポンプの操作などを患者に教育しておくことも必要である。

■ポイント
- 透析は，電気と水をたくさん使用して行う治療であることを患者さんに説明し，もしものときのために日頃からの停電対策や水分管理の指導を行うことがとても重要である。

◤火災・地震
- 透析施行中に避難の必要がある災害が起きた場合には，直ぐに避難をすることが困難な状態にあるために，患者やスタッフにもかなりの動揺があると思われるので落ち着いた行動が望まれる。
- 災害が発生したときには，できる限り早く多くの情報を集め，避難の必要があるのかないのかを適確に判断しなければならない。

■火災時
- 避難の必要がある場合

- 状況の確認をするとともに，透析を中断し穿刺部位から出血しないように血液回路を切り離し，誘導しながら避難する。
  ↓
- 避難場所に着いたら，抜針や消毒の処置を施し患者の状態把握と人数確認をする。
- 避難の必要がない場合
  - 状況の確認をするとともに患者に避難の必要がないことを説明する。

■地震時
- 避難の必要がある場合
  - 揺れがある程度おさまってから，透析を中断し穿刺部位から出血しないように血液回路を切り離し，誘導しながら避難する。
    ↓
  - 避難場所に着いたら，抜針や消毒の処置を施し患者の状態把握と人数確認をする。
- 避難の必要がない場合
  - 状況を確認し，患者の状態を把握するとともに機械の状態を確認しながら，不安を解消する。

■災害時にどうするか
- 透析をできる状態にあるのかを確認する → 施行不可能にある場合は他施設での実施など考える。
- 避難の際に持ち出す薬を1つにまとめておく。
- 施設再開のめどの確認や患者への連絡。
- 緊急マニュアルなどの作成をしてスタッフ間で確認しておく。
- 患者搬送順位の確認・避難場所，避難路の確認。
- 避難訓練などの実施。

■ポイント
- 災害発生時には第一に安全に避難することが望まれるために，スタッフの冷静な対応が重要である。
- そのためには，日頃からの危機管理意識や患者に対しての指導がとても重要となる。

II 医用治療機器学

1 治療の基礎

TAP & TAP

- 主作用Mと副作用S ⇒ 主作用は治療効果，副作用は治療目的以外の変化が生じる危険性
- 治療閾値 ⇒ 低い方がよい
- 不可逆的な障害 ⇒ $100\,\mathrm{mW/cm^2}$以上のエネルギー密度
- 致死限界 ⇒ 副作用の限界，大きい方がよい
- 治療余裕度 ⇒ E_2-E_1，大きい方がよい
- 治療効果度 ⇒ M/S，大きい方がよい
- 治療に用いる物理エネルギー
  ⇒ 電磁波，熱，音波，放射線，機械力（圧力）

■ エネルギー密度と理想的な治療

- 治療閾値E_1，致死限界E_2，不可逆的な障害$E_0=100\,\mathrm{mW/cm^2}$
- 治療余裕度E_2-E_1と治療効果度M/Sが大きい。
- 治療閾値は小さく，致死限界は大きい。
- 主作用の直線の傾きが副作用よりも大きい。

図1 印加エネルギー密度と治療効果

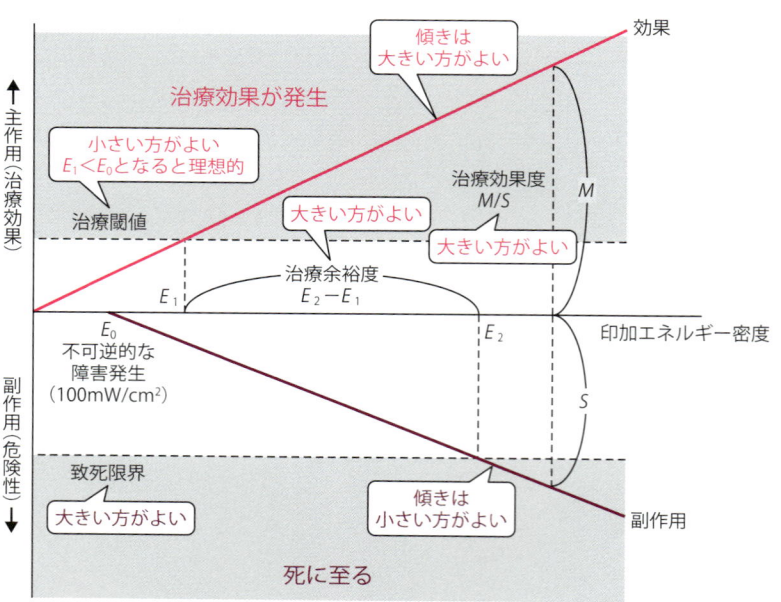

- 傾きは大きい方がよい
- 治療効果が発生
- 小さい方がよい $E_1<E_0$ となると理想的
- 治療閾値
- 大きい方がよい
- 治療効果度 M/S
- 大きい方がよい
- 治療余裕度 E_2-E_1
- E_1
- E_0 不可逆的な障害発生（$100\,\mathrm{mW/cm^2}$）
- E_2
- 印加エネルギー密度
- 致死限界
- 大きい方がよい
- 傾きは小さい方がよい
- 副作用
- 死に至る
- 主作用（治療効果）
- 副作用（危険性）

（篠原一彦編：臨床工学講座医用治療機器学，p1，医歯薬出版，2008．より改変引用）

補足

治療閾値
- 生体へ加えるエネルギー密度を大きくしていき，あるレベル以上に達すると治療効果が現れる。このレベルを治療閾値と呼ぶ。

致死限界
- 印加エネルギー密度を大きくしていくと副作用は増強し，あるレベルに達すると生体は死にいたる。このレベルを致死限界と呼ぶ。

図2 成立しない治療

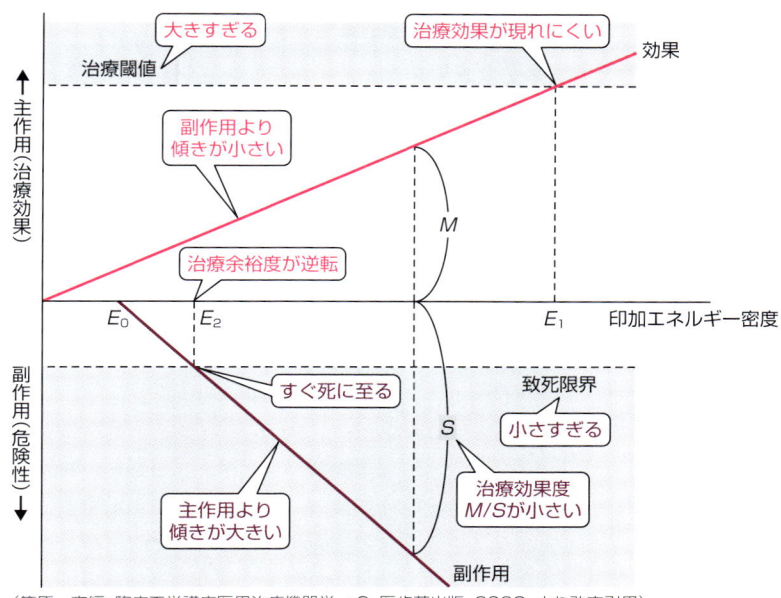

（グラフ中のラベル）
- 治療閾値
- 大きすぎる
- 治療効果が現れにくい
- 効果
- 主作用（治療効果）↑
- 副作用より傾きが小さい
- M
- 治療余裕度が逆転
- E_0　E_2　E_1　印加エネルギー密度
- 副作用（危険性）↓
- すぐ死に至る
- 致死限界
- 小さすぎる
- S
- 治療効果度 M/S が小さい
- 主作用より傾きが大きい
- 副作用

（篠原一彦編：臨床工学講座医用治療機器学，p3，医歯薬出版，2008．より改変引用）

- 治療そのものが生体への侵襲行為である。
- 主作用のみの治療は存在しない。必ず副作用を伴う。
- 印加エネルギー密度に比例して，主作用，副作用とも増加する。
- 治療閾値を超えるエネルギー密度で治療効果が現れる。
- エネルギー密度に対する主作用と副作用の傾きは，印加するエネルギーの種類により異なる。
- 主作用の傾きが副作用より大きければ，治療に用いやすい。

治療に用いる物理エネルギー

表1 治療に用いる物理エネルギーと医療機器

エネルギー	形態	治療に用いる医療機器
電磁波	低周波	除細動器，心臓ペースメーカ，神経・筋刺激装置，静電治療器，低周波治療器（鍼電気刺激，SSP療法）
	高周波	電気メス，マイクロ波手術装置，RF波治療器
	光	レーザメス，光凝固装置，光線治療器
熱	低温	冷凍手術器
	常温	パラフィン浴装置，ホットパック，輸液用ヒータ，保育器
	高温	ハイパーサーミア装置，電気焼灼器，ツボ治療器
超音波	超音波振動	超音波メス（超音波吸引装置，超音波凝固切開装置），超音波ネブライザ，温熱治療器，超音波治療器
放射線	電子線	サイクロトロン，ベータトロン，X線治療装置，リニアック，ガンマナイフ
	荷電粒子線	
	γ線	
機械力	静圧	高圧酸素治療装置，加圧水マッサージ装置，牽引器，吸引器，脊椎矯正器，PCI（経皮的冠動脈インターベンション）
	動圧	心臓マッサージ器，人工呼吸器，輸液ポンプ，バイブレータ，結石破砕器，IABP（大動脈内バルーンパンピング）

（篠原一彦編：臨床工学講座医用治療機器学，p4，医歯薬出版，2008．より改変引用）

治療の安全性

- 安全限界を知ったうえでの，各種エネルギーの治療への利用。
- 医療従事者への治療機器の取り扱いや安全性に関する教育，訓練。
- 安全性や性能を確保・維持するための治療機器の保守管理。
- 患者および使用する医療従事者の安全確保。
  - 除細動器使用時のゴム手袋の着用。
  - 電気メス使用時の対極板の適切な装着。
  - レーザ使用時の防護メガネの着用。
  - 放射線環境での鉛入りプロテクターの着用。
- 電磁障害への対策。

表2 各種エネルギーの安全限界

エネルギー	作用（対象）	安全限界
低周波電流	離脱限界	10mA（マクロショック危険性）
	感知電流	1mA（マクロショック限界）[*1]
	心室細動	0.1mA（ミクロショック限界）[*1]
高周波電流	熱傷（皮膚）	$1W/cm^2$
	眼障害	$0.1 W/cm^2$
	睾丸	$0.01 W/cm^2$
超音波	キャビテーション	$10W/cm^2$以上
	熱作用	$1W/cm^2$
	生殖細胞	$0.1W/cm^2$
低周波電流	患者の熱傷	41℃（患者装着部）[*2]
		50℃（患者短時間接触）[*2]
	操作者の熱傷	55℃（連続保持金属部）[*2]
		65℃（連続保持ガラス部）[*2]
		75℃（連続保持ゴム部）[*2]

[*1] マクロショックに関しては手のひら程度，ミクロショックに関しては心内カテーテル電極程度の接触面積を考えている。
[*2] 温度に関しては，JIS T 0601-1による。患者装着部は過熱を意図しないもの。接触部は材質（熱伝導率）や接触時間によって基準値が異なる。

（小野哲章 ほか 編：臨床工学技士標準テキスト 改訂第2版，p.468，金原出版，2012.より引用）

表3 医療の現場で注意すべき安全問題

安全の種類	内容（例）
電気的安全	感電ショック，過大エネルギー，エネルギー分流，他の機器への干渉，情報の歪み，機能停止，停電など
機械的安全	落下，圧迫，鋭利なエッジ，パイピングのはずれ，ゴム管の裂け，血液漏れ，超音波の集中など
化学的安全	医用ガスや薬品の誤用，量の過多過少，機器の腐食，材質の変化，爆発，火災など
熱的安全	異常高温，異常低温，発熱の集中，恒温が保たれない，爆発，火災など
放射線的安全	放射線漏れ，過大エネルギー照射，過度の集中，長期間作用など
光学的安全	過度の集中，目的物以外への漏れ（反射，屈折）など
生物的安全	滅菌不全による細菌感染，血栓や気泡の混入，生理的反応によるものなど

（小野哲章 ほか 編：臨床工学技士標準テキスト 改訂第2版，p.469，金原出版，2012.より引用）

治療機器に関連した事故事例

※日本医療器の評価機構：医療事故報告公開データなどに基づく。
- 消毒剤の気化アルコールへの電気メス出力の引火。
- レーザメスの非使用時のフットスイッチ誤操作によるドレープへの引火。
- 内視鏡装置の光源の直接接触によるドレープへの引火。
- 体外式（一時的）ペースメーカの電池切れによる機能停止。
- 高気圧酸素治療装置へ持ち込んだ使い捨てカイロの発熱に起因するタンク爆発。
- 人工呼吸器，補助人工心臓など生命維持管理装置の患者装着部の外れ。

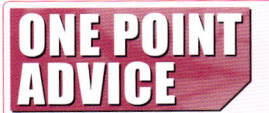

医用治療機器学

ONE POINT ADVICE

- 生体へのエネルギー印加による治療効果および副作用については，生体物性工学，医用機器安全管理学の学習で深めよう。
- 電気メスは高周波電流により生じるジュール熱，マイクロ波手術装置は誘電熱を利用した治療である。
- 超音波の治療への応用は，超音波の振動を金属などの機械的な振動系に伝え，その先端部を生体に接触させ力学的な作用（組織の破砕・乳化，摩擦熱）を利用する。
- 超音波や放射線は低エネルギーにて生体の画像診断に用いる。
- 安全限界エネルギーは，周囲の状況，作用の持続時間，生体の個体差にも依存する。

各種治療機器

1 電磁気治療機器

1 電気メス

- 構造 ⇒ 本体，アクティブ電極（メス先電極），対極板（患者電極）
- 原理 ⇒ 高周波電流，アーク放電[*1]，ジュール熱[*2]
- 高周波電流 ⇒ 500kHz（300kHz〜5MHz）
- 切開 ⇒ 連続正弦波，最大400W，ピーク電圧2000V，識別色は黄色
- 凝固 ⇒ バースト波（断続波，500kHzを20〜30kHzで変調），繰り返し周期30〜50μsec，持続時間5〜10μsec，最大200W，ピーク電圧4000V，識別色は青色
- 混合 ⇒ 切開と凝固の混合
- 出力方式 ⇒ モノポーラ出力，バイポーラ出力
- バイポーラ出力 ⇒ ピンセット(鑷子)型・鉗子型・ハサミ型電極，マイクロサージェリー，対極板は不要，フットスイッチ
- 出力形式 ⇒ 高周波接地形，高周波非接地形（フローティング形）
- 対極板 ⇒ 広い面積（110〜150cm^2），危険電流密度30mA/cm^2，導電結合，静電結合
- 安全モニタ ⇒ 対極板ケーブル断線モニタ，患者回路連続性モニタ，対極板装着面積モニタ，高周波分流モニタ
- トラブル ⇒ 熱傷，電撃，爆発（引火），電磁障害（心電図モニタ，ペースメーカ）
- 高周波分流 ⇒ 身体部同士（踵同士，指先と体幹）の接触，金属類や電極装着部位
- 出力電力（W） ⇒ 出力電力（W）＝実効値電流（A）^{2}×負荷抵抗値（Ω）＝実効値電圧（V）^{2}／負荷抵抗値（Ω）
- 出力点検時の負荷抵抗 ⇒ 300〜500Ω（100〜2000Ωのメーカーが指定する値の無誘導抵抗）
- 高周波漏れ電流 ⇒ 200Ω無誘導抵抗器に対し許容値は150mA以内

用語アラカルト

[*1] アーク放電
低電圧であるが電流密度が極めて大きく，高熱を発して強い光を放つ。

[*2] ジュール熱
電流による抵抗成分の発熱。

> **補足**
>
> **デューティサイクル**
> ● 出力波形の持続時間を繰り返し周期で割った値。
>
> **マイクロサージェリー**
> ● 顕微鏡で確認しながら，微細な血管，神経の縫合などを行う外科手術。
> ● 耳鼻科，眼科，脳外科，形成外科などで実施されている。

図1 高周波接地形と高周波非接地形

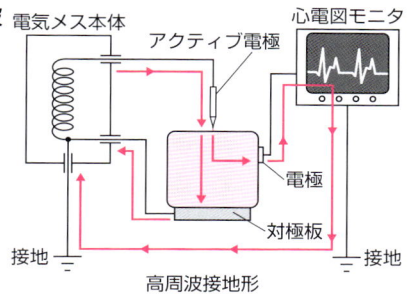

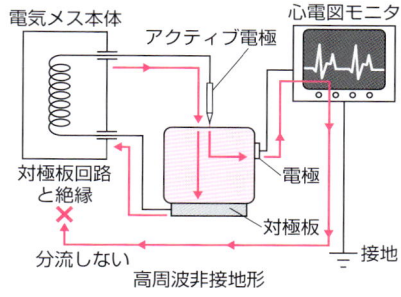

（篠原一彦 著：臨床工学講座 医用治療機器学，p.72，医歯薬出版，2008.より引用）

● **高周波接地形**は，対極板ケーブルの電気抵抗が大きくなると，
「本体 → アクティブ電極 → 生体 → 心電図電極 → 心電図モニタ → 心電図モニタの接地 → 対極板回路の接地 → 本体」
の経路で高周波分流が発生し，接触面積の小さい心電図電極装着部にて電流密度が高くなり，**熱傷**が発生する。

● **高周波非接地形**は，対極板回路が接地から**絶縁**（**フローティング**）されているため，心電図モニタを介した高周波分流が発生しにくい。ただし，接地と本体（対極板回路）の間の**浮遊静電容量**の存在により，**高周波分流**を完全に防ぐことはできない。

図2 電気メスの出力波形

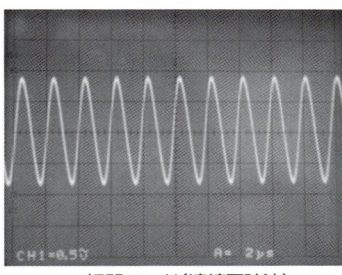

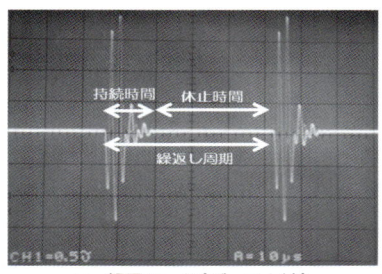

a 切開モード（連続正弦波）　　b 凝固モード（バースト波）

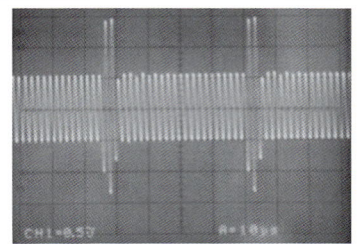

c 混合モード

● **切開モード**は，連続的に高周波電流（**連続正弦波**）を流す（図2a）。
● **凝固モード**は，ピーク電圧の高い**バースト波**（最大ピーク電圧4000V）を流す（図2b）。

補足

導電結合型対極板
- 対極板表面に導電体を用いる。
- 生体との接触抵抗は周波数に対し一定で小さくすることができる。
- 接触面積が減少した場合，熱傷の危険が増大する。

静電結合型対極板
- 導電材表面を絶縁体で被膜した状態で生体と接触させ，体表と対極板間にコンデンサを形成する。
- 高周波電流は通しやすく，直流や低周波電流の通過を抑え神経・筋への刺激や電撃を防ぐ。
- 導電型より接触抵抗が高いため，他のME機器と併用する場合はフローティング形の本体を使用することで高周波分流は発生しにくくなる。

浮遊静電容量
- 機器内部の実際には存在しないコンデンサ。
- 内部回路の配線などと本体外装間には空気，すなわち絶縁物を介して静電容量が生じる。
- 電気メスは高周波電流が流れるため，小さな静電容量でも影響がでやすい。したがって，JIS T 0601-1に準拠した漏れ電流（商用交流によるもの）の点検と合わせ，高周波漏れ電流の点検を行う。
- 対極板およびアクティブ電極から200Ωの無誘導抵抗器を通して接地に流れる電流の許容値は150mA以内である。負荷抵抗を介さない場合の許容値は100mA以内である。

スプレー凝固モード
- バースト波の持続時間を短く，ピーク電圧を最大で10000Vの高電圧にして，メス先を生体とは接触させず火花を遠くまで飛ばして広い範囲を一度に凝固させる。

- 生体との接触面積が**110～150cm²**のものが用いられる。
- 小児に対しても切開，凝固に必要な出力エネルギーは同じなため，小さく切ったりすることなく，同じ大きさのものを用いる。ただし，装着が困難な場合は小児用（40～70cm²）のものが用いられるが，出力を制限して用いなければ危険である。

電気メスの原理

- 生体組織の切開，出血部位の止血，凝固を目的とする。
- 生体とアクティブ電極接触部は**電流密度**が高く，**ジュール熱**が発生する。細胞は瞬時に沸騰し，水蒸気爆発により破裂し切開される。
- バースト波は断続的な出力のため，細胞は沸騰には至らず**タンパク変性**にとどまり，組織の凝固，止血として作用する。
- 対極板は低い電流密度で電流を回収し本体に返す。

対極板の装着部位

- 対極板は未滅菌であるため，術野（清潔部位）から遠ざけて装着する。
- 広い面積で装着が可能で骨（肩甲骨，仙骨）などの突起する部分がない平坦な部位がよい。
- 装着部位の筋肉の血流により，熱がうっ滞するのを防ぐ。大腿部の上面への装着が望ましい。

安全モニタ

◾ 対極板ケーブル断線モニタ（図3a）
- 対極板ケーブルの2本の導線を介して，本体との間に微小電流を流し，断線時に電流が途絶えるとアラームを発生し出力を停止する。
- 生体と対極板の装着状態は確認できない。

◾ 患者回路連続モニタ（図3b）
- 無負荷状態での空中放電を防止する。
- 本体 → アクティブ電極 → 対極板 → 本体と電流が流れたときのみ出力される。
- 対極板の接触不良は確認できない。

◾ 高周波分流モニタ（図3c）
- 本体からアクティブ電極を介して出力された高周波電流の大きさと対極板から本体へ戻ってきた高周波電流の大きさを比較する。
- これらに差があれば，どこかに漏れが発生しているということ。
- ある一定の差が生じた場合，アラームを発生し出力を停止する。
- 対極板の接触不良は確認できない。

◾ 対極板装着面積モニタ（図3d）
- 対極板の接触不良を確認する。
- 対極板と生体との接触抵抗，または静電容量を監視し，対極板が剥がれたとき，その変化を検出しアラームを発生し出力を停止する。
- 導電結合型は**スプリット形対極板**（対極板の導電面が2分割されている）の両面間に微小電流を流し，その間の電気抵抗を測定する。
- 対極板の接触面積が減少すると接触抵抗が高くなり，アラームを発生し出力を停止する。
- 静電結合型はメス先と対極板間の静電容量を測定する。

図3 電気メス安全モニタの種類

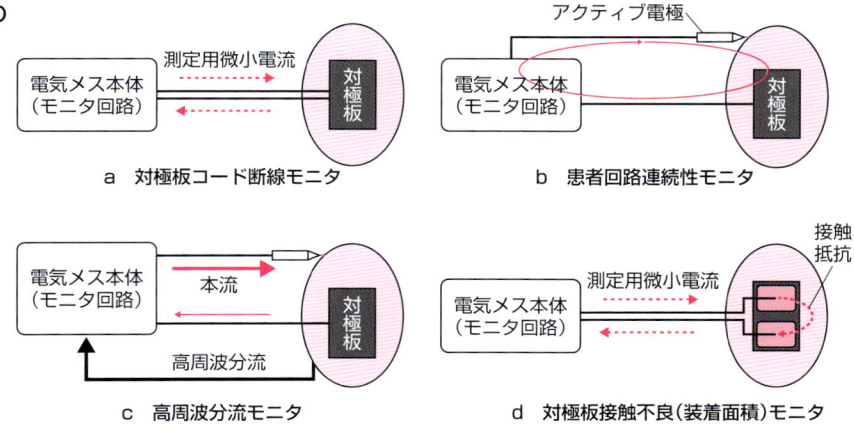

a　対極板コード断線モニタ

b　患者回路連続性モニタ

c　高周波分流モニタ

d　対極板接触不良（装着面積）モニタ

電気メスによるトラブル

熱傷

- 対極板のはがれなどにより，対極板装着部の生体との接触抵抗が増大した場合（図4）。
  - ⇒ 対策：身体の平坦な部位に貼る，対極板の使用期限を守る，周囲にテープを貼るなど剥がれを防止する。
- 対極板コードがコイル状に巻かれた状態や断線した場合，対極板回路の抵抗が増大。
- 患者の身体の一部同士（踵同士，指先と体幹）が接触しているところを高周波分流が流れ，接触面積が小さい場所でジュール熱が発生した場合（図5）。
  - ⇒ 対策：俵状にした乾いたタオルをはさむ。
- 対極板回路の抵抗が増大し，患者の金属類の接触部（手術台，血液や薬液の貯留を介しての場合もある）や心電図モニタの電極装着部を高周波分流が流れ，ジュール熱が発生した場合。
  - ⇒ 対策：フローティング形，対極板回路モニタを搭載した本体を使用する。

図4 対極板装着部の熱傷の原因

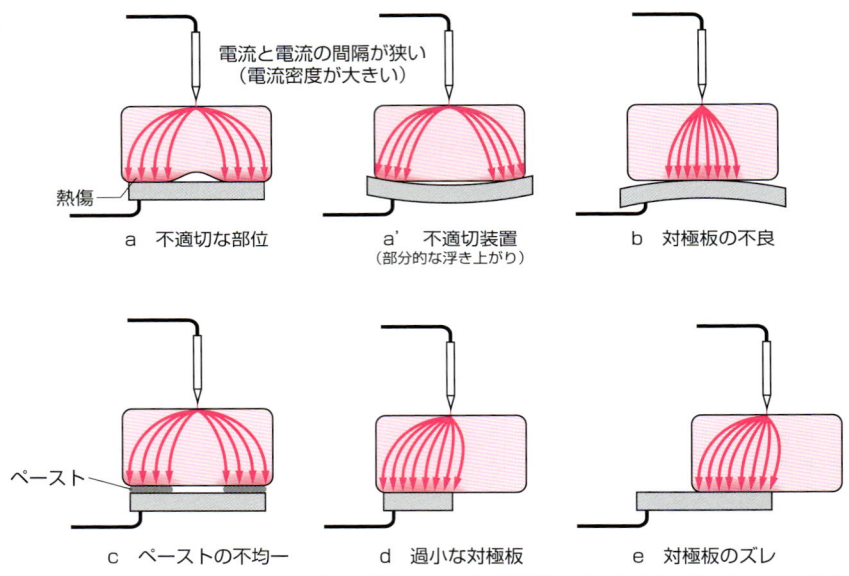

a 不適切な部位　　a' 不適切装置（部分的な浮き上がり）　　b 対極板の不良

c ペーストの不均一　　d 過小な対極板　　e 対極板のズレ

（篠原一彦 著: 臨床工学講座　医用治療機器学, p.68, 医歯薬出版, 2008.より引用）

図5 身体同士の接触による熱傷

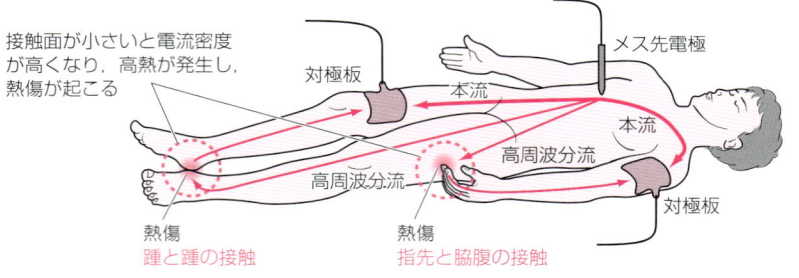

接触面が小さいと電流密度が高くなり，高熱が発生し，熱傷が起こる

踵と踵の接触　　指先と脇腹の接触

図6 電気メスの出力と対極板面積の安全範囲

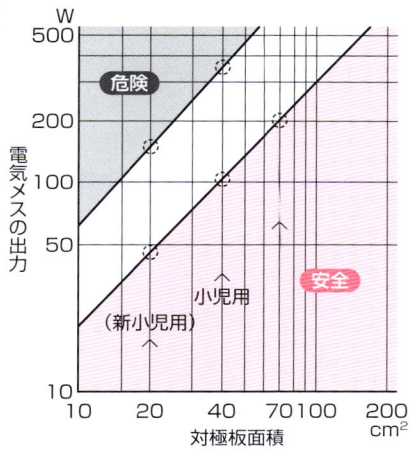

(小野哲章 著：電気メスハンドブック. 秀潤社, 1993.より引用)

▸電撃
- 商用周波数の漏れ電流。
  ⇒ 対策：本体接地を確実に行う。
- 放電により発生する直流，低周波電流。
  ⇒ 対策：本体の出力回路のコンデンサによる低周波電流のカット。

▸爆発
- 揮発した消毒用エタノール，腸内のガスへの引火。
  ⇒ 対策：事例報告の周知，引火ガスを排除したうえでの使用。

▸電磁障害
- 電気メス使用時は直流から数十MHzまでの電流，電波が他のME機器へ影響を与える。
- 心電図モニタの誘導コード，電源コード，アース線から混入。
- 心電図より電気メスの高周波電位ははるかに大きく，心電図がノイズに埋もれてしまう。
- 観血式血圧モニタの基線のずれ。とくに低圧系（静脈圧）への影響。
- **ペースメーカの電気メスの高周波ノイズのオーバーセンシングによる刺激パルスの抑制。**
- 輸液ポンプ，シリンジポンプの電源切れ，注入停止，表示の変化などの誤作動。
  ⇒ 対策（表1）

表1　電磁障害の対策

対策	具体的な対策
雑音の発生を抑える	・出力[※1]を必要最小限にする ・無負荷の状態で出力しない ・アクティブ電極を鉗子などの金属と接触させない
雑音の混入経路を遮断する	・電気メスとME機器をできるだけ離す[※2] ・使用するME機器をバッテリ駆動にする ・電気メス本体や他のME機器の上に機器を重ねて置かない[※3] ・アクティブ電極コード，対極板コードを他のコードやME機器本体に近づけたり束ねたりしない ・隣室で使用している電気メスの影響がある場合には部屋を電磁シールドする

※1　出力電力と出力の持続時間。
※2　輸液・シリンジポンプ本体からはアクティブ電極コードや電源コードなどを50cm以上離して使用する。
　　　ペースメーカ植込み部位から15cm以上離して使用する。
※3　重ねた機器同士が静電結合を起こすため。
(篠原一彦 著:臨床工学講座　医用治療機器学, p.74, 医歯薬出版, 2008.より改変引用)

ONE POINT ADVICE

- 一般的に電気メスとはモノポーラ型を指す。
- アクティブ電極，対極板ともにディスポーザブルが一般的。バイポーラ電極はリユースタイプも使用される。
- アクティブ電極は滅菌ずみ，対極板は未滅菌。
- 電気メス使用時，心拍数のモニタリングにはパルスオキシメータを使用するとよい。
- ペースメーカはデマンド機能をオフにしたモード(VOOやAOO)で使用する。ただし，自己心拍との競合への厳重な注意が必要である。
- IABPは動脈圧トリガーまたは内部同期モードで使用する。
- 切開・凝固作用の低下時は，むやみに出力をあげるのではなく，アクティブ電極の付着物を除去するなどの工夫をする。
- 対極板や他の電極を外す際には，熱傷などの異常がないかを確認する。
- 点検時の生体の負荷抵抗は電気メスとペースメーカは500Ω，除細動器は50Ωと覚えておく。
- アルゴンガス併用電気メスは，導電性の高いアルゴンガスを噴出し，イオン化したガス中をプラズマ状に放電させ，非接触で広い範囲を均一に凝固，止血させる。肝臓などの実質臓器の止血に用いられる。

2 マイクロ波手術装置

- 構造 ⇒ 本体（マイクロ波*3発振器），マイクロ波出力用同軸ケーブル，手術電極，組織解離装置
- マイクロ波発振器 ⇒ マグネトロン，2450MHz
- 手術電極 ⇒ 針状電極，深部凝固用電極
- 組織解離装置 ⇒ 電極を凝固組織から離れやすくする，電気浸透
- 原理 ⇒ 誘電熱による凝固，止血，凝固孔の連結による病変部の切除
- 適応 ⇒ 肝臓などの実質性臓器の凝固，消化器科，泌尿器科，耳鼻科，産婦人科，脳外科，眼科

用語アラカルト

＊3　マイクロ波
極超短波。周波数1〜30GHz，波長が1〜30cmの電磁波。産業（industrial：例えば電子レンジ），科学（scientific），医療（medical）で利用する周波数（ISM周波）は2450MHz（波長12cm）が認められている。

補足　誘電熱
- 水分子はプラスとマイナスの極性をもつ分子（極性分子）であり，外部からの強い電界により分子の方向がそろう（配向）。
- マイクロ波による高周波の電界の極性の入れ替わりにより，水分子も同数の配向の変化を繰り返し，そのときの物質間の衝突や摩擦により熱が発生する。

誘電熱による組織の凝固

- 手術電極は，中心電極，絶縁体，外部電極からなる。
- 中心電極を組織に刺入し，マイクロ波を発振する。外部電極はマイクロ波を回収し本体に戻す。
- マイクロ波のエネルギーは，水分によりほとんどは吸収され，熱に変換される。
- 生体での伝達距離は1〜2cm程度。
- つまり，マイクロ波は電極周囲で減衰してしまうので，**対極板は不要である**。
- 電極接触部の組織は**誘電熱**により凝固する。凝固により水分量が減少すると誘電熱は発生しなくなり，自然に凝固は止まる。
- 過剰凝固はなく，組織の炭化を防止できる。

手術電極

- 電極の長さは，針状電極15〜30mm，深部凝固用電極150〜250mm。
- 凝固範囲は，電極先端部で直径3〜4mm，基部で直径10〜12mm。針状電極は半紡錘形，深部凝固用電極では楕円形。
- 電極の形状は，ニードル型，ヘラ型，ボール型，フック型など。

図7 マイクロ波メスによる凝固マイクロ波手術器

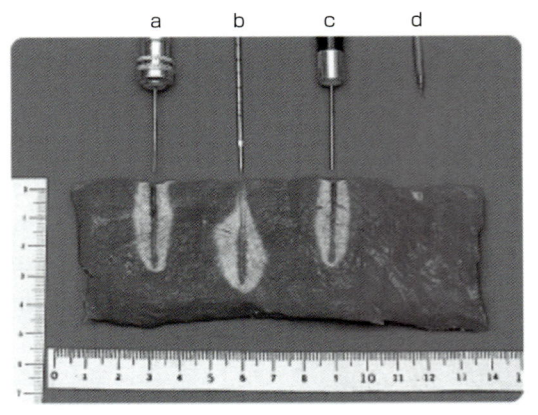

代表的な電極での凝固例
a：開腹術用電極　b：深部凝固用電極　c：腹腔鏡用電極　d：内視鏡用電極
　　30mm長　　　16CBL1D/250　　　100N-30　　　　-24N
出力：　80W　　　　　60W　　　　　　80W　　　　　40W
時間：　40秒　　　　　60秒　　　　　　40秒　　　　　10秒
（アルフレッサ ファーマ：マイクロターゼAZM-550）（許可を得て掲載）

組織解離装置

- 凝固能が高く，凝固組織が電極に付着し，電極を引き離しにくい。
- 中心電極にマイナスの電圧，外部電極にプラスの電圧。
- 電気浸透により，マイナス極に水が集まってくる。
- 中心電極に付着した組織は軟化し，電極から離れやすくなる。
- 解離電流（DC12V，最大20mA）により心室細動の誘発の危険がある。

取扱いの注意

- 出力は必要最小限で行う。無負荷で出力しない。
- 心臓またはその近辺には使用しない。
- 同軸ケーブルはまっすぐに伸ばして使用する。
- 電気メスの高周波電流によりマイクロ波手術装置が誤作動あるいは破損するため，電気メスとは同時に使用しない。
- 解離電流はペースメーカの誤作動を招く危険がある。
- 心臓内にカテーテルが挿入されている場合には，解離電流による心室細動誘発の危険がある。
- 心電図モニタに雑音が混入することがある。

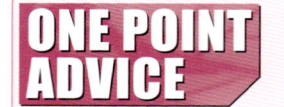

ONE POINT ADVICE
- 肝細胞がん治療として，経皮的にマイクロ波電極を腫瘍内部に挿入し，マイクロ波照射による熱凝固で壊死させる経皮的マイクロ波凝固療法（PMCT：Percutaneous Microwave Coagulation Therapy）にも用いられる。

3 除細動器

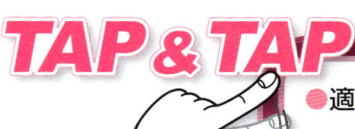

- ●適応 ⇒ 非同期通電：心室細動，心室頻拍（無脈性，血行動態破綻），同期通電：心房細動，心房頻拍，心房粗動
- ●種類 ⇒ 体外式（手動式）除細動器，自動体外式除細動器（AED），植込み型除細動器（ICD）
- ●最大出力電圧 ⇒ 5kV以下
- ●最大出力エネルギー ⇒ 360J
- ●出力波形 ⇒ 単相性（モノフェージック，ローン波形，ダンピング波形），二相性（バイフェージック）
- ●通電時間（パルス幅）⇒ 単相性：2〜5ms，二相性：5〜20ms
- ●通電電極の面積 ⇒ 体外：成人50cm^2・小児15cm^2，体内（直接）：成人32cm^2，小児9cm^2
- ●充電回路 ⇒ 高電圧発生器（変圧器，トランス），整流器（ダイオード，半波整流），キャパシタ（コンデンサ，10〜40μF程度）
- ●放電回路 ⇒ 単相性：コイル（インダクタ），二相性：コイルなし
- ●出力フローティング ⇒ 通電電極と本体外装（接地）間：絶縁抵抗10MΩ以上，浮遊静電容量2nF以下
- ●内部放電回路 ⇒ 待機時間30秒〜1分程度，放電の時定数10秒未満
- ●R波同期通電（カーディオバージョン）
  ⇒ 心房細動に適応，絶対不応期への通電
- ●負荷抵抗 ⇒ 50Ω
- ●最大エネルギー充電時間
  ⇒ 15秒以内
- ●出力エネルギーと設定値の許容誤差
  ⇒ 設定値の±15%か±4Jのいずれか大きな方以内，充電完了30秒後も充電完了直後の出力エネルギーの85%以上を維持
- ●内蔵バッテリ ⇒ 鉛蓄電池，ニッカド電池（二次電池[*4]），有効期間は一般に18カ月
- ●AED ⇒ 対象は意識消失者（心室細動，心室頻拍），心肺蘇生（CPR）と併行〔一次救命処置（BLS）〕，小児は1歳未満にも適応（小児用パッドを使用），非医療従事者も使用可能，使い捨ての電極パッドを2箇所に装着，心電図を自動解析，充電も自動，音声ガイダンスに従い通電
- ●AEDの出力 ⇒ 二相性，R波同期機能なし，心静止・心房細動では充電されない

用語アラカルト

＊4　一次電池・二次電池
一次電池は一度完全に放電したら使用できなくなるタイプ。二次電池は充電して繰り返し使えるタイプ。

- AEDの点検　⇒　セルフテストインジケータの確認，バッテリ（リチウム電池，一次電池＊4）・電極パッドの使用期限の確認
- ICD　⇒　心室性頻脈性不整脈（心室細動，心室頻拍），Brugada（ブルガダ）症候群
- ICDの通電エネルギー　⇒　10〜40J，充電時間5〜10秒程度，二相性
- ICDの治療法　⇒　心室細動：DCショック，心室頻拍：抗頻拍ペーシング・カーディオバージョン

用語アラカルト

＊5　洞調律
洞結節から発生する興奮が正常な刺激伝導系を伝わり，心室の収縮に至る心拍のリズム。

図8　除細動治療の適応不整脈

除細動治療の目的と適応（図8）

- 2つの電極を介して，心臓に大きな直流電流を流す。
- 心室性，上室性（心房性・房室接合部性）の頻脈性不整脈を停止し，心臓を洞調律＊5に回復する。
- 心室性頻脈性不整脈：致死性，救命救急　⇒　**非同期通電**
- 上室性頻脈性不整脈：緊急を要さない　⇒　**R波同期通電**

a　心室細動（Vf）：非同期通電

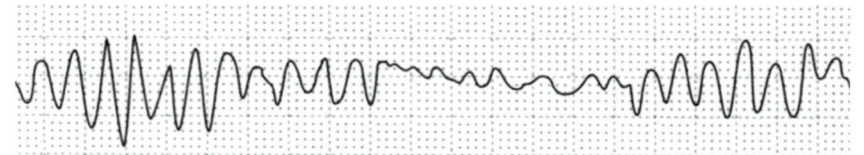

b　心室頻拍（VT）：※5拍目以降　　血行動態が破綻した無脈性では非同期通電

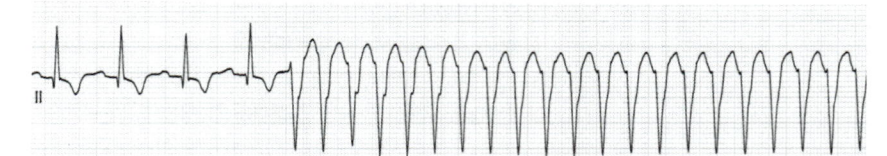

c　心房細動（Af）：R波同期通電

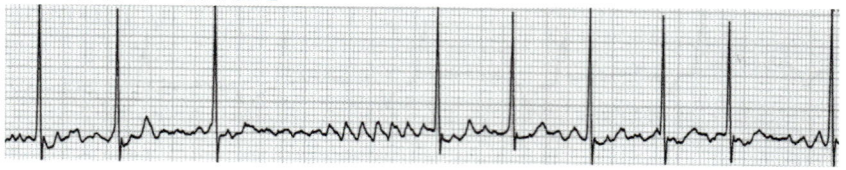

d　心房粗動（AFL）：R波同期通電

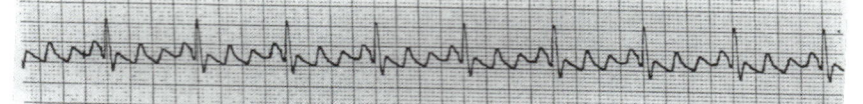

除細動器の種類（表2）

- 手動式除細動器＝体外式除細動器：医療機関にて医療従事者が使用する。**心室性，上室性頻脈ともに適応。**
- 自動体外式除細動器（AED：Automated External Defibrillator）：医療機関以外でも多くの人が利用する施設や乗り物に設置。非医療従事者も使用可能。
- 植込み型除細動器（ICD：Implantable Cardioverter Defibrillator）：心室性頻脈性不整脈の再発の可能性のある患者の体内に植込み，日常生活に復帰させる。

表2　除細動器の種類と特徴

	体外式	体外式	植込み式
	手動式除細動器 DC	自動体外式除細動器 AED	植込み型除細動器 ICD
対象	心室細動（Vf） 心室頻拍（VT） 心房細動（Af） 心房粗動（AFL） 心房頻拍（AT）	心室細動 心室頻拍 ※意識と呼吸なし	心室細動 ※Brugada症候群[*6] 心室頻拍
設置場所	医療機関	医療機関 公共施設，航空機，レジャー施設，学校など不特定多数の人が集まるところ	患者体内へ植え込み 日常生活
操作者	医療従事者 ・医師 ・看護師 ・救急救命士	医療従事者または非医療従事者 ※非医療従事者が反復継続目的で使用すると医師法第17条違反	患者体内で自動作動

用語アラカルト

＊6　Brugada症候群
胸部誘導心電図のV₁～V₃で右脚ブロック様波形とST上昇を伴う特発性心室細動。遺伝性疾患で男性，アジア人に多い。電気生理学的検査にて不整脈が誘発されれば，ICDの適応となる。

補足　ICDの適応

- 二次予防：過去に心肺停止，属性VT，Vfの心電図が記録されている症例。
- 一次予防：VTが非持続性である場合。失神を認めるが心電図で不整脈が記録されていない場合。低心機能のため突然死，不整脈死のリスクが高い場合。なお，現在の保険適応は血行動態が破綻するVT，Vfの既往があるか，または電気生理学的検査により誘発される場合。

手動式（体外式）除細動器

- 構成：本体，通電電極，付属品（ペーストまたはゲルパッド，心電図ケーブル）。
- 通電方式：**体外通電，直接通電**（図9）。
- 生体への供給エネルギーを10～360Jで設定。通電方式，症例，疾患に応じて設定（表3）。
- 充電スイッチにて本体内部の**コンデンサ**に充電。充電完了後はブザーが鳴る。
- 体外通電では，通電電極（通電パドル）に導電性の専用ペーストを塗るか，患者にゲルパッドを貼る。直接通電は通電パドルで心臓を挟む。
- 体外通電パドルは**強く押し当てる**。約11kg以上。
- 通電パドルまたは本体の通電スイッチを押すと通電される。
- R波同期通電が可能。

図9 体外式除細動器の通電方式と通電電極の面積（JIS）

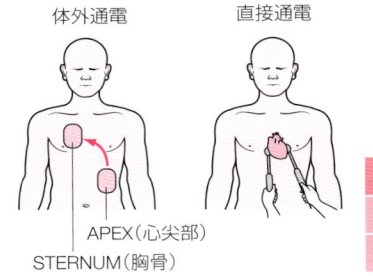

体外通電　直接通電

APEX（心尖部）
STERNUM（胸骨）

	成人	小児
体外通電用	50cm^2	15cm^2
体内直接通電用	32cm^2	9cm^2

（篠原一彦 著：臨床工学講座　医用治療機器学．医歯薬出版，2008.より改変引用）

表3　AHA2010年度改訂版心肺蘇生ガイドラインに基づく通電エネルギー設定の目安

			非同期通電		R波同期通電	
			心室細動・心室頻拍（無脈性）		心房細動	心房粗動
			体外通電	直接通電		
成人	二相性出力	初回	120～200J	20～60J	120～200J	初回 50～100J
		2回目以降	200J以上		適宜増	
	単相性出力	初回	200J		200J	2回目以降 適宜増
		2回目以降	適宜増		適宜増	
小児（体重25kg以下）		初回	体重(kg)×2～4J	5～20J		
		2回目以降	体重(kg)×4J			

体外式除細動器によるR波同期通電

- 適応：**心房細動**などの上室性頻拍，血行動態が維持され意識のある心室頻拍．
- 心臓の**絶対不応期**への通電．R波直後での通電（図10）．
- T波直上（受攻期）での通電は心室細動を誘発する（Shock on T）．
- 患者の心電図を本体に入力し，R波（マーカーおよび同期音で確認）を検出．通電スイッチをオンにした次のR波に同期して通電する．
- **通電スイッチをオンにした時期と通電のタイミングがずれることがある．**通電ボタンは通電されるまで長押しする．
- 除細動器の主電源を入れたときは，必ず非同期通電状態になっている．R波同期通電後も自動で非同期通電状態に戻る．非同期通電（救命目的の除細動）を優先するため．
- 意識があるため静脈麻酔下で施行される．

図10　R波同期通電の原理

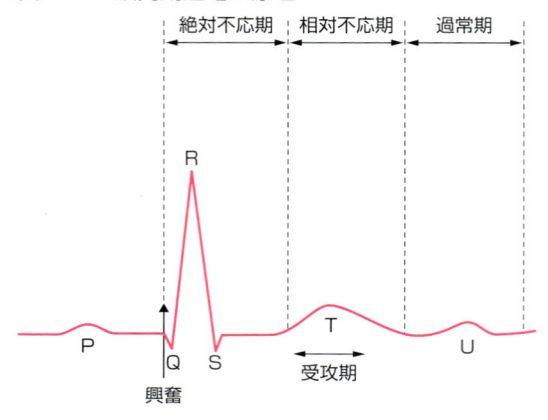

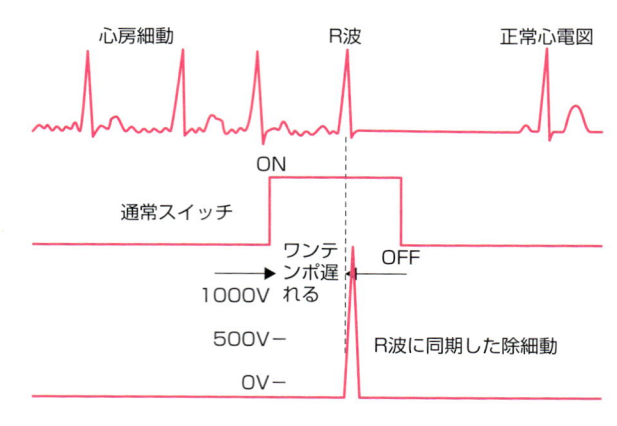

出力形式と内部回路

- 単相性出力(モノフェージック)と二相性出力(バイフェージック)がある(図11)。
- 体外式除細動器には両方の出力形式の機種があるが，AEDとICDは二相性出力である。
- 単相性出力波形は，ローン波形，ダンピング波形とも呼ぶ。
- 最大出力エネルギー360J，最大出力電圧5kV以下，通電時間(パルス幅)2～5ms。
- 単相性出力回路は，コンデンサ(キャパシタ)に充電された電気エネルギーをコイル(インダクタ)を介して生体(負荷抵抗)に出力する(図12)。
- 出力回路は出力フローティングとなっている。本体接地とは絶縁されている。
- 充電完了後，一定の待機時間(30秒～1分)で通電がされなかった場合，本体内部で自動的にコンデンサを放電させる。放電特性の時定数は10秒未満(JIS)。
- 二相性出力は出力回路にコイルを含まない。本体の小型化が可能。
- 本体内部のスイッチの切替えにより出力方向を反転させる。通電時間は5～20ms。
- 単相性よりも除細動効率が高いとされている。

補足　出力フローティング
- 通電電極と接地された本体外装間は電気的に絶縁されている(10MΩ以上)。
- 通電電極からの出力エネルギーが接地に流れ，本体との接触者の感電を防ぐため。ただし，放電回路と本体外装間の浮遊静電容量はゼロにはできないため，JISでは2nF以下に規定されている。

図11　単相性出力波形と二相性出力波形

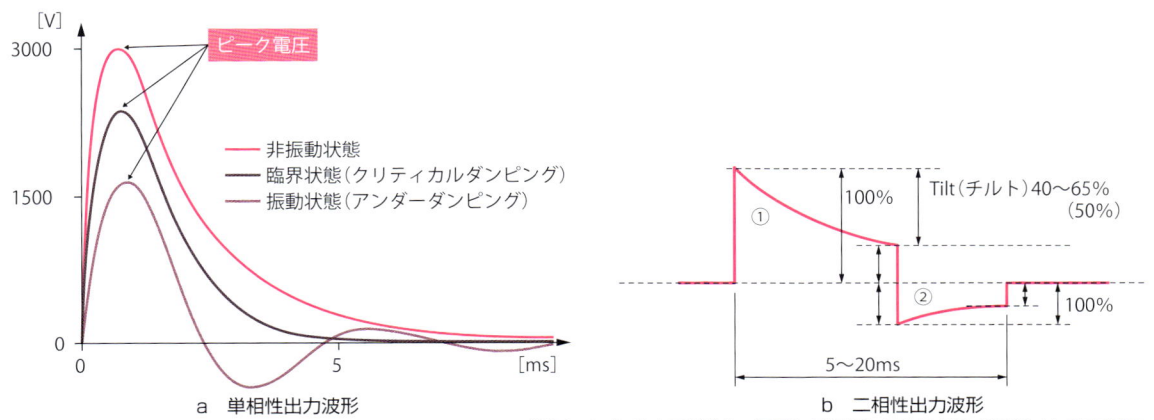

a　単相性出力波形

b　二相性出力波形

(篠原一彦 著:臨床工学講座　医用治療機器学,医歯薬出版,2008.より改変引用)

補足　二相性出力波形
- 電圧が急峻に立ち上がり，最大出力の例えば50%ほどに漸減した後，正負が反転し，その出力から再び50%まで変化して出力を終えるtruncated exponential波形。

図12 単相性出力の体外式除細動器の内部回路（通電時）

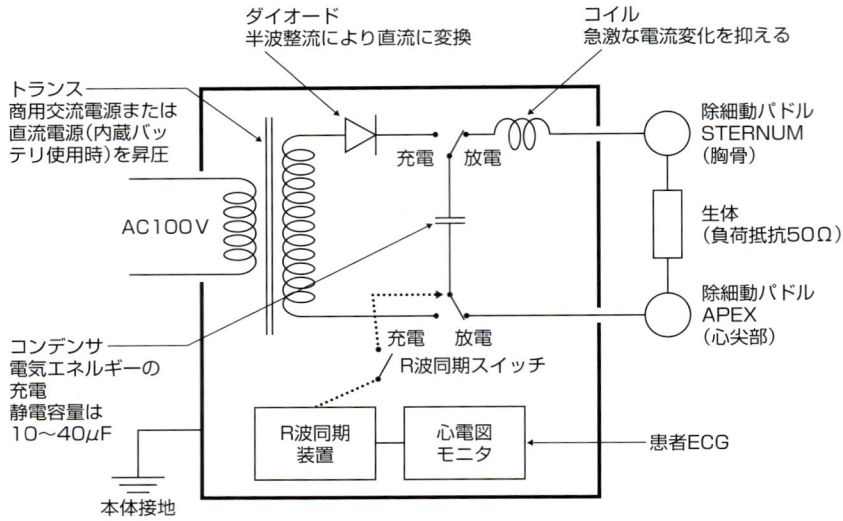

- ダイオード：半波整流により直流に変換
- コイル：急激な電流変化を抑える
- トランス：商用交流電源または直流電源（内蔵バッテリ使用時）を昇圧
- AC100V
- 充電／放電
- コンデンサ：電気エネルギーの充電　静電容量は10～40μF
- R波同期スイッチ
- R波同期装置
- 心電図モニタ
- 患者ECG
- 除細動パドル STERNUM（胸骨）
- 生体（負荷抵抗50Ω）
- 除細動パドル APEX（心尖部）
- 本体接地

出力（放電）回路は本体接地とは絶縁されている（出力フローティング）。
JISでは，絶縁抵抗10MΩ以下，浮遊静電容量2nF以下。

体外式除細動器の保守管理

- **始業時：電極パドルの清拭確認**，消耗品の確認，セルフテスト，**エネルギー試験（本体のテストモード）**。
- 使用後：充電電圧の放電，**電極パドルの清拭**，消耗品（ペーストなど）の補充，**指定の保管場所への設置，内蔵バッテリの充電**。
- 性能点検（表4）。
- 出力エネルギーの計測には専用アナライザを用いる。アナライザの点検用電極プレートに出力を行う。負荷抵抗の両端の電圧（最大数kV）は，**分圧回路**で1/10～1/1000に分圧され，**二乗回路，積分回路**にて出力エネルギー波形に換算され，時間積分（面積）よりエネルギーを算出する。
- 内蔵バッテリ（鉛蓄電池，ニッカド電池）の有効期間は一般に18カ月。
- バッテリ作動で最高出力にて10回放電した後，出力エネルギーの測定値が設定値の15％以下になったら電池寿命を疑う。

表4 体外式除細動器の性能点検

負荷抵抗	50Ω
最大エネルギーの充電時間	15秒以内
内部放電機構が働くまでの時間	30秒～1分程度
設定エネルギー値と測定値の誤差	±15％か±4Jのいずれか大きな方以内
最大エネルギー充電後，30秒後または内部放電機構が働くまでのエネルギー損失	15％未満（85％を保持）
電極部と本体外装間※の浮遊静電容量	2nF以下
電極部と本体外装間の絶縁抵抗（出力フローティング）	10MΩ以上　絶縁抵抗計（メガー）を用いる

※本体外装とは操作者が触れることのできる金属部。プラスチック製の絶縁外装には20×10cm以上の金属箔を貼り付けて，これと電極間で測定する。

自動体外式除細動器(AED)

- 適応：意識消失者，AEDの心電図解析にて心室細動・心室頻拍に対して通電。
- 構成：本体，ディスポーザブル通電電極パッド(シールタイプ，2極)。
- 本体：電極パッドのコネクト部，電源スイッチ，通電スイッチ。
- 内蔵バッテリでのみ作動。リチウム電池(一次電池，大容量，長寿命)。
- **二相性出力。初回通電は150〜200J。**
- 心電図解析，エネルギー設定，内部コンデンサへの充電は自動。**通電は音声指示により使用者がスイッチを押し施行する。**
- 日常点検：自己診断機能のインジケータの確認，消耗品の確認。
- 消耗品の定期交換：パッド電極1年半〜2年，バッテリ3〜5年，本体7〜8年。
- パッド電極を使用したら補充。予備は貼り直しに備えたもの。

植込み型除細動器(ICD)

- 治療目的：心室性頻脈性不整脈による心臓突然死の予防。
- 適応疾患：冠動脈疾患〔特に左室駆出率(EF：Ejection Fraction)が35%以下〕，拡張型心筋症(DCM：Dilated Cardiomyopathy)に伴う持続性VT・Vf，特殊心疾患〔肥大型心筋症(ICM：Idiopathic Cardiomyopathy)，催不整脈性右室心筋症(ARVC：Arrhythmogenic Right Ventricular Cardiomyopathy)，Brugada症候群，先天性QT延長症候群〕。
- 治療方法：抗頻拍ペーシングATP，カーディオバージョン(R波同期通電)，DCショック(非同期通電)。
- 通電は二相性出力でエネルギーは10〜40J。初回通電で不成功な場合は順次出力を上げる設定が可能。充電時間は5〜10秒。
- 徐脈に対するペーシング機能も備える。
- 不整脈と治療後の心内心電図を記録する。
- 本体にはコンデンサと銀酸化バナジウムリチウム電池(一次電池)を備える。
- ショック通電用リードはSVC(上大静脈)コイル電極，RV(右心室)コイル電極，RVペーシング電極から成る(図13)。
- 本体自体(カン)が通電用の電極にもなり得る。
- デュアルチャンバ型は右心房にもペーシング電極リードを留置し，心房ペーシングおよび上室性頻脈に対する不適切作動の防止に用いる。
- T波のオーバーセンシングは不適切作動の原因となる。

> **補足　抗頻拍ペーシングATP**
> - ICDが検出した頻拍より速いレートでRV電極からペーシングを入れ頻脈を停止する方法。
> - 一定のレートを用いる「バーストペーシング」と徐々にレートを速くしていく「ランプペーシング」がある。

図13 ICDのショックリードと通電方式

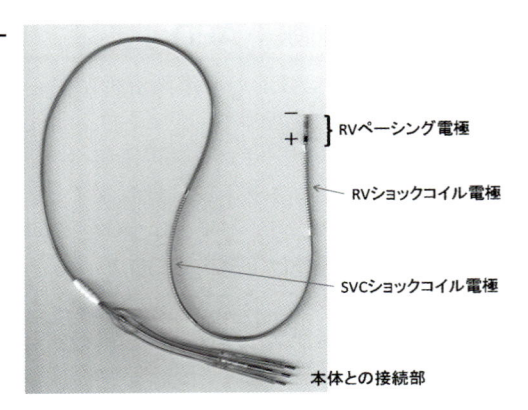

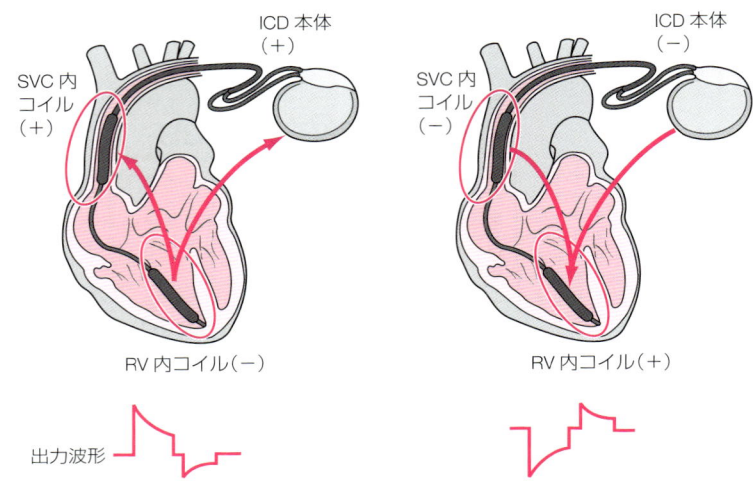

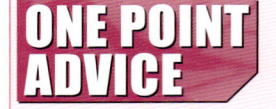

- RVペーシング電極
- RVショックコイル電極
- SVCショックコイル電極
- 本体との接続部

ICD本体（＋）　　　　　　　　　ICD本体（－）
SVC内コイル（＋）　　　　　　　SVC内コイル（－）
RV内コイル（－）　　　　　　　　RV内コイル（＋）

出力波形

ONE POINT ADVICE

- 体外式除細動において，前胸部と心尖部に電極を設置できない場合，前胸部＋背部，または心尖部＋背部でも除細動が可能。
- 2010年のガイドラインより，AEDは1歳未満の乳児にも適応。8歳までは小児用パッド（出力を50J程度とする減衰器付）を用いる。小児用がない場合は成人用が代用できる。成人に小児用を用いることは不可。
- CRT-D：心不全に対する心臓再同期療法ペーシングCRT-P機能付きのICD
- ICDの植込み時には，不整脈を人為的に誘発しICDがそれを正しく検出して，設定したプログラムで頻脈を停止できるかを実際にテストする除細動閾値DFT測定を行う。

4 心臓ペースメーカ

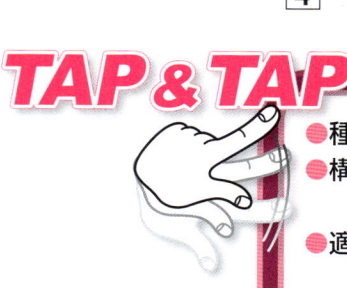

- 種類 ⇒ 体外式（侵襲的・経皮的），植込み型
- 構成 ⇒ 本体（ジェネレータ），電極リード（電極カテーテル）
- 適応 ⇒ 洞機能不全症候群，第2度房室ブロックMobiz II型，第3度房室ブロック（完全房室ブロック），徐脈性心房細動，Adams-Stokes症候群
- ICHD（NBG）コード
  ⇒ 1文字目：刺激部位，2文字目：検出部位，3文字目：制御方式（デマンド機能），4文字目：心拍応答機能
- デマンド機能 ⇒ 抑制型：自発をセンシングしたらペーシングを抑制，同期型：自発に同期してペーシングを行う
- VVI ⇒ 心室のペーシングとセンシング，右心室に電極リードを留置，デマンド機能，自発興奮があるとペーシングを抑制，非生理的ペーシング，ペースメーカ症候群
- DDD・VDD ⇒ デュアルチャンバ，心房同期心室ペーシング，AVディレイ（AVインターバル），心房と心室に電極
- VOO ⇒ 固定レートペーシング，非同期ペーシング，電磁干渉対策，spike on Tに注意
- 刺激閾値・出力 ⇒ 刺激閾値よりも高い出力設定，閾値は植込みが2～4週間は上昇し，その後低下，最大出力：植込み型7.5V，体外式（定電流型）：20mA
- パルス幅 ⇒ 植込み型0.5ms程度（0.1～2msで設定可能），体外式0.5～2ms
- 心内電位・感度 ⇒ デマンド機能で心内心電図を検出，心内電位より低い感度設定，最大感度1mV（体外式）
- 電極リード ⇒ 白金イリジウム電極，シリコン・ポリウレタンでリード被覆，マルチフィラーコイル，双極・単極，distal電極（−）・proximal電極（＋）
- トラブル ⇒ ペーシング不全，センシング不全（オーバーセンシング・アンダーセンシング）
- 点検（体外式）⇒ 負荷抵抗500Ω，ペーシングレート，出力（電圧・電流，パルス幅），センシング感度

補足

生理的ペーシング
- 心房，心室と順次に興奮を行わせるペーシング。
- 心拍数とともに心房と心室の興奮の協調性を保つことで正常な心拍出量が得られる。

オーバーセンシング
- 心房または心室の自発興奮以外の電位をセンシングし，ペーシングを抑制してしまうこと。
- 徐脈や心停止の危険がある。

アンダーセンシング
- 心房または心室の自発興奮電位をセンシングし損ない，ペーシングをしてしまうこと。
- 自己心拍とペーシングの競合が発生し，spike on Tによる心室細動の危険がある。

ペースメーカの目的

- 徐脈治療：心臓に対し人工的に電気刺激を与え，心筋の興奮を誘発し，必要な心拍数ならびに心拍出量を維持する。
- 心不全治療：心臓内伝導遅延（右室と左室の興奮のずれ）を是正する。心臓再同期療法。

ペーシング治療の適応

- 徐脈性不整脈：洞機能不全症候群（SSS：Sick Sinus Syndrome），第2度房室ブロックMobiz II型，第3度房室ブロック（完全房室ブロック），徐脈性心房細動
- アダムス・ストークス症候群[*7]
- その他：心不全〔拡張型心筋症（DCM：Dilated Cardiomyopathy）〕，閉塞性肥大型心筋症（HOCM：Hypertrophic Obstructive Cardiomyopathy）

ペースメーカの種類と構成

体外式ペースメーカ

- 静脈を介して心腔内（**主には右心室**）に電極カテーテルを留置。または，開胸し心外膜に電極ワイヤを装着。
- 体外にある本体（電気刺激の発生装置）と接続する。本体は乾電池により駆動。
- 本体前面の操作ツマミなどでペーシングレート[*8]，出力（電圧，電流），センシング感度を設定する。
- 電極カテーテルは先端（遠位：distal）電極と1cm程手前のリング（中枢：proximal）電極をもつ双極型が用いられる。**先端電極はマイナス，リング電極はプラス**に接続される。
- 徐脈の改善（ときに予防）または植込み型への移行までの一時的ペーシングに用いる。「テンポラリペースメーカ」とも呼ばれる（図14）。

用語アラカルト

＊7 アダムス・ストークス症候群
急に発生した徐脈や心停止，あるいは頻脈により，心臓から脳への血流が停止，あるいは極端に低下して脳の酸素低下（虚血）をきたした状態。その結果，めまい，けいれん，失神，意識消失が出現，死に至ることもある。

＊8 ペーシングレート
「基本レート」，「下限レート」とも呼び，徐脈を改善するためのペースメーカからの1分間当たりの刺激の回数。単位はppm。心房に同期させるデュアルチャンバペーシングや心拍応答機能を使用する場合の上限レートと区別される。

補足

心拍応答機能
- 植込み型ペースメーカの本体に内蔵される加速度センサなどで生体の運動を検出し，運動の状態に応じ，ペーシングレートを増加させる機能。

図14 ペースメーカの種類

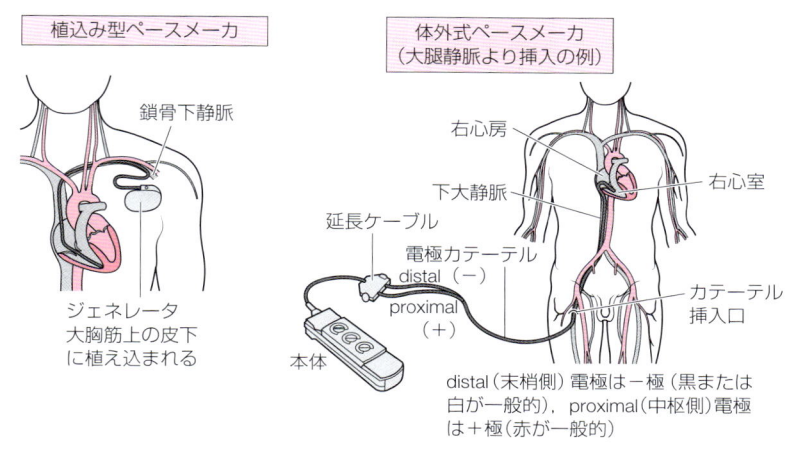

植込み型ペースメーカ

鎖骨下静脈
ジェネレータ
大胸筋上の皮下に植え込まれる

体外式ペースメーカ（大腿静脈より挿入の例）

右心房
下大静脈
右心室
延長ケーブル
電極カテーテル
distal（－）
proximal（＋）
本体
カテーテル挿入口

distal（末梢側）電極は－極（黒または白が一般的），proximal（中枢側）電極は＋極（赤が一般的）

（加納 隆ほか編: ナースのためのME機器マニュアル, p.80, 医学書院, 2011.より引用）

■植込み型ペースメーカ
- 静脈を介して**右心房**および**右心室**に電極リードを留置。または，開胸し心外膜電極リードを装着。
- 前胸部の大胸筋上（皮下）に植え込まれる本体と接続。心外膜の場合は腹部に植え込む。
- 本体は「ジェネレータ」と呼ばれ，電子回路および**ヨウ素リチウム電池**（一次電池）がチタニウム製のケースに密封される。
- 体内のペースメーカは「プログラマ」と呼ばれる専用機器で，体外から設定変更や電池残量の測定，記録された情報の読み出しができる。
- 電極リードは**白金イリジウム電極**と**シリコン**，または**ポリウレタン**で被覆されたリードで構成される。
- 双極リード（バイポーラ）が主に用いられる。
- 先端電極のみの単極リード（ユニポーラ）を用いる場合，本体をプラス極に用いる（図15）。

図15 電極リードの極性

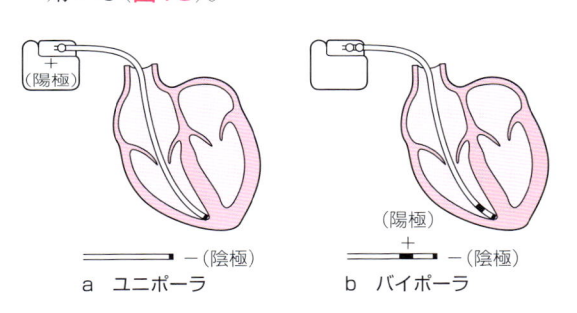

a ユニポーラ
＋（陽極）
－（陰極）

b バイポーラ
（陽極）＋
－（陰極）

■シングルチャンバペースメーカ
- 右心房または右心室のみのペーシングとセンシングを行う。

■デュアルチャンバペースメーカ
- 右心房，右心室の両方でペーシングとセンシングを行う。

表5 単極方式と双極方式の特徴

	単極方式	双極方式
リード	細い （1本のリード内に導線は1極でよい）	太い （1本のリード内に陽陰極用の導線が必要）
耐久性・信頼性	高い （リードの構造が単純）	低い （リードの構造が複雑になるため）
心内電位の振幅	大きい （陽陰極間が広い）	小さい （陽陰極間が狭い）
雑音の影響	受けやすい （陽陰極間が広い）	受けにくい （陽陰極間が狭い）
筋攣縮	起こしやすい （ペースメーカ本体周辺の骨格筋への刺激）	起こしにくい （通電は電極間のみ）

デマンド機能

- ペースメーカの役割は**ペーシング**（電気刺激により心筋を興奮させる）と**センシング**（自発の心筋の興奮を検出する）。
- **デマンド機能**は自己心拍をセンシングし，自己心拍を優先したペーシングを行う機能。
- 自己心拍とペーシングの競合はspike on Tの危険がある。
- 抑制型inhibitionと同期型trigger。
- **抑制型**は自発をセンシングしたらペーシング抑制する。一般的。
- **同期型**は自発をセンシングしたら直後にペーシングする。心筋の絶対不応期の無効刺激。実際には，心房の興奮に同期して，心室のペーシングを行うこと。

補足　spike on T
- 心電図上T波の直上のタイミングでペースメーカからの刺激がなされること。
- T波直上前後は「受攻期」と呼ばれ，刺激に対する心筋の感受性が高まっている時期で，ここで刺激が加わると心室細動が誘発されることがある。
- spikeとは，ペースメーカからの刺激が心電図上，刺のように表示されるためこのように呼ばれる。

ペーシングモード

- ICHD（Inter-Society Commission on Heart Disease）（NBG）の3文字コード（表6）。
- ペースメーカの動作設定，あるいは実際の動作状態を表す（図16，17）。
- **1文字目はペーシング，2文字目はセンシング**の部位で，**A：心房，V：心室，D：両方**，O：オフで表記される。
- **3文字目は制御方法**でデマンド機能の**I：抑制型，T：同期型**を表す。Dは両方であるが心房同期心室ペーシングの意味で用いる。
- センシングがOの場合は，制御もOである。
- 4文字目は**心拍応答機能**がオン（備わる）の場合，Rで表記される。
- VVIは右室に電極リードを留置し，ペーシングレート以上の自発をセンシングすればペーシングを抑制し，自発が遅い（またはない）場合はペーシングを行う。
- 主に体外式による一時的ペーシングに用いられる。完全房室ブロック，徐脈性心房細動にも適応されるが，心室のみの正常心拍を得るため，非生理

的ペーシングとなり，**ペースメーカ症候群**をきたす場合がある。
- AAIはVVIと同じ動作を心房で行う。房室伝導が正常な場合に適応され，心房の興奮は正常な刺激伝導系を心室へと伝えるため，**生理的ペーシング**となる。
- DDDは心房，心室でペーシング，センシングを行う。心房の自発のセンシングまたはペーシング後，**AVディレイ**[*9]の間に心室の自発があれば心室ペーシングは抑制し，なければ心室ペーシングを行う。
- VOOは心室のみを設定されたペーシングレートで刺激し続ける。**固定レートモード，非同期ペーシング**と呼ばれる。
- センシングを行わないため，自発のない状態に用いるか，電磁干渉によるオーバーセンシングを避けるために用いる場合は自発よりも速いペーシングレートに設定する。

用語アラカルト

＊9　AVディレイ

心房の自発のセンシングまたはペーシング後，心室の自発を待つ時間。ペーシングによる房室伝導時間を設定することになる。「AVインターバル」とも呼ばれる。

表6　ICHDコード

	1文字目	2文字目	3文字目	4文字目
	刺激（ペーシング）部位	感知（センシング）部位	制御方式	付加機能
	A：atrium（心房） V：ventricle（心室） D：dual（心房と心室） S：single（心房か心室） O：（なし）	A：atrium（心房） V：ventricle（心室） D：dual（心房と心室） S：single（心房か心室） O：（なし）	T：trigger（同期型） I：inhibition（抑制型） D：dual（両方） O：（なし）	R：rate response（心拍応答機能）

図16　各疾患に対するペーシングモード

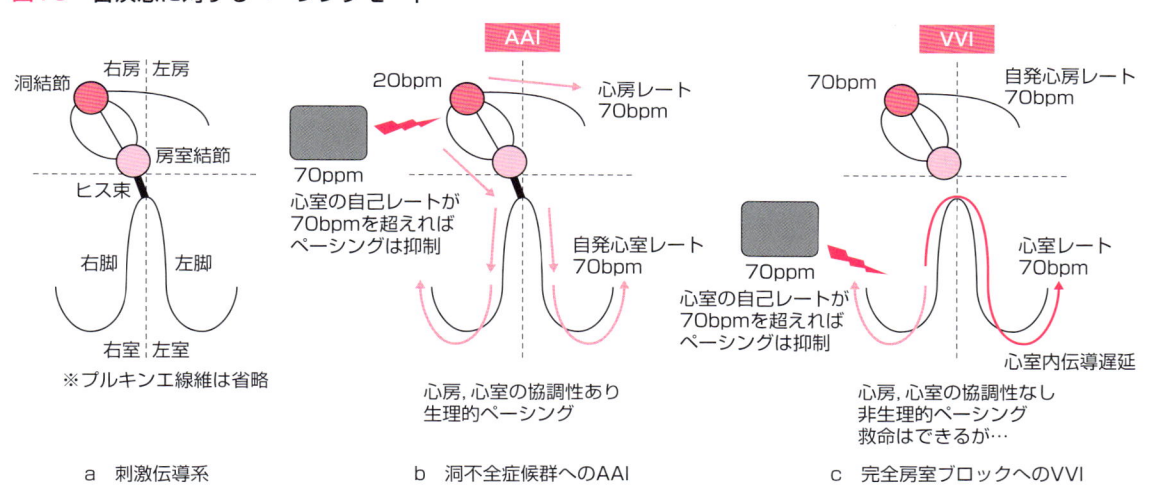

a　刺激伝導系

b　洞不全症候群へのAAI
心房，心室の協調性あり
生理的ペーシング

c　完全房室ブロックへのVVI
心房，心室の協調性なし
非生理的ペーシング
救命はできるが…

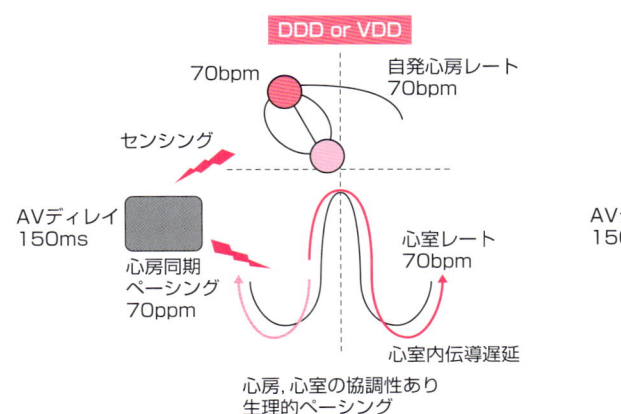

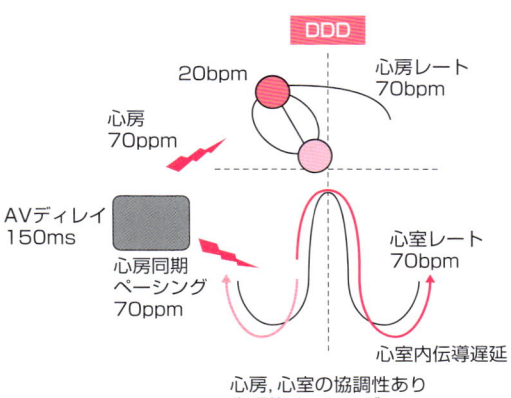

d　完全房室ブロックへのDDDまたはVDD
心房，心室の協調性あり
生理的ペーシング

e　洞不全症候群と完全房室ブロックの合併へのDDD
心房，心室の協調性あり
生理的ペーシング

図17 ペーシングモードとペースメーカ心電図

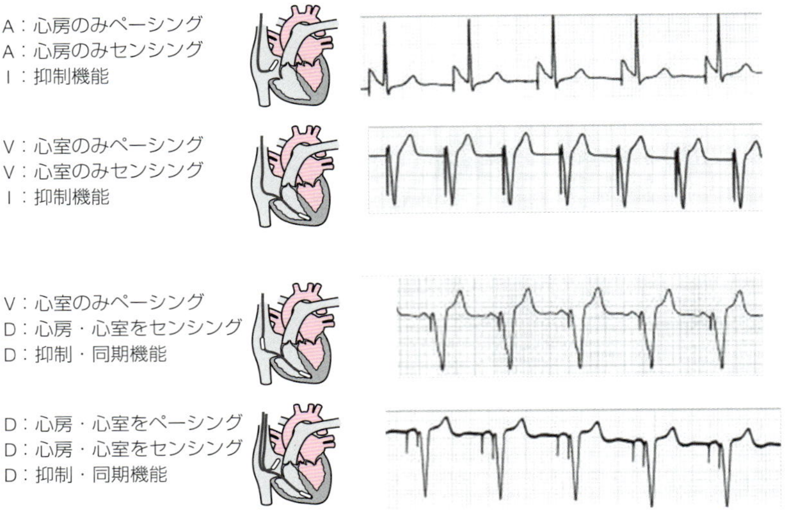

A：心房のみペーシング
A：心房のみセンシング
I：抑制機能

V：心室のみペーシング
V：心室のみセンシング
I：抑制機能

V：心室のみペーシング
D：心房・心室をセンシング
D：抑制・同期機能

D：心房・心室をペーシング
D：心房・心室をセンシング
D：抑制・同期機能

刺激閾値とペーシング出力

- **刺激閾値**は心房または心室を興奮させることのできるペースメーカからの電気刺激の最小値。
- **ペーシング出力は刺激閾値より大きな値に設定する**。刺激閾値の2倍が目安。
- 出力が閾値より小さいとペーシング不全をきたす。
- 大きすぎる出力は電池の早期消耗をきたす。
- 刺激閾値は植込み後，2〜4週間は上昇することがあるが，その後低下する。ただし，植込み時より低下することはない。

心内電位（波高値）とセンシング感度

- **心内電位（波高値）**は心房または心室の**自発興奮**により発生する電圧。
- センシング感度は心内電位より小さい値に設定する。
- 小さすぎる（1mV以下，感度が高すぎる）と自発興奮以外の電位（T波，筋電，外部雑音）を**オーバーセンシング**してしまう。

電磁干渉（EMI：Electromagnetic Compatibility）

近づいてはいけない場所

- 発電設備，誘導溶解炉，電波発信機器（レーダー基地，アマチュア無線），高圧送電線，高電圧設備，大型モータ，強力磁石（強力磁場），漏電している不良電気器具など。

近づくと影響がでるもの

- 電磁（IH：Induction Heating）調理器，携帯電話，電子商品監視（EAS：Electronic Article Surveillance）機器，スマートキーシステム，非接触ICカード読取り機，アーク溶接，スポット溶接，磁気治療器，電動工具，全自動麻雀卓，高出力トランシーバー，金属探知器など。

使用しても安全なもの

- 電子レンジ，電気毛布，電気敷布，電気こたつ，電気掃除機，電気洗濯機，

電気冷蔵庫，電気カミソリ，電動マッサージ器，ヘアードライヤ，テレビ，ラジオ，コンピュータ，無線LAN，コピー機，ファックス，補聴器，電車，バイク，自動車（ただし，エンジンをかけた状態のボンネットを覗き込むのは避ける）など。

■医療機関における検査・治療機器の禁忌
- MRI（強力磁界），ハイパーサーミア（電磁波による温熱療法），低周波治療機器（温熱効果，神経刺激効果），ジアテルミ電気治療（網膜剥離の手術に使用），γ線照射装置（癌治療を目的としγ線を照射），コバルト照射などがある。
- 電気メス，除細動器は使用できるが注意が必要である。

体外式ペースメーカの保守管理
■ペースメーカの機能点検
- 専用の解析装置（ペースメーカアナライザ）を使用するか，オシロスコープでも点検が可能である。
- ペースメーカの出力端に**負荷抵抗500Ω**を直接接続し，その抵抗両端の電圧をオシロスコープにて観測する。
- オシロスコープにより点検可能な項目はペーシングレート，出力電圧，パルス幅である。
- デマンド感度の点検は，オシロスコープとパルス発生器を使用すれば可能である。
- パルス発生器の代わりに心電図疑似波形を出力するシミュレータを用いてもよい。

■定電流型ペースメーカ
- 負荷抵抗に一定の電流を流し続ける。
- 出力電圧波形は**方形波**（図18a）。
- 主に体外式ペースメーカに用いられる。
- 出力は0.1～20mAで設定可能。

■定電圧型ペースメーカ
- 出力回路のコンデンサを介して，負荷抵抗に一定の電圧をかける。
- 出力電圧波形は**微分波形**（**片屋根型**）（図18b）。

図18 ペースメーカの出力電圧波形

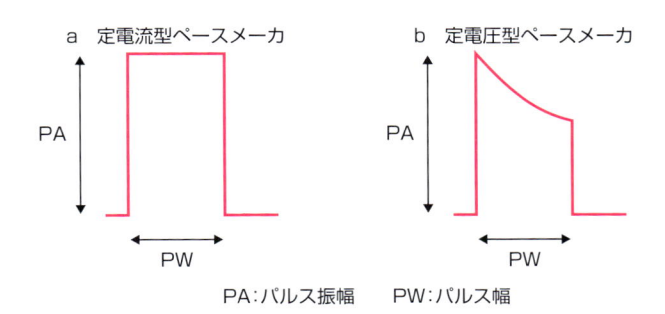

a 定電流型ペースメーカ　　b 定電圧型ペースメーカ

PA：パルス振幅　　PW：パルス幅

- 主に植込み型ペースメーカに用いられる。
- 出力は0.1〜10Vで設定可能。
- 出力波形の時定数を計測し負荷抵抗で割れば，出力回路内のコンデンサの容量を求めることができる。

■出力エネルギー
- 出力エネルギー＝（出力電圧^2/負荷抵抗）×パルス幅
- 例えば，出力電圧5V，パルス幅1ms，負荷抵抗500Ωとすれば50μJとなる。

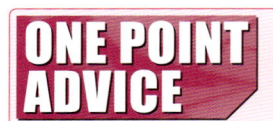

ONE POINT ADVICE
- 体外式ペースメーカには，前胸部に装着するシールタイプの2つ電極パッドをペーシング機能付除細動器に接続し，経皮的にペーシングを行うタイプもある。
- ステロイド溶出電極は刺激閾値の上昇を抑える。
- ペーシング不全の原因としては，
  ①閾値の上昇による刺激出力不足（心筋の変性，炎症反応，薬物の影響など）
  ②電極リードの離脱・移動および断線
  などが考えられる。電極リードに関するトラブルは植込み型の場合，プログラマを用いて測定できる電極リードの抵抗値（リードインピーダンス）やX線写真で確認することができる場合がある。

5 カテーテルアブレーション装置

- 目的 ⇒ 頻脈性不整脈治療，経皮的カテーテル心筋焼灼術
- 適応 ⇒ 発作性上室性頻拍（PSVT：Paroxysmal Supraventricular Tachycardia）〔WPW症候群，房室結節回帰性頻拍（AVNRT：Atrioventricular Nodal Reentrant Tachycardia）〕，心房粗動（AFL），心房頻拍（AT），心室頻拍（VT），心房細動（Af）
- 原理 ⇒ 高周波電流（500kHz前後），ジュール熱（50℃～70℃）
- 構成 ⇒ 高周波発生装置，アブレーションカテーテル，対極板

目的と原理

- 不整脈に関与する心筋（異常興奮発生部位，異常伝導路）を熱エネルギーにより不可逆的に障害し根治する。
- **電気生理学的検査**（EPS：Electro Physiological Study）により，心腔内に複数の診断用電極カテーテルを挿入し，心内心電図を導出し，不整脈の機序および至適通電部位を決定する（マッピング）。
- 心腔内からアブレーションカテーテルの先端電極を標的部位に接触させ，患者の体表面に貼った**対極板**との間で通電する（図19）。

図19 カテーテルアブレーションの原理

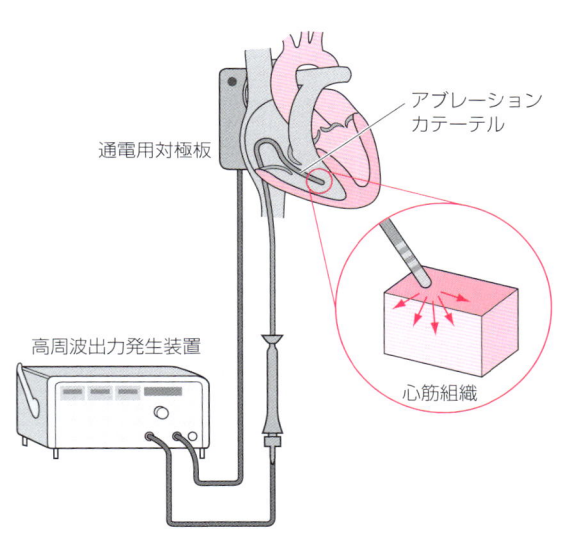

（ハートケア情報委員会ホームページより改変引用）

- 周波数500kHz前後（300〜750kHz），10〜50W程度の**高周波電流**を30〜60秒間通電する。
- ジュール熱により先端温度は50℃〜70℃に上昇し，深達度3〜8mmの範囲で心筋組織が凝固壊死する。

構成

■アブレーションカテーテル
- 先端電極が太さ7Fr（1mm≒3Fr），長さ4mmのカテーテルが一般的。長さ6mm，8mmの電極も用いられる。
- EPS用のマッピングシステムと接続し，マッピングも可能。
- 操作部のハンドルなどを操作することで，カテーテル先端を自在に屈曲することができる。
- **先端温度測定のためのサーミスタが内蔵される。**

■高周波発生装置
- 300〜750kHzの高周波電流を発生させる。
- アブレーションカテーテルと対極板を接続する。マッピングシステムと接続し連動させることが可能。
- 温度コントロール（例えば40℃〜90℃），出力コントロール（例えば1〜50W）で通電が可能。
- 通電時の電極接触抵抗（インピーダンス）をモニタし，急激な変化（例えば50〜300Ω）が発生した場合，自動停止する。先端部での血栓形成，ポップ現象などの防止となる。

補足

ポップ現象
- 焼灼部位の組織内部に入った高温部分での水蒸気による組織の破裂。
- 多くは心内膜側に生じるが，体内で大きな音がする。
- まれに心破裂をきたす。
- 電極先端の温度とインピーダンスのモニタが防止に重要。

心外膜アプローチ
- 心室頻拍の発生起源が心外膜にある場合，胸骨下からカテーテルを進め，心外膜側から焼灼を行う場合がある。

合併症

- 心臓穿孔，心タンポナーデ：心囊ドレナージまたは外科的手術が必要になる。
- 血栓症，塞栓症：脳塞栓，肺塞栓
- 完全房室ブロック：AVNRT症例の房室結節近傍の焼灼時に注意が必要。
- 食道損傷：心房細動症例の肺静脈隔離術において注意が必要。

補足

肺静脈隔離術（PV isolation）
- 心房細動に対するカテーテルアブレーション。
- 心房細動の起源となる肺静脈を電気的に隔離し，左房への伝導を遮断する。
- 3次元マッピングによる解剖学的アプローチが主流である。

ONE POINT ADVICE

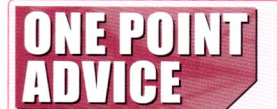

- アブレーションカテーテルの電極を長くすると血流による冷却効果により，組織温度を適度に長時間保つことができ，焼灼効率がよい。ただし，無効通電も増え，高い出力能力をもつ高周波発生装置が必要である。また，電極は短いほうがマッピングの精度は上がる。
- 積極的に電極先端を冷却するイリゲーションカテーテルも使用される。電極先端から生理食塩水を出し灌流しながら通電する。
- 心内心電図によるマッピングだけではなく，磁場を利用してカテーテル先端の位置情報から心腔内の3次元画像を構築し，そこに電気興奮の伝導を重ね合わせたり，CTやMRI画像の解剖学的情報を融合させるマッピングシステムも使用される。

医用治療機器学

各種治療機器

2 機械的治療機器

1 吸引器

> **TAP & TAP**
> - 一般用吸引器 ⇒ 術野の出血・洗浄液，気管・口腔内の分泌物などを吸引除去
> - 低圧持続吸引器 ⇒ 開胸手術後の患者や気胸，胸水貯留の患者の胸腔ドレナージ
> - 動力源の種類 ⇒ アウトレット式，電動式，手動式

一般用吸引器

- 術野の出血・洗浄液や，気管・口腔内の分泌液などを吸引する。
- アウトレット式吸引器は，配管アウトレットの吸引端末から吸引圧を得る。
- 電動式吸引器は，吸引ポンプを内蔵。
- 医療用電動式吸引器の吸引圧は－40kPa以上（JIST-7327）。ポンプはロータリー型。

低圧持続吸引器

- 開胸手術後の患者や気胸，胸水貯留などの患者に対する胸腔ドレナージ。
- 腹腔内などの持続洗浄ドレナージ。
- 持続吸引圧は－5～－20cmH$_2$Oの陰圧。
- ディスポーザブル製品は吸引圧調整部と排液ボトルが一体化（図1）。
- 電動式にはダイアフラム式ポンプも使用される（図2，3）。

図1 ディスポーザブル胸腔ドレナージセット

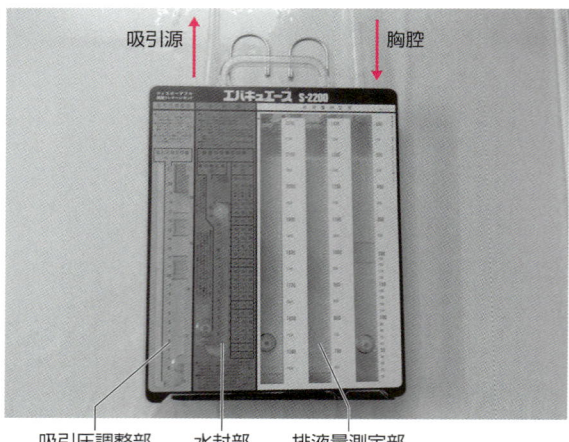

吸引源　胸腔
吸引圧調整部　水封部　排液量測定部
（秋山製作所：S-2200）（許可を得て掲載）

図2 低圧持続吸引器の仕組み

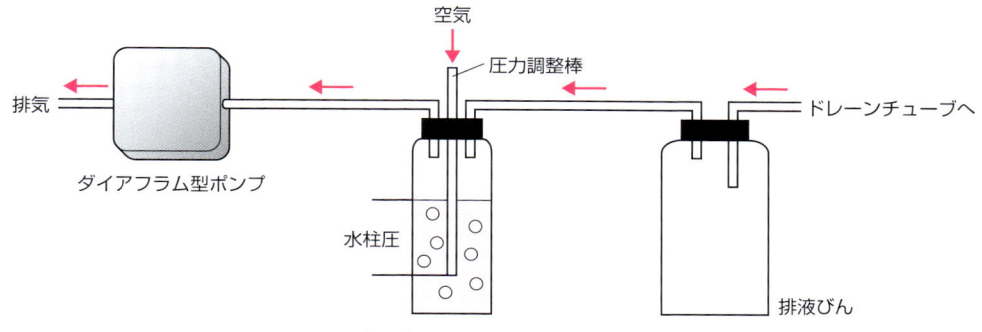

低圧持続吸引器の仕組み(旧式)

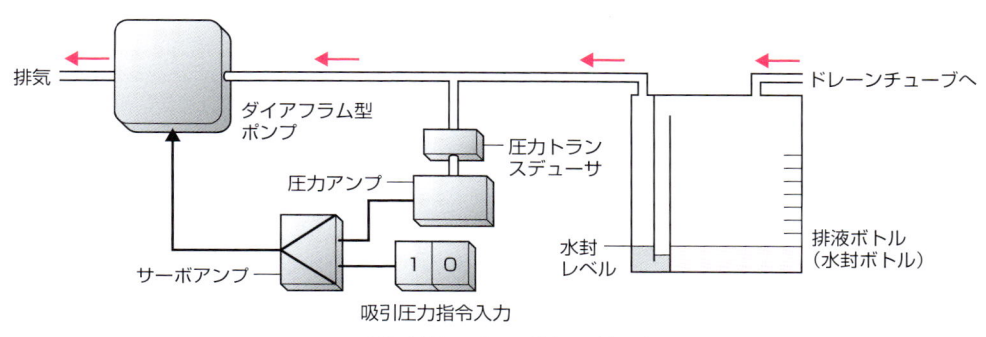

低圧持続吸引器の仕組み(新式)

(小野哲章 ほか 編:JJNスペシャル No.63 ナースのための新ME機器マニュアル,p.79,医学書院,1999.より改変引用)

図3 電動式低圧持続吸引器

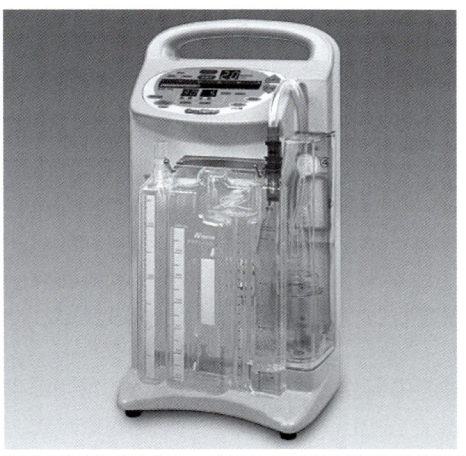

(泉工医科工業株式会社:メラサキュームMS-008EX)(許可を得て掲載)

携帯型吸引器

- 口腔や気管内吸引を行う手動式吸引器。
- 足踏み式，ゴム球式などがある。

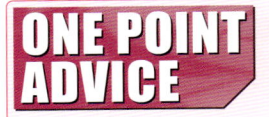

ONE POINT ADVICE

胸腔ドレナージの原理（図4）
- 吸引圧調整部内のガラス管の水柱の高さ（cm）で調整する。
- 水封部は患者側ガラス管を水の中に浸けることで胸腔内への空気の逆流を防ぐ。

図4 胸腔ドレナージ回路の原理

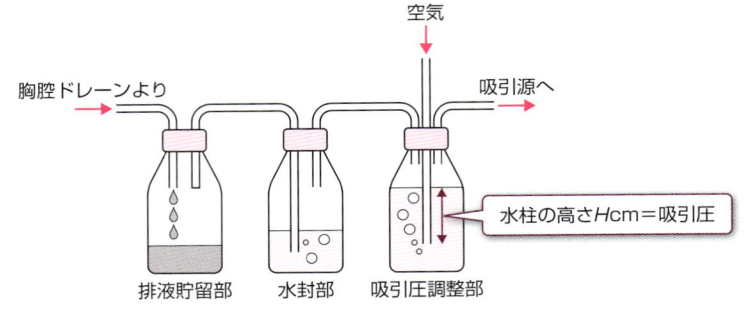

胸腔ドレーンより　　　　　空気　　　　吸引源へ

排液貯留部　　水封部　　吸引圧調整部

水柱の高さHcm＝吸引圧

（篠原一彦 編：臨床工学講座医用治療機器学，p212，医歯薬出版，2008．より改変引用）

補足　胸腔ドレナージ
- 胸腔内に貯留する液体（胸水や術後の出血など）や気胸により漏れでた空気を体外に排出すること。
- 胸腔内圧の陰圧を維持し，肺の再膨張の促進や心臓などの臓器への圧迫を軽減する。

2　結石破砕装置

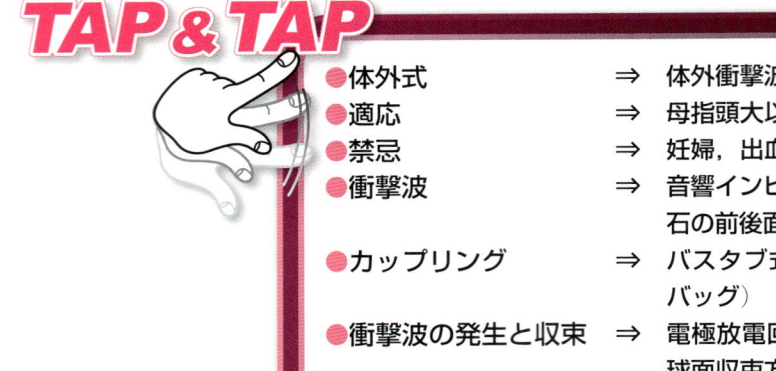

TAP & TAP

- 体外式　　　　　⇒　体外衝撃波結石破砕術（ESWL）
- 適応　　　　　　⇒　母指頭大以下の腎結石，上部尿管結石
- 禁忌　　　　　　⇒　妊婦，出血傾向症例，動脈瘤
- 衝撃波　　　　　⇒　音響インピーダンスの異なる境界部分（結石の前後面）で反射し高エネルギーを発生
- カップリング　　⇒　バスタブ式，メンブレン式（ウォーターバッグ）
- 衝撃波の発生と収束　⇒　電極放電回転楕円体反射方式，圧電放電球面収束方式，平面コイル型電磁誘導式，円筒型電磁誘導方式
- 照準方法　　　　⇒　X線透視法，超音波法
- 内視鏡式　　　　⇒　経皮的腎尿管砕石術（PNL），経尿道的尿管砕石術（TUL）
- PNL　　　　　　⇒　母指頭大以上の腎結石
- TUL　　　　　　⇒　下部尿管結石，膀胱結石，尿道結石

用語アラカルト

＊1　衝撃波（shock wave）
物質中に蓄えられた大きなエネルギーが瞬間的に開放されるときに発生する圧力波。

＊2　音響インピーダンス
音圧に対する音波を伝搬する媒質の粒子速度の比。音響インピーダンス $Z = \rho \cdot c$ で表す。ρ は媒質の密度，c は音速（伝搬速度）である。

図5　腎尿管区分と結石砕石治療の適応

体外衝撃波結石破砕術（ESWL：Extracorporeal Shock Wave Lithotripsy）

- 胆石や尿路結石などの結石に体外より発生した衝撃波[＊1]を照射する。
- 尿路結石への適応は，母指頭大以下の腎結石と上部尿管結石（図5）。
- 音響インピーダンス[＊2]が異なった媒質の境界面で衝撃波が反射し，高エネルギーを発生する。
- 生体軟部組織の音響インピーダンスは水と同等。衝撃波は透過。
- 骨は音響インピーダンスが結石以上に大きいが，結石以上に硬いため影響されない。
- 体内の空気含有臓器（肺，腸）は軟部組織と音響インピーダンスが異なるため，衝撃波により損傷の危険がある。

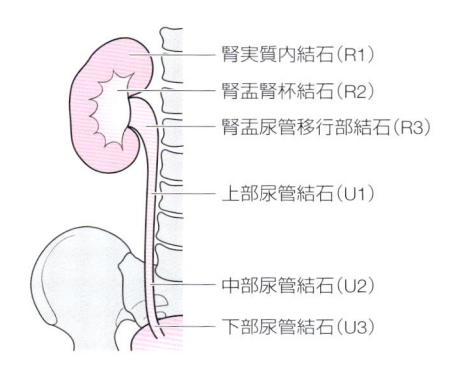

腎実質内結石（R1）
腎盂腎杯結石（R2）
腎盂尿管移行部結石（R3）
上部尿管結石（U1）
中部尿管結石（U2）
下部尿管結石（U3）

補足　尿路結石
- 尿中に溶け込んでいるカルシウムやシュウ酸，リン酸などのミネラル物質による結晶。
- 発生は約8割が原因不明だが，動物性食品や脂肪，砂糖の摂取量の増加など食生活の欧米化が関与しているとされている。
- 男女比は2.5：1。

補足　上部尿管結石
- 腎盂尿管移行部から腸骨稜上縁までに存在する結石。

衝撃波の発生方法と収束方法

① **電極放電式**：半回転楕円体の金属反射鏡の第1焦点に電極を設置し，水中でスパーク放電し衝撃波を発生する。人体を動かし**第2焦点に合わせた生体内の結石へ収束した衝撃波を当てる**（図6）。

② **圧電放電式**：球面体内側に配列した多数の圧電素子からパルス超音波を発生させ，球面の中心に合わせた生体内の結石へ収束した衝撃波を当てる（図7）。

③ **電磁誘導式**：コイルに高電圧でパルス電流を流し磁界を発生し，電磁誘導により金属板を振動させ衝撃波を発生する。平面コイル型，円筒コイル型がある。平面コイル型は衝撃波を**音響レンズ**で収束しウォータークッションを介して生体内の結石に当てる（図8）。円筒コイル型は**パラボラ型反射鏡**を用い衝撃波を収束し，焦点に合わせた結石に当てる（図9）。

図6 電極放電式

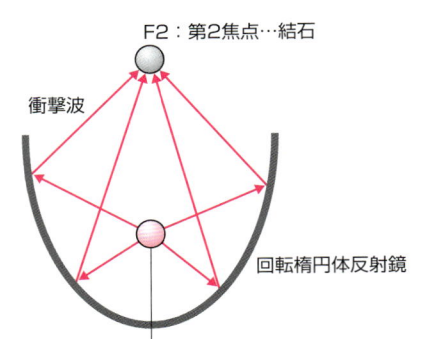

- F2：第2焦点…結石
- 衝撃波
- 回転楕円体反射鏡
- F1：第1焦点…衝撃波発生源（スパーク放電電極）

図7 圧電放電式

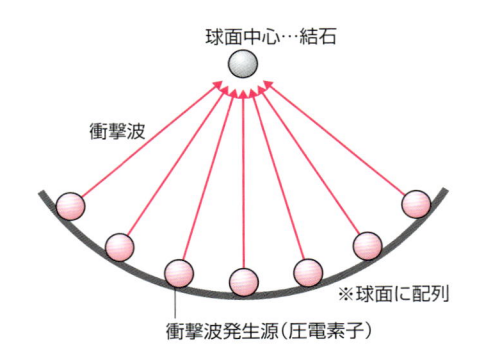

- 球面中心…結石
- 衝撃波
- ※球面に配列
- 衝撃波発生源（圧電素子）

図8 電磁誘導式（平面コイル型）

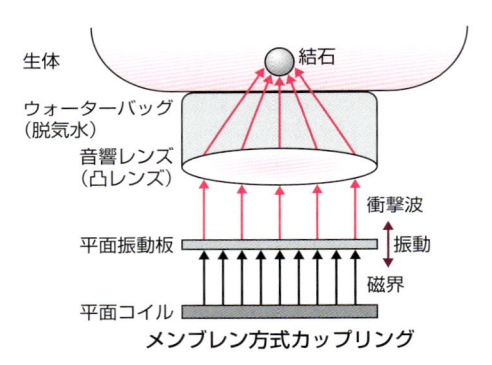

- 生体
- 結石
- ウォーターバッグ（脱気水）
- 音響レンズ（凸レンズ）
- 衝撃波
- 平面振動板
- 振動
- 磁界
- 平面コイル
- メンブレン方式カップリング

図9 電磁誘導式（円筒コイル型）

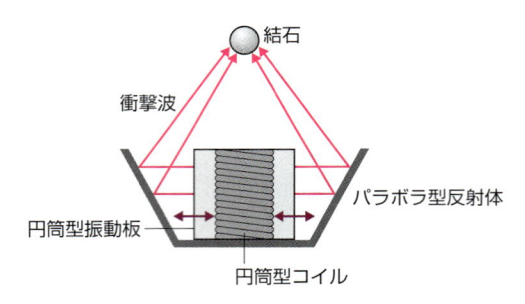

- 結石
- 衝撃波
- パラボラ型反射体
- 円筒型振動板
- 円筒型コイル

生体との接触方法（カップリング）

① **バスタブ方式**：衝撃波発生源の入っている水槽の中に患者を入れる方式。

② **メンブレン方式**：生体と接触する脱気水が充満した袋状の膜（ウォーターバッグ）を介して衝撃波を生体内へ照射する。ウォーターバッグ表面にはゼリーを塗布して生体と接触させる（図8）。現在の主流。

結石への照準方法

X線透視法
- **利点**：尿路結石の約95%がX線に写るカルシウム含有結石。破砕程度の認識が容易。
- **欠点**：患者被ばくのため常時観察はできない。X線防護設備が必要。X線陰影結石（尿酸，シスチン，キサンチン，蛋白）は不可。高価。

超音波観察法
- **利点**：X線陰影結石も確認ができる。常時観察が可能。破砕程度がリアルタイムで観察できる。圧電方式（球面鏡）や電磁方式（パラボラ反射鏡）の場合は，超音波振動子を衝撃波発生源の中心に組み込み，超音波画像により位置決めした結石が衝撃波の焦点に必ず存在させられる。
- **欠点**：骨盤に重なる尿管結石など，骨と重なる結石は観察できない。位置合わせの技術習得に時間がかかる。破砕の判定が難しい。比較的安価。

ONE POINT ADVICE
- 空気含有臓器（肺，腸）に衝撃波が照射されると水と空気の音響インピーダンスの違いにより臓器が損傷される危険がある。
- 心筋梗塞などの心疾患患者では，心電図をモニタし衝撃波を心電図のR波同期にて発生させ，心臓の絶対不応期での照射とする。
- 胆石の適応もある。ただし，手技の難しさから施行されることはあまりない。
- 内視鏡的砕石術
  - 経皮的腎尿管砕石術（PNL：Percutaneous Nephrolithotomy）：経皮的腎瘻を作成し腎実質を通して腎盂内に内視鏡またはカテーテルを挿入する。
  - 経尿道的尿管砕石術（TUL：Transurethral Ureterolithotripsy）：経尿道的に内視鏡（尿管鏡）を逆行性に尿管内に挿入する。
  - 内視鏡には硬性鏡，軟性鏡ともに用いられる。
  - 砕石には，超音波振動子による機械的振動エネルギー，電気水圧衝撃波，レーザ（アレキサンドライトレーザ，Ho：YAGレーザ）を用いる。

③ 心・血管系インターベンション装置

TAP & TAP

- 経皮的冠動脈インターベンション（PCI：Percutaneous Coronary Intervention）
  ⇒ 虚血性心疾患（冠動脈疾患）のカテーテル治療，バルーン，アテレクトミー，ステント
- 冠動脈造影（CAG：Coronary Angiography）
  ⇒ PCI治療前の冠動脈の狭窄・閉塞部位と程度の評価
- 冠動脈バルーン形成術（POBA：Plain Old Ballon Angioplasty）
  ⇒ 冠動脈内の治療対象部位でバルーンを膨張し病変部を拡張する
- ステント　⇒ 再狭窄防止の金属デバイスの留置，BMS，DES
- アテレクトミー　⇒ 冠動脈の狭窄病変の切除・粉砕，ロータブレータ
- ステントグラフト　⇒ 大動脈瘤のカテーテル治療

経皮的冠動脈インターベンション

①PCI：Percutaneous Coronary Intervention（図10）

補足　方向性アテレクトミー（DCA：Directional Coronary Atherectomy）
- カテーテル先端の2000rpm程で回転するカッターにより冠動脈の動脈硬化病変を切除する。
- 切除病変はカテーテル内に回収する。現在は製造終了。

補足　カテーテルアブレーション
- 心臓内に挿入した電極カテーテルの先端から高周波電流を流し，不整脈の発生原因となる異常興奮部位や伝導路を焼灼する。
- 発作性上室性頻拍（PSVT：Paroxysmal Supraventricular Tachycardia），WPW症候群，心房粗動，心房細動，心室頻拍などが適応。

図10　PCIの種類

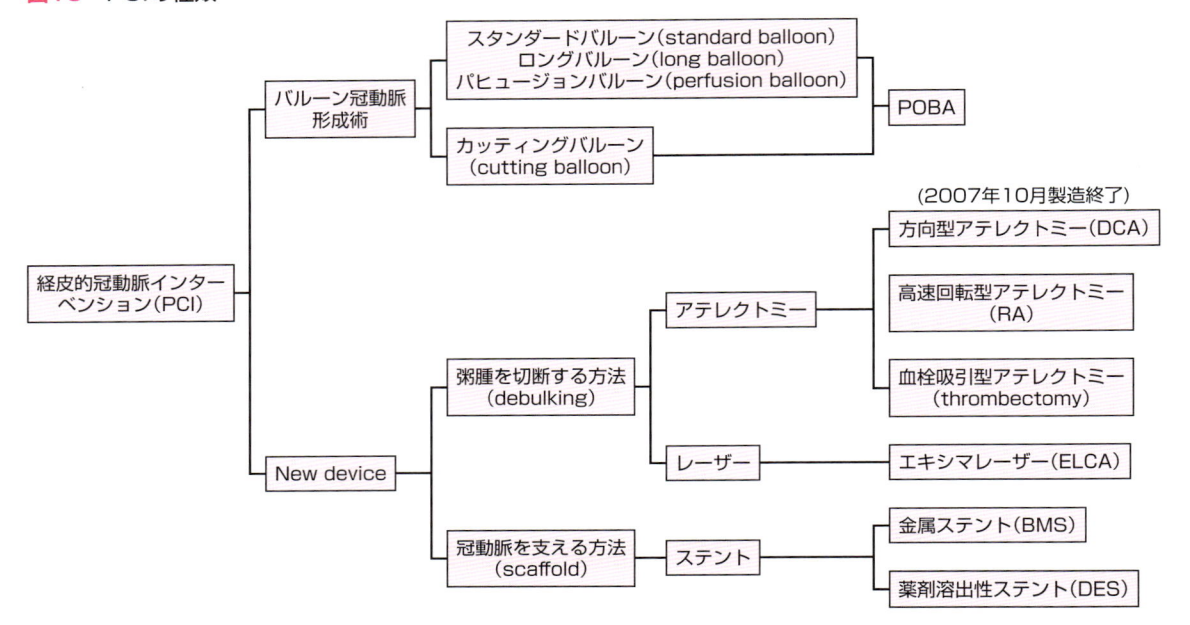

経皮的冠動脈インターベンション（PCI）
- バルーン冠動脈形成術
  - スタンダードバルーン（standard balloon）
  - ロングバルーン（long balloon）
  - パヒュージョンバルーン（perfusion balloon）
  - → POBA
  - カッティングバルーン（cutting balloon）
- New device
  - 粥腫を切断する方法（debulking）
    - アテレクトミー
      - 方向型アテレクトミー（DCA）（2007年10月製造終了）
      - 高速回転型アテレクトミー（RA）
      - 血栓吸引型アテレクトミー（thrombectomy）
    - レーザー
      - エキシマレーザー（ELCA）
  - 冠動脈を支える方法（scaffold）
    - ステント
      - 金属ステント（BMS）
      - 薬剤溶出性ステント（DES）

（小野哲章 ほか 著：臨床工学技士標準テキスト 改訂第2版，金原出版，2012.より引用）

②POBA（図11）

- 大腿動脈，上腕動脈を**局所麻酔下**に穿刺し，ガイドワイヤを挿入。それに添わせて目的の冠動脈までバルーンカテーテルを挿入。
- **造影剤と生理食塩水の混合液**でバルーンを**10気圧前後まで加圧**，膨張し，**30～60秒保持**し，狭窄病変を血管内から拡張する。
- バルーン膨張中は，X線透視や12誘導心電図（ST変化など）で血管損傷の有無や心筋虚血の状態を監視する。

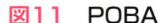

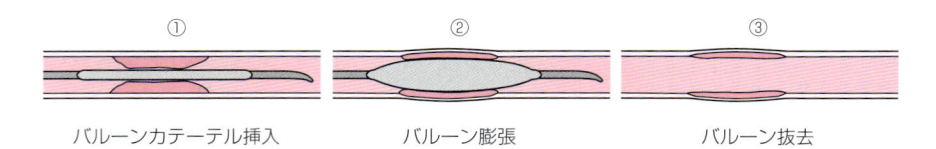

図11　POBA

① バルーンカテーテル挿入　② バルーン膨張　③ バルーン抜去

③ステント
- 金属の網目状の筒で冠動脈を内腔から拡張保持する。POBA後，数カ月以内に45％程度に発生する**再狭窄を予防する**(図12)。
- ステンレススチール，ナイチノールなどの**形状記憶合金**。
- バルーンによりステントを病変部位で拡張する。
- 金属ステント(BME：bare metal stent)
- 薬剤溶出型ステント(DES：drug eluting stent)。ステントに免疫抑制剤や抗癌剤などをコーティングし，ステント留置後の異物反応による再狭窄を予防する。

図12 ステント留置

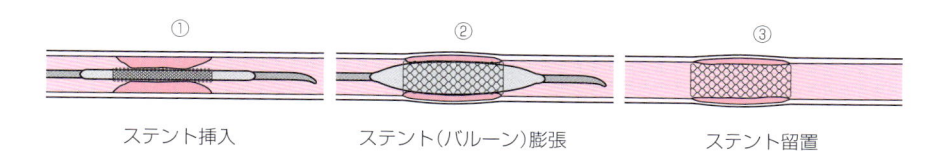

① ステント挿入　② ステント(バルーン)膨張　③ ステント留置

④ **回転性アテレクトミー**(PTCRA：Purcutaneous Transluminal Coronary Rotational Atherectomy)：ロータブレータ。
- ダイアモンド粒子がコーティングされた数mmの先端チップを圧縮窒素によるエアタービンで15万〜20万rpmで高速回転。
- 回転する先端チップを前後させ，病変を粉砕する。粉砕された病変は血流により排除。
- 動脈硬化による**高度石灰化病変に**有効。正常な軟部組織(血管内壁)は傷つけない。
- 長い狭窄部にも有効。

ステントグラフト

- 金属ステントを人工血管で被覆したデバイス(図13)。
- 折りたたんで直径7〜8mmのカテーテル内に収められ，血管内で展開，留置される。
- 大動脈瘤に対するカテーテルインターベンション。
- 下行大動脈瘤，腹部大動脈瘤。
- 病変部の血行再建。動脈瘤内の血流遮断により瘤内は血栓形成の後，器質化される。

図13 ステントグラフト治療

ステントグラフト

腹部大動脈瘤　瘤内の血流は遮断され，血栓形成の後，器質化される。
ステントグラフト

腹部大動脈瘤に対するステントグラフト治療

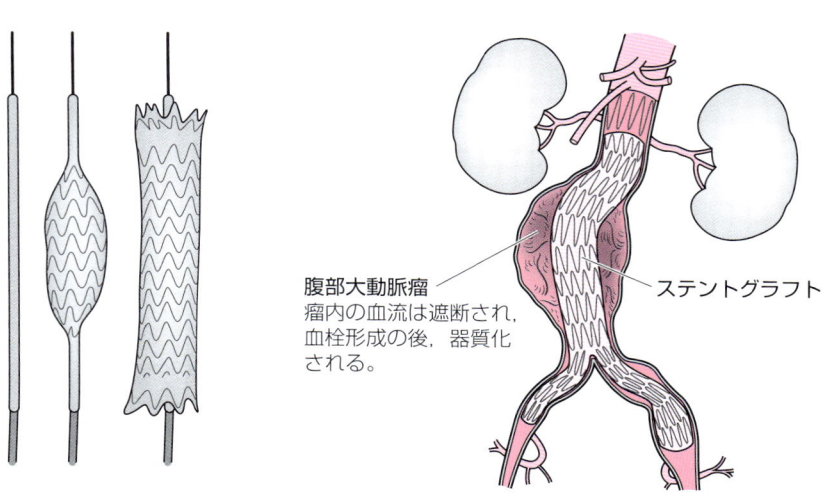

末梢血管に対するカテーテルインターベンション

- 経皮的総脈形成術（PTA：Percutaneous Transluminal Angioplasty）：腸骨動脈，大腿動脈，腎動脈，頸動脈などの閉塞性動脈硬化症病変のバルーン拡張，ステント留置治療。
- 脳動脈瘤に対する，塞栓用金属コイルの動脈瘤内留置による血栓形成。

ONE POINT ADVICE

経皮経静脈的僧帽弁交連裂開術（PTMC：Percutaneous Transvenous Mitral Commissurotomy）
- 僧帽弁狭窄症に対するカテーテル治療。
- 経静脈的にカテーテルを挿入し，心房中隔を穿刺し，左心房内へとバルーンカテーテルを挿入する。
- カテーテル先端のひょうたん型のバルーン（井上バルーン）を僧帽弁口内で拡張し，癒合した弁交連を引き裂く。

心房中隔欠損・動脈管開存に対するカテーテル治療
- ニッケル・チタン合金製の細いワイヤーをメッシュ状に編み込み，内部にポリエステル製の布が縫い付けてある傘のような構造のオクルーダー（閉塞栓）により閉鎖する。

経カテーテル的大動脈弁置換術（TAVR：Transcatheter Aortic Valve Replacement）
- 大動脈弁狭窄症に対するカテーテル治療。
- ステントにより折りたたまれた人工弁付きバルーンカテーテルを経動脈的に逆行性に大動脈弁口まで進め，バルーンを拡張し，人工弁を展開し留置する。

4 輸液ポンプ

TAP & TAP

- 目的 ⇒ ・単位時間当たりの設定流量を正確に注入
  ・安定した輸液量を維持する
- ●ペリスタルティック方式
  ⇒ ローラポンプ，フィンガポンプ
- ●ピストンシリンダ方式
  ⇒ シリンジポンプ，ボルメトリックポンプ
- ●構成 ⇒ 制御部，センサ部，ポンプ部，表示部，電源部，バッテリ（Ni-Cd電池）
- ●輸液ポンプ（フィンガポンプ）
  ⇒ 滴数制御型，流量制御型
- ●滴数制御型 ⇒ 汎用輸液セット，滴下センサ（赤外線センサ），薬液性状による誤差
- ●流量制御型 ⇒ 専用輸液セット，薬液性状に影響されない，輸液セットのへたりは誤差の原因
- ●輸液ポンプの警報 ⇒ ドアオープン，流量異常，閉塞，気泡（超音波センサ），輸液完了，バッテリ電圧低下
- ●輸液ポンプの注意点 ⇒ フリーフロー，脈流，輸液セットへの薬剤吸着
- ●シリンジポンプ ⇒ 輸液精度が高い，微少流量に適している，塩化ビニル吸着性薬剤の輸液，脈流少ない，小児への使用

- ●シリンジポンプの構造 ⇒ ネジ送り機構
- ●シリンジポンプの警報 ⇒ 押し子の外れ，閉塞，残量，バッテリ電圧低下
- ●シリンジポンプの注意点 ⇒ サイフォニング現象，押し子とスライダの隙間
- ●性能曲線 ⇒ スタートアップ曲線，トランペット曲線

輸液ポンプの分類（表1）

機械注入方式

①ペリスタルティック方式

●輸液セットのチューブをポンプによる蠕動運動によって薬液を送り出す（図14）。

- **ローラポンプ**：一定方向に回転するローラがチューブをしごく。専用輸液セットが必要。高流量が得られる。
- **フィンガポンプ**：平行に並んだ複数の棒状のフィンガが，チューブを順次流れ方向に押ししごく。フィンガの駆動にはカム機構が用いられる（図15）。

表1 輸液ポンプの分類

方式		名称
機械注入方式	ペリスタルティック方式	ローラポンプ
		フィンガポンプ
	ピストンシリンダ方式	シリンジポンプ
		ボルメトリックポンプ
自然滴下方式		輸液コントローラ
予圧注入方式		バルーン式インフューザ
		バネ式インフューザ

図14 ペリスタルティック方式

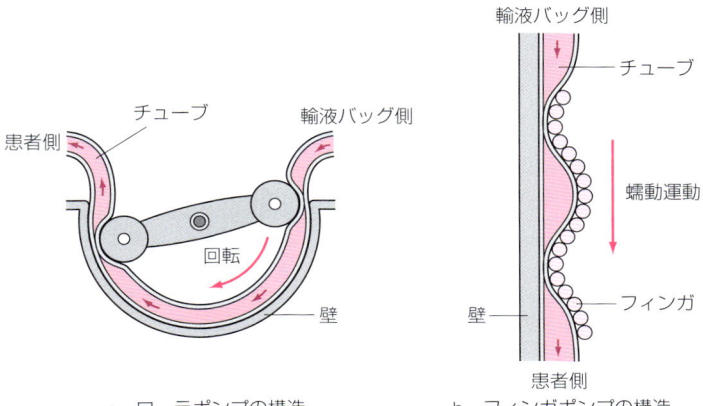

a ローラポンプの構造　　b フィンガポンプの構造

（篠原一彦 著: 臨床工学講座 医用治療機器学, 医歯薬出版, 2008.より改変引用）

補足 脈流
- ペリスタルティック方式では，ポンプの回転やフィンガの動きにより送液されない間隔が生じ，流量に変動が発生する。
- 10mL/時 以下の低流量で輸液する場合に問題となる。

補足 自然滴下方式（輸液コントローラ）
- 滴下センサとチューブのオクルーダで構成。
- 点滴筒内の滴下数に応じてチューブの圧閉度を調整する。
- 基本原理は落差。

補足 予圧注入方式
- 予め薬液容器に圧力をかけておき，リリース弁の開放により徐々に薬液を注入する。
- 小型軽量で携帯型のディスポーザブルポンプ，バネとピストンで圧力をかけるバネ式インフューザ，バルーンで圧力をかけるバルーンインフューザがある。

図15 フィンガポンプの構造と原理

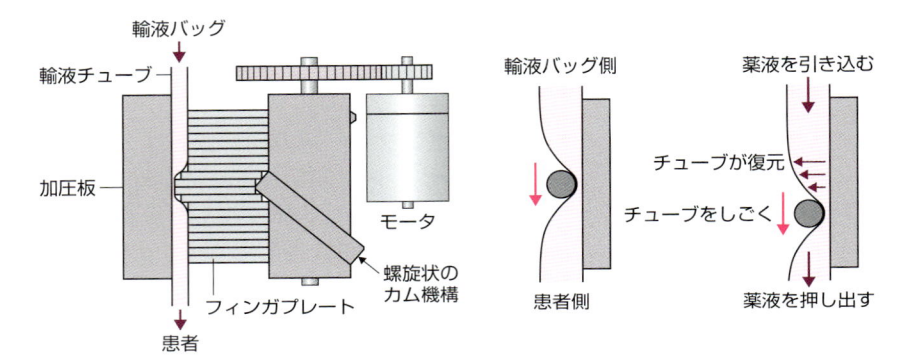

② ピストンシリンダ方式
- 薬液容器の体積を機械的に縮小して，内部の薬液を押し出す。
  - **ボルメトリックポンプ**：専用カートリッジ（ピストン，シリンダ，一方向弁）が必要。高価で，セットアップに手間がかかる。
  - **シリンジポンプ**：シリンジ内の薬液をスライダがシリンジの押し子を一定速度で押して送り出す。モータの回転運動をネジ送り機構によりスライダの直進運動に変換する（図16）。

図16 シリンジポンプの構造（ネジ送り機構）

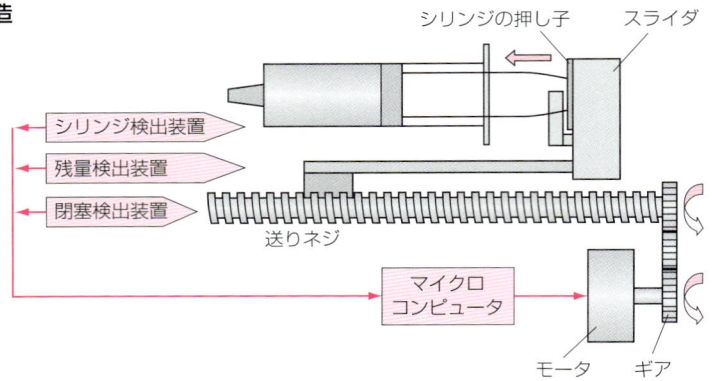

（久保寿子 著：基礎から学んでトラブルに対応 ME機器マニュアル，真興交易，2003.より引用）

輸液ポンプ（フィンガポンプ）の流量制御方式

①**滴数制御型**
- 点滴筒に**滴下センサ**を装着し，検出した滴下数に応じてモータの回転を制御しながら一定流量を維持する（図17）。
- **汎用の輸液セットの使用が可能**。使用する輸液セットの1mL当たりの滴下数をポンプに設定する。
- 滴下センサには**赤外線センサ**（発光ダイオードと受光部）が用いられる。点滴筒内の薬滴が赤外光を遮ることで1滴をカウントする。
- 滴下センサにより，流量異常や空液を検出できる。
- 点滴筒の傾き，**薬液の性状により流量に誤差が生じる**。

②**流量制御型**
- **ポンプ専用の輸液セット**を用いることで，フィンガによりしごかれるチューブ内径と長さ，すなわち容積が規定値となり，設定流量に応じたモータの回転数により一定流量を維持する。
- **薬液性状の影響を受けないため流量精度は高い**。
- フィンガ部へのチューブのセットが不適切（蛇行，過度な引張り）な場合や長時間のしごきによるチューブの**へたり**（変形，復元力の低下）は流量誤差の原因となる。

図17 滴数制御型輸液ポンプと滴下センサの原理

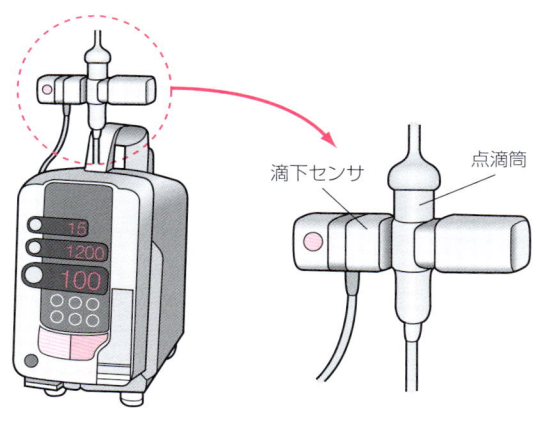

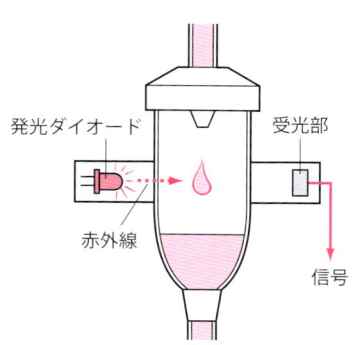

用語アラカルト

＊3　ガンマ量
ガンマ（γ）は1分間で注入する体重1kg当たりの薬液量（μg/kg/分）。微量薬剤の注入速度として用いられる。体重50kgの場合，1γは50μg/分。

図18　シリンジポンプへのシリンジの固定と押し子とスライダとの隙間

シリンジポンプ

- シリンジを**スライダ，スリット，クランプ**でポンプに固定する（図18a）。
- 機種ごとに規定されたメーカーのシリンジを使用する。
- 脈流は生じにくく，**低流量でも高精度が得られる。**
- 微量で効果の強い薬剤（**心血管作動薬，抗不整脈薬**）や過剰な水分不可を避けたい**未熟児や新生児の薬剤注入**に適している。
- フィンガポンプのような輸液予定量の設定はなく，シリンジ内の準備量が予定量であり，残量警報にて輸液完了を意味する。
- ガンマ量＊3注入が可能な機種もある。

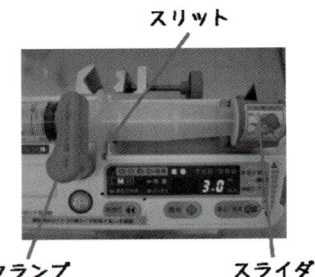

a　シリンジポンプへのシリンジの固定

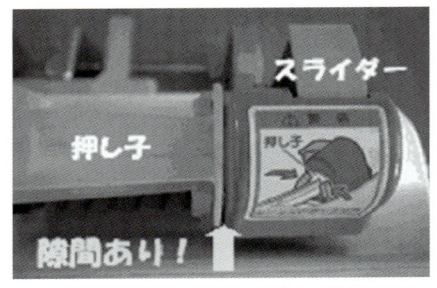

b　シリンジの押し子とスライダとの隙間

輸液ポンプ（フィンガポンプ）の注意点

- 滴下センサは赤外線が滴下針や点滴筒内の液面，汚れなどで遮られないように取り付ける。
- **フリーフロー**＊4防止のため，輸液終了後，輸液セットをポンプから外すときは必ずクレンメを閉じる。輸液閉塞時の内圧の開放時，輸液セット内の気泡を除去するときも同様。
- 輸液セットのクレンメは輸液ポンプの下流に設置する。クレンメの開け忘れ時に閉塞アラームにより気づくことができる。
- インスリンやニトログリセリンなどは，輸液セットの材料である塩化ビニルに吸着されてしまうため，投与には**ポリエチレンやポリプロピレン製の輸液セット**を用いるか，シリンジポンプを用いる。

用語アラカルト

＊4　フリーフロー
輸液ポンプ（フィンガポンプ）における，ポンプによる制御のない，落差による大量，急速な輸液。

シリンジポンプの注意点

- シリンジをポンプにセットしたときに，押し子とスライダの間に隙間ができ，開始ボタンを押してから実際に患者に注入されるまでに遅延が発生する（図18b）。
- シリンジをセットしたら「早送り」を利用して輸液回路内のプライミング（充填）を行い，隙間をなくす必要がある。
- シリンジの押し子のスライダへの固定が不適切な場合，ポンプが患者より高い位置にあると落差により**サイフォニング現象**[*5]が発生する。患者より低い位置にあると血液がシリンジ内へ逆流してしまう。

用語アラカルト

*5 **サイフォニング現象**
シリンジポンプにおける，ポンプによる制御のない，落差による大量，急速な輸液。

輸液ポンプの流量精度

- スタートアップカーブ：輸液開始直後から設定流量に安定するまでの流量変化の状態（図19a）。
- トランペットカーブ：短時間の輸液の積算からの流量誤差からポンプ流量の脈動の状態，長時間の輸液の積算からの流量誤差から安定後の設定流量との誤差を評価する（図19b）。
- 旧JISによる流量誤差の目安は，輸液ポンプ（フィンガポンプ）は±3～10％，シリンジポンプは±3％。

図19 輸液ポンプの流量精度曲線

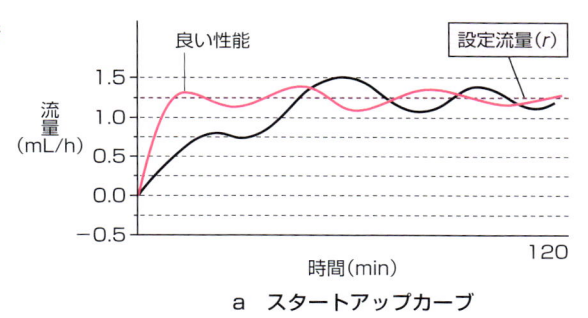

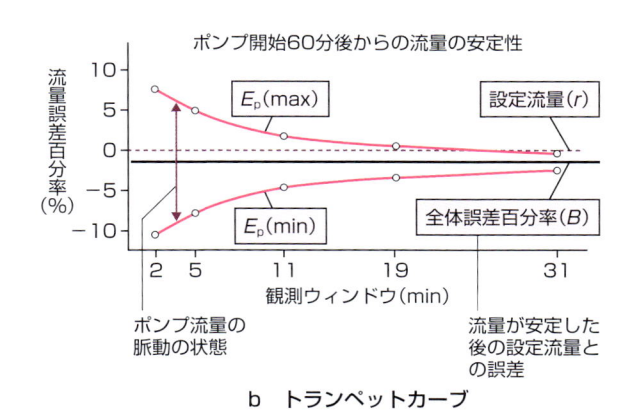

a　スタートアップカーブ

b　トランペットカーブ

（日本生体医工学会 編：MEの基礎知識と安全管理　改訂第5版，南江堂，2008.より改変引用）

補足 **薬液性状と流量誤差**
- 滴数制御型輸液ポンプで高濃度の薬液（例えばブドウ糖液）を輸液する場合，小さな滴（体積）でも重さがあり速く滴下してしまうため，輸液量が減少する。
- 高粘度薬剤では，大きな滴になっても滴下針から滴下しないため，輸液量は増加する。

補足 **ボーラス注入**
- 輸液回路途中の三方活栓の開け忘れにより閉塞アラームが発生した際に，回路の内圧が高まった状態のまま三方活栓を患者側へ開放すると，その内圧により患者へ急速，大量輸液がされてしまう。
- 内圧を大気に開放するなどして，患者への再注入を開始する必要がある。

補足 **KVO（Keep Vein Open）機能**
- 輸液ポンプにおいて，輸液の積算が予定量に達し輸液完了となった後も，穿刺針が血栓で閉塞しないように最低流量で輸液をし続ける機能。
- 輸液完了後，ポンプを停止し，穿刺針を抜去するなどしないと過剰輸液になるので注意が必要。

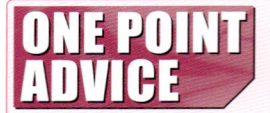

ONE POINT ADVICE
- 臨床の現場において，一般的に「輸液ポンプ」とはフィンガポンプを指す。
- 流量制御型輸液ポンプでも滴下センサを付けることで，空液警報，流量異常（フリーフローの発見）などの安全性が高まる。
- 60滴/mLの輸液セットで点滴筒が傾くなどで滴下針が濡れると滴下針の親水化により，一滴当たりの容積が大きくなり，過剰投与の可能性がある。

3 光治療機器

各種治療機器

1 レーザ[*1]手術装置

TAP & TAP

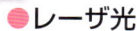

- レーザ光 ⇒ 単色性，指向性，可干渉性（コヒーレンス），集光性（高出力・高輝度）
- 光熱的作用 ⇒ 蒸散，凝固，溶着，加温
- 光音響的作用 ⇒ 衝撃波，結石破砕，う蝕除去
- 光化学的作用 ⇒ 光線力学的治療（PDT），癌治療，光感受性物質
- 光解離作用 ⇒ 紫外パルスレーザ，角膜形成術（LASIK レーシック）
- 発振要素 ⇒ レーザ媒質（気体，液体，固体結晶，半導体），励起源（ポンピング），共振器（全反射＋部分反射ミラー）
- 気体レーザ ⇒ CO_2，Ar，ArF
- 固体レーザ ⇒ Nd：YAG，Ho：YAG，Er：YAG，ルビー
- 液体レーザ ⇒ 色素（Dye）レーザ
- 半導体レーザ ⇒ Ga-Al-As
- 光伝送路 ⇒ 多関節型マニピュレータ（金鏡屈折伝送），石英ガラスファイバ，中空ファイバ（中空導波路）
- CO_2レーザ ⇒ 波長10,600nm，遠赤外光，侵達長深さ20μm，切開，水に吸収，多関節マニピュレータ，ガラス製防護メガネ
- Nd：YAGレーザ ⇒ 波長1,064nm，近赤外線，侵達長深さ1〜5mm，凝固・止血，石英ガラスファイバ，内視鏡下手術，第2高調波，KTP，Qスイッチ（眼科）
- Arレーザ ⇒ 波長514.5nm，可視光（緑色），網膜凝固手術
- ArFエキシマレーザ ⇒ 波長193nm，紫外光，角膜切除（近視治療），希ガス＋ハロゲン化物
- ルビーレーザ ⇒ 波長694.3nm，赤色光，黒あざ治療，Qスイッチ
- Ho：YAGレーザ ⇒ 波長2,100nm，中赤外光，硬組織切開，尿路結石破砕，石英ガラスファイバ
- Er：YAGレーザ ⇒ 波長2,940nm，中赤外光，歯科治療，中空ファイバ

用語アラカルト

[*1] レーザ
レーザとは，自然界には存在しない人工光。Light Amplification by means of Stimulated Emission of Radiation（放射の誘導放出による光の増幅作用）の頭文字をとって「laser」。

医用治療機器学

- ●Dyeレーザ ⇒ 尿路結石破砕（波長508nm），光線力学的治療（PDT）（波長630nm），癌治療，光感受性薬剤
- ●半導体レーザ ⇒ Ga-Al-Asレーザ（波長810nm），切開・蒸散（高出力タイプ），除痛・疼痛緩和（低出力タイプ），高NA石英ガラスファイバ
- ●XeClエキシマレーザ ⇒ 波長308nm，紫外光，冠動脈形成術，ペースメーカリード抜去
- ●He-Neレーザ ⇒ 波長632.7nm，赤色光，除痛，ガイド光
- ●安全使用 ⇒ 警告表示，出力方向，眼保護，患部以外の保護，手術器具の反射対策，排気

補足

光線力学的治療（PDT）
- ●光吸収により活性酸素を発生し，癌細胞を死滅させる作用をもつ腫瘍選択性のある光感受性薬剤（photofrin）を患者に静注し，この薬剤に吸収されやすい波長のレーザ光を選択的に照射して癌細胞を死滅させる。
- ●初期の表在性癌（肺癌，食道癌，胃癌，子宮癌など）に対して効果がある。
- ●正常細胞の障害を最小限に抑えられ，治療後の臓器機能を保持できる，体力が衰えた患者にも適用できるなどの利点があるが，薬剤の体外排出が遅く，約１カ月の遮光が必要となる。

レーザ光の生体への作用

- ●**光熱的作用**：レーザ光の吸収により熱発生。数ns以内に温度上昇。60℃〜70℃でタンパク変性 → 凝固・止血。100℃で蒸散 → 直線照射：切開・面状に走査：面状除去。
- ●**光音響的作用**：短時間での熱発生により音波が発生。組織の音響非線型性より衝撃波となる。尿路結石破砕や歯科治療（う蝕除去）などの硬組織破砕・蒸散に利用。
- ●**光化学的作用**：光線力学的治療（PDT：Photodynamic Therapy）の原理。光吸収により活性酸素を発生する腫瘍親和性光感受性薬剤を患者に投与。この薬剤に吸収されやすい波長の色素レーザを照射して，癌細胞を死滅させる。
- ●**光解離作用**：光熱的作用以外で，紫外レーザのエネルギーによる組織分子結合の直接切断。熱損傷のない精密なレーザ蒸散が起こる。ArFエキシマレーザによる角膜表面の形成術（近視治療，LASIK）に利用。

補足

Lambert-Beerの法則
- ●表面での入射光強度をI_0 [W/cm²]，深さx [cm]の強度をI [W/cm²]とすると，

$$I = I_0 e^{-\alpha x}$$

- ●αは吸収係数[cm⁻¹]であり，吸収と散乱による減衰を含んでいる。吸収係数の逆数を光侵達長d [cm]と呼び，組織中へ光が透過・浸透する目安となる。

レーザ発振の基本原理

- ●**レーザ媒質**：レーザ発振の元になる媒質。気体，液体（色素），固体結晶，半導体。
- ●**励起源**：レーザ媒質にエネルギーを与える仕組み。気体レーザ → 放電励起，固体レーザ → 光源ランプ励起，半導体レーザ → 電流励起，液体レーザ → レーザ励起（表1）
- ●**共振器**：レーザ媒質の両端に反射鏡をおき，誘導放出した光を閉じ込め，何度も媒質の中を往復させ増幅する。一端は反射率100%の全反射ミラー，他端は透過率1%の部分反射ミラー。増幅されたレーザ光の1%を出力として取り出す。

吸光度と侵達長深さ（図1，図2，表2）

- ●**人間の可視領域は波長400〜700nm**。
- ●光は組織に入るとLambert-Beerの法則に基づき，急激に減衰する。
- ●生体の光吸収体で重要なものは，水，ヘモグロビン，皮膚吸収で重要なメ

ラニン。
- ●CO₂レーザ：遠赤外光。水に吸収される。水は生体の組成の約70％。表層でエネルギーは吸収されるため，深部までは到達しない → 切開作用
- ●Nd：YAGレーザ：近赤外光。水，ヘモグロビン，メラニンともに吸光度が低い。吸収されずエネルギーは深部まで到達する → 凝固・止血作用
- ●Arレーザ：緑色の可視光。ヘモグロビン（赤色素）の吸光度が高い。
- ●波長400nm以下の紫外領域は，メラニン，ヘモグロビンの吸光度が高い。

表1　レーザの種類と励起法

レーザ種類	レーザ名称	レーザ媒質	励起源・励起方法
ガスレーザ	CO₂	気体	放電励起
	Ar		
	ArFエキシマ		
固体レーザ	Nd：YAG	固体結晶レーザロッド	光源ランプ励起
	Ho：YAG		
	ルビー		
半導体レーザ	Ga-Al-As	半導体	電流励起
液体レーザ	Dye	色素	レーザ励起

（篠原一彦　編著：臨床工学講座　医用治療機器学, p.103, 表3-3, 医歯薬出版, 2008.より改変引用）

図1　レーザ光の生体の吸光度

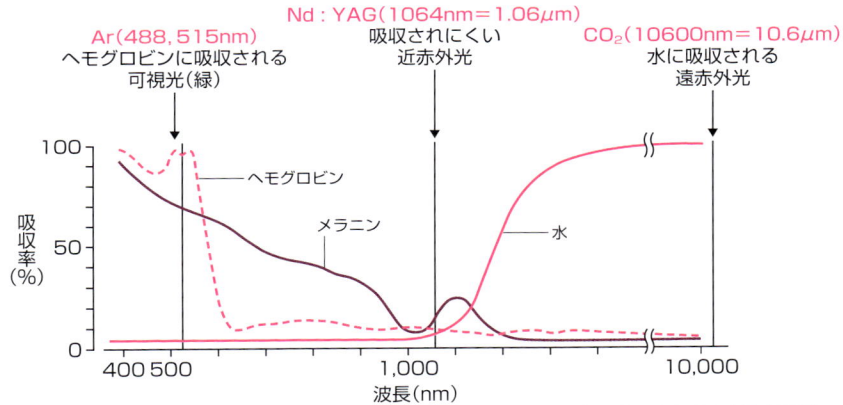

Ar（488, 515nm）ヘモグロビンに吸収される 可視光（緑）
Nd：YAG（1064nm＝1.06μm）吸収されにくい 近赤外光
CO₂（10600nm＝10.6μm）水に吸収される 遠赤外光

（小野 哲章 ほか 編著：臨床工学技士標準テキスト 第2版, p.405, 図29, 金原出版, 2012.より改変引用）

図2　レーザ光の生体の侵達長深さと生体への作用

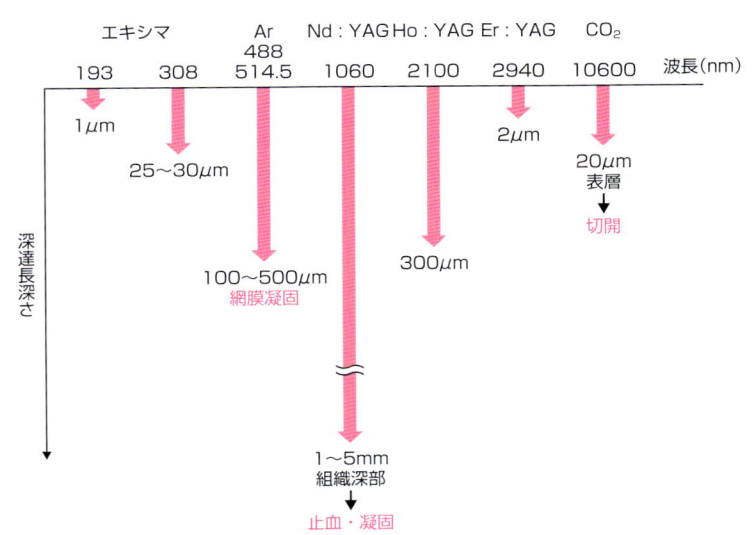

	エキシマ		Ar 488 514.5	Nd：YAG 1060	Ho：YAG 2100	Er：YAG 2940	CO₂ 10600	波長(nm)
	193	308						

- 193nm：1μm
- 308nm：25～30μm
- Ar 488, 514.5nm：100～500μm　網膜凝固
- Nd：YAG 1060nm：1～5mm　組織深部　止血・凝固
- Ho：YAG 2100nm：300μm
- Er：YAG 2940nm：2μm
- CO₂ 10600nm：20μm 表層　切開

（篠原一彦　編著：臨床工学講座　医用治療機器学, p.94, 図3-8, 医歯薬出版, 2008.より改変引用）

表2 各種レーザの特徴と適用

分類	名称	波長[nm]	色	波長領域	おもな適用
気体	ArFエキシマ	193	無色	紫外線	角膜切除術 角膜形成術
気体	XeClエキシマ	308	無色	紫外線	冠動脈形成術 ペースメーカリード除去
色素(液体)	Dye	504	緑色	可視光	尿路結石破砕
気体	Ar	514.5	緑色	可視光	網膜凝固術
固体	Nd:YAG高調波	532	緑色	可視光	光凝固治療(網膜,前眼部,白内障など)
固体	Nd:YAG高調波	561	黄色	可視光	光凝固治療(網膜,前眼部,白内障など)
固体	Nd:YAG高調波	695	赤色	可視光	光凝固治療(網膜,前眼部,白内障など)
気体	He-Ne	632.7	赤色	可視光	除痛 ガイド光
色素(液体)	Dye(XeCl励起)	>630	—	主に可視光	光線力学的療法(PDT)(がん治療)
固体	ルビー	694.3	赤色	可視光	黒あざ治療
半導体	Ga-Al-As	810〜830	—	赤外光	高出力:凝固止血,内視鏡的癌治療,前立腺肥大治療 / 低出力:疼痛治療
固体	Nd:YAG	1,064	無色	近赤外光	凝固止血 小切開(接触照射) 内視鏡的癌治療 前立腺肥大治療 歯科治療
固体	Ho:YAG	2,100	無色	中赤外光	硬組織切開 関節鏡下手術 副鼻腔手術 尿路結石破砕
固体	Er:YAG	2940	無色	中赤外光	歯科治療
気体	CO_2	10,600	無色	遠赤外光	切開 ※レーザメス 腫瘍蒸散 皮膚疾患 鼓膜切開 歯科治療

(日本生体医工学会ME技術教育委員会 監:MEの基礎知識と安全管理 改訂第5版, p.360, 表28-1, 南江堂, 2008.より改変引用)

用語アラカルト

＊2 開口数
(NA:numerical aperture)
レンズの分解能を求めるための指数。入射する光の光軸に対する最大角度をθ,光が通過する媒質の屈折率をnとすると,

$$NA = n \cdot \sin\theta$$

で表される。レーザ光が光ファイバ内に入射するときの性能でもあり,高NAの光ファイバは光の拡がり角が大きいレーザでの入射が可能となる。高NA石英ファイバのNAは0.15前後。

光伝送路(表3)

- 本体で発生したレーザ光を生体へ照射するハンドピース等まで導く手段。
- 伝送距離は2m前後。屈曲性能が必要。
- **多関節マニピュレータ**:金鏡の反射を利用したミラー屈折伝送方式。**CO_2レーザの導光**。
- **石英ガラスファイバ**:内層は屈折率の大きいコア,外層は屈折率の小さいクラッド。性能に開口数(NA)＊2。**Nd:YAGレーザなどの導光**。
- **ハロゲン化銀ファイバ**:細径赤外光ファイバ(外径2mm以下)。伝送パワー15W。内視鏡治療,歯科治療。
- **中空導波路**:誘電体を内装した金属導波管。ファイバ内に空気層がある。赤外光(中赤外光)の導光が可能。高出力の伝送が可能。外科用治療器,歯科用治療器。屈曲径は大きい。

表3 各種レーザ光の伝送路

レーザの種類	波長 光の種類	石英ガラスファイバでの伝送の可否	伝送路
ArFエキシマ	193nm 紫外光	×	多関節マニピュレータ
XeClエキシマ	308nm 紫外光	△	UV用石英ガラスファイバ
Dye	504nm	○	
Ar	514.5nm 緑色	—	眼底鏡
Nd：YAG高調波	532nm　緑色 561nm　黄色 695nm　赤色	○	
Dye （XeCl励起）	>630nm	○	
ルビー	694.3nm 赤色	○	
半導体 Ga-Al-As	810〜830nm 近赤外光	○	高NA石英ガラスファイバ
Nd：YAG	1064nm 近赤外光	○	
Ho：YAG	2100nm 中赤外光	○	
Er：YAG	2940nm 中赤外光	×	フッ化物ガラスファイバ フレキシブル中空導波路
CO_2	10600nm 遠赤外光	×	多関節マニピュレータ フレキシブル中空導波路 ハロゲン化銀ファイバ

（日本生体医工学会ME技術教育委員会 監：MEの基礎知識と安全管理　改訂第5版, p.360, 表28-1, 南江堂, 2008. より改変引用）

CO_2レーザ

- 気体レーザ，パルス放電励起。
- 波長10,600nm，遠赤外光。無色のため，ガイド光にHe-Neレーザ（赤色）を用いる。
- 水での吸光度が高い。生体での侵達長深さは20μm。
- ガラスでの吸収が高いため石英ガラスファイバでの導光は不可。多関節マニピュレータにより導光。最近はフレキシブル中空導波路が実用化。
- ガス供給・排気系が不要な封じ切りレーザ管が主流。保守管理・小型化に有用。
- **手術装置として切開を中心とした使用**。レーザメス。
- 止血能はNd：YAGレーザより少し低い。創傷治癒は早い。
- フレキシブルな光伝送路の実用化により口腔内や内視鏡下治療に適用が拡がっている。
- **眼球への誤照射（反射）で角膜障害**。
- **眼保護はガラス眼鏡で可能**。患部以外は濡れガーゼで覆って保護。

医用治療機器学

補足

Qスイッチ
- 高出力パルスを得る方法。
- レーザ発振を止めるシャッタのような装置で，1億分の1秒の速さで作動する。
- 最初レーザ共振器内での発振を抑え，励起ランプによる光ポンピングが進み，励起状態にある原子数が十分に大きくなった時点で出力をさせることで，急激に高出力のパルス（ジャイアントパルス）を発生できる。

補足

高調波
- 高出力のレーザ光を非線形結晶に入射すると，入射光周波数の整数倍となる周波数の光が発生する。これを高調波と呼ぶ。
- Nd：YAGレーザ（波長1064nm）にKTP結晶（$KTiOPO_4$）を用い，532nmの第2高調波を得るSHGレーザ(optical second harmonic generation)が実用化されている。

Nd：YAGレーザ

- **固体レーザ**。YAG結晶にネオジウムをドープした（混ぜた）レーザロッドを用いる。
- 光源励起。連続波光源：クリプトンアークランプ・タングステンハロゲンランプ，パルス波光源：キセノンフラッシュランプ。
- **波長1,064nm，近赤外光**。無色のため，ガイド光に半導体レーザ（赤色）を用いる。
- 生体での吸光度は低い。**生体での侵達長深さは1～5mm**。光散乱が大きい。
- **石英ガラスファイバにより導光**。内視鏡治療に用いられる。
- **凝固・止血能に優れている**。サファイアチップを装着した接触使用により小切開も可能。
- 内視鏡的癌治療，前立腺肥大治療，歯科治療に用いられる。
- **眼保護には専用の防護眼鏡が必要。**
- 黒あざ治療（形成外科）に半導体レーザ励起Nd:YAG装置，白内障治療・虹彩切開術（眼科）にQスイッチNd：YAGレーザが用いられる。
- 非線形光学結晶であるKTPに通すと，第2高調波SHG（波長532nm，青緑色）を発生できる。ヘモグロビンに吸収され，侵達長は浅く，止血しながら切開や蒸散が可能となる。

Ho：YAGレーザ

- 固体レーザ。YAG結晶にホルミウムをドープした（混ぜた）レーザロッドを用いる。
- フラッシュランプ光源励起。
- 波長2,100nm，中赤外光。無色のため，ガイド光に半導体レーザ（赤色）を用いる。
- 石英ガラスファイバにより導光できる最も長い波長。
- 生体での侵達長深さは300μm。
- 軟組織，硬組織の切開治療に使用できる。
- カテーテル，内視鏡，穿刺針などを介して体内の低侵襲治療に応用される。
- 関節鏡下手術，副鼻腔炎手術，尿路結石破砕，膀胱腫瘍，前立腺肥大治療。

Er：YAGレーザ

- 固体レーザ。YAG結晶にエルビウムをドープした（混ぜた）レーザロッドを用いる。
- フラッシュランプ光源励起。
- 波長2,940nm，中赤外光。無色のため，ガイド光に半導体レーザ（赤色）を用いる。
- 生体での侵達長深さは2μm。
- 石英ガラスファイバでの導光は不可。中空導波路，フッ化物ガラスファイバを用いる。
- 歯科・口腔外科領域の治療用装置として用いられる。

エキシマレーザ

- 希ガス(アルゴン，クリプトン，キセノン)やハロゲン(フッ素，塩素)などの混合ガスを用いたレーザ。
- 混合ガス中でのパルス放電励起により生成する。
- ハロゲンガスを使用するため，ガス配管などの取り扱いに厳重な注意が必要。
- ArFレーザ：気体レーザ，フッ化アルゴン。波長193nm，紫外光，ガイド光に半導体レーザ。パルス放電励。侵達長深さは1μm。角膜切除・角膜形成術(近視・遠視・乱視の矯正PRK，角膜ジストロフィ治療PTK)に用いられる。
- XeClレーザ：気体レーザ，塩化キセノン。波長308nm，紫外光。パルス放電励起。侵達長深さは20～30μm。動脈硬化性病変の蒸散によるカテーテル冠動脈形成術，血管内壁に癒着したペースメーカ・ICDリードの剥離除去などに適用。

半導体レーザ

- Ga-As系半導体レーザ：低出力タイプは疼痛治療。小型，軽量，安価。
- Ga-Al-As系半導体レーザ：水や色素での吸収が少ない。数百μm～2mm近くまで侵達。低出力タイプは疼痛治療，高出力タイプは凝固止血・内視鏡治療・前立腺肥大治療に用いられる。
- 導光には高NAの石英ガラスファイバを用いる。

色素レーザ

- 液体レーザ。Dyeレーザ。色素はアルコールに溶解して用いる。
- レーザ発振が確認されている色素は500種類ほど。ローダミン6G，インドシアニングリーンなどが用いられる。
- Nd：YAGレーザやXeClエキシマレーザなどを励起源に用いる。
- 波長504nmの色素レーザは尿路結石破砕治療に用いる。
- 波長630nmの色素レーザは光線力学的治療(PDT)(癌治療)に用いる。

取扱い上の注意

- 眼障害：不可逆的障害。可視光から波長約1,400nmの近赤外光までは網膜(眼底)障害。波長400nm以下の紫外光と1,400nm以上の赤外光は角膜障害。
- 皮膚障害：発赤，炭化などの火傷(熱反応)。紫外線照射による色素沈着(非熱反応)。波長320nm以下は発癌性があるとされている。
- その他の障害：高電圧による感電や電気火災，エキシマレーザのハロゲンガスや色素レーザの有機物質などの有害物質による汚染。
- 引火性ガス・薬品・器具との併用を避ける。気管チューブは不燃性のものを使用する。
- 組織蒸散に伴う室内空気の汚染を避けるため，吸引，換気をする。
- レーザの安全な運用に関する一般的な注意事項(JIS C 6802)を順守する(表4)。
- 工業用レーザに対し，治療用レーザ装置には，レーザ出力，ガイド光，ビームシャッタ，フットスイッチ，導光路が外されるときの安全など安全項目が追加されている。

図3 警告ラベル

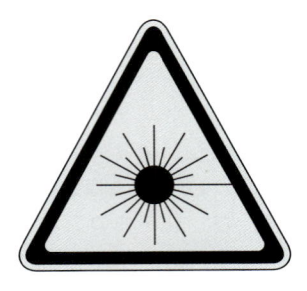

表4 レーザの安全な運用に関する一般的な注意事項

① 患者，術者，および周囲の補助者は，眼球保護のために保護眼鏡を着用する。
② 照射部位以外の術野を適宜，保護する。
③ 術野での反射を防ぐため，反射率の高い金属無垢の鉗子などの使用は避ける。
④ レーザの照射は，1人の術者が操作しなければならない。
⑤ レーザの出射端は，術者の目の高さよりも十分に下げた位置とする。
⑥ レーザの出射方向は打ち下げとし，水平，あるいは打ち上げてはならない。
⑦ 照射部位に目を過度に近づけず，適当な距離を確保する。

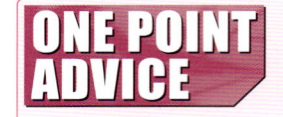

ONE POINT ADVICE
- レーザはJIS C 6082にてクラス分けがされており，医療用レーザは最も出力の大きいクラス4（0.5W以上，直接光・散乱光ともに危険）に分類されている。
- クラス2以上（0.4μW以上）の機器や使用する場所には警告ラベルの表示が義務づけられている（図3）。
- クラス4は，医用レーザ臨床応用安全指針により，さらに3クラス（4A，4B，4C）に分類されている。

2 光凝固装置

- ●網膜光凝固装置 ⇒ Arイオンレーザ，観察用顕微鏡（眼底鏡）
- ●適応 ⇒ 糖尿病性網膜症，網膜細動脈瘤，網膜裂孔，緑内障，未熟児網膜症
- ●波長 ⇒ 514.5nm，可視光（緑色）
- ●励起方法 ⇒ 連続放電励起，アーク放電
- ●出力 ⇒ 100mW～1W
- ●照射時間 ⇒ 0.2～1秒
- ●侵達長深さ ⇒ 100～500μm

網膜光凝固装置

- ●Arイオンレーザ（気体レーザ）を用いて，網膜のスポット状の熱凝固を行う。
- ●Krレーザ（気体レーザ，波長647nm）やNd：YAGレーザの第2高調波（波長532nm）を用いたマルチカラーレーザ光凝固装置も用いられる。
- ●おもな適応は，慢性糖尿病などを原因とする網膜剥離。
- ●可視光は，角膜，水晶体，硝子体にほとんど吸収されることなく透過し網膜に達する。
- ●Arレーザ自体は石英ガラスファイバでの導光が可能であるが，光凝固装置としては観察用顕微鏡（眼底鏡）とレーザ装置を組み合わせて用いる。
- ●眼保護には，術者は顕微鏡レンズにフィルタを装着，介助者はモニタ上で観察。

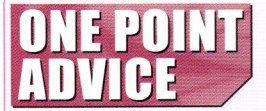

ONE POINT ADVICE

マルチカラーレーザ
- ●半導体励起のNd：YAGレーザからその高調波として緑色（532nm），黄色（561nm），赤色（659nm）の3色の光を発振する装置。
- ●眼内各種色素の吸収係数に応じた発進波長の光を用い治療を行う。
- ●黄斑網膜にはキサントフィルに吸収の大きい黄色を選択。
- ●網膜中心静脈閉塞症にはヘモグロビンに吸収されにくい赤色を選択。
- ●短波長ほど凝固部位が浅く，長波長ほど深い特性を利用し，白内障や硝子体混濁などに長波長の黄色から赤色のレーザ光を用いる。

3 光線治療器

- ●光線治療器　⇒　赤外線治療器（温熱効果，疼痛緩和，末梢循環改善），紫外線治療器，新生児黄疸光線治療器
- ●新生児黄疸光線治療器
  ⇒　波長400〜530nm，ビリルビンの光分解

赤外線治療器

- ●波長0.78〜100μmの赤外線。
- ●温熱効果。
- ●赤色塗料で内面を着色した赤外線電球，無着色電球と赤色ガラスフィルタの組合せ。
- ●出力は100V電源で300〜500W程度。
- ●急性期を過ぎた外傷（捻挫，骨折，腱鞘炎など）の疼痛緩和，末梢循環の改善に用いる。

新生児黄疸光線治療器

- ●新生児高ビリルビン結晶に適応。
- ●波長400〜530nmの光でビリルビンは光分解され，体外排泄される。
- ●蛍光管を数本並べて保育器上に設置，または移動スタンド式。
- ●照射中は新生児の眼保護。保育器内の温度上昇に留意。

4 各種治療機器

超音波治療機器

1 超音波吸引手術器

- ●作用原理 ⇒ ・ハンドピース先端チップの機械的振動
  - ・組織の破砕
  - ・滅菌生理食塩水による破砕組織の乳化，洗浄
  - ・乳化組織の吸引除去
- ●特徴 ⇒ ・血管，神経，線維性結合組織など弾力に富む組織は損傷されない
  - ・太い血管を温存し，脆弱な実質性組織を破砕する
  - ・胃，消化管の切除や皮膚切開は不可
  - ・切開スピード遅い，鋭利な切開は不可
- ●用途 ⇒ ・脳腫瘍摘出，肝実質組織の部分切除，白内障手術，脂肪吸引手術
  - ・腹腔鏡下手術
- ●超音波振動子 ⇒ ・電歪素子（圧電素子[*1]），強誘電体，チタン酸ジルコン酸鉛（PZT），ランジュバン振動子
  - ・冷却不要
  - ・磁歪素子，強磁性体，ニッケル，鉄，磁性フェライト
  - ・金属製振動子は蒸留水で冷却，磁性フェライトは冷却不要
- ●ホーン ⇒ ・チタニウム，共振現象により振動子の振幅を増幅
  - ・数μ〜数十μm → 200〜300μm
- ●先端チップ ⇒ 周波数20〜35kHz，振幅200〜300μm

用語アラカルト

[*1] 圧電素子
ピエゾ効果を生じる材料。

補足

圧電セラミクス
- ●強誘電体であるチタン酸バリウム，チタン酸ジルコン酸鉛（PZT）など

補足

ランジュバン振動子
- ●圧電セラミクス（圧電素子）2つを電極板3枚で交互に挟み（真ん中の電極を共通電極とする），さらに2つの金属ブロックで挟み，貫通ボルトで締め付けた振動子。
- ●圧電セラミクス自体は引張強度が低いため，両側を金属で挟みボルトで締め付けることで強度を増し，大きな振動振幅に耐えることができる。

原理と構造

- ●原理：①超音波振動による組織の破砕，②生理食塩水による乳化・洗浄，③破砕（乳化）組織の吸引除去。
- ●構造：ハンドピース，本体。
- ●ハンドピース：超音波振動子，ホーン，先端チップ。
- ●振動子の超音波振動は，ホーンの共振現象により増幅され，先端チップに伝達され長軸方向の振動により組織を破砕する。
- ●**振動子の振動周波数は20〜35kHz，振幅は数μ〜数十μm。**
- ●**先端チップの振動振幅は200〜300μm。**
- ●**ホーンと先端チップはチタニウム合金製。**
- ●本体：超音波振動子制御部，洗浄液注入部，吸引ポンプ，振動子冷却部。
- ●超音波振動子制御部：振動系の共振周波数，振動振幅を一定に保つ制御を行う。

- 洗浄液注入部：ハンドピースを介して，小孔より**生理食塩水**を噴出する。破砕組織片を乳化させる。先端チップと組織との摩擦熱を冷却する。
- 吸引ポンプ：乳化した破砕組織をハンドピース先端から吸引除去し，吸引物容器に貯留する。
- 振動子冷却部：磁歪式振動子は発熱が大きく，ハンドピース内に**蒸留水**を循環させ冷却する。電歪式振動子と磁性フェライトによる磁歪式振動子は，冷却は不要である。

超音波振動子

- 電歪式振動子：強誘電体である**圧電セラミクスPZT**（チタン酸ジルコン酸鉛）を使用したランジュバン振動子。交流電圧により長さが伸び縮みする。ピエゾ効果[*2]。発熱は少ない。
- 磁歪式振動子：強磁性体であるニッケル，鉄，磁性フェライト（セラミクス），その合金を使用。交流磁場により長さが伸び縮みする。金属製は渦電流による発熱が大きく，冷却が必要。

用語アラカルト

＊2　ピエゾ効果
結晶材料に機械的応力を加えると電圧を発生し（「圧電効果」），電圧を加えると機械的歪み（伸び縮み）を生じる（「逆圧電効果」）。両者の効果の総称。

図1　ハンドピースの概略

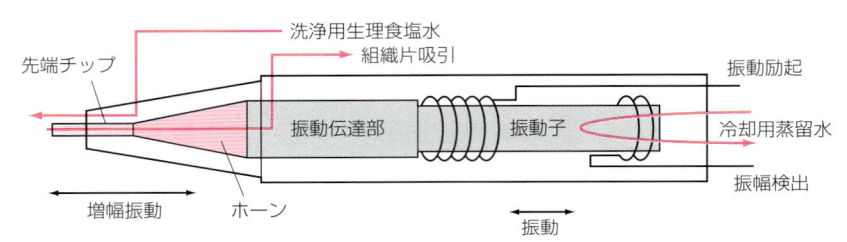

（吉野肇一，北野正剛 著：超音波外科吸引装置（CUSA）．消化器外科　臨時増刊号　手術に使用する器械マニュアル，p.761，へるす出版，2000．より改変引用）

図2　吸引の模式図

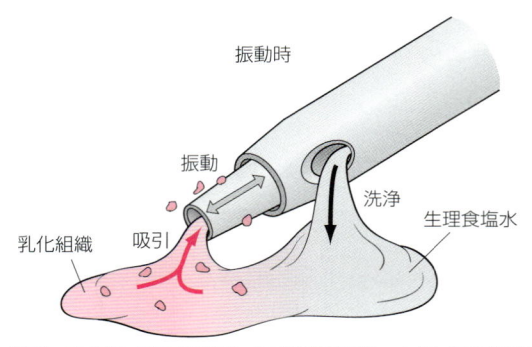

（篠原一彦 編著：臨床工学講座　医用治療機器学，p.149，医歯薬出版，2008．より改変引用）

適応

- 脳腫瘍摘出，肝臓などの実質臓器の部分的切除，腹腔鏡下手術での各種臓器の剥離・切除，白内障破砕吸引術，脂肪吸引手術。
- **弾性に富んだ太い血管は損傷を受けずに温存される**。毛細血管は先端チップとの摩擦熱で熱凝固される ⇒ 無血的な実質臓器の切除。
- 露出した血管は結紮，止血クリップを用いて離断する。
- 胃や腸などの消化管の切除や皮膚切開などは不可能。
- **電気メスと比べ，作用時間を要する。鋭利な切開も不可**。

補足

白内障破砕吸引術
- 角膜輪部に小切開を加え，白濁した水晶体の中身だけを破砕，吸引除去し，水晶体嚢に人工眼内レンズを移植する。

2 超音波凝固切開装置

●作用原理	⇒	・プローブ先端ブレードの機械的振動
		・機械的擦過力による切開
		・摩擦熱によるタンパク変性，約70℃〜100℃
		・コアギュラム（凝固塊）形成
		・毛細血管は溶着
		・太い血管や管腔状の組織はシール
●用途	⇒	・腹腔鏡下手術
		・各種臓器手術，血管剥離，血管切離
●先端ブレード	⇒	・周波数45〜55kHz，振幅50〜100μm
		・フック型，シザーズ型
●長所	⇒	切開と凝固を同時に行う，出血量が少ない，周辺組織への熱損傷が少ない，煙が発生しない
●短所	⇒	作用時間がかかる，ミストが発生，プローブ接触による周辺組織の穿孔・出血・熱損傷

原理と構造

- **原理：超音波振動の機械的擦過力と摩擦熱で切開や凝固を行う。**
- 構造：プローブ（ハンドピース）と本体
- フック型プローブ：アクティブブレードが振動し，接触・圧迫・引っ掛けた組織の切開や凝固を行う。
- シザーズ型プローブ：アクティブブレード部分とパッドから構成。組織を挟み込みブレードが振動し組織の切開や凝固を行う（図3）。
- 凝固作用：ブレードの超音波振動による摩擦熱により，組織中のタンパク質を変性させ，**粘着性のコアギュラムを形成。毛細血管は溶着され，太い血管や管腔組織はシールされる。**
- 切開作用：ブレードの機械的振動による組織の弾性限界以上の伸展，機械的擦過力による離断。
- シザーズプローブは，グリップを強く握ると切開，ゆるく挟めば凝固作用が強くなる。

医用治療機器学

図3 プローブによる血管切離

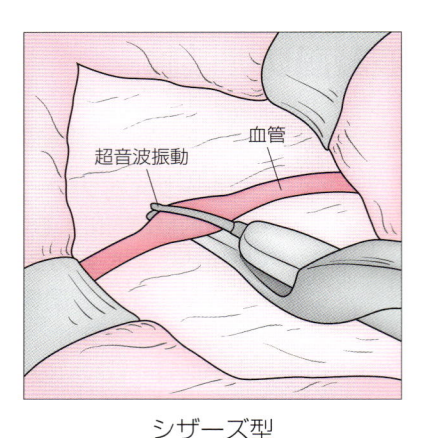

シザーズ型 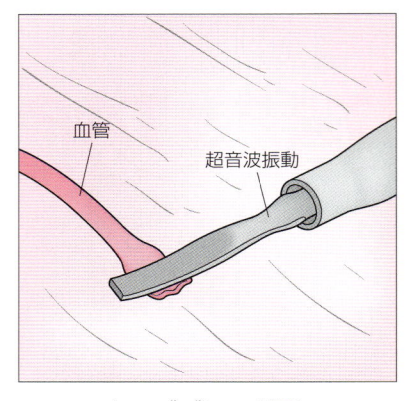　　　　　　　　　カーブブレード型
（エチコンエンドサージェリージャパン：参考に作成）

適応

- 内視鏡手術（腹腔鏡，胸腔鏡），心臓外科（冠動脈バイパス術，グラフト剥離，採取），泌尿器科，産婦人科，耳鼻咽喉科，口腔外科，整形外科，形成外科，脳神経外科。
- **利点：周辺正常組織への熱的ダメージが少なく，術後の創傷の回復が早い。**
- **欠点：電気メスと比較して切開，凝固操作に時間がかかる。**

表1 超音波吸引手術器と超音波凝固切開装置の相違点

	超音波吸引手術器	超音波凝固切開装置
作用原理	機械的振動による組織破砕	振動摩擦による熱作用
先端の振動周波数	20～35kHz	45～55kHz
振動振幅	200～300μm	50～100μm
血管への作用	太い血管は温存される 微小血管は熱凝固される	太い血管の断端（管腔）をシール 毛細血管は断端を溶着

表2 電気メスと超音波凝固切開装置の相違点

	電気メス	超音波凝固切開装置
作用温度	・300℃，ジュール熱	・70℃～100℃，摩擦熱
動脈切離	・十分な止血効果が得られない ・鏡視下手術では頻回な血管のクリッピング操作が必要	・離断面をコアギュラムがシール ・鏡視下手術において止血操作が省略できる
静脈切離	・ジュール熱により血管壁が収縮し止血が容易	・血管壁が薄く十分なコアギュラムが形成されないときがある
周辺組織への影響	・熱的な損傷あり	・熱的な損傷は少なく，創の治癒も早い ・神経に近接する処置にも安全
術野	・煙の発生	・血液や洗浄液が多いとミストが発生
操作時間	―	・電気メスに比べ切開，凝固操作に時間がかかる

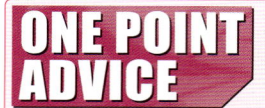

ONE POINT ADVICE

- 超音波の音響的エネルギー（衝撃波や空気の振動）を利用した治療ではない。
- 超音波吸引手術器と超音波凝固切開装置は，作用原理，振動周波数，振動振幅が異なるため，区別して理解する（表1）。
- ともに鏡視下手術（腹腔鏡，胸腔鏡手術など）に用いられる。
- 電気メスと併用される。それぞれの特徴を活かして使い分ける（表2）。
- 超音波凝固切開装置のブレード先端にて発生するキャビテーションにより，周辺組織が損傷するという報告がある。

5 内視鏡機器

各種治療機器

1 内視鏡

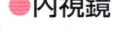

TAP & TAP

- ●内視鏡　⇒　軟性鏡，硬性鏡，カプセル内視鏡
- ●硬性鏡　⇒　関節鏡，胸腔鏡，腹腔鏡，腎盂鏡，膀胱鏡
- ●軟性鏡　⇒　・上部・下部消化管内視鏡，気管支鏡，喉頭鏡
  - ・ファイバースコープ，電子内視鏡
- ●構成　⇒　先端部，連結部（軟性部），操作部，接眼部，光源装置
- ●処置・治療　⇒　組織採取（biopsy バイオプシー），異物摘出，ポリープ切除，内視鏡的粘膜切除術（EMR），内視鏡的粘膜下層剥離術（ESD），止血
- ●洗浄・消毒　⇒　グルタールアルデヒド，フタラール

医用治療機器学

補足

カプセル内視鏡
●嚥下可能な大きさのカプセル内にイメージセンサ，LED，体外への画像送信装置を内蔵。消化管の蠕動運動により推進し，従来の内視鏡では挿入，到達が困難であった小腸の観察が低侵襲に可能となる。

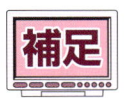

補足

送気・送水
●観察する内腔を送気により拡げ，洗浄用の生理食塩水を送水する。

▎内視鏡の種類

- ●硬性鏡：硬い細管の関節鏡，胸腔鏡，腹腔鏡，腎盂鏡，膀胱鏡による内視鏡的外科手術に用いられる。
- ●ファイバースコープ：1本8μm程度のグラスファイバを数万本束ねたものを照明光伝達（ライトガイドファイバ）と内視鏡画像伝達（イメージファイバ）に用いる。対物レンズによる先端部と接眼部をもつ。
- ●電子内視鏡：先端部の固体撮像素子（CCD：Charge Coupled Device）で撮影した画像を電気信号に変換し，テレビモニタに映し出す。多人数観察，画像処理による拡大観察，鮮鋭度・色彩調整・特殊光検査が可能。

▎内視鏡の構成（図1）

- ●先端部：対物レンズ，CCD，送気・送水ノズル，ライトガイド・イメージガイド先端などが収められる。
- ●連結部（軟性部）：ライトガイドファイバ，イメージガイドファイバ（電子内視鏡ではCCDケーブル），送気・送水チューブ，鉗子孔，アングルワイヤを含む可撓部（かとう）。
- ●操作部：送気・送水ボタン，吸引ボタン，内視鏡連結部を曲げるためのアングルノブ，電子内視鏡ではシャッタ・フリーズ・画質変更などの各ボタン，生検鉗子（せいけんかんし）などの処置器具を挿入する鉗子口などがある。
- ●接眼部：ファイバスコープのみ。
- ●光源部：キセノンランプ，ハロゲンランプなどが使用される。

内視鏡による処置・治療

- 組織採取：3mm以下の生検鉗子，1〜5mmの細胞診ブラシを使って生体組織を採取し，病理組織検査，培養検査を行う。
- 異物摘出。
- ポリープ切除：隆起性病変(ポリープ，良性・悪性腫瘍)の切除。径が10〜15mm以内の茎や起始部に投げ縄のようにワイヤをかけ，根元を締めて壊死させて自然脱落させる。また，ワイヤに高周波電流を流して焼き切り，ポリープを回収する(高周波スネア)。
- 内視鏡的粘膜切除術(EMR：Endoscopic Mucosal Resection)(図3)・内視鏡的粘膜下層剥離術(ESD：Endoscopic Submucosal Dissection)：粘膜の平坦な初期病変直下の粘膜下層に生理食塩水を注入し隆起させ，粘膜下層の深さで粘膜層を広く切除，回収する。
- 止血：止血剤の局所散布。エタノール，静脈瘤硬化剤などの局所注射。クリップによる縫合止血。高周波電流，ヒートプローブ，レーザによる熱凝固止血。
- 総胆管結石のバスケット型ワイヤによる砕石・採石。砂泥状結石のバルーンによる掻き出し。

内視鏡の洗浄・消毒

- 内視鏡表面，吸引・送気・送水チャネル内の洗浄・ブラッシング・酵素洗剤液への浸漬。
- グルタールアルデヒド，フタララールなどによる消毒。

図1　電子内視鏡システムの構成

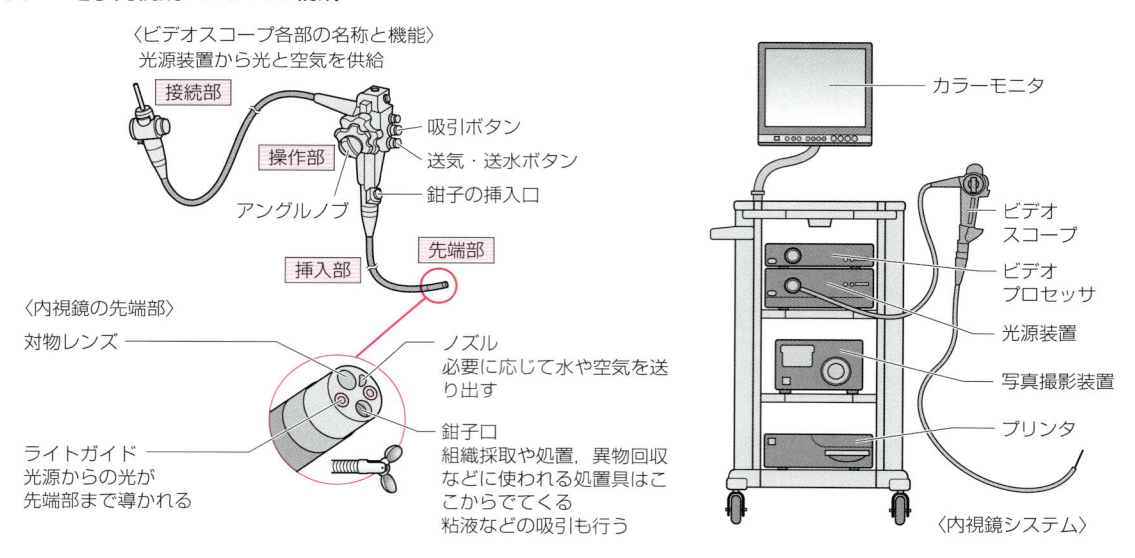

図2 電子内視鏡の構造

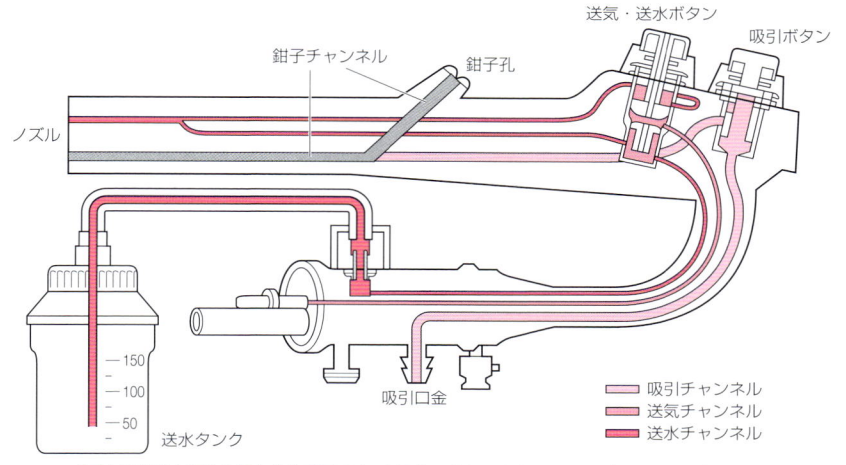

送気・送水ボタン　吸引ボタン
鉗子チャンネル　鉗子孔
ノズル
送水タンク
吸引口金

凡例：
- 吸引チャンネル
- 送気チャンネル
- 送水チャンネル

（日本消化器内視鏡技師安全管理委員会：内視鏡の洗浄・消毒に関するガイドライン（第2版）より引用）

図3 内視鏡的粘膜切除術 EMR

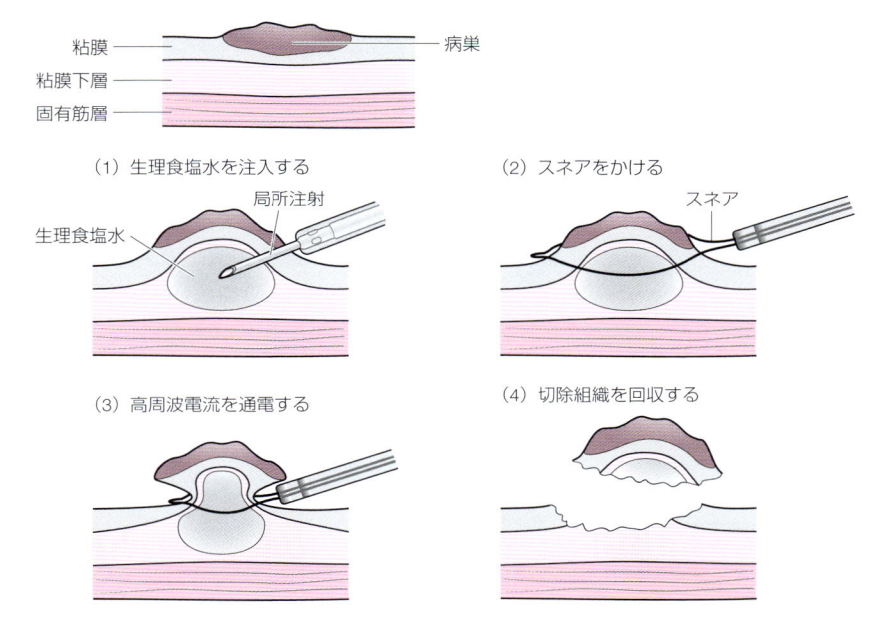

粘膜　病巣
粘膜下層
固有筋層

（1）生理食塩水を注入する
　生理食塩水　局所注射

（2）スネアをかける
　スネア

（3）高周波電流を通電する

（4）切除組織を回収する

ONE POINT ADVICE

電子内視鏡の原理
- 面順次方式：回転する赤・緑・青の3原色のフィルタを順番に通して照射した光による画像信号をCCDで順次電気信号に変換し合成画像とする。解像度が高く色再現に優れる。
- 同時方式：3原色フィルタをつけたCCDからの信号をNTSC信号として送る。回転フィルタ機構が不要で色連れが少なく、保守が容易。

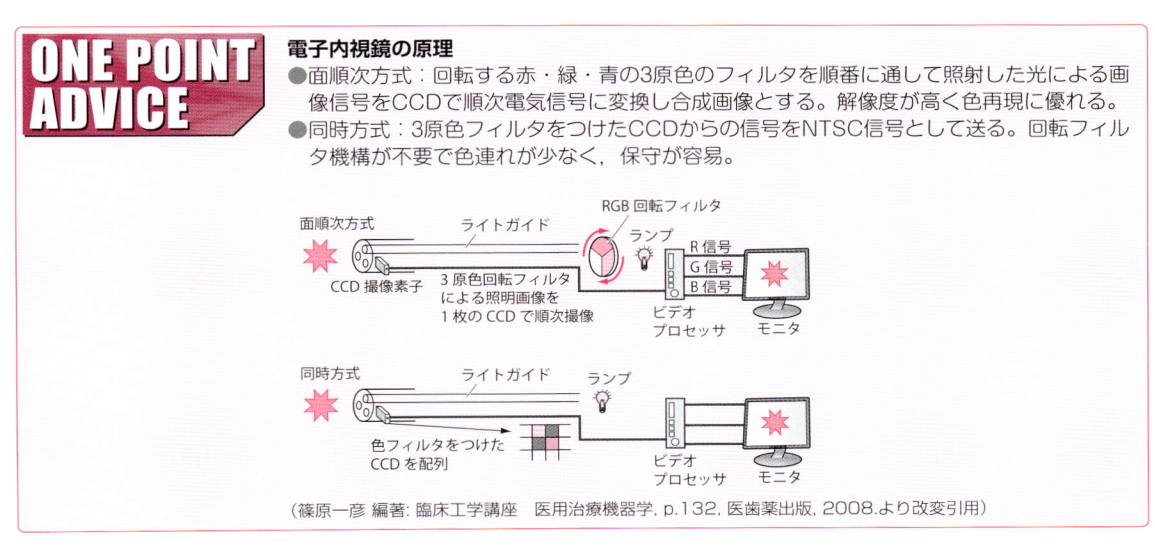

面順次方式
　CCD撮像素子　ライトガイド　RGB回転フィルタ　ランプ　R信号　G信号　B信号　ビデオプロセッサ　モニタ
　3原色回転フィルタによる照明画像を1枚のCCDで順次撮像

同時方式
　ライトガイド　ランプ　ビデオプロセッサ　モニタ
　色フィルタをつけたCCDを配列

（篠原一彦 編著：臨床工学講座　医用治療機器学, p.132, 医歯薬出版, 2008.より改変引用）

医用治療機器学

2 内視鏡外科手術

TAP & TAP

- 腹腔鏡下手術 ⇒ 全身麻酔，二酸化炭素による気腹，トラカラールから硬性鏡・手術器具を挿入，胆嚢摘出，消化管切除，婦人科領域（卵巣腫瘍摘出など）
- 関節鏡 ⇒ 半月板切除術
- 胸腔鏡 ⇒ 部分的肺切除術（肺腫瘍），ブラ切除術（自然気胸），内胸動脈剥離（冠動脈バイパス術）
- 膀胱鏡 ⇒ 経尿道的尿管砕石術（TUL），前立腺腫瘍摘出
- 腎盂鏡 ⇒ 経皮的腎尿管結石摘出術（PNL），腎瘻から硬性鏡を挿入

補足

トラカラール
- 筒状の各種器具を挿入する器具。気腹ガスの逆流防止弁を備える。

補足

超音波メス
- 超音波吸引手術装置，超音波切開凝固装置ともに使用可能。

図4 腹腔鏡下手術

腹腔鏡下手術

- 体壁に数箇所開けた5〜10mmの小孔からトラカラール（トロッカー）を介し，硬性鏡（電子内視鏡）と細径の手術器具を挿入（図4）。
- 鋏鉗子，把持鉗子，自動縫合器，電気メス，超音波メスなど。
- 低侵襲手術であるが，開腹手術への変更に備え全身麻酔，生体モニタを行う。
- 気腹針から二酸化炭素を腹腔に注入。腹腔内の術野の確保。
- 気腹装置により気腹圧は10〜12mmHgに自動調整。
- 気腹による高い腹腔圧が静脈還流を障害するため，深部静脈血栓症・肺血栓塞栓症のリスクが高い。
- 弾性包帯（弾性ストッキング），フットポンプ（間欠式下肢マッサージ器）による予防。

トラカラール
腹部に小さな穴を確保するもので，内視鏡や鉗子などを挿入する

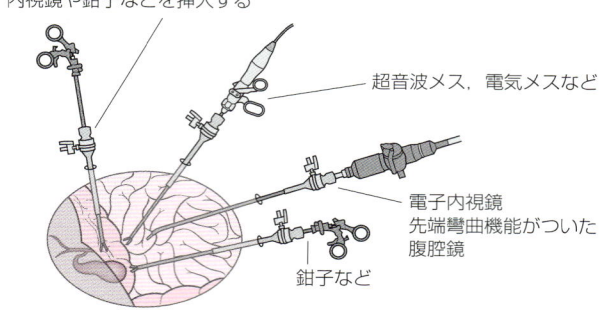

超音波メス，電気メスなど

電子内視鏡
先端彎曲機能がついた腹腔鏡

鉗子など

6 熱治療機器

各種治療機器

1 冷凍手術器

TAP & TAP

- ●冷凍手術 ⇒ クライオサージェリ，0℃以下の低温，非観血的手術
- ●作用機序 ⇒ 壊死効果，接着効果，炎症反応，固化作用
- ●適応疾患 ⇒ 腫瘍，痔核，いぼ，鼻出血，白内障，網膜剥離，不整脈（心房細動）
- ●常温高圧型 ⇒ Joule-Thomson効果，断熱膨張，炭酸ガス・笑気・フレオン22，破壊力小さい，小さな病変
- ●低温常圧型 ⇒ 気化熱*1，液体窒素，破壊力大きい，大きな病変

用語アラカルト

＊1　気化熱
1gの液体を同温度の気体に変えるのに必要な熱量。同様に固体1gを融解するのに必要な熱量を「融解熱」といい，気化熱と融解熱を合わせて「潜熱」と呼ぶ。

作用機序と適応

- ●生体組織の一部を0℃以下の低温に冷却する。
- ●壊死効果：使用目的としてもっとも多い。冷却されたプローブを病変部位に接触させ，組織を壊死させる。腫瘍・病巣（痔核，いぼなど）の治療，心房細動治療（Maze手術）に用いる。
- ●接着効果：白内障手術にてプローブに水晶体を接着させ，ピンセットの代わりとして使用。
- ●炎症反応：網膜剥離手術など，光凝固と同じ効果を目的として使用。
- ●固化作用：出血しやすい腫瘍を凍結し固形化して摘出する。

補足　Maze手術

- ●脳梗塞などを合併する心房細動などの不整脈を根治する手術。
- ●心房の壁を迷路状に切開し，再縫合することで不整脈の原因となる不規則な電気刺激の流れを遮断する。

原理・種類（表1）

- ●**常温高圧型**：高圧ガスを小さなノズルから噴出させると断熱膨張する際に温度が下がる（ジュール・トムソン効果）。これによりプローブ先端を冷却する。冷却剤に炭酸ガス，笑気，フレオンなどを利用。断熱構造は不要で小型。凍結力は弱い。
- ●**低温常圧型**：－198℃の超低温の液体窒素が蒸発するときに熱が奪われる現象（気化熱）を利用する。液体窒素を低温に維持する断熱構造が必要。冷凍能力は強力で大きな腫瘍の破壊に適している。

補足　ジュール・トムソン効果
- 圧縮気体を細孔からゆっくりと噴出させる際に，気体が温度変化を示す現象。
- 理想気体では温度変化がないが，実在する気体は，圧力で決まる特定の温度（逆転温度）以上では温度上昇を示し，それ以下では温度降下を示す。
- 気体を冷却・液化するときに利用される。

表1　冷凍手術装置の種類

種類	冷却剤	最低温度	冷却原理	破壊力	適応	備考
低温常圧型	液体窒素	−198℃	気化熱（潜熱）	大きい	大きな病変	装置の断熱構造が必要。複雑，高価。液体窒素の自然蒸発あり
常温高圧型	炭酸ガス	−70℃	ジュール・トムソン効果	小さい	小さな病変	構造が簡単　不整脈治療，眼科領域の手術に使用
	笑気	−89℃				
	フレオン22（フロン）	−40℃				

ONE POINT ADVICE
- 低温常圧型の液体窒素収納タンクから1日に約7％程度の液体窒素が自然蒸発する。使用時期に合わせて液体窒素を準備する。
- 治療後，生体に接触させた冷凍プローブを抜去するときは，十分な解凍行程が必要である。不十分な解凍は生体を傷つけたり，プローブ先端の破損を招く。

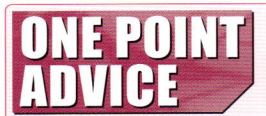

2　ハイパーサーミア装置

TAP & TAP
- ハイパーサーミア　⇒　癌温熱療法，腫瘍の局所を42℃〜43℃に加温，腫瘍組織の死滅
- 加温方式　⇒　局所加温：電磁波加温法（誘電型・誘導型）・超音波加温法，全身加温：体外循環法（熱交換器）
- RF波加温法　⇒　ラジオ波，2つの電極（アプリケータ），電気的損失（ジュール熱），深在性腫瘍，ボーラス（皮膚面冷却）
- マイクロ波加温法　⇒　誘電損失，収束性がよい，浅在性腫瘍
- 他の癌治療との併用　⇒　放射線療法，化学療法

治療原理

- ハイパーサーミアは癌の温熱療法。
- 腫瘍の局所を42℃〜43℃に1時間程度加温。
- 周囲の正常組織は42℃以下に保つ。
- 正常組織は血流が増えるが，腫瘍組織では低下する。
- 血流による熱拡散が低下し，うつ熱が生じ，主要部分の温度はさらに上昇し腫瘍組織は死滅する。

加温法

①RF波加温法（図1）
- 数MHz〜数十MHzのラジオ波を用いる。
- 生体を2つの電極（アプリケータ）で挟み，その間にRF電流を流す。
- 生体組織の電気的損失（ジュール熱）により発熱させる。
- 波長が長く，生体深部にも到達する。
- 皮膚表面から6cm以上の深在性腫瘍に適応。
- 電極直下の脂肪層の過熱を防ぐため，ボーラスにより皮膚面を冷却する。

②マイクロ波加温法
- 単一のアプリケータから430，915，2450MHzのマイクロ波を接触または非接触に生体に照射する。
- 誘電損失により発熱させる。
- 波長が短く，収束性がよい。局所加温が可能。
- 生体内での減衰が大きく，皮膚表面から6cm以内の浅在性腫瘍に適応。

図1 RF容量結合型加温装置（誘電型加温法）の原理

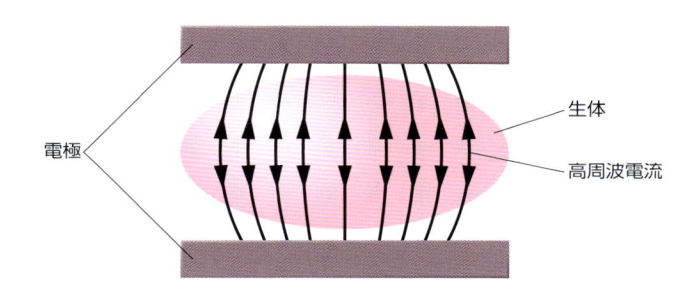

併用効果

- 放射線療法：増殖分裂を準備している癌細胞には放射線が効きにくいが，この時期の癌細胞は熱に弱い。
- 化学療法：ハイパーサーミアにより癌細胞の細胞膜が変性し，抗癌剤が癌細胞の中に入りやすくなる。

注意点

- 温熱療法室は電磁干渉対策にシールドルームが望ましい。また，金属ベッドは使用しない。
- 生体内に金属材料（骨折プレート，ペースメーカなど）が植え込まれている場合は，RF波がその部分に集中したり，マイクロ波による発熱がある。

ONE POINT ADVICE

①超音波加温法
- 徐々に臨床応用されている手法。
- 超音波を生体の外部より照射し，組織の構成分子を超音波振動させ，摩擦熱で発熱させる。
- 空気や骨と軟部組織の境界面で超音波が反射してしまうため，肺や消化管，骨のある領域への適応は困難。
- 対象部位は，表在性腫瘍，乳房，腹部臓器（肝臓癌）など。
- 収束性が高いが，照射領域が狭くなるため治療部位が大きい場合には治療時間が長くなる。

②熱耐性
- 加温を行ったあとしばらく間を置いて再び加温すると，細胞は熱耐性を示す。
- 熱耐性はおよそ48時間で最大となり，72時間後にはほぼ消失する。
- 臨床的には週1〜2回の温熱療法が勧められる。

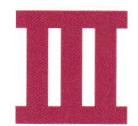

III 生体計測装置学

1 計測論

生体計測の基礎

TAP & TAP

- **国際単位系（SI単位）**
  ⇒ 7つの基本単位（長さ，質量，時間，電流，熱力学温度，物質量，光度）および，それらから組立てられる組立単位からなる世界共通の計量単位系
- **計測機器のトレーサビリティ**
  ⇒ 使用者の計測機器がどういった経路で校正されたかを知ることができ，その経路が確実に国家標準まで遡及できること
- **測定の精度**
  ⇒ 測定値のばらつきの尺度。偶然誤差の小ささの度合い
- **測定の正確さ**
  ⇒ 測定値が真の値に近い値であるかどうかの尺度。真の値からの偏りの小ささの度合い
- **絶対誤差** ⇒ 測定値−真の値
- **相対誤差** ⇒ 絶対誤差/真の値
- **系統誤差** ⇒ 測定者の癖や測定器の性能，校正状態，測定条件などの原因によって，真の値からずれてしまう誤差（何度くり返しても一定の傾向をもって現れてしまう誤差）
- **偶然誤差** ⇒ 何回も同じ測定をしたときにできる測定値の不規則な分布。代表的な分布には正規分布（ガウス分布）がある。n回の測定を実施した場合，偶然誤差は$1/\sqrt{n}$に小さくできる。
- **有効数字** ⇒ 測定結果を示す数字のうち，位取りを示す「0」を除いた意味のある数字（位取りを示す「0」は有効数字に含めない）。測定機器において有効数字は測定の精度を示しており，有効数字の桁数が多いほど精度の高い測定が可能である。
- **誤差の伝搬**
  ⇒ 誤差の含まれる測定値どうしの加減算は，絶対誤差を求めてから相対誤差を求めると計算がしやすい。一方，積商算の場合は，相対誤差を求めてから絶対誤差を求めると計算がしやすい。

単位とトレーサビリティ

■国際単位系（International System of Units：SI）

- 量を測る基準となる大きさを「単位」という。従来，専門分野または国によって異なる単位系を用いており，単位の換算など，非常に煩雑であった。
- そこで世界のあらゆる国，分野に共通の計量単位として，**国際度量衡総**

用語アラカルト

***1　国際度量衡総会**
国際的に計量単位，計量標準を審議する最高決定機関。配下には国際度量衡委員会が置かれ，度量衡に関する実務面の審議が行われる。世界51か国が加盟するメートル条約は，これらの組織について規定している。

会[*1]にて取り決めたものが，**国際単位系（SI）**。7つの基本単位から構成される。

■SIの基本単位

● 独立した次元であると考えられる7つの物理量（①長さ，②質量，③時間，④電流，⑤熱力学温度，⑥物質量，⑦光度）を定義している（図1）。

図1　国際単位系（SI）における7つの基本単位

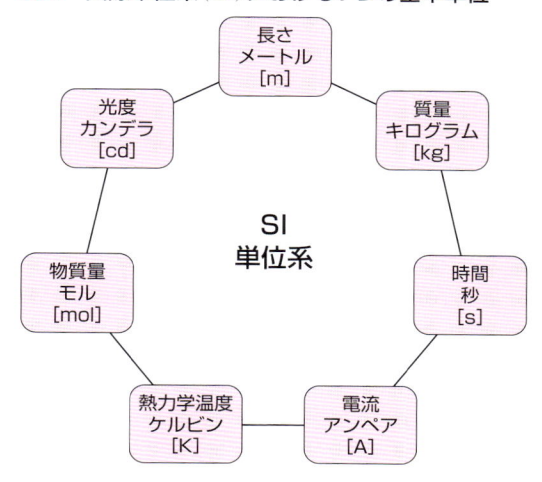

```
        長さ
       メートル
        [m]
  光度          質量
 カンデラ       キログラム
  [cd]          [kg]
         SI
        単位系
  物質量        時間
  モル           秒
  [mol]         [s]
       熱力学温度  電流
       ケルビン  アンペア
        [K]      [A]
```

■基本単位の定義

● 長さ　　　：1[m]は1/29,792,458秒間に光が真空中を伝わるその行程長である。
● 質量　　　：1[kg]は，国際キログラム原器の質量に等しい。
● 時間　　　：1[s]は，セシウム133の原子の基底状態における2つの超微細構造単位の間の遷移に対応する放射周期の9,192,631,770倍の継続時間である。
● 電流　　　：1[A]は，真空中に1[m]の間隔で平行に配置した無限に小さい円形断面積をもつ，無限に長い2本の直線導体それぞれを流れ，これらの導体の長さ1[m]につき，$2×10^{-7}$[N]の力を及ぼし合う一定の電流である。
● 熱力学的温度：1[K]は，水の三重点（温度0.01[℃]，圧力0.06気圧の点では，「①氷」と「②水」と「③水蒸気」の3つの状態が平衡して共存できる）の熱力学温度の1/273.16である。
● 物質量　　：1[mol]は，0.012[kg]の炭素12の中に存在する原子の数に等しい数の要素粒子を含む系の物質量である。
● 光度　　　：1[cd]は，周波数$540×10^{12}$[Hz]の単色放射を放出し，所定の方向における，その放射強度が1/683[W sr^{-1}]である光源の光度である。

■SIの組立単位

● 7つの基本単位の組合せ（数値係数を含まない乗除算）によって，さまざまな単位を表すことができる。
● 長さ[m]，質量[kg]，時間[s]を用いると，速度[m/s]，加速度[m/s^2]，密度[kg/m^3]のように，他の量の単位は基本単位の組合せで表現できる。

- 組立単位には，その便宜を考慮して固有の名称を有するものもある（表1）。

表1 固有の名称を有する組立単位の例

量	名称	記号	基本単位による組立単位
周波数	ヘルツ	Hz	s^{-1}
力	ニュートン	N	$kg \cdot m/s^2$
圧力，応力	パスカル	Pa	N/m^2
エネルギー，熱量	ジュール	J	$N \cdot m$
電力，仕事率	ワット	W	J/s
電荷	クーロン	C	$A \cdot s$
電圧	ボルト	V	J/C
静電容量	ファラド	F	C/V
電気抵抗	オーム	Ω	V/A
吸収線量	グレイ	Gy	J/kg

■ 接頭語（表2）

- SI基本単位とそれらから組立てられる組立単位は通常，それらの10の整数乗倍を示す記号（接頭語）とともに用いる。
- 質量のkgは，すでに接頭語が含まれるが，これは質量の定義がキログラム原器*2に基づくことによる。
- SIの接頭語は，10^{-24}から10^{24}までの20個認められている。これにより位取りを示す「0」を省略できる。

表2 接頭語

乗数	名称	記号	乗数	名称	記号
10^{24}	ヨタ	Y	10^{-1}	デシ	d
10^{21}	ゼタ	Z	10^{-2}	センチ	c
10^{18}	エクサ	E	10^{-3}	ミリ	m
10^{15}	ペタ	P	10^{-6}	マイクロ	μ
10^{12}	テラ	T	10^{-9}	ナノ	n
10^{9}	ギガ	G	10^{-12}	ピコ	p
10^{6}	メガ	M	10^{-15}	フェムト	f
10^{3}	キロ	k	10^{-18}	アト	a
10^{2}	ヘクト	h	10^{-21}	ゼプト	z
10^{1}	デカ	da	10^{-24}	ヨクト	y

■ トレーサビリティ（計測器の標準）

- 計測器は標準器によって校正されており，その標準器は，より正確な標準器によって校正される。さらにこの標準器も，より正確な標準器によって校正されるというように，より正確な標準器を追求していくと，わが国の場合，「独立行政法人産業技術総合研究所計量標準総合センター*3」が整備する国家標準に至る。
- ユーザーの計測器がどのような経路をもって校正されているのかがわかり，また校正に使用されたすべての標準器を把握することができ，最終的には国家標準までたどれることを「**トレーサビリティ***4」という。日本の国家標準は「計量法」に定められており，「特定標準器」または「特定標準物質」と呼ばれる（図2）。

用語アラカルト

＊2 キログラム原器

質量標準である国際キログラム原器のこと。白金－イリジウム合金で作製された円筒形の原器が国際標準であり，パリにある国際度量衡局に保管されている。このレプリカがメートル条約加盟国に配布され，各国の国家標準とされている。

＊3 （独）産業技術総合研究所計量標準総合センター

日本における計量標準の設定，維持，供給を行う機関。研究開発および標準供給の実務を担当する計測標準研究部門と外部へのサービス提供や管理業務などを行う計量標準管理センターから構成される。

＊4 トレーサビリティの定義

不確かさがすべて表記された切れ目のない比較の連鎖によって決められた基準に結び付けられ得る測定結果，または標準の値の性質。基準は通常，国家標準または国際標準である。
（JIS Z 8103：2000.より引用）

図2 計測器の
トレーサビリティ

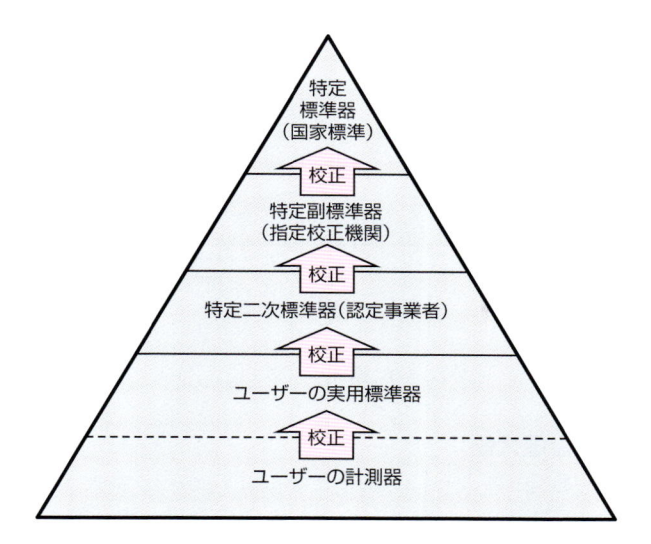

- 特定標準器（国家標準）
- 校正
- 特定副標準器（指定校正機関）
- 校正
- 特定二次標準器（認定事業者）
- 校正
- ユーザーの実用標準器
- 校正
- ユーザーの計測器

信号

■ 生体からの信号

- 生体情報には神経や筋細胞の活動に起因する生体電気信号と，心音，血圧，呼吸，体温など，電気信号ではない物理量，体液中のイオン濃度，ガス濃度などの化学量と，さまざまな信号が含まれている。
- これらの量を客観的，定量的に記録・表示し，診断や治療に役立てるためには電気信号として取り扱うことが有効であり，計測機器には電気信号に変換するデバイス（トランスデューサあるいはセンサ）が含まれている。

■ 電気信号の観測（図3）

- 電気信号は通常，時間を横軸にとり，その大きさ（例えば電圧）を縦軸にとった描画を基に観測を行う。この観測対象を「**波形**」という。
- 周期性を有する波形は，一般に「**周期信号**」と呼ばれ，これにより，その信号がもつ時間的な経過や変動，あるいは周期などが把握できる（時間領域における信号の表現）。
- 周期信号において，その信号のパワーがどの周波数に配分されているかを調べるため，周波数を横軸にとり，パワーを縦軸にとった**パワースペクトル**も信号を表現するツールとなっている（周波数領域における信号の表現）。

図3 電気信号の表現（例：周波数50 [Hz] の正弦波信号）

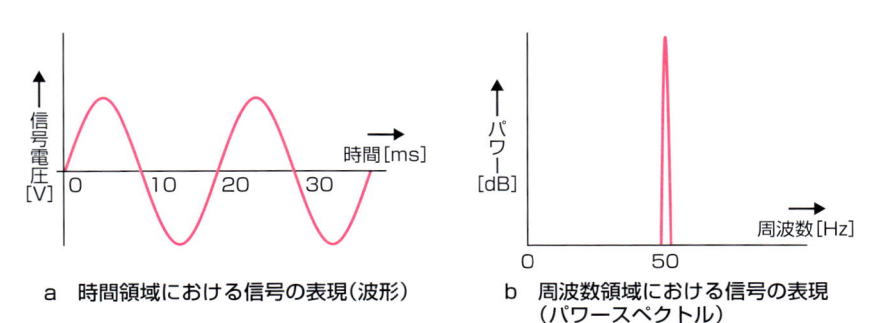

a　時間領域における信号の表現（波形）

b　周波数領域における信号の表現（パワースペクトル）

■ 電気信号（直流と交流）

- 図4aのように，時間に対して電流の大きさと流れの方向が常に一定しているものは「**直流（Direct current：DC）**」と呼ばれ，電池などから得られる電流がこれに相当する。これに対して，図4bのように電流の大きさと

流れる方向が時間の経過とともに周期的に交互に変化するものを「交流（Alternating current：AC）」という。

図4　直流と交流

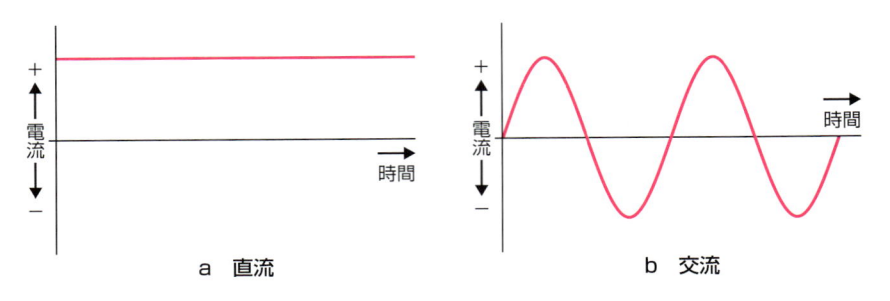

a　直流　　　　b　交流

■最大値

- 図5のように，基準となる0[V]から一番大きい値を「最大値」といい，記号E_mやV_mで表される。最大値は交流の振れ幅を表すので，「振幅」といわれることもある。
- 正の最大値から負の最大値までを「**ピークピーク値**」といい，記号とE_{pp}やV_{pp}にて表記される。正弦波交流の場合，ピークピーク値は最大値の2倍と考えることができる。

図5　交流信号における振幅とピークピーク値

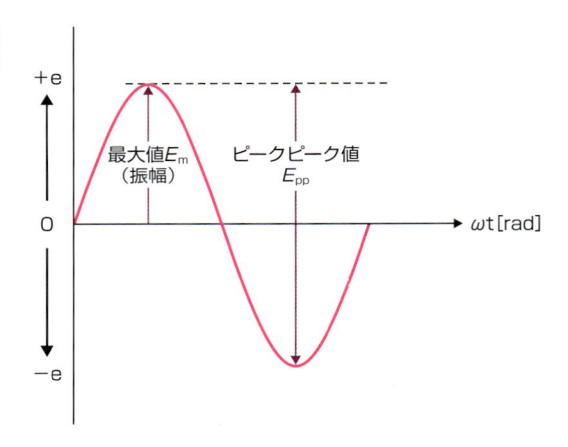

■周期と周波数（図6）

- 交流は0[rad]から2π[rad]までの円運動によりつくられる。この円運動1回転で描かれる波形を「**1サイクル**」といい，これに要する時間を**周期**という。

図6　交流信号における1サイクルと周期

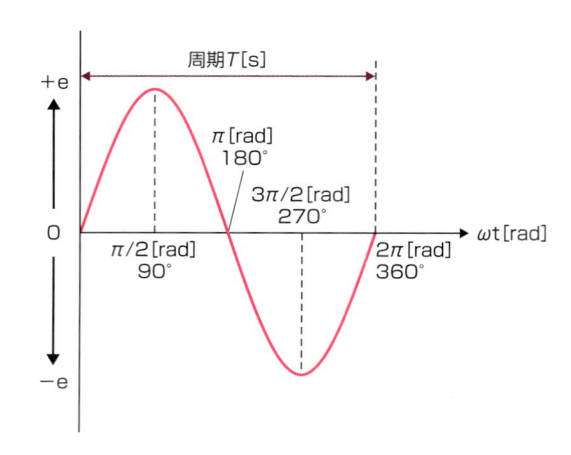

- 交流の1秒間におけるサイクル数を「**周波数**」といい，その単位には「**Hz**」が用いられる。したがって，周波数 f[Hz]と周期 T[s]との間には以下のような関係式が成り立つ。

$$T = \frac{1}{f} \, [\text{s}]$$

計測誤差

正確さと精度

- 真の値とは，測定量の正しい値のことである。思考上の数値であって，特別な場合を除き実際には求められない。したがって，通常，真の値とみなし得る値を用いるが，十分な注意を払う，測定回数を上げるなどにより，測定値を真の値に近づけることは可能である。
- 正確さとは，測定値が真の値からどのくらいかたよっているか，その程度を表すものである。かたよりが小さいほど，その測定値は正確であるといえる。
- 精度とは，ある同一の物理量を複数回または複数の測定者が測定した際，その測定値がどのくらいばらついたかを示す指標である。つまり，ばらつきが小さいほど精度の高い測定あるいは機器であるといえる。
- 正確さと精度は，測定者や測定方法によって独立に決まるものであり，図7のように，「正確さは優れているが精度が低い測定」，逆に「正確さは劣っているものの精度は高い測定」というものもあり得る。

図7　正確さと精度

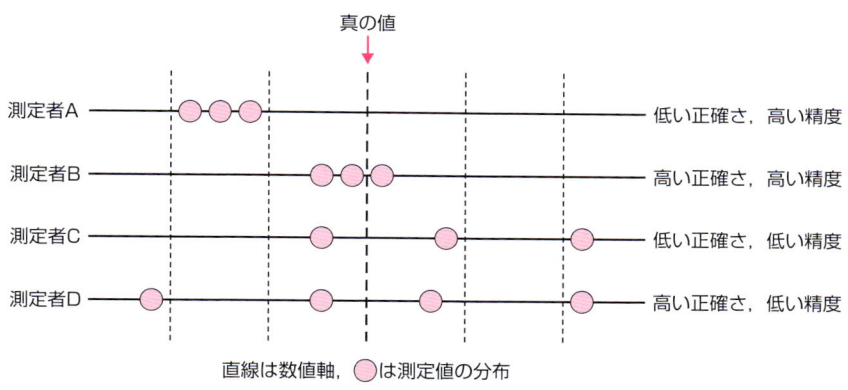

(化学同人編集部 編：実験データを正しく扱うために，化学同人，2007.より引用)

用語アラカルト

＊5　絶対誤差と相対誤差
絶対誤差，相対誤差を求めるためには真の値が必要となるが，実際に真の値を知ることはできない。そこで，同じ対象を何度も測定し，平均値を算出することで真の値に近づけた「最確値」と呼ばれる値を真の値とみなして用いることがある。測定値と最確値との差は，「残差」と呼ばれ，測定値から真の値の差をとる絶対誤差とは区別して用いることもある。

測定誤差

- 測定値は近似的な値であり，真の値ではない。一般にある値の近似値を M，真の値を T としたとき，次式で示される ε を「**測定誤差**」という。

$$\varepsilon = M - T$$

- 測定誤差 ε の真の値 T に対する割合を「**誤差百分率**」といい，次式で表される。ここで，「$M-T$」を「**絶対誤差**[*5]」，また「$(M-T)/T$」を「**相対誤差**[*5]」という。

$$\varepsilon_0 = \frac{M-T}{T} \times 100 \, [\%]$$

■誤差の種類（系統誤差と偶然誤差）

- 測定値と真の値との差が誤差であり，①系統誤差，②偶然誤差，③過失誤差（測定者の不注意などによる誤差）の3つに大別することができる。
- 系統誤差は，測定値が真の値から一定方向にかたよって生じる誤差であり，何回測定をくり返しても，ある傾向をもって現れる。①操作誤差，②機器誤差，③方法誤差などに分類される。
- 原因が究明できれば，測定前の校正や測定後に測定値の補正を行うことで，系統誤差を小さくすることができる。
- 偶然誤差は確率的に発生する誤差であり，測定ごとに異なった値をもって現れる誤差のことである。
- 同じ測定を多数くり返し測定値とその度数をプロットすると，多数の測定の平均値を中心にした正規分布曲線になる（図8）。

図8 正規分布

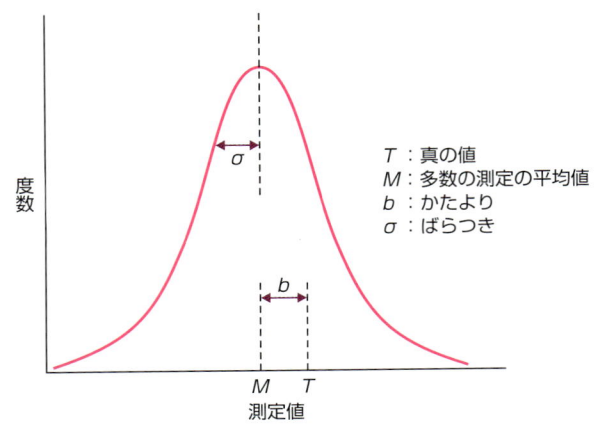

T：真の値
M：多数の測定の平均値
b：かたより
σ：ばらつき

（小野哲章 編：臨床工学技士標準テキスト，金原出版，2002.より引用）

- この正規分布において，1回の測定値が $M \pm \sigma$ の範囲内に入る確率は約68％，$M \pm 2\sigma$ では約95％，$M \pm 3\sigma$ では約99.7％である。
- 正規分布曲線のピークとなる多数の測定の平均値は，真の値に一致するとは限らず，以下のようにまとめることができる。

> 多数の測定の平均値 − 真の値 = 系統誤差 【かたより】
> 測定値 − 真の値 = 偶然誤差 【ばらつき】

- 正規分布曲線の幅が大きいほど，**ばらつき（標準偏差）が大きく，精度の低い測定**であると考えられ，偶然誤差が大きいといえる。
- また，M と T の差 b が大きいほど，**かたよりが大きく，正確さの低い測定**であると考えられ，系統誤差が大きいといえる。
- 測定回数を n 回に限定する場合，その平均値は必ずしも M にはならず，M の両側に $\sigma/\sqrt{n}$ でばらつくことが知られている。つまり，**偶然誤差は測定を n 回くり返すことで，$1/\sqrt{n}$ に小さくすることができる。**

計測値の処理

■有効数字

- 有効数字とは，ある測定結果をその測定精度に合わせて表示するために必要な数字の桁数であり，位取りを示す「0」を除いた意味のある数字である。
- 例えば，長さ測定の結果が1.15［m］と1.150［m］の場合，前者の有効数字は

3桁，後者のそれは4桁である。
- 前者の測定では0.01[m]までが保証できるデータであるのに対し，後者の測定では0.001[m]まで意味のあるデータが得られることになる。
- 有効数字は測定精度（誤差の最大限度）の程度（オーダ）を表しており，有効数字の桁が多いほど測定精度が高いと考えられる。
- 機器やシステムの測定精度に応じた適切な有効桁数のデータが得られていることが，その後のデータの処理には不可欠である。

【例】ある乾電池の電圧を，最小目盛0.01[V]の直流電圧計にて測定したところ，1.50[V]という測定値が得られた。

測定値1.50[V]の最後の「0」は，最小目盛0.01[V]未満を四捨五入して得られた「0」であり，当該電圧の正しい値V[V]は，次の範囲にあると考えてよい。

$$1.495 \leq V < 1.505$$

このことは，数学上の1.50が1.50000…を表すのとは違った意味をもっている。つまり，測定値としての数値が1.50という場合，最後の桁が「0」であっても，この「0」は測定値として処理をした「0」であって意味のある数字である。

■有効数字の桁数
- 0以外の数字から末尾の数字までの桁数を「**有効数字の桁数**」と呼ぶ。
- 例えば，
    有効数字3桁　V = 1.50[V]
    有効数字4桁　V = 1.500[V]
    有効数字2桁　V = 0.015[V]
    有効数字3桁　V = 150[V]
  ※0.015[V]のように位取りを示す「0」は，有効数字の桁数には含まれない。

[例題] 次の測定値の有効数字は何桁か。
　　　(1) 55.2[kg]　(2) 0.246[mm]　(3) 0.0300[V]　(4) 1.6021×10^{-19}[C]
[解]　(1) 3桁　(2) 3桁　(3) 3桁　(4) 5桁
　　　※(4)のように，10のべき乗部分は有効数字の桁数には含まれない。

■有効数字の加減算
- 複数の有効数字の加減算を行う場合，演算結果の数値の小数点以下の桁数を，元の数値の中で小数点以下の桁数が最も少ないものに合わせる。

【例】次の有効数字4桁の数値群の加算を考える。

$$12.34 + 5.678 + 123.4 = 141.418$$

この場合，「123.4」の小数点以下の桁数が1で最小。ゆえに「141.4」と表記する。

■有効数字の乗除算
- 複数の有効数字の乗除算を行う場合には，演算の結果得られた値の有効数字を元の数値のなかで最小の桁数をもつ有効数字に合わせる。

【例】 次の数値群の乗除算を考える。

$$1.51 \times 2.468 / 0.12345 = 30.1877\cdots$$

この場合，乗除する数値群のうち最小の桁数をもつ「1.51」に有効数字の桁数を合わせて「30.2」と表記する。

■誤差の伝搬

●誤差を有する測定値に定数を掛けたり，その測定値どうしの演算を行うことで，目的とする物理量を得ることがよくあるが，誤差をもった数値どうしの演算結果の数値には当然誤差が含まれる。これを「**誤差の伝搬**」と呼び，間接測定においては，測定誤差の伝搬が生じる。

①誤差の加減算の場合

●誤差の存在する測定値どうしの加減算を行う場合，測定値の誤差の最大値は絶対誤差から相対誤差を求める。

[例題] 長さ60[cm]（誤差2%）の紐と長さ40[cm]（誤差1%）の紐をつなげたときの絶対誤差の最大値とその相対誤差を求めよ（図9）。

図9　誤差の加減算の例

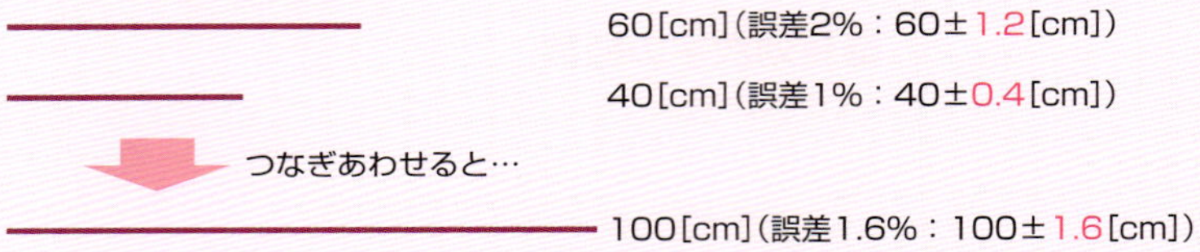

60[cm]（誤差2%：60±1.2[cm]）
40[cm]（誤差1%：40±0.4[cm]）

つなぎあわせると…

100[cm]（誤差1.6%：100±1.6[cm]）

[解]　絶対誤差の最大値 ＝ 絶対誤差 ＋ 絶対誤差
　　　　　　　　　　　　＝ (60×0.02) ＋ (40×0.01)
　　　　　　　　　　　　＝ 1.2 ＋ 0.4
　　　　　　　　　　　　＝ 1.6[cm]
　　　　相対誤差の最大値 ＝ 絶対誤差の最大値／真の値（この場合，60＋40）
　　　　　　　　　　　　＝ 1.6／(60＋40)
　　　　　　　　　　　　＝ 0.016
　　　　　　　　　　　　∴ 1.6%

②誤差の積商算の場合

●誤差の存在する測定値を掛け（割り）合わせた場合，測定値の誤差の最大値は，相対誤差から絶対誤差を求める。

[例題] 縦20cm（誤差2%），横50cm（誤差3%）の長方形の面積の絶対誤差の最大値とその相対誤差を求めよ（図10）。

図10 誤差の積商算の例

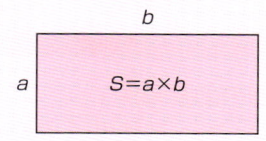

```
         b
   ┌──────────────┐
 a │   S=a×b      │
   └──────────────┘
```

縦a：20[cm]（誤差2%：20±0.4[cm]）
縦b：50[cm]（誤差3%：50±1.5[cm]）

⬇

面積S：1000±50[cm²]（誤差5%）

[解]　相対誤差の最大値＝相対誤差＋相対誤差
　　　　　　　　　　　＝2＋3＝5%
　　　絶対誤差の最大値＝（真の値×真の値）×相対誤差の最大値
　　　　　　　　　　　＝（20×50）×0.05＝50[cm²]

■直接測定と間接測定

- 直接測定とは，測定量を同種類の基準量と直接比較して行う測定のことである。例えば，電流を電流計で測定する，速度を速度計で測定するなど。
- 間接測定とは，測定量と一定の関係にある2つ以上の量について測定し，これらの測定値から間接的に値を導き出すものをいう。例えば，速度を移動距離と所要時間から求める，抵抗値を電位差と電流から求めることなど。

補足

「誤差」と「不確かさ」

- 測定値の精度を示す際に用いられる誤差は，本項目でも触れたように，「誤差＝測定値－真の値」で表現される。しかしながら，真の値は，実際に知ることができない値であり，これがわからないと誤差もわからないことになる。現在，計測の世界では「誤差」という表現に替わって「不確かさ」という表現を用いるようになってきている。これは，完全に捉えることができない「誤差」ではなく，測定上の「ばらつき」のみを対象とすることで，値の信頼性を定量化するものであり，国際的に定着しつつある。

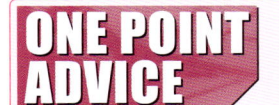

ONE POINT ADVICE

- SI単位において，接頭語を使用する場合，以下の項目について注意を要する。①数値が0.1〜1000に収まるように接頭語を選ぶ（【例】0.0015[mm]ではなく，1.5[μm]とする），②接頭語は2つ重ねない（【例】1[mg]を1,000[μkg]のようにしない），③単位を除算のかたちで表すときには，分母・分子の両方に接頭語がつかないよう冒頭にまとめる（【例】1μm ms^{-1}ではなく，1mm s^{-1}とする）。
- パワースペクトルにて信号を表現する場合，その信号の周波数成分にもよるが，通常，横軸の周波数は10[Hz]，100[Hz]，1[kHz]，10[kHz]…のように常用対数でとることが多い。
- 測定値と真の値との差が誤差であり，その測定の正確さと精度をそれぞれ定量的に表したものが，「**系統誤差**」と「**偶然誤差**」である。原因が特定できるか否かによって，系統誤差は「**確定誤差**」，偶然誤差は「**不確定誤差**」とも呼ばれる。

2 生体情報の計測

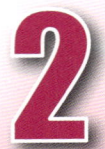

生体計測の基礎

TAP & TAP

- ●生体情報計測機器の必要条件
  - ⇒ ①ダイナミックレンジが広く必要な周波数成分に対して直線性がよいこと，②計測機器の雑音が小さく外部からの雑音の影響を受けにくいこと，③電極やトランスデューサなどの検出部の信号に対する変換効率がよいこと
- ●生体電極の必要条件
  - ⇒ ①生体との間に良好な接触が保たれること，②電極・接触インピーダンスが小さいこと，③分極電圧が小さいこと。
- ●電極・接触インピーダンスを小さく抑えるには
  - ⇒ ①電極と皮膚との接触面積を大きくする，②食塩を主成分とした電極ペーストを用いて皮膚のインピーダンスを低下させる，③適用周波数を大きくする
- ●トランスデューサ
  - ⇒ 心電図などの電気信号以外の物理信号，化学的信号，状態信号を電気信号諸量（電圧，電流，抵抗など）に変換する装置
- ●インピーダンス整合（マッチング）
  - ⇒ 信号源インピーダンスと負荷側のインピーダンスを等しくすること
- ●増幅器の入力インピーダンス ⇒ 大きい方が望ましい
- ●差動増幅器の特徴
  - ⇒ ①増幅器に入力される外部雑音（特に商用交流雑音）を抑え，必要な信号のみを効率的に増幅できる（S/N比の改善），②電源電圧の変動の影響を受けにくい，③直流増幅に適する，④増幅器内部由来の雑音は防ぐことができない
- ●CMRR（同相弁別比：Common Mode Rejection Ratio）
  - ⇒ 差動増幅器の性能を表すパラメータであり，「CMRR＝逆相信号電圧入力時の増幅度/同相信号電圧入力時の増幅度」で表すことができる。CMRRの値が大きいほど，差動増幅器の性能がよいといえる
- ●ナイキスト周波数
  - ⇒ 対象となるアナログ生体信号の有する最高周波数成分
    - 【例】あるアナログ信号の最高周波数成分が80[Hz]であったとすれば，これをディジタル信号に正しく変換するためには，少なくともサンプリング周波数は，その2倍の160[Hz]以上なければならない
- ●信号対雑音比（S/N比）
  - ⇒ 情報の対象である信号（S：Signal）と，それに含まれる雑音（N：Noise）との比。単位はdB（デシベル）
- ●フローティング
  - ⇒ 入力信号端子が接地電位から「浮いている」状態をいい，それぞれのチャネルの異なる基準電位が保たれる

- フローティングにすることでグランドループが切断され，グランドループに起因するノイズを減少させることができる

生体情報計測の必要条件

生体情報計測

- 生体情報計測とは，生体の状態を反映するさまざまな情報を計測機器によって客観的に把握することであり，計測に当たっては生理状態を乱さないことや皮膚による保護など，その情報を取り出しにくい特殊な環境にあることを考慮しなければならない。

生体情報計測機器に必要な条件

① ダイナミックレンジが広く，必要な信号成分に対して直線性がよいこと。
- **ダイナミックレンジ**とは，識別可能な信号の最小値と最大値の比率のことをいい，信号の再現能力を表す数値である。
- ダイナミックレンジは，一般にdB単位で示される。ダイナミックレンジの値は，計測機器がどの程度微弱な信号まで再現できるかを示し，実質的に利用できる分解能の高さを意味する。
- 計測機器の多くは，入力信号のレベルに比例した出力が得られるよう設計されているが，実際に入力信号のレベルを変化させながら，その出力をプロットすると理想的な直線からずれていることがある。
- このことを「**非直線性**」あるいは「**直線性誤差**」と呼ぶ。また，「非直線性が小さいとき，その測定は直線性がよい」といわれる。
- 例えば，ある生体組織の周波数応答を知りたいとすると，使用する計測機器の特性により，信号電圧が実際の生体情報を反映した値よりも高め，あるいは低めに出たりする（図1）。

図1 計測機器の直線性

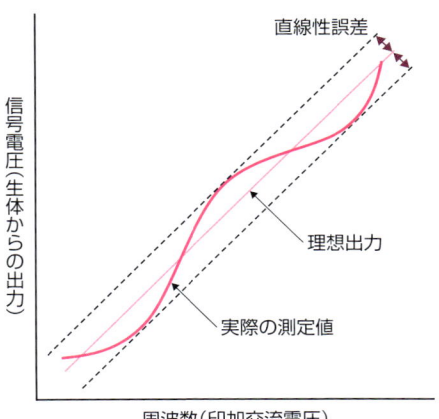

（縦軸：信号電圧（生体からの出力），横軸：周波数（印加交流電圧），直線性誤差，理想出力，実際の測定値）

② 計測機器の雑音が小さく，外部からの雑音の影響を受けにくいこと。
- 例えば，微小電位を計測する際は外部からの電磁波などがモニタしたい信号電圧を埋もれさせてしまうため，目的とする信号を正しく計測できない事態が生じる。電磁波に対する適切なシールド効果を有し，かつ機器の構成部品などに由来する内部雑音の小さな計測機器が必要となる。

③電極やトランスデューサなどの検出部の信号に対する変換効率がよいこと。
- 信号電圧そのものが大きければ，その後の増幅度を下げることができ，結果として雑音の増幅も避けることができる。

【例】 圧電素子を用いた計測機器（心音計）（図2）

図2　トランスデューサの信号電圧への変換（心音計）

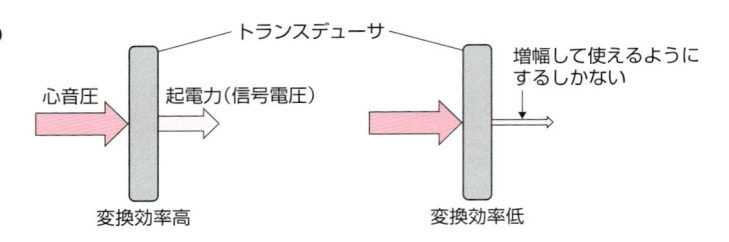

計測器の構成

生体からの情報収集

- 生体情報には，①心電図や脳波など電気現象を直接計測するもの，②心音や血圧，血流などの物理現象を計測するもの，③超音波診断画像やMRIなど，外部からエネルギーを与えることでそのエネルギーの変化量またはそれによって生じた変位を計測するもの，がある。
- これらそれぞれに対応した計測機器は，基本的に図3のような要素から構成されている。

図3　生体計測機器の基本構成

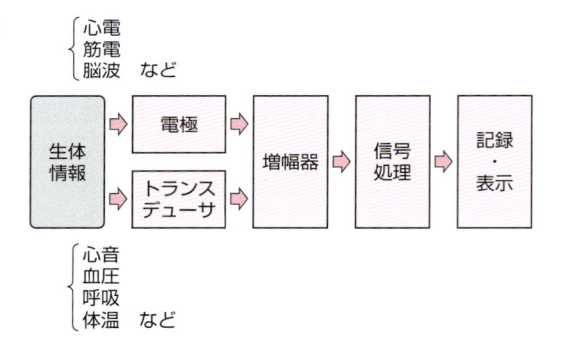

電極

- 電極は，①体内，②皮膚貫通，③体表，④遠方電極などに分類される。
- 生体情報の収集に用いる電極に求められる性能は，①生体との間に良好な接触が保たれること，②**電極・接触インピーダンスが小さい**こと，③**分極電圧**が小さいことなどがあげられる。
- 心電図や脳波の測定に用いられる体表電極は，NaClを含んだ電解質液を介して皮膚との接触をはかるが，金属と電解質液が接触すると電池の起電力発生のメカニズムと同じ作用により界面に電荷分布が生まれ，電位差の発生に至る。この電位差が「**電極電位**」，その変動分が「**分極電圧**」と呼ばれ，このときのインピーダンスを「**電極・接触インピーダンス**」という。
- 分極電圧が大きいと，体動や発汗による基線動揺（ドリフト電圧）が大きくなり，生体電気信号に重畳し計測の障害になる（図4）。
- 分極電圧の小さい電極の使用は，ドリフト電圧の軽減に有効である。そのため一般には，Ag-AgCl電極（銀―塩化銀電極）が用いられている。

- この電極は界面における電荷の蓄積がほとんどなく，イオンと電子の授受がスムーズに行われる結果，分極電圧を低く抑えることができる。このような電極を「**不分極電極**」という。
- 銀電極あるいは洋白電極を用いる際には，電極を生理食塩水に一昼夜浸すことで塩化膜を形成させ，不分極電極とすることが可能である。これを「**エージング処理**」という。

図4　電極の接触による分極電圧の発生

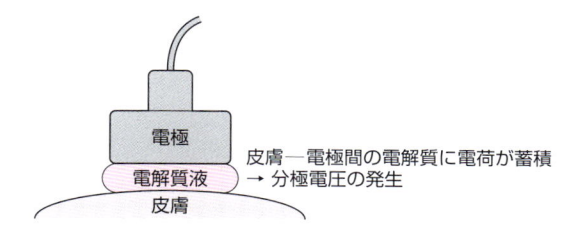

皮膚―電極間の電解質に電荷が蓄積 → 分極電圧の発生

■電極・接触インピーダンス

- 直流を含む低周波領域における電極・接触インピーダンスの特性は，図5に示すような等価回路で表すことができる。
- 電極・接触インピーダンスを小さく抑えるには，①電極と皮膚との接触面積を大きくする，②食塩を主成分とした電極ペーストを用いて皮膚のインピーダンスを低下させる，③適用周波数を大きくする，などが有効である。

図5　電極の等価回路

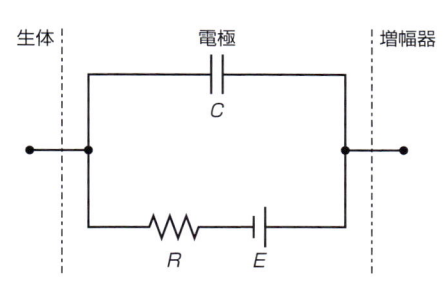

C：電極皮膚界面の静電容量
R：電気抵抗（$2k\Omega \cdot cm^2$）
E：電極電位（+70mV）
※数値はいずれもAg-AgCl電極のもの

■トランスデューサ

- **トランスデューサ**とは，心電図などの電気信号以外の物理信号，化学的信号，状態信号を電気信号諸量（電圧，電流，抵抗など）に変換する装置のことである。
- 電気信号ではない生体情報の場合，トランスデューサを介して電気信号へと変換されることが多い。これは，信号処理の過程における演算や記録などに電気信号が適しているからである。
- 対象を直接電気信号へと変換可能なものも多いが，何段階かの変換の後，最終的に電気信号として利用されるものもあり，測定対象やそれぞれの性質に応じてさまざまな変換機構を備えたものが考案されている（表1）。

表1　生体計測に利用されるトランスデューサの原理と用途

測定対象	トランスデューサ		変換原理	用途
力学量	振動→電気変換	①振動速度型	電磁誘導によるものであり，磁界とコイルの相対的な位置が変化することで誘導起電力を得る	心音計
		②振動加速度型	圧電素子を用いる。重りに加わる慣性力を圧電素子に作用させることで，振動加速度に比例した電圧を得る	心音計
		③振動変位型	振動に伴って発生する変位をひずみゲージなどで電気信号に変換する	超音波プローブ
	変位→電気変換	①ひずみ計ゲージ	ひずみに比例して電気抵抗が変化する素子を用いる	呼吸流量計
		②差動トランス	変位に伴って磁芯が移動するトランスの二次巻線の差動出力を測定する	圧力計，微小変位計
	流速→電気変換		流速に比例したサーミスタの放熱と温度降下を電気抵抗の変化として検出する	呼吸流量計 血流量計
			電磁誘導の原理による。血流の流速に比例した起電力を測定する	電磁流量計
光量（熱・電磁波）	温度→電気変換		サーミスタなどにより，温度変化を抵抗変化として検出する	サーミスタ温度計
			焦電効果（温度変化による自発分極の変化）により温度変化に比例した電圧出力を得る	セラミック赤外線検知センサ
	光→電気変換		光電効果によって生じた電子を検出。さらに電子増倍して用いられる（ホトマル）	光電比色計 ガンマカメラ ポジトロンCT
化学量	イオン→電気変換		イオン選択性の透過ガラスにより，イオン濃度に応じた電位差に変換する	pHメータ
	酸素濃度→電気変換		酸素の電解還元の際に流れる電流の大きさと酸素濃度との間の比例関係に基づき，酸素濃度を測定する	pO_2電極
磁界	磁気→電気変換		SQUID（Superconducting Quantum Interference Device：超伝導量子干渉素子）によって微弱な磁界を電気信号に変換する	心磁図

- 生体用トランスデューサは，以下の項目を満たしている必要がある。
  ①測定範囲内において，直線性（リニアリティ）が確保されていること。
  ②測定対象となる生体信号の周波数範囲（応答速度）をカバーできていること。
  ③電気信号への変換効率が高く，必要な精度を有していること。
  ④生体との整合性がよいこと（装着によって生体の状態を乱さない）。
  ⑤信号対雑音比（S/N比）が大きいこと。

信号源インピーダンス（インピーダンス整合）

- 生体と計測機器との間で電気信号の受け渡しをする場合，送り出す側の出力インピーダンスは，必ず有限のインピーダンスをもっている（**信号源インピーダンス**）。同様に，信号を受け取る側も必ず有限のインピーダンスをもっている。
- 信号発生源から負荷側に最大電力を伝送するためには，接続する負荷側で反射を生じさせないこと，すなわち**信号源インピーダンスと負荷側のインピーダンスを等しくする**ことが必要である。
- また，信号を伝送するためには，信号源と負荷との間に伝送線が必要となるため，この伝送線路も同じ値**特性インピーダンス**線路を使用する必要がある。これらのことを「**インピーダンス整合**」，または「**インピーダンスマッチング**」と呼ぶ。

- 例えば，いま信号源インピーダンス$Z_S = R_S + jX_S$と計測機器の負荷インピーダンス$Z_L = R_L + jX_L$が，特性インピーダンス$Z_T = R_T + jX_T$の伝送線路で接続されているとする（図6）。
- ここで，最も効率よく電力伝送が行える条件は，各抵抗成分を$R_S = R_T = R_L$，各リアクタンス成分を$X_S = X_T = X_L = 0$とするときである。

図6　インピーダンス整合

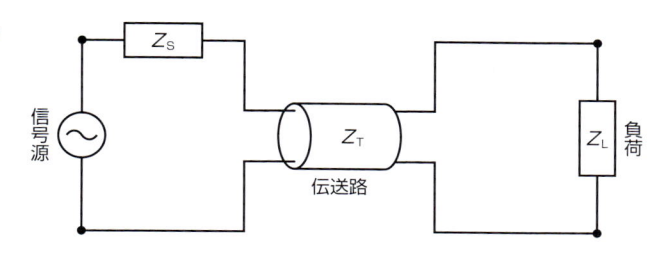

増幅器（増幅度）

- 生体における電気現象は一般に体表皮上から導出されることが多く，生体組織による減衰が大きい。そのため，検出できる信号電圧は非常に小さいものとなる。このような電圧を大きくしてから観察したり，記録したりするため，生体計測機器には増幅器が必要となる。
- 増幅とは，装置の一方に信号入力（電圧，電力など）が与えられたとき，その入力よりも大きい出力が記録装置などへ供給されることをいう。
- 増幅器に入力信号として供給された電力（入力P_i）と増幅器から出力信号として取り出せる電力（出力P_o）の比，P_o/P_iを「**増幅度**」または「**利得（ゲイン）**」と呼ぶ。
- 電気抵抗で消費される電力P［W］は，抵抗の両端にかかる電圧E［V］と抵抗を流れる電流I［A］の積で表される。また，電気抵抗R［Ω］はオームの法則より，$R = E/I$で定義されるので，図7の入力P_iおよび出力P_oは，以下の式でそれぞれ表される。

図7　生体計測機器における増幅器の入力―出力関係

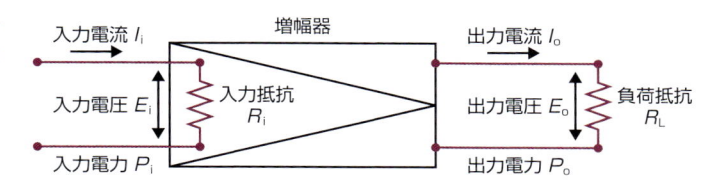

$$P_i = E_i I_i = \frac{E_i^2}{R_i} = I_i^2 R_i \quad (1)$$

$$P_o = E_o I_o = \frac{E_o^2}{R_L} = I_o^2 R_L \quad (2)$$

- 電圧または電流に着目して増幅器の増幅度を表すときは，それぞれ**電圧増幅度（電圧利得）**，または**電流増幅度（電流利得）**という。
- 増幅度は倍率（無次元）で示されるが，増幅器は，その種類によって数倍から10^6倍程度の開きがあることから，対数を使用した［dB］が用いられる。
- 電力増幅において増幅度Apは，以下の式で与えられる。

$$Ap = 10 \log_{10}\left(\frac{P_o}{P_i}\right) \quad (3)$$

● (1), (2)式の関係を用い, さらにR_iとR_Lが等しいとすれば, 電圧増幅度および電流増幅度は次式で表すことができる。

$$Av = 20 \log_{10}\left(\frac{E_o}{E_i}\right) \quad (4)$$

$$Ai = 20 \log_{10}\left(\frac{I_o}{I_i}\right) \quad (5)$$

● このように増幅度をdB表記すると, 以下のような利便性がある。
  ① 広範囲の電力, 電圧, 電流の比を2桁程度の数として表現できる。
  ② 増幅器が**複数縦列接続**された場合, 各段の増幅度をdBで表しておくと, **全体の増幅度はこれらの和で表現できる**。
  ③ 生体の感覚情報は, 刺激の指数に比例するといわれていることから, 感覚の度合いと対応させやすい。

[例題] 電圧利得50倍の増幅器A_1と400倍の増幅器A_2を縦列接続した際の全体の増幅度Aを求め, dBで表せ(図8参照)。

図8 増幅器の縦列接続(デシベル計算)

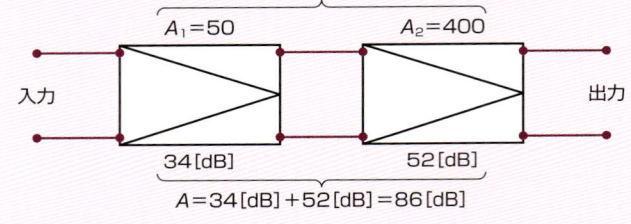

$A = 50 \times 400 = 20{,}000 \rightarrow 20 \log_{10} 20{,}000 \fallingdotseq 86 [\text{dB}]$

$A_1 = 50$ $A_2 = 400$

入力 —— 出力

34[dB] 52[dB]

$A = 34[\text{dB}] + 52[\text{dB}] = 86[\text{dB}]$

[解] 増幅度A_1は

$20 \log_{10} 50 \fallingdotseq 34[\text{dB}]$

増幅度A_2は

$20 \log_{10} 400 \fallingdotseq 52[\text{dB}]$

総合利得は, これらの和で表されるので, $A = 34 + 52 = 86[\text{dB}]$

■増幅器(周波数特性)

● 増幅器に入力される信号は, 振幅の変化とその時間的変化(周波数変化)を考慮する必要がある。この2種類の変化量を表すものに増幅器の周波数特性がある。一般に縦軸に増幅度dBを, 横軸(対数目盛)には周波数をとる。
● 図9は, ある増幅器の周波数特性曲線を示したものである。この図は, 増幅器の入力に一定の振幅を有する正弦波交流電圧を加え, 周波数fを変化させて得られる出力を各周波数について測定することで得られる。
● 基準周波数f_s(この場合は5[kHz])における増幅度を100%とし, 各周波数における増幅度を基準周波数と比較した値(**相対増幅度**)で示している。
● 相対増幅度が平坦部に対して$-3[\text{dB}]$となる点の周波数をそれぞれ, **低域遮断周波数**f_{cl}, **高域遮断周波数**f_{ch}といい, この間の比較的平坦な部分の周波数範囲を**帯域幅**という。

図9 増幅器の周波数特性の一例

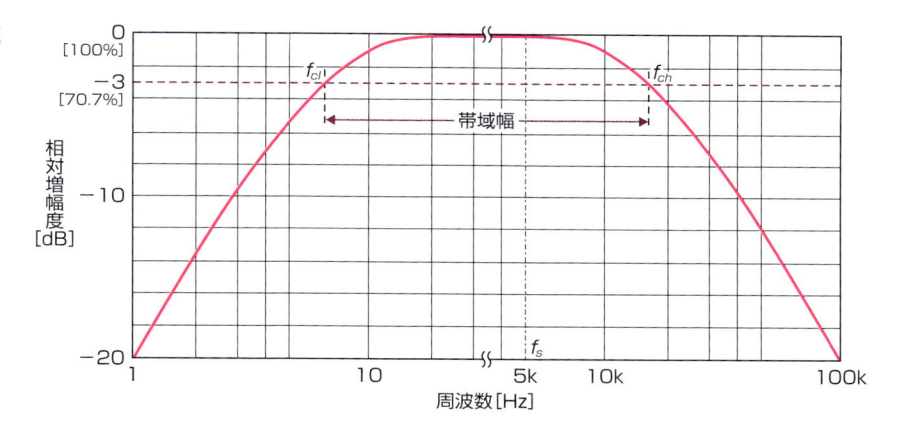

- このような周波数特性を示す増幅器は，帯域幅内の周波数（10[Hz]程度～10[kHz]程度）を含む信号の増幅は可能であるが，信号の周波数成分がこれより低い，あるいは高い周波数を含んでいると，その周波数成分が正しく増幅できず，出力信号の波形が変化してしまう。
- このような増幅器は，直流に対して全く増幅度がなくなっているため，「**交流増幅器**」と呼ばれる。これに対して，直流（0[Hz]）から，ある高い周波数まで増幅できるものは，「**直流増幅器**」と呼ばれる。
- 周波数特性のみを考えると，直流から高い周波数を有する交流信号までを網羅する広帯域の増幅器の方がよいように思える。しかしながら，**増幅器の内部雑音は，その帯域幅に比例して増加するため狭い方が望ましい**。

増幅器（入力インピーダンス）

- 図10は，生体に電極を装着したときの等価回路を示したものである。増幅器に効率よく生体信号を入れるためには，電極・接触インピーダンスZ_0に対して，増幅器側の入力インピーダンスZ_iを大きくすれば，Z_iの両端は生体信号電圧E_iに近い電圧V_iとなる。すなわち，生体計測機器に用いる**増幅器の入力インピーダンスは，大きくとる必要がある**。

図10 生体に電極を装着したときの等価回路

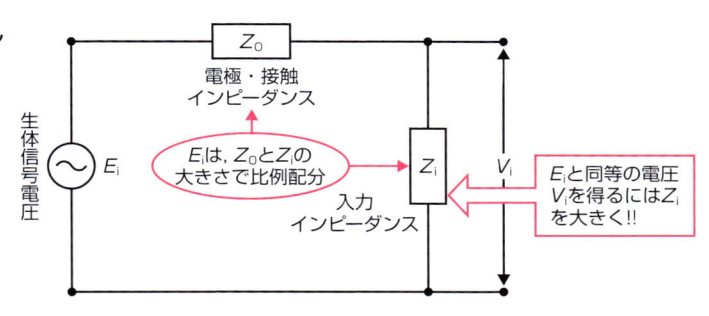

- 図10において，増幅器への入力電圧V_iは，

$$V_i = \frac{Z_i}{Z_s + Z_i} E_i = \frac{1}{\frac{Z_s}{Z_i} + 1}$$

- $Z_i \ll Z_s$の場合，上式の分母は非常に大きくなり，増幅器への入力電圧V_iは0に近づくため，増幅器に入る信号電圧は小さくなってしまう。
- $Z_i \gg Z_s$の場合，$Z_s + Z_i \fallingdotseq Z_i$と考えられ，増幅器入力電圧$V_i \fallingdotseq$生体信号電圧$E_i$となり，生体信号電圧がそのまま増幅器の入力電圧になる。

- つまり，生体内部信号を体表電極によって正確に取り出すには，**入力インピーダンスの大きな増幅器**を用いなければならない．表2に心電計，脳波計，筋電計に要求される入力インピーダンスの値をまとめる．

表2 生体計測機器の入力インピーダンス

生体計測機器の種類	入力インピーダンス
心電計	2[MΩ]以上
脳波計	5[MΩ]以上
筋電計	20[MΩ]以上

- 増幅器の入力インピーダンスを高くするためには，増幅素子として**電界効果形トランジスタ(FET)**を用いる($10^8 \sim 10^{12}$[Ω])ことが有効である．
- 通常のトランジスタは入力インピーダンスが低く，FETにて増幅した以後の信号の増幅に用いられる．

◢ 差動増幅器

- 生体から検出される信号は微弱であるばかりか，外部雑音，商用電源のような同相雑音の影響を受けやすい．
- 同相雑音を除去するため，生体計測機器の増幅器の初段には，**差動増幅器**が用いられることが多い．
- 差動増幅器とは，2つの入力電圧の電位差だけを増幅するデバイスのことであり，オペアンプ(演算増幅器)は代表的な差動増幅器である．
- オペアンプは2つの入力端子，1つの出力端子および正負両電源端子を有した差動増幅器であり，図11のように示される．なお，電源端子は省略して描かれることが多い．

図11 差動増幅器(オペアンプ)

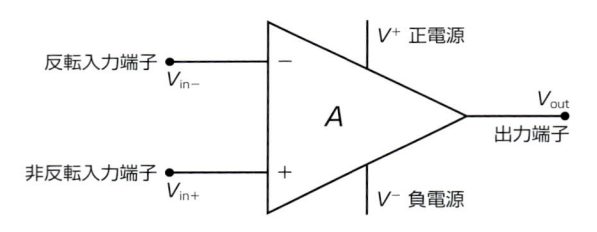

- マイナス記号が付いた端子は「**反転入力端子**」と呼ばれ，入力された信号と出力される信号の極性が正反対(位相差−180度)であることを意味する．
- プラス記号が付いた端子は「**非反転入力端子**」と呼ばれ，入力された信号と出力される信号の極性が等しい(位相差0度)ことを意味する．
- 今，この差動増幅器の有する増幅度をAとすると，増幅されて出てくる出力V_{out}は，(1)式で与えられる．

$$V_{out} = (V_{in+} - V_{in-})A \quad (1)$$

- 差動増幅器は，非反転入力電圧から反転入力電圧を引いたものを，増幅度A倍して出力するという動作をしている．
  ① 反転入力$V_{in-} = 0$[V](GND)としたとき，
    $V_{in-} = 0$を(1)式に代入すると，$V_{out} = A \cdot V_{in+}$となるので，単純に非反転入力の$A$倍の電圧が得られる．位相は反転しない．
  ② 非反転入力$V_{in+} = 0$[V](GND)としたとき，
    $V_{in+} = 0$を(1)式に代入すると，$V_{out} = -A \cdot V_{in-}$となるので，反転入力の$-A$倍の電圧が得られる．位相は反転する．

③非反転入力 V_{in+} = 反転入力 V_{in-} としたとき(同相入力),

(1)式のカッコの中 $V_{in+} - V_{in-}$ は0となるので,出力は0[V]になる。

④非反転入力 V_{in+} = 反転入力($-V_{in-}$)としたとき(位相が反転した V_{in-})(逆相入力(差動入力))

(1)式のカッコの中 $V_{in+} + V_{in-}$ となり,出力は $A \cdot (V_{in+} + V_{in-})$[V]になる。

- 通常,生体信号は逆相信号で,生体に加わる電気的な雑音(商用交流雑音:ハム雑音)は同相信号として入ってくる。差動増幅器を用いることにより,雑音を低く抑えつつ生体信号を増幅できる。
- 実際は差動増幅器を用いても,同相信号(商用交流雑音)は出力されてしまう。ただし,使用する差動増幅器の性能によって,その混入の程度は異なる。その指標,つまり差動増幅器の性能を表すパラメータとして **CMRR**（Common Mode Rejection Ratio:**同相弁別比**）が定義されている。

> CMRR=逆相信号電圧入力時の増幅度/同相信号電圧入力時の増幅度

デシベル表記の場合,

> $20 \log_{10}$(逆相信号電圧入力時の増幅度/同相信号電圧入力時の増幅度)

- したがって,差動増幅器の性能は,CMRRが大きいほどよいことになる。
- 差動増幅器の特徴をまとめると,以下のようになる。

① 増幅器に入力される外部雑音(特に商用交流雑音)を抑え,必要な信号のみを効率的に増幅することができる(S/N比の改善)。
② 電源電圧の変動の影響を受けにくい。
③ 直流増幅に適する。
④ 増幅器内部由来の雑音は防ぐことができない。

■ 信号処理〔結合回路(フィルタ)〕

- 目的とする信号の周波数成分のみを効率的に選択するため,増幅器の入力端子に接続する回路として以下の結合回路がある。

① CR結合回路

- 生体からの信号周波数のうち,最も低い周波数成分をもつ信号を通過させるための低域遮断フィルタであり,「**高域通過フィルタ**」ともいう。**低域遮断周波数**は以下の式にて計算することができる。

$$f_{cl} = \frac{1}{2\pi CR} = \frac{1}{2\pi t}$$

- ここでCRは時定数と呼ばれるパラメータであり,増幅器に接続されるCR結合回路のCおよびRの積が大きいほど時定数は大きくなる。
- 時定数をどれくらいにするかは,目的とする周波数に依存する。例えば,心電,脳波,筋電計の低域遮断周波数と時定数は,表3に示す値となる。

表3 低域遮断周波数と時定数(心電計,脳波計,筋電計)

	低域遮断周波数(f_{cl})	時定数(t)
心電計	0.05[Hz]	3.2[s]
脳波計	0.5[Hz]	0.3[s]
筋電計	5[Hz]	0.03[s]

②RC結合回路
- 信号に重畳する高周波数成分の雑音を遮断する。「**低域通過フィルタ**」と呼ばれる。脳波計では，高域遮断周波数を60，25，15［Hz］などと表して用いる。

③帯域通過フィルタ
- ①および②を組み合わせて使用する特定の周波数範囲を通過させるフィルタである。

④ハムフィルタ
- 商用交流雑音（50，60［Hz］）が，信号に混入してしまう際，この周波数とこれに近い周波数範囲の生体信号をともに通過させないようにした回路であり，「**帯域除去フィルタ**」とも呼ばれる。

■信号処理（A/D変換）
- 生体計測機器によって得られる電気信号は，すべて時間的な連続量であるアナログ信号であるが，近年では，これをディジタル量に変換することで記録しやすくし，また演算処理を加え雑音を除去したりしている。アナログ信号をディジタル信号に変換することを「**A/D変換**」という。
- A/D変換は，ある時間内におけるデータをどのくらいの間隔（たとえばΔtごとに）で取り出すかによって（サンプリング）A/D変換の精度，すなわち変換後のディジタル信号の元データであるアナログ信号に対する再現性が異なってくる。
- アナログ信号をΔtごとにサンプリングする場合，$f_s = 1/\Delta t$を「**サンプリング周波数**」という。あるアナログ信号をディジタル変換するとき，そのサンプリング周波数f_sの1/2の周波数$f_N = 1/(2\Delta t)$を「**ナイキスト周波数**」という。
- 一般にナイキスト周波数は，対象となるアナログ生体信号の有する最高周波数成分と考えてよい。
- 例えば，あるアナログ信号の最高周波数成分が80［Hz］であったとすれば，これをディジタル信号に正しく変換するためには，少なくともf_sを160［Hz］としなければならないことを意味する。
- ナイキスト周波数をこえた周波数成分は，ディジタル信号に変換した際，「折り返し（**エリアシング**）」という現象を生じ，元のアナログ信号を忠実に再現することができない。
- エリアシングが原因で生じる雑音は，生体の電気現象のみではなく，超音波診断画像，特にパルスドプラ法による高速血流測定時に問題となる。

■信号処理（ディジタル処理）
- 生体計測において対象とする信号レベルは極めて小さいため，測定中の人為的な操作や体の動きによる雑音の混入も少なくない。近年では信頼性の高い情報を得るために測定データを演算処理し，それらを分析することが行われている。以下に代表的なディジタル処理技術をあげる。

①移動平均法
- 移動平均法（スムージング処理）は信号を平滑化する方法の1つであり，ある時間間隔において激しい変化を伴う信号を複数点（3個，5個，7個などの奇数個のデータをサンプリングする）のデータの平均値を連続的に求め，そのデータ全体の変化の傾向を解析するものである。

②加算平均法
- 周期的な信号に混入する不規則性雑音を相対的に減じる方法である。光, 音, 電気刺激に応じて誘発される誘発電位の検出に用いられる。刺激に同期した成分のみを強調し, 刺激に同期しない成分(アーチファクトや自発電位)を抑制する効果がある。

③微分および積分法
- 微分は脳波や心電図などの波形の傾きや尖鋭度, ゼロクロス位置を求めてパターン認識のアルゴリズムを組むために用いられる。積分は輪郭線内の面積や限定された区域の面積を求めるために用いられる。

④高速フーリエ変換(FFT)
- FFTとは, フーリエ積分を利用した時間領域(波形)と周波数領域(波形)の変換のことである。FFTにより, 信号波形がどのような周波数と振幅をもつ波形で構成されているかを知ることができるため, 生体信号の周波数分析を行う際に用いられる。

■記録・表示
- 生体計測機器による計測データの記録は, 従来, アナログ信号をそのまま記録するインクペン式や熱ペン式記録器, またはブラウン管上の輝点の動きを写真撮影するブラウン管オシログラフなどが用いられてきたが, 最近ではさまざまなディジタル記録器が使用されるようになってきた。表4に各種記録計の特徴と周波数特性を示す。

表4 記録計の種類（リアルタイム記録）

種類	周波数特性	特徴
インクペン式記録計	DC〜60[Hz]	ランニングコスト安価。インク詰まりなどの保守が必要
熱ペン式記録計	DC〜60[Hz]	取扱い容易(印字も可)
インクジェット式記録計	DC〜600[Hz]	周波数特性良好
電磁オシログラフ	DC〜5[kHz]	波形の重ね書き可能。記録幅が大
自動平衡型記録計	DC〜1[Hz]	記録幅が大。X-Yレコーダや打点式記録計などに利用
ラインサーマルレコーダ	DC〜2.5[kHz]	機械的可動部なし。波形の重ね書き可。記録幅大

(日本生体医工学会 著:MEの基礎知識と安全管理, 南江堂, 2008.より引用)

■雑音とその対策

■雑音とは
- 雑音とは, 目的とする信号以外のすべての電位変動をいう。例えば, 心電図の記録に際して, 筋電図の信号が混入した場合, 筋電図信号は雑音となる。
- 雑音には, 増幅器から発生する「**内部雑音**」と増幅器へ入力される信号以外の不要な電位変動に起因する「**外部雑音**」とがある。

■内部雑音
- 代表的な内部雑音には以下の4つがある。
    ① トランジスタなど, 増幅素子から発生する**フリッカ雑音**($1/f$**雑音**)。低い周波数ほど雑音量が大きくなる。

②電極の振動によって電子流が変化することによって生じる**マイクロフォニック雑音**。

③回路中の主に抵抗器の発する熱が原因で生じる**熱雑音**。

④回路を構成する各素子の温度特性の違いなどに起因する**ドリフト**と呼ばれる時間的に緩やかな変動雑音。

● 内部雑音は**入力換算雑音**として表される場合が多い。増幅器の入力端子を直接または特定の抵抗を介して短絡，外部雑音が入ることのない状態にし，そのときの出力レベル（雑音）を測定する（図12）。

● 測定値をその増幅器の増幅度で除し，内部雑音のすべてが入力側へ等価的に入力されたものとみなして換算する。

● ただし，一般に生体計測機器は，増幅すべき信号の特性に合わせて，回路，増幅度，周波数特性，回路素子などを考慮して設計されており，内部雑音に関しては実用上，問題のない範囲に抑えられている。

図12 入力換算雑音

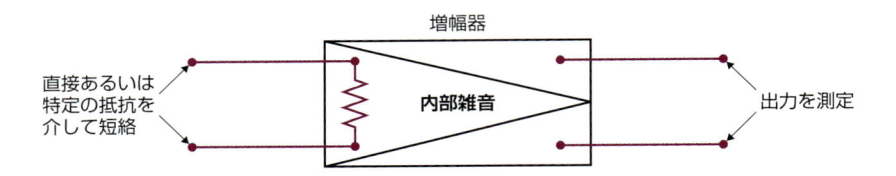

■外部雑音

● 外部雑音には，リレー接点などのスパーク，テレビ・ラジオの電磁波などがあるが，そのうち最も影響の大きいものが商用交流の混入であり，①漏洩電流，②静電誘導，③電磁誘導，④高周波変調などによるものがある。

● 商用交流の混入を低減させるには，特に静電あるいは電磁誘導電圧を小さくすることが重要であり，①被検者，増幅器，導線などを電源から遠ざける，②導出電極と生体との接触抵抗を低くする，③増幅器の接地を確実にする，④生体から増幅器への導線はそれぞれ平行するようにまとめ，必要以上に長くしないことが有効である。

■信号対雑音比（S/N比）

● 増幅器で扱っている信号の大きさと雑音の大きさの比であり，それぞれを電圧で与えられる場合は，通常，次の式にて表記される。

$$\text{S/N比} = 20 \log_{10} \frac{\text{信号電圧}(S: Signal)}{\text{雑音電圧}(N: Noise)}$$

● 例えば，入力換算雑音が10［mV］の増幅器に100［mV］の入力信号を加えると，S/Nは20［dB］となり，入力信号が1［mV］であればS/Nは40［dB］となる。

● また，信号および雑音をそれらのパワーで与えられている場合には，S/N比を以下の式で表し，信号の選択性を評価する。パワーとはエネルギーの時間微分であり，電気量であれば電力を意味する。

$$\text{S/N比} = 10 \log_{10} \frac{\text{信号パワー}(S: Signal)}{\text{雑音パワー}(N: Noise)}$$

雑音対策

- 生体計測機器は周囲環境による電磁妨害(EMI:Electro-Magnetic Interference)を受けやすい。EMIによる雑音対策の基本は，①雑音を出さないこと，②雑音を排除することである。
- 雑音は発生源から導体伝導したり，電波となって空間伝導したり，非常に複雑な経路を通り雑音の影響を受ける機器に到達する。
- そのため，雑音対策にあたっては，まず，雑音の伝導経路を調査することが必要となる。図13は，雑音の伝導経路を示したものである。

図13 雑音の伝導経路

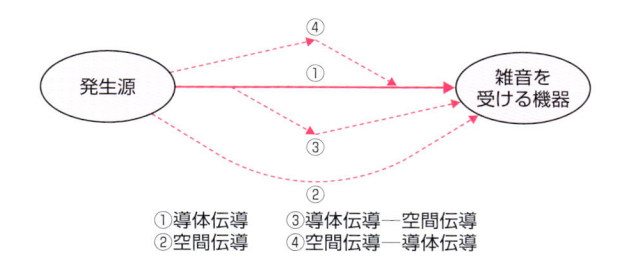

①導体伝導　③導体伝導―空間伝導
②空間伝導　④空間伝導―導体伝導

- 過渡的で高周波成分を含んだ雑音の多くは導体，特に電源(AC)ラインから混入することが多い。したがって，計測機器の電源回路に**ラインフィルタ**(**EMIフィルタ**)を使用することで，このような雑音を除去する(図14)。
- 空間を伝導する雑音には，静電誘導，電磁誘導および電波(電磁波)があり，これらに対しては，雑音の発生源および計測機器を導体や磁性体によって囲む**シールド**が有効である。図15は，雑音の伝導形態に応じて対策を施した生体計測の概要である。

図14 EMIフィルタによる雑音の分離

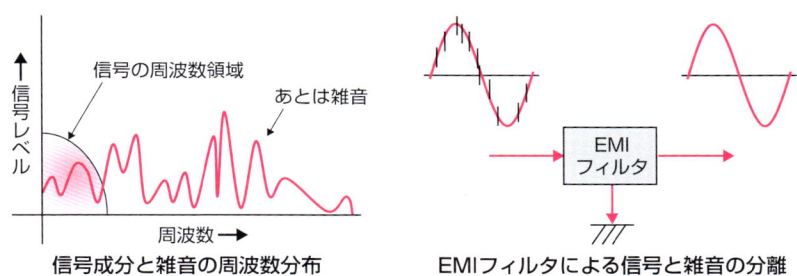

信号成分と雑音の周波数分布　　EMIフィルタによる信号と雑音の分離

図15 雑音対策を施した生体計測の概要

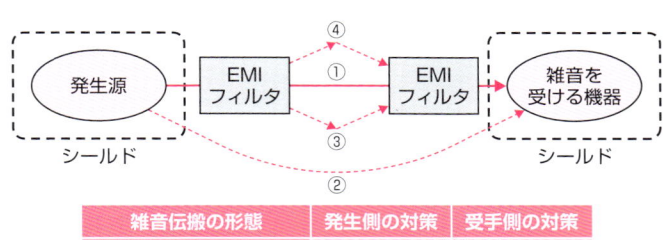

雑音伝搬の形態	発生側の対策	受手側の対策
①導体伝導	EMIフィルタ	EMIフィルタ
②空間伝導	シールド	シールド
③導体伝導―空間伝導	EMIフィルタ	シールド
④空間伝導―導体伝導	シールド	EMIフィルタ

用語アラカルト

＊1　フローティング

フローティングの必要性の有無は，どちらが優れているといった単純な問題ではない。接続される機器との関係や状況に応じた使い分けが重要である。異なる基準電位を有する信号を扱うときは，測定対象物と使用する計測機器間の電位について十分な考慮が必要である。

■フローティング

- 測定チャネルが複数ある計測機器では，それぞれの入力のうち，いずれかの端子が共通となる。各チャネルの接続先が異なる基準電位で動作している場合，その端子を通じて各チャネルどうしが接続されてしまう。これらの接地が共通の場合，耐雑音特性は向上することもあるが，共通接続によって**グランドループ**が形成され，ノイズ経路となってしまう場合がある。
- **フローティング**[*1]は，入力信号の端子が接地電位から「浮いている」状態をいい，それぞれのチャネルの異なる基準電位が保たれる。フローティングにすることで，グランドループが切断され，グランドループに起因するノイズを減少させることができる。

補足

シールドルーム
- 生体からの微弱な信号を増幅する際，外部からの電気的雑音が大きいと，差動増幅器を用いてもこれを取り除くことができない（脳波検査など）。そのため外部からの電気的雑音を遮断するため，金網で作られた小部屋に検査対象者を入れる。この小部屋の金属部分は電気的な接地を施される。

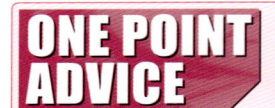

ONE POINT ADVICE

- 信号対雑音比（S/N）は，増幅器で扱っている信号の大きさと雑音の大きさの比であるが，医用増幅器において雑音量はp-p値で表すことが多い。
- 商用電源（交流）雑音の混入は，増幅器の入力回路に電灯線や電源配線から静電容量を介して混入するもの（静電誘導），床を流れる微弱な電流が被検者の身体を通して増幅器に入力されるもの（漏れ電流）がある。
- 商用電源（交流）雑音対策として，使用者にできることは，①絶縁シートの使用，②シールドルームの使用，③接地，④雑音源を遠ざける，⑤ラインフィルタ（EMIフィルタ）を使用する，などがある。
- 計測機器による商用電源（交流）雑音対策には，①CMRR（同相弁別比）の大きな差動増幅器を用いる，②ハムフィルタ（帯域阻止フィルタ，ノッチフィルタ：50～60[Hz]の周波数成分のみをカットする）を使用する，などが有効である。
- 心電計，脳波計，筋電計，眼振計のCMRRは，通常60[dB]以上が求められる。
- 電子機器類から発生する雑音のほとんどは，回路の信号より高い周波数であることが多い。それゆえ，EMIフィルタには，ある周波数以下は通し，ある周波数以上は通さない低域通過フィルタが使用される。

1 心臓循環器計測

生体電気・磁気計測

- 心電図 ⇒ ・標準12誘導法〔標準肢誘導(3)、単極肢誘導(3)、単極胸部誘導(6)〕
  - ・振幅：数mV、周波数帯域：0.05～100Hz
- デジタル心電計
  - ⇒ 8誘導法、AD変換、解析機能、小型化、低価格化
- 特殊な心電計
  - ⇒ ホルタ心電計、テレメータ、ベクトル心電計、ヒス束心電計
- ホルタ心電計
  - ⇒ 日常生活中の心電図を記録する携帯型の心電計
- テレメータ
  - ⇒ ・送信周波数：420～450MHz（特定小電力医用テレメータ）
    - ・隣接：アマチュア無線、移動電話局、タクシー無線
    - ・バンド数：6
    - ・アンテナ長：波長の1/2（32～36cm）または1/4（16～18cm）
- ベクトル心電計 ⇒ フランク誘導、心起電力のベクトル量を記録
- ヒス束心電計 ⇒ 心腔内に電極を埋め込む、ヒス束の電位を記録
- 心磁図 ⇒ ・SQUID（超伝導量子干渉素子）磁束計：Josephson接合
  - ・振幅：5×10^{-11}T
  - ・周波数帯域：DC～数kHz

生体計測装置学

心電図

- 心電図は**心臓の刺激伝導系の興奮**に伴って発生する心筋電位の心臓全体の変化を記録したもの。
- 刺激伝導系

  洞結節 → バッハマン束（左心房）
  洞結節 → 結節間経路 → **房室結節** → **ヒス束** → 右脚（右心室）
  　　　　　　　　　　　　　　　　　　　　　→ 左脚前方脚（左心室）
  　　　　　　　　　　　　　　　　　　　　　→ 後方脚（左心室）

- 心電図は順に**P波、QRS波、T波、U波**と呼ばれる。
- 周波数帯域：0.05～100Hz
- 標準感度：1mV/10mm
- 標準記録速度：25mm/秒
- 標準12誘導法

P波（心房波）

- 心臓の電気活動が始まって**最初に出現**する。

● **心房の脱分極**を表すなだらかな波形。
● 基本周波数は5～6Hz。
● 正常：幅0.10秒以内，振幅0.25mV以下。

図1 心筋（心房筋・心室筋）の電位変化と心電図

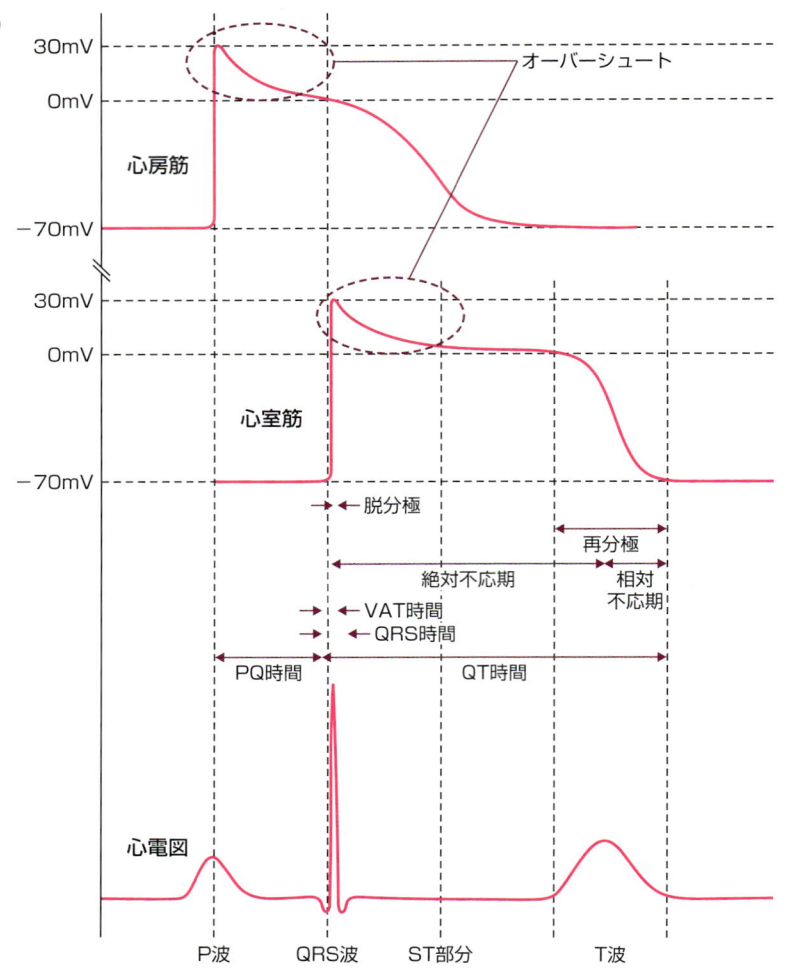

■QRS波（心室脱分極過程）
● P波の後に続く**最初の陰性波がQ波**，続いて起こる**陽性波がR波**，その次の**陰性波をS波**と呼ぶ。また，QRS波の終了点をJ点と呼ぶ。
● **心室の脱分極**に由来する波形。
● 心電図で最も速い周波数成分。周波数帯域は10～100Hz。
● 正常：幅0.05～0.08秒，振幅2.6mV以内（V_5，V_6誘導）。

■ST部分
● QRS波の終了点からT波の開始点までの波形。
● **心室筋**の**脱分極**が終了して**再分極**が始まるまで（**プラトー相**）の時間。
● 心電図で最も低い周波数成分。
● 0.05Hzからの記録が必要 → 時定数は3.2秒以上
● 心筋の虚血状態の判断に重要。

■T波（心室再分極過程）
● QRS波に続く緩やかな陽性波または陰性波をT波と呼ぶ。

- **心室の再分極**に由来する波形。
- Ⅰ，Ⅱ，V_3～V_6誘導で陽性波，aV_R誘導で陰性波，Ⅲ，aV_L，aV_F誘導は不定。
- 基本周波数は1.5～2Hz。

■U波
- T波に続いて生じる場合がある波。
- 正常：aV_R誘導以外で常に陽性，振幅はT波よりかなり小さい。
- 陰性U波は異常所見。

■PQ時間
- P波開始点からQRS波開始点までの時間。
- 洞結節で起こった興奮が心房全体に及び，房室結節，ヒス束まで伝わるのにかかる時間を表す。言い換えると，**心房興奮開始から心室興奮開始までの時間を表す**。
- 正常：0.12～0.20秒

■心室興奮時間（VAT：Ventricular Activation Time）
- QRS波開始点からR波の頂点までの時間。
- 心室興奮開始から電極直下の心筋が興奮した時間を表す。
- 正常：V_1誘導：0.03秒以下，V_5，V_6誘導：0.05秒以下

■QRS時間
- 心室が興奮するのに要する時間。
- 正常：0.10秒以下

■QT時間
- QRS波の開始点からT波の終了点までの時間。
- 心室の興奮が開始されてから再分極が終了するまでの時間。
- 心拍数により影響を受けるため補正QTc（$QT/\sqrt{R-R時間}$）として利用。
- QTcの成人基準値：0.35～0.44

表1　標準12誘導

	誘導記号	誘導部位および極性	
		＋	－
標準肢誘導（双極誘導）	Ⅰ	左手(L)	右手(R)
	Ⅱ	左足(F)	右手(R)
	Ⅲ	左足(F)	左手(L)
単極肢誘導	aV_R	右手(R)	左手と左足の中間端子
	aV_L	左手(L)	右手と左足の中間端子
	aV_F	左足(F)	右手と左手の中間端子
単極胸部誘導	V_1	第4肋間胸骨右縁(C_1)	ウィルソンの結合端子
	V_2	第4肋間胸骨左縁(C_2)	ウィルソンの結合端子
	V_3	C_2とC_4の中間(C_3)	ウィルソンの結合端子
	V_4	第5肋間鎖骨中線上(C_4)	ウィルソンの結合端子
	V_5	第5肋間前腋窩線上(C_5)	ウィルソンの結合端子
	V_6	第5肋間中腋窩線上(C_6)	ウィルソンの結合端子

誘導法

標準12誘導法

● 右足に基準となる電極を装着し，**右手（R），左手（L），左足（F）と胸部6カ所（C_1～C_6）の9カ所**と**中間端子，結合端子**のなかの2点間の電位差を差動増幅器によって増幅し記録する。

標準肢誘導（双極誘導）

● **右手，左手，左足**の2点間の電極の電位差を記録する**誘導**（Ⅰ，Ⅱ，Ⅲ）。

$$\text{Ⅰ} = V_L - V_R \qquad \text{Ⅱ} = V_F - V_R \qquad \text{Ⅲ} = V_F - V_L$$
$$V_R + V_L + V_F = 0 \qquad \text{Ⅱ} = \text{Ⅰ} + \text{Ⅲ}$$

図2 四肢誘導法〔標準肢誘導（双極誘導）〕

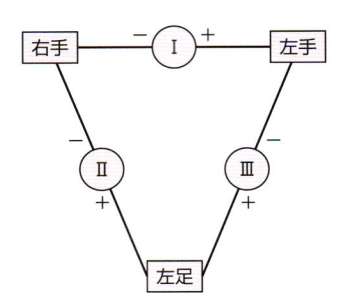

Goldberger単極肢誘導

● **対象電極以外**の2つの電極の**中間端子**との電位差を記録する**誘導**（aV_R，aV_L，aV_F）。
● **ウィルソンの結合端子**による誘導（V_R，V_L，V_F）の1.5倍。

図3 四肢誘導法（ゴールドバーガー単極肢誘導）

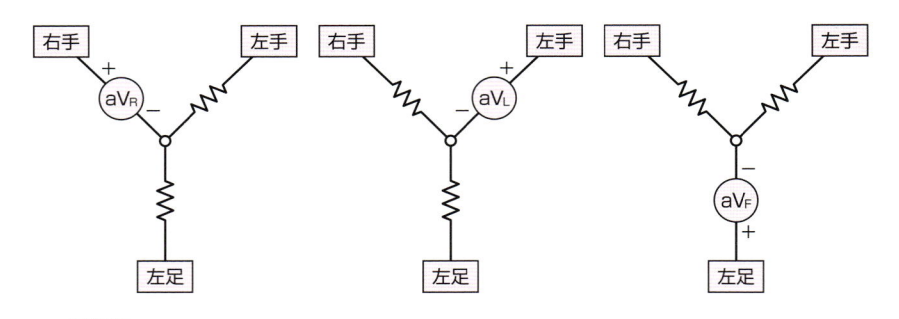

Wilson単極胸部誘導

● **ウィルソンの結合端子**を基準に**胸部の6カ所**の電極の電位変化を記録する**誘導**（V_1～V_6）。

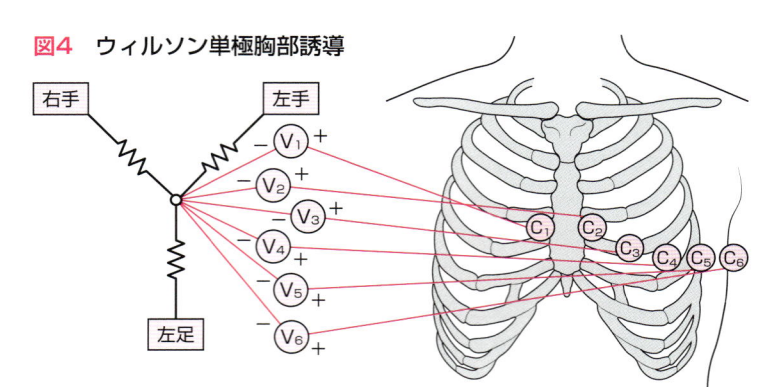

図4 ウィルソン単極胸部誘導

- ウィルソンの結合端子：右手（RA），左手（LA），左足（LF）の結合点
- 第4肋間胸骨右縁（C_1），第4肋間胸骨左縁（C_2），C_2とC_4の中間（C_3），第5肋間鎖骨中線上（C_4），第5肋間前腋窩線上（C_5），第5肋間中腋窩線上（C_6）

8誘導心電図法（デジタル心電計）

- デジタル心電計は演算が容易にできるため**8誘導心電図法**で計測し，適宜**12誘導法**を演算で算出する。
  - 12誘導法の**標準肢誘導**のⅠ，ⅡまたはⅢと**ウィルソン単極胸部誘導**（V_1～V_6）の計8誘導。
  - **標準肢誘導**のⅢまたはⅡと**ゴールドバーガー単極肢誘導**は算出可能。

$$Ⅲ = Ⅱ - Ⅰ$$
$$aV_R = -(Ⅰ + Ⅱ)/2$$
$$aV_L = Ⅰ - Ⅱ/2$$
$$aV_F = Ⅱ - Ⅰ/2$$

心電図の記録上の注意点

- **電極の付け間違い**：防止のために色と記号で識別されている。
  【例】右手と左手を付け間違えた場合。
  - Ⅰ誘導では極性が反転。
  - Ⅱ誘導とⅢ誘導，aV_RとaV_Lが入れ替わる。
  - Ⅰ誘導でP波が反転の場合は右胸心にも注意。
- **筋電図の混入**：大きさの一定しない不規則な振動として筋電図が混入する場合がある。原因は被検者の緊張，室温が低いための震えなど。
- **接触不良**：誘導コードと電極の接触不良，電極が皮膚から浮いているなど。
- **ドリフト**：発汗や電極の汚れなどで基線がゆっくり上下する現象。

表2　四肢誘導電極の英字記号と色別

右手(RA)	赤	左手(LA)	黄
右足(RF)	黒	左足(LF)	緑
胸部誘導(C)	白		

心電計の構成

- 心電計の基本構成は**電極，誘導セレクタ，プリアンプ，メインアンプ，フィルタ，記録器**からなる。
- フィルタとしては**高域（遮断）フィルタ，低域（遮断）フィルタ（時定数回路）**。

図5　心電計の基本構成図

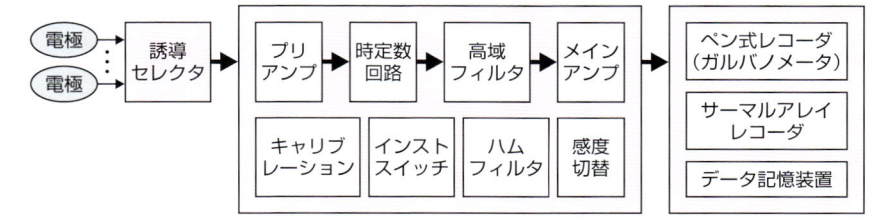

電極 → 誘導セレクタ → プリアンプ → 時定数回路 → 高域フィルタ → メインアンプ → ペン式レコーダ（ガルバノメータ）／サーマルアレイレコーダ／データ記憶装置
（キャリブレーション，インストスイッチ，ハムフィルタ，感度切替）

電極

- 生体と心電計との接点。
- **ペースト（電極のり）**：電解質液，皮膚を湿潤させ，電極との間に親和性をもたせる。
- **分極電位**：金属と電解質液の接触面で生じる電位差。この分極電位の小さい電極を不分極電極という。
- **不分極電極**：銀一塩化銀電極

補足

炭素電極
- 冠状動脈造影や経皮的冠状動脈形成術などではX線撮影が可能な炭素電極を使用する。

入力インピーダンス

- 精度よく測定を行うためには高入力インピーダンスが必要。
- 心電図の入力インピーダンスは**3MΩ以上**が必要。

周波数特性，フィルタ，時定数

図6 心電図の周波数特性

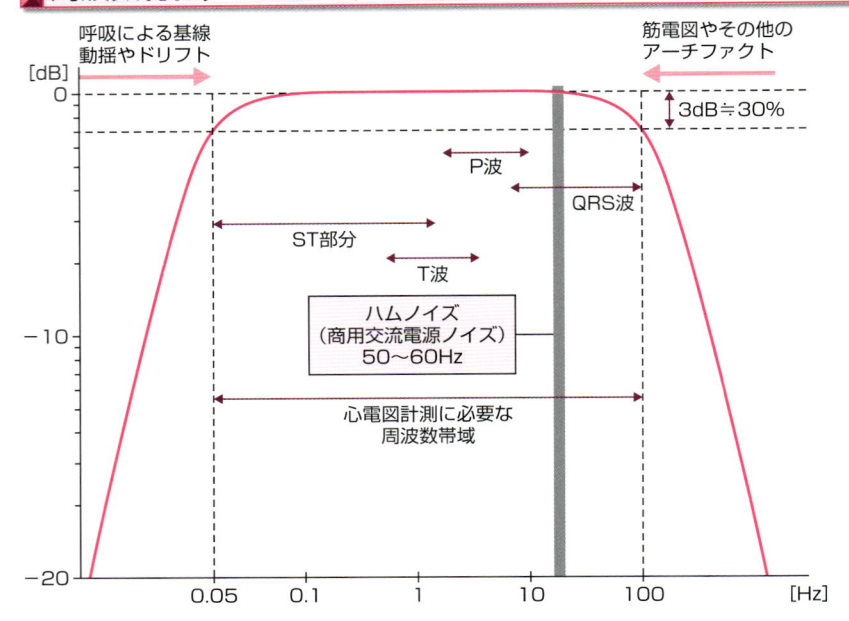

- 心電図計測に必要な**周波数帯域**は**0.05～100Hz**。
- 低い周波数成分はST部分，高い周波数成分はQRS波。
- 心電図のフィルタは**高域（遮断）フィルタ**（LPF）と**低域（遮断）フィルタ**（HPF），**ハムフィルタ**（HUM Filter）。
- 高域（遮断）フィルタは通常**高域遮断周波数**が**100Hz**。計測対象の状況によって切替が可能。
- **低域遮断周波数**は標準が**0.05Hz**，基線がゆっくり振動するドリフトに対する対策として0.25Hzや0.5Hzのフィルタも使用可能。
- **低域（遮断）フィルタ**は**時定数回路**とも呼ばれ，**低域遮断周波数**（f_c [Hz]）の代わりに**時定数**（τ [s]）で表される。

$$f_c = \frac{1}{2\pi\tau}$$

- **低域遮断周波数**が0.05Hzのとき，**時定数**は約3.2sとなる。

図7 時定数の概念

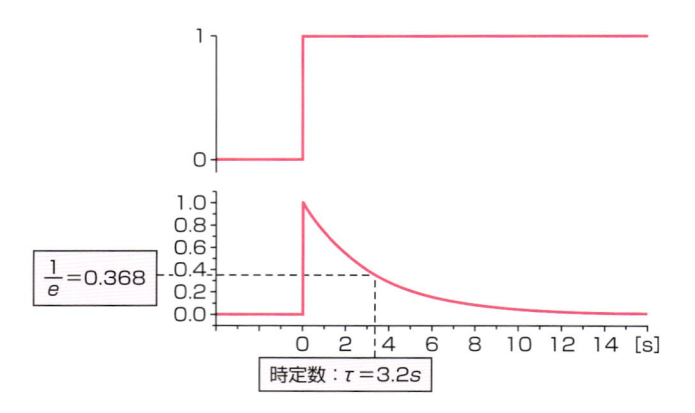

インストスイッチ

- **誘導選択器**の切替時などに発生する**アーチファクト**などの大きな雑音が混入するのを防ぐために設けるのが**インストスイッチ**である。
- インストスイッチはフィルタと主増幅器との間に配置。

増幅器と内部雑音

- 生体信号には雑音混入が多いため**差動増幅器**が用いられる。
- 差動増幅器として用いられるオペレーションアンプ（オペアンプ）を多段に接続した高利得な増幅器が用いられる。
- 差動増幅器の性能は**同相除去比**（**CMRR**：Common Mode Rejection Ratio，「同相弁別比」とも呼ぶ）＝差動増幅利得/同相利得で表される。
- 心電図では**100dB（100,000倍）以上**のCMRRが必要。
- オペアンプなどでは非常に小さいが**内部雑音**が生じる。内部雑音は入力端子を短絡すると出力される。心電計では**入力換算雑音**は振幅（p-p）で**20μV以下**である。

記録器と記録速度

■サーマルアレイ式レコーダ

- **発熱抵抗体**であるサーマルヘッドが1mmに4～12本の密度で並び，必要なヘッドのみ加熱され感熱紙に記録される。
- ペンの回転や移動が必要ないために時間分解能がよく，高速な生体信号も記録できる。

■ペン式レコーダ

- **検流計**（ガルバノメータ）に熱ペンやインクペンが取り付けられた記録器。
- ペン先を移動させないといけないので，アレイ方式に比べると時間分解能が悪くなる。

■記録速度

- 心電計の一般的な記録速度は**25mm/s（1mm当たり0.04秒）**。
- 一般的な心電計では5～50mm/sの記録が可能。

デジタル心電計

- デジタル心電計では演算が容易なため8誘導心電図法を使う。他の4誘導は演算で出力可能。
- 心電図の各波の振幅や持続時間を自動的に計測し，心電図所見の出力が可能な解析機能付デジタル心電計もある。

ホルタ（Holter）心電計（携帯型テープ心電計）

- 数日間の日常生活行動中の心電図を連続記録し，不整脈の診断などに使われる**携帯用心電計**。開発者の名前から名づけられた。
- デジタル化により小型化とさまざまな解析が可能になっている。
- **ホルタ心電計**ではアースを含め5つの電極から2つの双極誘導を同時記録。
- 2つの双極誘導としてはCM5誘導（V_5-胸骨柄），NASA誘導（胸骨剣状突起部-胸骨柄）が選択されることが多い。
- CM5誘導はST部分の変化を反映しやすく，NASA誘導はP波の識別がしやすい。

補足

トレッドミル運動負荷テスト装置
- 潜在的な冠動脈疾患の有無や他の心疾患検査などに使う負荷装置。

モニタ心電計

- 長時間にわたり心電図を監視する心電計を**モニタ心電計**と呼ぶ。
- モニタ心電計では目的にあった誘導を選択する。
- モニタ心電計では監視を主目的とするために呼吸や体動による**アーチファクト**などの影響を受けにくいようにフィルタなどの設定ができる。

テレメータ（遠隔計測器）とテレメータ心電計

- 有線と無線がある。無線式のほうが自由度が高いため多用される。
- **電波法**（1989年施行）で特定小電力無線局の一部として**医療用テレメータ**（**小電力医療用テレメータ**）が認められた。
- 割り当て周波数は**UHF**（**極超短波**）帯の**420～450MHz**で移動電話局と**アマチュア無線**にはさまれたバンド1～3と、**アマチュア無線**と**タクシー無線**にはさまれたバンド4～6の**6バンド**に大別される。

図8　医療用テレメータの割り当て周波数とバンド

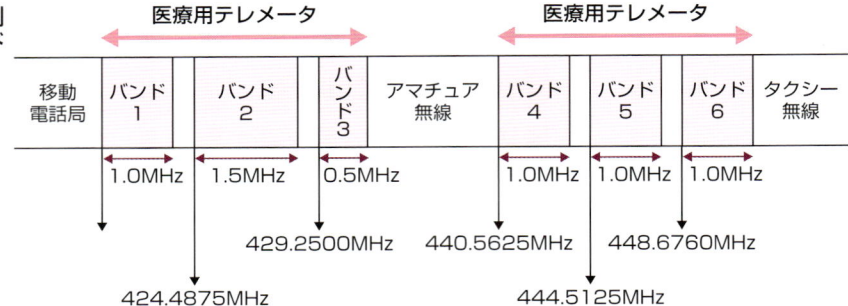

移動電話局	バンド1	バンド2	バンド3	アマチュア無線	バンド4	バンド5	バンド6	タクシー無線
	1.0MHz	1.5MHz	0.5MHz		1.0MHz	1.0MHz	1.0MHz	
	424.4875MHz		429.2500MHz	440.5625MHz	444.5125MHz		448.6760MHz	

- テレメータは移動して使うことが多いので混信しないように、施設のフロアごとに**ゾーン配置**が必要である。ゾーンは**1～10**に分けられる。
- 1つのゾーンのなかでは同一色（同一ゾーン）の送信機しか使用しないように管理する。

表3　ゾーン番号と表示色

ゾーン	1	2	3	4	5	6	7	8	9	10
表示色	茶	赤	橙	黄	緑	青	紫	灰	白	黒

- 受信アンテナは**波長の1/2または1/4の長さ**。**420～450MHzだと32～36cmまたは16～18cm**。

そのほかの心電計

- **ペーパレス心電計**：記録器をもたずICカードなどの**記憶媒体**に記録する。
- **ヒス束心電計**：**房室伝導系**の電気的興奮を記録する心電計。カテーテル電極を心房、心室内に設置して記録する。ヒス束電位は20～50μV、周波数成分は150～250Hzとかなり高い周波数帯域。
- **ベクトル心電計**：心臓は**立体**なので、心臓の電気現象も立体的にとらえようとして開発された心電計。電位変化の大きさと方向を表示する。

生体と心磁図（MCG：Magneto-Cardio-Graph）

- 生体の磁界は地球の磁界の10,000分の1以下、都市の磁気雑音の50分の1以下 → 非常に小さい＝**磁気シールドルーム**、**SQUID磁束計**が不可欠。

補足

胎児心電計
- 母体の腹壁に電極をつけて胎児の心電を計測する。
- 先天性心疾患の診断などに利用されている。

● 生体の磁気で大きい順に，肺磁図＞心磁図＞筋・眼磁図＞脳磁図。

表4　生体の主な磁気信号

	大きさ(pT)	周波数(Hz)
肺磁図（MPG）	5,000	DC
心磁図（MCG）	50	0.05〜200
脳磁図（MEG）	1	0.5〜30
筋磁図（MMG）	10	DC〜200
眼磁図（MMG）	10	DC
参考：地磁気	50,000,000	
参考：都市の磁気雑音	200,000	
参考：フラックスゲート磁束計	100	
参考：SQUID磁束計	0.01	

● 心磁図の原理：心筋の活動に伴うイオン電流に対して右回りの回転磁場が生じる。

SQUID磁束計の原理

- **磁気センサ** ：**超伝導量子干渉素子**（**SQUID**：Superconducting QUantum Interference Device）
- **超伝導** ：**電気抵抗がゼロ**になった状態。他にもジョセフソン効果など。
- **ジョセフソン効果** ：超伝導リングに磁界を加えると超伝導リングにその磁界を通過させないようにリングに超伝導電流が流れる。超伝導リングは抵抗ゼロのために電圧は発生しない。
- **rf-SQUID（図9a）** ：超伝導リングの細い部分を電流が流れると超伝導状態が崩れて常伝導となり電圧が生じる。その電圧を数十MHzの高周波で励振して取り出す。
- **dc-SQUID（図9b）** ：リング上に特性の同じ細い部分を2つもち，超伝導崩壊直前の直流バイアス電流を流し，わずかな磁界の変化で電圧を生じ，この電圧を数百kHzの比較的低周波で励振して取り出す。
- **磁束検出コイル** ：わずかな磁気の変化をSQUIDまで導く超伝導コイル。超伝導コイルのため，1巻きで常伝導コイルの数千回巻き以上の性能を有する。
- **磁気シールドルーム** ：地磁気やさまざまな電子機器から生じる磁気雑音を遮断する。高透磁率のパーマロイ（鉄とニッケルの合金）などで覆ってある。

図9　SQUIDの種類

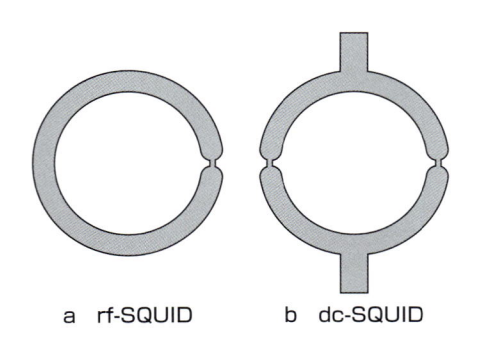

a　rf-SQUID　　b　dc-SQUID

生体計測装置学

心磁計（心臓磁気計測装置）

- 磁束概算ノイズ　　　　：50fT/Hz以下
- 最大サンプリングレート：2,000Hz（サンプリング間隔：0.5ms）
- 最大サンプリング点数　：240,000ポイント/チャンネル（0.5msサンプリングで120秒間）
- 周波数帯域　　　　　　：0.1～200Hz
- 磁気センサチャンネル数：64チャンネル

■長所
- **非接触記録**（分極電極がない，直流成分が評価できる）。
- 円電流や互いに逆向きの大きさが等しい電流二重極を記録できる。
- 電流源の強さと位置を推定できる。
- センサと電流源の間に存在する組織の影響を無視できる。
- 磁界はベクトル量であり，1カ所の記録でも**3次元成分**を有する。
- **位置分解能**が優れる。

■欠点
- **SQUID**が必要（超伝導維持のため，液体ヘリウムあるいは液体窒素が必要）。
- 一般的に磁気シールドが必要（磁気シールドルーム）。

●参考文献
1) 石山陽事 著，小野哲章 ほか 編：Ⅲ. 生体計測装置学－[新] 医用機器学. 臨床工学標準テキスト 第2版, p.421-465, 金原出版, 2012.
2) 小野哲章 ほか 編, 桜井靖久 監：ME早わかりQ&A1心電計・心電図モニタ・テレメータ, 南江堂, 1987.
3) 田中秀明 ほか 著, 日本臨床工学技士教育施設協議会 監：第2章 生体電気・磁気計測. 臨床工学講座 生体計測装置学, p.39-102, 医歯薬出版, 2010.
4) 小西真人, 熊田 衛, 小幡邦彦 ほか 著: 第13章 心臓. 新生理学 第4版, p.335-368, 文光堂, 2003.
5) 小谷 誠 ほか 著：1. 生体磁気計測とは何か. 医用工学シリーズ9 生体磁気計測, p.1-22, コロナ社, 1995.

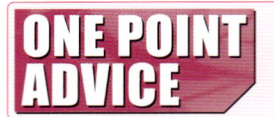

ONE POINT ADVICE
- デジタル心電計では8誘導法で行い，足りない4誘導法は演算で導く。
- 小電力医療用テレメータには6つのバンドがあり，近隣は移動電話局，アマチュア無線，タクシー無線に割り当てられている。

2 脳・神経系計測

生体電気・磁気計測

TAP & TAP

- ●脳波 ⇒
  - 平均振幅20～30μV
  - 周波数帯域0.5～100Hz
  - δ波：0.5～4Hz，θ波：4～8Hz，α波：8～13Hz，β波：13～30Hz，γ波：30Hz～

- ●脳波計の特性 ⇒
  - 標準感度：50μV/5mm〔脳死判定4倍以上〕
  - 雑音レベル：1秒間に3μVpp以上が1回以下
  - 周波数帯域：0.5～60(100)Hz程度
  - 時定数（低域遮断周波数）は0.3秒
  - 同相除去比（CMRR）は60dB以上
  - 入力インピーダンスは10MΩ以上

- ●デジタル脳波計 ⇒ アナログ信号：電極接続器，デジタル信号：脳波計本体

- ●大脳誘発電位計 ⇒ 振幅0.1～10μV，周波数帯域2～3,000Hz，加算平均

- ●筋電計 ⇒ 振幅2μ～10mV，周波数帯域2～10,000Hz

脳波（EEG：Electro-Encephalo-Gram）

●脳の**同期した**神経細胞活動に伴う電気現象を**頭皮上で**導出したもの。

図1 脳波計の周波数特性

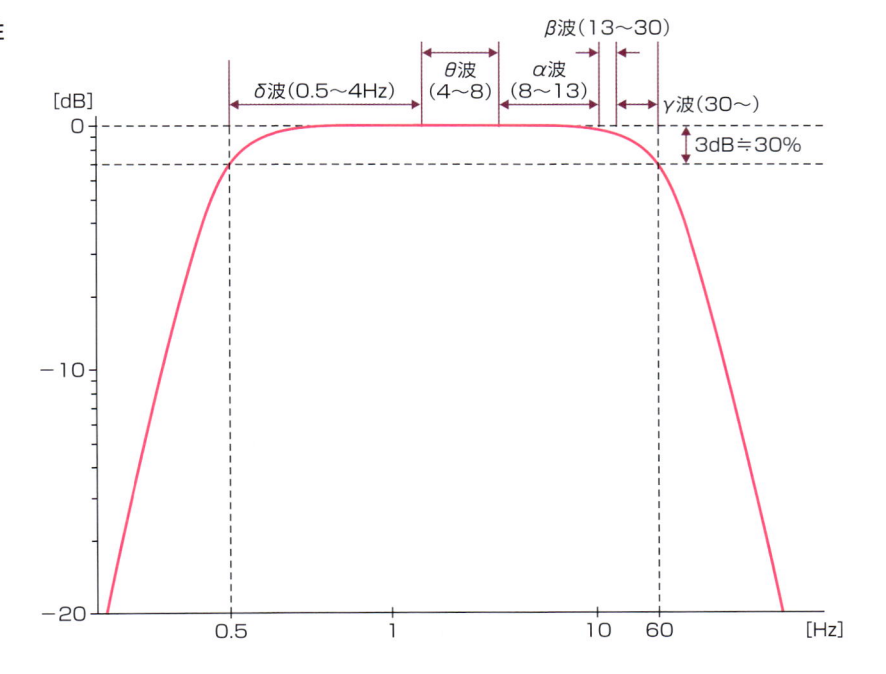

- 脳波計：脳の活動状態や障害の検査装置，**意識レベル**や脳機能の管理用モニタ装置として利用。脳死診断にも用いられる。
- 振幅　：数μV～数百μV（平均的には20～30μV）
- 感度　：**標準感度：10μV/mm（50μV/5mm）**
  最高感度（脳死判定時）：2μV/mm（10μV/5mm）
- 電極　：**皿電極**，**針電極**，表面電極
- 周波数帯域：**0.5～60（100）Hz**
  - δ波：0.5～4Hz
  - θ波：4～8Hz
  - α波：8～13Hz　：覚醒状態・安静・閉眼
  - β波：13～30Hz：覚醒・開眼
  - γ波：30Hz～
- 入力インピーダンス：2つの入力端で10MΩ以上。1つの入力端で5MΩ以上。100MΩ以上を推奨。

誘導法と電極

電極
- **皿電極**　：電極インピーダンスは大きいが，低浸襲のため通常，用いられる。
- **針電極**　：低インピーダンスだが感染などに注意が必要。
- 表面電極：シート状の電極。基本的には皿電極と同様。1つのシートに複数の電極が埋め込まれているものもある。

図2　脳波計測用の電極

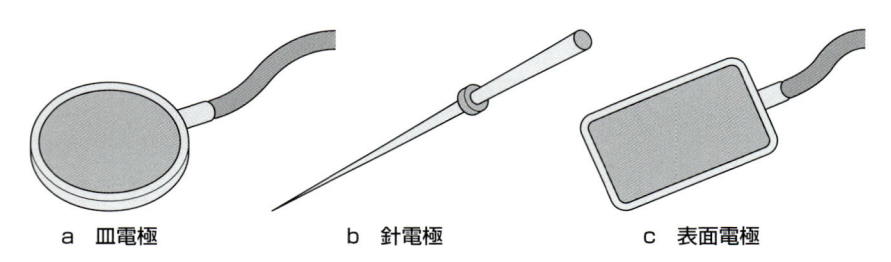

a　皿電極　　　b　針電極　　　c　表面電極

導出法
- **単極導出**：脳波の影響が少ない**不関電極**（不活電極）を**基準電極**とし，**頭皮上の電極**（活性電極）の電位を導出する方法。
- **双極導出**：頭皮上の2つの電極（活性電極）の電位差を導出する方法。

図3　単極導出と双極導出

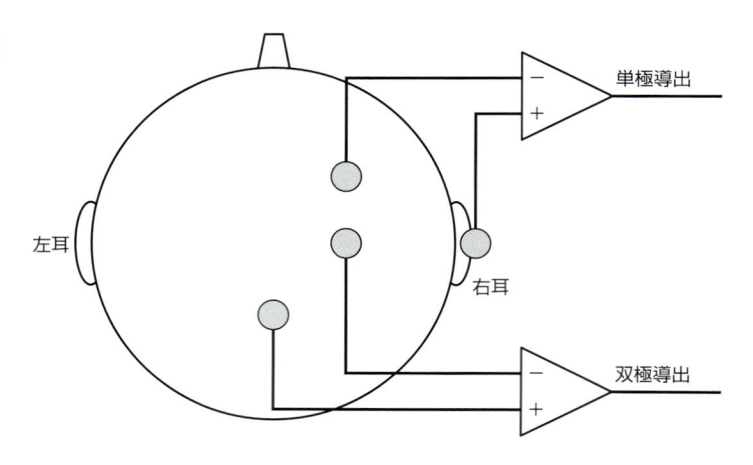

■電極の配置

● 10-20電極法（全22：頭皮19，不関2，ニュートラル1）
- 両側の外耳孔の間を10％，20％，20％，20％，20％，10％
- 鼻根と後頭極の間を10％，20％，20％，20％，20％，10％
- 10％のところを冠状に両側を10％，20％，20％，20％，20％，10％

図4　10-20電極法

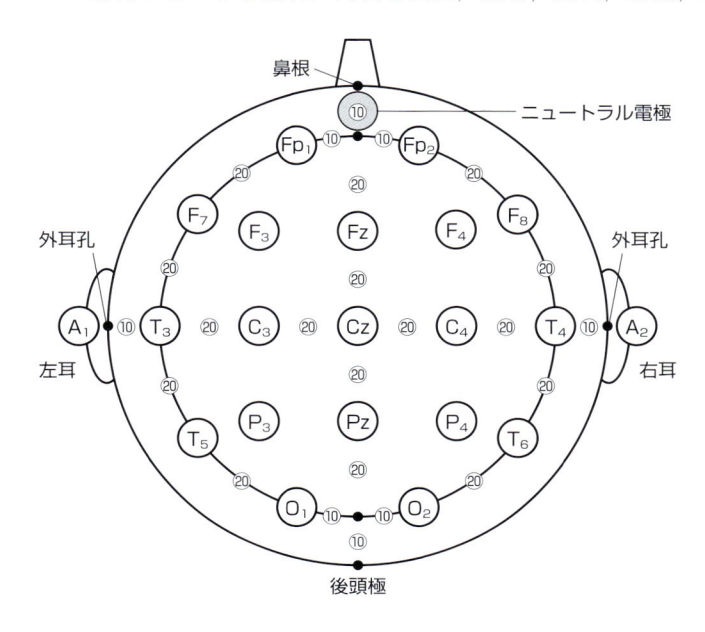

■モンタージュ

●電極の組合せでさまざまな誘導法の導出が可能。それを組み合わせたものがモンタージュ。
- 単極誘導法，縦双極誘導法，横双極誘導法，冠状双極誘導法

図5　モンタージュ用の各種誘導法

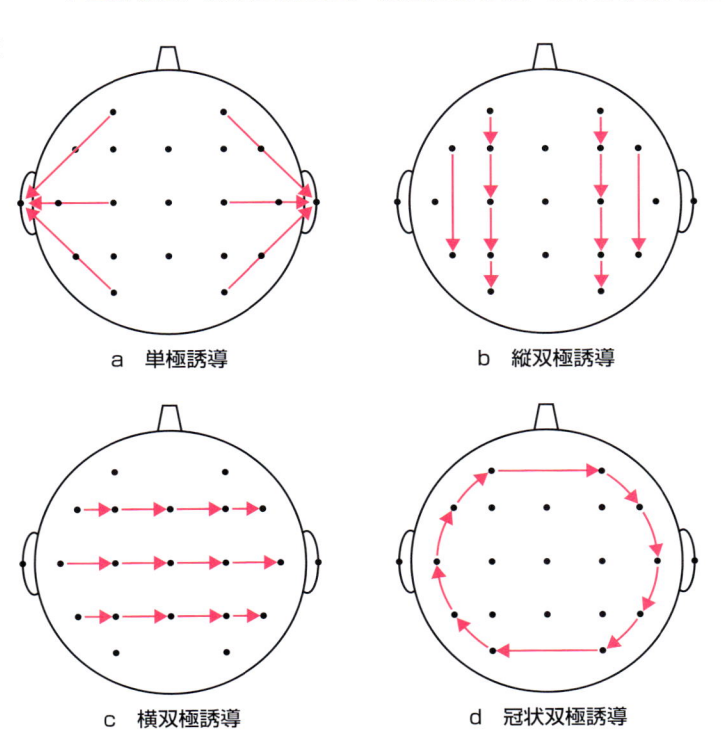

a　単極誘導
b　縦双極誘導
c　横双極誘導
d　冠状双極誘導

総合周波数特性とフィルタ

- 10Hzの記録の振れを基準（100%）として，1～60Hzの周波数の範囲で振れが90～110%であり，この周波数の範囲外でも110%をこえてはならない（総合周波数特性）。
- 周波数帯域 ：0.5～60(100)Hz
- ハムフィルタ：交流電源周波数50～60Hzを遮断。交流雑音が多いときのみ使用。
- 高域(遮断)フィルタ：遮断周波数より高い周波数を減衰させるフィルタ。
- 低域(遮断)フィルタ：遮断周波数より低い周波数を減衰させるフィルタ。**時定数回路**とも呼ぶ。
- 低域遮断周波数（f：Hz）を**時定数**（τ：秒）でも表す。
- 時定数（秒）：出力が$1/e$（約37%）に減衰するまでの時間を表す。CR回路の場合$\tau = CR$で求められる。

$$変換式：f = \frac{1}{2\pi\tau} = \frac{1}{2\pi CR}$$

同相除去比（CMRR：Common Mode Rejection Ratio，同相弁別比[dB]）

$$CMRR = 20\log\left(\frac{逆相増幅度}{同相増幅度}\right) = 20\log\left(\frac{\frac{逆相出力}{逆相入力}}{\frac{同相出力}{同相入力}}\right)$$

$$= 20\log\left(\frac{逆相出力}{逆相入力}\right) - 20\log\left(\frac{同相出力}{同相入力}\right)$$

- 脳波計ではJISで**60dB以上**，「日本臨床神経生理学会」では低くても100dB，120dB以上を推奨。

【例題】　差動増幅器の2つの入力端子間に振幅100mVの同相信号と振幅10mVの逆相信号を同時に入力した。このとき出力では同相信号が10mVに減衰し，逆相信号は1Vに増幅された。この増幅器のCMRR（同相除去比）を求めよ。

【解】　　$1V = 1,000mV$

$$CMRR = 20\log\left(\frac{1,000mV}{10mV}\right) - 20\log\left(\frac{10mV}{100mV}\right)$$
$$= 40 + 20 = 60[dB]$$

表示・記録装置

- インク書き記録器：紙送り速度：**30mm/s**
- 30mm/sで10秒間表示できる画面が必要。解像度：1,600×1,200以上（10秒の脳波を表示するとき30msのスパイク波計は5点で表示される）。
- 16bit 200Hzで10秒間のデータの容量：16bit×200×10＝32kbit＝4kbyte

アナログ脳波計

- すべての信号処理を**アナログ信号**で行う。
- **電極接続箱**と脳波計本体，記録器からなる。

図6 アナログ脳波計の基本構成

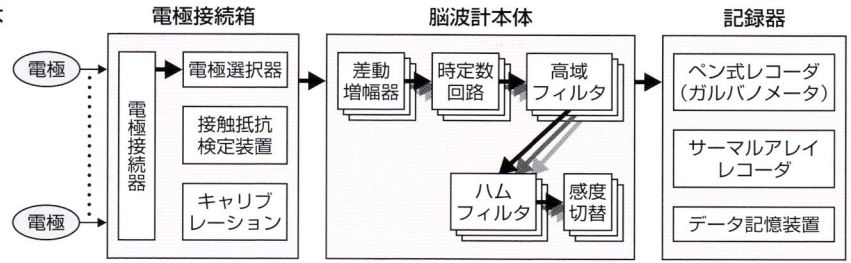

[電極接続箱：電極選択器，接触抵抗検定装置，キャリブレーション／脳波計本体：差動増幅器，時定数回路，高域フィルタ，ハムフィルタ，感度切替／記録器：ペン式レコーダ（ガルバノメータ），サーマルアレイレコーダ，データ記憶装置]

- 電極接続箱：**電極選択器，バッファアンプ，プレアンプ，プレフィルタ**
- 脳波計本体：チャネルごとの**メインアンプ・フィルタ**
- メインアンプ・フィルタ：**差動増幅器，高域フィルタ，低域フィルタ（時定数回路），ハムフィルタ（ACフィルタ）**

デジタル脳波計

- アナログ信号をデジタル信号に変換し，**デジタル信号処理**で**モンタージュ処理**や**フィルタ処理**などを行う脳波計。デジタル記憶媒体に記録保存する。小型化，高性能化が可能。
- **電極接続箱**で増幅，フィルタ，AD変換を行い，**脳波計本体**では**デジタル信号処理**と**データ保存**などを行う。

図7 デジタル脳波計

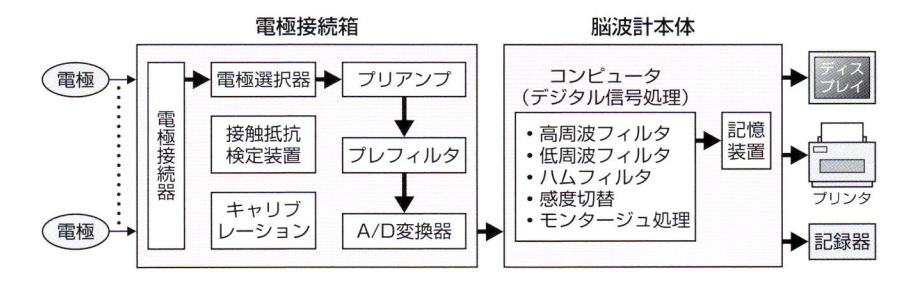

[電極接続箱：電極選択器，プリアンプ，接触抵抗検定装置，プレフィルタ，キャリブレーション，A/D変換器／脳波計本体：コンピュータ（デジタル信号処理）・高周波フィルタ・低周波フィルタ・ハムフィルタ・感度切替・モンタージュ処理，記憶装置／ディスプレイ，プリンタ，記録器]

- 電極接続箱：**プレアンプ，プレフィルタ，アンプ，フィルタ，AD変換器**
- 脳波計本体：各種**モンタージュ処理，デジタルフィルタ処理〔高域フィルタ，低域フィルタ，ハムフィルタ（ACフィルタ），スムージングフィルタ〕，感度切替機能，メモリ機能**

大脳誘発電位と大脳誘発電位計

- **感覚受容器**に与えた刺激（音，光，電気など）に対する**大脳皮質の応答**。
- $0.1\sim10\mu V$ と非常に小さいため，刺激を基準に繰り返し計測し，**加算平均処理**により高感度化。
- 繰り返し回数の場合，**S/N**（Signal/Noise）**比** $= \dfrac{n}{\sqrt{n}} = \sqrt{n}$ 倍に改善。
- **聴覚誘発反応電位**（AEP：Auditory Evoked Potential）
  - クリック音で聴覚音刺激により誘発される電位。反応潜時の短い聴性脳幹反応（ABR：Auditory Brainstem Response）で脳幹の診断に利用。脳死判定の補助検査としても利用。**周波数帯域：2Hz～3kHz**

- **体性感覚誘発反応電位**(SEP：Somatosensory Evoked Potential)
  - 上肢や下肢の皮膚表面を電気刺激により誘発される電位。伝導機能障害の検査や手術中の神経機能モニタとして利用。**周波数帯域：1Hz～3kHz**
- **視覚誘発反応電位**(VEP：Visual Evoked Potential)
  - フラッシュ光刺激あるいはディスプレイ上のパターンによる映像刺激により誘発される電位。視覚障害の診断に利用。**周波数帯域：0.5Hz～300Hz**
- 大脳誘発電位計は大脳誘発電位の振幅が小さいために，高性能な脳波計に各種刺激装置とそれへの入出力，加算処理などの信号処理が付加されている。

図8　大脳誘発電位計の基本構成

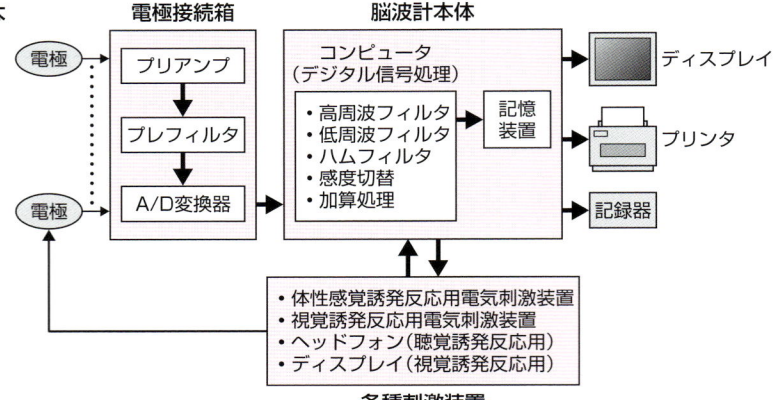

脳磁図（MEG：Magneto-Encephalo-Gram）と脳磁図計

- 脳の同期活動で生じるイオンの流れにより磁界が変化する。この磁界の変化を計測したのが脳磁図である。
- 脳磁図の大きさ：**てんかん性スパイク**（数pT），**聴性脳幹反応**（数fT）
- 脳磁計の構成　：磁気シールド装置，検出コイル，**超伝導量子干渉素子**（**SQUID**：Superconducting QUantum Interference Device）磁束計，制御装置，計測・解析装置。

図9　脳磁計の構成

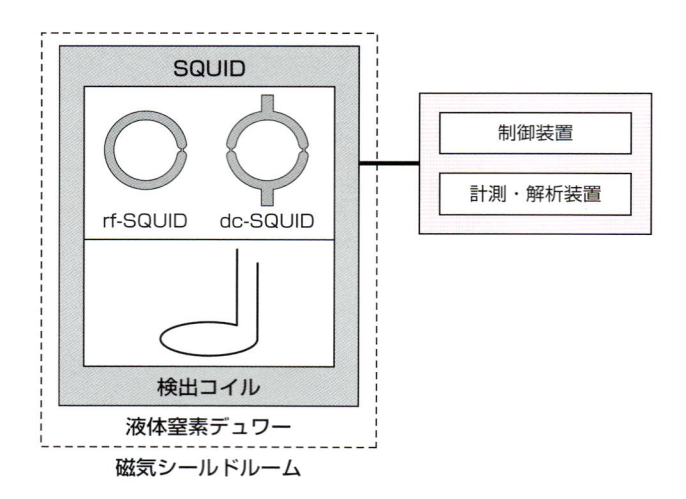

- SQUID磁束計はジョセフソン接合を利用した超伝導リングでわずかな磁束変化を電圧変化として計測する。
- 脳磁図の適応例：自発脳磁図，体性感覚誘発脳磁図，聴覚誘発脳磁図，視覚誘発脳磁図

● EEGに対する利点
- 空間分解能が高い。
- 時間分解能はEEGと同程度（ミリ秒以下）
- EEGで測定できない脳活動を測定可能
- 無侵襲計測

● 欠点
- 脳深部の活動評価には不適
- **SQUID**冷却用に高価な**液体ヘリウム**が必要 → 運転費用が高価
- 検査時間の安静を保てない，頭蓋内に金属留置がある場合は禁忌
- 磁気シールドの必要性や装置の大きさから手術時などのモニタリングには不適。

筋電図（EMG：Electro-Myo-Gram）

- **筋線維**が興奮する際に発生する活動電位を皮膚表面あるいは筋内で記録した電位変化。
- **骨格筋**の活動状態や，**筋**や**末梢神経**の機能を調べる。
- 振幅：**数μV〜数mV**
- 周波数帯域：**数Hz〜数十kHz**

補足

複合筋活動電位
- 複数の筋線維の活動を1つの電極で同時に記録した電位。

図10　広義の筋電図の分類

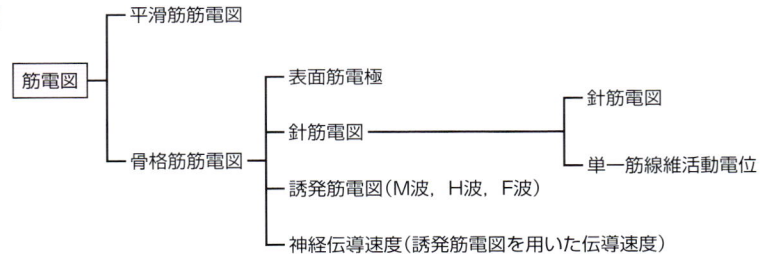

```
筋電図 ─┬─ 平滑筋筋電図
        └─ 骨格筋筋電図 ─┬─ 表面筋電極
                          ├─ 針筋電図 ─┬─ 針筋電図
                          │            └─ 単一筋線維活動電位
                          ├─ 誘発筋電図（M波，H波，F波）
                          └─ 神経伝導速度（誘発筋電図を用いた伝導速度）
```

表1　広義の筋電図検査の対象となる病変部位と疾患例

	病変部位	疾患例
脊髄・末梢神経・筋系	脊髄	脊髄側索硬化症，脊髄前角炎など
	末梢運動神経	末梢神経損傷・切断，変性症など
	神経筋接合部	重症筋無力症
	筋	進行性筋萎縮症，筋ジストロフィ症など
中枢神経系	高次中枢部位	パーキンソン病，中枢性麻痺，脳出血など

図11 針電極筋電図の波形の概要

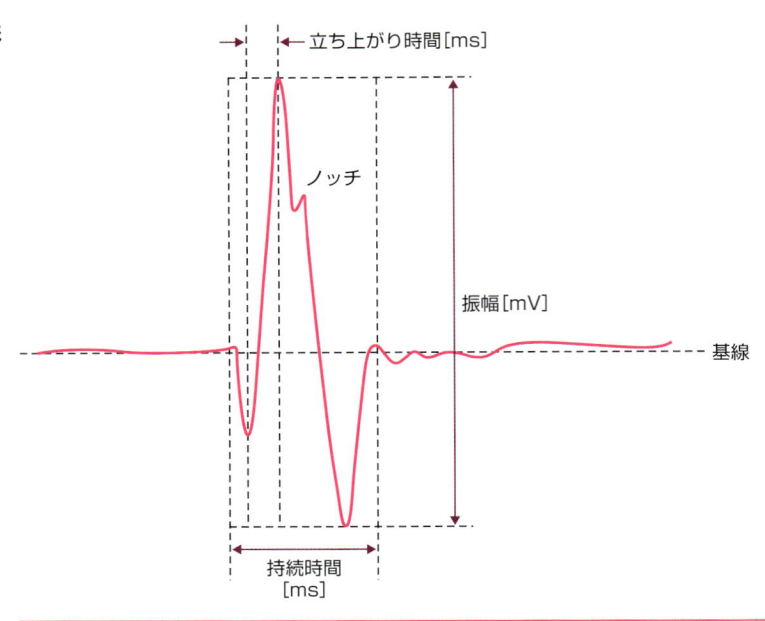

誘発筋電図

- 筋を支配している**末梢神経**を電気で刺激し，それに**誘発される**筋電図。
- **誘発筋電図**の種類と**伝導経路**
    - **M波**：電気刺激によるインパルスが**α運動神経**を**順行性**に伝播し，その支配筋が収縮するときに発生する筋電図。**末梢神経伝導速度測定**に利用。
    - **H波**：電気刺激によるインパルスが**感覚神経（Gla線維）**を**順行性**に伝播し，脊髄内で単シナプス結合の**α運動神経**に伝わり，その支配筋が収縮するときに発生する筋電図。
    - **F波**：電気刺激によるインパルスが**α運動神経**を**逆行性**に伝播し，脊髄内の**α運動神経**細胞体内で自己興奮し，**順行性**に伝播してその支配筋が収縮するときに発生する筋電図。
- 最も弱い電気刺激では**Gla線維**が興奮して**H波**が発生する。刺激強度を高めると**α運動神経**が興奮し**M波**が発生するようになる。**M波**の振幅が最大になると**H波**は消失し，それ以上の刺激強度では**M波**に続いて**F波**が発生する。

図12 誘発筋電図の潜時，持続時間，振幅

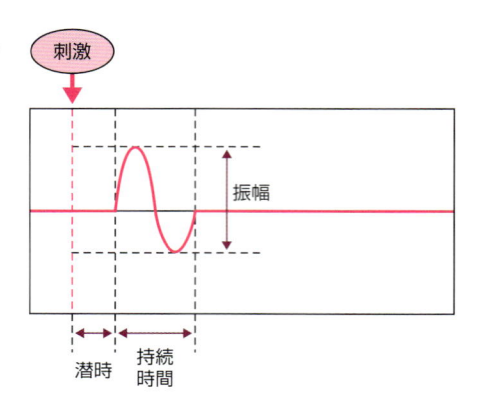

神経伝導速度

図13 筋神経支配の概念図

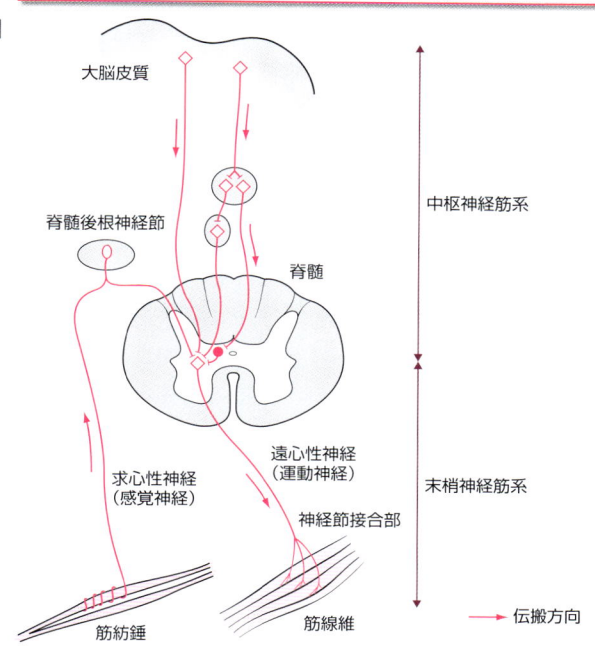

- **末梢神経**を皮膚上から**電気刺激**し，末端の筋で誘発された**誘発筋電図**を用いることで**神経伝導速度**を導き出せる。
- **末梢神経疾患**の診断や病態の把握に利用する。
- **運動神経伝導速度**（MCV：Motor nerve Conduction Velocity）と**感覚神経伝導速度**（SCV：Sensory nerve Conduction Velocity）の2種類がある。

図14 神経伝導速度測定法

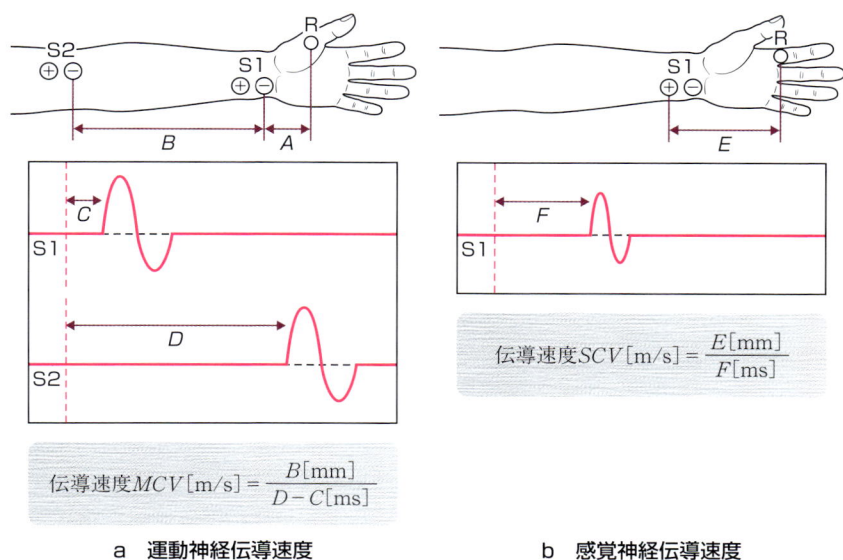

$$伝導速度 MCV[\text{m/s}] = \frac{B[\text{mm}]}{D - C[\text{ms}]}$$

$$伝導速度 SCV[\text{m/s}] = \frac{E[\text{mm}]}{F[\text{ms}]}$$

a 運動神経伝導速度　　　b 感覚神経伝導速度

- **運動神経**では神経と筋の接合部（終板）に多くの時間がかかるため，神経走行に沿った**2箇所**を刺激して，**運動神経のみの伝導速度**を求める。
- **感覚神経**の末端は受容器のため，**逆行性伝播**だと時間遅れを考慮する必要がなく，**1点刺激**で**伝導速度**を求める。

筋電計（EMG：Electro-Myo-Graph）

- **構成：電極，入力箱**（増幅装置，A/D変換器），**筋電計本体**（演算装置，制御装置，解析装置，各種刺激装置，表示装置，記憶装置）
- 入力インピーダンス：**10MΩ以上**
- 増幅装置：**増幅度1,000～10,000倍，周波数特性5Hz～10kHz，時定数は0.03秒**
- 標準的感度：**500μ～1mV/DIV**
- CMRR：**60dB以上**
- 入力換算雑音：10μVP-P以下
- A/D変換器：サンプリング周波数は50kHz以上，分解能は8～16bit。
- 演算：波形のピーク値，持続時間などの波形解析，**加算平均化処理**，データの記録，刺激装置の制御など。

図15 デジタル筋電計の構成

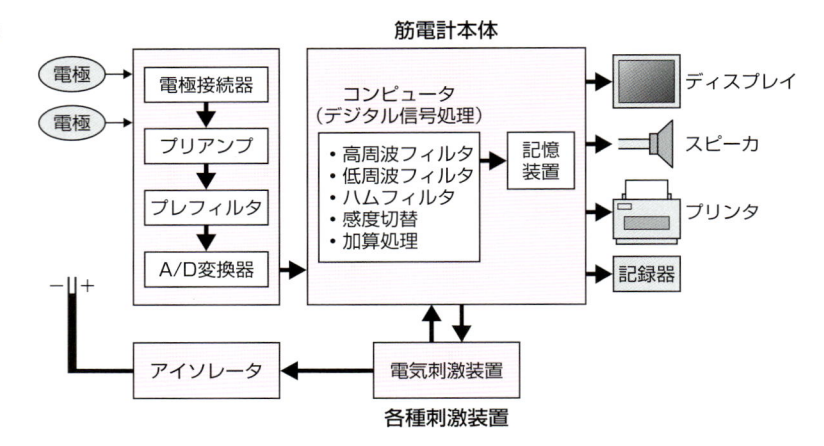

- **筋電図**の成分は周波数が高いためにディスプレイ表示のほかに音でもモニタリングするためにスピーカが付属している。
- **電気刺激**では必ず**アイソレータ**による**アイソレーション**を行う必要がある。アイソレーションの目的は以下のとおり。
  - 刺激に伴う**アーチファクト**の低減。
  - 患者が刺激装置から隔絶されるので**感電防止**ができる。
  - **接地**との間に電流が生じ，**誤刺激**を防ぐため。刺激位置の限局化。
- 電極の種類と計測対象
  - **針電極**　：電極近傍にある**神経筋単位**（NMU：Neuro-Muscular Unit）の筋線維活動を計測。また，先端径20μm程度の微小電極により1本の筋線維の活動電位の記録も可能。
  - **表面（皿状）電極**：数種の運動神経筋単位の活動を計測。
  - **刺激電極**：**誘発筋電図**や**神経伝達速度**を計測する際に使用する電極。2本の電極からなり，2本の電極間に電流を流して刺激する。接地から浮かすために**アイソレータ**が必要。

図16 筋電計用電極

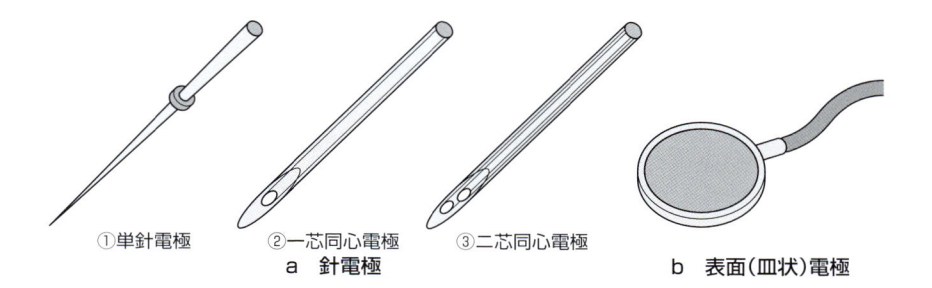

① 単針電極　② 一芯同心電極　③ 二芯同心電極
a　針電極

b　表面(皿状)電極

網膜電位図と網膜電位計（ERG：Electro-Retino-Graph）

- 眼球の前後あるいは網膜の内外で光照射により生じる数mVの電位変動を網膜電位図という。

図17　網膜電位図の波形

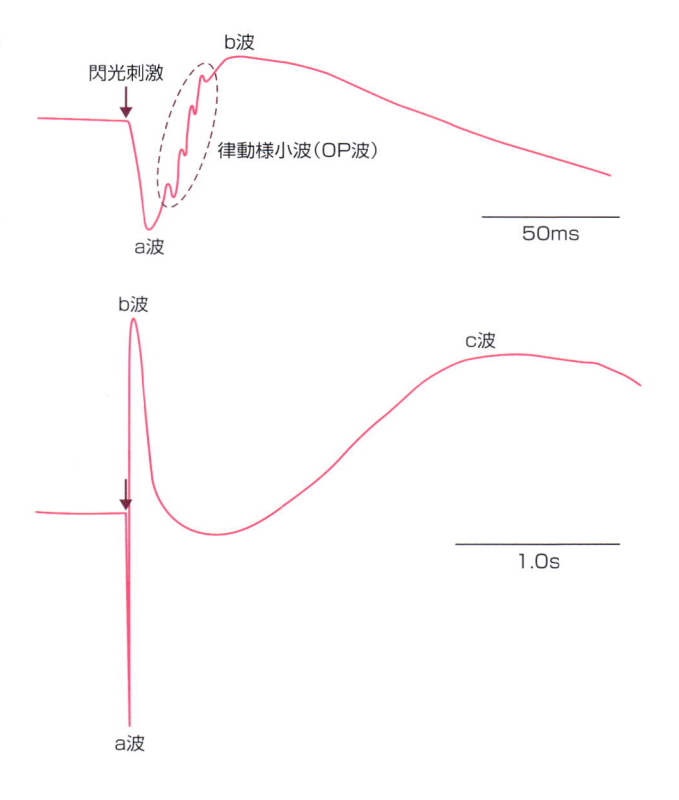

- **誘発筋電図**の種類
    - **a波**：光照射直後に生じる角膜側が負の電位変化。
    - **b波**：a波の後に律動様小波（OP波）に伴って生じ，角膜側が正の電位変化。
    - **c波**：b波の後にゆっくりと続く正の電位変化。
    - **d波**：光を消したときに一過性に振れる負の電位変化
- 刺激強度，波長，網膜の順応状態（明・暗順応），瞳孔径などによって潜時や振幅が変化する。
- 網膜色素変性症や糖尿病性網膜症などの網膜疾患，白内障手術施行の判定などに利用。
- 網膜電位図の構成：増幅部，記録装置，較正装置，光刺激装置
- 増幅部　　：$50\mu V/10mm$以上。OP波を記録する場合は1kHz程度のサンプリング周波数が必要。OP波が不要なら300〜500Hz程度。

- ●時定数回路：a波，b波，OP波を同時記録する場合は時定数0.3～1.0s。OP波を除いて記録したい場合は0.003s（3ms）。c波まで記録したい場合は3s以上（できれば無限大＝DCアンプ）。
- ●記録装置：**網膜電位図は高周波成分を有する**ため，サーマルアレイ方式などの記録装置を使用。
- ●光刺激装置：通常は**キセノン放電管**の**閃光刺激装置**を用いる。

図18 網膜電位計の構造

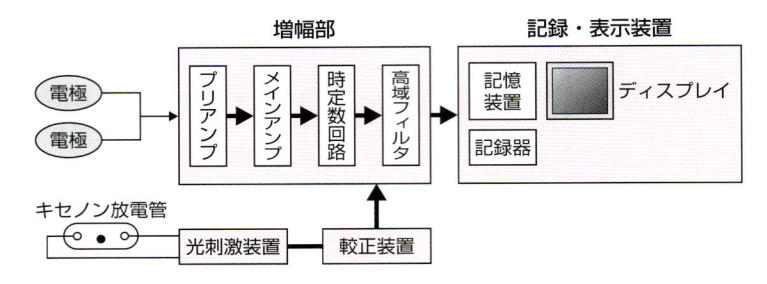

眼振図と眼振電位計（眼振計）（ENG：Electro-Nystagmo-Graph）

- ●**眼球運動**に伴う電気的な活動を記録したもの。**眼球運動障害**の検査に利用。
- ●**眼球**は**角膜**と**網膜**の間に角膜側（＋）網膜側（－）の**角膜網膜電位**がある。
- ●眼球の偏位角が10°で50～200μV，30°～40°以内では電位が直線的に変化する。
- ●眼振電位計の構成：**電極，電極接続箱，増幅器，フィルタ，記録器**
- ●周波数特性：**DC～20Hz**
- ●そのほかの性能は脳波計に準じる。

●参考文献
1) 石山陽事，小野哲章 ほか 編：Ⅲ．生体計測装置学－[新]医用機器学．臨床工学標準テキスト 第2版，p.421-465，金原出版，2012．
2) 石山陽事，桜井靖久 監：脳波計．ME早わかりQ＆A7脳波計・筋電計・超音波診断装置，p.1-30，南江堂，1993．
3) 石山陽事，桜井靖久 監：筋電計．ME早わかりQ＆A7脳波計・筋電計・超音波診断装置，p.31-53，南江堂，1993．
4) 石山陽事，桜井靖久 監：網膜電位計．ME早わかりQ＆A7脳波計・筋電計・超音波診断装置，p.55-68，南江堂，1993．
5) 石山陽事，桜井靖久 監：誘発電位計．ME早わかりQ＆A7脳波計・筋電計・超音波診断装置，p.69-95，南江堂，1993．
6) 石山陽事，桜井靖久 監：眼振計．ME早わかりQ＆A7脳波計・筋電計・超音波診断装置，p.97-126，南江堂，1993．
7) 田中秀明 ほか 著，日本臨床工学技士教育施設協議会 監：第2章 生体電気・磁気計測．臨床工学講座 生体計測装置学，p.39-102，医歯薬出版，2010．
8) 小幡邦彦 ほか 著：第2章 興奮の発生と伝導－神経生理学総論Ⅰ．新生理学 第4版，p.45-70，文光堂，2003．
9) 小幡邦彦 ほか 著：第4章 骨格筋の収縮．新生理学 第4版，p.95-110，文光堂，2003．
10) 外山敬介，小幡邦彦 ほか 著：第7章 感覚．新生理学 第4版，p.137-214，文光堂，2003．
11) 外山敬介，小幡邦彦 ほか 著：第8章 運動系．新生理学 第4版，p.215-252，文光堂，2003．
12) 小谷 誠 ほか 著：1．生体磁気計測とは何か．医用工学シリーズ9 生体磁気計測，p.1-22，コロナ社，1995．

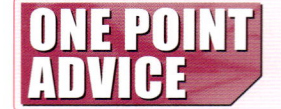

ONE POINT ADVICE
- ●デジタル脳波計は電極接続箱でA/D変換を行い，本体ではデジタル信号処理などを行う。

1 循環器関連の計測

生体の物理・化学現象の計測

血圧

- 血圧には，心臓から拍出される血液が血管壁に及ぼす動脈圧と，循環血液量の指標となる静脈圧である中心静脈圧とがある。動脈圧は左心室の収縮・拡張の心周期運動により生じる。1心周期ごとに収縮期圧の最大血圧と拡張期圧の最低血圧との変化を繰り返す。これを平均化した動脈圧を「平均血圧」という。
- 動脈血圧規定因子は，①心拍出量，②末梢血管抵抗，③循環血液量である。
- 心拍出量は心臓収縮力，心臓に戻る血液量，心拍数で決まる。末梢血管抵抗は全身細動脈で決まる。したがって，動脈圧測定により心臓のポンプ機能，循環血液量，末梢血管抵抗などの情報が得られる。

観血式血圧計

- 構成はカテーテル，血圧トランスデューサ，増幅器からなる。直接血管や心臓内に挿入したカテーテルの体外側を圧力—電気変換器である血圧トランスデューサに接続し，その圧力変化を電気変化へ変換して増幅器で増幅し，計測，記録する装置である。低圧系の中心静脈圧，高圧系の動脈圧などの測定に用いられる。

TAP & TAP

●動脈圧規定因子	⇒ 心拍出量，末梢血管抵抗，循環血液量
●血圧トランスデューサ	⇒ 圧力変化を電気変化への変換器
●圧力変換素子	⇒ 半導体および金属線ストレインゲージ
●ブリッジ回路	⇒ 圧力変化を電気の変化への変換回路
●観血血圧モニタリング	⇒ 動脈圧，静脈圧（中心静脈圧）
●血圧測定のゼロ点	⇒ 心房の位置（仰臥位で胸厚の1/2点）
●0バランス調整	⇒ トランスデューサを大気開放下で0mmHg校正
●圧測定系共振	⇒ 血圧波形周波数と圧測定系共振現象
●ダンピング定数	⇒ 圧測定系機械的共振特性を抑える機能
●ダンピング定数調整因子	⇒ 測定チューブの長さ，硬さ，太さ
●圧測定系周波数特性	⇒ DC〜30Hz程度
●測定誤差要因	⇒ 回路凝血，気泡残留，ゼロ点位置のずれ，共振現象惹起
●観血モニタリング装置電気安全	⇒ F型，漏れ電流0.1μA以下

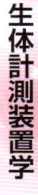

生体計測装置学

図1　血圧トランスデューサ内部構造

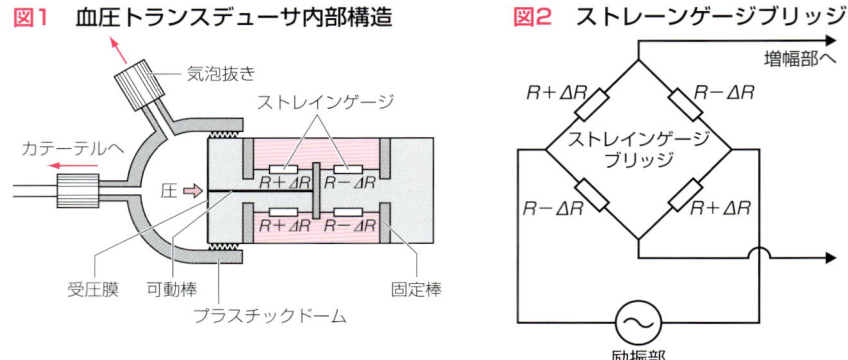

図2　ストレーンゲージブリッジ

(小野哲章 ほか 編：臨床工学技士標準テキスト第2版. p.445, 金原出版, 2012.より引用)

■血圧トランスデューサ

●構造は図1のように，カテーテルの圧力をトランスデューサ受圧面に伝えるように受圧面全体を密封に覆うドーム内をヘパリン生理食塩水で満たす。圧力は，受圧面と繋がった可動棒により4個の歪ゲージに伝わる。圧力で受圧面側2個の歪ゲージは伸び，後ろ側2個の歪ゲージは縮む変化が生じる。この4個の歪ゲージを図2のようなブリッジ回路構成をつくり，対辺間にACまたはDC励起電圧を加えると他の対辺間には圧力変化に比例した電圧変化が生じる。この電圧を増幅器で増幅し，計測し，記録して活用する。増幅器には励起電圧の供給回路，ゼロバランスの大気解放圧のゼロ調整回路，校正圧力電圧発生回路が内蔵されている。受圧膜の変位感知素子として，主に半導体および金属線ストレインゲージが用いられている。他の変位感知素子には差動トランス，静電式変位センサ，反射光検出法などがある。

■準備

●滅菌トランスデューサ（使い捨て，ヘパリン生食持続注入方式が主流）を取り出す。
●圧力測定ラインの気泡を追い出しヘパリン生食を満たす。
●ヘパリン生食バックを300mmHg程度で加圧する。
●トランスデューサを増幅器に接続する。
●圧測定用延長チューブとカテーテルとを接続固定する。
●トランスデューサをゼロ点である患者右房位置に固定する。
●圧測定ラインを大気圧に開放し0 mmHgのゼロ校正をする。
●目的の圧力測定を開始する。

図3　圧測定ラインへのヘパリン生食充填とカテーテル接続，ゼロ点調整

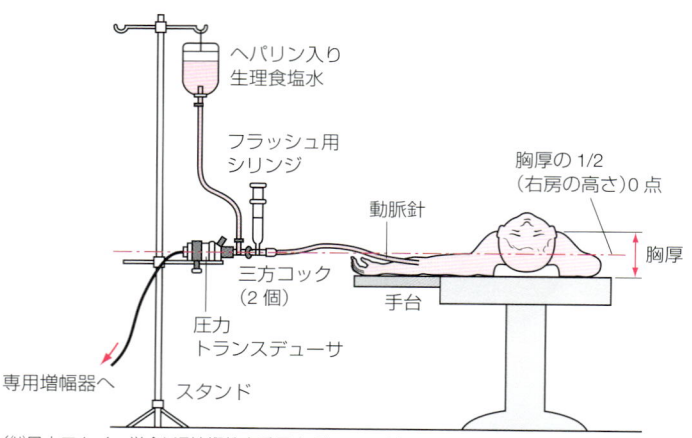

(㈳日本エムイー学会ME技術教育委員会 監: MEの基礎知識と安全管理. p.160, 南江堂, 2002. より引用)

図4 血圧測定の実際

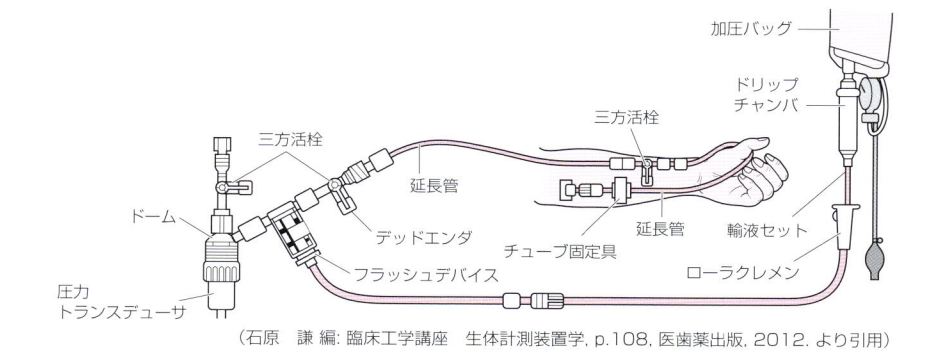

(石原 謙 編:臨床工学講座 生体計測装置学, p.108, 医歯薬出版, 2012. より引用)

ダンピング定数（制動係数）

- 圧力測定は，患者の自由度確保上から血管へ挿入のカテーテルから圧延長チューブを介してトランスデューサ接続される。延長チューブ長と硬さにより，圧測定系のコンプライアンスが変化し機械的共振特性が変化する。
- 高い周波性成分を含んだ血圧波形では共振現象が生じる。この振動を抑える機能として，制動係数（ダンピング定数）と測定系に挿入して振動を抑えるダンパーもある。短くて硬い延長チューブでは共振周波数を高くし，共振現象を避けることが可能となる。

- 周波数特性 DC～30Hz（測定系全体）程度
- 測定誤差要因
  ① 測定回路凝血
  ② 測定系に気泡残留
  ③ ゼロ点位置のずれ
  ④ 共振現象の惹起
- 電気的安全性　F型 漏れ電流$10\mu A$以下
  （カテーテルと血管，心臓とトランスデューサが連結）

非観血式血圧計

TAP & TAP

- 非観血血圧測定 ⇒ 聴診法（コロトコフ音），オシロメトリック法（カフ振動法），トノメトリック法
- 聴診法 ⇒ コロトコフ音をマイクロホン，聴診器で聴取しての血圧測定
- オシロメトリック法 ⇒ 動脈拍動での振動変化をマイクロホンで聴取しての血圧測定，外部雑音に強い
- トノメトリック法 ⇒ 体表設置の圧力センサエレメントでの血圧測定
  血圧連続測定が可能

■聴診法（コロトコフ音）

● マンシェットを巻き，末梢側動脈に設置したマイクロホンと聴診器にてコロトコフ音から最高血圧と最低血圧を検出する測定方式である。実際の測定はマンシェットをモータで加圧し，その後，電磁弁を用い徐々に（2〜3mmHg/1心拍）減圧する。減圧過程でのコロトコフ音をマイクロホンで検出，カフ圧を圧力センサで検出する。

① **最高血圧**：音の強度（音色）が変わり，カフ圧が最高血圧にほぼ等しくなったときに静音が聞こえ始めた部位（スワン第1点）

② **最低血圧**：次第に雑音になった部位（スワン第2点）
再度静音となった部位（スワン第3点）
さらに強調音となった部位（スワン第4点）
その後，急に小さくなって消失する部位（スワン第5点）
とする測定法をいう。

● 本法の欠点は，コロトコフ音が小さいため周囲雑音，着衣の擦れる音などによる誤認識がある。

図5 コロトコフ音

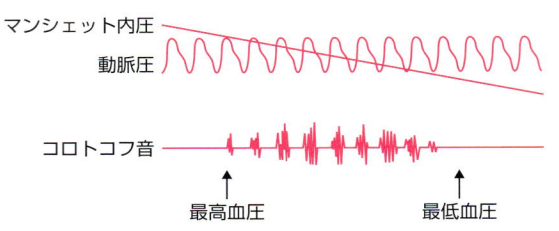

（小野哲章 ほか 編：臨床工学技士標準テキスト 第2版，p.446，金原出版，2012.より引用）

図6 聴診法によるコロトコフ音の振幅

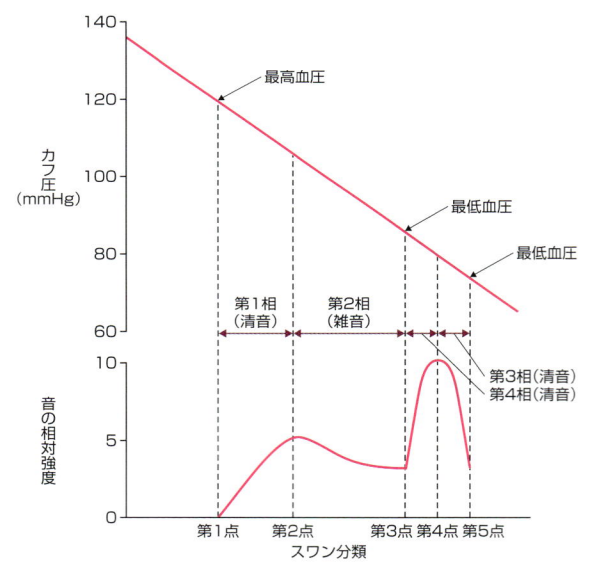

（山越憲一，戸川達男：生体用センサと計測装置，コロナ社，2007.より引用）

■オシロメトリック法（カフ振動法）

● マンシェット内の圧力は，外から動脈を圧迫すると動脈の拍動で振動変化する。この振動現象を「オシレーション」という。

● 動脈を外から圧迫し徐々に減圧する際，振動が急激に大きくなったところを「最高血圧」，急激に小さくなったところを「最低血圧」，振幅が最大となったところを「平均血圧」とする測定法をいう。

● マンシェット内の圧力変化の振動を圧力トランスデューサで検出，これをA/D変換後，各社のアルゴリズムを用いて最高血圧，最低血圧，平均血圧が検出される。この方式はマンシェット内の音を用いているため，外部雑音に強い。不整脈多発患者や連続的な体動患者では測定が不正確になる。多くの自動血圧計は本法を用いている。

図7 マンシェット内のオシレーション（振動）

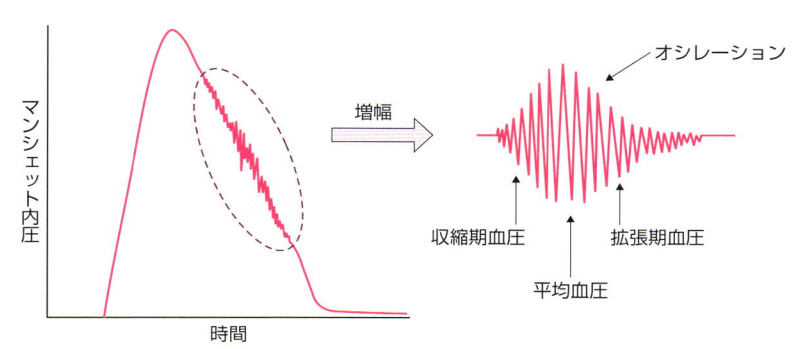

(小野哲章 ほか 編: 臨床工学技士標準テキスト 第2版, p.446, 金原出版, 2012. より引用)

図8 オシロメトリック法におけるカフ圧と血管壁運動のモデル

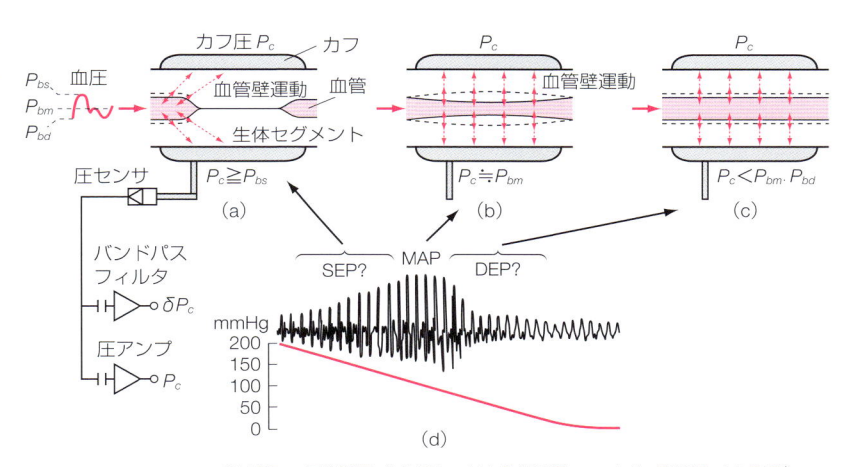

(山越憲一, 戸川達男: 生体用センサと計測装置, コロナ社, 2007. より引用)

■トノメトリック法

● 手首の橈骨動脈などを体表面上の皮膚に置いた圧力センサエレメントに働く力Fが，血圧Pに等しくなるようにして血圧を直接測定する方式である。

● 図9のように，圧力センサエレメントを介して動脈を圧迫すると，応力Tの円周接線方向と垂直方向のベクトルをT_h，T_pとしたとき血管壁表面に置いたセンサエレメントに働く力Fは「$F=P+T_p$」となる。ここで図9のように，皮膚表面より圧力センサ内蔵の圧迫板を押し込み平坦にすると垂直方向合成ベクトル圧「$T_p=0$」となり，「$F=P$」となる。つまり，カフ圧が血圧値となり，血圧計測ができる。

● 実際は，手首の橈骨動脈上のアレイ状微小感圧センサのいずれかにより平坦化された血管の中心に当たるセンサで感知された圧脈波から，最適位置のセンサを自動的に選択し，その圧力値から血圧を連続測定する。橈骨動脈利用の血圧であるため，同時に上腕に巻いたオシロメトリック法から得られる血圧値と比較し，自動校正が行われる。血圧急変時にも対応可能なため，ICU，手術室などの重症患者のモニタリングにも利用されている。本法は1心拍ごとの血圧を連続測定できる特徴がある。

図9 トノメトリック法の原理

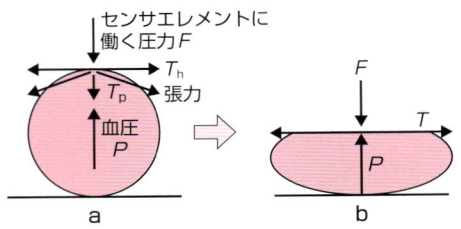

(小野哲章 ほか 編: 臨床工学技士標準テキスト 第2版, p.447, 金原出版, 2012.より引用)

図10 トノメトリック法でのセンサエレメント装着図

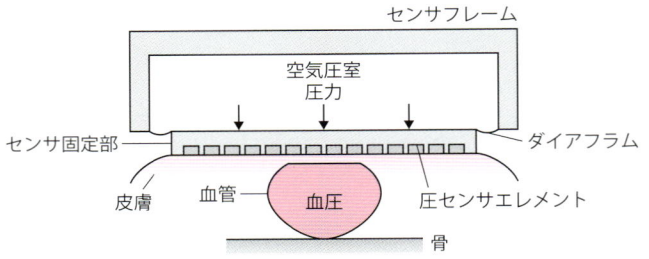

(石原 謙 編: 臨床工学講座 生体計測装置学, p.118, 医歯薬出版, 2012.より引用)

血流計

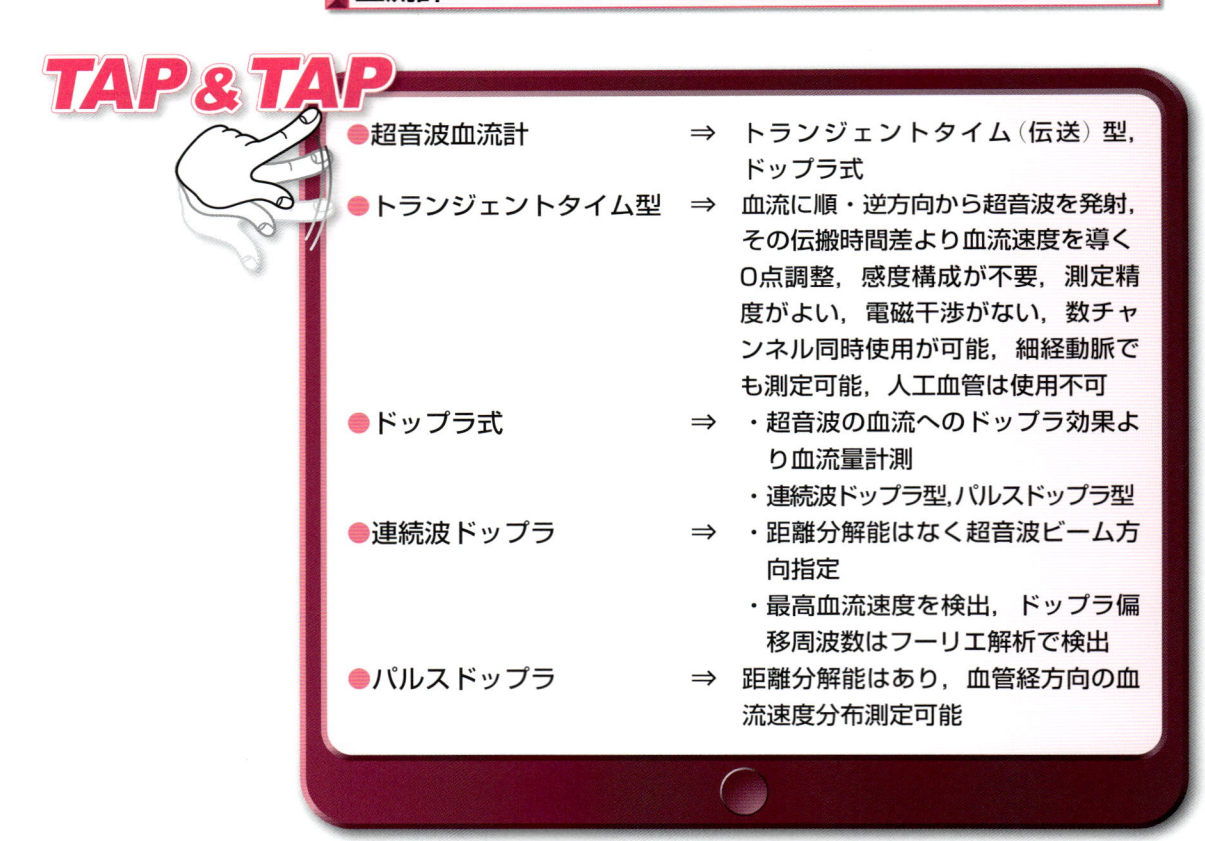

- 超音波血流計 ⇒ トランジェントタイム（伝送）型, ドップラ式
- トランジェントタイム型 ⇒ 血流に順・逆方向から超音波を発射, その伝搬時間差より血流速度を導く 0点調整, 感度構成が不要, 測定精度がよい, 電磁干渉がない, 数チャンネル同時使用が可能, 細経動脈でも測定可能, 人工血管は使用不可
- ドップラ式 ⇒
  - 超音波の血流へのドップラ効果より血流量計測
  - 連続波ドップラ型, パルスドップラ型
- 連続波ドップラ ⇒
  - 距離分解能はなく超音波ビーム方向指定
  - 最高血流速度を検出, ドップラ偏移周波数はフーリエ解析で検出
- パルスドップラ ⇒ 距離分解能はあり, 血管経方向の血流速度分布測定可能

■トランジェントタイム（伝送）型超音波血流計
- 2つのプローブより血流に順方向と逆方向から超音波を発射し, その反射波の伝搬時間の差より血流速度を導く装置である。超音波ビームが管径全体で覆う血流量を求める方式である。

● 図11より，流体が速度をvで一様に流れている管を挟んで超音波の送・受信素子を距離Lで配置し，管軸と超音波ビームとの交差する角度をθ，音速をcとする。超音波ビームが横切る伝搬時間Tは管内の流速の影響を受け，順方向T_a，逆方向T_rでは以下のようになる。

$$T_a = L/(C - V \cdot \cos\theta) \qquad T_r = L/(C + V \cdot \cos\theta)$$

生体内の平均血流速vは最大でも100cm/s程度であり，超音波伝搬速度cは1,500m/sであり，$c > v$とみなせる。したがって，両者の伝搬時間差ΔTは，

$$\Delta T = T_a - T_r = 2L\, V \cdot \cos\theta / (C^2 - V^2 \cdot \cos^2\theta) \fallingdotseq 2L\, V \cdot \cos\theta / c^2$$

血流速度vは$v = c^2 \Delta T / 2L \cos\theta$となり伝達時間差から求められる。

● 図12のように，発信振動子から送信される超音波ビームが血管を透過し反射板で反射し，再度血管を透過し他方の受診振動子で受信されたときの伝搬時間(T)は以下の式で求められる。

$$T = 2d/(c \pm V \cdot \cos\theta)$$

ただし，d：血管半径，c：音速，v：平均流速，θ：血流方向とビームの角度

● ビーム幅を血管径より広くとれば，血管全体の平均流速に比例した伝達時間の変化が得られる。振動子を交互に代えて，ビームの伝達方向を上流向きと下流向きに切り替えて伝達時間の差(ΔT)をとると，平均流速は

$$V = c^2 \Delta T / 2d \cos\theta$$

時間差ΔTは送受信波の位相差から求められる。

● 冠動脈バイパス術のグラフト流量，人工心肺，PCPS，ECMOの血液回路チューブ流量測定，脳外科手術などに用いられている。

【特徴】
- 0点調整，感度構成が不要
- 測定精度がよい（±15%）
- 電磁干渉がない
- 数チャンネル同時使用が可能
- 細経動脈でも測定可能
- 人工血管は使用不可

● 弱点として，プローブが血管軸方向に長くなり，適応部位が限定される。大動脈，肺動脈，門脈，冠動脈，腎動脈など，それぞれの血管に適した専用プローブを必要とする。体内血流測定には電磁流量計同様血管露出が必要で侵襲が大きい。

図11　トランジェントタイム原理図

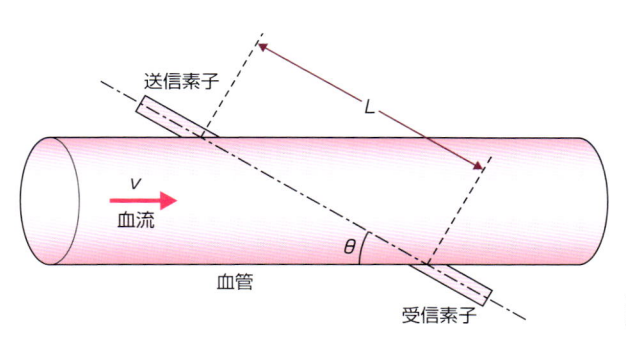

(石原　謙 編：臨床工学講座 生体計測装置学, p.123, 医歯薬出版, 2012.より引用)

図12 超音波トランジェントタイム（伝搬時間差）血流計の原理

- 振動子Ⅰより送信，それを振動子Ⅱで受けてその伝搬時間を計測する。
- 振動子Ⅰと振動子Ⅱの動作を逆にして伝搬時間を計測する。
- 両方の伝搬時間差を求める。
- 実質的には両方の位相差を測定する。

（木村雄次：生体計測装置学入門，p.11，コロナ社，2004.より引用）

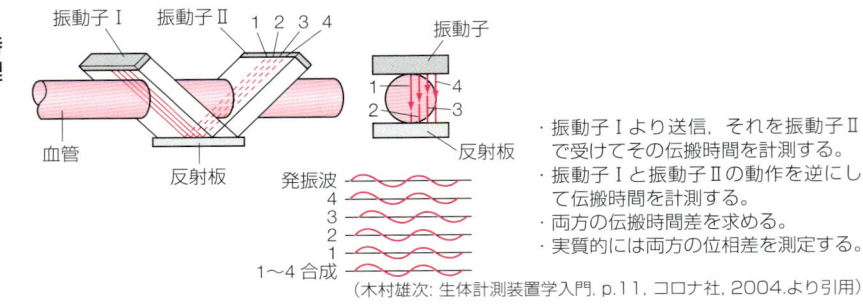

図13 超音波トランジェントタイム血流計プローブ

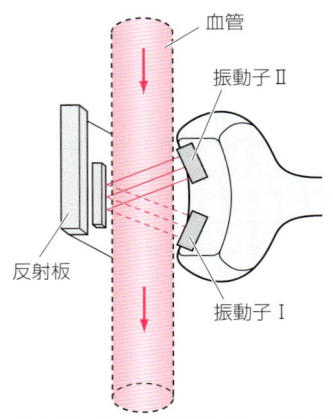

（木村雄次：生体計測装置学入門，p.12，コロナ社，2004.より引用）

■超音波ドップラ血流計

- 血管を露出することなく体表から動いている血球に対して周波数f_1を発射すると，波長より小さく動いている血球により超音波は散乱が生じ，反射周波数はf_2に変位する。この現象をドップラ効果と呼ぶ。超音波を血流方向に対して角度θで入射した超音波周波数をf_1，受信周波数をf_2，血流速度をv，超音波伝搬速度をCとすると，周波数差Δfは，

$$\Delta f = f_1 - f_2 = 2V \cdot \cos\theta \cdot f_1 / C$$

が成立し，f_2を計測すれば血流速度Vが求められる。ここでΔfが（＋）の場合は血流が探触子に向かってくる状態，Δfが（－）の場合は探触子より離れていく状態を示している。Δfが（＋）の場合を赤表示，Δfが（－）の場合を緑表示したものが超音波カラードップラ装置である。超音波ドップラ装置には連続波ドップラ法とパルスドップラ法とがある（図14）。連続波ドップラ装置のプローブは図15のようなペンシル型で，内部は送信，受信の圧電素子で構成されている。ドップラ偏移周波数はフーリエ解析で検出する。

- 連続波ドップラ法は，超音波を連続放射しているため受信波からは超音波伝搬路上のどの深度部位からの信号かの判別ができず距離分解能はない。単に超音波ビーム方向を指定するだけで血流の最高速度の検出ができる。

- パルスドップラ法は深さ方向の距離分解能をもち，振動子はパルス状の超音波を放射後，反射を受信後，再度放射し反射波を受ける方式である（図16）。目標からの反射波に合わせてのゲートパルスを検出する。任意にゲートの設定が可能なため，所定の信号のみ検出が可能で，血管経方向の血流速度分布測定が可能である。

- 最近は連続波を用いての血流量測定専用プローブの使用はなくなり，断層像にパルスドップラ法を用いた血流を重量表示する方式の超音波カラードップラ装置が主流である。

図14 連続波とパルス波

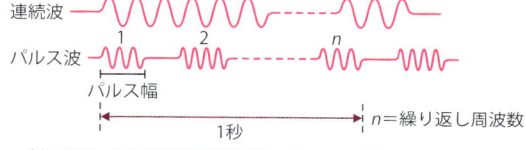

（木村雄次：生体計測装置学入門, p.8, コロナ社, 2004. より引用）

図15 超音波連続波ドップラ血流計の原理

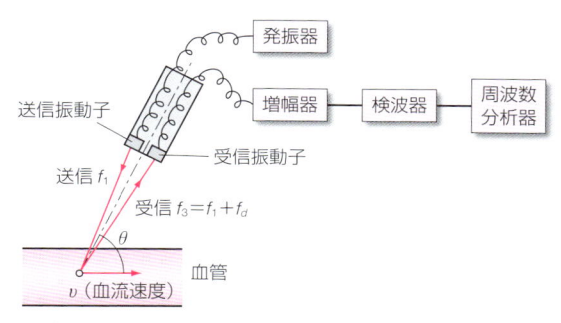

（木村雄次：生体計測装置学入門, p.10, コロナ社, 2004. より引用）

図16 超音波パルスドップラ血流計の原理

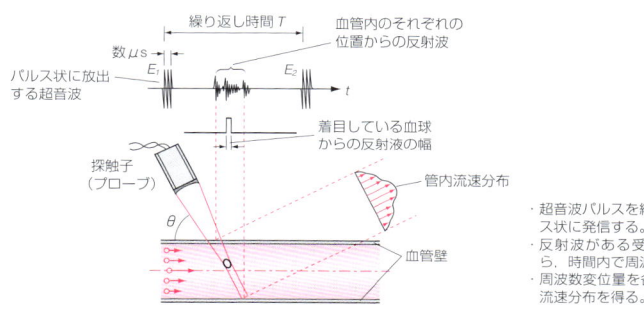

- 超音波パルスを繰り返し時間 T でパルス状に発信する。
- 反射波がある受信波を注目の血球から，時間内で周波数分析をする。
- 周波数変位量を各部の流速として管内流速分布を得る。

（木村雄次：生体計測装置学入門, p.11, コロナ社, 2004. より引用）

■レーザドップラ血流計

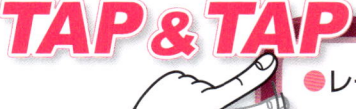

TAP & TAP

- ●レーザドップラ組織血流計　⇒　・レーザ光の毛細血管血球と衝突でのドップラ効果利用
　　　　　　　　　　　　　　　　　・皮膚表面より約1mm深さの毛細血管内血流計測
- ●レーザドップラ組織血流計プローブ　⇒　非接触型，接触型
- ●非接触型プローブ　⇒　皮膚や臓器表面など広範囲の血流分布計測
- ●接触型プローブ　⇒　局所微小循環を連続計測
- ●レーザドップラ血流速計　⇒　赤血球へレーザ光照射でのドップラ効果による血流速度検出
- ●レーザスペクタクル血流計　⇒　・レーザを散乱組織へ集団照射での反射散乱光観察面干渉現象の利用
　　　　　　　　　　　　　　　　　・局所循環動態状態の定量評価

生体計測装置学

① レーザドップラ組織血流計
- 生体表面よりレーザ光を入射し，静止状態の組織と動いている組織間毛細血管内の血球からの散乱光とのドップラ効果の差を応用した血流計である。
- レーザ光が毛細血管の血球との衝突によるドップラ効果によりレーザ周波数がシフトする。このシフト変化光の割合は赤血球数に比例し，周波数シフトの大きさは血流速度に比例する。以上の関係より，赤血球数と血流速度の積から血流量が算出できる。本法では，皮膚表面から1mm程度の深さの毛細血管内の血流計測が可能である。
- 測定には非接触型と接触型があり，前者は皮膚や臓器表面など広範囲の血流分布を捉えて二次元カラーマップ表示，後者は狭い範囲にレーザを照射し局所微小循環を連続的に計測する。ここでの測定値は組織重量当たりの血流量表示となる。レーザ周波数700nm程度の半導体レーザが利用される。

② レーザドップラ血流速計
- 血管内を移動する赤血球にレーザ光を照射すると，ドップラ効果により周波数がシフトする。このシフトは血流速度に比例することを用いての血流速度検出装置である。

③ レーザスペクタクル血流計
- レーザを散乱組織に集団照射すると，反射散乱光が観察面で干渉現象を生じ，スペクタクルパターンが現れる。このパターンは血球の運動変化に応じて変化する。
- 本装置はレーザを広い生体組織全体に照射して生じるスペクタクルパターンをエリアセンサ，ラインセンサで定量的に測定し，コンピュータで解析することで局所循環動態状態を非侵襲的に定量評価する装置である。利用領域として，眼科での眼底血流評価に眼底スペクタクルパターンが利用されている。

心拍出量計

- 心拍出量計　⇒　熱希釈法，色素希釈法，フィック法，超音波断層法，血圧波形解析法
- 熱希釈法　⇒　右心房から0℃の薬液10mlを瞬時注入，肺動脈での温度降下変化を連続測定結果を基に心拍出量を算出，繰り返し測定可能
- 色素希釈法　⇒　・インドシアニングリーンを静脈系から注入し，動脈系に現れる色素濃度曲線より心拍出量を算出
  ・805nm（Hbの光吸収の加算情報），940nm（Hbのみの光吸収情報）2波光利用
  ・繰り返し測定は残留ICGの影響あり
- フィック法　⇒　動脈血，静脈血酸素含量較差と酸素摂取量より心拍出量を算出

- ●超音波断層法 ⇒ 経食道プローブ，体表胸部プローブでのドップラ法での大動脈血流速度と断層心エコー図などから大動脈断面積により心拍出量を算出
- ●血圧波形解析法 ⇒ ・熱希釈法であるが右房からの注入冷水の温度変化が小さい動脈系で測定する
  - ・圧トランスデューサと先端に温度センサの付いた熱希釈測定が可能な一体の動脈内留置カテーテルが必要

■熱希釈法

- バルーン付きのスワン・ガンツカテーテル（詳細は「体外循環装置」85ページ参照）を用い，右心房から0℃のブドウ糖または生食10mlを瞬時に注入，このとき血液と混合し，肺動脈での温度降下の変化を連続測定し，以下の公式により心拍出量を算出できる。

$$心拍出量：CO(cardiac\ output) = 1.08 k V_i (T_i - T_b) \times 60 \int \Delta T_b\, dt$$

$\int \Delta T_b\, dt$は肺動脈血の熱希釈曲線の面積（積分値），kはカテーテル係数，V_iは注入ブドウ糖容量，T_bは注入ブドウ糖液温，1.08はブドウ糖使用時の定数を示す。
- 本法では，色素希釈曲線のような再循環成分誤差は生じないため，繰り返し測定が可能である。現在は主に熱希釈法が用いられている。さらに近年では，カテーテル上にサーマルフィラメントを付加したカテーテルにて，これにパルス状通電での熱変化より連続的心拍出量（CCO：continous cardiac output）の計測が可能な装置も登場してきた。

■色素希釈法

- 指示薬としてインドシアニングリーン（ICG：indocyanine green）を用い，静脈系から本薬剤を注入する。右心から肺動脈・肺循環を経由し血液に混合された色素濃度を動脈系で測定し色素濃度曲線を求める。近年は，色素濃度の測定にはイヤピース（ear piece）法，キューベット（cuvette）法に代わり，パルス式色素希釈法（pulse dye densitometry）が用いられている。これは，パルスオキシメトリ法と同様の原理で，動脈血中ICG濃度測定法である。プローブを鼻翼（指尖）に装着し，805nm，940nmの2波光を用い，前者からICGとヘモグロビン（Hb）の光吸収の加算情報を，後者からヘモグロビンのみの光吸収情報を得て両者の濃度比（ICG/Hb）と他の装置から得られるHb値を入力し，ICGの絶対値を求める。ICGは一巡後の再度再循環成分が希釈曲線上に重畳するので，これを分離する必要がある。これには初回循環希釈曲線の下降脚を延長する近似法が用いられる。本法はカテーテル挿入が不要であり，非観血的にCO，循環血液量，ICG肝排出率の測定が可能である。測定誤差の要因にはICG投与量，入力時のHb値，繰り返し測定の際の残留ICG影響などがある。

図16 色素希釈法の原理モデル

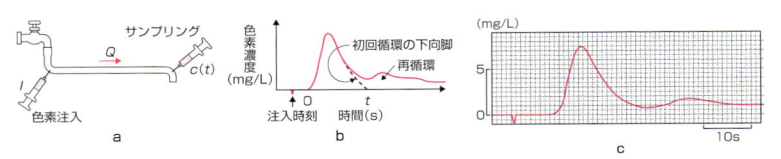

(日本エムイー学会ME技術教育委員会: MEの基礎知識と安全管理, p.168, 南江堂, 2002.より引用)

図17 連続心拍出量算出のフロー図

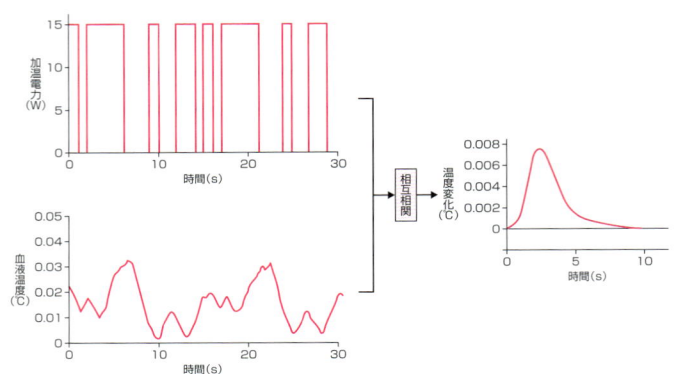

(日本エムイー学会ME技術教育委員会: MEの基礎知識と安全管理, p.174, 南江堂, 2002.より引用)

■フィック法

● 動脈血,静脈血の酸素含量較差と酸素摂取量から心拍出量の算出法である。単位時間当たりの酸素消費量は静脈と動脈との酸素含の量に比例することを応用し,次式から算出する。

> CO=酸素消費量/(動脈血酸素含量−静脈血酸素含量)

かつては心臓カテーテル検査時に多用されたが,時間を要す検査法のため,現在は熱希釈法,超音波Bモード画像,Mモード画像,サーマルフィラメント法での連続心拍出量計や動脈波形解析法が用いられている。

■超音波断層法

● 経食道プローブ,体表胸部プローブを用いてドップラ法で計測した大動脈血流速度(心エコー図)に,断層心エコー図やMモード心エコー図から求めた大動脈断面積を掛け算することで求められる1回心拍出量,さらにこれに心拍数を掛けて求められる心拍出量算出法である。

■血圧波形解析法(Pulse Contour解析)

● 冷却水を用いた熱希釈法で,心拍出量(CO：Cardiac Output)を測定し,これをもとに動脈圧波形解析法(Pulse Contour法)から心拍ごとの拍出量が測定できる。さらに,血管内容量に関するさまざまなパラメータを測定できる。

● 本法は中心静脈カテーテルと,体幹に近い太い動脈である大腿動脈または上腕動脈にカテーテルの挿入留置を必要とする。スワン・ガンツカテーテルを用いた連続心拍出量測定は,肺動脈内の温度変化より熱希釈法にて右心を経由した血液流量を測定するが,本法では中心静脈から一定熱量の液体を注入し,右心,肺,左心,さらに体幹を経由した経胸腔心拍出量測定を行う。スワン・ガンツカテーテル法と比較して,温度変化が小さい状態の熱希釈法で,心拍出量を測定する。温度センサの付いている中心静脈カテーテル,圧トランスデューサと先端に温度センサの付いた熱希釈測定が一体となった動脈内留置カテーテルがセットとなっている。

■測定原理

- 心臓収縮期に血液は大動脈へ，拍出とともに血液は大動脈から末梢血管系へ流出して大動脈の血液量が増加する。心臓拡張期は残りの血液が末梢血管に流入する。これらの血液の動きは心臓が血液を拍出するときの大動脈伸縮能に関与する。
- 大動脈での血液容量と圧力変化は大動脈の血管コンプライアンスとして表される。大動脈の血流と大腿動脈で測定した血圧との関係は，コンプライアンスで決定される。血圧と血流(CO)の同時測定にてコンプライアンスが同定される。患者個々の大動脈コンプライアンスをPulse Contour解析(圧波形解析)に反映するため，経動脈的熱希釈と同時に動脈圧が測定される。

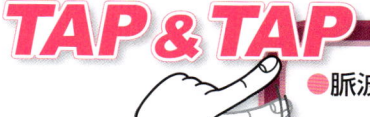

脈波計

- 脈波計 ⇒ 圧電素子にて皮膚表面から頸動脈，頸静脈の拍動，心尖部で心尖拍動の微小変化の測定
- 脈波伝搬速度 ⇒ 脈波計での頸動脈と大腿動脈間の脈波伝搬時間測定：動脈硬化判定指標，大動脈弁狭窄症，閉鎖不全症の判別，心音第Ⅱ音大動脈弁閉鎖音の判別
- 容積脈波計 ⇒
  - Hbで吸光特性の高い約900nm光の透過光または反射光はHbの吸光特性より拍動での毛細管容積変化に伴い変化する
  - この変化をCdS，フォトダイオード，フォトトランジスタなどの光変換素子で電気変換する記録装置

①脈波計

- 圧電素子を用いて皮膚表面での微小変化を捉え，頸動脈，頸静脈の拍動，心尖部で心尖拍動を記録する装置である。頸動脈と大腿動脈との脈波伝搬速度(PWV：pulse wave velocity)を計測して動脈硬化度の判定，頸動脈波形から大動脈弁狭窄症，閉鎖不全症の同定や心音図第Ⅱ音の大動脈閉鎖音時期の同定に利用される。

②容積脈波計

- 拍動に伴う毛細管の血液量変化を指先などの脈波で検出する装置を「手先脈波計」という。指先よりHbで吸光特性の高い900nm近傍の光を投射する。その透過光，または反射光はHbで吸光特性により毛細管容積が変わるのに伴い変化する。この変化をCdS，フォトダイオード，フォトトランジスタなどの光変換素子で電気変換し記録したのが手先脈波図である。
- 脈波を1回微分したものを「速度脈波」，2回微分したものを「加速度脈波」という。本装置の周波数特性は0.05～30Hz程度である。

2 呼吸関連の計測

生体の物理・化学現象の計測

1 呼吸機能の計測と換気力学

TAP & TAP
- 肺気量分画 ⇒ スパイロメトリ，体プレスチモグラフ法
- 気道内圧 ⇒ 上部気道圧
- 気道抵抗 ⇒ 粘性抵抗
- コンプライアンス ⇒ 弾性率の逆数，静的コンプライアンス，動的コンプライアンス

肺気量分画

●肺気量は，
　①最大吸気位
　②安静吸気位
　③安静呼気位
　④最大呼気位
の4つの標準基準位から分画される．他項目は標準基準位の組合せで求まる．

図1　肺気量分画

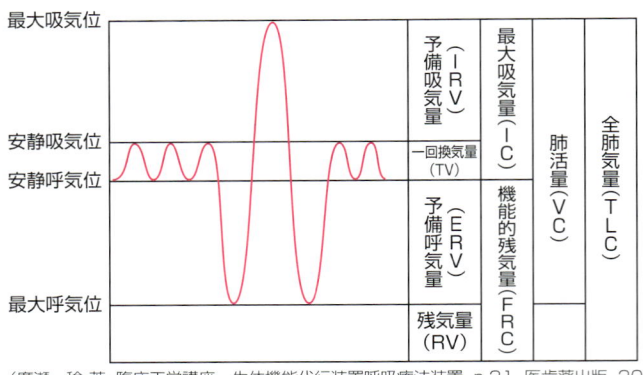

（廣瀬　稔 著：臨床工学講座　生体機能代行装置呼吸療法装置, p.31, 医歯薬出版, 2011.より引用）

TLC：Total Lung Capacity, VC：Vital Capacity, IC：Inspiratory Capacity
FRC：Functional Residual Capacity, IRV：Inspiratory Reserve Volume
TV：Tidal Volume, ERV：Expiratory Reserve Volume, RV：Residual Volume

●残気量，機能的残気量，全肺気量はスパイロメトリでは測定できず，ガス希釈法あるいは体プレスチモグラフ法[*1]で求める．

用語アラカルト

[*1] 体プレスチモグラフ法
体全体を箱の中に入れ呼吸をさせて，箱の容積変化を観察する容積型，箱内の圧変化を観察する圧力型，箱内に出入りする気流を観察する気流型がある．

補足

スパイロメトリ
- 縦軸に被検者の肺気量変化を継時的に計測するもの。スパイロメトリのための測定装置を「スパイロメータ」と呼ぶ。

気速型スパイロメータ
- 気速(流量,フロー)の測定値を積分して気量(換気量,ボリューム)を求める方式。ニューモタコメータや熱線式が該当する。

気道内圧

- 気道内圧は口腔内や上部気道の圧を表す。
- 気道内圧より肺内圧が低いと吸気,肺内圧が高いと呼気となる。
- 気道にガスが流れているときは,気道内圧と肺胞内圧に圧力差が生じるため,気道内圧と肺胞内圧は異なる値となる(気道内圧≠肺胞内圧)。
- 気道にガスが流れていないとき(吸気終末休止時や十分な呼気時間をとったとき)の気道内圧は肺胞内圧とほぼ等しくなる(気道内圧=肺胞内圧)。

気道抵抗

- 気体が気管や気管支を通過する際に生じる粘性抵抗。
- 肺胞内圧と気道内圧の圧較差を気流で除して表す。
- 主に中枢気道の抵抗値を示す。
- 健常者ではおよそ$1.0～3.0\ cmH_2O/l/s$
- 気道抵抗は肺気量位で変化する。肺気量位により気道径が変化するため。
- 吸気時より呼気時の方が大きい。

コンプライアンス

- 肺の内外に$1cmH_2O$の圧較差が生じたときに、肺容積が何ml変化するかを表す。単位はml/cmH_2O。
- 数値が高いほど肺が柔らかく伸びやすい,つまり膨らみやすい肺であることを表す。
- 弾性率の逆数である。
- 静的コンプライアンス ⇒ 弾性成分のみを表す。
- 動的コンプライアンス ⇒ 気道抵抗成分も含まれたコンプライアンス。

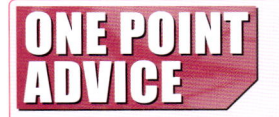

ONE POINT ADVICE
- Poiseuille(ポアズイユ)の式に従えば,気管支は肺胞に近い末梢ほど細く気道抵抗は上昇するのだが,末梢に行くほど総断面積は飛躍的に大きくなる。したがって合計した末梢気道抵抗は中枢気道に比べ小さくなる。一番気道抵抗が大きくなる部位は区域気管支(segmental bronchi)近辺である。

2 呼吸流量測定

TAP & TAP
- ニューモタコメータ ⇒ 抵抗体，差圧，リリー型，フライシュ型
- 熱線式流量計 ⇒ キングの式，熱線，電気抵抗，
- 超音波式流量計 ⇒ 伝搬時間差式，非接触，密度や粘性に非依存

補足

気量
- 流量を時間積分して求まる。「m^3」や「L」で表す。

流量
- 流速と気流が流れる管内の断面積の積によって求まる。
- 流量とは単位時間当たりに移動する気流量のことで，m^3/秒やL/分などで表す（吸気流量や定常流など）。

ニューモタコメータ（差圧式流量計）

- 回路内に抵抗体を設置し，ガスが流れることにより生じる抵抗体の上流と下流の圧力差から流量を計測する。
- 抵抗体には，目の細かな金網状のメッシュ構造のLilly型（リリー）と，抵抗体に束ねた細管を用いたFleisch型（フライシュ）がある（図2）。
- 流れるガスが層流であれば，差圧は流量と比例⇒ハーゲン・ポアズイユの式
- 流量が大きくなり乱流が生じると，差圧は流量の2乗に比例⇒ベルヌーイの定理

図2　リリー型とフライシュ型の構造

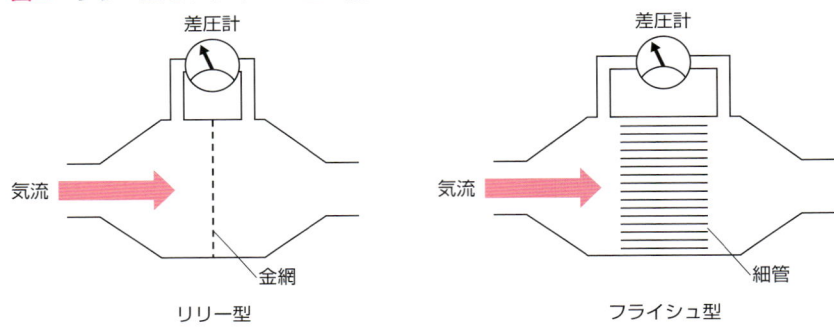

差圧計　　　　　　　差圧計
気流　　　　　　　　気流
　　　金網　　　　　　　細管
リリー型　　　　　フライシュ型

（小野哲章 ほか 編：臨床工学技士標準テキスト 改訂第2版，p.451，金原出版，2012.より改変引用）

熱線式流量計

- 回路内に設置した熱線に気流が当たると，熱線は熱を奪われ温度が低下する。温度低下により熱線の電気抵抗値が低下する性質を利用した方式。
- 熱線には白金やタングステンが使用される。
- 熱線の温度は約400℃。
- 熱線を複数本用いることで気流の方向を判別できる。
- 熱線は非常に細く，気流抵抗が小さい。
- 流量変化に対して追従性(応対性)がよい。
- キング(king)の式が用いられる。

超音波流量計

- 管路の外部から超音波を送り，反射波や透過波を受信することで流量を計測する方式。伝搬時間差(トランジット・タイム)式が主流(図3)。
- 回路内に障害物がなく，気流抵抗はほぼ無視できる。
- 流量変化に対して追従性(応対性)がよい。
- 測定は密度や粘性に依存しない ⇒ ガスの種類や圧力の影響を受けない。
- 超音波センサを回路外に設置できる ⇒ 測定対象物と非接触

図3　伝搬時間差式超音波流量計の原理

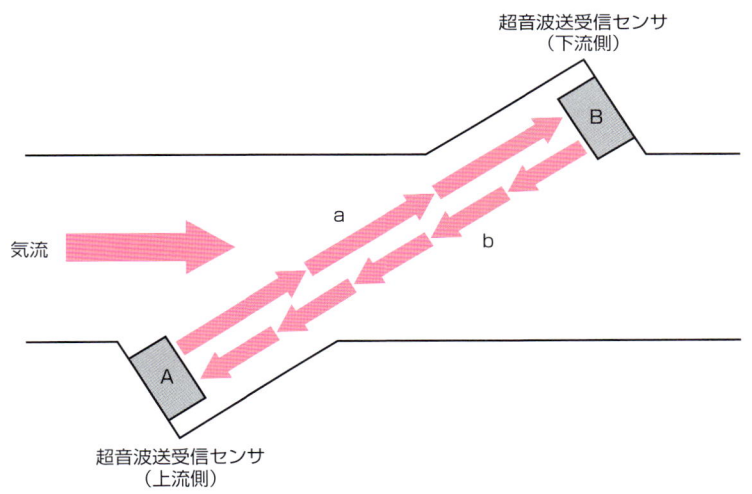

超音波を流れの上流側と下流側から交互に送信する。上流側(A)から下流側(B)へ発信した超音波aは流れに押されるため，下流側から発信した超音波bより速く受信される。この超音波の伝播時間の差を測ることで流量を測定する。

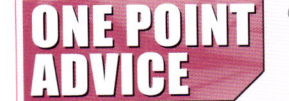

ONE POINT ADVICE
- リリー型は乱流が生じやすく，流量と差圧が比例する範囲がフライシュ型と比べて狭い。

3 呼吸モニタ

TAP & TAP
- インピーダンス法 ⇒ 高周波電流，インピーダンス，心電図
- パルスオキシメータ ⇒ 赤色光，赤外光，吸光度，拍動成分，LED，フォトダイオード，異常ヘモグロビン，色素
- カプノメータ ⇒ $P_{ET}CO_2$ [*2]，赤外線，メインストリーム，サイドストリーム

用語アラカルト

*2 $P_{ET}CO_2$
呼気終末炭酸ガス分圧。呼気終末における呼気ガス中の炭酸ガス分圧

インピーダンス法

- 体表に設置した2つの電極から生体内部に高周波電流を流し，呼吸によって生じる電極間のインピーダンス変化を検出する測定法。
- 非侵襲かつ連続的に測定できる。
- 高周波電流は100μA以下かつ20〜100kHzであり，ミクロショックの心配がない。
- 心電図モニタ用の電極を用いることで，心電図と同時に測定が可能。
- 換気回数や呼吸の大きさは把握できるが，換気量の測定は非常に困難。

パルスオキシメータ

- 非侵襲かつ連続的に測定できる。
- Lambert-Bouguer（ランバート・ベール）の法則[*3]が用いられる。
- オキシヘモグロビンは赤外光（900〜940nm）を，デオキシヘモグロビンは赤色光（660nm）をよく吸収する（図4）。
- 発光にはLED，受光にはフォトダイオードが用いられる。
- 容積脈波法 ⇒ 拍動成分のみを抽出することで，動脈血だけの酸素飽和度を測定する（図5）。
- プローブは長時間同じ場所に装着しない ⇒ 低温熱傷や皮膚損傷が生じる可能性がある。

用語アラカルト

*3 ランバート・ベールの法則（Lambert-Beer law）
吸光度は物質中の光路の長さと濃度に比例する。

測定に影響を及ぼす要因

- 受光部に強い光が入る（手術灯，蛍光灯，光線療法，直射日光など）。
- 患者の体動。
- 脈拍の減少または消失。
  - 末梢循環障害（ショック，低体温）
  - 動脈の閉塞や圧迫（血圧測定用カフの拡張，動脈カテーテルの挿入）
- 吸光度に影響を及ぼす因子
  - 異常ヘモグロビン（カルボキシヘモグロビン，メトヘモグロビン）
  - 検査用色素（インドシアニングリーン，メチレンブルー，インジゴカルミン）
  - マニキュア（青や黒系色）

図4 各ヘモグロビンの吸光度曲線

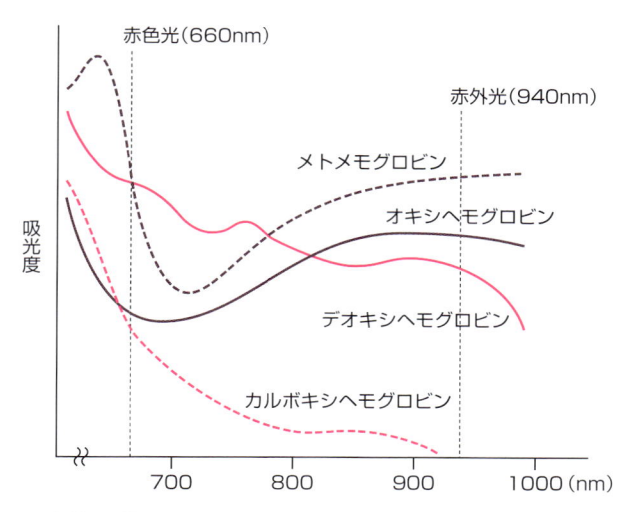

赤色光(660nm)　赤外光(940nm)

吸光度

メトヘモグロビン
オキシヘモグロビン
デオキシヘモグロビン
カルボキシヘモグロビン

700　800　900　1000 (nm)

（相嶋　一登：酸素療法に必要なモニタリング　クリニカルエンジニアリング，Vol.18，No.8，p.862，学研メディカル秀潤社，2007．より改変引用）

図5 容積脈波法

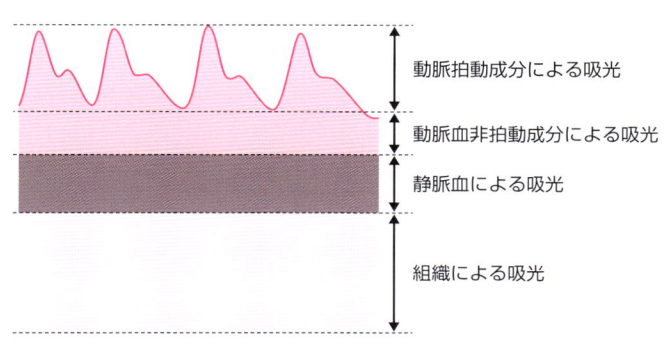

動脈拍動成分による吸光
動脈血非拍動成分による吸光
静脈血による吸光
組織による吸光

動脈拍動成分以外の吸光度は拍動に関わらず一定とするならば，赤色光および赤外光の吸光度の変化分だけを取り出せば動脈成分を測定できる。

（相嶋　一登：酸素療法に必要なモニタリング　クリニカルエンジニアリング，Vol.18，No.8，p.863，学研メディカル秀潤社，2007．より改変引用）

カプノメータ

- 呼気ガス中に含まれる炭酸ガス濃度の測定に用いられる。
- 炭酸ガスは波長4.3μmの赤外線をよく吸収する。
- 非侵襲かつ連続的に測定でき，換気モニタとして非常に有用である。
- サンプリング方式はメインストリーム型とサイドストリーム型に分類される（図6）。

図6 サンプリング方法と特徴

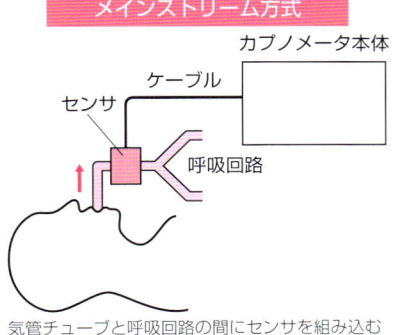

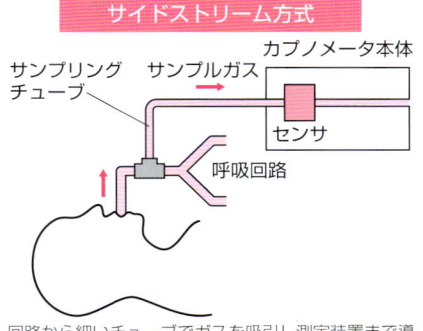

メインストリーム方式
カプノメータ本体
ケーブル
センサ
呼吸回路
気管チューブと呼吸回路の間にセンサを組み込む方式

サイドストリーム方式
サンプリングチューブ　サンプルガス
カプノメータ本体
センサ
呼吸回路
回路から細いチューブでガスを吸引し測定装置まで導く方式

（石原　謙 著：臨床工学講座　生体計測装置学，p.164，医歯薬出版，2010．より改変引用）

	メインストリーム方式	サイドストリーム方式
利点	・応答が速い ・換気量への影響がない ・長時間測定でも安定	・死腔ない ・非挿管患者にも使用可能 ・センサを回路に組み込む必要なし ・気道抵抗がない
欠点	・死腔が大きい ・センサが重い ・センサの汚染が測定に影響 ・気道抵抗が生じる	・サンプリングチューブが水分や痰で閉塞しやすい ・応答が遅い ・換気量，回路内圧に影響を与える

図7　カプノグラムの正常波形

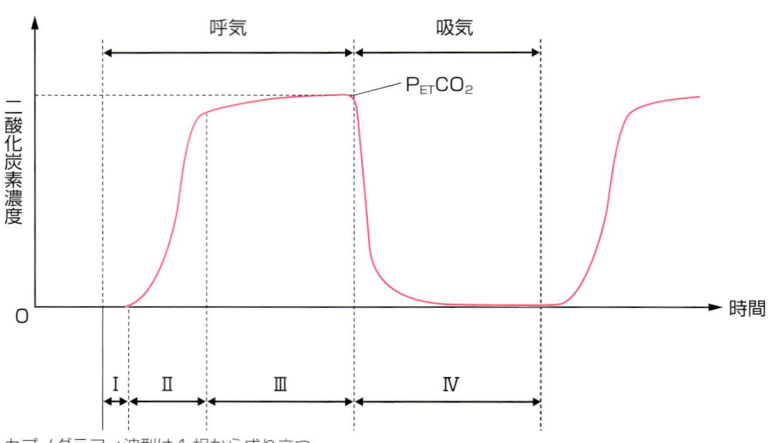

カプノグラフィ波型は4相から成り立つ．
①第Ⅰ相：呼期が始まっても気管や挿管チューブの死腔ガスが排泄されるためP_{CO_2}の上昇は生じない．
②第Ⅱ相：肺胞気が排泄され始め，P_{CO_2}が急激に立ち上がる．
③第Ⅲ相：肺胞気が排泄され続け，P_{CO_2}が平坦（プラトー）となる．この相の最終点が$P_{ET}CO_2$。
④第Ⅳ相：吸気開始によりP_{CO_2}が低下し，0となる．

図8　カプノグラムの異常例

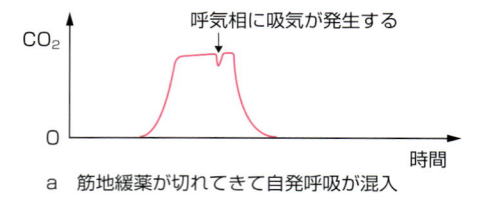

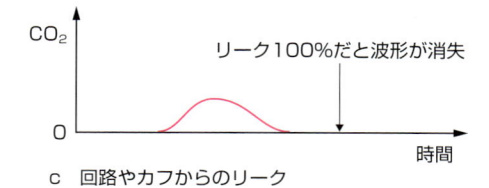

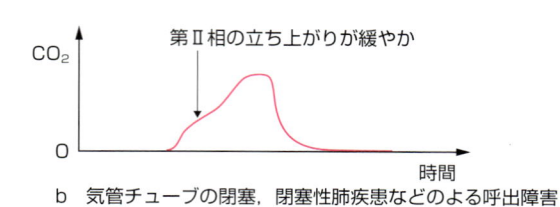

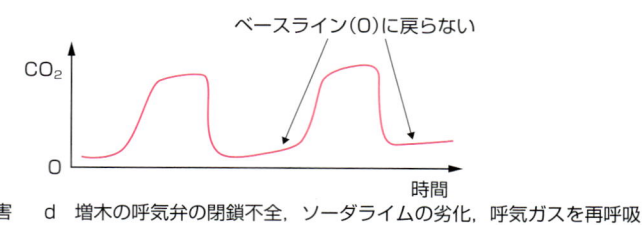

a　筋弛緩薬が切れてきて自発呼吸が混入
b　気管チューブの閉塞，閉塞性肺疾患などのよる呼出障害
c　回路やカフからのリーク
d　増木の呼気弁の閉鎖不全，ソーダライムの劣化，呼気ガスを再呼吸

（第10回3学会合同呼吸療法認定士　P376　認定講習会テキスト3学会合同呼吸療法認定士認定委員会）

表3 測定に影響を及ぼす要因

呼気中のP$_{ET}$CO$_2$上昇	呼気中のP$_{ET}$CO$_2$低下
肺胞換気量低下	肺胞換気量増加
循環血漿量減少	循環血漿量の増加
呼吸機能低下	心停止
閉塞性肺疾患	肺塞栓症（一過性低下）
高体温	低体温
シバリング	食道挿管
悪性高熱	呼吸回路の外れ，リーク
疼痛	気管チューブの屈曲やカフ漏れ

（山下　芳久 ほか：【Critical care hephrology】，生体情報モニタ法腎と透析　70巻3号，p.399, 2011. より引用）

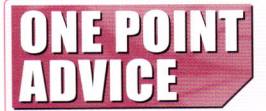

生体計測装置学

ONE POINT ADVICE

- パルスオキシメータは低酸素血症の発見に有用であるが，無呼吸などの換気不全の早期発見は難しい。特に高濃度酸素投与時は無呼吸が生じてからSpO$_2$が低下するまでに時間を要する。換気不全の早期発見にはカプノメータなどの換気モニタとの併用が有用。
- 肺機能が正常ならば，P$_{ET}$CO$_2$はPaCO$_2$より3〜5mmHg程度低く，非常に良く相関する。

3 血液ガス分析

生体の物理・化学現象の計測

TAP & TAP

- 酸塩基平衡 ⇒ 酸とアルカリのバランス状態
- pH ⇒ ・水素イオン（H^+）の濃度指数
  ・$-\log[H^+] = \log 1/[H^+]$
- PaO_2 ⇒ 動脈血酸素分圧
- $PaCO_2$ ⇒ 動脈血二酸化炭素分圧
- HCO_3^- ⇒ 重炭酸イオン
- base excess（BE） ⇒ 37℃，$PaCO_2$ 40Torrの血液を滴定し，pH7.40とするのに必要な強酸の量である。マイナスの場合は，強塩基を加えたと考える
- SaO_2（酸素飽和度） ⇒ ヘモグロビンは酸素と結合して酸化ヘモグロビンとなり，酸素と離すと還元ヘモグロビンとなる。この酸化ヘモグロビンの比率を酸素飽和度という
- 酸性 ⇒ 水素イオンが多い（10^{-7}モル/Lより多い，つまりpH7より低い）
- アルカリ性 ⇒ 水素イオンが少ない（10^{-7}モル/Lより少ない，つまりpH7.0より高い）
- pH7.0 ⇒ 中性（酸性でもアルカリ性でもない，ちょうど真ん中のpH7.0を中性という）
- 血液pHの正常値 ⇒ 7.40
- 酸 ⇒ 水素イオンを遊離する物質
- アルカリ ⇒ 水素イオンと結合する物質
- 重炭酸・炭酸緩衝系 ⇒ $H_2O + CO_2 \rightleftarrows H_2CO_3 \rightleftarrows H^+ + HCO_3^-$
- アシデミア ⇒ pHが7.4より低いこと
- アルカレミア ⇒ pHが7.4より高いこと
- アシドーシス ⇒ pHを7.4より下げる病態
- アルカローシス ⇒ pHを7.4より上げる病態
- pH調節 ⇒ 肺（$PaCO_2$）と腎臓（HCO_3^-）
- 肺が原因でpHが変化 ⇒ 呼吸性
- 腎臓が原因でpHが変化 ⇒ 代謝性
- 呼吸性アシドーシス ⇒ 二酸化炭素分圧（$PaCO_2$）の上昇
- 呼吸性アルカローシス ⇒ 二酸化炭素分圧（$PaCO_2$）の低下
- 代謝性アシドーシス ⇒ 重炭酸イオン（HCO_3^-）の低下
- 代謝性アルカローシス ⇒ 重炭酸イオン（HCO_3^-）の上昇
- 検体血液の空気との接触 ⇒ PaO_2は上昇，$PaCO_2$は低下
- pH，PaO_2，$PaCO_2$の測定原理 ⇒ 電極法
- PaO_2，$PaCO_2$の単位 ⇒ mmHgまたはTorr

- **アニオンギャップ（AG）** ⇒ 体の電気的中性バランスを調節する有機酸の量
- **AG** ⇒ $[Na^+]-[Cl^-]-[HCO_3^-]$
- **ケトン体** ⇒ アセトン，βヒドロキシ酪酸，アセト酢酸

血液ガス分析のポイント

- 血液ガス分析（表1）の目的は，**ガス交換と酸塩基平衡の状態を知る**ために行われる。
- 血液ガスとは，血液中に含まれる**酸素（O_2）や二酸化炭素（CO_2）**などのことをいう。
- 血液ガス分析装置は，
  ①動脈血中の酸素分圧（PaO_2）
  ②二酸化炭素分圧（$PaCO_2$）
  ③酸塩基平衡（pH）
  の3つを測定検査する。この3つの結果と定数などから計算することによって**酸素飽和度（SaO_2），重炭酸イオン（HCO_3^-），過剰塩基（base excess：BE）**，その他などが算出される。
- 血液ガス分析は，通常は動脈血を用いる。これは呼吸機能を診る上で酸素分圧（PaO_2）と二酸化炭素分圧（$PaCO_2$）が重要であるからである。酸塩基平衡を診る場合には静脈血でもよい〔重炭酸イオン（HCO_3^-）は，動脈血でも静脈血でもそれほど変わらない〕。

表1 血液ガス分析

項目	単位		動脈血における正常値
pH		pH	7.35～7.45
二酸化炭素分圧	(mmHg)	$PaCO_2$	35～45
酸素分圧	(mmHg)	PaO_2	100－0.3×年齢
血漿 重炭酸イオン濃度	(mEq/L)	HCO_3^-	23～26
血漿 二酸化炭素量	(mEq/L)	TCO_2	24～29
酸素飽和度	(%)	SaO_2	96～98
ベースエクセス	(mEq/L)	BE	－2～＋2
アニオンギャップ	(mEq/L)	AG	(10～14)

図1 ヘモグロビン酸素解離曲線

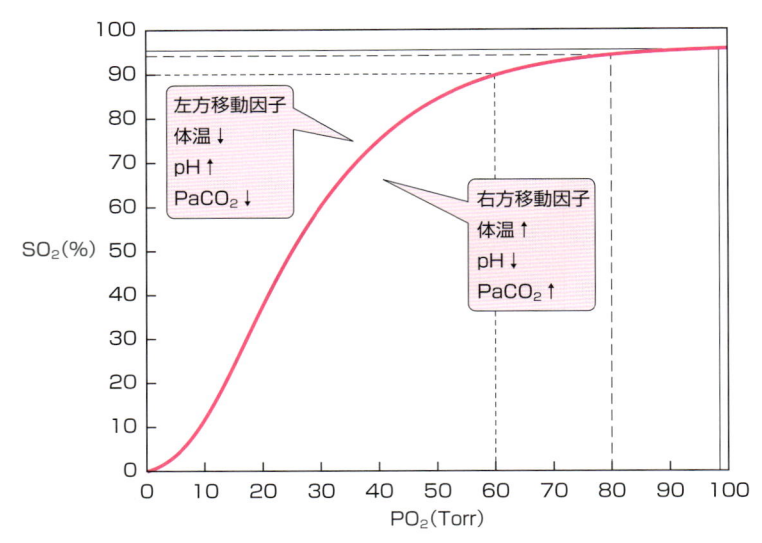

左方移動因子
体温↓
pH↑
$PaCO_2$↓

右方移動因子
体温↑
pH↓
$PaCO_2$↑

SO_2：酸化ヘモグロビン/(酸化ヘモグロビン+還元ヘモグロビン)×100(%)

■動脈血と静脈血の違い
- PaO_2が大きく異なり（静脈血PaO_2は約40Torr），その他はあまり差がない。
- 動脈血に比べて静脈血の値は，pHは0.02～0.04低く，$PaCO_2$は7～8Torr高く，HCO_3^-は1～2mEq/L高いだけである。

■血液のpHは，なぜ7.40（弱アルカリ性）なのか？
- 細胞内pHは，ほぼ中性(7.00)であり，動脈血pH7.40と細胞内pH7.00の差が生体にとって重要な働きをしている。それは細胞内で産生された最終産物の多くは酸性物質であり，細胞外液（血液）のpHがアルカリ性であると細胞内から細胞外への酸性代謝産物の移動（拡散）に有利である（排泄できる）からである。

■代謝性変化
- HCO_3^-（腎臓）が変化してpHが動くのが代謝性変化である。

■呼吸性変化
- $PaCO_2$（肺）が変化してpHが動くのが呼吸性変化である。

■血液の緩衝系
- 血液中で緩衝作用のある主な物質は，
  ①ヘモグロビン系
  ②HCO_3^-系
  ③リン酸緩衝系
  ④血漿蛋白系
  の4つである。

■代償作用
- Henderson-Hasselbalchの式（ヘンダーソン・ハッセルバルヒ）で分子のHCO_3^-が減少した場合にpHの変化を少なくするために分母の$PaCO_2$を低下させる（代謝性アシドーシスの時に呼吸を早くして$PaCO_2$を低下させる反応）。これを「**代償作用**」と呼ぶ。この作用は代謝性アシドーシスだけではなく，代謝性アルカローシスにも，

呼吸性アシドーシスにも，呼吸性アルカローシスにもある。
- 重炭酸緩衝系

$$H_2O + CO_2 \rightleftarrows H_2CO_3 \rightleftarrows H^+ + HCO_3^-$$

- ヘンダーソンの式

$$pH = 6.1 + \log \frac{[HCO_3^-]}{0.03 \times PCO_2}$$

■混合性障害

- 混合性障害は代償作用とは異なり，酸塩基平衡障害（表2）の基本型が2つ以上合併した状態である。
- 代償作用は混合性酸塩基平衡障害には含めない正常の反応である。

表2　酸塩基平衡障害のパターン

酸塩基平衡障害	pH	1次性障害	代償作用	代表的な疾患
呼吸性アシドーシス	↓	$PaCO_2$ ↑↑	HCO_3^- ↑	肺結核後遺症など
代謝性アシドーシス	↓	HCO_3^- ↓↓	$PaCO_2$ ↓	腎不全など
呼吸性アルカローシス	↑	$PaCO_2$ ↓↓	HCO_3^- ↓	過換気症候群など
代謝性アルカローシス	↑	HCO_3^- ↑↑	$PaCO_2$ ↑	利尿剤投与時など

■代謝性アシドーシスを起こす疾患

①腎機能障害（急性腎不全，慢性腎不全）
②ケトアシドーシス（糖尿病，飢餓，アルコール中毒 など）
③乳酸アシドーシス（ショック，心不全，末梢循環不全 など）
④HCO_3^-の消失（下痢，炭酸脱水酵素阻害剤 など）
⑤酸の投与（塩化アンモニウム，アミノ酸輸液，高カロリー輸液 など）

■代謝性アルカローシスを起こす疾患

①嘔吐・胃液の吸引 など［胃酸（HCl）の喪失］
②薬剤の過剰投与（$NaHCO_3$，乳酸ナトリウム など）
③大量輸血（クエン酸ナトリウムの投与）
④利尿剤による副作用（尿中へのCl^-の喪失）
⑤高アルドステロン血症・クッシング症候群（ホルモン異常）など

■呼吸性アシドーシスを起こす疾患

①呼吸器疾患（肺炎，肺癌，気胸 など）
②筋疾患（重症筋無力症，筋ジストロフィ など）
③中枢神経系（脳炎，睡眠薬 など）
④その他（上気道閉塞 など）

■呼吸性アルカローシスを起こす疾患

①過換気症候群，不安，ヒステリー など（精神・神経的原因）
②くも膜下出血，脳炎，脳腫瘍 など（中枢神経疾患）
③肺線維症，肺梗塞 など（呼吸器系疾患）
④サリチル酸中毒，カフェイン など（薬物・毒物）
⑤発熱 など（その他）

4 生体の物理・化学現象の計測
体温計測

核心温計測

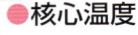

- **核心温度** ⇒ 生命維持のために重要な臓器の働きを保つ温度
- **深部体温計** ⇒ 熱流補償法，加熱用ヒータ，2つのサーミスタ*1
- **赤外線鼓膜体温計** ⇒ ステファン・ボルツマンの式，遠赤外線，サーモパイル*2

用語アラカルト

*1 **サーミスタ**
温度変化に対して極めて大きな電気抵抗変化を示す抵抗器。

*2 **サーモパイル**
熱エネルギーを電気エネルギーに変換する素子。複数の熱電対を直列あるいは並列に接続したもので「熱電堆」とも呼ばれる。

■核心温度
- 身体の末端や表面の温度は，季節や環境の影響を受ける。
- 身体の内部の温度は，脳や心臓など生命維持に重要な臓器の働きを保つため，高く安定している。

■深部体温計
- 体表面で測定された温度は，外気の影響を受けて核心温より低いが，温度プローブと体表面を断熱材で覆えば等しくなる。
- 断熱材で覆うのと同じ効果を得るために，皮膚からの熱放散によって失った熱量分をヒータで加熱し補う。
- 皮膚表面の温度測定用のサーミスタと断熱層を挟んで制御用のサーミスタを設置する。
- 2つのサーミスタの温度差がなくなるようにヒータで加熱すると，皮膚表面と深部の温度を平衡にさせることができる。
- 術中・術後の中枢深部温の管理や末梢循環の連続モニタに用いられる。

図1 深部体温計の温度プローブの原理

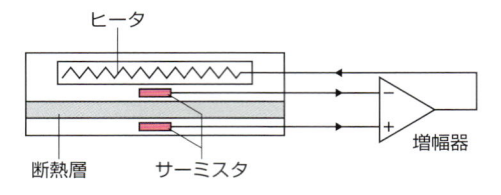

深部体温計の温度プローブの原理
(小野哲章 ほか 編: 臨床工学技士標準テキスト 改訂第2版，金原出版，2012.より引用)

■赤外線鼓膜体温計
- 生体の皮膚表面からは約10μmの波長をもつ遠赤外線が放射されている。
- Stefan-Boltzmann（ステファン・ボルツマン）の式に基づき，遠赤外線の放射エネルギーを赤外線検出素子で測定し，皮膚温を測定できる。
- 赤外線検出素子にはサーモパイル（熱検知型），InSbやHgCdTeなど（光量

子型)が用いられる。
- 鼓膜体温計は，鼓膜より放射される遠赤外線をサーモパイルで検出する。
- センサの冷却は不要。非接触。※光量子型は冷却が必要。
- 測定時間は約1〜3秒。
- 鼓膜温は脳を灌流する内頸動脈血液温をよく反映している。

体表面温計測

TAP & TAP

- 電子体温計 ⇒ サーミスタ，実測式，予測式
- 医用赤外線画像装置 ⇒ サーモグラフ，ステファン・ボルツマンの式，遠赤外線，InSb・HgCdTe，冷却，ミラー走査

■電子体温計
- 負の温度係数をもつNTCサーミスタ(Negative Temperature Coefficient Thermistor)が用いられる。
- 口腔内・腋下温の計測。
- 実測式は測定部位が完全に温まったときの温度を測定する。温度精度は高いが，測定開始から平衡温に達するまでに10分程度かかる。
- 予測式はセンサの温度変化を短時間で計測し，その後の温度変化を予測演算して温度を表示する。短時間で測定できるが，実際の温度との誤差がある可能性がある。
- サーミスタをプローブ先端につけて，食道温・直腸温・膀胱温などを連続モニタするものもある。

■医用赤外線画像装置
- ステファン・ボルツマンの式に基づき，遠赤外線の放射エネルギーを赤外線検出素子で測定し，皮膚表面の赤外線画像を構成する。
- 赤外線検出素子には検出時定数の短いInSbやHgCdTeなどの光量子型が用いられる。
- 赤外線検出部位の冷却が必要で，液体窒素やペルチェ効果(Peltier effect)を利用した電子冷却が用いられる。
- 最近では，冷却の必要のない熱検知型であるMicrobolometer(マイクロボロメータ)などを用いた高感度センサを配置した2次元赤外線センサを用いた装置も普及している。
- 末梢循環障害，代謝異常，炎症性疾患，腫瘍，自律神経障害などの診断に応用される。

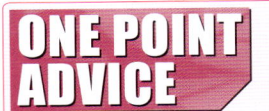

ONE POINT ADVICE
- ステファン・ボルツマンの式 $W = \sigma T^4$
W：熱エネルギー量(J) T：絶対温度(K) σ：ステファン・ボルツマン定数

1 超音波画像計測

画像診断法

TAP & TAP

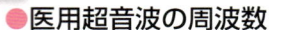

- 医用超音波の周波数 ⇒ 1MHz〜20MHz
  （ヒトの可聴域：20Hz〜20kHz）
- 固有音響インピーダンス Z
  ⇒ $Z=\rho c$（ρ：媒質の密度，c：音速[*1]）
- 超音波の反射 ⇒ 音響インピーダンスの異なる組織境界面で生じる（一部は透過）
- 超音波による距離計測 ⇒ パルス波を発信して反射してくるまでの時間 t を測定して反射位置の距離を決定
- 超音波診断装置の機能 ⇒ 反射点の位置，動きを測定・画像化
  - エコー法　Aモード
  - 　　　　　Bモード
  - 　　　　　Mモード
  - 流れを測定・画像化
  - ドプラー法　連続波ドプラー法
  - 　　　　　　パルスドプラー法
  - 　　　　　　カラードプラー法
- 超音波診断装置の特徴 ⇒
  - 無侵襲で繰り返し検査が可能
  - 軟部組織の描出に優れリアルタイム表示が可能
  - 小型・軽量で可搬性が高く血管内の流速測定が可能
  - 腸管ガスの影響を受けやすい

用語アラカルト

[*1] 音速（伝搬速度）
密度の平方根に反比例し，体積弾性率（硬さ）の平方根に比例する。
$c=\sqrt{K/\rho}$

超音波の基礎

● 超音波は媒質の疎密で伝搬する縦波である。

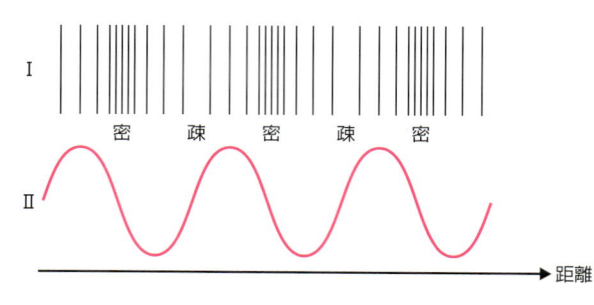

図1　縦波の様子Ⅰ（媒質の疎密）と縦波の表記Ⅱ

● 音速が異なる媒質中でも波の周波数（1秒間の振動数）は一定で変化しない。

$$\lambda = \frac{c}{f} \quad \begin{array}{l}\lambda：波長\\ c：音速\\ f：周波数\end{array}$$

図2 波長と音速，周波数の関係

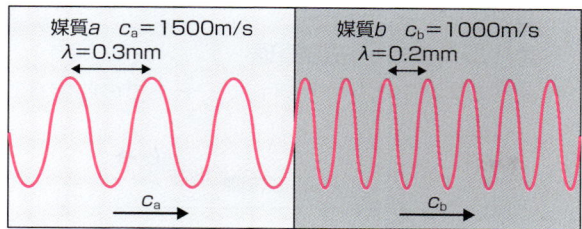

媒質a c_a=1500m/s λ=0.3mm
媒質b c_b=1000m/s λ=0.2mm

●音波は媒質の音響インピーダンスZの異なる境界でその一部が反射する。

$Z = \rho \cdot c$

Z：音響インピーダンス
c：音速
ρ：媒質の密度

振幅で表した反射係数Rは $R = \dfrac{Z_1 - Z_2}{Z_1 + Z_2}$

透過係数Tは $T = 1 - R = \dfrac{2Z_1}{Z_1 + Z_2}$

図3 音響インピーダンスと超音波の反射・透過

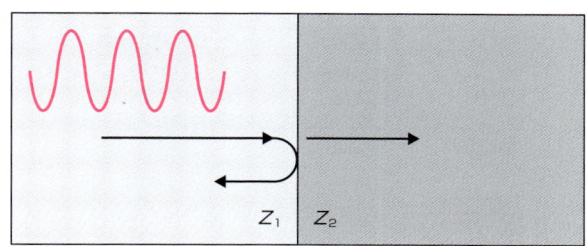

●診断装置に用いる超音波は「連続波」と「パルス波」である。

図4 連続波とパルス波

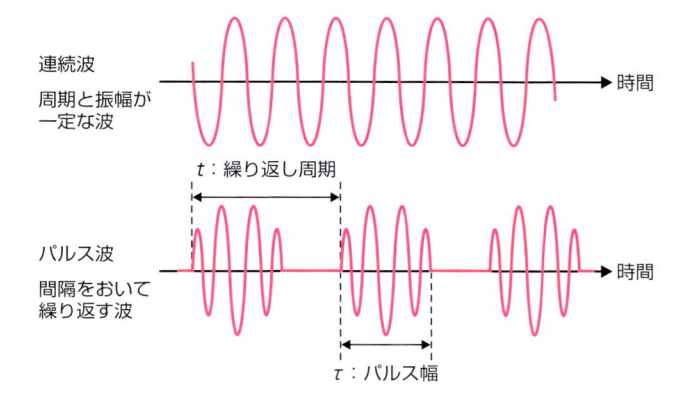

連続波
周期と振幅が一定な波

t：繰り返し周期

パルス波
間隔をおいて繰り返す波

τ：パルス幅

表1 生体内組織の音響特性

	音速 [m/s]	音響インピーダンス [×10^{-6}kg/m²・s]	吸収係数 [dB/cm]at 1MHz
空気	340	0.0004	12
血液	1570	1.62	0.2
脳	1540	1.60	0.2
脂肪	1450	1.35	0.8
腎臓	1560	1.62	0.9
筋肉	1540	1.70	1.3〜3.3
骨	4080	7.80	13
水	1480	1.52	0.002

●空気（腸管内ガスなど）や骨は，他の軟部組織と音響インピーダンスが大きく異なり，その境界で音波がほとんど反射されてしまうことがわかる。

超音波診断装置

■パルスエコー法の原理

●パルス波を出して反射してくるまでの時間を測定して反射位置の距離を決める。

図5 パルスエコー法の原理

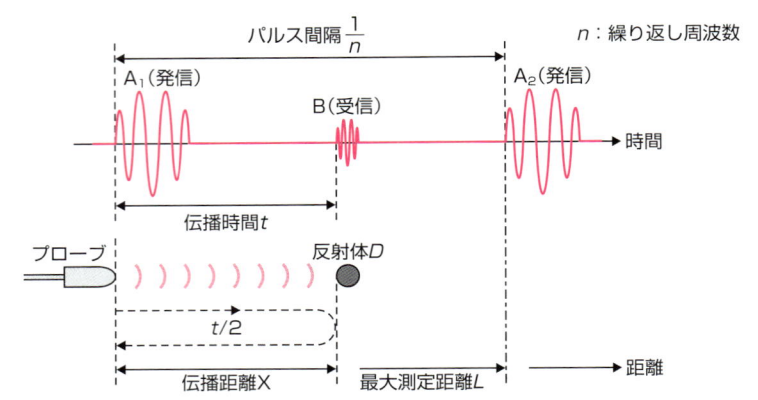

- プローブより発信した超音波A_1がXの位置にある反射体Dで反射し、t秒後に反射信号Bとして受信される。⇒ $X = (t/2) \times V$（$V = 1530$m/sを基準値）でXが決まる。
- 測定可能な最大距離L（体表からの深さ）は$L = (1/n)(V/2)$となるから、繰り返し周波数nによって決まる。

補足

図6 パルス波の周波数とパルス繰り返し周波数

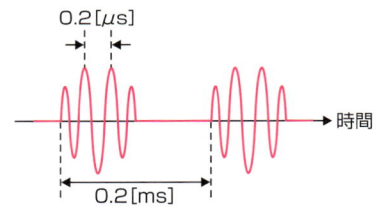

- 図のようなパルス波の場合、パルス波の周波数（frequency）とパルス繰り返し周波数（PRF：Pulse Repetition Frequency）は次のようになる。
  - パルス波の周波数f

$$f = \frac{1}{0.2 \times 10^{-6}} = 5 \times 10^6 [\text{Hz}] = 5 [\text{MHz}]$$

  - パルス繰り返し数PRF

$$PRF = \frac{1}{0.2 \times 10^{-3}} = 5 \times 10^3 [\text{Hz}] = 5 [\text{kHz}]$$

■表示法

①Aモード表示

●生体中に超音波を送信し、さまざまな深さからの反射エコー信号を受信し、横軸に時間（＝深さ）を縦軸に反射強度（振幅：Amplitude）をとり図7のように表示を行う。

図7 Aモード表示

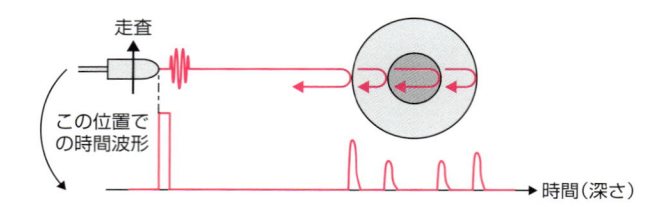

②Bモード表示
●Aモード表示同様にさまざまな深さからの反射エコー信号を得る。
●反射エコーの強さの変化を明るさ（輝度：Brightness）の変化に変換（輝度変調）し，走査ラインごとに画面に表示して図8のような画像を得る。

図8　Bモード表示

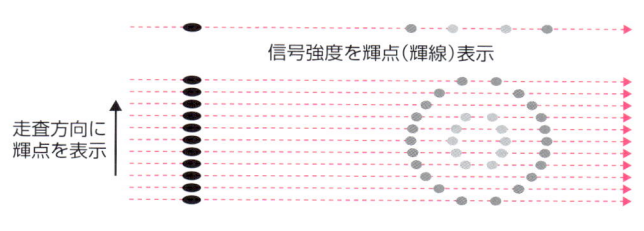

図9　腹部超音波Bモード画像

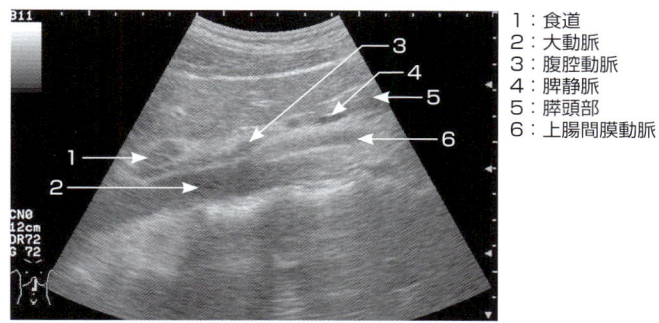

1：食道
2：大動脈
3：腹腔動脈
4：脾静脈
5：膵頭部
6：上腸間膜動脈

a　縦走査画像

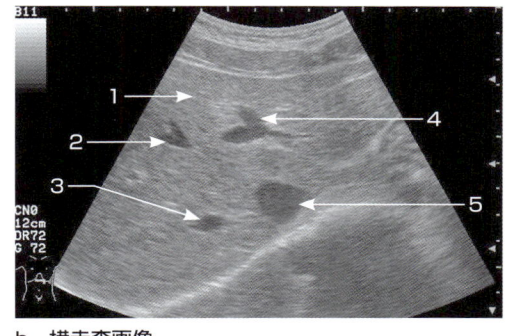

1：肝臓
2：中肝静脈
3：右肝静脈
4：門脈臍部
5：下大静脈

b　横走査画像

（福士政広 編：診療放射線技師 イエロー・ノート 臨床編 3rd edition, p.231-232, メジカルビュー社, 2012.）

③Mモード表示
●Bモードと異なり，一度，超音波を送受信した後に走査位置の移動は行わず，同じ位置で再度送受信を行う。画面の輝線の位置は少し横に動かし，輝度変調を画面に表示する。これを繰り返して動いている（Motion）エコー源の深さの時間的変化や変化のパターンを表示する。

図10　Mモード表示

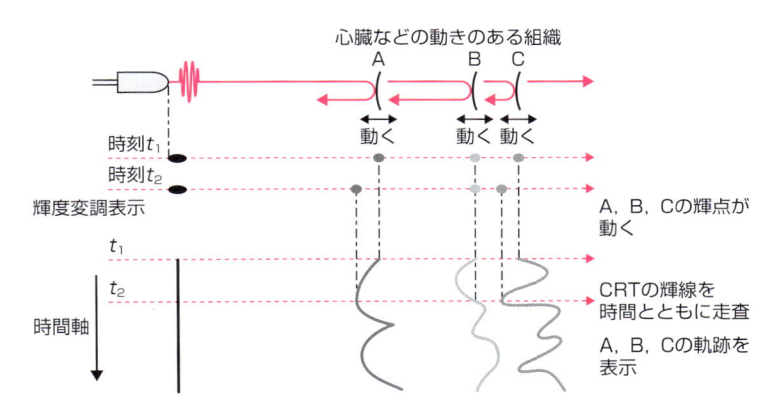

ドプラ法の原理

図11 ドプラ法の原理

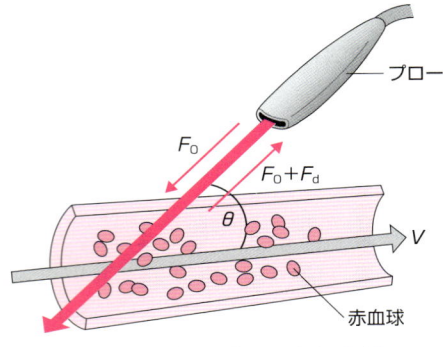

- F_0 ：プローブから送信される超音波周波数
- F_0+F_d ：動きのあるもの（血管を流れる血液など）から反射してきてプローブに受信される周波数（F_d：ドプラシフト周波数）
- V ：血液の流速
- c ：生体中の音速
- θ ：超音波ビームと流れのなす角度

- 血流により超音波はドプラシフトを受ける。

これより
$$F_d = \frac{2V\cos\theta}{c} F_0$$
$$V = \frac{c}{2\cos\theta} \times \frac{F_d}{F_0}$$

- c を一定として既知の F_0 を送信し、受信信号から F_d を検出すれば血液の流速 V を求めることができる。

表2 超音波検査に用いられるドプラ法の種類と特徴

		送受信の様式		位置情報	流れ測定の特徴	Bモードとの同時表示
	素子	方向	連続/間欠			
連続波ドプラ（CWD）	送受信別素子	一方向	連続	なし（超音波ビーム上の全情報を合わせて得る）	高速（異常）な流れの測定に向く	できない
パルスドプラ（PWD）	送受信同一素子	一方向	間欠	ある（任意の深さなど特定部位の流れを測定）	低流速の測定に向く	同時リアルタイム表示可能
カラードプラ（CFM）	送受信同一素子	多方向	間欠	ある（面情報をして捉える）	異常な流れの発見に向く	Bモード像に重ねてリアルタイム表示

● ドプラ法に用いる周波数分析法と表示法。

図12 ドプラ法に用いられる周波数分析法とその表示

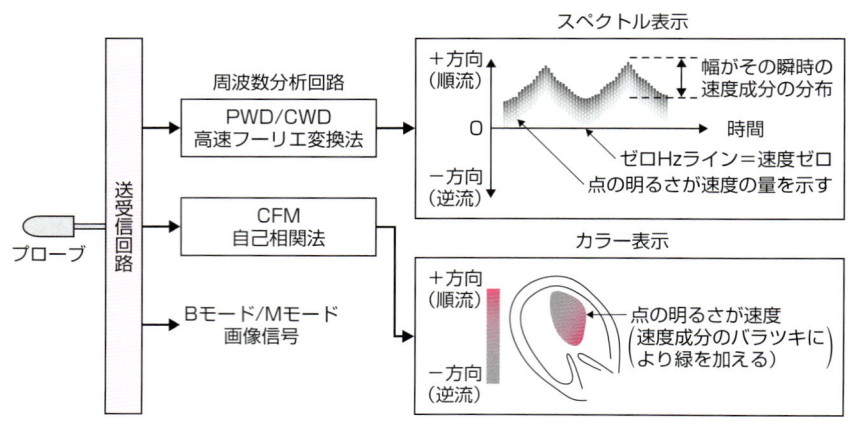

スペクトル表示
- +方向（順流）
- −方向（逆流）
- 幅がその瞬時の速度成分の分布
- 時間
- ゼロHzライン＝速度ゼロ
- 点の明るさが速度の量を示す

カラー表示
- +方向（順流）
- −方向（逆流）
- 点の明るさが速度（速度成分のバラツキにより緑を加える）

周波数分析回路：
- PWD/CWD 高速フーリエ変換法
- CFM 自己相関法
- Bモード/Mモード 画像信号

超音波ビームの走査

● 超音波ビームの走査方式は電子式と機械式に大別できる。

①電子走査方式
- 短冊状の振動子を先端に多数装着したプローブを用い，駆動する振動子を電子スイッチなどにより制御して，指向性合成法（beam forming）により超音波ビームを作り走査を行う方式。最も一般的に使われている。

図13　波面の合成と駆動素子の切り替えによる電子走査

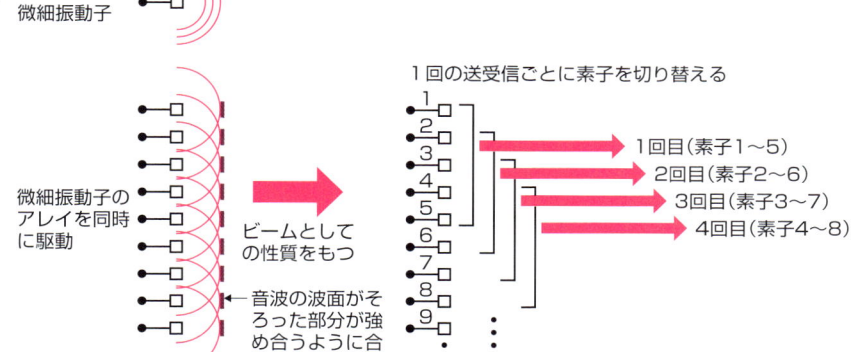

②機械走査方式
- 振動子を先端に1つだけ装着したプローブをモータなどにより動かし，そのプローブの位置や角度を検出し，その動きに比例した画像をモニタに表示する方式。現在は主に特殊な検査に使われている。

図14　機械式リニア走査

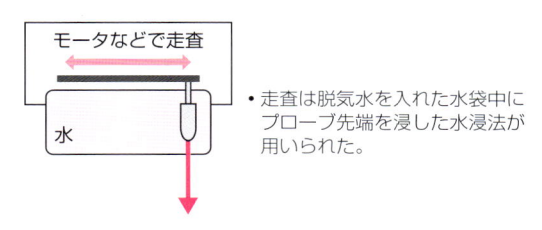

- 走査は脱気水を入れた水袋中にプローブ先端を浸した水浸法が用いられた。

表3　各種走査方式の比較

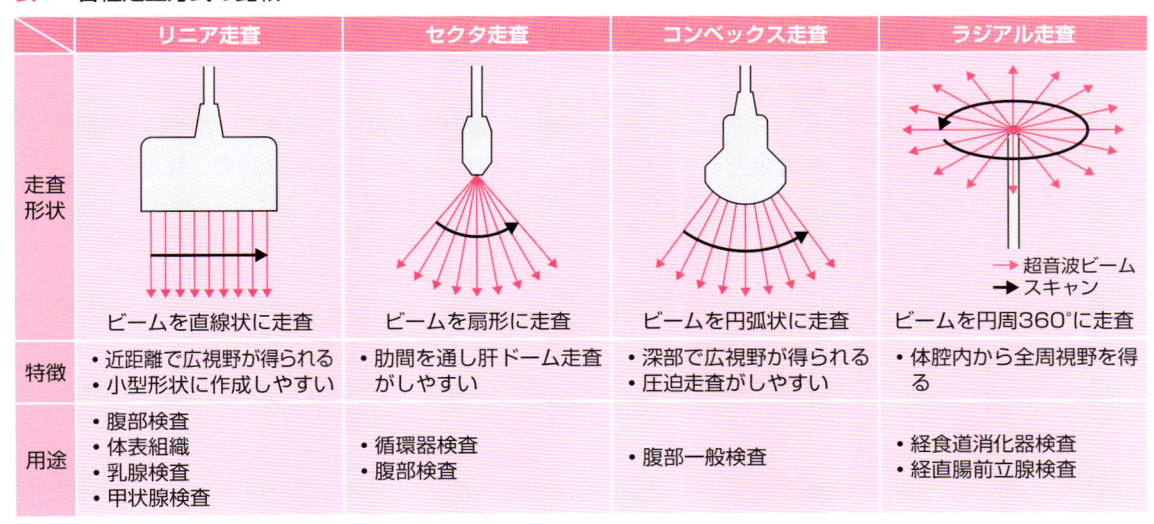

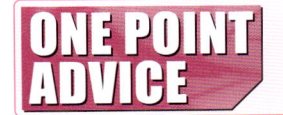

	リニア走査	セクタ走査	コンベックス走査	ラジアル走査
走査形状	ビームを直線状に走査	ビームを扇形に走査	ビームを円弧状に走査	ビームを円周360°に走査
特徴	・近距離で広視野が得られる ・小型形状に作成しやすい	・肋間を通し肝ドーム走査がしやすい	・深部で広視野が得られる ・圧迫走査がしやすい	・体腔内から全周視野を得る
用途	・腹部検査 ・体表組織 ・乳腺検査 ・甲状腺検査	・循環器検査 ・腹部検査	・腹部一般検査	・経食道消化器検査 ・経直腸前立腺検査

ONE POINT ADVICE
- 超音波断層像（Bモード像）が撮像できる仕組みを整理しておこう。
⇒ 超音波画像計測の基本

画像診断法

2 エックス線画像計測

透過像計測
- アナログX線撮影
  - ⇒ ・被写体を透過したX線で増感紙（蛍光スクリーン）が発光（蛍光）し写真フィルムを露光
  - ・グリッド＋増感紙（蛍光スクリーン）＋写真フィルム
- ディジタルX線撮影
  - ・I.I.-TV（CCD）方式
    - ⇒ ・被写体を透過したX線をX線I.I.（イメージインテンシファイア）で増感された可視光像に変換し，それをTVカメラで撮像
    - ・グリッド＋X線I.I.＋TVカメラ
    - ・リアルタイム透視
  - ・IP方式
    - ⇒ ・被写体を透過したX線のエネルギーをIP（イメージングプレート）に蓄積し，蓄積されたエネルギー（電荷）をX線画像情報としてレーザービーム走査により取り出す
    - ・グリッド＋IP→レーザー走査読み出し
    - ・広ダイナミックレンジ，大面積，高画質
  - ・FPD方式
    - ⇒ ・被写体を透過したX線のエネルギーをフラットパネル検出器（FPD：Flat Panel Detector）で直接電気信号に変換する
    - ・グリッド＋FPD（X線 → 電荷変換＋電荷蓄積＋電荷読出し）

X線CT
- 原理 ⇒ X線ビームの多方向照射によりX線吸収分布を計測し，計算機で演算・再構成して断層像を得る
- 走査方式 ⇒ ・T/R方式：X線源と検出器の1軸走査と回転走査
  - ・R/R方式：検出器アレーとX線源が一体回転
  - ・S/R方式：検出器リング内側をX線源のみ回転
  - ・N/R方式：検出器リング外側をX線源が回転し検出器リングが章動
- 画像再構成法 ⇒ ・逆投影法
  - ・逆マトリックス法
  - ・逐次近似法
- CT値 ⇒ CT値＝$K(\mu_t - \mu_w)/\mu_w$

透過像計測

■アナログX線撮影法

図1　アナログX線撮影法

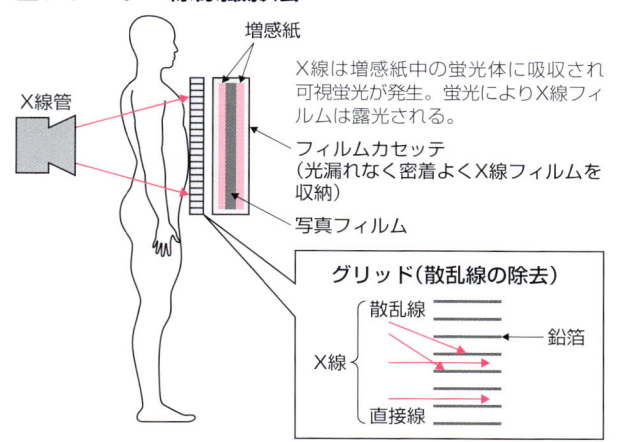

- X線管
- 増感紙
- X線は増感紙中の蛍光体に吸収され可視蛍光が発生。蛍光によりX線フィルムは露光される。
- フィルムカセッテ（光漏れなく密着よくX線フィルムを収納）
- 写真フィルム

グリッド（散乱線の除去）
- 散乱線
- 鉛箔
- X線
- 直接線

■ディジタルX線像撮影法
■I.I.-TV（CCD）方式

図2　I.I.-TV（CCD）方式

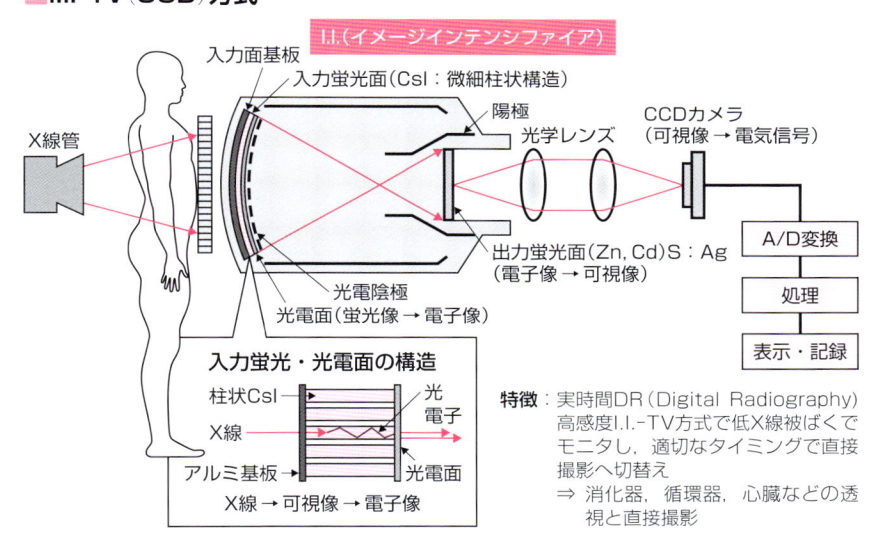

- X線管
- 入力面基板
- 入力蛍光面（CsI：微細柱状構造）
- I.I.（イメージインテンシファイア）
- 陽極
- 光学レンズ
- CCDカメラ（可視像→電気信号）
- 出力蛍光面（Zn, Cd）S：Ag（電子像→可視像）
- 光電陰極
- 光電面（蛍光像→電子像）
- A/D変換
- 処理
- 表示・記録

入力蛍光・光電面の構造
- 柱状CsI
- 光
- X線
- 電子
- アルミ基板
- 光電面
- X線→可視像→電子像

特徴：実時間DR（Digital Radiography）高感度I.I.-TV方式で低X線被ばくでモニタし，適切なタイミングで直接撮影へ切替
⇒ 消化器，循環器，心臓などの透視と直接撮影

■IP方式

図3　IP方式

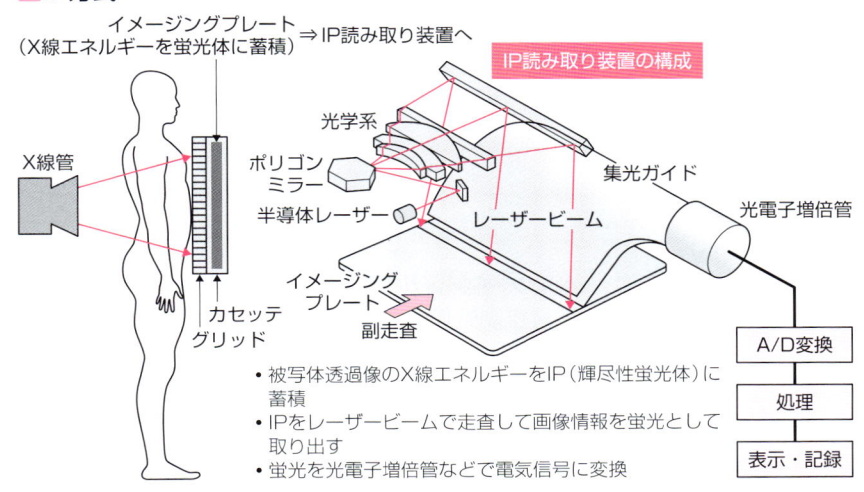

- イメージングプレート（X線エネルギーを蛍光体に蓄積）⇒IP読み取り装置へ
- IP読み取り装置の構成
- X線管
- カセッテ
- グリッド
- 光学系
- ポリゴンミラー
- 半導体レーザー
- レーザービーム
- 集光ガイド
- イメージングプレート
- 副走査
- 光電子増倍管
- A/D変換
- 処理
- 表示・記録

- 被写体透過像のX線エネルギーをIP（輝尽性蛍光体）に蓄積
- IPをレーザービームで走査して画像情報を蛍光として取り出す
- 蛍光を光電子増倍管などで電気信号に変換

特徴：広ダイナミックレンジ，高画質リアルタイム観察はできない。

生体計測装置学

■FPD方式

①**直接変換方式**：アモルファスセレン半導体で，X線エネルギーを直接電荷に変換するため解像力が高い。

図4 直接変換型FPD方式　FPD（フラットパネルディテクタ）：半導体を用いてX線を電気信号（電荷）に変換

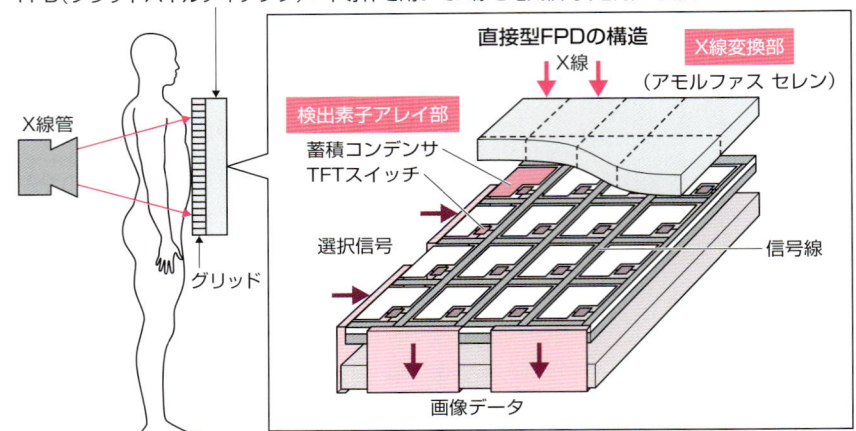

特徴：増感紙-フィルム系，I.I.-TV系と同等以上の画質。
ダイナミックレンジが広く小型軽量で経年変化がない。
リアルタイム観察が可能で，大視野で歪のない画像が得られる。

②**間接変換方式**：X線をシンチレータ（ヨウ化セシウムやガドリニウムオキシサルファイド）で光に変換後，フォトダイオードで電荷量に変換する。

図5 間接変換型FPD方式　FPD：シンチレータでX線を光に変換後フォトダイオードで電荷に変換

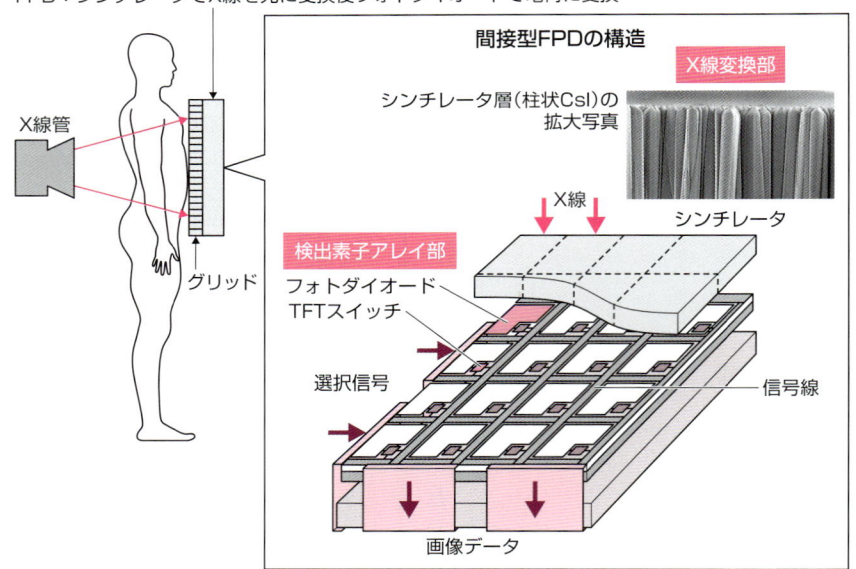

■ディジタルX線撮影のメリット

● **諧調処理**：各種診断目的に合わせてコントラスト（諧調）を調整できる（画像強調処理）。X線露光線量の過不足は濃度補正できる。

● **ダイナミックレンジ（DR）圧縮処理**
：画像の広範囲を同時に把握できるように，微細信号をそのまま残しつつ，高輝度領域の輝度を暗くし，また低輝度領域の輝度を明るくする。

図6 DR圧縮処理

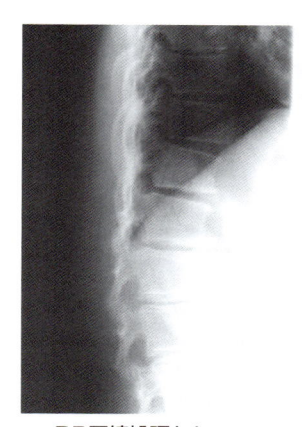

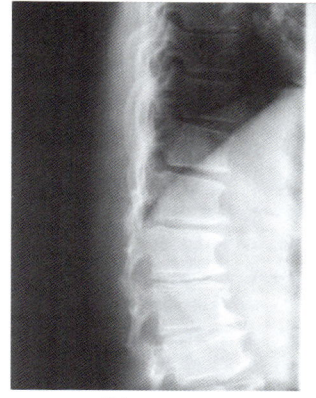

a　DR圧縮処理なし　　　　b　DR圧縮処理あり
aでは白とびして構造が不明な領域の構造が，bにより明瞭に描出されている。
〔富士フイルム㈱提供〕（許可を得て掲載）

- 周波数処理：必要な周波数帯域を強調できる（画像の鮮鋭度の調整）。
- サブトラクション処理：画像間演算処理によりエネルギー差分，時間差分ができる。

①エネルギーサブトラクション
- 低エネルギー画像と高エネルギー画像を撮影し，その差分処理により軟部組織強調や骨部強調の画像を得る。

図7 エネルギーサブトラクションの原理

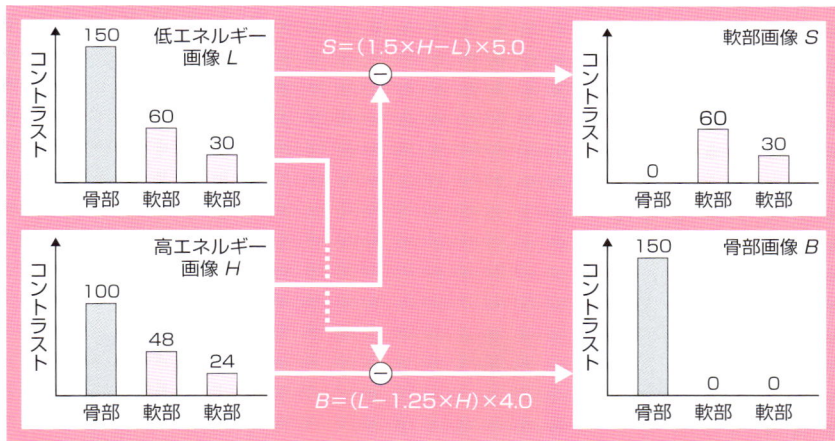

$S = (1.5 \times H - L) \times 5.0$

$B = (L - 1.25 \times H) \times 4.0$

図8 エネルギーサブトラクション画像

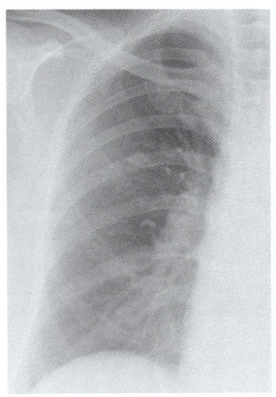

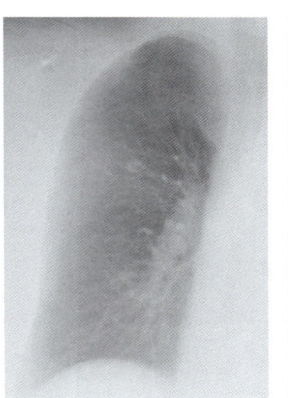

a　オリジナル画像　　　b　軟部画像　　　c　骨部画像
〔富士フイルム㈱提供〕（許可を得て掲載）

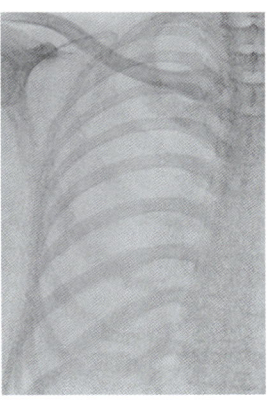

生体計測装置学

②経時サブトラクション

● 撮影時期の異なる同一患者の画像間で差分処理を行い，経時変化分を強調する画像を得る。

図9 経時サブトラクションの手法と画像

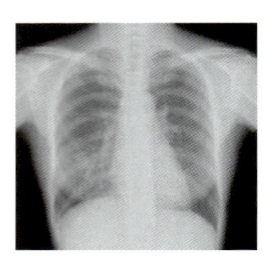

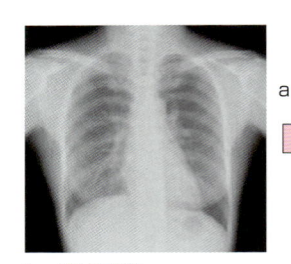

a 現在画像
b 過去画像
局所領域ごとの変形処理
c 変形処理後の過去画像
d 変形処理なし時の差分画像
e 変形処理あり時の差分画像

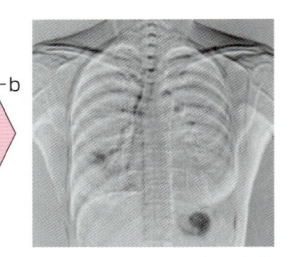

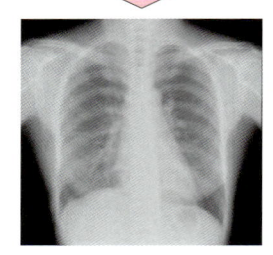

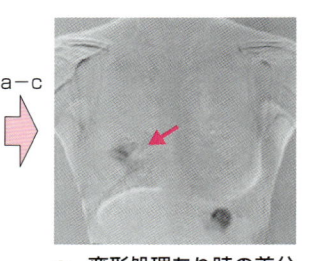

〔富士フイルム㈱提供〕（許可を得て掲載）

③DSA（ディジタル・サブトラクション・アンギオグラフィ）

● 造影剤注入前後の画像を差分処理して血管像のみを抽出する。
● 構成は，I.I.→TVカメラ→AD変換器→サブトラクション→DA変換器→TVモニタ
　⇒ ・コントラスト分解能は増感紙・フィルム系に比べ良好。
　　 ・リアルタイムで画像観察できる。
　　 ・空間分解能は増感紙・フィルム系に比べ劣る。

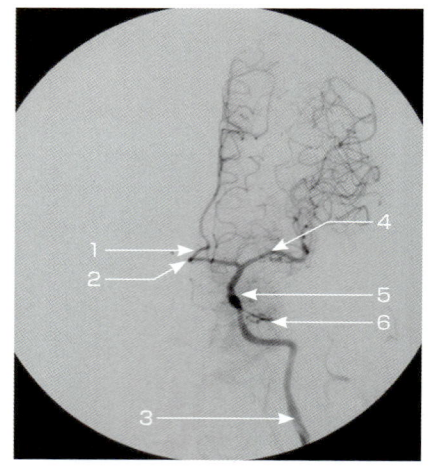

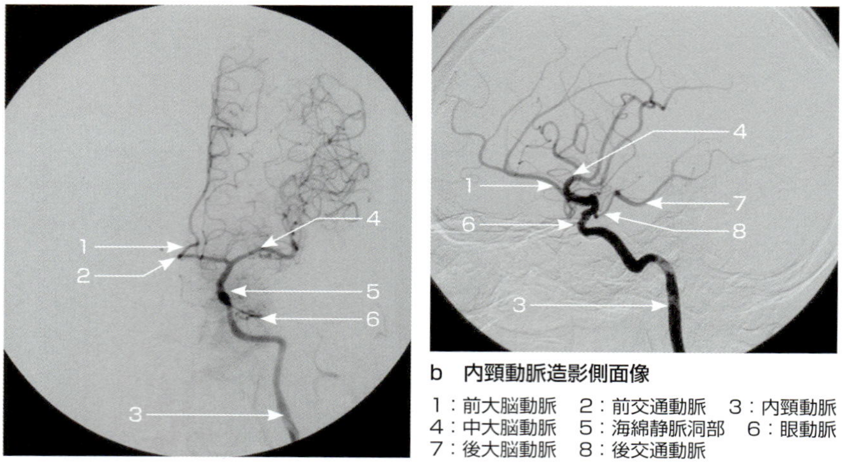

図10 DSA画像

a 内頸動脈造影正面像
b 内頸動脈造影側面像

1：前大脳動脈　2：前交通動脈　3：内頸動脈
4：中大脳動脈　5：海綿静脈洞部　6：眼動脈
7：後大脳動脈　8：後交通動脈

（福士政広 編：診療放射線技師 イエロー・ノート 臨床編 3rd edition, p.157, メジカルビュー社, 2012.）

X線CT

■線吸収係数

図11 線吸収係数と透過X線強度

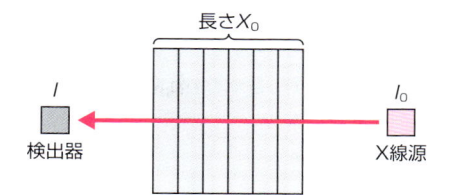

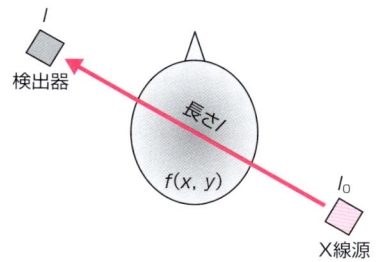

a　線吸収係数μが一様な場合

- 検出器で検出されるX線強度 I は

$$I = I_0 \exp(-\mu X_0)$$

- ここで，I_0：被写体への入射X線強度
  μ：被写体の線吸収係数
  X_0：被写体の長さ（厚み）

b　線吸収係数が不均一で $f(x, y)$ の分布をもつ場合

- 検出器で検出されるX線強度 I は

$$I = I_0 \exp\left[-\int_{-\infty}^{\infty} f(x, y) \mathrm{d}l\right]$$

■投影データ

図12 投影データと再構成

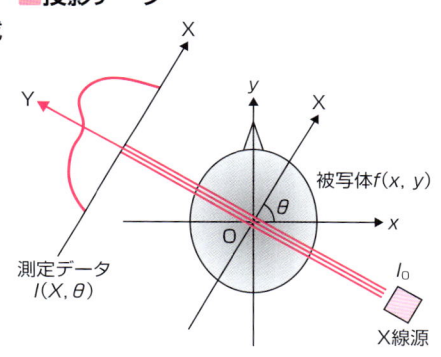

- 被写体に対し固定した直交座標系を x-O-y とし，この座標 (x, y) において被写体の線吸収係数分布を $f(x, y)$ とする。
- x-O-y に対し原点を中心に角度 θ だけ回転した新たな座標系を X-O-Y とする。
- ここでY軸に平行に強度 I_0 のX線ビームを照射すると，被写体を透過した後のX線強度 $I(X, \theta)$ は

$$I(X, \theta) = I_0 \exp\left[-\int_{-\infty}^{\infty} f(x, y) \mathrm{d}Y\right]$$

となる（測定データ）。

- これから，X線強度の吸収率の対数変換 $g(X, \theta)$ は

$$g(X, \theta) = \ln\frac{I_0}{I(X, \theta)} = \int_{-\infty}^{\infty} f(x, y) \mathrm{d}Y \quad \Rightarrow \text{X線CTにおける投影データ}$$

- 被写体をめぐる全角度 $0 \leq \theta < 2\pi$ に対する $g(X, \theta)$ から $f(x, y)$ を求めることがX線CTの再構成である。

■X線CTの走査方式

図13 X線CTの走査方式

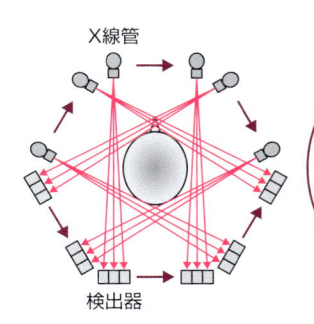

a　T/R方式
- X線管と対向した検出器の平行移動と回転
- 1断面のスキャン時間は30秒～5分と長い

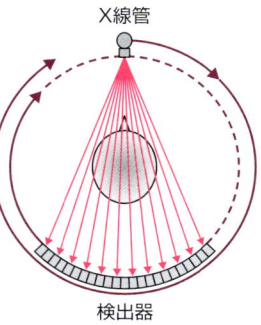

b　R/R方式
- 扇状のX線ビームとアレー検出器を一体で回転
- 1断面のスキャン時間は0.5秒～10秒と短い

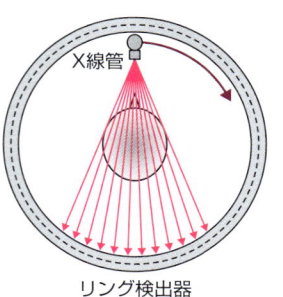

c　S/R方式
- リング状検出器アレーの内側をX線管が回転
- コリメータ位置の関係でX線検出効率が低下

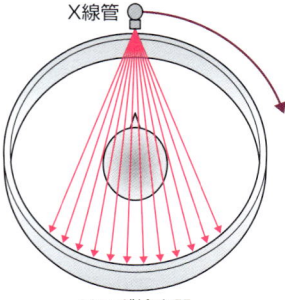

d　N/R方式
- X線管を検出器リングの外側で回転
- X線管の回転とともに検出器リングの地軸を章動させ退避
- S/R方式の改良型

生体計測装置学

補足

代表的なCT値
- 骨　　　　　　1,000
- 甲状腺　　　70〜120
- 肝臓　　　　50〜70
- リンパ節　　　40〜50
- 脾臓・筋肉　　40〜50
- 膵臓　　　　　　40
- 腎臓　　　　　　30
- 脳脊髄液　　　　20
- 水　　　　　　　0
- 眼　　　　　　−50
- 乳房　　　−100〜−200
- 脂肪　　　　　−150
- 肺　　　　　　−700
- 空気　　　　−1,000

■ 画像再構成法

①逆投影法　　：各方向から投影された値を逆投影することにより原画像を再現する方法

②逆マトリックス法：連立方程式を立ててマトリックスの解を求める方法

③逐次近似法　：初期値に対し各画素の総和と誤差を求めて補正する方法

■ CT値

● 各種の生体組織の減弱係数の値を水を0として相対的に表した値。

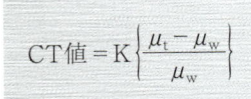

$$CT値 = K\left\{\frac{\mu_t - \mu_w}{\mu_w}\right\}$$

μ_t：組織の線吸収係数
μ_w：水の線吸収係数
K：定数（K=1000とした場合, H.U.(Hounsfield unit)と呼ぶ
水：0, 空気：−1000

■ X線CT画像

図14　各部のX線CT画像

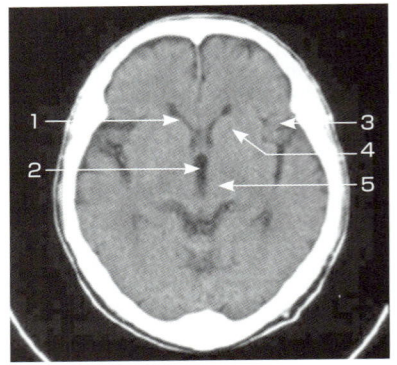

a　頭部
1：側脳室前角
2：第3脳室
3：シルビウス裂
4：尾状核
5：視床

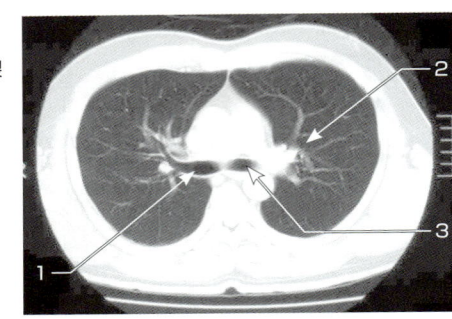

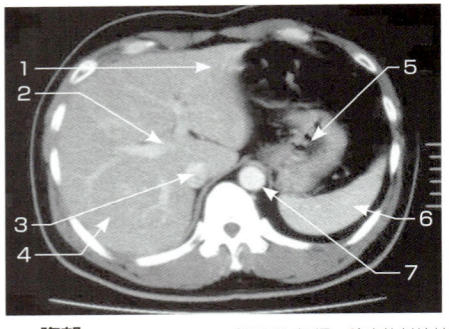

b　胸部
1：右主気管支
2：左肺門
3：左主気管支

c　腹部
1：肝左葉
2：門脈
3：下大静脈
4：肝右葉
5：胃
6：脾臓
7：大動脈

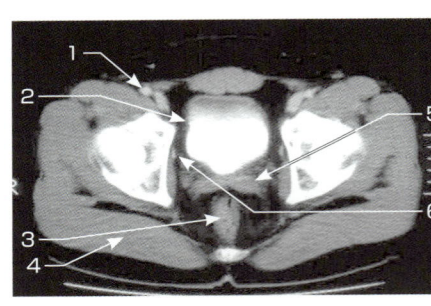

d　大腿部
1：大腿動脈
2：膀胱
3：直腸
4：大臀筋
5：精嚢
6：右尿管

（福士政広 編：診療放射線技師 イエロー・ノート 臨床編 3rd edition, p.184, 187-189, メジカルビュー社, 2012.）

補足

ヘリカルCT
● X線管の連続回転と寝台の連続移動により，らせん状に投影データを収集するCT。短時間に広範囲のデータ収集ができる。スキャン後の任意のスライス厚，断面が得られ，3D画像を再構成できる。

マルチスライスCT
● 検出器を体軸方向に複数列設け，1回転のヘリカルスキャンで複数枚の画像データを収集するCT。コーンビームX線を用いる。短時間に広範囲の撮像ができ，良好な3Dデータが得られる。

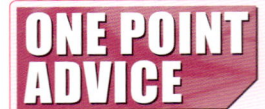

ONE POINT ADVICE

● 透過像計測のアナログ撮影法と各種ディジタル撮影法の方式と特徴を整理し，理解しておこう。
● X線CTの原理と走査方式，画像再構成法を整理し，理解しておこう。

3 画像診断法
核磁気共鳴画像計測

TAP & TAP

核磁気共鳴と緩和過程
- 静磁場中のプロトンの運動
    - ⇒ ラーモア周波数$\omega_\phi=\gamma B_0$の歳差運動
- 静磁場中のプロトンにω_ϕのRF波を照射
    - ⇒ ・RF波のエネルギーを吸収
    - ・巨視的磁化ベクトルM_0がy軸に倒れる
- RFエネルギーの供給を遮断
    - ⇒ ・M_{xy}成分が減少しM_z成分が回復する
    - ・M_{xy}の位相の一致が消失してバラバラにω_ϕで回転する
    - ・回転する磁化ベクトルは周波数ω_ϕのRF波を発生:核磁気共鳴信号の発生
- 縦緩和 ⇒ RF波でy軸に倒れたM_{xy}が励起から開放されてM_0がz軸方向に回復すること
- 横緩和 ⇒ RF波でy軸に倒れたM_{xy}が励起から開放されて位相の一致が消失してM_{xy}が減少すること

MRI
- スライス位置・厚さの選択
    - ⇒ Z軸方向の傾斜磁場の傾きで位置・厚さを選択
- 2次元位置の選択
    - ⇒ ・X軸の傾斜磁場により共鳴周波数が変化:周波数エンコード
    - ・Y軸方向の傾斜磁場により位相を変化させて位置情報を位相差として取得:位相エンコード
- 画像再構成法
    - ⇒ ・選択スライス面から得られる周波数エンコードおよび位相
    - ・エンコードされた信号は,k空間上でX方向とY方向に位置変調された信号で,これを2次元逆フーリエ変換して実空間画像を得る
- MRIの構成要素
    - ⇒ 静磁場磁石,傾斜磁場コイル,送受信コイル,電磁波シールド

生体計測装置学

核磁気共鳴と緩和時間

静磁場と歳差運動

図1 静磁場中でのプロトンの歳差運動

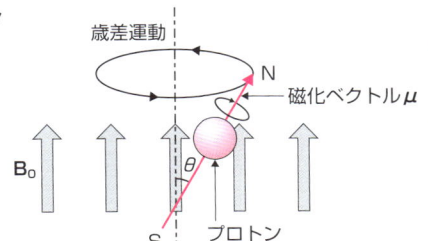

- 磁化ベクトルμに外部磁場B_0が加わるとμとB_0のベクトル積$\mu\times B_0$で与えられる回転力(トルク)が発生。
- そのトルクにより磁化ベクトルが傾いた状態で回転(歳差運動)する。その周波数ω_ϕは,

$$\omega_\phi=\gamma B_0 \quad \omega_\phi:ラーモア周波数 \quad \gamma:磁気回転比$$

巨視的磁化ベクトル

図2 巨視的磁化ベクトル

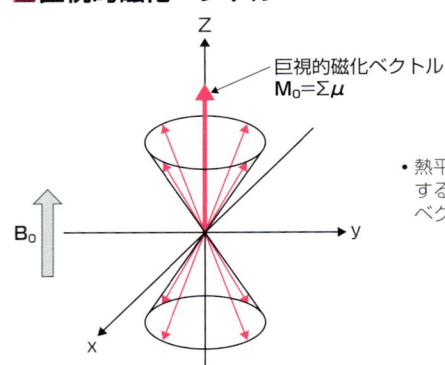

- 熱平衡状態では外部磁場方向B_0に向いて歳差運動をするスピンの数が少し多く，全体として1本の磁化ベクトルM_0がB_0に向かって存在することと等しい。

共鳴現象

①エネルギーの吸収

図3 共鳴現象（エネルギーの吸収）

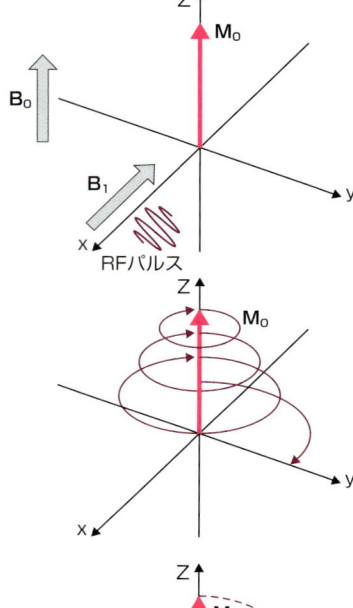

- x軸方向からラーモア周波数ω_0である高周波（Radio Frequency：RF）の磁場B_1を照射する。

- プロトンがRFのエネルギーを吸収し，M_0がZ軸かららせん状に回転しながらx-y面内のy軸に倒れていく。

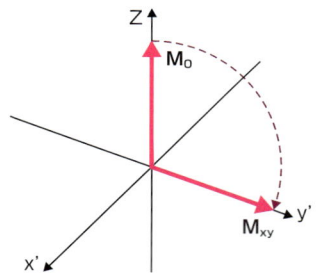

- これを内部の回転座標系（x'，y'）に乗って観察すると，y'軸方向に傾斜していくようにみえる。

②エネルギーの放出

図4 共鳴現象（エネルギーの放出）

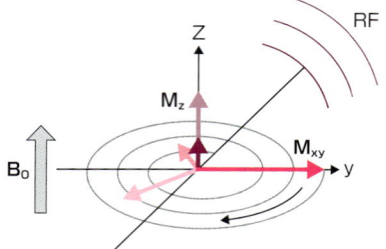

- 横方向からのRFエネルギーの供給が遮断されるとM_{xy}成分が減少しM_z成分が回復。
- M_{xy}の位相の一致が消失してバラバラに周波数ω_0で回転。
- 回転する磁化ベクトルは周波数ω_0のRF波を発生 ⇒ 核磁気共鳴（NMR）信号の発生。
- NMR信号測定値からMRI画像を構成。

緩和現象と緩和過程
①縦緩和

図5　縦緩和曲線と縦緩和時間

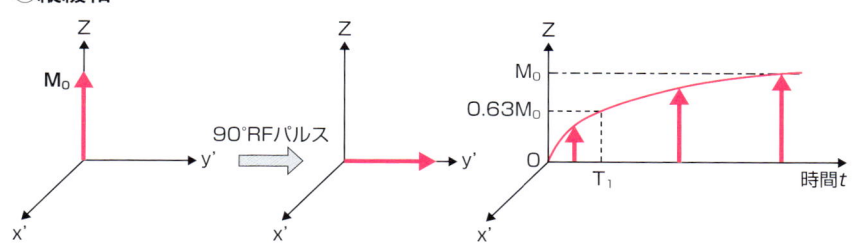

- 90°RFパルスでy軸に倒れた後，励起から開放されると，M_0はZ軸方向に回復し，十分な時間経過後，初期状態に戻る。
- この過程のM_0の時間変化　$M(t) = M_0\{1 - \exp(-t/T_1)\}$　を縦緩和曲線といい，T_1を縦緩和時間という。

②横緩和

図6　横緩和減衰曲線と横緩和時間

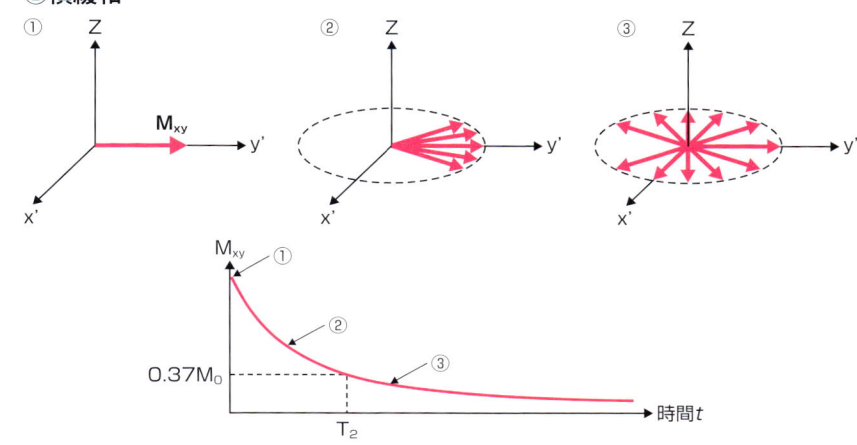

- 緩和現象においてはM_0が回復するようにM_{xy}が減少していく。
- この過程のM_{xy}の時間変化　$M_{xy}(t) = M_0 \exp(-t/T_2)$　を横緩和減衰曲線といい，T_2を横緩和時間という。

MRI

空間位置情報と傾斜磁場
①スライス選択（位置）

図7　スライス断面の設定と角周波数

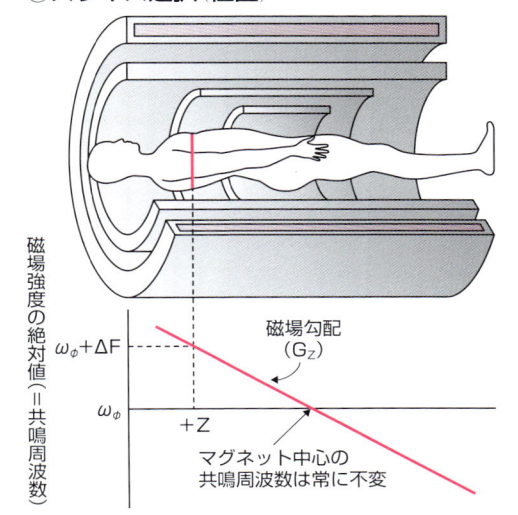

- Z軸方向の傾斜磁場の傾き（強さ）でスライス位置，スライス厚さを選択。
  ⇒ 傾斜磁場が強いほどスライス厚を薄くできる。
- RFパルスの周波数を変化させてスライス位置を選択。
- 勾配方向により任意断面を選択。

②選択したスライス面の2次元位置の選択
- ●**周波数エンコード**：X軸の傾斜磁場により共鳴信号の周波数が変化。
  合成信号により複数個(256個)の位置情報を同時取得。
  フーリエ変換により各位置の信号強度に変換。
- ●**位相エンコード**　：Y軸の傾斜磁場により位相を変化させる。
  位置情報を位相差として取得。
  位相エンコードはマトリックス数だけ実行。

図8 選択したスライス面の2次元位置の選択

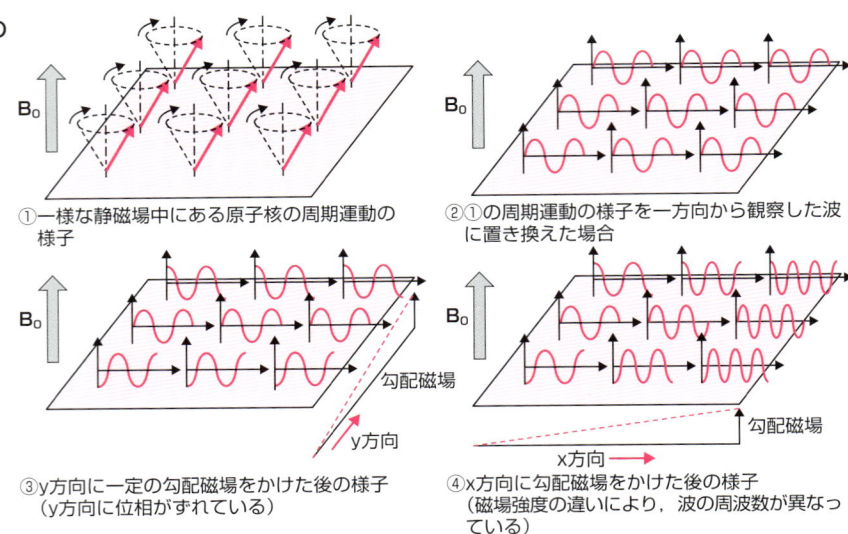

①一様な静磁場中にある原子核の周期運動の様子

②①の周期運動の様子を一方向から観察した波に置き換えた場合

③y方向に一定の勾配磁場をかけた後の様子（y方向に位相がずれている）

④x方向に勾配磁場をかけた後の様子（磁場強度の違いにより、波の周波数が異なっている）

■画像再構成法

● 選択したスライス面から得られる周波数エンコードおよび位相エンコードされた信号は、k空間上でx方向とy方向に位置変調されたものとなっている。これをフーリエ逆変換することで実空間上の$f(x, y)$が求まる。

図9 2次元逆フーリエ変換による実空間画像の再構成

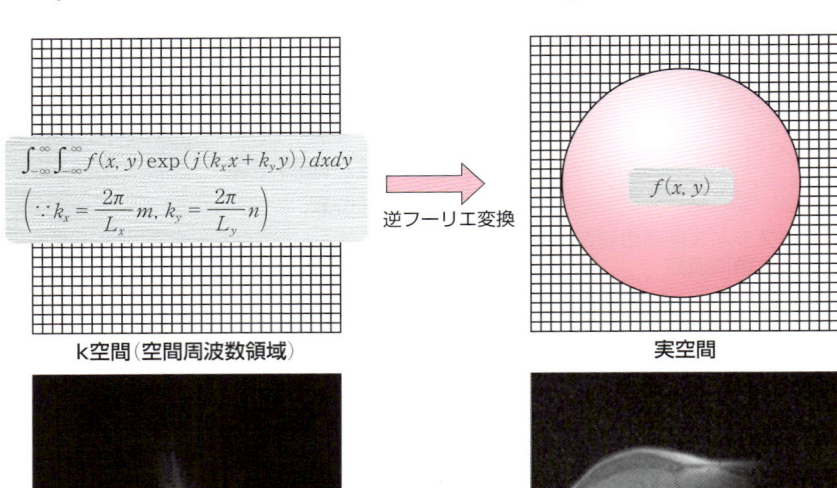

$$\int_{-\infty}^{\infty}\int_{-\infty}^{\infty} f(x, y)\exp(j(k_x x + k_y y))dxdy$$
$$\left(\because k_x = \frac{2\pi}{L_x}m, k_y = \frac{2\pi}{L_y}n\right)$$

→ 逆フーリエ変換 →

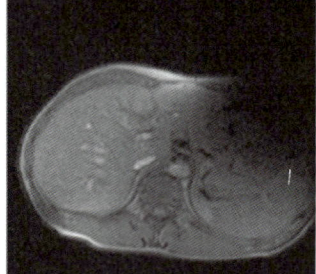

k空間（空間周波数領域） 　　実空間

k空間振幅 → 逆フーリエ変換 → 振幅画像

(k空間振幅、振幅画像の写真は黒田　輝先生(東海大学情報理工学部 情報科学科)のご厚意による)

補足
単純X線CTとの比較
- ●任意の断面を撮像できる。
- ●軟部組織のコントラスト分解能が優れる。
- ●血管の検出能が優れる。
- ●骨のアーチファクトがない。
- ●空間分解能は劣る。

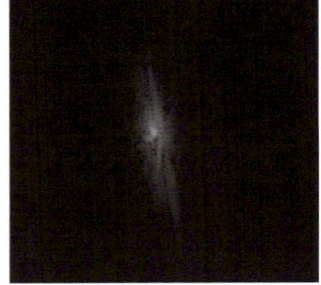

■MRI装置の構成

図10　超電導磁石方式MRI装置の構成概要

補足

超電導磁石
- ソレノイド状で超電導状態維持のため液体ヘリウムで冷却する。永久電流によって安定な磁場が得られる。高磁場（0.35〜3.0T）を発生するのに適している。

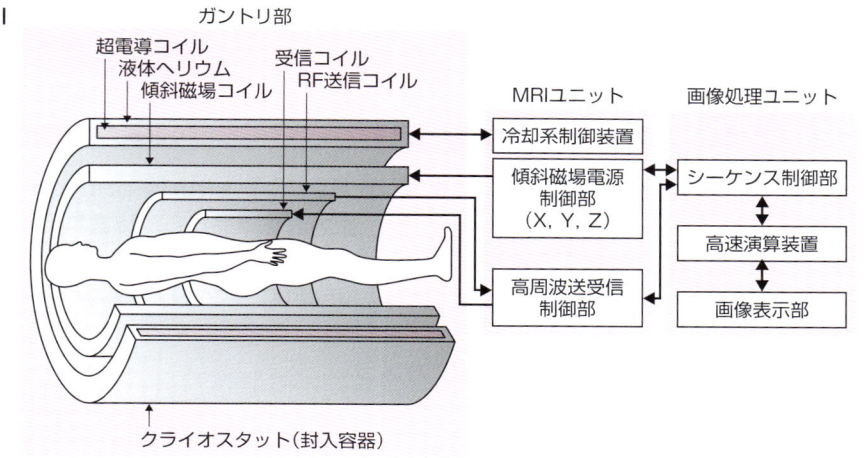

■T1強調画像とT2強調画像

図11　T1強調画像とT2強調画像

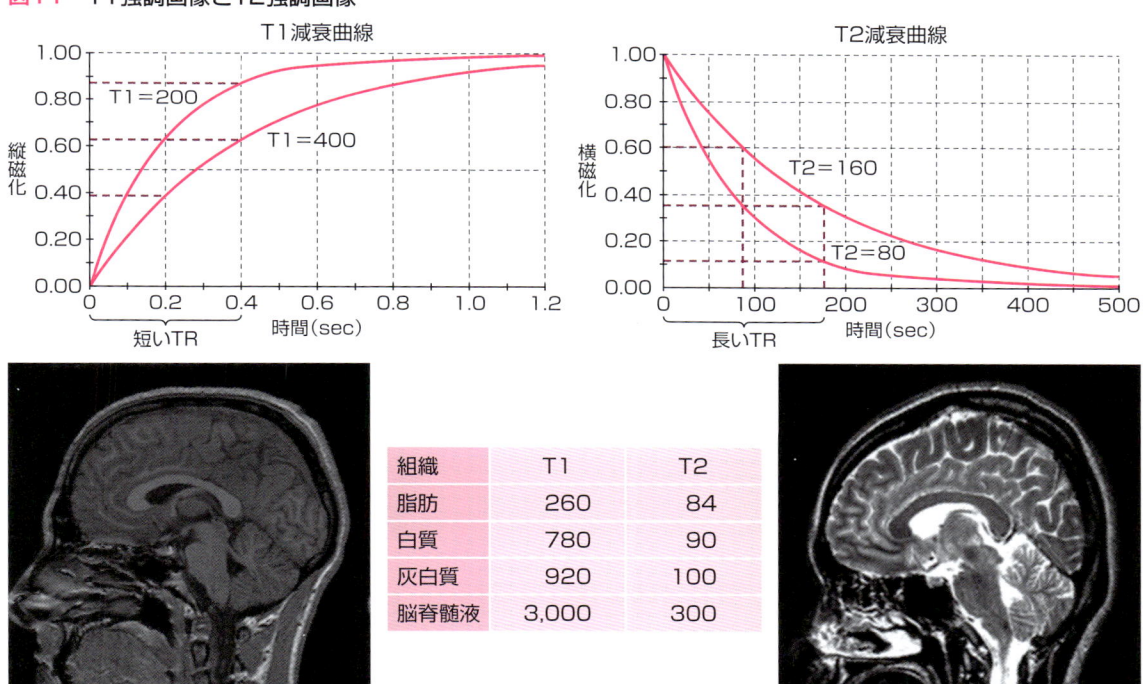

組織	T1	T2
脂肪	260	84
白質	780	90
灰白質	920	100
脳脊髄液	3,000	300

T1強調画像　　　　　　　　　　　　　　　T2強調画像

（T1強調画像，T2強調画像の写真は黒田　輝先生（東海大学情報理工学部 情報科学科）のご厚意による）

補足

パルスシーケンス
- 組織のプロトン密度，T1，T2を求めるのに，90°パルスや180°パルスを繰り返して測定する。画素の数だけ繰り返して測定しなければならない。
- これを効率的に測定するための各種パルスシーケンスが工夫されている。代表的なものとしてスピン・エコー法やグラジエント・エコー法などがある。

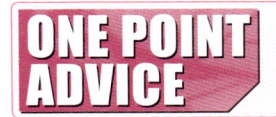

ONE POINT ADVICE
- 核磁気共鳴の原理とT1緩和およびT2緩和について理解しておこう。
- 空間位置の選択方法と画像再構成の仕組みについて整理しておこう。

生体計測装置学

4 画像診断法 ラジオアイソトープ（RI）による画像計測

TAP & TAP

ガンマカメラとSPECT（single photon emission CT）
- 信号源 ⇒ 放射性医薬品から放出されるガンマ線
- ガンマ線の検出
  ⇒ NaI（Tl）シンチレータ（ガンマ線→光）と光電子増倍管（光→電子）
- ガンマカメラ
  ⇒ コリメータと検出器の多数配列からなるカメラと位置演算回路，波高分析器からなる信号処理で平面画像を撮像
- SPECT
  ⇒ ガンマカメラ回転型，リング型専用装置により投影データの収集と画像再構成による断層撮影

PET（positron emission tomography）
- 信号源 ⇒ 陽電子消滅に伴い発生する180°対向方向に発生するガンマ線対
- 消滅ガンマ線の検出
  ⇒ リング状検出器と同時計数検出
- 画像再構成法
  ⇒ すべての方向からの消滅ガンマ線の同時計数による投影データからCT法による画像再構成
- PETの特徴
  ⇒ ・検出原理よりコリメータは不要で，感度はSPECTより高感度で定量性に優れる
  ・陽電子放出核種は半減期が短くサイクロトロンが必要

ガンマカメラと単光子断層法（SPECT）

γ線の放射
- 放射性同位元素はβ崩壊により娘核種となり励起状態にある。
- 励起状態にある核はγ線を放出して基底状態になる。
- 被検体内の放射性医薬からγ線が放出される。

図1　γ線の放射

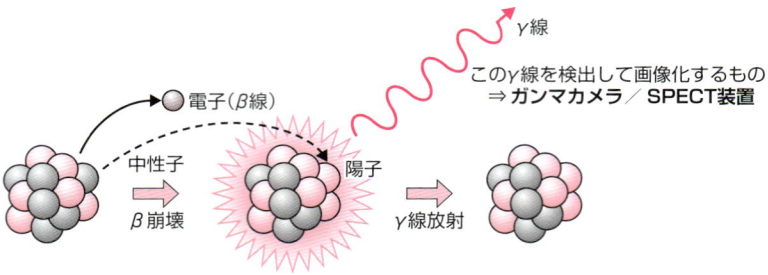

補足

表1 核医学で用いられる放射性同位元素

放射性同位元素名		記号	半減期	崩壊形式	光子のエネルギー (keV)
単光子放出核種（シンチグラフィ、SPECT用）	テクネシウム-99m	^{99m}Tc	6時間	核異性体転移	141
	インジウム-111	^{111}In	3日	軌道電子捕獲	171, 245
	ヨウ素-123	^{123}I	13時間	軌道電子捕獲	159
	ヨウ素-131	^{131}I	8日	β^-崩壊	364
	タリウム-201	^{201}Tl	3日	軌道電子捕獲	71.80
陽電子放出核種（PET用）	炭素-11	^{11}C	20分	β^+崩壊	511(β^+)
	窒素-13	^{13}N	10分	β^+崩壊	511(β^+)
	酸素-15	^{15}O	2分	β^+崩壊	511(β^+)
	フッ素-18	^{18}F	110分	β^+崩壊, 軌道電子捕獲	511(β^+)

■ガンマ線の検出

● ガンマ線を吸収して発光するNaI(Tl)シンチレータとシンチレータからの発光を光電子増倍管で検出する。

図2 γ線の検出

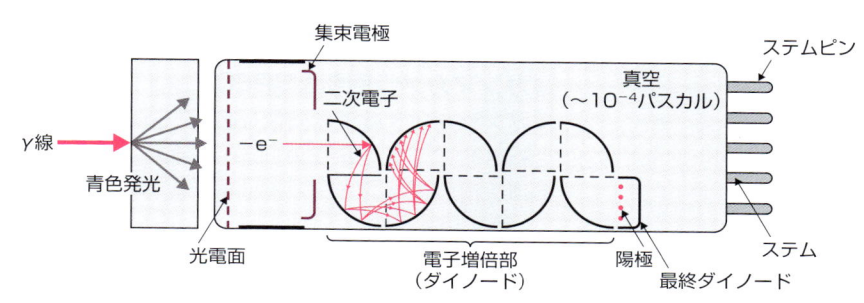

電子増倍管：NaI(Tl)シンチレータ

■ガンマカメラの基本構成

● シンチレータはNaIの一枚板の結晶で、その後ろに数十本の光電子増倍管が並んでいて、さらにシンチレータの前面には「コリメータ」と呼ばれる小さい穴が多数開いた鉛またはタングステン製の板が置かれている。

● コリメータに平行に入射するガンマ線はコリメータを通過するのに対し、斜めに入射するガンマ線は遮断されるので、コリメータ前方の空間に分布するRIをちょうど写真に撮るようにシンチレータ面に写し出すことができる。

図3 ガンマカメラの基本構成

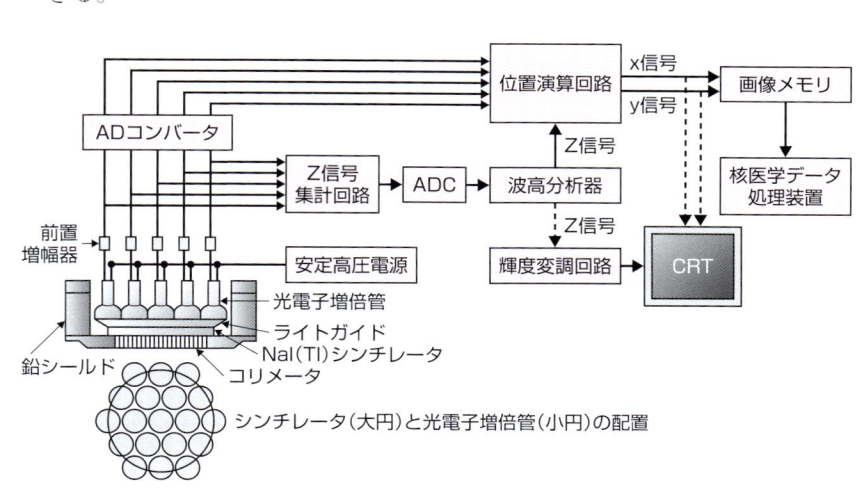

生体計測装置学

■ガンマカメラとシンチグラフィ

● 被検者に放射性医薬品をトレーサとして投与し，それから放出されるガンマ線を体外から計測し，動態，機能，形態的な各種診断情報を画像化する装置である。

図4 ガンマカメラとシンチグラフィ

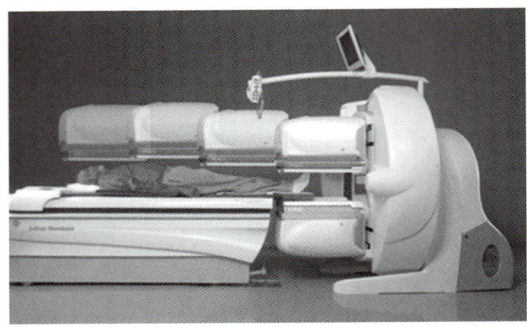

（GEヘルスケア・ジャパン㈱提供）
（許可を得て掲載）

a　180°対向型全身水平移動式

b　悪性リンパ腫のガリウムシンチグラフィ

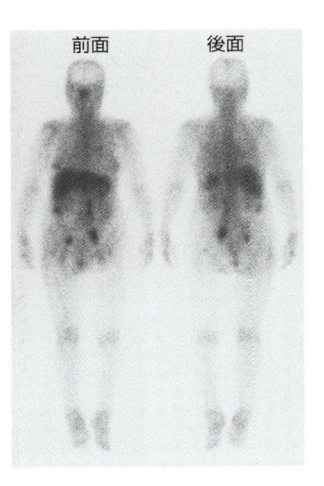

前面　　後面

■ガンマカメラ回転型SPECT

● ガンマカメラは平面画像（planar image）を撮像するが，ガンマカメラを回転させてさまざまな方向から撮影した平面画像を収集し，それをCTの原理を用いてコンピュータで再構成し断面のRI分布を画像化する。

図5 ガンマカメラ回転型SPECT

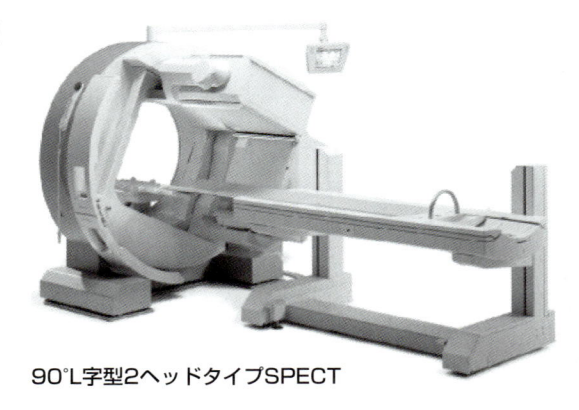

90°L字型2ヘッドタイプSPECT

（東芝メディカルシステムズ㈱提供）
（許可を得て掲載）

■リング型SPECT

● 小型検出器をリング状に配置し，その内側にターボファンコリメータが位置する。
● コリメータの回転に伴い，検出器への入射方向が扇状に変化する。
● リング中に被検者の頭部が入る。

図6 リング型SPECT装置

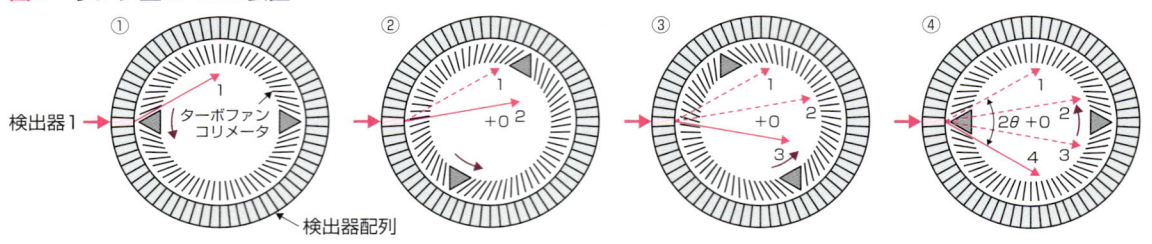

検出器1

ターボファンコリメータ

検出器配列

陽電子断層法（PET）

■陽電子消滅ガンマ線

- β^+崩壊によりポジトロン放出核種 ^{11}C，^{13}N，^{15}O，^{18}F などから放出された陽電子（ポジトロン）は「電離」や「励起」というかたちで周りの物質にエネルギーを渡し，自らの運動エネルギーを失っていく。
- 運動エネルギーがゼロになったとき，近くに存在する電子と結合して消滅する。このとき，電子と陽子の質量はエネルギーに変換され，2つの511keVの電磁波（ガンマ線）が180度反対方向に放出される。

図7　陽電子消滅ガンマ線

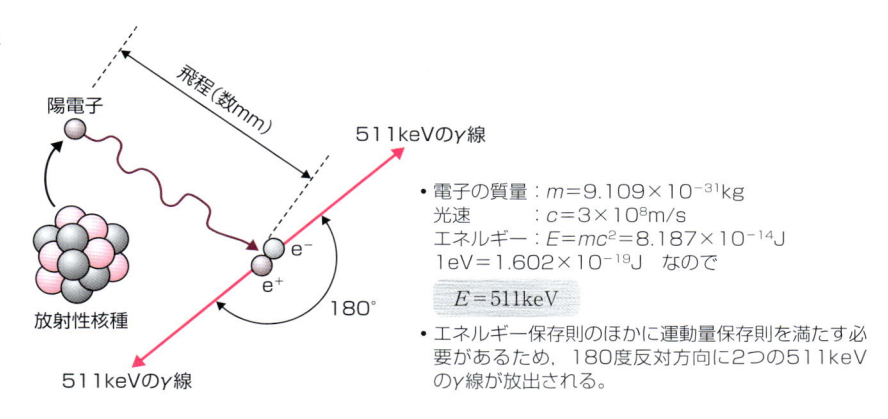

- 電子の質量：$m = 9.109 \times 10^{-31}$kg
- 光速：$c = 3 \times 10^8$m/s
- エネルギー：$E = mc^2 = 8.187 \times 10^{-14}$J
- $1\text{eV} = 1.602 \times 10^{-19}$J なので

$$E = 511\text{keV}$$

- エネルギー保存則のほかに運動量保存則を満たす必要があるため，180度反対方向に2つの511keVのγ線が放出される。

■検出原理

- PET装置では，多数のシンチレーション検出器を円環状に配列して，どれか2つの検出器（例えばAとB）が同時にガンマ線を検出したとき，その2つを結ぶ直線AB上にRIがあったとみなす（同時計数）。同時計数によって消滅ガンマ線を検出することがPETの本質で，SPECTに比べて感度や定量性などの物理的性質が優れる。
- あらゆる検出器の対の間で同時計数をとると，すべての方向から眺めたように，この面に分布するRIの投影データが得られる。これをCTの原理を用いてRIの分布を画像化（画像再構成）する。

図8　消滅ガンマ線の同時計数法と投影データ

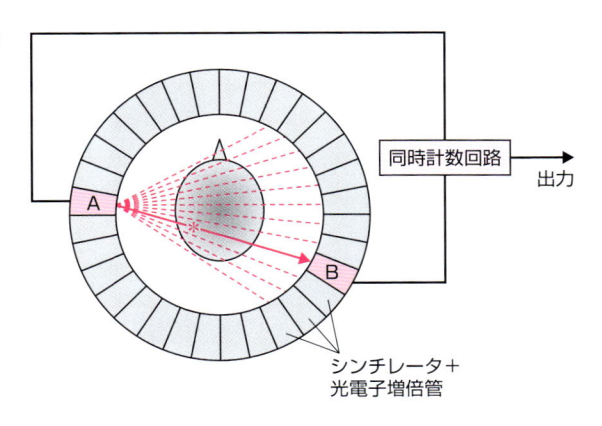

■2D収集

- 対向する検出器リングとの同時計数に加えて，隣り合う検出器リングとのデータ収集を行う。
- 検出器リングをnとすれば，ダイレクト・スライスがn，クロス・スライスが$n-1$スライス，合計$2n-1$スライスの断層像を得ることができる。

■3D収集

● スライスシールドを退避させ，すべての検出器リングの同時計数をとってデータ収集を行う。検出器リングをnとすると，同時に$2n$スライスのデータを得ることができる。得られたデータは3D再構成法により，$2n-1$スライスの断層像に再構成し直される。2D収集法に比べ感度は10倍以上あるが，画像再構成に2D収集データよりも若干計算時間を要する。

図9　2D収集法と3D収集法

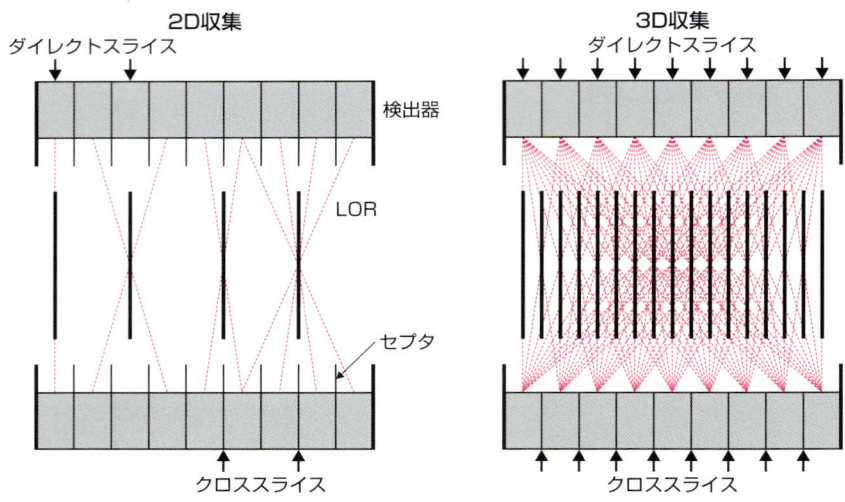

（福士政広 編：診療放射線技師 イエロー・ノート 臨床編 3rd edition, p.289, メジカルビュー社, 2012.）

■PET装置

● PET検査で正常な場合は，下のような画像になる。
● 脳と心臓が赤く染まっている理由は，2つの臓器が絶え間なく活発に動いていて，検査薬に含まれるブドウ糖を多く消費するためである。
● 腎臓や膀胱は体内から排出された検査薬が溜まりやすいため，集積がみられる。

図10　PET装置とFDG画像

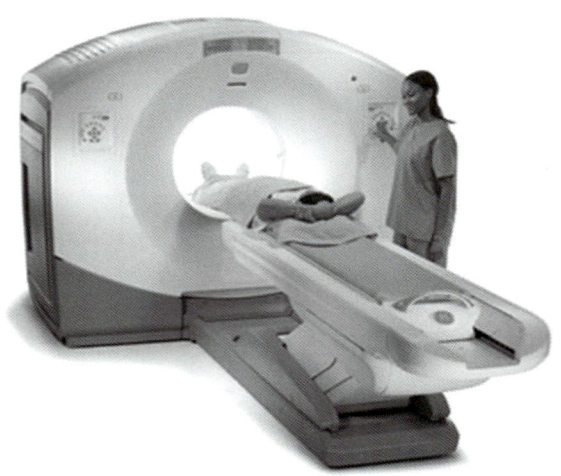

a　PET装置
（GEヘルスケア・ジャパン㈱提供）
（許可を得て掲載）

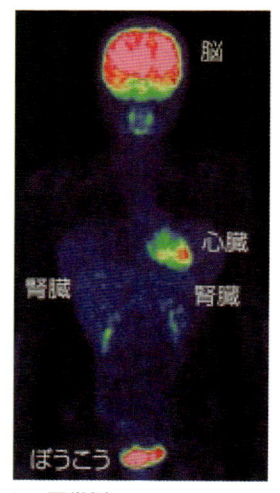

b　正常例

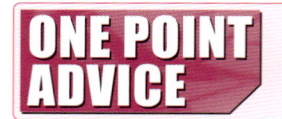

ONE POINT ADVICE

● SPECTとPETを比較して整理しておこう。

5 内視鏡画像計測

画像診断法

TAP & TAP

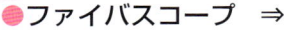

- ファイバスコープ ⇒ 光ファイバ（イメージガイドとライトガイド）による体腔内直接観察
- 電子内視鏡 ⇒ CCDによる撮像，面順次方式（白黒CCDとRGB照明）と同時式（カラーCCDと白色照明）ディジタル化によるメリット（ディジタル画像処理による診断能の向上，モニタ観察：同時多人数観察）
- 超音波内視鏡 ⇒ 内視鏡＋超音波探触子，粘膜内部の観察，胃壁外側（膵，胆，肝など）の高分解能観察
- 特殊光内視鏡 ⇒ 照明光の工夫とディジタル処理による多様な画像の取得
粘膜表層血管強調，粘膜深部血管強調，癌強調

ファイバスコープ

■光ファイバ

- 光ファイバは，コアとクラッドの同心二層からなり，内側のコアが光を搬送する部分，外側のクラッドはコアと異なる屈折率をもち，コアの中の光を全反射させる役割を担ってる。
- コアとクラッドの屈折率の差は1%以下である。
- ファイバに注入された光は，臨界角よりも大きい角度でコアとクラッドの界面に当たり，全反射を繰り返してファイバの長さだけジグザグに進む。

図1 光ファイバの構造と光伝搬の様子

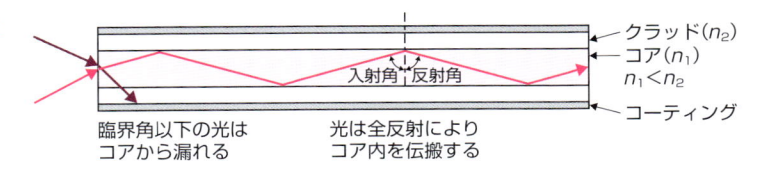

クラッド(n_2)
コア(n_1)
$n_1 < n_2$
コーティング

入射角　反射角
臨界角以下の光はコアから漏れる
光は全反射によりコア内を伝搬する

■ライトガイドとイメージガイド

図2 ライトガイドファイバとイメージガイドファイバ

ランプ　集光レンズ　入射端面
出射端面

対物レンズ　入射端面
接眼レンズ
出射端面

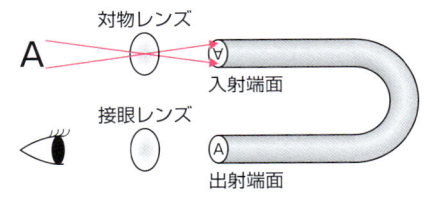

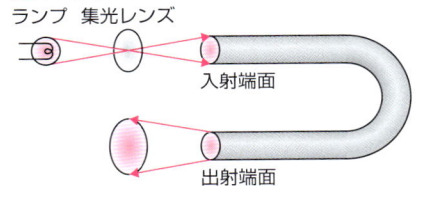

a ライトガイドファイバ
- 光ファイバ素線が入出射位置はランダムに束になって，ランプからの光量のみを伝搬する。
- 入射端ファイバ素線位置と出射端ファイバ素線位置は1対1対応していない。

b イメージガイドファイバ
- 光ファイバ素線数万本が両端固定で，途中は自由な状態で束になっている。
- 入射端ファイバ素線位置と出射端ファイバ素線位置は1対1対応している。

■ファイバスコープ

- 1960年代になると，光ファイバを利用したファイバスコープが開発され，医師の目で直接胃の内部を観察することができるようになった。
- 胃ファイバスコープにはカメラが取り付けられるようになり，客観的な検査結果として他の医師にも供覧できるようになった。
- 現在は極細径のファイバスコープが，胆管，膵管，血管などの領域で使われている。

図3 ファイバスコープ

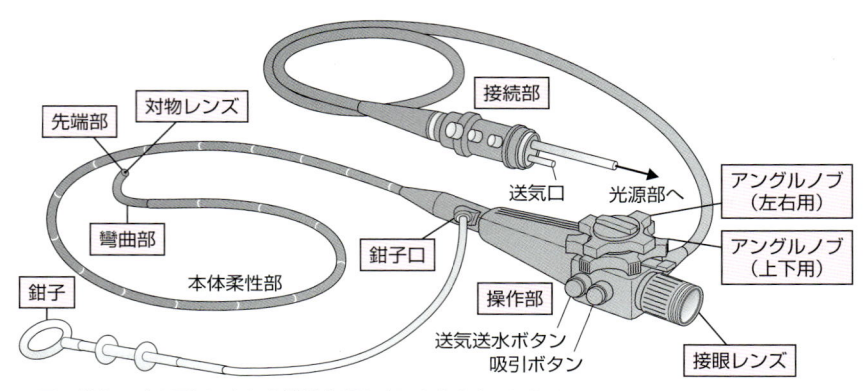

- アングルノブの回転により先端彎曲部を上下左右方向に操作する。
- 光源からの照明光をライトガイドファイバで胃内に照射し，対物レンズ，イメージガイドファイバ，接眼レンズで観察する。
- 先端部や胃内の洗浄用の送気，送水，吸引ができる。
- 胃内での処置をする鉗子を通すチャンネルがある。

電子内視鏡

■電子内視鏡（ビデオエンドスコープ）

- 1980年代にイメージガイドファイバの代わりにCCD（charge coupled device）センサを取り付けた電子内視鏡が開発され，現在，多くの病院で使用されている内視鏡の原型となった。白黒CCDと照明光としてR，G，Bの時分割照明によりカラー画像を形成する「面順次方式」とカラーCCDと白色照明によりカラー画像を形成する「同時式」がある。
- 電子内視鏡の登場により，複数の医師や医療従事者も同時に見ることができるようになり，安全性も向上し，見落としも少なくなり，診断の精度が飛躍的に向上した。

図4 電子内視鏡（面順次方式）の構成

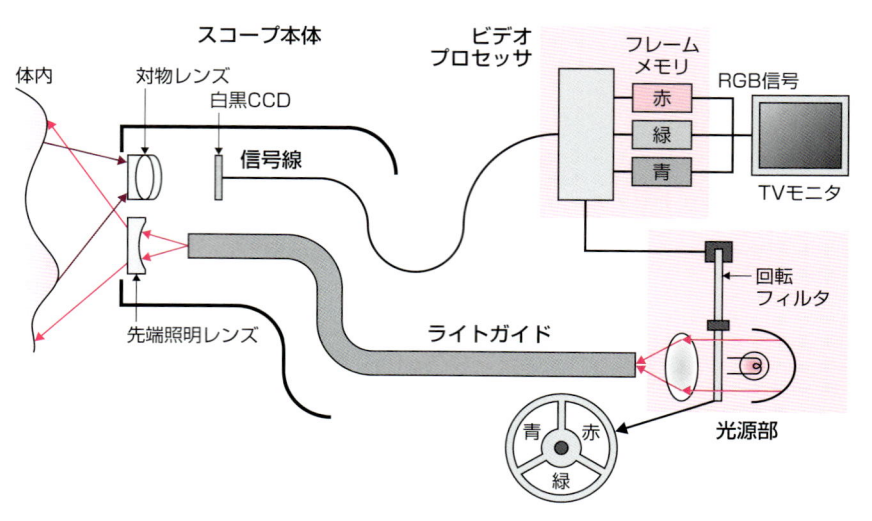

図5　電子内視鏡システム

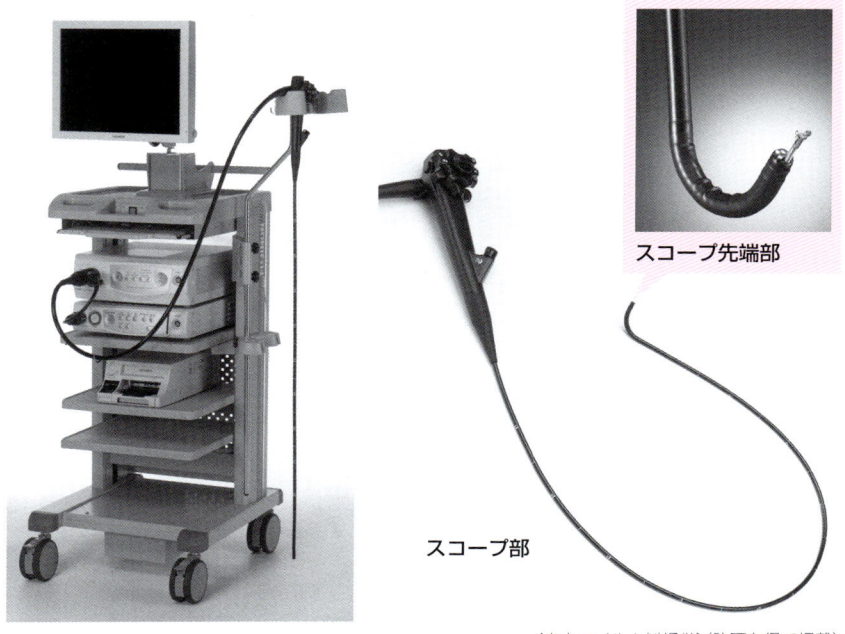

スコープ先端部

スコープ部

〔富士フイルム㈱提供〕（許可を得て掲載）

■電子内視鏡による内視鏡診断の革新

- 電子内視鏡により，ディジタル信号として画像処理が可能になり，画像の鮮鋭度を高め病変の識別を行いやすくしたり，カラー信号の操作で肉眼では見えにくい部分の観察もできるようになった。これは，内視鏡による診断と治療の範囲を拡大する結果をもたらした。

図6　電子内視鏡のおけるディジタル画像処理

画像処理	解析内容
エッジ強調，微分処理	形態の解析
色相・彩度強調，スペクトル分析	色調の解析
ヘモグロビン色彩強調処理，帯域強調処理	機能の解析

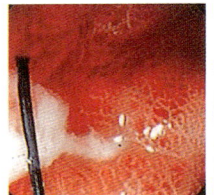

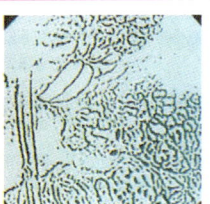

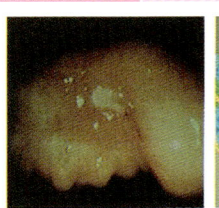

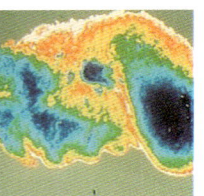

a　2値価処理画像　　　　b　粘膜血行動態の疑似カラー表示

超音波内視鏡

■スコープタイプ

- 内視鏡に超音波検査のプローブ（探触子）が付いているものを「超音波内視鏡（EUS：endoscopic ultrasound）」という。
- 消化管のなか（内腔）から超音波検査を行う。体表からのエコー検査と異なり，胃や腸の中の空気や腹壁，腹腔の脂肪，骨が，エコーをとらえて画像にする際に妨げになることもなく，観察目的の近くから5〜30MHzという比較的高い周波数の超音波により，高い分解能の超音波観察をすることが可能である。
- 用途により「コンベックス型」と「ラジアル型」がある。

生体計測装置学

図7 コンベックス型超音波内視鏡

探触子
ライトガイド
対物レンズ
ライトガイド
鉗子口

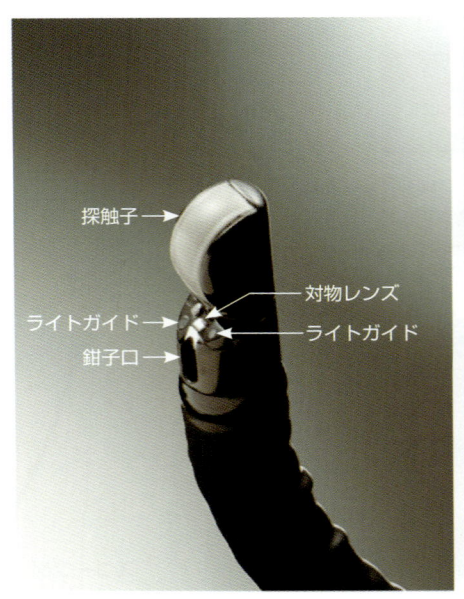

a　コンベックス型超音波内視鏡の先端部

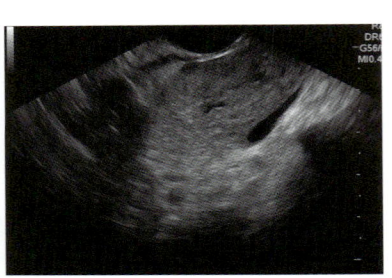

b　超音波内視鏡画像

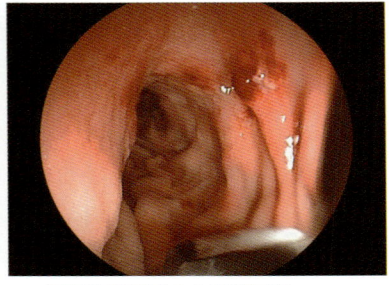

c　超音波観察域の内視鏡画像

〔富士フイルム㈱提供〕（許可を得て掲載）

図8 ラジアル型超音波内視鏡

鉗子口
ライトガイド
ライトガイド
対物レンズ
探触子

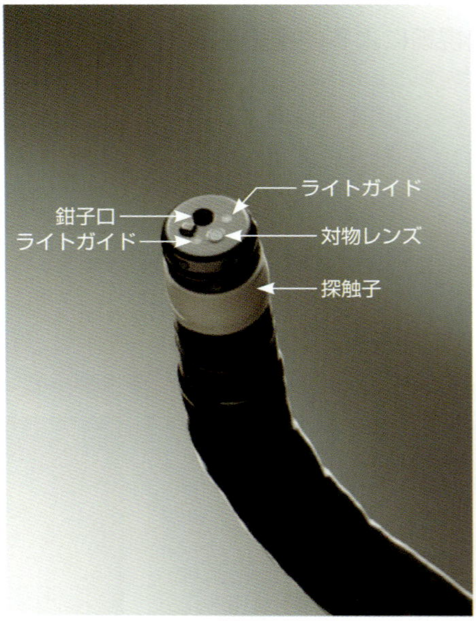

a　ラジアル型超音波内視鏡の先端部
〔富士フイルム㈱提供〕（許可を得て掲載）

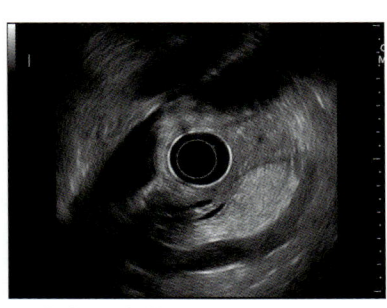

b　超音波内視鏡画像

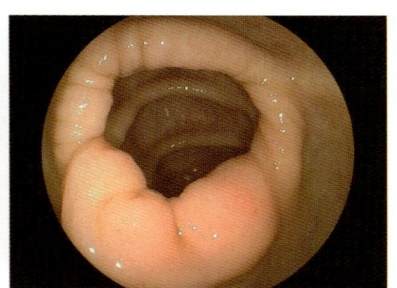

c　超音波観察域の内視鏡画像

補足

カプセル内視鏡
- カプセル型の小さな内視鏡（図9）を，錠剤のように少量の水といっしょに口から飲み込み，半日ほど普通に過ごすだけで検査が終了する。
- 大きさは長さが26mm，直径が11mmで，口から飲み込んだカプセル内視鏡は消化管の自然な動きによって移動していく。
- 内蔵されたカメラが1秒当たり2枚の画像を6～8時間撮影し，画像データは体の外に送信される。

図9　カプセル内視鏡

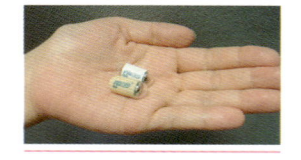

■プローブタイプ

- 鉗子（かんし：組織を把持する器具）と同じように，内視鏡の内部に装着して使う「細径超音波プローブ」がある。

特殊光内視鏡

- 画像強調観察としては，ヨード染色やトルイジンブルー染色に代表される色素法がある。これは組織性状による染色度合の差異を利用して病変部の識別をしやすくするものである。
- 一方，電子内視鏡によるディジタル化により，各種画像処理による画像強調観察が可能となっている。

■Narrow Band Imaging(NBI)
- NBIは，面順次方式に用いられるR，G，B，3枚の光学フィルタの透過率特性をフィルタを追加して狭帯域特性に変化させたイメージング技術である。
- ヘモグロビンによる吸収率が高く散乱の大きい415nmおよび散乱の比較的小さい540nmの光を投影することにより，表層微小血管と中深層血管を明瞭に識別観察するものである。

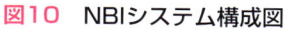

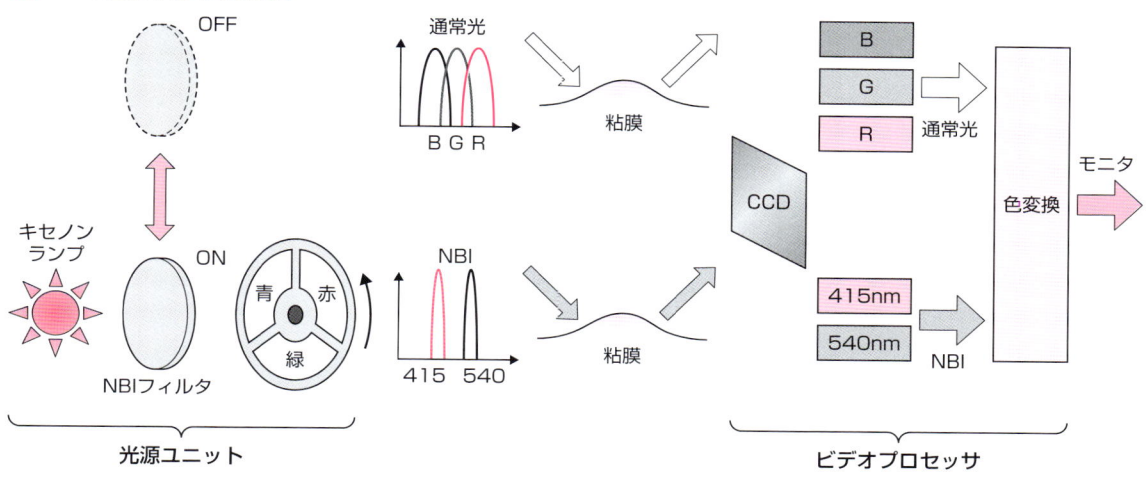

図10　NBIシステム構成図

■Flexible spectral Imaging Color Enhancement(FICE)
- FICEは同時式用いられるCCDのカラーフィルタの光学特性および白色照明光の分光特性を先験情報として，観察対象組織の分光反射率を推定し，その対象が強調されるようなRGBの波長を選択・再構築して新しい分光画像を構成するシステムである。
- 微細血管を強調させるように任意に調整することができる。

図11　FICEシステム構成図

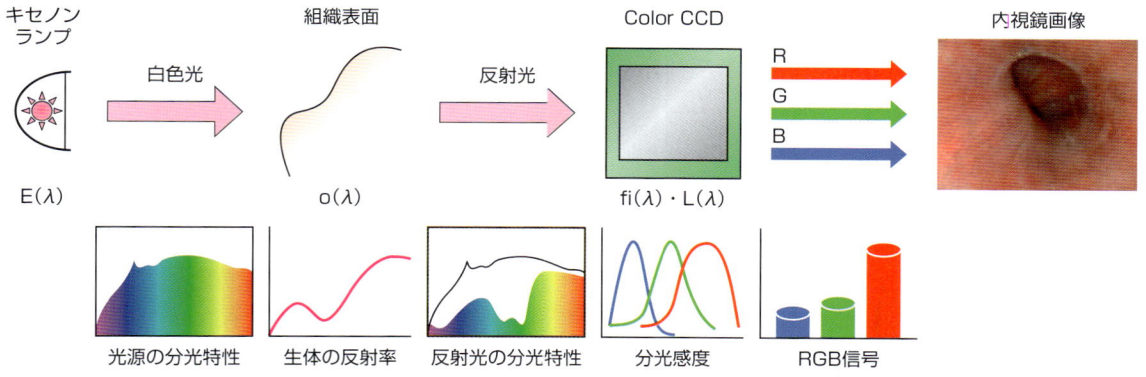

〔富士フイルム㈱提供〕(許可を得て掲載)

図12 FICEの分光推定と画像構成

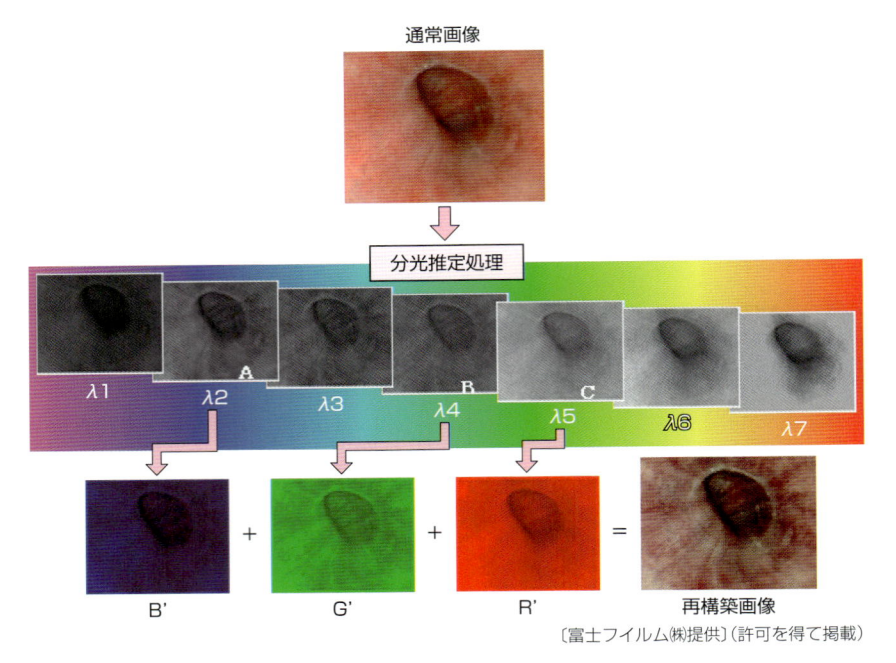

通常画像

分光推定処理

λ1　λ2　λ3　λ4　λ5　λ6　λ7

B' + G' + R' = 再構築画像

〔富士フイルム㈱提供〕（許可を得て掲載）

図13 通常内視鏡像とFICE画像

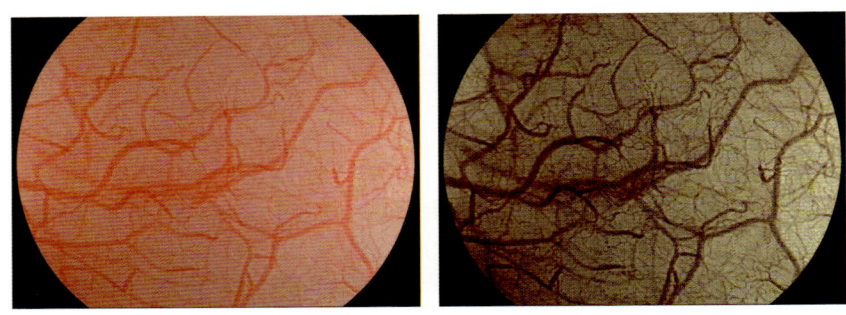

a　胃粘膜の内視鏡画像　　b　同一部位のFICE画像

FICE画像では粘膜下血管の深度差が色調差として視認しやすい。

〔富士フイルム㈱提供〕（許可を得て掲載）

◾Auto-Fluorescence Imaging（AFI）

- 生体組織には内因性の蛍光物質が存在するため，消化管粘膜に青色の励起光を照射すると自家蛍光が生じる。
- 一方，腫瘍部分では自家蛍光が減弱しているので，これを利用して腫瘍を描出するものである。AFIは専用のスコープが必要となる。

図14 AFIシステム構成図

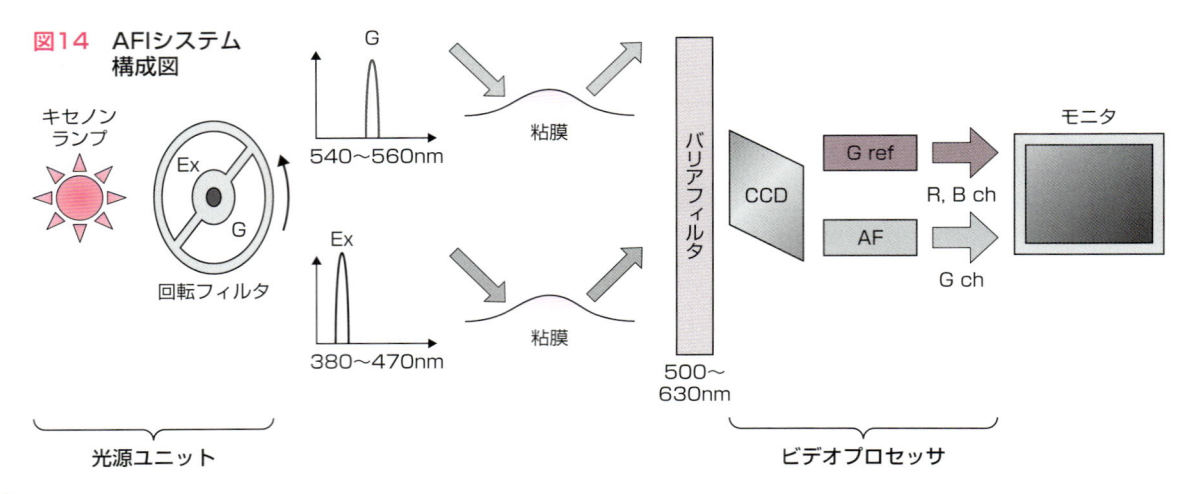

キセノンランプ　回転フィルタ（Ex, G）

G　540～560nm
Ex　380～470nm

粘膜　バリアフィルタ　500～630nm　CCD

G ref → R, B ch
AF → G ch

モニタ

光源ユニット　　ビデオプロセッサ

■Infra-Red Imaging（IRI）

●IRIは，白色光よりも組織透過性のよい近赤外光を照明光に用いて，通常観察では見ることのできない粘膜下の血管を描出する。

図15　IRIシステム構成図

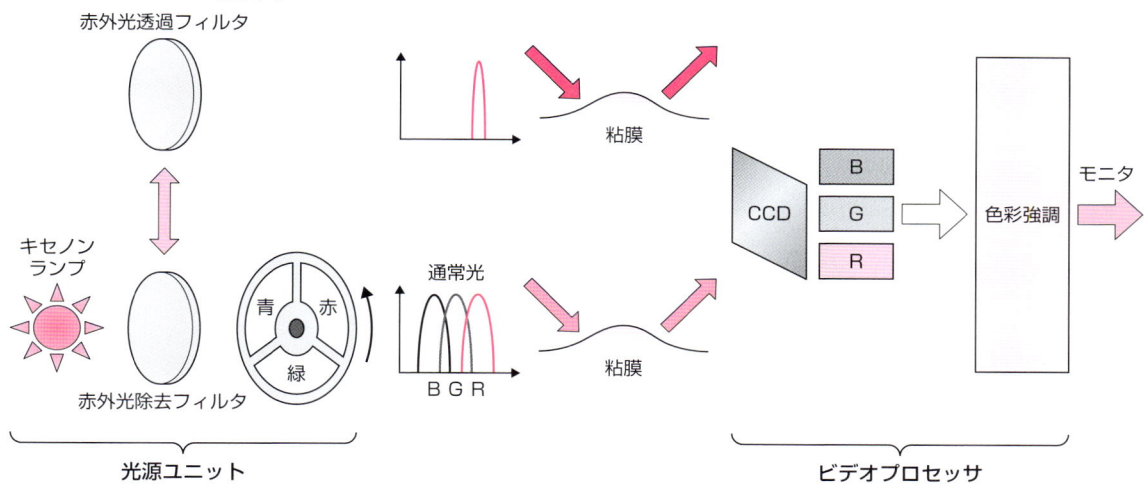

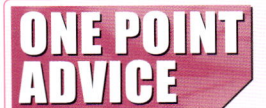

- 赤外光透過フィルタ
- キセノンランプ
- 赤外光除去フィルタ
- 青／赤／緑（フィルタ）
- 通常光 BGR
- 粘膜
- CCD（B, G, R）
- 色彩強調
- モニタ
- 光源ユニット
- ビデオプロセッサ

生体計測装置学

ONE POINT ADVICE

●ファイバスコープと電子内視鏡の違いと特徴を整理しておこう。
●超音波内視鏡と通常内視鏡の役割を整理しておこう。

Ⅳ 医用機器安全管理学

1 臨床工学技士と安全管理

医用機器の安全管理

臨床工学技士と安全管理

TAP & TAP

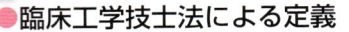

- ●臨床工学技士法による定義
  ⇒ 臨床工学技士とは「厚生労働大臣の免許を受けて，臨床工学技士の名称を用いて，医師の指示の下に，生命維持管理装置の操作及び保守点検を行うことを業とする者」（臨床工学技士法第2条）
- ●医療機器の安全管理とは
  ⇒ ME機器を安全に使用するために，機器や設備の安全確保，機器を安全に使用するための教育の実施，機器の保守点検を行うことである
- ●保守点検 ⇒ **清掃，校正**[*1]**，消耗部品の交換**
- ●修理 ⇒ 故障，破損，劣化などの箇所を本来の状態・機能に復帰させること（**オーバーホール**[*2]**を含む**）

補足

保守点検について
- ●清掃，校正，消耗部品の交換等の保守点検は修理に含まれない。

用語アラカルト

*1 **校正**
キャリブレーションともいう。機器内の測定器（圧力，流量，重量など）が標準器（真の値を示すもの）と同じ値を示すように補正すること。

*2 **オーバーホール**
故障等の有無にかかわらず，解体点検し，必要に応じて劣化部品の交換等を行うこと。

表1 臨床工学の知識を有する臨床工学技士の責務

- ●医療機器を患者に適応するにあたっては，正しい操作方法で安全に使用すること，また，その装置を操作する医療従事者自身の安全性も確保する必要がある。
- ●臨床工学技士は生命維持管理装置の操作のみでなく，工学的知識を駆使して他の医療職種への機器の取り扱いに関する知識や安全性に関する知識・技術の教育を行うとともに，機器の購入から破棄までの一連の管理業務を行い，医療の場の安全性や効率性などの向上に寄与する病院内で働く医療従事者である。
- ●臨床工学技士は新たに導入される機器やすでに存在する医療機器の問題点を探し出し，メーカーにフィードバックすることで機器の進歩と発展に貢献する責務がある。

- ・新たに導入される医療機器技術を工学的に評価し開発者や技術者へフィードバックする
- ・工学的知識を医療の場に提供し医療の安全性，信頼性，効率性を高める
- ・医療の場にある機器やシステムを評価し，その性能を維持することで安全性を確保する
- ・医療の場に従事するスタッフに医療機器に関する安全教育を行う
- ・機器の安全性，操作性，信頼性を高めるために医療の場で得られたデータをメーカーへフィードバックし機器の進歩と発展に寄与する
- ・医療の場においてニーズがあると思われる事柄を的確に判断し，その情報をメーカーに提供する

■具体的な臨床工学技士の保守点検関連業務（臨床工学技士業務指針）

A. 日常の保守点検業務
1. 業務に関連した機器の定期点検（安全性と性能）と記録
2. 機器の日常的なトラブル（不具合）の調査と対処
3. 故障時の点検と応急処置（一次サービス）
4. 修理完了時の再点検と記録
5. 新規購入機器の安全性・性能の調査・評価
6. 機器の受入試験（安全性と性能）と記録
7. 安全点検試験とは，漏れ電流測定，接地線抵抗測定，エネルギー漏れ測定，アラーム作動性点検など
8. 性能点検試験とは，それぞれの機器の基本性能の点検と調整

B. 医療機器管理業務
1. 保守点検に関する計画と実施に関する管理
2. 医療機器の安全使用に関する研修会の実施
3. 医療機器の安全使用のための情報収集と他の医療職への啓発

C. 特記事項
1. 臨床工学技士は，医療機器の専門医療職として積極的に，医療機関の電気設備および医療ガス設備の安全管理を推進しなければならない。
2. 臨床工学技士による機器の保守点検は，当該機器製造販売業者の指定した手順に従い実施しなければならない。
3. 臨床工学技士による機器の修理は，医療機器を安全に管理できる部屋で当該機器製造販売業者の指定した部品および手順書に従い実施し，修理後は機器製造販売業者が指定した性能の確認を行わなければならない。
4. 臨床工学技士は保守点検または修理を実施した場合に，その内容を記録して保管しなければならない。
5. 臨床工学技士は常に機器のトラブル（不具合など）の調査に心がけ，「医薬品・医療機器等安全性情報報告制度」および「医薬品・医療機器など安全性情報」を活用すること。
6. 医療機器業公正取引協議会「医療機関等における医療機器の立会いに関する基準」を遵守すること。

D. その他
1. 機器の保守点検に必要な機器と設備との整合性の調査および設備の整備の企画等へ参加すること。
2. 機器の保守点検に必要な機器安全管理に関する他の医療職種との合同勉強会などへ参加すること。

● これらの医療機器に関わる業務の遂行にあたっては，機器で使用する電気・光・熱などの物理的エネルギーが生体にどのように影響を及ぼしているかを知る必要がある。
● さらには，機器の点検方法や安全基準などの手技や知識が求められる。

リスクマネジメント

> - リスクマネジメント
>   ⇒ リスクの分析，評価，コントロールおよび監視に対して，管理方針，手順および実施を体系的に適用すること
> - リスクマネジメントによる医療事故の防止方法
>   ⇒ 情報収集，分析，対策，評価

■リスクマネジメントの定義

「リスクの分析，評価，コントロールおよび監視に対して，管理方針，手順および実施を体系的に適用すること」

(JIS T 14971：2012「医療機器-リスクマネジメントの医療機器への適応」)

- このJIS規格の適応範囲は，医療機器を製造販売する者の機器の安全管理に対する要求が示されている。
- 医療現場におけるリスクマネジメントは，医療事故を防止するための情報収集と分析，それに基づいた対策の実施，その効果の評価を行うことである。
- 医療現場でリスクマネジメントのために使用する情報分析や評価法は確立されておらず，さまざまな分野で使用される分析・評価法が用いられている〔「システムの分析手法」(380ページ)参照〕。

■インシデント・アクシデント

- 「インシデント（ヒヤリ・ハット）」とは，誤った医療行為を実施する前にそれに気づき発見できた事例，または，誤った医療行為を実施したが結果的に患者に被害がない事例を示す。
- アクシデントとは，医療事故を指し，医療行為において生じるすべての人身事故事例を示す。具体的には以下の場合がアクシデントとして挙げられている。なお，医療従事者の過誤・過失の有無を問わない（厚生労働省リスクマネージメントマニュアル作成指針より）。
  ①死亡，生命の危険，病状の悪化等の身体的被害及び苦痛，不安等の精神的被害が生じた場合。
  ②患者が廊下で転倒し，負傷した事例のように，医療行為とは直接関係しない場合。
  ③患者についてだけでなく，注射針の誤刺のように，医療従事者に被害が生じた場合。

医療機器安全管理責任者と臨床工学技士

- 医療機器安全管理責任者
  ⇒ 医療機器の安全使用のための責任者
- 対象 ⇒ 病院，診療所または助産所
- 資格 ⇒ 医師，看護師，薬剤師，診療放射線技師，臨床検査技師，臨床工学技士など（病院管理者との兼務不可）
- 業務 ⇒ 研修の実施，保守点検の計画・実施，情報収集

- 平成19年4月の医療法改正で病院，診療所または助産所には，医療機器安全管理責任者をおくことが義務化された。
- 医療機器安全管理責任者は病院などでの医療機器の安全使用のための責任者である。
- 医療機器安全管理責任者は，医療機器に関する十分な経験および知識を有する常勤職員であり，下記に示す資格を有している必要がある。
  - 医師
  - 歯科医師
  - 薬剤師
  - 助産師（助産所の場合に限る）
  - 看護師
  - 歯科衛生士（主として歯科医業を行う診療所に限る）
  - 診療放射線技師
  - 臨床検査技師
  - 臨床工学技士
- 具体的な医療機器安全管理責任者の業務
  ①従業者に対する医療機器の安全使用のための研修の実施
  ②医療機器の保守点検に関する計画の策定および保守点検の適切な実施
  ③医療機器の安全使用のために必要な情報の収集その他の医療機器の安全使用を目的とした改善のための方策の実施
- 医療機器安全管理責任者は，病院管理者（病院長）との兼務を不可としており，医療機器の適切な保守を含めた包括的な管理に係わる実務者である必要がある。
- したがって，医療機器の保守点検関連業務を実務とする臨床工学技士は，医療機器安全管理責任者に適任である。
- 医療機器安全管理責任者が安全管理のための体制を確保しなければならない医療機器は，院内で使用する医療機器のみではなく，病院が医学管理を行っている患者の自宅で使用する医療機器も含まれる。

2 各種エネルギーの人体への影響

医用機器の安全管理

1 エネルギーの安全限界

- 電気エネルギー（低周波電流） ⇒ 細胞興奮（神経や筋の興奮：能動的作用）
- 電気エネルギー（高周波電流） ⇒ 熱的作用（加熱による組織の破壊：受動的作用）
- 超音波エネルギー ⇒ $1W/cm^2$以上で熱作用，$10W/cm^2$以上でキャビテーション
- 熱エネルギー ⇒ 患者の熱傷（41℃：患者装着部などの長時間接触，50℃：患者短時間接触）
- 磁気エネルギー ⇒ 人体への影響は不明
- 放射線エネルギー ⇒ 増殖が盛んな細胞組織は感受性が高い

治療や診断に用いられる物理エネルギー

- 治療や診断に用いるME機器には，さまざまな物理エネルギーが利用されている。

表1 治療や診断に用いる物理エネルギー

①電気エネルギー
②磁気エネルギー
③機械エネルギー
④熱エネルギー
⑤光エネルギー
⑥放射線エネルギー

- なんらかの治療目的で物理エネルギーを利用する場合，それによって得られる治療効果を「**主作用**」，治療目的以外の反応を「**副作用**」という。
- 治療効果を得るためには，ある一定のエネルギーが必要であり，それをさらに超えるエネルギーは生体に不可逆的な悪影響（副作用）を与える可能性がある。
- 物理エネルギーによる副作用として，物理的障害，機能的障害，生物学的障害がある。
- 一般的に，皮膚を介して生体内に加えられるエネルギーが**$100mW/cm^2$以上**に達すると組織に不可逆的変化が生じるとされている。
- しかしながら，生体組織の不均質構造，異方性，非線形性，周波数依存性，温度依存性，経時変化，特異的な反射・散乱・吸収，エネルギーの与える方法などにより，その作用は異なる。

電気エネルギー（低周波電流，高周波電流）

- 電気的に絶縁物である細胞膜は，導電性の細胞外液と細胞内液に挟まれており，静電容量が$1～10\mu F/cm^2$のコンデンサとしてみなすことができる。

- コンデンサの電気抵抗は電流の周波数の増加とともに低下する。したがって、低周波電流では細胞膜を避けて細胞外に電流が流れ、高周波電流では細胞内外に電流が流れる。

図1 生体の電気的特性

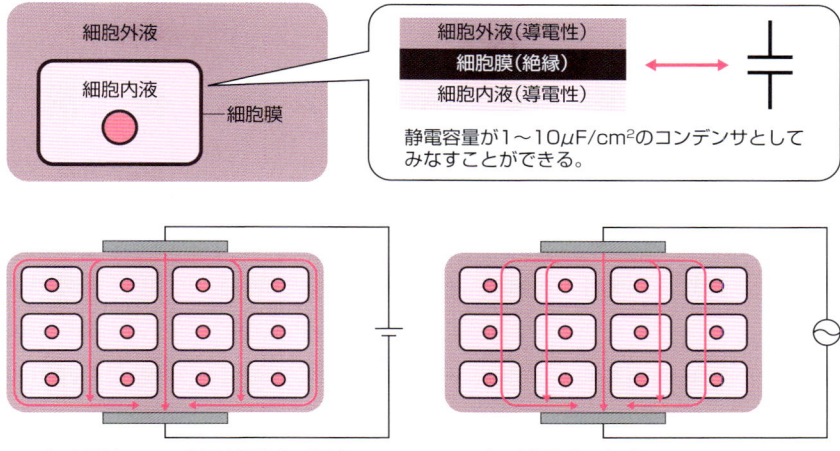

静電容量が1～10μF/cm²のコンデンサとしてみなすことができる。

a 直流電流または低周波電流の場合
b 高周波電流の場合

- 低周波電流では、細胞形質膜の両端での電位差により細胞興奮など能動的特性が生じる（神経や筋の興奮：**能動的作用**）⇒「2 人体の電撃反応」343ページを参照。
- 高周波電流では神経や筋への刺激作用はほとんどなく、熱的作用による温度上昇が問題となる（加熱による組織の破壊：**受動的作用**）。

表2 高周波電流の安全限界

高周波電流	熱傷(皮膚)	1W/cm²
	眼障害	0.1 W/cm²
	睾丸	0.01 W/cm²

超音波エネルギー

- 超音波は生体内部で指数関数的に減衰して、エネルギーは熱として失われていく。
- 超音波の強さが0.1W/cm²未満では熱の発生があっても障害は残らないが、1W/cm²以上では熱作用、10W/cm²以上になるとキャビテーションが発生し細胞が破壊される。

表3 超音波の安全限界

超音波	キャビテーション	10W/cm²以上
	熱作用	1W/cm²
	生殖細胞への影響	0.1W/cm²

熱エネルギー

表4 熱エネルギーが生体に及ぼす影響

温度	生体組織の変化	生体の反応
低温下	組織欠損	凍傷，紅斑，水泡，壊疽
39℃～40℃	可逆的変化（ただし，接触時間に依存）	白血球の活動亢進
41℃～		熱傷（患者装着部）※
50℃～		原形質の硬直 白血球の壊死 赤血球の変性 熱傷（患者短時間接触）
60℃～	タンパク質の変性	血球の溶血
70℃～		血球凝固
90℃～100℃	乾燥	体液の損失
数100℃以上	炭化・蒸発燃焼	重篤な組織障害・組織離脱

※41℃以上の物への長時間の接触は低温火傷を引き起こす。

磁気エネルギー

- 磁気の生体に対する影響は十分に把握されていない。
- 磁気を利用した画像診断装置として磁気共鳴撮像法（MRI）がある。
- MRIは0.02～1.5Tまでの磁束密度が使われている。
- ペースメーカやステントなど生体内に磁性体となる金属が埋め込まれている場合は，MRIの使用は禁忌となっている。

光エネルギー

表5 各波長の過度の光が生体に及ぼす影響

波長領域		眼	皮膚
紫外線	紫外C（200～280nm）	眼炎	紅疹（日焼け） 皮膚老化の促進 色素の増加
	紫外B（280～315nm）		
	紫外A（315～400nm）	光化学による白内障	色素の黒化
可視（400～780nm）		光化学，熱による網膜損傷	
赤外線	赤外A（780～1400nm）	白内障，網膜熱傷	熱傷
	赤外B（1.4～3.0μm）	房水フレア，白内障，角膜熱傷	
	赤外C（3.0～1000μm）	角膜熱傷のみ	

（日本生体医工学会 著：MEの基礎知識と安全管理 改訂第5版, p.51, 南江堂, 2008.より引用）

放射線エネルギー

- 放射線の感受性が高い組織は、増殖が盛んな細胞組織である生殖細胞や癌細胞などが挙げられる。また、老人よりも若者が影響を受けやすい。

表6 放射線の種類と特徴

	電磁放射線	粒子放射線
種類	X線，γ線	α線，β線，中性子線
特徴	透過性が高い	電離作用が大きい

表7 放射線量の単位

単位	説明
Bq（ベクレル）	放射性物質が放射線を放出する能力を示す単位 （1秒間に放射性核種がいくつ崩壊するかを示す）
C/kg	X線やγ線の照射線量の単位 （乾燥空気1kgで生じる電荷量を示す）
Gy（グレイ）	放射線が照射された物質の吸収係数を考慮した吸収線量の単位 （ある物質1kgに放射線を照射したときのその物質に与えるエネルギー量を示す）＝J/kg
Sv（シーベルト）	放射線による人体への影響度合いを示す線量当量の単位 （線量当量Sv＝吸収線量Gy×線質係数）

2 人体の電撃反応

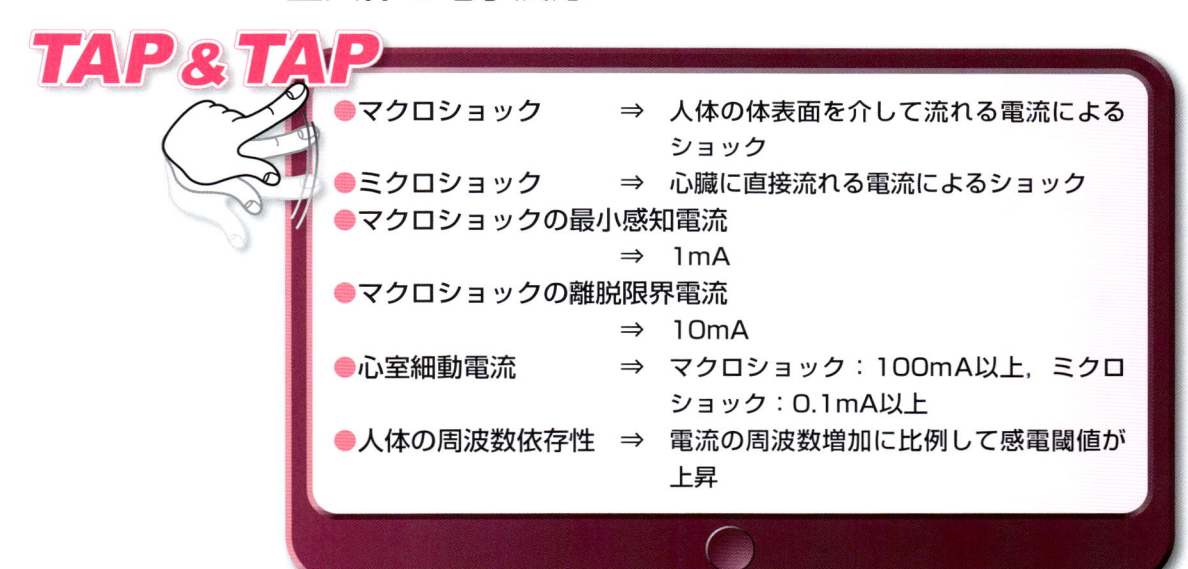

- マクロショック ⇒ 人体の体表面を介して流れる電流によるショック
- ミクロショック ⇒ 心臓に直接流れる電流によるショック
- マクロショックの最小感知電流 ⇒ 1mA
- マクロショックの離脱限界電流 ⇒ 10mA
- 心室細動電流 ⇒ マクロショック：100mA以上，ミクロショック：0.1mA以上
- 人体の周波数依存性 ⇒ 電流の周波数増加に比例して感電閾値が上昇

医用機器安全管理学

マクロショックとミクロショック

- 医療現場という特殊な場所において、電撃事故に対する対策は非常に重要である。
- 心臓内に直接挿入されたカテーテルやペースメーカ電極に意図しない電流が外部から流れ込み、心臓が直接感電してしまう電撃を「ミクロショック」、体表面を介して感電してしまう電撃を「マクロショック」という。

最小感知電流，離脱限界電流，心室細動電流

表8 電流値と生体反応（成人男性に商用交流を1秒間通電した場合）

電撃の種類		電流値	生体反応
マクロショック	体表面を介して	1mA	ビリビリ感じ始める（最小感知電流）
		10mA	行動の自由を失う（離脱限界電流）
		100mA	心室細動の誘発（心室細動電流）
		数A	熱傷
ミクロショック	心臓に直接電流が流れる	0.1mA	心室細動の誘発（心室細動電流）

※小児は上記の表で示した電流値の1/2，女性は2/3で対応した生体反応が起こる。

電撃の周波数特性

- 人体は与えられた電流の周波数に応じて感知閾値が上昇する特性がある（周波数依存性がある）。
- 商用交流電流（50Hz/60Hz）はもっとも電撃による影響を受けやすい。
- 1kHz以上の交流電流における最小感知電流は周波数に比例して大きくなる（5kHzの交流電流 ⇒ 最小感知電流5mA，10kHzの交流電流 ⇒ 最小感知電流10mA）。
- 100〜200kHzを超える周波数の電撃では熱的な刺激を感じる。
- 電気メスのような500kHz付近の高い周波数の電撃において，熱的作用（ジュール熱）による切開および凝固が可能となる。

図2 感知電流の周波数依存性

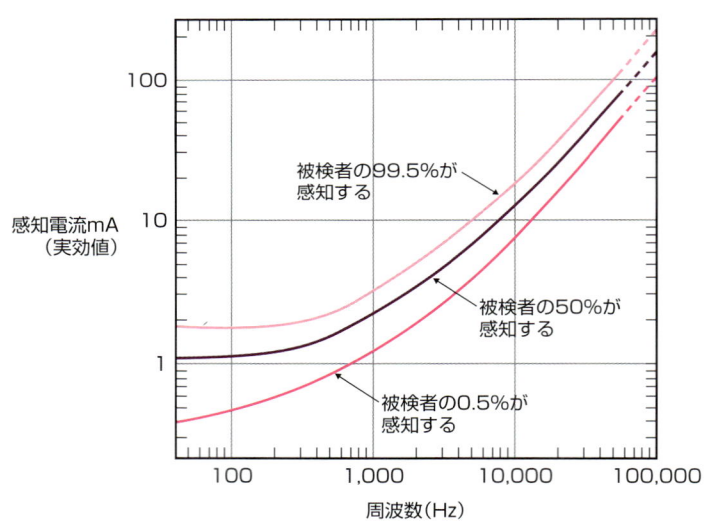

(Dalziel, CF: Electric shock hazard. IEEE Spectrum, 9: 41-50, 1972.より引用)

3 事故事例

表9　医療現場で注意すべき問題点

安全の種類	内容（例）
電気的安全	感電ショック，過大エネルギー，エネルギー分流，他の機器への干渉，情報のひずみ，機能停止，停電など
機械的安全	落下，圧迫，鋭利なエッジ，パイピングのはずれ，ゴム管の裂け，血液漏れ，超音波の集中など
化学的安全	医用ガスや薬品の誤用，量の過多過少，機器の腐食，材質の変化，爆発，火災など
熱的安全	異常高温，異常低温，発熱の集中，恒温が保たれない，爆発，火災など
放射線的安全	放射線漏れ，過大エネルギー照射，過度の集中，長期間作用など
光学的安全	過度の集中，目的物以外への漏れ（反射，屈折）など
生物学的安全	滅菌不全による細菌感染，血栓や気泡の混入，生理的反応によるものなど

（小野哲章 ほか 編：臨床工学技士標準テキスト　改訂第2版，p.469，金原出版，2012.より引用）

電気的なトラブルと事故事例

- 電気メスの対極板装着不良による熱傷。
- 電気メス使用時の高周波分流による熱傷。
- 電気メスが発生する高周波による他機器の誤作動。
- 除細動装置の電極の押し付け不足による電極装着部の熱傷。
- テレメータ送信機の電池切れによる生体モニタ受信不良。
- 医療機器のバッテリー充電切れによる機能停止。

機械的なトラブルと事故事例

- 患者の転倒・転落による負傷。
- 止血時の圧迫不足による出血。
- 同じ部位の長期圧迫による褥瘡（寝たきり）。
- 患者に接続されたチューブ・カテーテル外れによる血液漏れおよび薬剤漏れ。
- MRI検査室への磁性体金属の持ち込みによる患者または医療従事者の負傷。

熱的なトラブルと事故事例

- 手術時の内視鏡光源による患者の熱傷。
- 人工呼吸器使用時における加温加湿器のトラブル・エラーによる気道熱傷。
- 経皮的血液ガス分圧測定装置のセンサ装着部の熱傷。
- 湯たんぽ使用時の低温熱傷。

化学的なトラブルと事故事例

- 酸素ボンベと二酸化炭素ボンベの取り違えによる誤投与。
- 調剤済み薬剤の取り違いによる誤投与。
- 可燃性ガスが充満した場所での電気メス使用による爆発・引火。
- 酸素吸入中の喫煙によるカニューラへの引火。
- 高気圧酸素療法装置内への患者の火気の持ち込みによる爆発。
- アルコール消毒直後の電気メス使用による熱傷事故。
- 次亜塩素酸ナトリウムを用いた消毒における(医療機器や医療器具などの)金属部の腐食。

放射線的なトラブルと事故事例

- 放射線治療における過剰照射や過小照射。
- X線検査または放射線治療における放射線の誤照射。

光学的なトラブルと事故事例

- 可燃性ガスが充満した場所でのレーザーメス使用による爆発・引火。
- レーザー光の直視による失明。
- レーザーメスの術部以外への照射による熱傷。
- 赤外線治療器の照射条件ミスによる熱傷。
- 紫外線殺菌灯の直視による視力障害。

生物学的なトラブルと事故事例

- 滅菌不全または滅菌切れの機材の使用による感染。
- 機材の消毒不足による感染。
- 体外循環回路またはカテーテルからの気泡混入による空気塞栓症。
- 患者への禁忌薬剤投与によるアレルギー反応。

医用機器の安全管理

3 安全基準

医用機器・設備の体系化

TAP & TAP

- 性能や安全性の確保・維持のための規格
  ⇒ 日本工業規格（JIS），国際電気標準会議（IEC），国際標準化機構（ISO）
- 日本工業規格（JIS） ⇒ IECおよびISOに従って策定
- 国際電気標準会議（IEC） ⇒ 電気を用いる医療機器に関する基準
- 国際標準化機構（ISO） ⇒ 電気を用いない機器・器具などの工業製品の基準

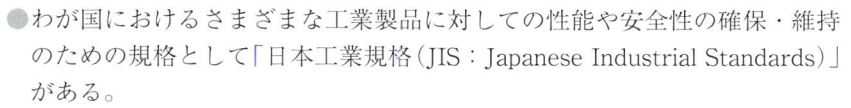

- わが国におけるさまざまな工業製品に対しての性能や安全性の確保・維持のための規格として「日本工業規格（JIS：Japanese Industrial Standards）」がある。
- JISにおける医療機器の規格は「国際電気標準会議（IEC：International Electrotechnical Commission）」や「国際標準化機構（ISO：International Organization for Standardization）」に従って策定されている。
- IECは医用電気機器の規格であり，電気を用いる医療機器に関する基準を定めている。
- ISOは主に電気を用いない機器・器具などの工業製品の基準や，管理システムに対する基準を定めている。

表1 JISにおける医療機器および医療設備の安全基準

規格	内容
JIS T 0307	医療機器−医療機器のラベル，ラベリングおよび供給される情報に用いる図記号
JIS T 0601-1	医用電気機器−基礎安全および基本性能に関する一般要求事項
JIS T 0601-2	医用電気機器−各種医療機器の個別要求事項
JIS T 14971	医療機器−リスクマネジメントの医療機器への適用
JIS T 1011	医用電気機器用語（共通編）
JIS T 7101	医療ガス配管設備
JIS T 1022	病院電気設備の安全基準
など	など

医用機器安全管理学

医用電気機器の安全基準（JIS T 0601-1：1999）

- 漏れ電流の種類 ⇒ 接地漏れ電流，外装漏れ電流，患者測定電流，患者漏れ電流Ⅰ・Ⅱ・Ⅲ
- 機器装着部の形別分類 ⇒ B形装着部，BF形装着部，CF形装着部
- ME機器のクラス別分類 ⇒ クラスⅠ機器，クラスⅡ機器，内部電源
- 図記号 ⇒ JIS T 0601-1「表示における図記号」により規定
- 機器の表示光の色 ⇒ 赤（警告），黄（注意），緑（使用準備の完了）

■漏れ電流の種類

①**接地漏れ電流**：電源部から絶縁の内部または表面を通って保護接地線に流れる電流。

②**外装漏れ電流**：操作者または患者が正常な使用時に接触できる患者接続部を除く外装または外装の部分から，保護接地線以外の外部の経路を通して，大地へ，または外装の他の部分に流れる漏れ電流。

③**患者測定電流**：正常に使用する際に，患者を介してある患者接続部と他のあらゆる患者接続部との間に流す生理的な効果を意図しない電流。

④**患者漏れ電流Ⅰ**：患者装着部から患者を経由して大地へ流れる電流。

⑤**患者漏れ電流Ⅱ**：故障したME機器が接続されることによって，信号入力部もしくは信号出力部から意図としない電圧が加わり，そこからB形患者装着部を介して患者に流れ，最終的に大地へ流れる電流。

⑥**患者漏れ電流Ⅲ**：故障したME機器が患者に接続されることによって，意図としない電圧が加わり，そこから正常なME機器のF形装着部を介して大地に流れる電流。

図1 漏れ電流などの種類

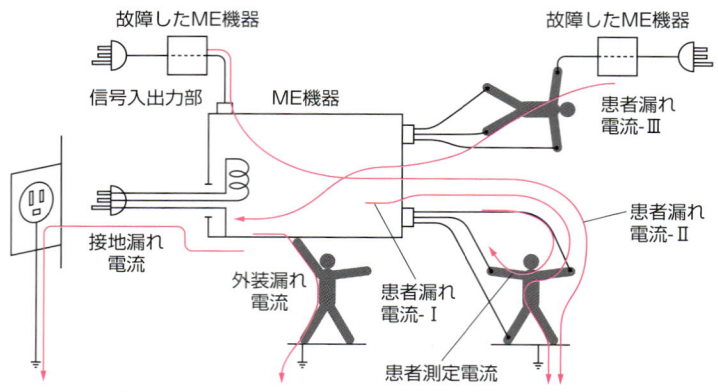

（日本生体医工学会 著：MEの基礎知識と安全管理．改訂第5版，p.70，南江堂，2008.より引用）

■機器装着部の形別分類

表2 機器装着部の形別分類とその概要

形別分類	患者漏れ電流の許容値（正常状態）	外部からの流入	適応範囲
B形装着部	100μA（マクロショック[*1]対策）	保護なし	体表面のみに適応可能
BF形装着部	100μA（マクロショック対策）	フローティング	体表面のみに適応可能
CF形装着部	10μA（ミクロショック[*2]対策）	フローティング	直接心臓に適応可能

用語アラカルト

＊1 マクロショック
人体の体表面を介して流れる電流によるショック。

＊2 ミクロショック
心臓に直接流れる電流によるショック。

①B形装着部
- 体表面のみに適応可能な装着部で，患者漏れ電流の許容値は正常状態で0.1mA，単一故障状態で0.5mAとマクロショック対策となる。

②BF形装着部
- B形装着部にフローティング（floating）機能をもたせた装着部で，他の機器から人体を介して機器に流入する電流を阻止する対策がなされている。
- 患者漏れ電流の許容値はB型装着部と同様でマクロショック対策となる。

③CF形装着部
- 心臓に直接または間接的に電流が流れる可能性がある装着部を持つME機器に適応する。
- 装着部はフローティングされており，患者漏れ電流の許容値は正常状態で0.01mA，単一故障状態で0.05mAとミクロショック対策となる。

補足
- マクロショックの最少感知電流 ⇒ 1mA
- ミクロショックによる心室細動 ⇒ 0.1mA以上

■ME機器のクラス別分類と保護手段

- 医療機器は追加保護手段の方法により3つのクラスに分けることができる。

表3 ME機器のクラス別分類と保護手段

クラス別	保護手段	追加保護手段	備考
クラスⅠ機器	基礎絶縁	保護接地	保護接地設備が必要。接地形2極コンセント（3Pコンセント）
クラスⅡ機器	基礎絶縁	補強絶縁	使用上の設備による制限なし
内部電源機器		内部電源	外部電源に接続するときはクラスⅠまたはクラスⅡの機器として働くこと

補足

図2 クラスⅠ機器・クラスⅡ機器のプラグ

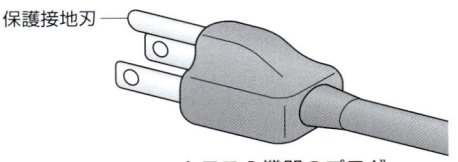

クラスⅠ機器のプラグ（接地形2極プラグ：3Pプラグ）　保護接地刃

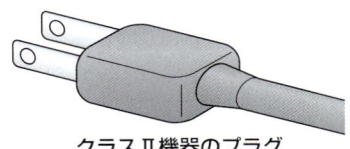

クラスⅡ機器のプラグ（2極プラグ：2Pプラグ）

医用機器安全管理学

◢図記号

図3 一般的な図記号（JIS T 0601-1）

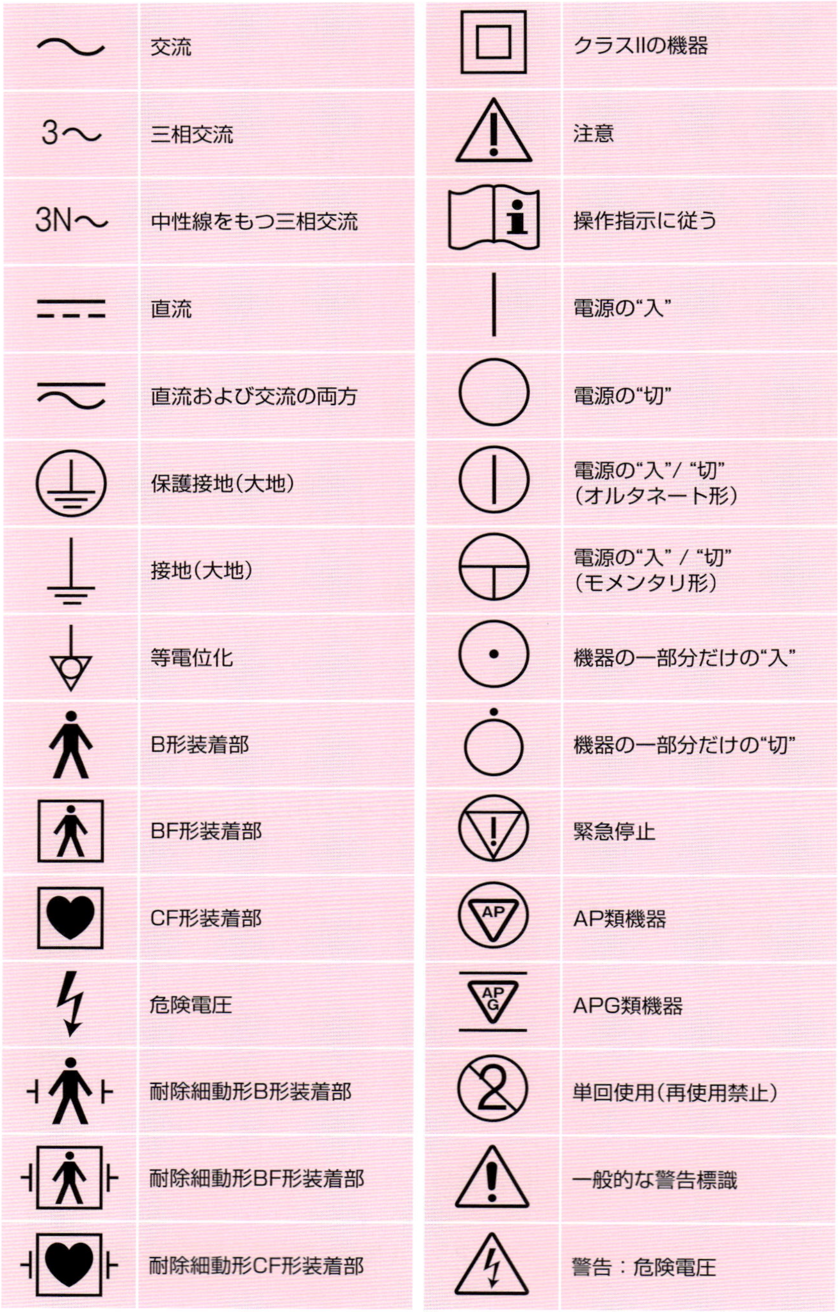

記号	意味	記号	意味
∼	交流	□	クラスIIの機器
3∼	三相交流	⚠	注意
3N∼	中性線をもつ三相交流	📖	操作指示に従う
⎓	直流	│	電源の"入"
≂	直流および交流の両方	○	電源の"切"
⏚	保護接地（大地）	⏻	電源の"入"/"切"（オルタネート形）
⏡	接地（大地）	⏻	電源の"入"/"切"（モメンタリ形）
▽	等電位化	⊙	機器の一部分だけの"入"
🚶	B形装着部	○	機器の一部分だけの"切"
[🚶]	BF形装着部	▽!	緊急停止
♥	CF形装着部	▽AP	AP類機器
⚡	危険電圧	▽APG	APG類機器
⊣🚶⊢	耐除細動形B形装着部	②	単回使用（再使用禁止）
⊣[🚶]⊢	耐除細動形BF形装着部	⚠	一般的な警告標識
⊣♥⊢	耐除細動形CF形装着部	⚡	警告：危険電圧

◢機器の表示光の色

表4 機器の表示光の色とその意味

色	意味
赤	警告－操作者による即時に対処が必要
黄	注意－操作者による速やかな対処が必要
緑	使用の準備が完了
その他の色	赤，黄または緑の意味以外の意味

医用電気システムの安全基準（JIS T 0601-1：2012）

- 医用電気システム
  ⇒ 機能的接続[*3]またはマルチタップで接続した医用電気機器を含む複数の機器の組み合わせ
- 患者環境に置く医療電気機器のみからなる医用電気システム
  ⇒ 同一形の複数の装着部の合計電流が基準値を超えない
- 患者環境に置く医用電気システムに非医療電気機器が含まれる場合
  ⇒ 分離変換器の利用又は追加の保護接地接続
- 患者環境でのマルチタップの利用
  ⇒ 分離変換器の利用又は追加の保護接地接続
- マルチタップの保護接地線抵抗 ⇒ 0.2Ω以下

用語アラカルト

＊3　機能的接続
電気的またはその他の方法で信号，電力，物質などの伝達を行う接続。

補足

- 非医療電気機器を患者環境で使用する場合は，追加の保護接地，分離変圧器の利用，追加の非導電性外装の装着を行い，接触電流（外装漏れ電流）を低減させる必要がある。

図4　患者環境の例
※図の中の寸法は，周辺に何もないときの患者環境の最小の範囲を示している。

■医用電気システムとは

- 複数の医用電気機器を組み合わせたシステム
  例：モニタの心電図出力部とIABP装置の機能的接続など
- 医療電気機器と非医療電気機器を組み合わせたシステム
  例：診断装置とその結果を記録するハードディスクとの機能的接続，パーソナルコンピュータと接続された超音波診断機器など
- 同一のマルチタップに接続された複数の機器からなるシステム

■患者環境での医用電気システムの安全基準

- 複数の医用電気機器の機能的接続からなる医用電気システムでは，同一形の複数の装着部の合計電流（合計患者漏れ電流）が基準値を超えてはならない。
- 基礎絶縁だけに依存する非医用電気機器を医用電気システムに用いる場合は，非医用電気機器側に**分離変換器の利用または追加の保護接地接続**を行う。
- マルチタップを利用する場合は，**分離変換器の利用または接続されている機器の1機に追加の保護接地接続を行う**（マルチタップの保護接地線断線時にもシステム全体が接地されている状態を保つため）。
- 医用電気システムの接触電流（外装漏れ電流）は，**単一故障状態で0.5mA以下**とする。許容値を超えている場合は分離変換器の利用または追加の保護接地接続を行う。

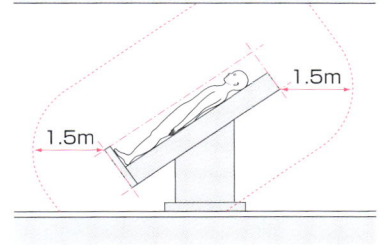

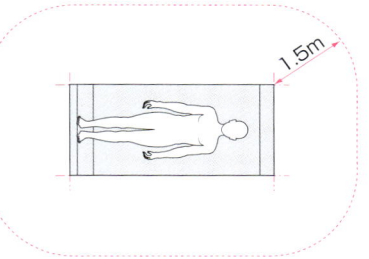

（JIS T 0601-1：2012.より引用）

■マルチタップの安全基準

マルチタップの保護接地線抵抗は0.2Ωを超えないこと。

病院電気設備の安全基準（JIS T 1022）

- 医用接地方式 ⇒ 保護接地，等電位接地
- 接地分岐線の電気抵抗値 ⇒ 0.1Ω以下
- 接地極の接地抵抗値 ⇒ 10Ω以下
- 等電位接地 ⇒ 患者周囲における露出金属の電位差を10mV以下とする，ミクロショック防止
- 非常電源の種類 ⇒ 一般非常電源，特別非常電源，瞬時特別非常電源
- 非接地配線方式 ⇒ 地絡事故による停電の防止，マクロショック防止
- 絶縁監視装置 ⇒ 表示値が2mAを超えると警報
- 電流監視装置 ⇒ 電力を使い過ぎると警報発生。過電流による電源回路の遮断を防ぐ

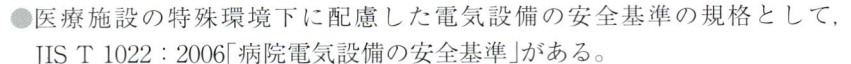

- 医療施設の特殊環境下に配慮した電気設備の安全基準の規格として，JIS T 1022：2006「病院電気設備の安全基準」がある。
- この規格では，医用接地方式，非接地配線方式，非常電源に関する事項，これらの設備の医用室への適応などが規定されている。
- 設備の医用室への適応はカテゴリAからカテゴリDの4つに分けられ規定されている。

表5 医用接地方式，非接地配線方式および非常電源の適応

カテゴリ	医療処置内容	医用接地方式 保護接地	医用接地方式 等電位接地	非接地配線方式	非常電源※1 一般/特別※2	非常電源※1 瞬時特別※3	医用室の例
A	心臓内処置，心臓外科手術および生命維持装置の適用に当たって，電極などを心臓区域内に挿入または接触し使用する医用室	○	○	○	○	○	手術室，ICU（特定集中治療室），CCU（冠静脈疾患集中治療室），NICU（新生児特定集中治療室），心臓カテーテル室
B	電極などを体内に挿入または接触し使用するが，心臓には使用しない体内処理，外科処置などを行う医用室	○	＋	○	○	＋	GCU / SCU / RCU / MFICU / HCU（準集中治療室），リカバリー室（回復室），救急処置室，人工透析室，内視鏡室
C	電極などを使用するが，体内に適用することのない医用室	○	＋	＋	○	＋	LDR［陣痛・分娩・回復室］，分娩室，未熟児室，陣痛室，観察室，病室，ESWL（結石破砕室），PET-RI（核医学検査室），温熱治療室（ハイパーサーミア），超音波治療室，放射線治療室，MRI（磁気共鳴画像診断室），X線検査室，理学療法室，診察室，検査室，人工透析室，CT室（コンピュータ断層撮影室）
D	患者に電極などを使用することのない医用室	○	＋	＋	＋	＋	病室，診察室，検査室，処置室

※1：非常電源は，医用室以外の電気設備にも共用できる。
※2：医用電気機器などに応じて，一般非常電源か特別非常電源のいずれか，または両方を設けることを意味する。
※3：医用電気機器などに応じて，瞬時特別非常電源を設けることを意味する。
備考　記号の意味は，次による。
　　　○：設けなければならない。
　　　＋：必要に応じて設ける。

■医用接地方式
- 医用接地方式は，保護接地または等電位接地による感電対策を目的とした設備である。

①保護接地
- すべての医用室には，3Pプラグ（保護接地刃含むプラグ）をもつクラスI機器を使用するために，3P式の医用コンセントの設備がなくてはならない。

図5 医用コンセントと保護接地端子

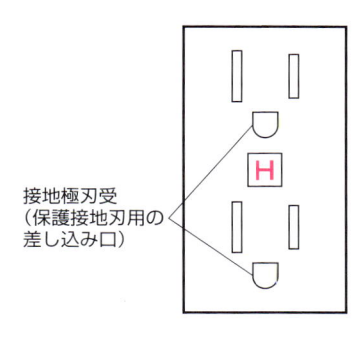

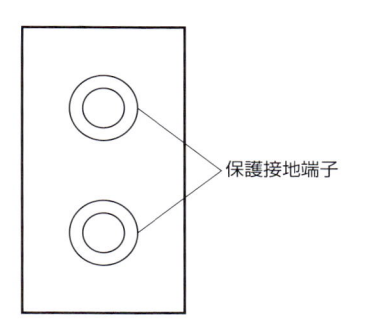

- 図5の医用コンセントに記載されている H は，ホスピタルグレードであることを示しており，一般的なコンセントと比較して簡単にプラグが抜けない構造となっている。H コンセントのプラグの保持力は，定格電流が**15Aのコンセントの場合で15〜60N，20Aで20〜100N**でなければならない。
  - 医用室にある医用コンセントの接地極刃受および保護接地端子は，接地分岐線を経由して各部屋の医用接地センタ（隣接する医用室の床面積の合計が50㎡以下の場合は接地センタを共有してもよい）に集約され，接地幹線を介して接地極へと導かれる。
  - なお，接地分岐線の**電気抵抗値は0.1Ω以下**，接地極の**接地抵抗値は10Ω以下**でなければならない。鉄筋・鉄骨造の建物であれば，これらの鉄筋・鉄骨を接地幹線として用いることができ，建物地下部分を接地極として利用することで容易にこの基準が実現できる。

②等電位接地
- 等電位接地はカテゴリAの医用室に設けることが推奨されている。
- カテゴリAの医用室は手術室，心臓カテーテル室，ICUなどで**ミクロショックが発生しやすい環境下**での治療が行われる。
- 等電位接地は，患者ベッド端部から**周囲2.5m，高さ2.3m**（患者環境下）に存在する医療機器および系統外導電性部分（金属製の水道管・排水管・空調設備・ベッドなど）の**電位差を10mV以下**とすることで，医療機器→人体→医療機器，医療機器→人体→金属露出部へと流れる電流を$10\mu A$以下（ミクロショックが発生する$100\mu A$の1/10）に抑制し，**ミクロショックを防止**する役割がある。
- 人体の抵抗を1kΩとして，そこに流れる電流を0.01mA以内にする。オームの法則により抵抗にかかる**電圧差は10mV以内**でなければならないことがわかる（$10mV = 1k\Omega \times 10\mu A$）。
- 等電位接地は，医用接地センタに患者環境下にある医療機器および系統外導電性部分を**0.1Ω以内の接地分岐線**で集約させ，すべての金属表面間を等電位とする方法が用いられている。

補足
- ミクロショックは直接心臓に0.1mA以上の電流が流れることで発生する。等電位接地では，この電流を0.01mA以下に抑えることでミクロショックを防止する。

● 医療機器の等電位接地の方法は，機器の等電位化端子と医用室壁面にある医用接地端子を等電位化導線で接続する方法がある。

図6 医用接地方式の概念図

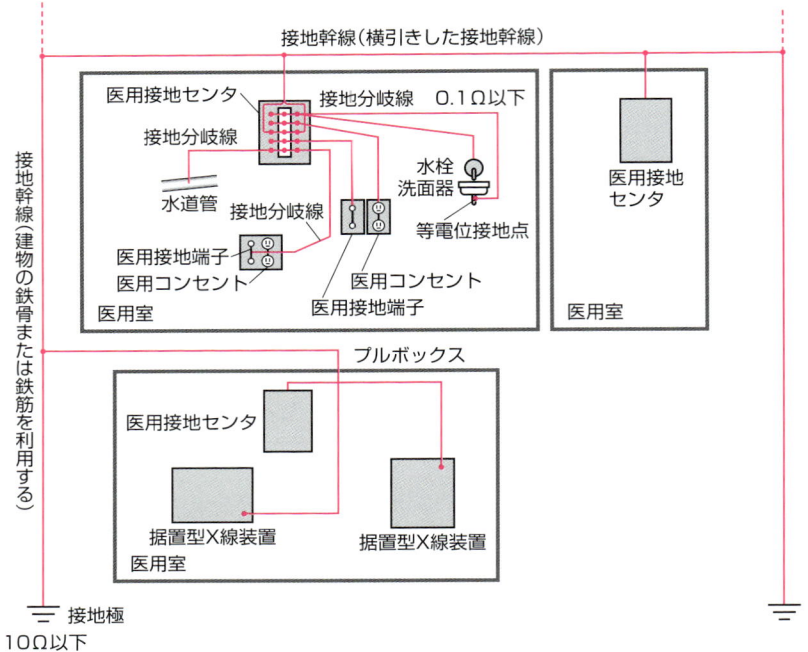

(JIS T 1022：2006.より引用)

■非接地配線方式
①配線方式
● 配線方式には，一般的な片側接地配線方式と非接地配線方式がある。
● 片側接地配線方式は100Vを出力する2本の電路の片方が接地（B種接地）されているが，非接地配線方式はどちらも接地されていない。

図7 片側接地配線方式と非接地配線方式の概念図

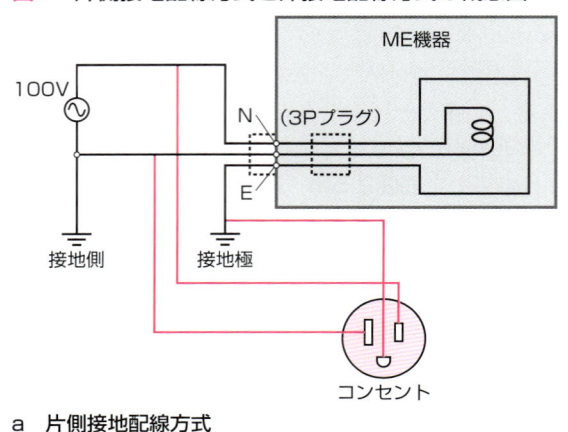

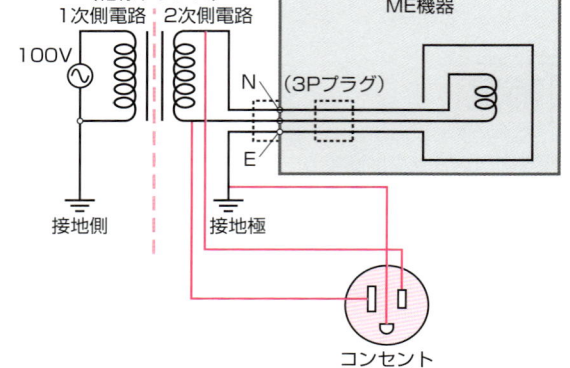

a　片側接地配線方式　　　　b　非接地配線方式

②非接地配線方式の目的

- 非接地配線方式は，**地絡事故が発生した場合においても電源供給を確保する**目的で考えられた配線方式で，カテゴリAおよびカテゴリBの医用室に設けることが推奨されている。
- 設備側に絶縁変圧器（絶縁トランス）を設け，その2次側電路を接地せずに電源部をフローティングしている。
- 絶縁変圧器の1次側電路と2次側電路は構造的に絶縁されていても空気を介して容量性に漏れ電流が生じる。JIS規格では2次側電路から1次側電路への漏れ電流が0.1mA以下の絶縁変圧器を用いることが定められているため，非接地配線方式はマクロショックによる電撃事故防止にも役立つ。

③絶縁監視装置（アイソレーションモニタ）

- 絶縁監視装置は，非接地配線方式において絶縁の悪い機器が接続されたことを知らせる装置である。
- 絶縁監視装置は，絶縁変圧器の2次側電路に設けられており，地絡事故によって2次側電路に上がろうとする電流をみつけること（電路の対地インピーダンスを計測することで監視）で機器の絶縁状態を監視する。

図8 機器の絶縁状態の監視と絶縁監視装置のモニタ

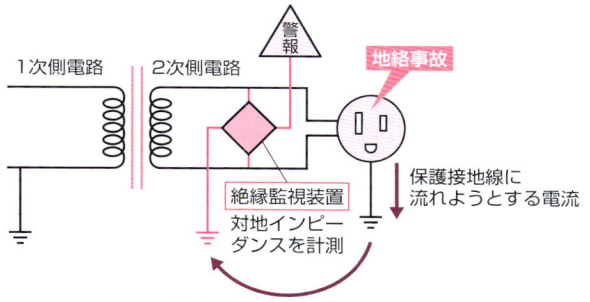

a　機器の絶縁状態の監視

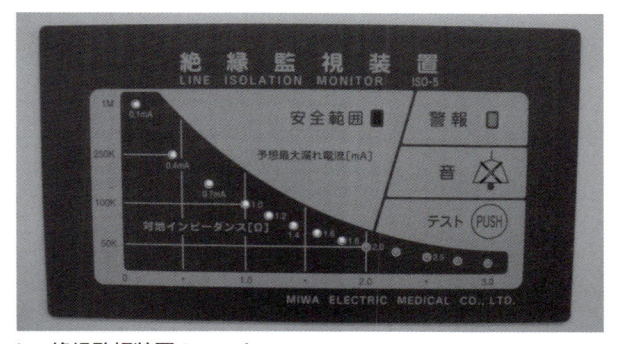

b　絶縁監視装置のモニタ　　（UAC株式会社）

- 絶縁監視装置が表示する漏れ電流値は実際に保護接地に流れている電流ではなく，絶縁監視装置が監視している機器を片側接地配線方式で使用した場合の漏れ電流を予想したものである。
- 絶縁監視装置が表示する漏れ電流が**2mA**を超えると警報を発生する。

■非常電源

表6 非常電源設備の種類

	電圧確立時間	連続運転時間	コンセントの色
一般非常電源	40秒以内	10時間以上	赤
特別非常電源	10秒以内	10時間以上	赤
瞬時特別非常電源	0.5秒以内	10分以上	赤 交流無停電電源の場合は緑でも可

> **補足**
> ●非常電源のコンセントの色はすべて赤であるが，特別・瞬時特別については，コンセントの見やすい箇所に非常電源の種別を表示することが推奨されている。

- カテゴリDを除く医用室には非常電源の設備がなければならない。
- 非常電源設備は，電力会社からの給電が途絶えたときなどに，生命維持管理装置，治療機器，検査機器，診断装置などの医療機器の稼働を維持するためにある。
- 特にカテゴリAに含まれる手術室およびICU，心臓カテーテル室などの医用室で使用する医療機器の停止は患者生命に直接危険を及ぼす可能性があるため，停電時に瞬時に電力復旧が可能な瞬時特別非常電源が必須である。
- 瞬時特別非常用電源の連続運転時間は10分以上と定められており，この間に一般または特別非常電源に切り替わり電力の供給を維持する。
- 非常電源で用いられる電力の供給元は，油または都市ガスを使用した自家発電装置，蓄電池，交流無停電電源(UPS)などがある。

■医用室の電源回路

- 医用室における片側接地配線方式の電源回路においては，感電事故防止のため**高速高感度形漏電遮断器**が設けられている。漏電遮断器は，電源から接地への漏電を検出し，電源回路を遮断する役割がある。
- 非接地配線方式の電源回路には，電気の使い過ぎにより発生する停電を防ぐ目的で**電流監視装置**が設けられている。電流監視装置で表示される値は，メインブレーカーの定格電流値を100%とした場合の値(10〜100%以上)で示される。100%以上の使用で警報を発生する。
- 医用室のコンセントは医療機器の消費電力および数量を考慮して，必要な数量のコンセントを設ける。
- 医用室にある配電盤および分電盤には分岐回路ごとに表示を付けること。
- 医用室にあるコンセントの外郭表面色を変えることで，一般電源または非常電源かの種別の判断ができること。

> **補足**
>
> **JIS T 0601-1の改正について**
> ●本書で記載されているJIS T 0601-1：1999は平成29年5月31日まで適応することができる。それ以降はJIS T 0601-1：2012に完全に置き換えられることに注意する。よって，本書で記載した用語は，JIS T 0601-1：2012では以下のように変更となる。
>
> ●348ページ
> 外装漏れ電流 ⇒ 接触電流
> 患者漏れ電流Ⅰ・Ⅱ ⇒ 患者漏れ電流
> 患者漏れ電流Ⅲ ⇒ 特別な試験条件下での患者漏れ電流
> また，新たに合計患者漏れ電流が追加されている。
>
> ●349ページ
> クラスⅠ機器 ⇒ クラスⅠのME機器
> クラスⅡ機器 ⇒ クラスⅡのME機器

4 電気的安全性の測定

医用機器の安全管理

測定器具

TAP & TAP

- 漏れ電流測定用器具（MD） ⇒ 人体の電撃に対する閾値が周波数に比例して増加することを模擬した回路
- MDの構成 ⇒ 抵抗1kΩ（人体の代表的な抵抗），抵抗10kΩおよびコンデンサ0.015μF（ローパスフィルタを構成），電圧測定器
- MDの周波数特性 ⇒ 遮断周波数：約1kHz

漏れ電流測定器具（MD）

図1 測定用器具およびその周波数特性（JIS T 0601-1:1999）

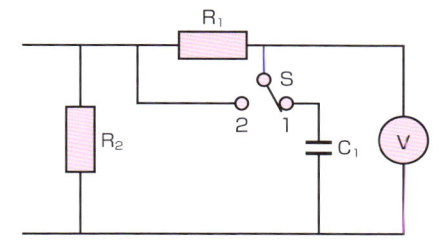

R_1：10kΩ±5%
R_2：1kΩ±1%
C_1：0.015μF±5%
V：電圧計
S：スイッチ

※スイッチSは，周波数が1kHzを超える場合に接点2側に切り換え，1kΩの無誘導抵抗器だけで測定した値が10mAを超えないことを確認する。

- 人体の電気刺激反応は，商用交流（50，60Hz）付近の低周波電流には敏感（刺激閾値が低い），高周波には鈍感（刺激閾値が高い）で，**1kHz以上では周波数に比例して刺激閾値が高くなる。**
- JIS T 0601-1：1999「医用電気機器−第1部：基礎安全および基本性能に関する一般要求事項」において医療機器の漏れ電流および患者漏れ電流の測定には，人体の周波数に依存した電気刺激反応を加味した**測定用器具（MD）**を用いることとなっている。
- MDのR_1およびC_1は遮断周波数約1kHz（遮断周波数$f=1/2\pi C_1 R_1$）のローパスフィルタを構成し，R_2は人体の代表的な抵抗を模擬する。
- 測定に用いる測定用電圧計は，入力1MΩ以上，容量は150pF以下のものを用いる。
- 測定用電圧計で読み取った値を人体の代表的な抵抗であるR_2の**1kΩで割った**値が漏れ電流値となる。

■測定用電源ボックス

- スイッチS_1によって電源極性を切り替えることができる（極性を入れ替えて**大きい方**を測定値とする）。
- スイッチS_2またはS_3の切り替えによって，被測定ME機器の漏れ電流および患者測定電流測定時の単一故障状態を作り出すことができる。

図2　測定用電源ボックス

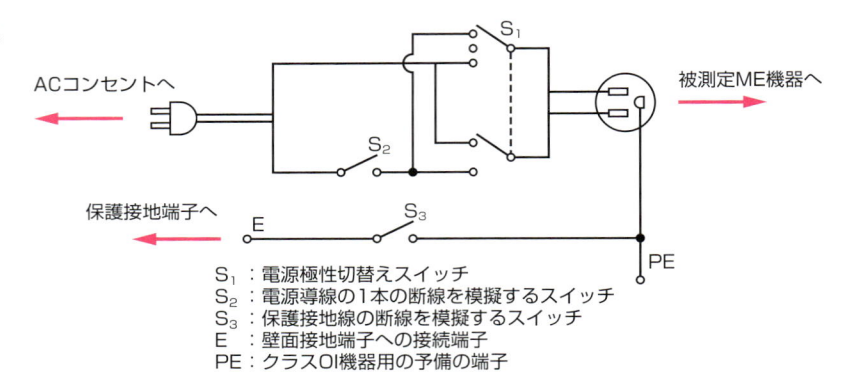

- S_1：電源極性切替えスイッチ
- S_2：電源導線の1本の断線を模擬するスイッチ
- S_3：保護接地線の断線を模擬するスイッチ
- E：壁面接地端子への接続端子
- PE：クラス0I機器用の予備の端子

■漏れ電流の測定例

図3　漏れ電流の測定例（外装漏れ電流の測定）

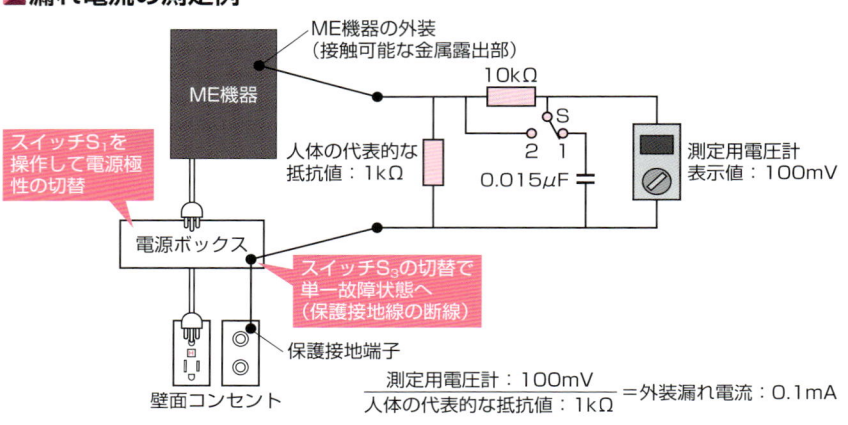

$$\frac{\text{測定用電圧計：100mV}}{\text{人体の代表的な抵抗値：1kΩ}} = \text{外装漏れ電流：0.1mA}$$

■漏れ電流と患者測定電流

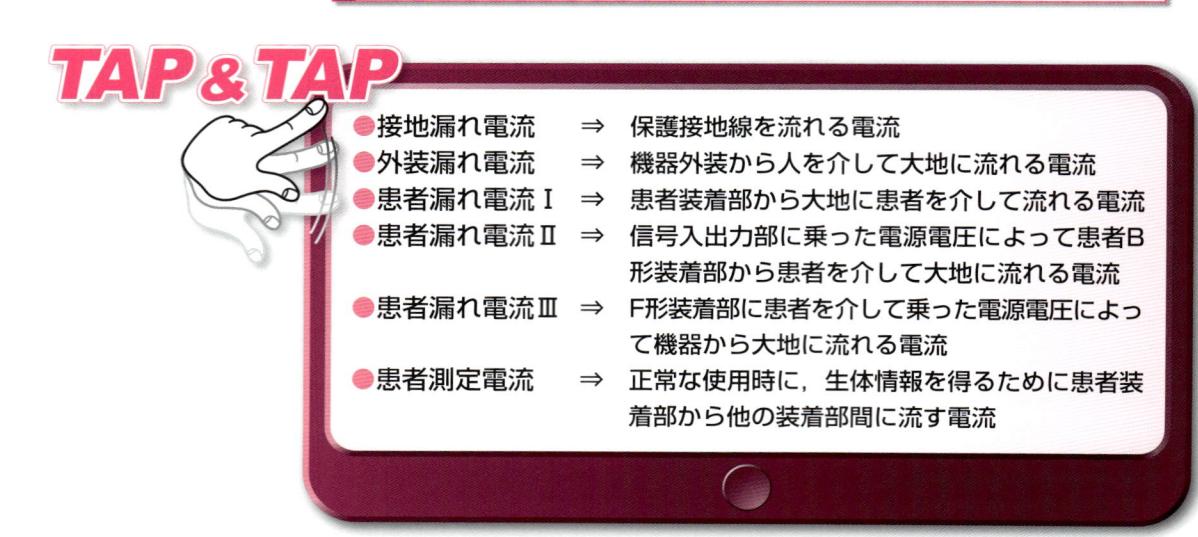

- 接地漏れ電流　⇒　保護接地線を流れる電流
- 外装漏れ電流　⇒　機器外装から人を介して大地に流れる電流
- 患者漏れ電流Ⅰ　⇒　患者装着部から大地に患者を介して流れる電流
- 患者漏れ電流Ⅱ　⇒　信号入出力部に乗った電源電圧によって患者B形装着部から患者を介して大地に流れる電流
- 患者漏れ電流Ⅲ　⇒　F形装着部に患者を介して乗った電源電圧によって機器から大地に流れる電流
- 患者測定電流　⇒　正常な使用時に，生体情報を得るために患者装着部から他の装着部間に流す電流

図4 各漏れ電流および患者測定電流

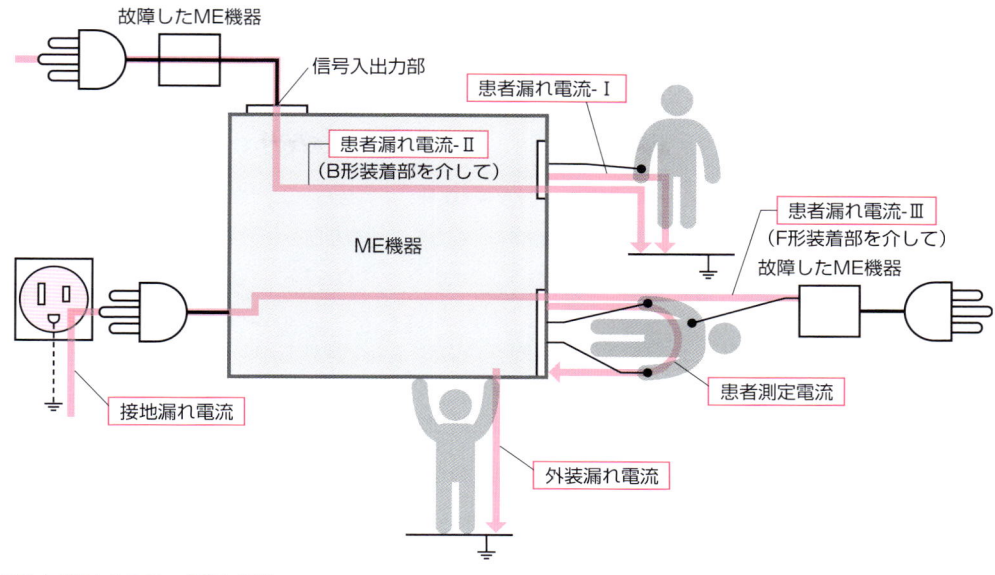

図5 漏れ電流測定器具（MD）の挿入部位

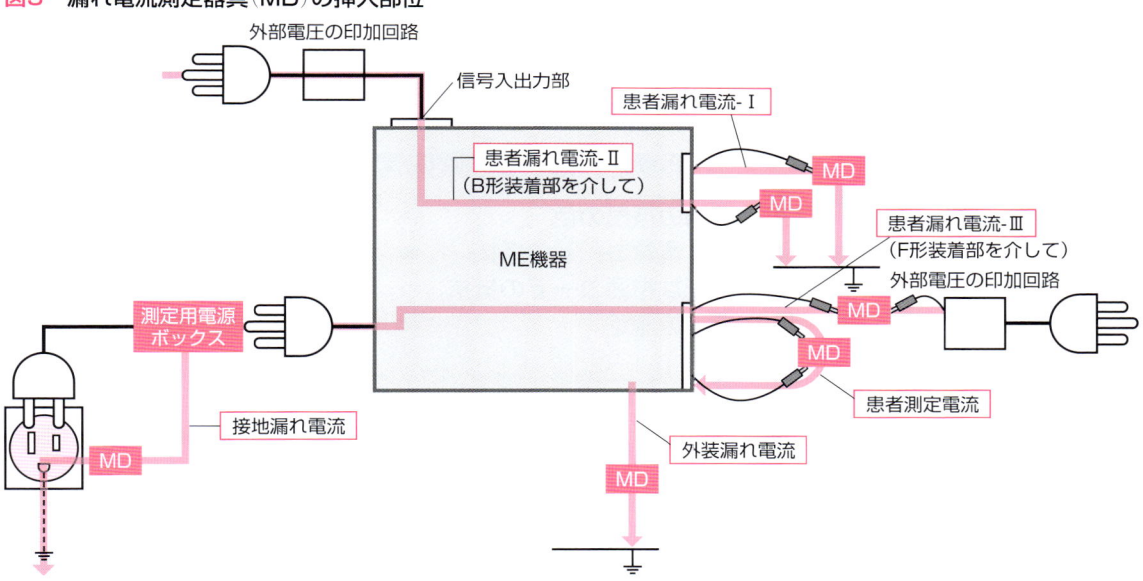

● 漏れ電流および患者測定電流の測定は，正常状態の場合と単一故障状態の場合を測定する（患者漏れ電流Ⅱ・Ⅲは単一故障状態のみ）。

表1 単一故障状態

①保護接地線の断線（外装漏れ電流・患者漏れ電流Ⅰ・患者測定電流）
②電源導線の1本の断線（接地漏れ電流）
③F形装着部に外部の電圧が現れる（患者漏れ電流Ⅲ）
④信号入力・出力部に外部の電圧が現れる（患者漏れ電流Ⅱ）
⑤二重絶縁の一方の短絡
⑥酸素または亜酸化窒素・可燃性麻酔ガスの外装からの漏れ
⑦危害を生じるおそれのある電気・機械部品の故障
⑧温度制限器の事故

補足
● 医療機器の外装が絶縁材料製の場合には，20cm×10cm（手のひらサイズ）の金属箔を外装部分に密着させ測定を行うこと。

● 電源極性の切り替えを行い，どちらか大きい方をその測定値とする。
● MDのスイッチSを入れ替えて，すべての周波数の漏れ電流の合計を測定し10mAを超えないことを確認する（ローパスフィルタを通さずに測定）。

医用機器安全管理学

表2 漏れ電流および患者測定電流の許容値（mA）

電流			B形		BF形		CF形	
			正常状態	単一故障状態	正常状態	単一故障状態	正常状態	単一故障状態
接地漏れ電流　一般機器			0.5	1.0	0.5	1.0	0.5	1.0
外装漏れ電流			0.1	0.5	0.1	0.5	0.1	0.5
患者漏れ電流	患者漏れ電流-Ⅰ 危機 → 装着部 → 患者 → 大地	直流	0.01	0.05	0.01	0.05	0.01	0.05
		交流	0.1	0.5	0.1	0.5	0.01	0.05
	患者漏れ電流-Ⅱ 他の機器 → 信号入力部・信号出力部 → 患者 → 大地		—	5	—	—	—	—
	患者漏れ電流-Ⅲ 他の機器 → 患者 → 装着部 → 大地		—	—	—	5	—	0.05
患者測定電流		直流	0.01	0.05	0.01	0.05	0.01	0.05
		交流	0.1	0.5	0.1	0.5	0.01	0.05

(JIS T 0601-1 : 1999)

保護接地線抵抗

TAP & TAP

- 保護接地線の被覆の色　⇒　緑と黄色の縞模様
- 着脱可能な電源コードの抵抗　⇒　0.1Ω以下
- 着脱不可能な電源コードの抵抗　⇒　0.2Ω以下
- 接地線抵抗の測定　⇒　定電流を流し保護接地線両端での電圧降下から抵抗測定を行う
- 接地線抵抗の測定で用いる電流　⇒　"25A"または"ME機器もしくは関連する回路の最大定格電流の1.5倍"

- クラスⅠ機器で使用する電源コードは2本の電源導線と1本の保護接地線の3つの線と刃をもつ。
- 保護接地線は緑と黄の絶縁被覆で識別する。
- 保護接地線があれば，たとえ機器の絶縁構成部が短絡し機器筐体に電流が漏れたとしても，その電流は大地に逃げることができる。

■保護接地線の規定値

- 保護接地線抵抗の許容値は，**電源コードが着脱可能な場合は0.1Ω以下，電源コードが着脱不可能な場合は0.2Ω以下**とJIS規格により規定されている。
- 保護接地線抵抗は，人の代表的な抵抗値である1kΩと比べ非常に小さい。

仮に，電流が外装に漏れている故障した機器に人が接触したとしても，漏れた電流は抵抗の小さい保護接地線を通して大地に逃げるため，人へ流れる電流は少なく電撃を防ぐことができる。
- 保護接地線の断線・抵抗値の上昇は，機器に人が接触した場合に流れる電流の増加を意味する。したがって，定期的な保護接地線抵抗の確認が必要である。

■保護接地線抵抗の測定方法
- JIS規格による接地線抵抗の測定法は以下のとおりである。

図6 簡易接地線抵抗測定法

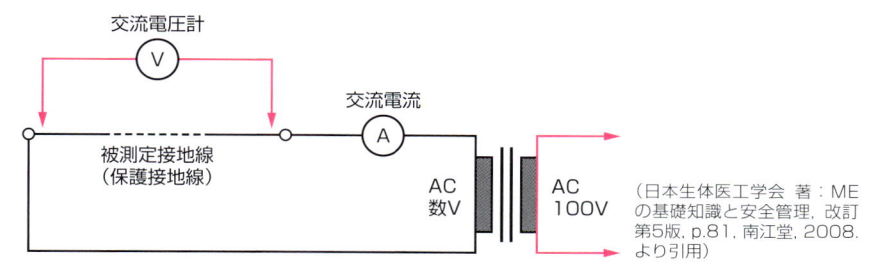

（日本生体医工学会 著：MEの基礎知識と安全管理, 改訂第5版, p.81, 南江堂, 2008. より引用）

無負荷時の電圧が6Vを超えない周波数50Hzまたは60Hzの電流源から，"**25A**"または"**ME機器もしくは関連する回路の最大定格電流の1.5倍**"のいずれか大きい方の電流を**5〜10秒間**，保護接地端子，機器電源ソケットの保護接地刃または電源プラグの保護接地刃と保護接地した部分との間に流す。上記の部分間の電圧降下を測定して，電流および電圧降下からインピーダンスを測定する。

補足

JIS T 0601-1の改正について
- 本書で記載されているJIS T 0601-1：1999は平成29年5月31日まで適応することができる。それ以降はJIS T 0601-1：2012に完全に置き換えられることに注意する。よって，本書で記載した用語は，JIS T 0601-1：2012では以下のように変更となる。

- 358ページ
  外装漏れ電流 ⇒ 接触電流
  患者漏れ電流Ⅰ・Ⅱ ⇒ 患者漏れ電流
  患者漏れ電流Ⅲ ⇒ 特別な試験条件下での患者漏れ電流
  また，新たに合計患者漏れ電流が追加されている。

- 359ページ
  JIS T 0601-1：2012における単一故障状態は**表1**に挙げたものと異なることに注意する。
  JIS T 0601-1：2012における許容値及び項目は**表2**と一部異なることに注意する。

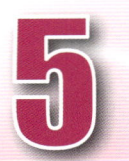

5 医用機器の安全管理
安全管理技術

1 安全管理業務

TAP & TAP

- 医療機器の管理方法 ⇒ 中央管理，分散管理
- 医療機器のライフサイクル
  ⇒ 購入，運用，保守，破棄（更新）
- 機器の選定 ⇒ 目的にかなった仕様であること。経済性，操作性，安全性，機器統一，保守のしやすさ，使用環境などを加味
- 受入試験 ⇒ 工学的評価（ベンチテスト）と臨床的評価
- 安全教育，訓練 ⇒ 医療スタッフへの機器使用上の安全教育

医療機器の安全管理体制に関わる臨床工学技士の役割

①臨床工学を中心とした臨床工学技術の提供。
②病院スタッフに対する医療機器の安全教育および訓練の実施。
③医療機器が安全に使用できるための保守管理の実施。

医療機器の管理方法

①中央管理：機器管理部門（中央部門）が医療機器のライフサイクルに沿って管理する方法（機器の専門スタッフが管理）。
②分散管理：医療機器を病棟や診療科などが個々に管理する方法。

医療機器のライフサイクル

● 医療機器の安全管理業務は購入から運用，保守，破棄（更新）のライフサイクル全体にわたり総合的に行う必要がある。

図1 医療機器のライフサイクル

購入 → 運用 → 保守 → 破棄（更新）

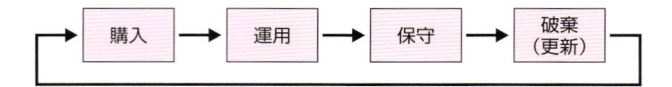

機器の選定

● 臨床で必要とされる項目を十分検討し，目的にかなった仕様をもつ機器を選定する。
● 機器を借用し試用する。
● 他施設での使用状況を調査する。
● 機種の選定基準は，経済性，操作性，安全性，機器統一，保守のしやすさ，使用環境などを加味する。

用語アラカルト

＊1 ベンチテスト
同種のME機器との性能比較を行い，評価すること。

機器納入後の受入試験

- 医療機器の納入後は一定期間中に評価を行う。
- 評価は，工学的評価(ベンチテスト＊1)と臨床的評価を行う。
- 購入者(病院側)が，目的とする評価に満たないと判断した場合は返品または機種変更を行う。
- 目的にかなった評価が得られれば，検収して最終的な支払を経て購入となる。

安全教育，訓練

- 医療スタッフに対する機器使用上の安全教育や訓練を行う。
- 新人臨床工学技士スタッフへの教育。
- 自施設にあったマニュアルの用意。

保守点検

- 保守点検マニュアルなどの説明書の準備。
- 保守点検計画の策定。
- 消耗品類の調査と準備。

2 安全管理技術

TAP & TAP

- 点検項目による分類 ⇒ 外観点検，作動点検，機能点検
- 外観点検 ⇒ 目視または触れることで機器の損傷の有無を確認する点検
- 作動点検 ⇒ 機器の基本的な作動状態についての点検
- 機能点検 ⇒ 医療機器の基本的性能や安全性が基準を満たしているかを確認する点検
- 点検作業による分類 ⇒ 始業点検，使用中点検，終業点検，定期点検，故障点検

保守点検の種類と実例

保守点検管理業務

表1 点検項目による分類

点検項目	内容
外観点検	目視または触れることで医療機器本体や各種コード・ガスホースなどの損傷の有無を確認する点検。使用後の薬剤などの付着物の除去(清拭)を含む
作動点検	対象とする医療機器の基本的な作動状態についての点検。医療機器の液晶パネルが表示されるか，各種設定ボタン・ダイアル操作が可能か，警報機能が働くか，各種治療機器の出力がなされるかなどの点検である
機能点検	対象とする医療機器の基本的性能や安全性が基準を満たしているかを確認・調整(校正など)する点検。輸液ポンプの流量精度や閉塞検出圧の点検(精度点検)，血液浄化装置の各種圧力センサの校正点検，各種漏れ電流などの電気的安全などの点検がこれにあたる

医用機器安全管理学

表2 点検作業による分類

点検項目	内容
始業点検	医療機器を使用する前に行う点検で外観点検と作動点検が主体となる。医療機器に損傷の有無がないか，警報機能が働くかなどがこの点検に含まれる
使用中点検	医療機器使用中に行う点検で，機器が安全かつ効率的に作動しているかの点検である。医療機器の警報などの設定や動作設定，モニタ表示値と設定値と確認，血液浄化回路からの血液の漏出確認などがこの点検に含まれる
終業点検	医療機器を使用し終わったときに行う点検で，使用後の安全性劣化や性能などの問題を発見する点検である。外観点検と作動点検，また使用中の経過記録から安全に効果的に医療機器が使用できていたかを確認する点検である。終業点検は始業点検と同じ項目を含む場合があり，始業点検の一部を補う点検として業務の簡略化が図られている
定期点検	定期的に行われる点検で，外観点検，作動点検，機能点検のすべての点検が行われる。また，機器内部の消耗品の交換を行い，次回の点検時期までの性能維持と安全性の確保を行う。また，定期点検は各種医療機器の取扱説明書を参考にして定期点検計画書を作成しスケジュール管理を行う
故障点検	医療機器に故障が発生した際に行う点検である。使用中に復帰不可能な場合，性能や安全性の低下がある場合は使用を直ちに中止し，正常な機器と取り換える必要がある。電極コードや取り外し可能な電源コードの断線などの故障は，予備品との交換により応急処理が可能である。医療機器の修理にあたっては，表示灯ランプの電球交換や電池交換などの比較的簡単な修理は院内で可能であるが，安全性確保の保証ができない修理は安易に行うべきではない

◼ 保守点検の実例
①点検記録の保存
- 点検を行った際には，点検報告書にその結果をまとめて記載する。
- 報告書は機器ごとに3年もしくは有効期間に1年を加えた年数（薬事法に準拠）保存しなければならない。

②輸液ポンプの点検

図2 輸液ポンプの始業時点検表と使用中点検表

輸液ポンプ始業時点検表

___年___月___日___ No._____ 点検実施者名_____
患者名_____ ID_____ 機種名_____ 管理番号_____

点検個所	点検事項	評価
外装（傷・ワレ・変形）	輸液ポンプ本体と滴落検知器の外観に，機能に影響する傷，ワレ，変形がないこと	合・否
外装（ケーブル類の破損）	電源コードと滴落検知器のカールコードに傷，腐食がないこと	合・否
フィンガカセット（動作）	ギアを手で回したとき，フィンガがスムーズに動く	合・否
閉塞センサの動作	閉塞センサを指で押したときスムーズに動く	合・否
チューブガイドの動作	フィンガ間のチューブガイドを指で押したときスムーズに動く	合・否
保護ゴムのはがれ・変形	チューブガイド部分（2箇所）の保護ゴムの機能に影響するはがれ・変形等がないこと	合・否
表示・ブザー音	電源をONにしたとき，液晶画面の全ての表示セグメントと代表灯が1秒間点灯し，ブザー音が鳴ること	合・否
気泡センサ機能	プライミング済みの輸液セットを装着し，ドアを閉めたとき「気泡」マークが消灯すること	合・否
ドアセンサ機能	ポンプドアを開くと「ドア」マークが点灯すること	合・否

輸液ポンプ使用中点検表

___年___月___日___ No._____ 点検実施者名_____
患者名_____ ID_____ 機種名_____ 管理番号_____

時間	電源	動作インジケータ	輸液ラインの確認	指示流量	注入流量	積算量	輸液残量
時　分	バッテリー/電源	OK/NG	OK/NG	mL/hr	mL/hr	mL	mL
時　分	バッテリー/電源	OK/NG	OK/NG	mL/hr	mL/hr	mL	mL
時　分	バッテリー/電源	OK/NG	OK/NG	mL/hr	mL/hr	mL	mL

（医療機器の保守点検に関する計画の策定および保守点検の適切な実施に関する指針　日本臨床工学技士会）

図3 輸液ポンプ定期点検報告書

輸液ポンプ定期点検報告書

実施する内容	点検(3カ月・6カ月・1年目)			
医療機器名				
製造販売業者名				
型式				
型番				
製造番号			実施年月日	年　月　日
購入年月日	年　月　日		実施者名	印
院内の管理番号			総合評価	合格・再点検

項　目	点　検　内　容		評　価
電気的安全性点検	外装漏洩電流検査	正常状態(100μA以下)	μA
		単一故障状態(500μA以下)	μA
	接地漏洩電流検査	正常状態(500μA以下)	μA
		単一故障状態(1000μA以下)	μA
	接地線抵抗(0.1Ω以下)		Ω
外観点検	筐体・ラベル等にキズ・汚れ・変形がない		合・否
	滴下センサにキズ・汚れ・変形がない		合・否
	電源コード及びプラグにキズ・汚れ・変形がない		合・否
機能点検	セルフチェックでランプ・ブザー・駆動系に異常がない		合・否
	流量・予定量の設定が問題なくできる		合・否
	積算量が予定量に達したとき完了表示が出る		合・否
	積算量がクリアできる		合・否
	ブザー音量の切り替えができる		合・否
	キーロック操作ができる		合・否
	電源の入/切ができる　約1秒/約2秒		合・否
	ナースコール端子が警報時短絡する		合・否
	ヒストリー表示ができる		合・否
	チューブクランプが正常に機能する		合・否
	外部通信が正しく行える		合・否
性能点検	専用輸液セットを用い25mL/hrの設定で25±2.5mL以内		mL
	閉塞警報が規定範囲内に発生	L　10〜60kPa	kPa
		M　30〜90kPa	kPa
		H　60〜140kPa	kPa
	専用輸液セットを用い約10mmの気泡を送り気泡警報が発生		合・否
	満充電でバッテリインジケータが3個点灯している		合・否
	バッテリで90分以上動作できる(流量25mL/hr)		合・否
交換部品 備　考			

(医療機器の保守点検に関する計画の策定および保守点検の適切な実施に関する指針　日本臨床工学技士会)

③輸液ポンプの性能点検例
■流量精度の点検
【準備するもの】
- 点検を行う輸液ポンプ
- 水を入れた輸液バック
- 輸液セット
- 静脈針
- メスシリンダまたは輸液ポンプテスタ

【手順（メスシリンダ）】
① 図4のように水で満たした輸液セットを輸液ポンプに装着する。
② 静脈針付の輸液セット先端をメスシリンダに入れる。
③ 取扱説明書に従い輸液ポンプに予定量と流量を設定する。
④ 輸液を開始して，輸液終了時のメスシリンダに溜まった水の量と予定量を比較する。

図4 輸液ポンプ

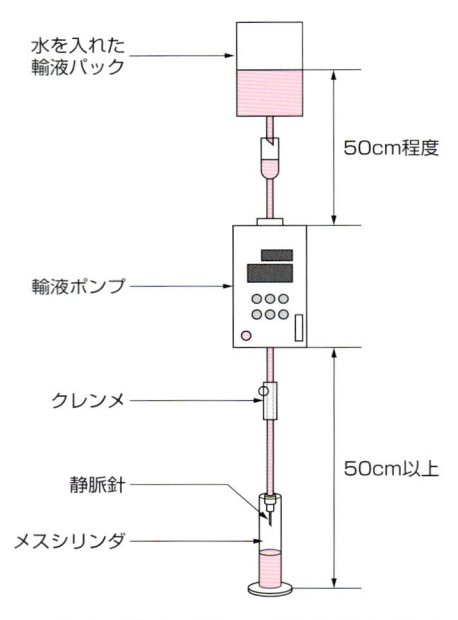

（テルモ輸液ポンプTE-131 取扱説明書.より引用）

6 医用機器の安全管理
医療ガス

医療ガスの種類

TAP & TAP

● 医療ガス ⇒ 酸素，亜酸化窒素，窒素，空気，二酸化炭素，吸引など

表1 医療ガスの種類

性質＼種類	酸素	亜酸化窒素（笑気）	窒素	圧縮空気	二酸化炭素	ヘリウム	酸化エチレン（EOG）
分子式	O_2	N_2O	N_2		CO_2	He	C_2H_4O
分子量	32	44	28	29	44	4	44.05
臭気	無臭	甘臭	無臭	無臭	無臭	無臭	快臭
燃焼性，爆発性	支燃性	支燃性	なし	支燃性	なし	なし	あり，毒性
沸点（℃）	-183	-89.5	-195.8	-191.4	-78.2	-268.9	10.7
臨界温度（℃）	-118.8	36.5	-147.2	-140.7	31.0	-267.9	
臨界圧（atm）	49.7	71.7	33.5	37.2	72.8	2.26	
比重（対空気）	1.105	1.53	0.967	1	1.529	0.138	1.5
高圧ガス容器色（ボンベ）	黒	ねずみ	ねずみ	ねずみ	緑	ねずみ	ねずみ
ガス容器内の状態	気体	液体	気体	気体	液体		
用途	酸素療法，人工呼吸療法，麻酔	吸入麻酔	冷凍手術	人工呼吸療法，酸素療法	内視鏡手術，冷凍手術器	補助循環法，呼吸療法	滅菌

■酸素
- 定置式超低温液化ガス供給設備（CE：Cold Evaporator）またはマニフォールドで供給される。
- 酸素療法，人工呼吸器，高気圧酸素療法（OHP：Oxygenation Athighpressure）などに用いられる。
- 大気圧下では**強い支燃性**があり，OHPなどの高気圧下では爆発性を有する。
- 高濃度の酸素を長時間吸入した場合，**酸素中毒の危険性**がある。
- 高圧ガス容器は**黒色**で，**気体**の状態で充填されている。未使用時の充填圧力は14.7MPa（約150Kgf/cm^2≒150atm）である。したがって，**容器内の残量は圧力ゲージで知る**ことができる。

■亜酸化窒素（笑気）
- 吸入麻酔ガスとして用いられる。

- 無色の気体で**甘臭**があり**支燃性**を有する。
- 高圧ガス容器には**液体**の状態で充填されており，**ボンベ重量を測ることで残量を知る**ことができる。

◤窒素
- CEまたはマニフォールドで供給される。
- 医療機器の動力源，冷凍手術の触媒(低温常圧型)および合成空気の生成に用いられる。
- 燃焼性や爆発性はなく安全性が高い**不活性ガス**である。

◤圧縮空気
- 空気圧縮機(エアーコンプレッサ)により圧縮された空気，または酸素と窒素を気化混合した**合成空気**が用いられる。また，バックアップ用としてボンベに空気を充填したものもある。
- 酸素療法，人工呼吸器などに用いられる。

◤二酸化炭素
- 無色無臭で**不燃性のガス**である。
- 内視鏡下手術の気腹用ガス，窒素ガスと同様に冷凍手術の触媒として用いられる。
- 高圧ガス容器には**液体**の状態で充填されており，**ボンベ重量を測ることで残量を知る**ことができる。

◤ヘリウム
- 無色無臭で**不活性ガス**である。
- 他のガスと比較して密度が低く，流れの抵抗が小さい(応答性がよい)。
- 大動脈内バルーンパンピング(IABP：Intraaortic Balloon Pumping)のバルーン駆動ガスとして用いられる。

◤酸化エチレンガス(EOG：Ethylene Oxide Gas)
- **滅菌ガス**として用いられる。
- **エーテル臭**がある**毒性**の気体である。
- 高圧ガス容器には**液体**の状態で充填されている。
- 反応性に富み**爆発性**があるため，二酸化炭素と混合された状態で販売されている。

◤吸引
- 気管内吸引や手術時などに用いられる。
- 陰圧は吸引供給設備でつくられ中央配管方式で供給される。
- 電気吸引器を用いた個別方式のものもある。
- 中央配管方式の吸引供給設備は吸引ポンプ・リザーバタンク・除菌フィルタ・ドレイントラップで構成される。

医療ガスのもつ危険性

- 容器破損による危険性　⇒　ガス噴出
- ガス漏洩の危険性　　　⇒　火災事故・酸素欠乏事故
- 異種ガスの供給　　　　⇒　患者への異種ガス供給

■容器破損による危険性
- 医療ガスは高圧ガス容器またはCEシステムなどに貯蔵されている。
- ガスは貯蔵容器内において高圧な状態で存在しているため，容器が破損することでガスの噴出する恐れがある。したがって，貯蔵および消費時においては粗暴な取扱いをせず慎重に取り扱うべきである。

■ガス漏洩の危険性
- 病棟および手術室などで用いられる酸素・亜酸化窒素には支燃性があり，漏洩によって火災が起こる危険性がある。
- また，二酸化炭素・窒素は燃焼性や爆発性はないが，大量漏洩により酸素欠乏事故の発生原因となる可能性があるため取扱いに注意する。

■異種ガスの供給
- 配管端末器，ホースアセンブリなどの不適切な使用は，異種ガスの供給を引き起こす可能性がある。
- 使用するガスに適したアダプタプラグやホースを用いるとともに，定期的にこれらの破損の有無を確認すべきである。

高圧ガス保安法

TAP & TAP

- 高圧ガス保安法
  ⇒ 高圧ガスの貯蔵，消費などを規制する法律
- 充てん容器（高圧ガス容器）の貯蔵
  ⇒ 通風のよい場所，温度40℃以下，充てん容器および残ガス容器の区別，毒性ガスおよび酸素の充てん容器の区別，容器は転倒または転落を防止する
- 充てん容器（高圧ガス容器）の消費
  ⇒ 通風のよい場所，温度40℃以下，容器の転倒およびバルブの損傷を防止する，容器は湿気・水滴などによる腐食を防止する
- ガス容器内の各ガスの状態
  ⇒ 酸素（気体），亜酸化窒素（液体），二酸化炭素（液体）
- ガス容器内の残量確認法
  ⇒ 酸素（圧力），亜酸化窒素（重量），二酸化炭素（重量）

● この法律は，高圧ガスによる災害を防止するため，高圧ガスの製造，貯蔵，販売，移動その他の取扱い，および消費ならびに容器の製造および取扱いを規制することで安全を確保することを目的としている。したがって，医療機関における高圧ガス（医療ガス）の貯蔵・消費などにおいては，この法律を遵守しなければならない。

■高圧ガスの貯蔵
- 可燃性ガスまたは毒性ガスの充てん容器などの貯蔵は，**通風のよい場所**ですること。
- 充てん容器などは，**充てん容器および残ガス容器にそれぞれ区分して**容器置場に置くこと。
- 可燃性ガス，毒性ガスおよび酸素の充てん容器などは，それぞれ区分して容器置場に置くこと。
- 容器置場（不活性ガスおよび空気を除く）の**周囲2メートル以内**においては，火気の使用を禁じ，引火性または発火性の物を置かないこと。
- 充てん容器などは，常に**温度40℃以下**に保つこと。
- 転倒，転落などによる衝撃およびバルブの損傷を防止する措置を講じ，容器は粗暴な取扱いをしないこと。

■高圧ガスの消費
- 可燃性ガスまたは毒性ガスの消費は，**通風のよい場所**でし，かつ，その容器を**温度40℃以下**に保つこと。
- 可燃性ガスまたは酸素の消費に使用する設備（家庭用設備を除く）から**5メートル以内**においては，喫煙および火気の使用を禁じ，引火性または発火性の物を置かないこと。
- 消費した後は，バルブを閉じ，容器の転倒およびバルブの損傷を防止する

措置を講じること。
- バルブは静かに開閉すること。急激に開けると発火の原因となる。
- 充てん容器などには，湿気，水滴などによる腐食を防止する措置を講じること。

■ボンベ内圧力と残量
- ガス容器内の状態が気体（酸素）の場合は容器内の圧力で残量を確認。
- ガス容器内の状態が液体（亜酸化窒素，二酸化炭素）の場合は重量で残量を確認。
- 酸素の満量時の圧力はゲージ圧で14.7MPa（約150kgf/cm^2≒150atm）である。
- 酸素ガスの残量と圧力は比例関係であることから，ガス残量が満量時の半分なら圧力も満量時の半分になる。
- 酸素ガス残量（L）≒ガス容器の容量（L）×酸素ガス容器内ゲージ圧力（MPa）×10
- ガス容器内の状態が液体の場合は，ガス残量（L）≒ガス容器内の重量（g）/分子量（g/mol）×22.4（L/mol）

表2　各種ガスの分子量とガス容器内の状態

	酸素	亜酸化窒素	二酸化炭素
分子量	32	44	44
ガス容器内の状態	気体	液体	液体

■ボンベ塗色

表3　各種ガスの高圧ガス容器色（ボンベ塗色）

性質＼種類	酸素	亜酸化窒素（笑気）	窒素	圧縮空気	二酸化炭素	ヘリウム	酸化エチレン（EOG）
高圧ガス容器色（ボンベ）	黒	ねずみ	ねずみ	ねずみ	緑	ねずみ	ねずみ

医療ガス配管設備（JIS T 7101）

- 供給源設備　⇒　可搬式容器マニフォールド，定置式超低温液化ガス供給設備，酸素濃縮装置，空気圧縮機供給装置，吸引供給装置
- 配管識別色　⇒　酸素（緑），亜酸化窒素（青），医療用空気（黄），吸引（黒），二酸化炭素（橙），窒素（灰），駆動用空気（褐），非治療用空気（薄黄），麻酔ガス排除（マゼンタ）
- 配管端末器　⇒　ピン方式，シュレーダ方式
- 異種ガスの誤接続防止
  - ⇒　・ガス別特定（ピン方式，シュレーダ方式）
  - ・DISSコネクタ，NISTコネクタ，AGSSカプラ

■供給源設備

- 供給源設備とは，送気管にガスを送気する2系列以上の供給源装置をもつ設備である。
- 供給源装置は**ボンベマニフォールド**，**可搬式超低温液化ガス容器（LGC：Liquid Gas Container）マニフォールド**，**定置式超低温液化ガス供給設備（CE：Cold Evaporator）**，**空気圧縮機**，**混合ガス供給設備**，**酸素濃縮供給設備**などのガス源と制御機器を含む供給設備の一部で，これらの供給源装置を適切に組み合わせて供給設備とする必要がある。
- 2系列以上の供給源設備をそれぞれ第一供給装置・第二供給装置・予備供給装置とすることで，消費による失調や故障によるガス送気の停止を防ぐ仕組みとなっている。

図1　医療ガス配管設備の全体図

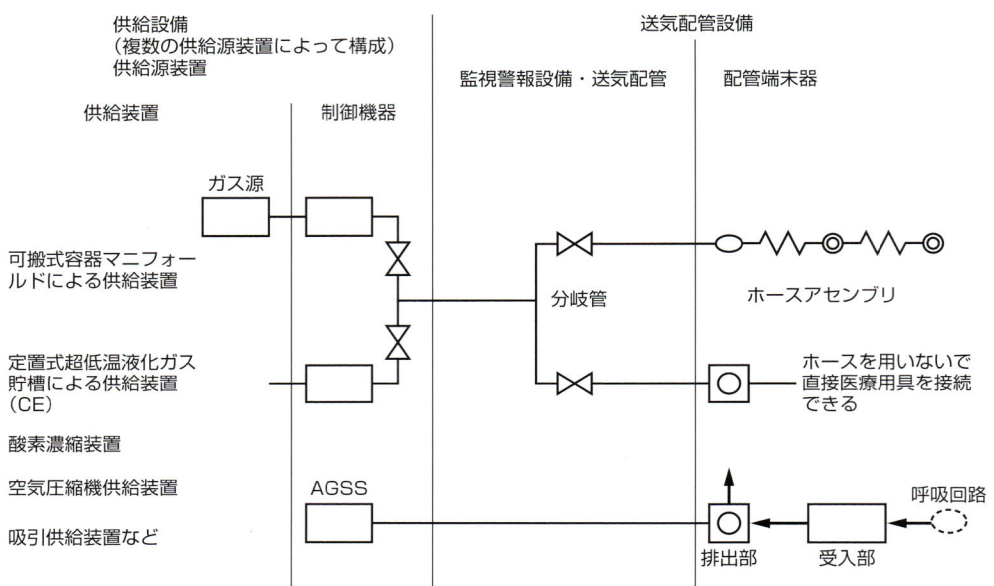

（JIS T 7101：2006.より引用）

図2　可搬式容器によるマニフォールドと設備の模式図

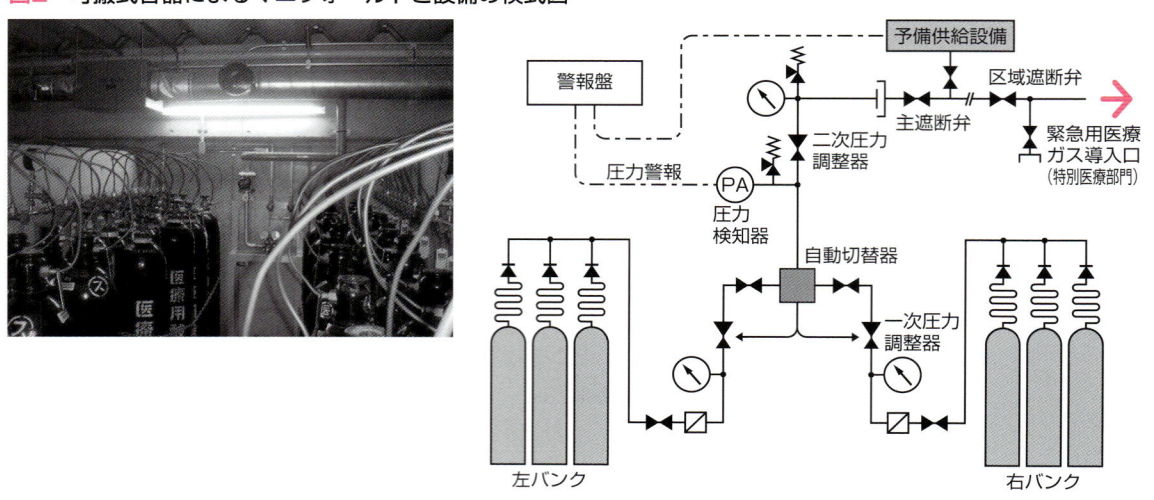

（日本臨床工学技士教育施設協議会：臨床工学講座 医用機器安全管理学 第一版 p.87，医歯薬出版株式会社，2012.より引用）

■警報設備

①運転警報（警報信号：黄色）
- 第一供給がなくなり第二供給から流れ始めたとき。
- CE設備の超低温貯槽の液面が最低値より低下したとき。

②緊急運転警報（警報信号：赤色）
- 主遮断弁から下流の配管圧力が上限警報値以上，または下限警報値以下となったとき。
- 主遮断弁から上流の吸引配管圧が下限警報値以下となったとき。

③緊急臨床警報（警報信号：赤色）
- 区域遮断弁で制御されている配管内の圧力が上限警報値以上，または下限警報値以下となったとき。

④情報信号（信号：赤・黄色以外）
- 正常状態を示す。

■配管圧および配管端末器
- 酸素，亜酸化窒素および治療用空気の配管圧は**約400kPa**である。
- 酸素配管は治療用空気，亜酸化窒素または二酸化炭素の逆流を防ぐため，これらの配管圧より**30kPa程度高く**する。

表4　医療ガス配管設備諸元表

| ガスの種類 | 酸素 | 亜酸化窒素 | 治療用空気 | 吸引 | | 二酸化炭素 | 手術機器駆動用窒素 | 圧縮空気 | | 非治療用空気 |
				吸引（水封式）	吸引（油回転式）			治療用[※1]	手術機器駆動用[※2]	
標準圧力[※3] kPa 吸引は－kPa	400±40	400±40	400±40	40±70	50±80	400±40	600〜900[※4]	400±40	600〜900[※4]	300±30
配管端末器最大流量[※5] NL/mm	≧60[※6]	≧40	≧60	≧40	≧40	≧40	≧300	≧60[※6]	≧300	−

※1：手術機器駆動用圧縮空気と同一の供給源から，治療用空気を得る場合の数値を示す。
※2：手術機器駆動用圧縮空気の品質についても，治療用空気と同等とする。
※3：静止圧状態において，酸素は治療用空気，亜酸化窒素または二酸化炭素よりも30kPa程度高くする。
※4：配管端末器（アウトレット）に内蔵する圧力調整器を用いて標準送気圧力を使用者が現場で調整できる機構とする。
※5：当該配管端末器だけを使用した場合に標準圧力範囲内で得られる流量。ただし，吸引の場合は開放状態で得られる流量。
※6：同一配管区域内の1つの配管端末器において，流量が120NL/minの場合，その圧力は300kPaまで低下することが許される。

表5　配管および配管端末器の塗色

ガスの種類	識別色	ガス名	記号
酸素	緑	酸素	O_2
亜酸化窒素	青	笑気	N_2O
治療用空気	黄	空気	AIR
吸引	黒	吸引	VAC
二酸化炭素	橙	炭酸ガス	CO_2
窒素	灰	窒素	N_2
駆動用空気	褐	駆動空気	STA
非治療用空気	薄黄	非治療用空気	LA
麻酔ガス排除	マゼンタ	排ガス	AGS

図3 配管端末器（ピン方式）

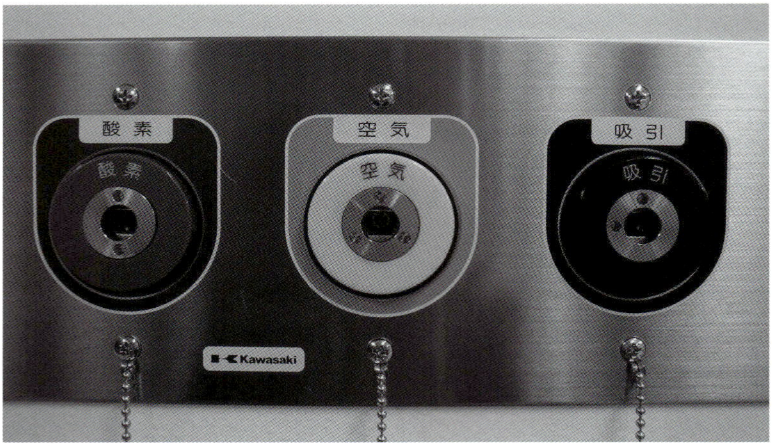

- 配管端末器（アウトレット）は，医用室におけるガスの取り出し口のことである。
- 配管端末器には，必要とするガスの誤接続防止のためガス別特定コネクタが用いられている。
- **ピン方式**は，配管端末器の各ガス供給口周辺に空いた孔の本数および角度をガスの種類ごとに変えることでガスの誤接続を防止する方式である。
- **シュレーダ方式**は，配管端末器の各ガス供給口周辺にある同心円溝およびプラグの外径，内径をガスの種類ごとに変えることでガスの誤接続を防止する方式である。
- **DISSコネクタ**は，「おす・めす」一対のねじ式接続具で，ガスの種類ごとに異なる直径のはめ合いを用いている。
- **NISTコネクタ**は，「おす・めす」一対のねじ式接続具で，ガスの種類ごとに異なる直径および左ねじ，または右ねじのはめ合いを用いている。
- **AGSS（麻酔ガス排除設備）カプラ**
  - KとC方式があり，呼吸回路の排気口から，呼気および余剰麻酔ガスを適切な処理装置に導く場合に用いるものである。

表6 ガス別特定コネクタの方式一覧

利用目的 / 形式 ＼ ガス	治療用ガスおよび吸引				駆動用ガス			AGSS用	
	酸素	亜酸化窒素	空気	吸引	二酸化炭素	空気	窒素	1型	2型
ピン方式	○	○	○	○					
シュレーダ方式	○	○	○	○					
DISSコネクタ					○		○		
NISTコネクタ						○			
AGSSカプラK方式								○	○
AGSSカプラC方式								○	○

図4 ピン方式とシュレーダ方式

a　ピン方式
- 酸素　180°
- 笑気　135°
- 空気　120°／120°
- 吸引　90°

b　シュレーダ方式

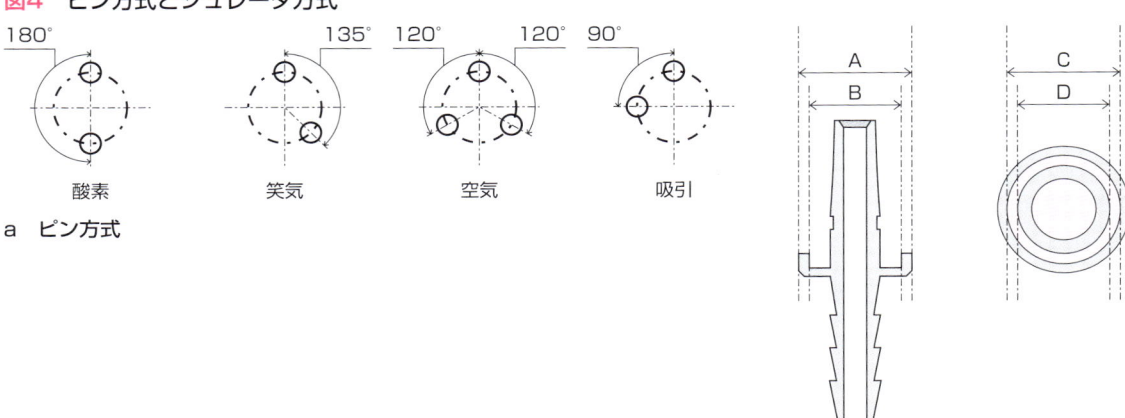

表7　シュレーダ方式における各ガスの寸法（単位mm）

ガスの種類	シュレーダ方式アダプタプラグ		シュレーダ方式ソケットの同心円溝	
	φA寸法±0.05	φB寸法±0.05	φC寸法±0.05	φD寸法±0.05
酸素	20.6	17.4	21.0	16.9
亜酸化窒素	23.9	20.7	24.3	20.2
治療用空気	22.6	19.4	23.0	18.9
吸引	24.6	21.4	25.0	20.9

補足
- 許可された者以外は遮断弁の操作をしてはならず，工事などで遮断弁を操作する場合は対象病棟との綿密な打ち合わせをする必要がある。

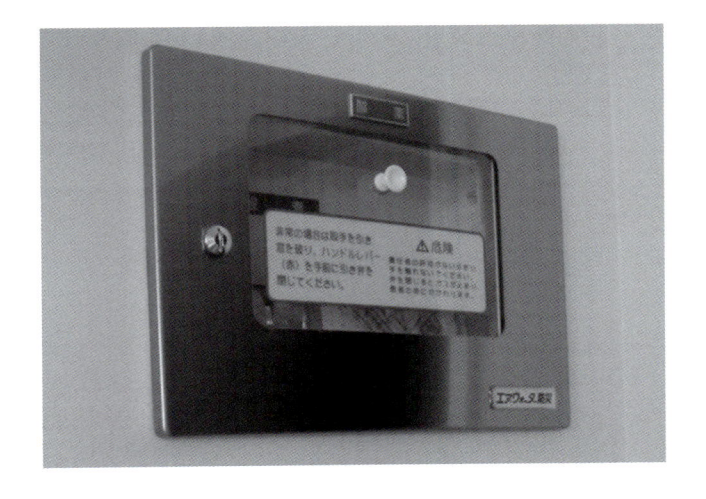

図5　遮断弁

◤遮断弁（シャットオフバルブ）

- 遮断弁とは，ガス配管（供給設備から配管端末器までの配管）の途中に設けられる手動で開閉できる弁のことである。
- ガス配管の保守点検時や緊急時（火災やガス漏れ）などに送気配管の区画分離を行うために設けられている。

医用機器安全管理学

医療ガスの事故

表8 医療ガス設備に関する異常発生件数　　　　　　　　　　　　　　　　　　　　（回答施設数 359施設）

異常項目	件数	異常項目	件数	異常項目	件数
【医療ガス供給設備】		【送気配管】		【手術室】	
安全弁の異常作動	15	誤配管	3	引火爆発	5
警報装置異常	39	工事などによる破損	9	耐圧管の誤接続	3
供給ガスの異常消耗	58	自然腐食	10	ボンベの誤接続	2
酸素元栓の誤操作	11	ホースアセンブリの破損	26	プラグピンの異常	104
ボンベ室での切り替えミス	22	ラインの閉塞	16	耐圧管の閉塞	11
業者のガス供給ミス	5	供給量の不足	7	ボンベのガス噴出	3
供給ガス圧力異常	19	遮断弁の誤操作	10	補助ボンベ（緊急）使用	36
引火爆発	2	その他	8	供給酸素濃度の低下	7
その他	8			供給酸素圧の低下	28
				急激なガスの途絶	12
小計	179	小計	89	小計	211
合計			479件		

（日本麻酔科学会より引用）

医療ガス安全・管理委員会

TAP & TAP

- ●委員会の構成 ⇒ 医療施設の長またはその命を受けた者，医師または歯科医師，薬剤師，看護師，事務職員，その他（臨床工学技士など）
- ●委員会の開催 ⇒ 年1回定期的に開催，また必要に応じて開催
- ●医療ガス設備の保守点検業務 ⇒ 医療ガスの保守点検指針に基づいて実施
- ●保守点検記録の保存 ⇒ 2年間
- ●医療ガスの保守点検指針 ⇒ 日常点検，定期点検

構成

●医療ガス安全・管理委員会は以下の委員によって構成する。委員会の規模，および委員の数は医療施設の規模によって決定してよい。麻酔科，ICU，CCU，手術部などを担当する麻酔科医がいる医療施設にあっては，原則として麻酔科医は委員会に参加する。
①医療施設の長またはその命を受けた者
②医師または歯科医師
③薬剤師
④看護師
⑤事務職員

⑥その他（臨床工学技士など）
- 委員会に総括責任者を置き，委員長は医療施設の長またはその命を受けた者とする。
- 監督責任者は当該医療施設における委員会の委員で，医療ガスに関する知識と技術を有する者のなかから選任する。
- 実施責任者は，医療ガスに関する専門的知識と技術をもつ者（高圧ガス保安法による主任者など）とする。

業務
- 委員会は少なくとも**年1回定期的に開催**し，また必要に応じて開催すること。
- 実施責任者は，医療ガスの保守点検指針に基づいて医療ガス設備の保守点検業務を行うこと。
- 行った保守点検業務について記録を作成し，それを**2年間保存**すること。
- 医療ガス設備の工事の周知と安全確認を行うこと。
- 医療施設の各部署に医療ガスに関する教育を行うこと。

医療ガス保守点検指針
医療ガスの保守点検
ア　日常点検
(ア) 日常使用している「配管端末器」について次の点をチェックすること。
- a　ネジ類のゆるみはないか。
- b　リングカバーのゆるみや損傷はないか。
- c　アダプタプラグは確実にロックされているか。
- d　ガス漏れの音はしないか。
- e　配管端末器に使用していない器具やホースが接続されていないか。

(イ) 使用する「ホースアセンブリ」について次の点をチェックすること。
- a　ホースはねじれていないか。
- b　アダプタプラグに損傷や変形はないか。
- c　ホースのガス別標識（記号，名称，色彩区分）は正しく，かつ明瞭か。
- d　ホース締付具はゆるんでいないか。

(ウ)「警報の表示盤」について以下の項目をチェックすること。
- a　表示灯およびランプカバーなどの損傷はないか。
- b　緑灯の点灯状態はよいか。
- c　警報作動時の可聴警報の消音，または弱音の機能はよいか。
- d　警報作動時に黄灯または赤灯の点灯状態はよいか。

(エ)「供給源設備」については次の点についてチェックを行うこと。
- a　弁には常時，開閉の表示がされているか。また，その表示が正しい状態になっているか。
- b　ガス漏れの「音」はしないか。
- c　圧力計，液面計は正常範囲か。酸素の場合にあっては，他のガスより送気配管圧力が約29.4kPa（約0.3kgf/cm^2）高くなっているか。
- d　警報装置の表示灯の点灯はよいか。
- e　可撓管（連結導管）のねじれ，凹み，折れはないか。
- f　ボンベの転倒防止は万全か。
- g　ガスの残量（例：重量を計って調べるなど）はどうか。

　　　　　h　液化ガスの場合，異常な霜付きがないか。
　　　　　i　圧縮ガスの場合，圧力制御部の外側の着霜，または結露と異常なガス流音はないか。
　　（オ）「供給源設備（吸引供給装置，圧縮空気供給装置）」について以下の項目のチェックを行うこと。
　　　　　a　起動，停止の運転状況は正常か。
　　　　　b　運転中の異常音，異常振動はないか。
　　　　　c　消音器があるものでは効果が正常か。
　　　　　d　給水を要する設備では，水位や水の循環排水（弁の作動と水量）に異常（漏れ）はないか。
　　　　　e　電流計，電圧計，その他各機器の計器類の指示値は適正か。
　　　　　f　圧縮空気供給装置の安全弁に漏れはないか。また，圧縮空気供給装置の露点計の指示は正常か。
　　　　　g　圧縮空気供給装置のオートドレンの作動は正常か。

イ　定期点検

　　（ア）定期点検の実施に当たって，委員会は文書により関連する臨床部門の職員に対し，日程と実施内容の周知徹底を図ること。
　　（イ）定期点検の実施内容はチェックリスト（省略）に準拠して行うこと。点検間隔は施設の状況に応じて行ってよいものとする。竣工時に示された点検要領がある場合はそれを含んだ点検計画をたてること。
　　（ウ）点検のため，パイプラインの一部を一時閉止するときは，
　　　　　a　関連する区域の臨床部門の職員と事前に十分な打合わせを行うこと。
　　　　　b　ガスを中断した遮断弁とその系統のすべての配管端末器に，「使用禁止」などの注意表示札を付けること。
　　（エ）配管の一部を取り外す作業があるときは，
　　　　　a　1系統ずつ行い，2系統以上を同時に実施しないこと。
　　　　　b　本項（ウ）bと同様の「使用禁止」の表示札を付けること。
　　　　　c　パイプ内の汚染防止対策を講じること。
　　　　　d　この作業終了後に使用ガスによるパージと置換えを行うこと。このとき，不純ガスが残らないようにパージする配管端末器を選ぶこと。
　　　　　e　使用開始の前に本項（3）に示す「試験・検査」の要領に従って厳正な試験・検査を行うこと。
　　　　　f　「使用禁止」の表示札は，試験・検査の合格前にはずしてはならないこと。

■試験・検査

　　試験・検査は，医療ガス設備の臨床使用に先立って，この設備のすべてが安全で，かつ所定の機能を備えていることの立証を目的として行うこと。

ア　共通事項

　　（ア）試験・検査の責任者
　　　医療ガス設備の試験・検査は，その医療施設の医療ガス安全・管理委員会が定めた実施責任者が監督責任者のもとで行い，終了後はその設備の合格証明書を作成して委員会に提出すること。

(イ) 試験・検査の使用ガスは，その設備専用のガスで置換して行うガス同定試験以前は，清潔な脱脂乾燥空気あるいは窒素か炭酸ガスを用いること。
(ウ) 試験区域の配管端末器には，試験着手に先立って「使用禁止」などの表示をしておくこと。

イ 試験・検査の実施は以下の項目について行う。実施方法などはJIS T 7101「医療ガス配管設備」に基づいて行うこと。
(ア) 外観検査
(イ) 交差配管および配管閉塞の有無の検査(系統検査)
(ウ) 気密検査
(エ) 配管内の清浄度の検査
(オ) 区域別遮断弁とその制御範囲の確認
(カ) 作動および性能検査
(キ) 完工検査

7 システム安全

医用機器の安全管理

1 システム安全の考え方

TAP & TAP

- システム安全の考え方
  ⇒ ある1つの任務（治療や診断または医療機器の内部構成など）に対して複数のアイテム（機器やその部品，それに関わる人，使用環境など）が関わる場合に，それぞれを相互に関連したシステムとして安全を考える
- システムの安全性の向上
  ⇒ アイテムの個々の信頼性の向上のみでなく，システム全体のリスク要因の抽出，評価と対策を行うこと
- 人間工学的安全対策
  ⇒ 機器側で人為的ミスを防止する仕組み，人への危害を防止する仕組み
- 機器や人の監視による安全対策
  ⇒ 機器の相互監視または人の相互監視
- バックアップによる安全対策
  ⇒ 故障したシステムの機能を他のシステムが補う仕組み

2 システムの分析手法

TAP & TAP

- 故障の木解析（FTA：Fault Tree Analysis）
  ⇒ 事故や故障の原因を究明するための手法
- 潜在的故障モード影響解析
  （FMEA：Failure Mode and Effects Analysis）
  ⇒ システム内の構成要素の故障がシステム全体に及ぼす影響を解析する手法
- 根本原因分析（RCA：Root Cause Analysis）
  ⇒ 事故が発生の流れを経過に沿って把握すること，また繰り返し「なぜ」それが起きたかを追求する分析手法
- SHELモデル ⇒ 事故に対する各要因（ソフトウェア，ハードウェアなど）をそれぞれ分析し，事故発生原因を把握およびその対処を行う
- 4M-4E分析 ⇒ 4Mは事故の具体的要因を表すもの，4Eは4Mに対しての事故の対策を表すもの

安全対策の手順

安全対策のための手順
① 情報収集（事故や故障の事例情報など）
② 分析（原因分析・発生予防分析）
③ 緊急度のレベル分類
④ 対策立案
⑤ 対策の実施
⑥ 評価
⑦ フィードバック

図1 安全対策の全体図

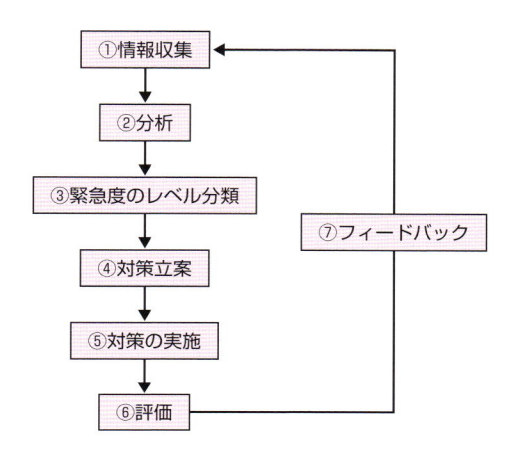

分析手法

FTA（Fault Tree Analysis：故障の木解析）
● 事故や故障の原因を，順を追って究明するための手法。
● 故障や事故をトップ事象として，発生原因と発生経路についてANDとORの理論記号を用いた樹形図によって，元となる原因を分析するものである。

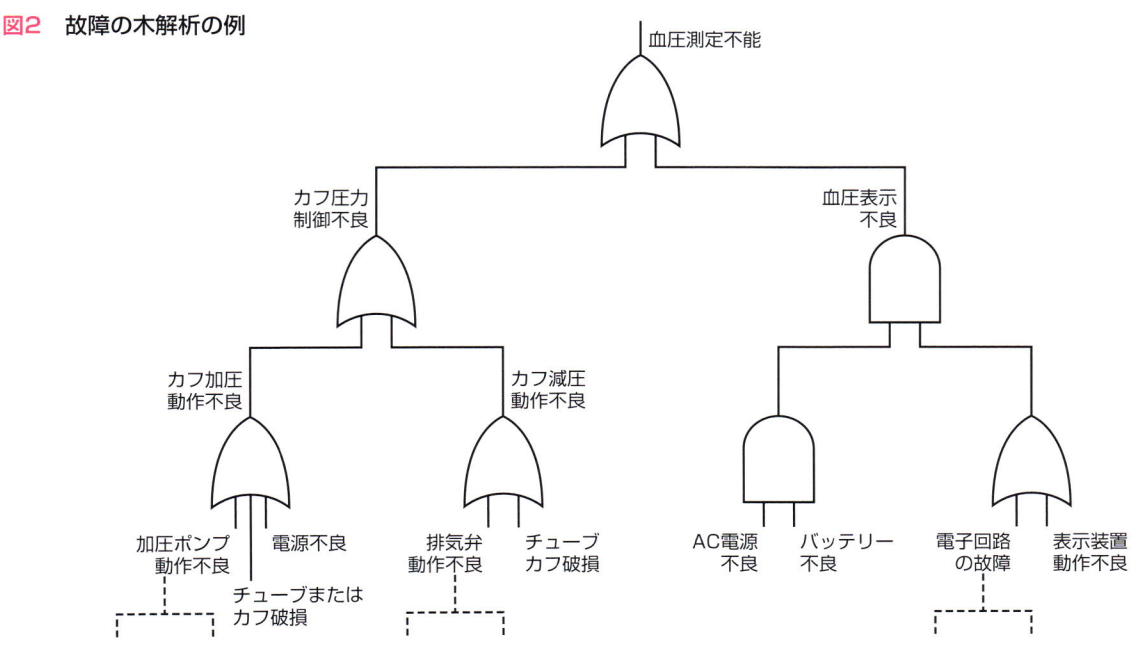

図2 故障の木解析の例

（小野哲章 ほか 編：臨床工学技士標準テキスト，金原出版，2002.より引用）

◼FMEA（Failure Mode and Effects Analysis：潜在的故障モード影響解析）

● 構成する各システムや構成要素の故障や事故を想定し，その頻度，原因，全体のシステムに及ぼす影響，対策を表形式でまとめたもの。

表1 潜在的故障モード影響解析の例（人工呼吸器）

時期	作業名	想定される故障	原因	結果	レベル	対策
準備時	電源入時	ガス圧低下	ガス配管ソケットの外れ	警報発生	軽微	ガス配管ソケットの接続確認
患者装着中	電源接続	電源異常警報	停電	人工呼吸器停止	重大	非常電源への接続
患者装着中	通常使用	アラーム条件の誤設定	誤操作	モニタ不良	重大	教育訓練・監視・点検・モニタ装着

◼根本原因分析（RCA：Root Cause Analysis）

● システムや構成要素に焦点に，事故がなぜ起こったのかを事故発生の経過に沿って追及することで，これらの脆弱性を見いだし，事故の直接的な原因を突き止め改善へ導く分析手法。

◼SHELモデル

● 事故の原因は当事者本人の周囲の環境（ソフトウェア，ハードウェア，作業環境，人的要素）によるものと考える。
● これらの環境を適切に調整することで事故を防止する。

図3 SHELモデル

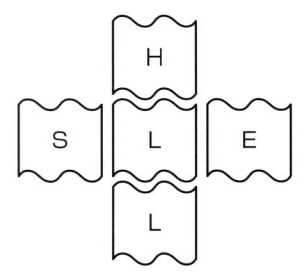

中央のL(Live ware)：当事者本人
下部のL(Live ware)：医療現場で一緒に働く同僚など当事者を取り巻く人的な要素
S(Software)：マニュアル，業務指示，教育訓練などソフトウェアに関する要素
H(Hardware)：ME機器，医療器具，設備などハードウェアに関する要素
E(Environment)：温度，湿度，照明，騒音など仕事や行動に影響を与える医療環境に関する要素

◼4M-4E分析

- 4M…「MAN」＝人間
  「MACHINE」＝物・機械
  「MEDIA」＝環境
  「MANAGEMENT」＝管理
- 4E…「EDUCATION」＝教育
  「ENGINEERING」＝技術・工学
  「ENEORCEMENT」＝強化・徹底
  「EXAMPLE」＝模範・事例

● 事故の要因となった4Mに対して4Eで防止するための分析である。
● 4Mと4Eをマトリクスにした分析シートを利用することで原因と対策を追及する。

表2 4Mと4Eをマトリクスにした分析シート

		Man	Machine	Media	Management
具体的要因					
対策	Education				
	Engineering				
	Enforcement				
	Examples				

3 信頼度

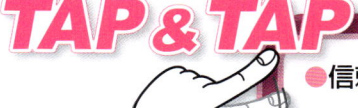

- ●信頼度（R） ⇒ システムやその構成要素などが，規定の条件のもとで，意図する期間中に規定の機能を遂行する確率
- ●保全度（M） ⇒ 修理可能なシステムやその構成要素などの修理（保全）が行われるとき，規定の時間内に修理を完了する確率
- ●直列系の信頼度 ⇒ 構成要素の増加とともに信頼度は低下する
- ●並列系の信頼度 ⇒ 構成要素の増加とともに信頼度は上昇する
- ●バスタブカーブ ⇒ システムやその構成要素の故障率の時系列変化
- ●平均故障間隔（MTBF：Mean Time Between Failure）
  ⇒ 故障と次の故障の間（使用可能時間）の平均時間
- ●平均修理時間（MTTR：Mean Time to Repair）
  ⇒ 修理にかかる時間の平均
- ●アベイラビリティ（A）
  ⇒ 修理可能なシステムやその構成要素などが，ある特定の瞬間に機能を維持している確率

直列系の信頼度

- ●複数の構成要素からなるシステムである。
- ●直列系のシステムは，それぞれの構成要素が異なる機能をもつことから，どれか1つの構成要素が故障するとそのシステムは使用不可能となる。
- ●直列系の信頼度は直列につながれた各構成要素の信頼度の**積**で求めることができ，**構成要素が増えるほど信頼度が低下**する。

図4 直列系の信頼度の計算

$$R_1 - R_2 - R_3 - \cdots - R_{n-1} - R_n$$

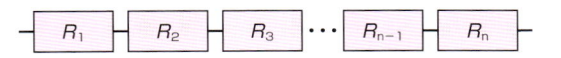

全体の信頼度 $R = R_1 \times R_2 \times R_3 \times \cdots \times R_{n-1} \times R_n$

並列系の信頼度

図5 並列系の信頼度の計算

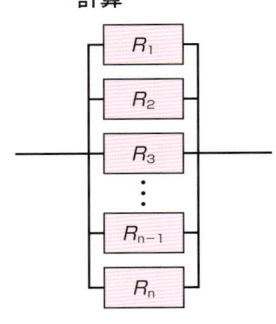

- 複数の構成要素からなるシステムである。
- 並列系のシステムは，それぞれの構成要素が同じ機能をもち，1つの構成要素が故障しても他の構成要素が機能を維持し続けるシステムである（すべての構成要素が故障してしまわない限り機能を維持し続ける）。したがって，並列に接続されている**構成要素の数が増えることで，信頼度は上昇**することになる。
- 並列系の信頼度は，**1から各構成要素の不信頼度（1－信頼度）の積を引く**ことで求めることができる。

全体の信頼度 $R = 1 - (1-R_1)(1-R_2)(1-R_3)\cdots(1-R_{n-1})(1-R_n)$

時間関数としてのとらえ方

- バスタブカーブはシステムやその構成要素の**故障率の時系列変化**を示したものである。
- 一般的に，システムや構成要素の故障率は初期に高く，時間とともに低下する（**初期故障期間**）。その後，故障率は安定し（「**偶発故障期間**」），構成部品類の劣化により再び故障率は上昇する（「**摩耗故障期間**」）。
- また，規定の故障率を下回った時点から再びそれを超えるまでの期間を**耐用寿命**とする。

図6 バスタブカーブ

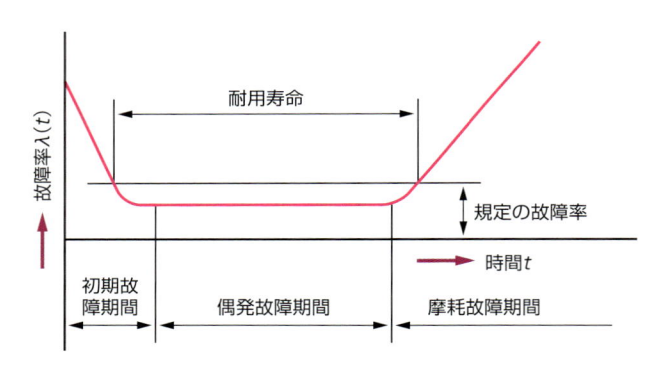

■平均故障間隔（MTBF：Mean Time Between Failures）

- あるシステムや構成要素の故障と次の故障（故障と次の故障の間の使用可能時間）の平均時間である。

図7 平均故障間隔

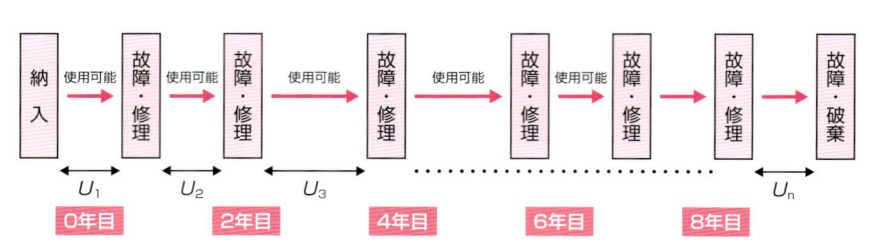

$$\text{MTBF} = \frac{U_1 + U_2 + U_3 \cdots U_n (時間)}{故障回数(回)} \leftarrow 使用可能時間の総和$$

U：使用可能時間

■平均修理時間（MTTR：Mean Time to Repair）
- あるシステムや構成要素の修理にかかる平均時間である。

図8　平均修理時間

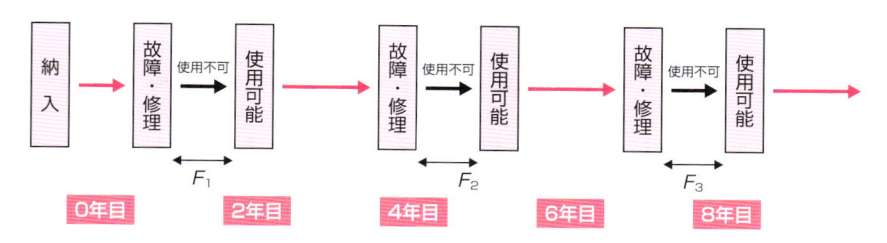

納入 → 故障・修理 →(使用不可)→ 使用可能 → 故障・修理 →(使用不可)→ 使用可能 → 故障・修理 →(使用不可)→ 使用可能 →

F_1　　F_2　　F_3

0年目　2年目　4年目　6年目　8年目

$$\mathrm{MTTR} = \frac{F_1 + F_2 + F_3 \cdots F_n (時間)}{故障回数(回)} \leftarrow 使用不能な時間の総和$$

F：使用不可能な時間

■アベイラビリティ（A）
- 修理可能なシステムやその構成要素などが，ある特定の瞬間に機能を維持している確率を示す。
- アベイラビリティAの範囲は$0 \leq A \leq 1$で使用可能な時間（MTBF：平均故障間隔）が長い（良い）アイテムほど1に近い値を示す。

$$A = \frac{\mathrm{MTBF}}{(\mathrm{MTBF} + \mathrm{MTTR})}$$

4 安全機構

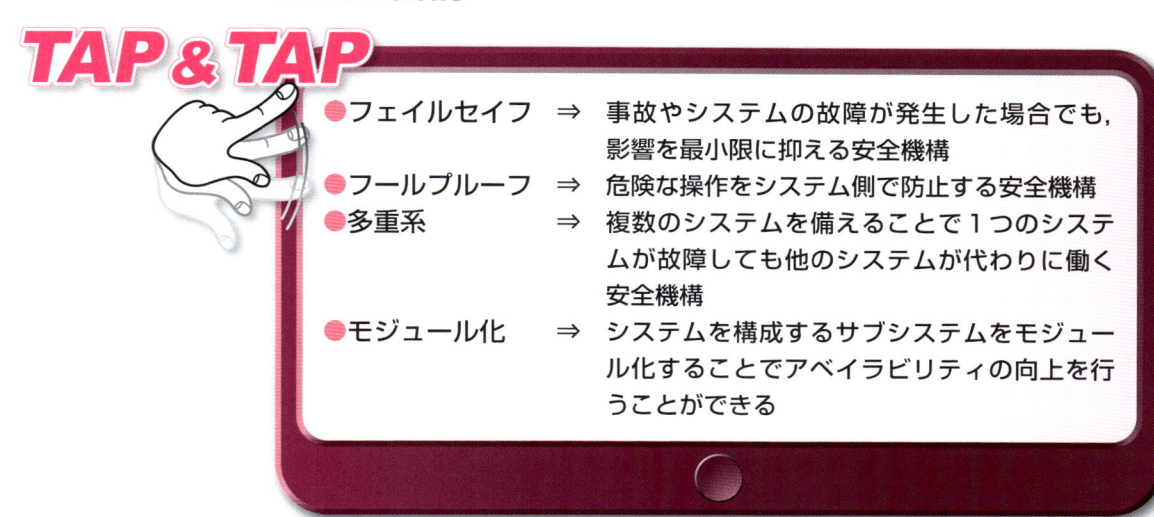

TAP & TAP

- フェイルセイフ　⇒　事故やシステムの故障が発生した場合でも，影響を最小限に抑える安全機構
- フールプルーフ　⇒　危険な操作をシステム側で防止する安全機構
- 多重系　⇒　複数のシステムを備えることで1つのシステムが故障しても他のシステムが代わりに働く安全機構
- モジュール化　⇒　システムを構成するサブシステムをモジュール化することでアベイラビリティの向上を行うことができる

■フェイルセイフ
- フェイルセイフとは，失敗しても安全なシステムである。
- 代表例として，電気メスの対極板コードの未接続や対極板の接触不良などがあると電気メスの出力ができない設計がそれにあたる。
- 医療機器が故障しても人命に関わるような危険な状態にならない設計もフェイルセイフにあたる。

▌フールプルーフ

- フールプルーフとは，危険な行為をしたとしてもシステム側でそれを防止してくれる安全機構である。
- 代表例として，配管端末器のピン方式やシュレーダー方式など構造的にガスの誤接続をできないようにするガス別特定などがそれにあたる。

▌多重系

- 多重系とは，あるシステムが破綻しても別のシステムが代わりに働き，同等の機能を保持できる安全機構である。
- 代表例として，停電時でも医療機器内の内部電源（バッテリー）によって機器が稼働し続けるシステムや交流無停電電源（UPS：Uninterruptible Power Systems）による電力供給のバックアップなどがこれにあたる。

▌モジュール化

- システムを構成するサブシステムをモジュール化することで，仮にサブシステムが故障したとしてもそのモジュールを交換するだけでよいため，**修理時間の削減ができる**（アベイラビリティの向上）。

5 人間工学と安全

- マン・マシンインターフェイス ⇒ 操作者と機器との情報を仲介するもの
- 操作と機能 ⇒ 操作者が使いやすい人間工学に配慮した機器の設計を行うことが望ましい
- 警報システム ⇒ 患者の異常に起因する警報，機器や設備の異常に起因する警報
- 警報発生時の情報提示の手段 ⇒ 聴覚情報（緊急度に応じて周波数やパターンが変化）や視覚情報（緊急度に応じて表示灯やパネル画面表示が変化）による提示

▌マン・マシンインターフェイス

- マン・マシンインターフェイスとは，マン（操作者）とマシン（機器）との情報の仲介を行うものである。
- 同種の医療機器を製造する複数のメーカー間でマン・マシンインターフェイスの統一がなされていない場合，それぞれの医療機器で安全教育や操作訓練などを行う必要があり，操作者に対しての負担となる。例えば，人工呼吸器の設定項目や項目名称が機種により異なること，血液浄化装置の表示値名称や警報名称が異なることがあげられる。

操作と機能

- 医療機器を設計するうえで，**操作者に使いやすく**，かつ，**操作ミスを起こさせないような人間工学に配慮した設計**とすることが重要である。例えば，操作者の手や指の大きさに比べて機器の操作ボタンの大きさが不適切であった場合や配置場所が悪かった場合などには，誤入力を誘発する恐れがある。
- 機器を設計する際は，機器を操作する人の体格，年齢，性別などの背景や人間の認知能力・生理に配慮した設計が安全性を高めるうえで重要となる。

図記号や表示

- 電気機器に使用する図記号や表示は，IEC 60878を基に策定されたJIS T 0601-1内の「表示における図記号」「表示光の色」で定められている。
- 図記号は，言語の違いを超えて容易にその内容を知ることのできる手段として用いられ，また，機器の表示光の色は「赤：警告」「黄色：注意」「緑：準備完了」など，視覚的に機器の状態を把握する手段として用いられている（「医用機器の安全管理 3 医用機器・設備の体系化」347ページを参照）。

警報システム

- 医療機器にはさまざまな警報機能（監視機能）が採用されている。例えば，生体モニタにおける心拍数や，呼吸回数などの患者状態の異常を示す警報（**患者の異常に起因する警報**）や，人工呼吸器の供給ガス停止によるガス圧下限警報（**機器や設備の異常に起因する警報**）などがあげられる。
- **これらの警報を人に伝える手段としては，聴覚情報によるものと視覚情報によるものがある**。聴覚情報による伝達は，緊急度に応じて警報音の周波数やパターンを変えることで詳細な警報情報を離れた場所からでも得ることができ，また，視覚情報による伝達は警報時の表示光の色や点灯・点滅やパネル画面表示などで緊急度を把握することができる。

8 電磁環境

医用機器の安全管理

1 EMIとEMC

- ●電磁波の種類 ⇒ 電離放射線（X線・γ線など），非電離放射線（可視光，赤外線，通信や放送などに用いられる電波）
- ●電磁干渉（EMI） ⇒ 電磁的なエネルギーを発生する機器が他の電子機器に誤作動などの障害を与えること
- ●電磁両立性（EMC） ⇒ 機器どうしが電磁的に仲良く共存すること
- ●イミュニティ（妨害排除能力） ⇒ 電磁妨害に対する機器の耐性

電磁干渉（EMI：Electro Magnetic Interference）

- ●電磁波などの電磁的なエネルギーを発生する機器が，他の電子機器に誤作動などの障害を与えることである。

図1 電磁干渉による電子機器の誤動作

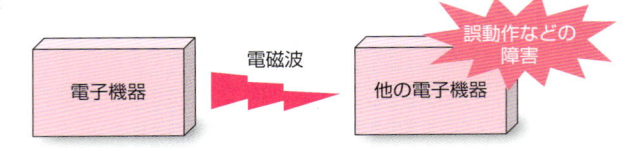

電子機器 →電磁波→ 他の電子機器　誤動作などの障害

電磁両立性（EMC：Electromagnetic Compatibility）

- ●EMCとは，機器またはシステムの存在する環境において，許容できないような電磁妨害をいかなるものに対しても与えず，かつ，その電磁環境において満足に機能するための機器またはシステムの能力を示す。
- ●言い換えると，機器が発する電磁的エネルギーが他の機器に影響を及ぼさない程度のレベルで，かつ，他の機器が発する電磁的エネルギーに対して耐えることができる機器（イミュニティが高い機器）を用いることで，機器どうしが電磁的に仲良く共存することを意味する。

図2 EMCの概略図

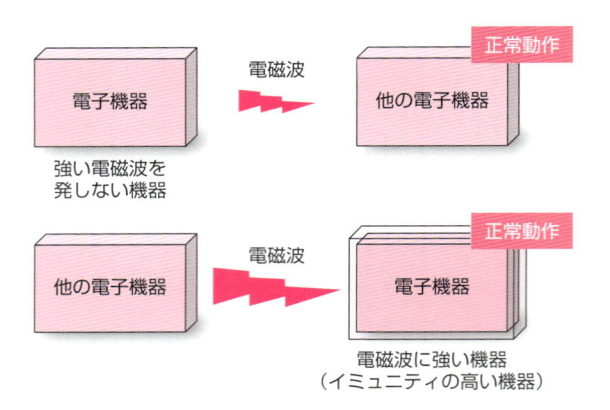

電子機器（強い電磁波を発しない機器） →電磁波→ 他の電子機器 正常動作

他の電子機器 →電磁波→ 電子機器（電磁波に強い機器（イミュニティの高い機器）） 正常動作

2 医療の現場におけるEMIの原因

- 医療機関で発生しうる電波現象
  ⇒ 静電気, 電気機器が発する磁界・電界, 電源ラインのノイズ, 雷サージ
- 電磁妨害とその対策
  ⇒ 電磁妨害の原因となる機器を他の機器から離して使用する。機器や器具を必要に応じてアースする

電磁妨害の原因

表1 医療機関で発生しうる電波現象

電波現象	要因
静電気	医療機器(ローラポンプ, 搬送ユニットなど)および医療従事者の帯電, 患者の使用する毛布・シーツ, トロリー・ワゴン類のキャスターからの帯電など
磁界	医療機器(MRI, 照明器具など)および電気毛布, 受変電設備, エレベータなど
電界	医療機器(電気メス, マイクロ波治療器など)および各種インバータノイズ, 放送波, 無線機器, 携帯電話, PHS, テレメータ, 無線LAN, 周辺IT機器など
電源ラインノイズ	医療機器(電気メスなど), インバータノイズ, 高周波接地不良, 配電盤切替ノイズ, 放送波
雷サージ	送電線への落雷(誘導雷)

(篠原一彦 ほか 編: 臨床工学講座　医療機器安全管理学, p.111, 医歯薬出版, 2009.より引用)

電磁妨害とその対策

■心電図モニタへの電磁波の影響

- 代表的な心電図モニタへの電磁波の影響として**ハム雑音**があげられる。
- ハム雑音は50Hzまたは60Hzの商用交流電流が心電図波形に混入したもので, 原因として以下の3つがあげられる。
  ①コンセントや機器などから壁や床を通りベッドを介して人に乗る抵抗性結合。
  ②商用交流電流が流れる導体周辺の磁界を心電図モニタの誘導コードが横切ることが原因となる電磁性結合。
  ③導体と導体とが近い状態で, 一方の導体に電流が流れるともう一方の導体に電流が乗り移る静電性結合。
- これらの対策は以下のとおりである。
  ①抵抗性結合の場合は, ベッドを壁から離すことやベッド自体をアースするなどの対策がなされる。
  ②電磁性結合の場合は, 周囲の電源コードを誘導コードから離すことや誘電コードを束ねるなどの対策がなされる。
  ③静電性結合の場合は, 蛍光灯の下に患者を配置しないなどの対策がなされる。

■心臓ペースメーカやIABP装置への電磁波の影響

- 心電図のR波をトリガまたは抑制として動作するデマンド型ペースメーカやIABP装置を使用している患者近傍で電気メスを使用した場合，これらの機器が電気メスの発する高周波雑音をR波と誤認して動作停止や誤作動を起こす可能性がある。
- 対策として，ペースメーカは固定レートで使用すること，IABP装置は心電図以外の生体モニタをトリガ信号として用いること，電気メスは機器から離して使用すること，電気メスの出力は必要最低限で使用することなどが挙げられる。

表2 心臓ペースメーカに影響を与える機器

危険を及ぼす可能性のある機器など	医療環境	磁気共鳴画像診断装置（MRI），電気利用の鍼治療器，高周波/低周波治療器，ジアテルミー，電気メス，結石破砕装置，放射線照射治療装置，X線CT（PET-CT装置を含む）など
	一般環境	空港などの金属探知機，小型無線機，各種溶接機，発電施設，レーダ基地，全自動麻雀卓，体脂肪測定装置（通電式），自動車のエンジン部分，IH調理器※，電子商品監視機器（EAS）※，PFID（電子タグ）※，自動車のスマートキーシステム※，ICOCA/SUICAなどのワイヤレスカードシステム※，貼付用磁気治療器※，磁気ネックレス※，携帯電話※，電気カミソリ※，電動ハブラシ※など
使用可能な機器など	医療環境	超音波診断機器，心電計，レーザメス，除細動器など
	一般環境	電気毛布，電子レンジ，電気カーペット，テレビ，ラジオ，ビデオ，コンピュータ，無線LAN，ファックス，補聴器，ホットプレート，電気コタツ，電気洗濯機，電気掃除機，リモートコントローラ（テレビ，エアコンなど），レーザディスク，電気ストーブ，ステレオなど

※ 近づけない，立ち止まらないで速やかに通過するなどの条件つきを示す。

(篠原一彦 ほか 編:臨床工学講座　医療機器安全管理学, p.113, 医歯薬出版, 2009.より引用)

3 電磁波の規制

TAP & TAP

- 生命維持管理装置の伝導無線電波磁界に対するイミュニティ
  ⇒ 試験レベル150kHz～80MHz（ISM帯域外）3Vrms，試験レベル150kHz～80MHz（ISM帯域内）10Vrms
- 生命維持管理装置の放射無線電波磁界に対するイミュニティ
  ⇒ 試験レベル80MHz～2.5GHz 10V/m
- 非生命維持管理装置の伝導無線電波磁界に対するイミュニティ
  ⇒ 試験レベル150kHz～80MHz 3Vrms
- 非生命維持管理装置の放射無線電波磁界に対するイミュニティ
  ⇒ 試験レベル80MHz～2.5GHz 3V/m
- ISM帯　⇒　工業用，科学用，医学用に割り当てられた周波数帯
- ISM装置　⇒　ISMの周波数帯を発する装置
- 電波法　⇒　電波の公平かつ能率的な利用を確保するための法律

表3　ISM装置

工業用装置	ビニル溶着用の高周波ウェルダ，木材乾燥用の誘電加熱装置，金属焼き入れ用の誘導加熱装置，食品加工用の電子レンジなどの各種《高周波加熱装置》，アーク溶接機，超音波加工機，超音波洗浄機，レーザ加工機，単体のスイッチング電源など
科学用装置	スペクトラムアナライザ，周波数カウンタ，高周波信号発生器など
医療用装置	電気メス，高周波治療器，MRI装置，癌治療のハイパーサーミア装置など
家庭用装置	電子レンジ，電磁調理器，超音波洗浄機など

(渡辺　敏 著：臨床工学とME機器システムの安全，p.120，コロナ社，2006．より引用)

医用電気機器のEMC基準（JIS T 0601-1-2：2012）

表4　機器に必要な電磁イミュニティ

	項目	試験レベル
すべての機器およびシステム	静電気放電	±6kV接触 ±8kV気中
	電気的ファストトランジェント／バースト	±2kV電源ライン ±1kV入出力ライン
	サージ	±1kV ラインーライン間 ±2kV ラインー接地間
	電源周波数(50/60Hz)磁界	3A/m
生命維持管理装置	伝導無線電波磁界	3Vrms (150kHz～80MHz) (ISM帯域外) 10Vrms (150kHz～80MHz) (ISM帯域内)
	放射無線電波磁界	10V/m 80MHz～2.5GHz
非生命維持管理装置	伝導無線電波磁界	3Vrms 150kHz～80MHz
	放射無線電波磁界	3V/m 80MHz～2.5GHz

(JIS T 0601-1-2：2012.より引用)

電波法

- 電波法は，3THz以下の周波数を電波と定義し，「電波の公平かつ能率的な利用を確保することによって，公共の福祉を増進すること」を目的として1950年に施行された法律である。
- 1989年に電波法施行規則の改正が行われ，特定小電力無線局の制度が設けられた。この改正以前は，医用テレメータは微弱無線局（ラジコンやワイヤレスマイクなどで用いられている免許不要な電波）に属する装置が普及していたが，この改正を受けて**特定小電力無線局**への移行が行われた。
- 特定小電力無線局に関する制度では，医用テレメータへの周波数割り当てが行われ，同時に送信電力や帯域内における送信機の周波数配分などについても定められた。

表5 医用テレメータの周波数割り当て

バンド名	周波数帯域(MHz)	帯域幅(MHz)
Band 1	420.0500〜421.0375	0.9875
Band 2	424.4875〜425.9750	1.4875
Band 3	429.2500〜429.7375	0.4875
Band 4	440.5625〜441.5500	0.9875
Band 5	444.5125〜445.5000	0.9875
Band 6	448.6750〜449.6625	0.9875

9 臨床工学技士基本業務指針2010

医用機器の安全管理

TAP & TAP

- 目的 ⇒ 臨床工学技士の業務が適正に，かつ医療関係諸種と連携して業務を円滑に行うことができること
- 指針の構成 ⇒ 業務全般の留意事項，医師の指示の事項，個別業務の事項
- 指針の経緯 ⇒ 1988年厚生省通知，2010年医療技術の進歩等により見直し

業務全般にわたる留意事項

①医師の指示の下に生命維持管理装置の操作及び保守点検を行うことを業務とし，医療の普及及び向上に寄与する。

②生命維持管理装置操作及び保守管理に関する専門医療技術者であることを十分認識し，医療機器の専門家として最善の努力を払って業務を遂行する。

③医療チームの一員として医師その他の医療関係者と緊密に連携し，常に患者の状態を把握し，患者の状況に的確に対応した医療を提供するチーム医療の実践化を進め，より円滑で効果的かつ全人的な医療を確保することに協力する。

④医療機器の専門医療職として積極的に医療機器安全管理委員会等へ参加し，医療安全管理委員会との連携の下に医療機関における安全対策に努めることとする。また，医療機器が院内感染の媒体となることもあり，院内感染対策委員会等と緊密な連携の下に安全確保に努める。

⑤患者の治療に関する検討会等への参加に当たっては，患者の身体状況の情報把握に努めると同時に，生命維持管理装置及び関連する医療機器の操作に関して必要とされる情報を提供するよう努める。

⑥患者又はその家族から生命維持管理装置及び関連する医療機器について説明を求められたときは，医師の指示に基づき適切に対応するものとする。ただし，患者の容態や治療内容について説明を求められたときは，その旨を医師に報告し，医師による対応を求めるものとする。

⑦在宅医療で使用する生命維持管理装置及び関連する医療機器の操作及び日常点検等の適切な使用方法を，予め医師その他の医療関係職種等と緊密な連携の下に，患者及び家族等に指導を行い，安全の確保に努める。

⑧生命維持管理装置及び関連する医療機器の動向等に関する情報収集や，関連分野の知識等に関心を払うこと等を通して常に研鑽に励み，専門的な知識及び技術を保つように努める。

⑨他の医療関係者に対して生命維持管理装置及び関連する医療機器の適切な使用方法及び保守方法等の教育や情報の提供に努める。

⑩常に機器のトラブル(不具合等)の調査に心がけ，「医薬品・医療機器等安全性情報報告制度」及び「医薬品・医療機器等安全性情報」を活用する。

⑪業務の遂行に当たっては臨床工学技士法を十分理解し，関連法規を遵守

⑫業務上知り得た秘密を正当な理由無くして他人に漏えいしてはならない。これは臨床工学技士でなくなった後でも同様とする。
⑬医療機器業公正取引協議会「医療機関等における医療機器の立会いに関する基準」を遵守する。
⑭清潔野での作業では十分な知識・技能を習得し特に注意を払い、他の医療関係者との連携で十分な感染対策を講じる。
⑮生命維持管理装置を用いた治療では患者の容体が急変することもあり、必要な機器・材料が直ちに使用できる体制を整えておく。

医師の指示に関する事項

⑯業務を適切に行うため、運転条件及び監視条件等について医師の指示を受けなければならない。また、業務の遂行に当たり、疑義がある点についてはその都度医師に確認を求めるものとする。
⑰生命維持管理装置の操作のうち、下段の1)～3)を行おうとするときはこれらの操作に係る装置の運転条件(運転時間、運転速度その他設定又は変更を行うべき条件)、患者及び装置の監視条件(監視時間、監視項目その他設定又は変更を行うべき条件)、薬剤、薬液及び酸素ガス等の投与量、投与方法及び投与時期について、**書面等により医師のできる限り詳細な指示を受けなければならない**。ただし、現に操作を行っている際に、医師の口頭による臨機応変の具体的な指示に従うときはこの限りではない。
   1) 身体への血液、気体、薬剤の注入
   2) 身体からの血液、気体の抜き取り(採血を含む)
   3) 身体への電気的刺激の負荷

個別業務に関する事項

⑱臨床工学技士の主な業務として、「呼吸治療」、「人工心肺」、「血液浄化」、「手術領域」、「集中治療」、「心・血管カテーテル治療」、「高気圧酸素治療」、「その他の治療業務(除細動器、ペースメーカ、植込み型除細動器)」、「医療機器管理」に分類し、さらに時系列的に治療開始前の業務、治療開始から終了までの業務、治療終了後の業務及びその他の業務の4種類に分類。

臨床工学技士が行う個別業務

● 業務指針には、各個別業務の詳細事項が基本業務指針として記載されている。

(出典：臨床工学合同委員会編、臨床工学技士基本業務指針2010. 一部改変)

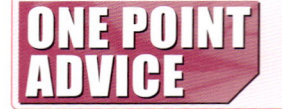

ONE POINT ADVICE
● 臨床工学技士が担当できる業務分野、それらに対応する医療機器について理解しておく必要がある。

10 医用機器の安全管理
医療法（改正医療法）

TAP & TAP
- 法改正 ⇒ 1948年制定より第一次改正から第五次まで5回の改正
- 安全管理体制の整備 ⇒ 医療機器安全管理責任者等の設置

医療法改正の変遷

■第一次医療法改正（1985年・昭和60年）
- 医療圏の設定。医療資源の地域的な偏在の是正と医療施設の連携の推進。

■第二次医療法改正（1992年・平成4年）
- 人口の高齢化、疾病構造の変化、医療技術の進歩等に対応し、医療施設機能の体系化として「特定機能病院」と「療養型病床群」を制度化。在宅医療の推進など。

■第三次医療法改正（1997年・平成9年）
- 介護体制の整備、日常生活圏における医療提供体制の整備、医療提供の際の患者への説明、「地域医療支援病院」の制度化など、医療機関の機能分担と連携を促進。

■第四次医療法改正（2000年・平成12年）
- 少子高齢化の進展や疾病構造の変化などを踏まえ、良質な医療を効率的に提供する体制を確立。新たな病床区分・人員配置基準・構造設備基準、入院医療を提供する体制の整備、医療における情報提供の推進（医師法の改正により平成16年度から臨床研修制度が必修化。詳細は医師法を参照）。

■第五次医療法改正（2006年・平成18年）
- 良質な医療を提供する体制を確立するため、医療機関に関する情報の公表制度の導入等、医療に関する選択に資する情報の提供の推進、医療の安全を確保するための体制の整備、院内感染制御体制の整備、医療計画の拡充・強化等を通じた医療提供体制の確保の推進など。

医療機器の安全管理

- 第五次医療法改正により、病院、診療所又は助産所は、安全管理体制の整備が義務付けられ、医療機器に関しては、**医療機器安全管理者の設置**、安全使用、管理体制等の整備、従業者への研修が要求されることとなった（医療法施行規則第1条の11第2項第3号、詳細は医療機器安全管理責任者の項を参照）。

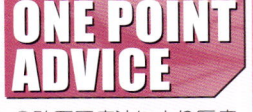

ONE POINT ADVICE
- 改正医療法により医療機器に関する安全管理の運用が義務化された。

11 医療機器安全管理責任者

医用機器の安全管理

TAP & TAP
- 医療の安全管理 ⇒ 医療の安全確保のための体制の構築
- 医療機器安全管理責任者の設置 ⇒ 医療施設内に責任者を選任
- 医療機器安全管理責任者の選任資格 ⇒ 臨床工学技士も該当
- 業務 ⇒ 研修の実施，保守点検計画の策定と実施，安全情報の収集

医療の安全管理
- 病院，診療所及び助産所は，医療法6条の10により医療の安全管理の指針の策定，研修の実施及び安全確保の措置を講じなければならない。

医療機器安全管理の体制と業務（医療法施行規則1条の11第2項第3号）
①医療機器安全管理責任者の配置
②従業者に対する医療機器の安全使用のための研修の実施
③医療機器保守点検計画の策定と保守点検の適切な実施
④医療機器使用に関する安全情報の収集と安全使用のための改善方策の実施

医療機器安全管理責任者の資格者
- 医師，歯科医師，薬剤師，助産師，看護師，歯科衛生士，診療放射線技師，臨床検査技師，臨床工学技士
- 選任の要件は，医療機器に関する十分な経験と知識，適切な保守を含めた包括的な管理の実務を行うことができる常勤職員。

安全管理責任者の具体的な業務

研修の実施
①研修対象者は，該当する医療機器に携わる医療従事者。
②研修の内容は，医療機器の有効性・安全性，使用方法，保守点検，不具合等への対応方法及び法令に関すること。
③研修については，開催日時，参加者名，場所，該当医療機器名称等を記録。

保守点検計画の策定及び実施
①保守点検が必要と考えられる医療機器に対し，機種別に保守点検計画を策定。
②保守点検の実施に際しては，実施記録の作成とその保存を行い，実施状況・使用状況・修理状況等を評価し，保守点検計画の見直しを行う。

医療機器安全情報の収集
①医療機器の添付文書，取扱説明書等の管理を行うとともに情報を整理する。
②不具合情報・安全性情報等を一元的に収集し医療機器取扱者への情報提供。

12 医用機器の安全管理
医療機器の定義（薬事法）

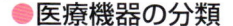

TAP & TAP

- 医療機器の分類 ⇒ 一般医療機器，管理医療機器，高度管理医療機器
- 保守管理を必要とする医療機器 ⇒ 特定保守管理医療機器
- 危険度に応じたクラス分類 ⇒ クラスⅠ～クラスⅣ

薬事法上の医療機器

- 医療機器の定義は，人や動物の疾病の診断，治療，予防に使用され，身体の構造，機能に影響を及ぼすことが目的とされている機械器具等である。
- 医療機器はメス，ハサミのような鋼製小物からCT，MRI等の大型機器，また体内埋め込みのステント，ペースメーカのようなもの，一方，ブタ心臓弁のような生物由来製品まであり多種多様である。

医療機器の分類

- 副作用又は機能の障害が生じた場合，人の生命及び健康に対し，
  ①重大な影響を与えるおそれがある ⇒ **高度管理医療機器**
  ②影響を与えるおそれがある ⇒ **管理医療機器**
  ③影響を与えるおそれがほとんどない ⇒ **一般医療機器**
- 医療機器のうち，保守点検，修理その他の管理に専門的な知識及び技能が必要で，適正な管理が行われなければ疾病の診断，治療，予防に重大な影響を与えるおそれがあるものを「**特定保守管理医療機器**」という。
- 大型機器で設置に組立てが必要な特定保守管理医療機器を「**設置管理医療機器**」という（製造販売業者に対する規制）。
- 医療機器の使用に際し，機器の危険度合いに応じて，4つのクラス分類（クラスⅠ～Ⅳ）がある〔「医療機器の危険度における分類」の項（399ページ）参照〕。

医療機器への情報の付与

①医療機器容器等への記載事項

- 医療機器には，直接の容器又は直接の被包に，製造販売業者の名称・住所，医療機器の名称，製造番号・製造記号を，また厚労大臣の指定する医療機器には，重量，容量，個数等の内容量の記載義務がある。

②添付文書等の記載義務

- 医療機器には，添付する文書又はその容器もしくは被包に，使用方法や使用や取扱い上の注意事項を，また，厚労大臣の指定する医療機器には，その保守点検に関する事項の記載義務がある。
- 添付文書は医療機器の適用を受ける患者の安全を確保し，適正使用を図るために必要な情報を，医師をはじめとする医療関係者に提供する目的で，医療機器の製造販売業者が薬事法に基づき作成し製品に添付する文書である。

生物由来製品による医療機器

●生物由来製品：人その他の生物（植物を除く）の細胞，組織等に由来する原料又は材料を用いた製品のうち，保健衛生上特別の注意を要するもの。

①下記の組織から構成されるもの
- ウシ心嚢膜，ウシ頚静脈，ウマ心嚢膜，ブタ心臓弁

②下記の細胞を含有するもの
- 自家軟骨生細胞，マウス生細胞

③下記の成分を含有するもの
- ウシ血清アルブミン，ウロキナーゼ，羊抗体，人血清アルブミン，ヘパリンカルシウム，ヘパリンナトリウム，マウス抗体，幼若ブタ歯胚組織由来エナメル質誘導体

特定生物由来製品による医療機器

●特定生物由来製品：生物由来製品の販売，賃貸，授与の後に当該製品による保健衛生上の危害の発生・拡大を防止するための措置を講じる必要なもの。

●細胞を含有する医療機器として，マウス生細胞。

●特定生物由来製品の使用記録は，使用日から最低20年間の保管義務。

医療機器と日本工業規格（JIS）

●薬事法の目的のひとつに製品の安全性の確保がある。医療機器の技術的な最低基準を標準化するため日本工業規格がある。現在，医療機器に関連する規格として，約400件の収載がある。

●医療機器のうち，医用電気機器の基本的な安全基準として，「医用電気機器の安全通則（JIS T 1001）」と，「医用電気機器：安全に関する一般的要求事項（JIS T 0601-1）」がある。

補足

- 「医療機器」は，旧薬事法では医療用具，それ以外に医用機器，医療器械，医療装置などとさまざまな名称で呼ばれていたが，2005年4月施行の改正薬事法により医療機器が法令上の統一名称となった。

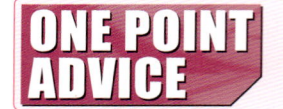

ONE POINT ADVICE

●医療機器の分類の定義と，その分類の製品例を知っておくとよい。

13 医療機器の危険度における分類

医用機器の安全管理

TAP & TAP

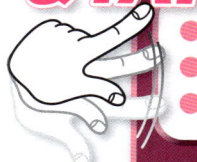

- 医療機器の危険度に応じた分類 ⇒ クラスⅠ〜Ⅳ
- 保守管理を必要とする機器 ⇒ 特定保守管理医療機器
- 設置に関し組み立て管理が必要な機器 ⇒ 設置管理医療機器

医療機器の分類

- 医療機器は，「**一般医療機器**」，「**管理医療機器**」及び「**高度管理医療機器**」の3種類に分類される。
- 特段の保守管理を必要とする医療機器として，「**特定保守管理医療機器**」がある。
- 医療機器の使用に際し，機器の危険度合いに応じて，4つのクラス分類（クラスⅠ〜Ⅳ）がある。
- 設置に当たり，組立てが必要な特定保守管理医療機器は，保健衛生上の危害発生の防止と，組立てに係る管理が必要なものとして厚労大臣が指定する「設置管理医療機器」がある（製造販売業者への規制）。

表1 医療機器の分類と品目例

分類	クラス	クラス分類の考え方	医療機器の例
一般医療機器	クラスⅠ	人体に対し重大な危険を与える可能性が低いと考えられるもの	体外診断用機器，鋼製小物，手術台
管理医療機器	クラスⅡ	生命の危険等に直結する可能性は低いと考えられるもの	電子内視鏡，心電計，在宅酸素濃縮器
高度管理医療機器	クラスⅢ	生命の危険等に直結するおそれがあるもの	透析器，人工呼吸器，除細動器，電気メス
	クラスⅣ	埋め込み等を行うもので生命の危険に直結するおそれがあるもの	ペースメーカ，人工心臓弁，ステント

補足

- 薬事法第2条の定義では，医療機器は3分類であるが，クラス分類では4分類である。これは，医療機器規制国際整合化会議（GHTF）でのルールに則り，国際整合化のため高度管理医療機器をクラスⅢとⅣに分割したためである。

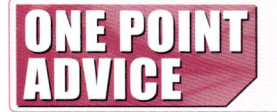

ONE POINT ADVICE

- 医療機器の分類，クラス分類の定義を覚えておくこと。

14 医療機器の再評価制度

医用機器の安全管理

TAP & TAP

- 再評価制度 ⇒ 過去に承認された医療機器について評価する
- 目的 ⇒ 現時点の医学的水準で有効性・安全性・性能について評価する

再評価制度

- 医療機器は、その時点における知見に基づき審査され製造販売承認されるが、新医療機器のみならず、すでに承認された総ての医療機器について、現時点の医学的水準から、品質、有効性及び安全性の見直しを行う制度である。
- 再評価の対象となる医療機器は、厚生労働大臣が薬事・食品衛生審議会の意見に基づき指定する。
- 再評価の結果は、①承認の取り消し、②効能効果等の削除又は修正、③特に措置なし、のいずれかの措置となる。

再評価の申請

- 再評価が指定された医療機器の製造販売業者は、再評価を受けるため公示で定められた資料を添付して独立行政法人 医薬品医療機器総合機構(医療機器センター及び厚生労働省が関与)に申請する。
- 再評価の際に製造販売業者が提出するデータ等は、当該医療機器の性能や不具合、安全性及び有効性に関する資料や試験データであり、信頼性を確保するため、GPSP省令に従い収集、作成しなければならない。
- 再評価申請に当たり、製造販売後臨床試験を実施する場合は、GCP省令を遵守する必要がある。

補足

- 医療機器の再評価は、2005年に制度化されたが、2012年時点で該当品目はない。
- 再審査制度は、承認時までの治験症例数などに一定の制約があるため、製造販売業者が新医療機器等の製造販売承認後、使用成績等に関する調査を行い、この調査結果に基づいて有効性・安全性を再確認することである。再審査期間は、希少疾病用医療機器は承認後7年、新医療機器は3年等である。

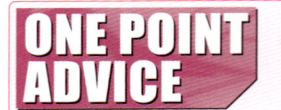

ONE POINT ADVICE

- 医療機器の再評価は、製造販売業者の業務であり、使用者となる医療関係者はデータ収集に協力する立場である。

15 製造物責任法（PL法）

医用機器の安全管理

TAP & TAP

- **目的** ⇒ 製造物の欠陥により人の生命，身体又は財産に係る被害が生じた場合の製造業者等の損害賠償の責任について定め，被害者の保護を図り，国民生活の安定向上と国民経済の健全な発展に寄与すること
- **製造物** ⇒ 加工された動産
- **欠陥** ⇒ 製造物が通常の使用形態で有すべき安全性を欠いていること
- **製造物責任** ⇒ 製造物に起因する損害を賠償する責務

製造物

- 製造または加工された動産を指す。製造物には完成品としての製造物のみならず，部品，原材料等の製造業者も責任を負うことになる。
- 医療機器自体を制御するパソコンやソフトウェア，関連機器，関連情報等，全体として1つの製品として販売されるとき，これも製造物と定義される。

欠陥

- 製造物が通常予見されるかたちで使用された場合，その通常，有すべき安全性を欠いていることを指す。
  ① 製造の欠陥：製造工程上の問題によって安全性を欠いて製造される。
  ② 設計の欠陥：製造物の設計そのものが安全性を欠いている。
  ③ 指示・警告（表示）の欠陥：製造物への指示や警告（表示）が適切さを欠き，安全上の問題がある（医療機器と医薬品の添付文書にも関連する）。

損害賠償

- 製造業者等は，製造物の欠陥により他人の生命・身体・財産を侵害したときは損害を賠償する責務がある。当法の規定のほか民法による損害賠償もある。

免責

- 製造業者等の納入時点で，その時の科学技術に関する知見で製造物にその欠陥があることを認識することができなかった場合，賠償責任から免れる。
- 製造物が本来の目的とは異なる他の製造物の部品や原材料として使用された場合と，その欠陥が他の設計指示により発生したときには過失とはならない。

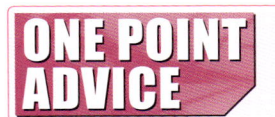

ONE POINT ADVICE

- 医療機器や医薬品は，通常，副作用も内在する製造物である。副作用があるからといって，すぐに欠陥製造物であるとは断定できないので，その製造物の特性を十分に認識する必要がある。

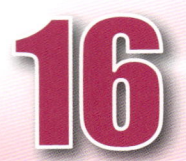

16 立会いに関する基準

医用機器の安全管理

TAP & TAP

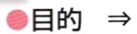

- ●目的 ⇒ 医療機器の流通の適正化と公正な取引等の確保
- ●経緯 ⇒ 公正取引委員会告示により「医療機器業公正取引協議会」が策定

立会いの定義

● 「立会い」とは，医療機関等において，患者に対し医師等が診断や治療を行う際に，事業者が医療現場に立ち入り，医療機器に関する情報提供や便益労務の提供を行うことをいう（平成20年4月1日より実施）。

立会いに関する基準

自社の取り扱う医療機器の適正使用確保のための立会いの基準

● ①新規に納入した医療機器の確保のため，②既納入品のバージョンアップ等の際の適正使用の確保のため，③「医療機器の貸出しに関する基準」に定める医療機器の「試用のための貸出し」の際の適正使用の確保のため，④医療担当者の交代があった際の適正使用の確保のため，⑤緊急時又は災害時の対応における自社の医療機器の適正使用の確保のため。

※無償による立会いの回数の限度は，①～⑤は，1つの手技につき1診療科に対し4回。期間は，①，②，④は，各事由が生じた日から4カ月以内。③は，「試用のための貸出し」で医療機関等と取り決めた期間。⑤は，緊急事態解消又は災害期間の終了時まで。

自社の取り扱う医療機器の安全使用のための立会いの基準

● ①新規納入時における立会い終了後の保証期間内（最長12カ月）での安全使用の確認のための立会い，②医療機器の故障修理後の動作確認等のための立会い，③医療機器の保守点検業務契約に基づく動作確認等のための立会い。

※無償による立会いの回数及び期間は，①は，新規納入時の立会い終了後，月1回を限度，新規納入時の立会い期間を含めた保証期間内で12カ月以内。②，③は，故障修理終了後又は保守点検終了後1回。

在宅医療機器の適正使用の確保と安全使用のための立会いの基準

● 立会いは医師等が当該患者に医療機器の使用・操作方法の説明を行う際に医師等から補足的な説明を求められた場合に限り行える。無償による立会いの回数は1つの医療機器につき1診療科に対し4回を限度。

その他の立会いに関する事項

● 事業者は，医療機関等の規則等を遵守するとともに，患者又は代理人へのインフォームドコンセントが行われていることを確認しなければならない。

17 感染防止

医用機器の安全管理

1 医療機器に求められる洗浄度

- 感染経路 ⇒ 空気感染，飛沫感染，接触感染
- 標準予防策（スタンダードプリコーション）
  - ⇒ ・マスク・ガウン・エプロンなどの防護具を着用すること
  - ⇒ ・手洗いを行うこと
- クリティカル器具 ⇒ 無菌の組織や血管に挿入するもの（滅菌）
- セミクリティカル器具 ⇒ 粘膜または健常でない皮膚に接触するもの（高水準消毒）
- ノンクリティカル器具 ⇒ 健常な皮膚とは接触するが，粘膜とは接触しないもの（低・中水準消毒，洗浄・清拭）
- 洗浄 ⇒ 器具に付着した汚染物を取り除くこと
- 滅菌 ⇒ いかなる形態の微生物生命をも完全に排除または死滅させること
- 消毒 ⇒ 感染症を引き起こさない水準まで病原性微生物を殺滅または減少させること

感染経路

空気感染

- 直径5μm未満の浮遊する飛沫核を介して伝播する感染。
- 対策：空調設備のある個室に隔離（**陰圧室**），微粒子用マスク（**N95マスク**）
  （結核菌・水痘・帯状疱疹ウイルス・麻疹ウイルスなど）

図1　空気感染の様子

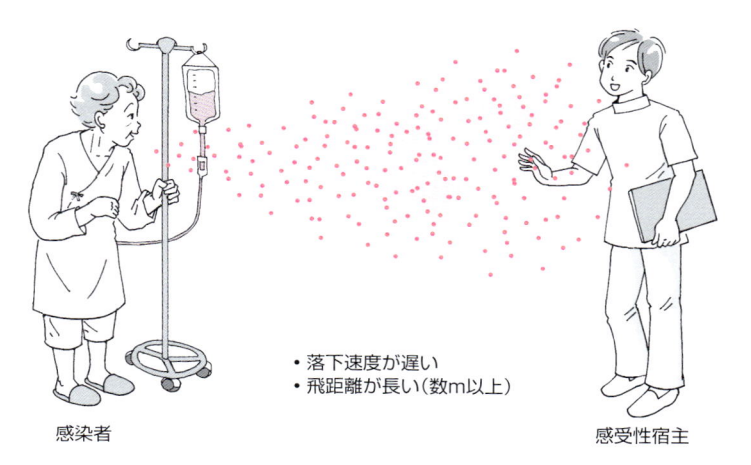

・落下速度が遅い
・飛距離が長い（数m以上）

感染者　　　　　　　　　　　　　　　　感受性宿主

◾飛沫感染
- 直径5μm以上の飛沫を介して伝播する感染。
- 対策：**サージカルマスクを着用**

(インフルエンザウイルス・ムンプスウイルス・風疹ウイルス・ジフテリア菌・マイコプラズマ・溶血性レンサ球菌など)

図2　飛沫感染の様子

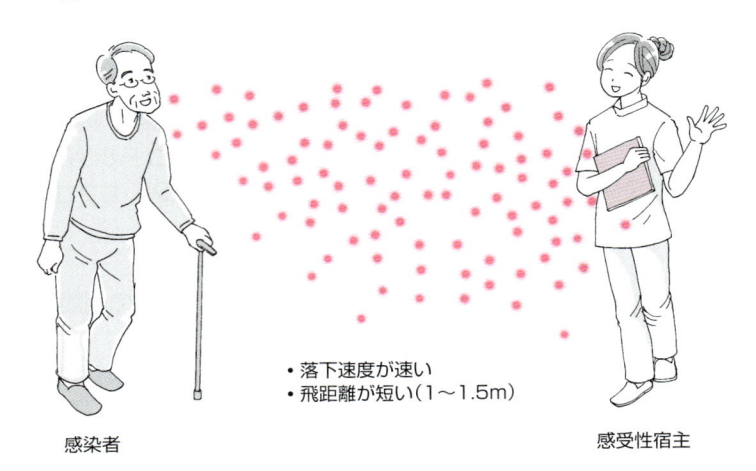

- 落下速度が速い
- 飛距離が短い(1〜1.5m)

感染者　　　感受性宿主

◾接触感染
- 人から人，物から人など接触により伝播する感染で，「**直接接触感染**」と「**間接接触感染**」がある。
- 対策：標準予防策(マスク・手袋・エプロンの着用)の実施と環境対策(機器や器具の消毒など)

(メチシリン耐性黄色ブドウ球菌・バンコマイシン耐性腸球菌・緑膿菌・大腸菌・アデノウイルス・ロタウイルス・エボラウイルス・ラッサウイルスなど)

図3　接触感染の例

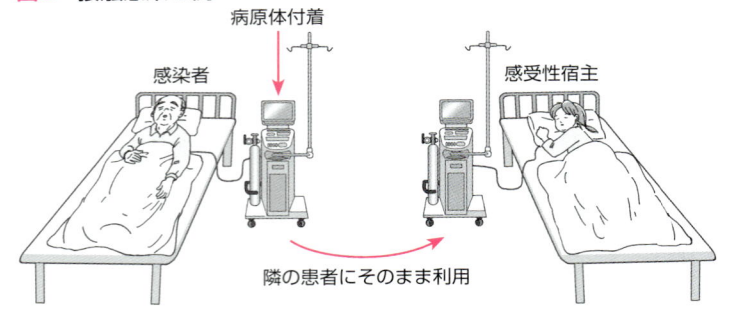

a　間接接触感染(ME機器を介して感染)
b　直接接触感染(感染者に直接人が触れる) 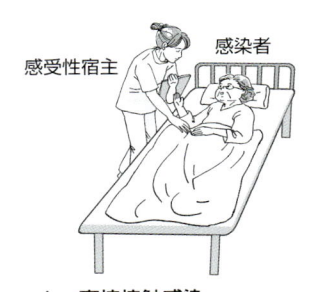

標準予防策

◾防護具の着用と手洗い
- **湿性生体物質**(血液，体液，分泌物，汚物など)に触れる可能性がある場合には，必ず手袋・マスク・ガウン・エプロンなどの防護具を着用すること(患者ごとや同一患者でも処置ごとに交換)。
- また，手袋使用の有無にかかわらず湿性生体物質に触れた場合は手洗いを行う。

クリティカル器具・セミクリティカル器具・ノンクリティカル器具とそれらの消毒水準

- 病院内で使用する器具は，その用途の違いに関連した消毒水準により，
  ① クリティカル器具
  ② セミクリティカル器具
  ③ ノンクリティカル器具
  に分けられる。
- クリティカル器具は，組織や血管などの生体内に直接用いる器具で，滅菌が必要である。
- セミクリティカル器具は，粘膜または創部などの健常でない皮膚に用いる器具で，一部を除き高水準消毒が必要である。
- ノンクリティカルは，健常な皮膚に用いる器具で，低・中水準消毒または洗浄・清拭を行えばよい器具である。

表1 Spaulding(スポールディング)による器具分類

器具分類	用途	例	消毒水準
クリティカル器具 (critical items)	無菌の組織や血管に挿入するもの	手術用器具，循環器または尿路カテーテル，移植埋め込み器具，針など	滅菌
セミクリティカル器具 (semi-critical items)	粘膜または健常でない皮膚に接触するもの	呼吸器系療法の器具や麻酔器具，軟性内視鏡，喉頭鏡，気管内挿管チューブ，体温計など	高水準消毒（ただし，口腔組織に接触する恐れがある熱耐性歯科器具は滅菌すること）
ノンクリティカル器具 (non-critical items)	健常な皮膚とは接触するが，粘膜とは接触しないもの	ベッドパン，血圧計のマンシェット，松葉杖，聴診器など（ベッド柵，テーブルなど環境表面を含めてノンクリティカル表面という）	中水準消毒 低水準消毒 洗浄・清拭

- 滅菌・消毒は表2のとおり定義されている。

表2 滅菌および消毒の水準分類

	水準分類
滅菌	芽胞を含むすべての微生物を殺滅
高水準消毒	大量の芽胞の場合を除いて，すべての微生物を殺滅
中水準消毒	芽胞以外のすべての微生物を殺滅するが，なかには殺芽胞性を示すものがある
低水準消毒	結核菌などの抵抗性を有する菌，および消毒薬に耐性を有する一部の菌以外の微生物を殺滅

(小林寬伊 編：「新版 消毒と滅菌のガイドライン」，へるす出版，2011.より引用)

洗浄

- 消毒をして繰り返し使用する器具や器材などは，使用後に湿性生体物質による汚染を受けている可能性があるため，十分な洗浄を行ってから消毒を行う必要がある。
- 仮に，洗浄を行わずに汚染物（有機物）が残った状態で消毒を行った場合には，十分な消毒効果が得られない場合がある。
- 洗浄方法には，浸漬洗浄，用手洗浄，機械洗浄がある。

滅菌

① **高圧蒸気滅菌法**：高圧蒸気滅菌装置（**オートクレーブ**）に滅菌を行う器具を入れ，温度 120℃以上，圧力 2絶対気圧以上の飽和水蒸気中で加熱することで，微生物を完全に排除または死滅させる。

② **酸化エチレンガス（EOG：Ethylene Oxide Gas）滅菌法**：酸化エチレンガスは，微生物を構成するタンパク質の**アルキル化**により微生物を完全に死滅させる滅菌法である。滅菌後には，器具に残留するガスを取り除くため，**エアレーション**が行われる。

③ **過酸化水素ガスプラズマ滅菌法**：プラズマ化した過酸化水素ガスを用いて滅菌する方法である。過酸化水素ガスプラズマは毒性が少なく，エアレーションを行う必要がない。また，低温で施行できるため耐熱性のない器具も滅菌が可能である。

④ **ろ過法**：孔径0.22μmのフィルタを用いて気体または液体をろ過し，微生物を取り除く滅菌法である。フィルタを通過する微生物もあるため完全な滅菌法ではない。

消毒

- 消毒とは,感染症を引き起こさない水準まで,化学的(消毒剤を用いた消毒)または物理的(熱水,煮沸,紫外線を用いた消毒)に対象とする病原性微生物を殺滅または減少させること。すべての病原性微生物を殺滅させることではない。
- 得られる消毒効果は,**消毒剤の濃度,接触時間,温度の影響**を受ける。
- 消毒方法は,浸漬法,清拭法,散布法,灌流法がある。
- 消毒剤により用途や対象とする微生物が異なる(表3,4)。

表3 消毒剤とその用途

消毒剤 \ 用途別	手指皮膚	手術部位 皮膚	手術部位 粘膜	創傷部位 皮膚	創傷部位 粘膜	排泄物	金属器具	非金属器具	環境
グラタラール	×	×	×	×	×	×	○	○	×
過酢酸	×	×	×	×	×	×	○※1	○※3	×
フタラール	×	×	×	×	×	×	○	○	×
ホルマリン	×	×	×	×	×	×	△	○	△
次亜塩素酸ナトリウム	△	△	△	×	×	○	×	○	○
ポビドンヨード	○	○	○	○	○	×	×	×	×
ポビドンヨード・スクラブ	○	○	×	○	×	×	×	×	×
ヨードチンキ	○	×	×	○	×	×	×	×	×
エタノール	○	○	×	○	×	×	○※2	○※3	○
エタノール・ラビング	○	×	×	×	×	×	×	×	×
イソプロパノール	○	○	×	×	×	×	○※2	○※3	○
エタノール・イソプロパノール配合製剤	○	○	×	×	×	×	○※2	○※3	○
ベンザルコニウム塩化物・エタノール・ラビング	○	×	×	×	×	×	×	×	×
クロルヘキシジングルコン酸塩・エタノール・ラビング	○	×	×	×	×	×	×	×	×
クロルヘキシジングルコン酸塩・エタノール	×	○	×	×	×	×	○※2	○※3	×
フェノール	△	△	×	×	×	○	△	△	△
クレゾール石けん液	△	△	×	×	×	○	△	△	△
オキシドール	×	×	×	○	○	×	×	×	×
ベンザルコニウム塩化物	○	○	○	○	○	△	○※2	○※3	○
着色剤添加ベンザルコニウム塩化物	○	○	×	○	×	△	○※2	○※3	○
8%エタノール添加ベンザルコニウム塩化物	○	○	×	○	×	×	○※2	○※3	○
防錆剤添加ベンザルコニウム塩化物	×	×	×	×	×	×	○	○※3	×
ベンゼトニウム塩化物	○	○	○	○	○	△	○※2	○※3	○
アルキルジアミノエチルグリシン塩酸塩	○	○	×	○	×	△	○※2	○※3	○
クロルヘキシジングルコン酸塩	○	○	×	○	×	×	○※2	○※4	○
クロルヘキシジングルコン酸塩・スクラブ	○	×	×	×	×	×	×	×	×
アクリノール水和物				○※5		×	×	×	×

○:使用可能　△:注意して使用　×:使用不可
※1 腐蝕のため,鉄,銅,真ちゅう,亜鉛銅鈑,炭素銅の素材には使用できない。
※2 長時間浸漬時には防錆剤添加。
※3 ゴム,樹脂製品などを変質・変色することがある。
※4 着色製剤の場合,接着剤を使用したガラス器具などを長期保存しないこと。
※5 化膿局所の消毒に0.05〜0.2%溶液使用。

(消毒剤マニュアル—消毒剤の特徴・使用法・使用上の留意点—,建栄製薬株式会社)

表4 消毒剤抗微生物スペクトル

区分	消毒剤	一般細菌	緑膿菌	MRSA	結核菌	芽胞	真菌	ウイルス（エンベロープあり）	ウイルス（エンベロープなし）
高度	グルタラール	○	○	○	○	○	○	○	○
	過酢酸	○	○	○	○	○	○	○	○
	フタラール	○	○	○	○	○※	○	○	○
中等度	ホルマリン	○	○	○	○	△	○	○	○
	次亜塩素酸ナトリウム	○	○	○	○	△	○	○	○
	ポビドンヨード	○	○	○	○	×	○	○	○
	ポビドンヨード・スクラブ	○	○	○	○	×	○	○	○
	ヨードチンキ	○	○	○	○	×	○	○	○
	エタノール	○	○	○	○	×	○	○	△
	エタノール・ラビング	○	○	○	○	×	○	○	△
	イソプロパノール	○	○	○	○	×	○	○	△
	エタノール・イソプロパノール配合製剤	○	○	○	○	×	○	○	△
	ベンザルコニウム塩化物・エタノール・ラビング	○	○	○	○	×	○	○	△
	クロルヘキシジングルコン酸塩・エタノール・ラビング	○	○	○	○	×	○	○	△
	クロルヘキシジングルコン酸塩・エタノール	○	○	○	○	×	○	○	△
	フェノール	○	○	○	○	×	○	△	×
	クレゾール石けん液	○	○	○	○	×	○	△	×
	オキシドール	○			×	△			
低度	ベンザルコニウム塩化物	○	○	○	×	×	△	△	×
	着色剤添加ベンザルコニウム塩化物	○	○	○	×	×	△	△	×
	8％エタノール添加ベンザルコニウム塩化物	○	○	○	×	×	△	△	×
	防錆剤添加ベンザルコニウム塩化物	○	○	○	×	×	△	△	×
	ベンゼトニウム塩化物	○	○	○	×	×	△	△	×
	アルキルジアミノエチルグリシン塩酸塩	○	○	○	△	×	△	△	×
	クロルヘキシジングルコン酸塩	○	○	○	×	×	△	△	×
	クロルヘキシジングルコン酸塩・スクラブ	○	○	○	×	×	△	△	×
	アクリノール水和物	○			×	×			

○：有効
△：効果が得られにくいが，高濃度の場合や時間をかければ有効となる場合がある。
×：無効
※：芽胞に対する効果は弱い。

（消毒剤マニュアル―消毒剤の特徴・使用法・使用上の留意点―建栄製薬株式会社）

ME機器と感染防止

- Spaulding(スポールディング)による器具分類に基づいて消毒水準を決定する。
- 感染症をもつ患者に用いたME機器は,基本的にその病原性微生物に有効な消毒剤を用いる。ただし,機器の取扱説明書に推奨する消毒剤が記載されている場合はそれを参考にして選定する。
- 感染症をもたない患者に用いたME機器の外装は,一般的に次亜塩素酸ナトリウム,消毒用エタノール,ベンザルコニウム塩化物,両性界面活性剤などを用いた清拭による消毒を行う。
- プラスチック製の外装をもつME機器の消毒にエタノールや両面活性剤を用いた場合に外装にひびが入る(ケミカルクラック)との報告もあることから注意が必要である。
- 次亜塩素酸ナトリウムは金属腐食性があることから,ME機器の金属部分への使用はなるべく避ける。また,脱色性もある。
- 血液が付着している場合は0.5〜1%次亜塩素酸ナトリウムで清拭および消毒を行う。

V 臨床医学総論

1 内科学概論
内科学的疾患へのアプローチ

TAP & TAP

- 内科的疾患へのアプローチ ⇒ 問診→診察→検査→診断→治療
- チーム医療とは
  ⇒ 各医療部門の専門家が分担して，患者が来院し社会に復帰できるまでを援助する医療体制
- EBM（evidence-based medicine）
  ⇒ 証拠に基づいた医療。大規模な臨床試験と統計的方法を駆使して，従来の診断法や治療法が，本当に意味があるのかどうかを客観的に検証する方法。今や，EBMは，グローバルスタンダードになりつつある
- カルテ ⇒ カルテは記載を義務づけられた公文書。施行した内容はすべてこのなかに記載されるし，されなければならない

チーム医療とは

チーム医療の重要性

- 患者の訴えを聞き，その病状を理解し，治療を行い，病気の回復を助け，社会に戻るサポートを行うには，**医療チーム**と呼ばれる医療人集団が役割を分担し，患者の病気のみならず，社会的背景や経済面に及ぶまで的確に把握して，患者が肉体的にも精神的にも健康に戻れるよう援助しなければならない。
- そのためには，図1のさまざまな領域の専門家がチームを組み，1人の患者を総合的に理解，把握して最良の治療を見いだせるよう意思統合を図らなければならない。

図1　チーム医療の相関図

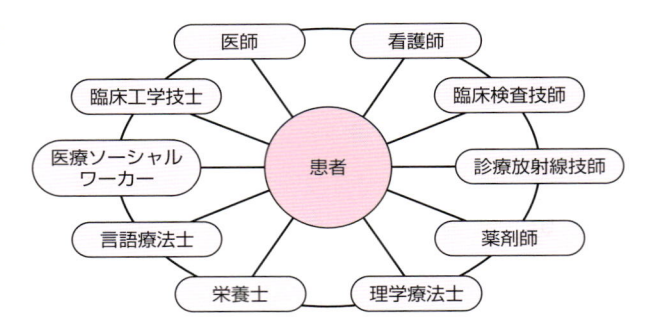

（患者を中心に：医師，看護師，臨床検査技師，診療放射線技師，薬剤師，理学療法士，栄養士，言語療法士，医療ソーシャルワーカー，臨床工学技士）

チーム医療の心得

① チーム全体で患者のためになることを考える。自分のためになることを考えてはならない。
② チーム医療は，医師を指揮者とするオーケストラである。指揮者だけでは音楽はできないし，1人でも不協和音が生じると全体に影響するし，一部だけが目立っても美しい1つの音楽にはならない。

③言うべきことは主張し，自分の意見に意固地にならない。安易な解決は患者を不幸にするし，"我"の張り合いはチーム医療を崩壊させる。
④チームはライバルではない。仲間意識を大切にする。
⑤常に最新の医学知識を吸収し，患者のためにそれを使う。

■医療人の心得

①患者に対する服装，言葉遣い，態度に留意して信頼を得る。
②同僚とのコミュニケーションを大切にする。あいさつはこちらから積極的に！ あいさつができない人間は，医療人になるべきではない。
③時間には厳格に。遅刻は致命的。
④自分の行ったことは，必ずカルテに記載する。
⑤最新の知識を貪欲に吸収し，日々，研鑽を積む。

■診察（medical examination）

●診察は通常，①問診，②視診，③触診，④打診，⑤聴診などからなる。
　①**問診**：現在の症状（現症）のみならず，その背景にある社会歴，家族歴，既往歴なども詳細に聴取しなければならない。問診だけで診断がつく場合も多い。
　②**視診**：患者が診察室に入ってきたときから始まる。服装や姿勢，顔つきなども重要な情報となる。貧血や黄疸，チアノーゼや呼吸状態，浮腫や麻痺など全身のものから，毛髪，爪，皮膚に至るまで詳細に観察する。
　③**触診**：腫瘍や異常なリンパ節の触知や，肝臓や脾臓など腹腔内の正常な臓器も丁寧に触って大きさの確認や表面の性状を確認する。
　④**打診**：体内における空気やガスの存在を把握するために有用である。逆に液体や固体の場合は濁音と称し，気体と明瞭に区別できる。
　⑤**聴診**：聴診器を用いて行う診察法。心臓や脈管系，気管支や肺，消化管の動きなどの診断に用いる。

図2　診察の方法

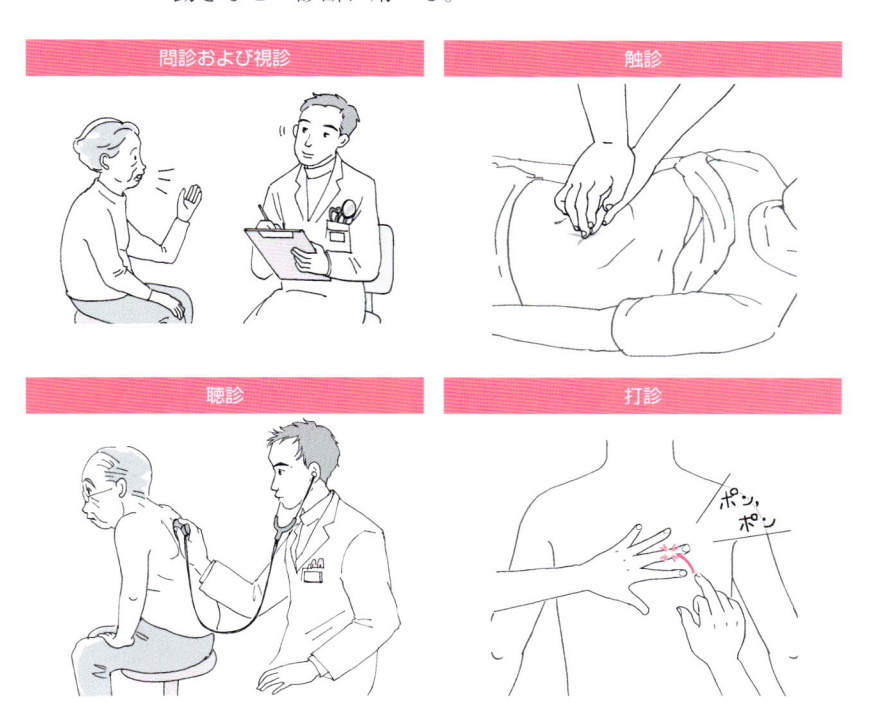

診断（diagnosis）

●診断法は，最新の医療機器の進歩に伴って長足の進歩を遂げている。①血液検査，②画像機器による診断，③生理検査，④病理検査などを駆使し，診察所見と合致した疾患を最終診断とする。診断を誤れば治療も誤る訳だから，的確な診断を下すことが臨床では最も重要なことといえる。

- ①**血液検査**：日常的に測定される項目から，特殊な疾患でのみ適応がある項目まで多種多様である。やみくもに測定すれば高額となり患者のためにもならない。診察である程度，疾患を絞り込んでから慎重に項目を選択しなければならない。
- ②**画像機器**：「画像診断法」の項目にあるように，最新の物理学や工学の知識を応用しているものが多く，臨床工学技士は，疾患が示す各種画像の特質を，しっかりと学んでおかなければならない。
- ③**生理検査**：肺機能検査や心電図，脳波など，生体の信号を測定する診断法である。多くは臨床検査技師が行うが，所見から，どこが異常か，その診断は何か，という知識をもっていなければチーム医療はできない。
- ④**病理検査**：病変の組織を顕微鏡で見て疾患を診断する。したがって，これが最終診断となることも多く，もっとも信頼される診断法である。

治療（cure, treatment, therapy etc.）

●診断が確定すると，それに対する治療法を患者に行う。内科的な治療法は，投薬や生活指導のほか，放射線治療や理学療法なども含まれる。

●EBM（evidence based medicine）は，最近，重要視される診断や治療の概念。医学は，科学とはいいながら明確な証拠もなく，慣例的に行われている医療行為も多かった。それを大規模な臨床試験と統計的手技を駆使して，効くか効かないか，意味があるかないかを明確にして，診断や治療の有効性を客観的に証明しようとする方法。

●治療は，前にも述べたように患者が社会に復帰するまでのすべての行程を含んでいるため，チーム医療の本領が最大に発揮される場所である。

カルテ（chart, clinical record etc.）について

●カルテ[*1]とは「**診療録**」のことである。患者の情報，問診，診察，診断，治療方針とその結果，日々の体温や血圧，食事摂取量，さらには患者や家族への説明事項など，患者に対して行ったすべての行動は，このなかに記載される。

●カルテは，その患者を受け持つ，医療人すべてにとっての共通情報であるとともに共通言語でもある。医師だけが書いて理解すればいいというものではないし，誰かが書いてくれるだろうと安易に期待してもいけない。自分の行った行動や結果は，必ず自分でこのなかに記載しなければならない。

●カルテは法的にも**記載と保存を義務づけられた公文書**である。診療終了後も最低5年間は保管しなければならないし，後から勝手に追加記載や抹消など改ざんを加えてもいけない。万が一，医療訴訟になった場合は，カルテの保全と提出が求められ，もっとも重要な証拠品として採用される。"ちゃんとやりました"と主張しても，カルテに記載がなければまったく"したこと"にはならないのである。

用語アラカルト

*1　カルテ（Karte）
カルテとはカード（card）のドイツ語である。明治時代の医学はドイツ語が主流であったため，その名残りであるが，今も慣習的に使用される。

図3 電子カルテの1例

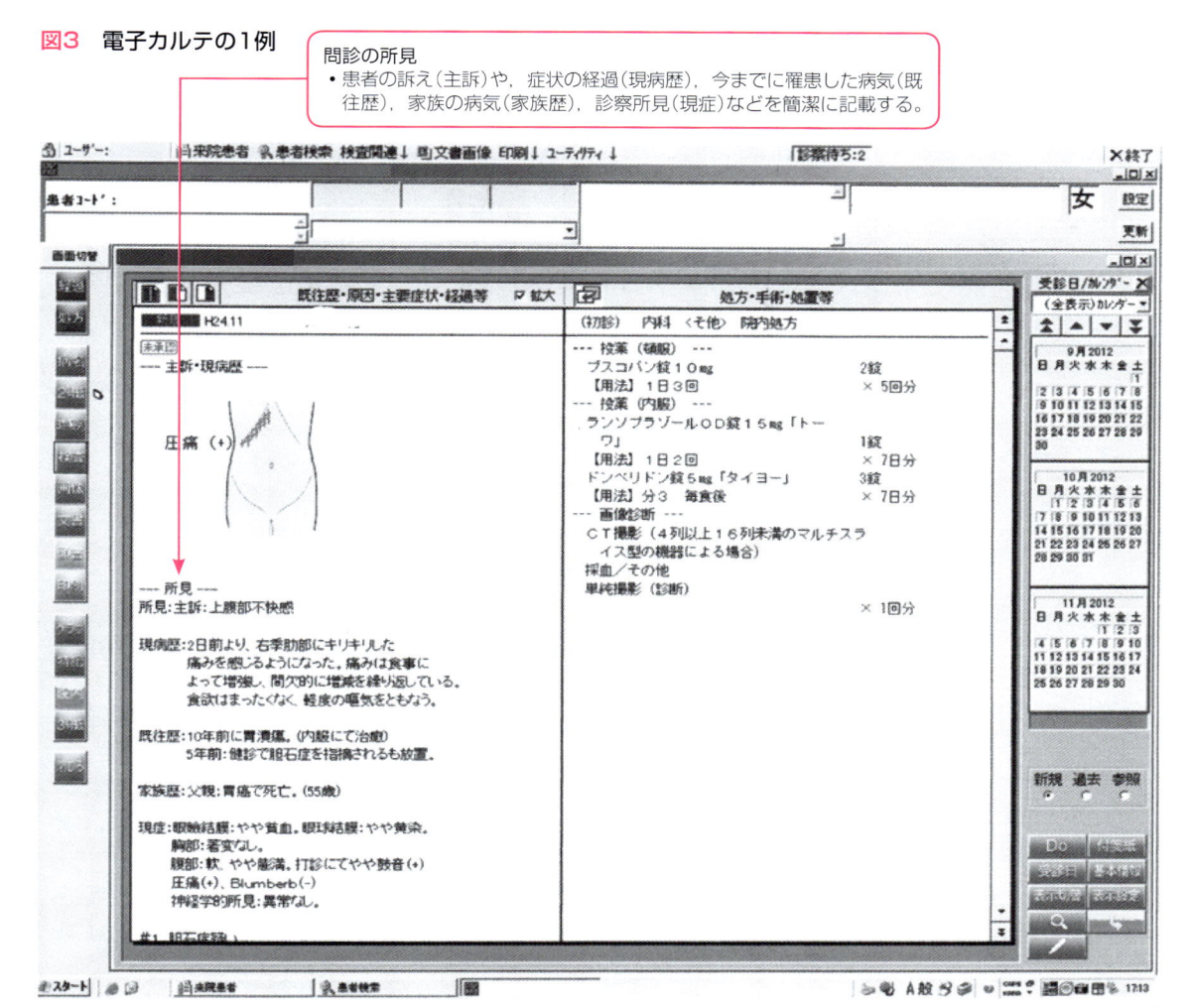

問診の所見
- 患者の訴え（主訴）や，症状の経過（現病歴），今までに罹患した病気（既往歴），家族の病気（家族歴），診察所見（現症）などを簡潔に記載する。

（東日本メディコム株式会社 提供）

これは，電子カルテによる外来診療録の1例である。以前は医師がドイツ語や英語で書きなぐった解読不能？な紙カルテが多かったが，次第に電子カルテを採用する医療機関が増加している。それに伴い，チーム医療に対応できるよう，すべて日本語記載を義務づける部署も多くなった。君たちも，医療行為をおこなう前には，必ずカルテに目を通し患者の状態や経過を把握するよう，しっかりとした習慣を身につけよう。

臨床医学総論

2 症候と病態生理

内科学概論

TAP & TAP

- ●チアノーゼ ⇒
  - 還元ヘモグロビンが5g/dl以上
  - 中心性チアノーゼ（PaO_2低下）と末梢性チアノーゼ（PaO_2正常）
- ●浮腫 ⇒
  - 血管内から血管外への水分の漏出
  - 血管内圧と膠質浸透圧との大小関係と，血管透過性の亢進[*1]
- ●胸水，腹水 ⇒ 滲出性と漏出性。胸膜腔と腹膜腔
- ●呼吸困難 ⇒
  - 多くは呼吸器疾患。他に循環器疾患，神経筋疾患，心因性など
  - 重症度分類として，（フレッチャー・）ヒュー・ジョーンズ分類
  - 気管内挿管の適応→$PaO_2≦60mmHg$，$SpO_2≦90\%$
- ●動悸 ⇒
  - 呼吸器疾患，循環器疾患，血液疾患，内分泌疾患，感染症，神経疾患，心因性など多種多様
  - 呼吸困難や動悸は，ストレスや不安などによっても引き起こされ，明らかな疾患を認めない場合もある
- ●黄疸 ⇒ 間接型黄疸と直接型黄疸。体質性黄疸。新生児黄疸
- ●肥満とやせ ⇒
  - 原因疾患のある「症候性」と，原因疾患のない「単純性」
  - 体格指数（BMI）の計算

用語アラカルト

*1 血管透過性の亢進（capillary permeability increasing effect）
ヒスタミンなどのアレルギー物質が毛細血管内皮細胞に作用すると，内皮細胞間が開大し，血管内の水分が間質へと漏出する。その結果，循環血漿量が減少して循環不全をきたす。即時性の反応なのが特徴で，数分以内にショックに陥ることも少なくない。

1 チアノーゼ（cyanosis）

- ●チアノーゼとは，酸素の供給が足りないために，その領域の皮膚や粘膜が暗紫色になることをいう。
- ●還元Hb（ヘモグロビン）が5g/dl以上と定義される。
- ●①**中心性チアノーゼ**と②**末梢性チアノーゼ**がある。
  ①中心性チアノーゼ→血中酸素飽和度の少ない状態。
  - 主に肺や，シャントのある心疾患。血液の運搬を担う赤血球の異常も含まれる。

  ②末梢性チアノーゼ→末梢での血流量低下で酸素が行き渡らない状態。
  - 動脈硬化症や血管性病変。心拍出量の低下（心不全）なども含まれる。
- ●チアノーゼの症状→**バチ状指**や**蹲踞の姿勢**など（「呼吸器系」の慢性閉塞性肺疾患（p.457）や「循環器系」の先天性心疾患の項（p.484）参照）。

図1 チアノーゼの種類と疾患

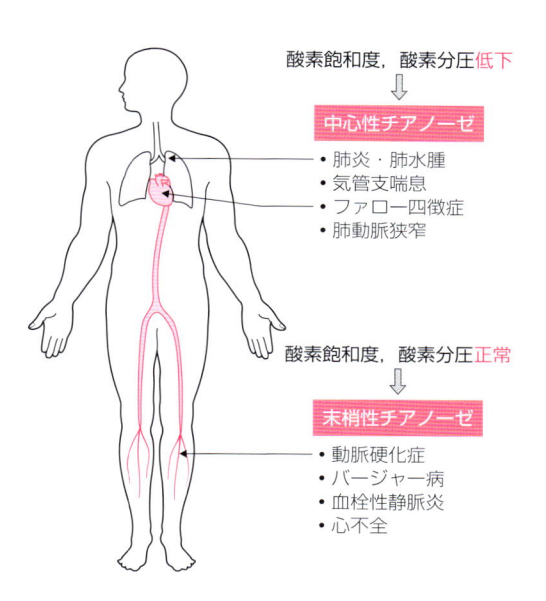

酸素飽和度，酸素分圧 低下
⇩
中心性チアノーゼ
- 肺炎・肺水腫
- 気管支喘息
- ファロー四徴症
- 肺動脈狭窄

酸素飽和度，酸素分圧 正常
⇩
末梢性チアノーゼ
- 動脈硬化症
- バージャー病
- 血栓性静脈炎
- 心不全

浮腫（edema）

概念

- 浮腫とは，水分が血管内から血管外へ，正常より多く漏出する状態である。
- 『ブルー・ノート』「人体の構造と機能」の「血液の循環：微小循環の原理と水分の流れ」(p.160)を，もう一度，復習しよう。これが理解できれば，浮腫はすべて理解できる。
- 次の4種類が考えられる。
  ① **動脈側の毛細血管内圧の上昇** → 高血圧，水分貯留（心不全，腎不全）。
  ② **膠質浸透圧の減少** → 低蛋白血症（肝不全，ネフローゼ症候群）
  ③ **静脈の毛細血管内圧の上昇** → 静脈うっ血（右心不全，静脈血栓症）。
  ④ **血管透過性の亢進** → アレルギー反応（アナフィラキシーショック，蕁麻疹）。

図2 水分の微小循環と浮腫の機序

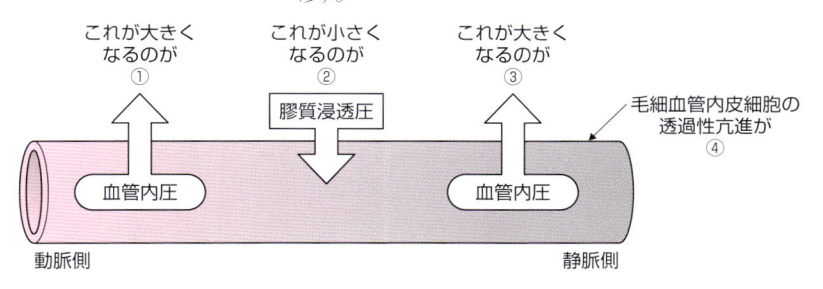

これが大きくなるのが ①　これが小さくなるのが ②　これが大きくなるのが ③
膠質浸透圧
血管内圧　　血管内圧
動脈側　　　　　　　静脈側
毛細血管内皮細胞の透過性亢進が ④

- その他，特殊な場合として，リンパ管閉塞やムコタンパクの組織への蓄積でも浮腫状の変化をきたす。ただし，これらの場合は血管の微小循環は関係しない。

胸水（pleural effusion）と腹水（ascites）

胸水

- 胸腔内に液体の貯留した状態。
  ① **滲出性胸水** → 炎症や腫瘍によるもの。細胞成分が多く混濁している。しばしば血性となる → 胸膜炎，肺癌など。
  ② **漏出性胸水** → 血管やリンパ管から漏れ出たもの。細胞成分は少なく，黄色清明で，よく澄んでいる → 心不全など。

■腹水

- 腹腔内に液体の貯留した状態。滲出性か漏出性かは胸水と同じ。
  ① **滲出性腹水** → 腹膜炎，急性膵炎，胃癌，大腸癌など。
  ② **漏出性腹水** → 肝硬変など。

図3　胸膜腔と腹膜腔

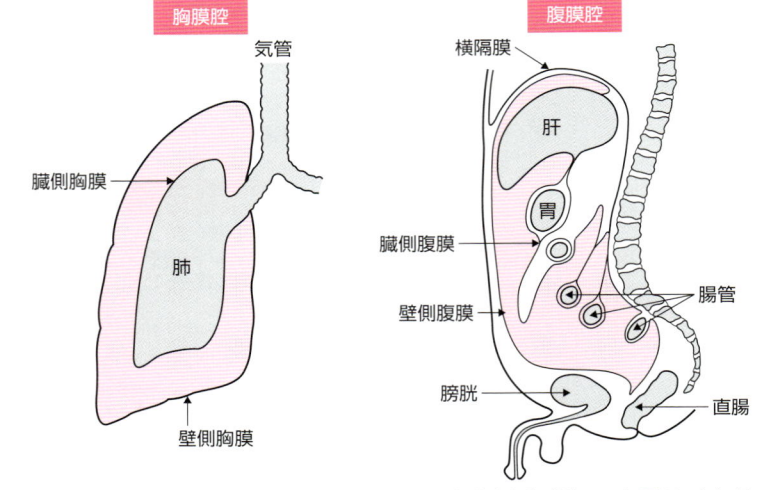

赤色の部分が，胸水と腹水の様子である。正常の胸膜腔と腹膜腔には空間はほとんどなく，ごく少量の漿液が貯留している。

補足
- 胸膜や腹膜には自然に備わった物質のろ過能があり，非常に優れた透析膜でもある。腹膜を透析膜として応用する方法が，腹膜透析（PD：peritoneal dialysis）である。

呼吸困難（dyspnea）

- 呼吸困難をきたす疾患は呼吸器疾患が多いが，それ以外にも，循環器疾患，肺血管障害，神経筋疾患，心因性疾患などがあげられる。
- 図4に，その概要を示しておいた。

図4　呼吸困難をきたす疾患

心因性疾患
- 過換気症候群
- 不安神経症

神経筋疾患
- 重症筋ジストロフィー
- 筋萎縮性側索硬化症
- 脊髄損傷

上気道閉塞
- 異物，絞扼
- 喉頭浮腫

肺血管障害
- 肺塞栓症
- 肺高血圧症

下気道閉塞
- 気管支喘息
- 肺気腫
- 慢性気管支炎

循環器疾患
- 心不全
- 先天性心疾患

肺実質疾患
- 肺炎
- ARDS

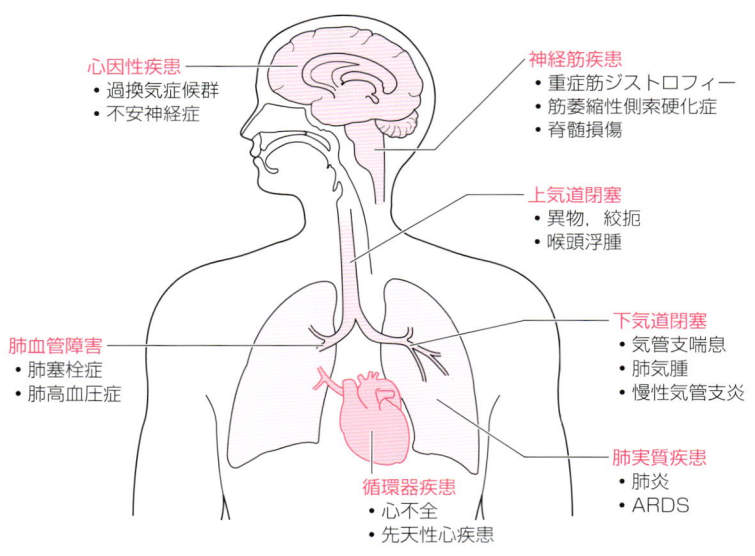

- 呼吸困難の分類として，**Fletcher-Hugh-Johnes分類**（フレッチャー・ヒュー・ジョーンズ）が用いられる。**NYHA分類**（「循環器系」の心不全の項（p.505）参照）とともに簡単な定性分類として，臨床上，有用である。
- 呼吸困難が重症化し自発呼吸が困難になった場合は，**気管内挿管**と**人工呼吸器装着**の適応となる。PaO_2：60mmHg以下，SpO_2：90%以下が目安である。

表1　（フレッチャー・）ヒュー・ジョーンズ分類

Ⅰ	同年齢の健康者と同様の労作ができ，歩行，階段昇降も健康者なみにできる
Ⅱ	同年齢の健康者と同様に歩行できるが，坂道・階段は健康者なみにはできない
Ⅲ	平地でも健康者なみに歩けないが，自分のペースなら1マイル（1.6km）以上歩ける
Ⅳ	休み休みでなければ50m以上歩けない
Ⅴ	会話・着替えにも息切れがする。息切れのため外出できない

※フレッチャーの名前は省略していることが多い。

動悸（palpitation）

●動悸とは，心臓の拍動を自覚する状態のことをいう。「ドキドキする感じ」，「ドキッとする」と表現される場合が多いが，「バタバタ」とか「ドスンドスン」「熱くなる感じ」とか特異な表現をする場合もある。

●動悸をきたす疾患の種類は多いが，おおまかに分けると次のようになる。
　①循環器疾患　→ 頻脈をきたす不整脈→発作性頻拍症，心房細動など。
　②呼吸器疾患　→ 低酸素血症や発熱による →肺炎，COPDなど。
　③血液疾患　　→ 酸素運搬を代償するために頻脈となる→貧血など。
　④内分泌疾患　→ 血圧を上昇させる副腎疾患（褐色細胞腫など）や甲状腺疾患（バセドー病など）。特にカテコールアミンは，交感神経作動薬として血圧上昇，頻脈傾向が著しい。
　⑤感染症　　　→ 発熱などにより頻脈となる→敗血症など。
　⑥神経疾患　　→ 心臓神経症や不安神経症。過換気症候群など。
　⑦薬物　　　　→ アルコールや抗コリン薬，コーヒー，たばこなど多種多様。

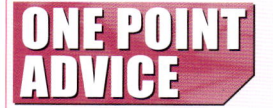

ONE POINT ADVICE

●動悸も呼吸困難も，自律神経的な要因で症状をきたすことも結構多い。潜在化にあるストレスや悩みがこうした症状として顕在化するのである。

●検査をして異常なくても，「何もないから帰っていいよ」と突き放すのではなく，きめ細かに症状の悩みを聴くことによって，根本の原因を究明でき，問診がすなわち治療になるケースも少なくない。しっかり患者の話を聞き，患者からすべてを聞き出すテクニックが内科診療には要求される。

図5　動悸…？

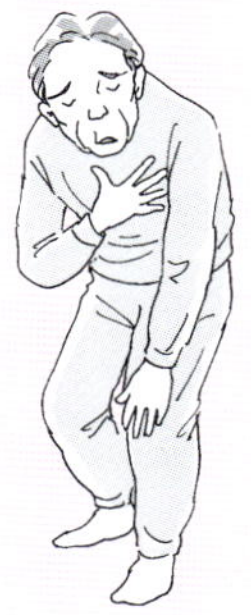

黄疸（jaundice）

●黄疸は，肝臓で生成された**ビリルビン**が血中に増加して，皮膚や粘膜に沈着する状態をいう。**グルクロン酸抱合前の間接ビリルビン**が上昇する①間接型優位と，**グルクロン酸抱合後の直接ビリルビン**が上昇する②直接型優位がある。

　①間接型優位
　　・ビリルビン過剰産生→溶血性黄疸
　　・肝細胞取り込み障害→Gilbert症候群（ジルベール）
　　・グルクロン酸抱合障害→Crigler-Najjar症候群（クリグラー・ナジャ）
　②直接型優位
　　・グルクロン酸抱合後の分泌障害→Dubin-Johnson症候群（デュビン・ジョンソン），Rotor症候群（ローター）
　　・ビリルビン排泄障害→閉塞性黄疸（胆石症，胆管癌，膵癌）

●血液検査では，総ビリルビンが上昇する。閉塞性黄疸の場合は，AST，ALT，ALP，γ-GTPなどの肝酵素の上昇をみることが多い。

● 診断は間接型優位か直接型優位かを見極め，後者の場合は，画像診断を駆使して肝胆道系を閉塞している疾患の有無を確認することが重要である。

図6　黄疸をきたす疾患と障害部位

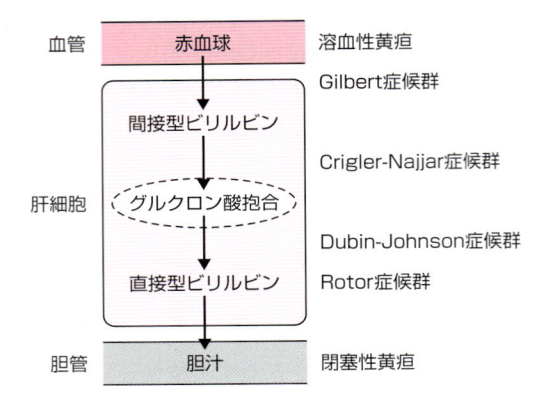

血管　赤血球　　溶血性黄疸
　　　　↓　　　Gilbert症候群
　　間接型ビリルビン
　　　　↓　　　Crigler-Najjar症候群
肝細胞　グルクロン酸抱合
　　　　↓　　　Dubin-Johnson症候群
　　直接型ビリルビン
　　　　　　　　Rotor症候群
胆管　　胆汁　　閉塞性黄疸

補足

● ビリルビンが肝細胞内でグルクロン酸抱合されるのは，もともと脂溶性のビリルビンを，水溶性の直接型ビリルビンにして胆汁や尿中への排泄を容易にするためである。間接型ビリルビンは，**新生児黄疸**でも上昇し，脳内にも沈着して核黄疸を引き起こすので注意が必要である。
● Gilbert症候群，Crigler-Najjar症候群，Dubin-Johnson症候群，Rotor症候群はいずれも，肝細胞へのビリルビン取り込みから胆管排泄までのどこかの過程に障害のある先天性の疾患で，「**体質性黄疸**」と呼ばれる。医学的には大変興味のある症候群だが，発生頻度は非常に少なくまれである。やはり，圧倒的に多い黄疸は，溶血性黄疸と閉塞性黄疸で，いずれも臨床工学技士の業務とも関わりがあるので，しっかり理解しておく必要がある。

肥満（obesity）とやせ（emaciation）

● **肥満**をきたす原因は，内分泌疾患（甲状腺機能低下症やクッシング症候群など）や遺伝性肥満，薬物などが原因の「症候性肥満」と，特に原因疾患が見いだせない「単純性肥満」がある。単純性肥満は原因疾患がない代わりに，高血圧や脂質代謝異常，糖尿病，心疾患などメタボリック症候群の合併症を引き起こすのでしっかりした指導や治療が必要となる。
● 単純性肥満は，過食や運動不足，一部は遺伝（レプチン[*2]受容体異常）も関係すると考えられている。
● **やせ**についても，内分泌疾患（甲状腺機能亢進症やアジソン病[*3]など）や消化器疾患，栄養の吸収障害，神経性食欲不振症が原因の「症候性やせ」と，特に原因疾患が見いだせない「単純性やせ」がある。やせの場合は，低栄養状態から死にいたることが肥満に比べて多いので，原因疾患を見逃さないように慎重に全身の検索を行う必要がある。

用語アラカルト

[*2]　レプチン（leptin）
レプチンは，脂肪細胞で作られ，細胞のエネルギー消費を亢進し，肥満抑制にはたらくペプチドホルモン。先天的にこの受容体が少ないと肥満傾向が強くなる。家族性肥満症の原因の1つとされる。

[*3]　アジソン病（Addison disease）
副腎皮質の広範囲な機能低下によって起こる慢性的な病態。ミネラルコルチコイド（アルドステロン）分泌低下によって，低Na血症と高K血症をきたす。

補足

● 肥満とやせの客観的指標として，**体格指数**（BMI：body mass index）がある。

$$BMI = \frac{体重(kg)}{身長(m)^2}$$

- 標準値は22.0。
- BMIが，18.5以下を低体重（やせ），25.0以上を肥満と判定する。

3 全身性疾患の病態生理

内科学概論

TAP & TAP

- ●脱水 ⇒ ・高張性脱水と低張性脱水。膠質浸透圧と血漿浸透圧
  - ・高張性脱水 → 細胞内が脱水になる
  - ・低張性脱水 → 細胞外が脱水になる
- ●アシドーシスとアルカローシス
  ⇒ ・体内のpHは7.4
  - ・ヘンダーソン・ハッセルバルヒの式 → 酸・塩基平衡の式
  - ・代謝性は，HCO_3^-イオンが動く
  - ・呼吸性はCO_2が動く
- ●電解質異常 ⇒ ・NaとK異常は重要。アニオンギャップの意味
  - ・正常値は，Na：135〜147mEq/l，K：3.7〜4.8mEq/l
- ●ショック ⇒ ・心原性ショック → 心拍出量の減少
  - ・循環血液量減少性ショック → 出血による
  - ・神経原性ショック → 迷走神経反射
  - ・敗血症性ショック → エンドトキシンによる血管抵抗低下
  - ・アナフィラキシーショック → 血管透過性の亢進

脱水（dehydration）

●脱水には，細胞内外の血漿浸透圧が関係する（『ブルー・ノート』「人体の構造と機能」水分の項，126ページ参照）。脱水に関係する電解質は，Na^+イオンである。

①**高張性脱水** → 細胞外のNa^+イオンが増加 → 水分は細胞外へ移動。
②**低張性脱水** → 細胞外のNa^+イオンが減少 → 水分は細胞内へ移動。
③**等張性脱水** → 大量に細胞外液が喪失した状態 → 水分の移動はない。

●高張性脱水の例
- 著しい発汗状態や尿崩症。いずれも細胞外の水分が大量に失われるため，細胞外のNa^+イオンは濃縮されて高い状態にある → 細胞内の水分は細胞外へ移動。

●低張性脱水の例
- 過度の飲水，大量点滴。急激に細胞外の水分が増加し，細胞外のNa^+イオンは希釈されて低い状態にある → 細胞外の水分は細胞内へ移動。

●等張性脱水の例
- 下痢，出血，火傷など。細胞外の水分，電解質がともに少なくなるので，細胞内外の水分移動は少ない。

図1 高張性脱水と低張性脱水

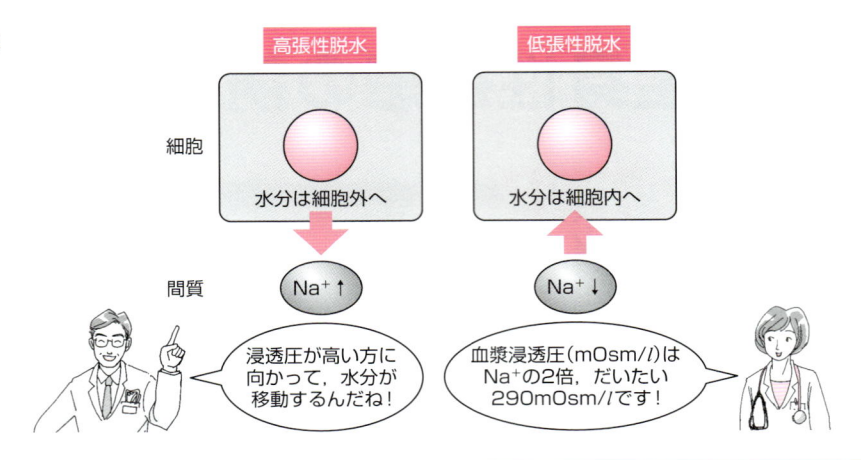

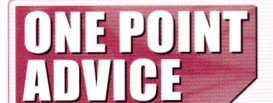

高張性脱水：水分は細胞外へ、$Na^+\uparrow$
低張性脱水：水分は細胞内へ、$Na^+\downarrow$

浸透圧が高い方に向かって、水分が移動するんだね！

血漿浸透圧（mOsm/l）はNa^+の2倍、だいたい290mOsm/lです！

ONE POINT ADVICE

- 血漿浸透圧（mOsm/l）＝$2Na^+$＋血糖/18＋BUN/2.8という臨床で用いられる式があるが、$Na^+=140$、血糖＝100、BUN＝30程度なので、血漿浸透圧は、ほとんどNa^+イオンの濃度が影響しているといえる。
- 高張性脱水のよく知られた例は、ナメクジに塩をかけた場合である。食塩の高いNa^+濃度によって、体内の水分は体外に移動してしまうので、ナメクジは小さくしぼんで死んでしまう。
- 熱中症は高張性脱水か？ 低張性脱水か？…水分だけが発汗によって急速に失われれば高張性脱水となる。水分とともに塩分も失われれば等張性から低張性脱水に傾く。そのときの状態によって電解質の補給量を決定する必要がある。

補足

- 体内の水分の移動をコントロールする浸透圧には、**膠質浸透圧**と**血漿浸透圧**の2種類があることを『ブルー・ノート』「人体の構造および機能」（126ページ）で学んだ。下図のように、**血管内外の膠質浸透圧にはアルブミン**が、**細胞内外の血漿浸透圧にはNa^+イオン**が大きく関与している。水分は、こうした浸透圧に従って細胞や血管を自由に移動し、栄養や酸素を体のすみずみまで運んでいるのである。

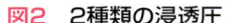

図2 2種類の浸透圧

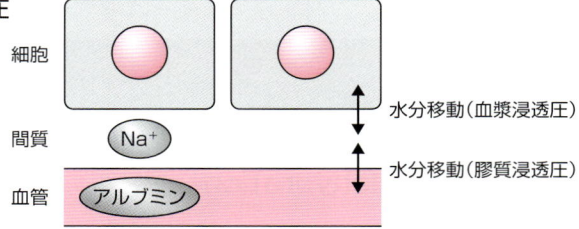

水分移動（血漿浸透圧）
水分移動（膠質浸透圧）

アシドーシス（acidosis）とアルカローシス（alkalosis）

- **アシドーシス**と**アルカローシス**に関係する式は、**ヘンダーソン・ハッセルバルヒの式**（酸・塩基平衡式）である（『ブルー・ノート』「人体の構造と機能」体液の調節、182ページ参照）。
- **呼吸性**と**代謝性**、**アシドーシス**と**アルカローシス**の意味を理解しよう（**図3**参照）。

①**代謝性アルカローシス**の例 → 嘔吐
- 胃から大量の胃酸（H^+イオン）が失われるため、血中のHCO_3^-イオンが増加してpH↑。

②**代謝性アシドーシス**の例 → 糖尿病や敗血症
- 酸を過剰に産生するため、相対的にHCO_3^-イオンが減少してpH↓。

③**呼吸性アルカローシス**の例 → 過換気症候群
- 過度に速く呼吸をするために血中のCO_2濃度が減少してpH↑。

④**呼吸性アシドーシス**の例 → CO_2ナルコーシス
- 呼吸不全により血中のCO_2濃度が上昇するためpH↓。

図3 酸・塩基平衡とその異常

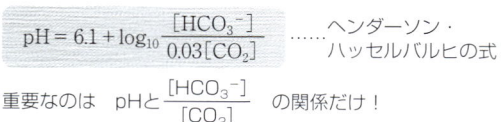

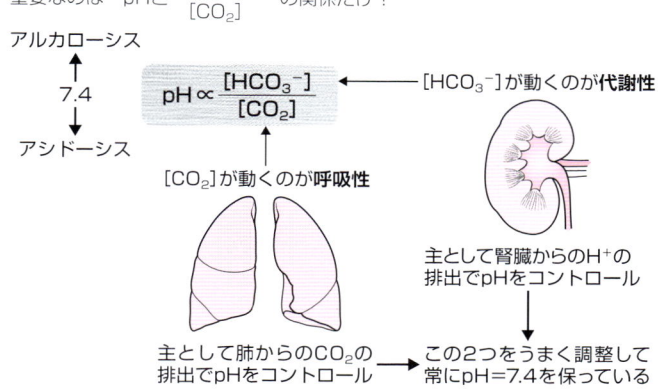

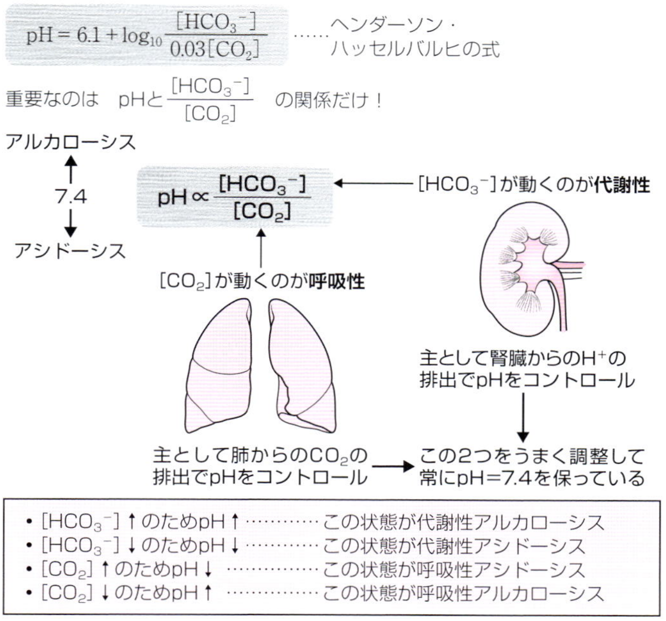

$$pH = 6.1 + \log_{10}\frac{[HCO_3^-]}{0.03[CO_2]}$$ ……ヘンダーソン・ハッセルバルヒの式

重要なのは pHと $\frac{[HCO_3^-]}{[CO_2]}$ の関係だけ！

アルカローシス ↑
7.4
↓ アシドーシス

$pH \propto \frac{[HCO_3^-]}{[CO_2]}$ ← [HCO_3^-]が動くのが**代謝性**

[CO_2]が動くのが**呼吸性**

主として腎臓からのH⁺の排出でpHをコントロール

主として肺からのCO₂の排出でpHをコントロール → この2つをうまく調整して常にpH=7.4を保っている

- [HCO_3^-]↑のためpH↑ ……………この状態が代謝性アルカローシス
- [HCO_3^-]↓のためpH↓ ……………この状態が代謝性アシドーシス
- [CO_2]↑のためpH↓ ……………この状態が呼吸性アシドーシス
- [CO_2]↓のためpH↑ ……………この状態が呼吸性アルカローシス

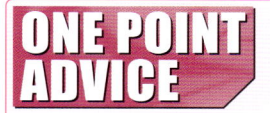

ONE POINT ADVICE

●ヒトの状態によってpHも刻一刻と変動する。たとえば走ったりすると，一時的に血中のCO₂濃度が高まるためpHは呼吸性アシドーシスに傾こうとする。そのため延髄の呼吸中枢が刺激されて呼吸数を上げCO₂排出を促しpHをもとへ戻そうとする。それに限界がくると，今度は血中のHCO₃⁻イオンを多くしてpHを戻そうとする。この機構が酸・塩基平衡である。それでも限界を超えてしまうと，初めてpHは異常に下降して，呼吸性アシドーシスという病態になるのである。

電解質異常（electrolytic imbalance）

●主要な電解質の正常値は，Na：135～147mEq/l，K：3.7～4.8mEq/l，Ca：9～11mEq/l，Cl：95～108mEq/lである。

● Na異常
- 高Na血症 → 高張性脱水，原発性アルドステロン血症。
- 低Na血症 → 低張性脱水，アジソン病，心不全，肝硬変。

● K異常
- 高K血症 → 急性腎不全，細胞の破壊時，アジソン病。
- 低K血症 → 原発性アルドステロン血症，インスリン投与時。

補足 アニオンギャップとは

●血中の陽イオンは9割近くがNa⁺，陰イオンはHCO₃⁻とCl⁻が8割近くを占めている。この陽イオンと陰イオンの濃度差を**アニオンギャップ（AG）**といい，

$$AG(mEq/l) = [Na^+] - ([HCO_3^-] + [Cl^-])$$

で表す。正常値は10～14mEq/lでほとんど一定である。
●血液検査で，Na⁺とCl⁻は容易に測定できるから，この2つの電解質から[HCO_3^-]の評価をすることができる。つまり，[Na⁺]－[Cl⁻]が増加していれば，[HCO_3^-]↑で代謝性アルカローシス。[Na⁺]－[Cl⁻]が低下していれば，[HCO_3^-]↓で代謝性アシドーシス，という訳である。
●便利な指標なので，臨床ではよく使用される。余裕があれば覚えておくとよいだろう。

図4 アニオンギャップのイメージ

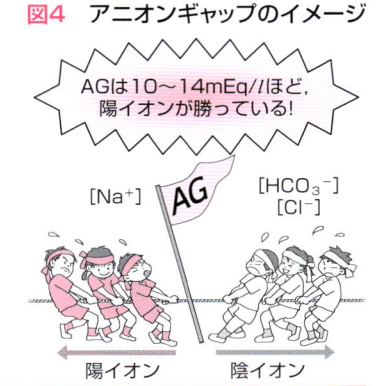

AGは10～14mEq/lほど，陽イオンが勝っている！

[Na⁺]　AG　[HCO_3^-] [Cl⁻]

陽イオン　　陰イオン

ショック（shock）

- **ショック**とは，**末梢循環不全**のため組織に酸素が十分に供給されず，重要な臓器に障害を起こす病態をいう。
- 基本的には，次の5種類のショックに分類される。

①心原性ショック
- 心拍出量が低下して循環不全となる状態 → 心不全，心筋梗塞，不整脈，心タンポナーデ。

②循環血液量減少性ショック
- 循環血液量の減少 → 大量出血，脱水。

③神経原性ショック
- 迷走神経興奮による血圧，心拍数の低下 → 強い疼痛時や高齢者の"いきみ*1"時。

④敗血症性ショック
- 細菌のエンドトキシン*2による末梢血管抵抗低下 → 敗血症に特有。

⑤アナフィラキシーショック
- ヒスタミンなどによる末梢血管の透過性亢進 → 薬剤や蜂刺され時。

- ショックの症状
  - 皮膚蒼白，虚脱，冷汗，呼吸促迫，脈拍微弱，尿量減少，血圧低下，チアノーゼ。
- ショックの診断
  - 症状，原因疾患の特定。敗血症性ショックは初期には心拍出量が増加し皮膚蒼白，虚脱とはならないので注意が必要。
- ショックの治療
  - 救命救急処置（気道の確保，輸液ラインの確保，血圧のチェックと維持など）。体位は仰臥位とし，下肢を挙上する（Trendelenburg体位）。原因疾患の治療。

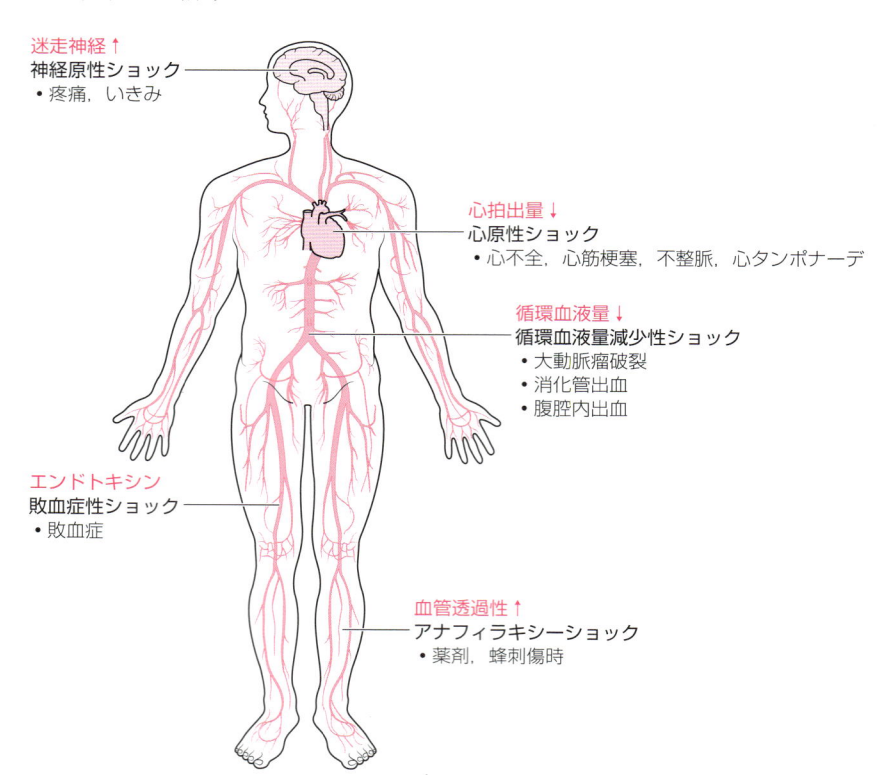

用語アラカルト

＊1 いきみ（strain）
いわゆる，トイレで"きばる"動作である。高齢者はこれで迷走神経反射を起こし血圧低下，意識消失など神経原性ショックを発症して救急車で運ばれることが多い。君たちも，浮き袋や風船を一気に膨らませるとき，ファッとした経験があるだろう。これを逆に応用して血圧や脈拍を下降させる方法が，バルサルバ法である（「循環器系」不整脈の項，496ページ参照）。

＊2 エンドトキシン（endotoxin）
細菌の細胞壁の一部が血中に遊離し抗体産生や発熱物質として作用する。内毒素とも呼ばれる。エンドトキシンは血管平滑筋をマヒさせ弛緩させるので，末梢血管が拡張し循環不全をきたすのである。

図5 ショックの種類と疾患

- 迷走神経↑
  神経原性ショック
  - 疼痛，いきみ
- 心拍出量↓
  心原性ショック
  - 心不全，心筋梗塞，不整脈，心タンポナーデ
- 循環血液量↓
  循環血液量減少性ショック
  - 大動脈瘤破裂
  - 消化管出血
  - 腹腔内出血
- エンドトキシン
  敗血症性ショック
  - 敗血症
- 血管透過性↑
  アナフィラキシーショック
  - 薬剤，蜂刺傷時

図6 ショックの症状とトレンデレンブルグ体位

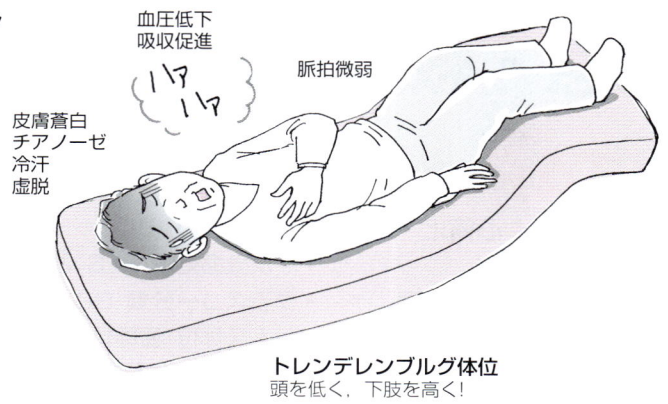

皮膚蒼白
チアノーゼ
冷汗
虚脱

血圧低下
吸収促進

脈拍微弱

トレンデレンブルグ体位
頭を低く，下肢を高く！

補足

- 従来の①から⑤までの分類のほかに，近年は循環障害の要因による新しい分類が使用されるようになった。以下にそれを記載しておく。
  - ①循環血液量減少性ショック→従来と同じ。
  - ②血液分布異常性ショック→アナフィラキシーショック，敗血症性ショック。
  - ③心原性ショック→従来と同じ。ただし心タンポナーデを除く。
  - ④心外閉塞・拘束性ショック→心タンポナーデ，肺塞栓，緊張性気胸。

4 応急・救急処置

内科学概論

TAP & TAP

- ●心停止 ⇒
  - 救命救急のABC
  - 一次救命処置（BLS）と二次救命処置（ALS）
- ●意識障害 ⇒
  - グラスゴー分類（GCS）と3-3-9度分類（JCS[*1]）
  - シムス体位（昏睡体位）
- ●誤嚥 ⇒
  - 固形の場合は窒息。食事や嘔吐によるものは誤嚥性肺炎も併発
  - 喉頭部の異物は，ハイムリック法[*2]や背部叩打法で除去
  - 気管内の異物は気管支鏡や気管支ファイバーで除去
- ●循環血液減少 ⇒
  - 循環血液量の20％喪失で血液減少性ショック。30％喪失で生命に危険が及ぶ
  - 出血源の治療と輸血，輸液

用語アラカルト

[*1] JCS（Japan Coma Scale）
3-3-9度分類という圧倒的なネームバリューのため日本国内で広く使用される。
1桁は覚醒している。
2桁は痛みを加えると覚醒する。
3桁は痛みを加えても覚醒しない。
と把握しておくとよい。

[*2] ハイムリック法（Heimlich maneuver）
誤嚥した患者を後ろから抱きかかえ，片手で握り拳を作ってみぞおちに当て，もう一方の手を添えて圧迫しながら押し上げる動作を繰り返す。ただし，意識障害患者や妊婦，乳幼児には禁忌である。

[*3] ER（emergency room）
救命救急室のこと。診察，処置だけでなく，大病院では隣室にER専用のCTや血管撮影ルームを付設している所もある。

心停止（cardiac arrest）

●心肺停止の患者を見たら，その場でできる応急処置をほどこす。その目的は心肺機能と脳血流を維持して脳死状態にしないためである。
●一次救命処置（BLS：basic life support）として，次のABCを行う。

A（air way）：気道確保
- 頸部損傷が疑われなければ，頭部後屈とする。
- 頸部損傷が疑われたならば，下顎挙上にとどめる。

B（breathing）：呼吸確保
- 胸部をよく観察して呼吸が感じられなければ，可能な範囲で人工呼吸を行う。

C（circulation）：循環確保
- 1分間に約100回のペースで胸骨圧迫を施す。人工呼吸に優先して行う。AEDが近くにあれば，これも併用する〔これをD（defibrillation）：除細動にする本もある〕。

●二次救命処置（ALS：advanced life support）は，救急車両内やER[*3]で行れる救命器具を用いた処置である。D〜Iを参考までに記しておく（G〜Iは三次救命処置に分類されることもある）。

D（drug）：薬剤
- 昇圧薬や副交感神経遮断剤など。

E（ECG）：心電図
- 平坦（flat）でなければ，除細動を検討する。

F（fibrillation treatment）：電気的除細動
- DCカウンターショック（単相性で200〜360J，2相性で150J）。現在は2相性が主流。

G(gauging):評価
- 心停止の原因究明。

H(human mentation):脳蘇生
- 脳浮腫予防に高張液(グリセオールなど)の輸液開始。

I(intensive care):集中治療
- 脳を含めた各臓器の保護。ERからICU，CCUへ移動。

図1　一次救命処置のABC

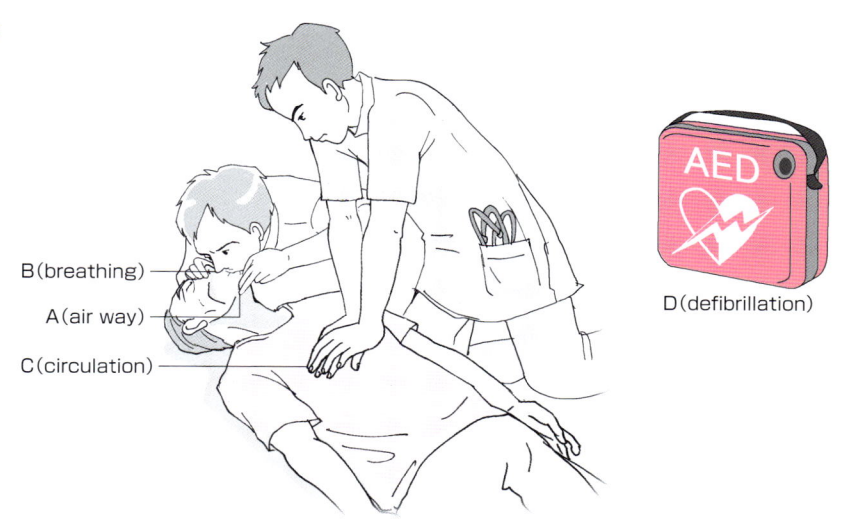

B(breathing)
A(air way)
C(circulation)
D(defibrillation)

意識障害(disturbance of consciousness)

- 意識障害の原因としては，中枢疾患，内分泌疾患，感染症，薬物，外傷など多彩である。日本ではAIUEOTIPSで覚えるのが便利である。次ページの**補足**の項に記載しておく。
- 意識障害の尺度として，グラスゴー分類(GCS:Glasgow Coma Scale)と3-3-9度方式(JCS:Japan Coma Scale)が使用される。
- 迅速に救命救急処置をほどこしながら，原因疾患を究明する。呼吸状態がよければ，嘔吐物による窒息を避けるためにシムス(Sims)体位(昏睡体位ともいう)をとらせる。

表1　Japan Coma Scale (JCS)

Ⅲ. 刺激をしても覚醒しない状態(3桁の点数で表現) (deep coma, coma, semicoma)
300. 痛み刺激に全く反応しない 200. 痛み刺激で少し手足を動かしたり顔をしかめる 100. 痛み刺激に対し，払いのけるような動作をする
Ⅱ. 刺激すると覚醒する状態(2桁の点数で表現) (stupor, lethargy, hypersomnia, somnolence, drowsiness)
30. 痛み刺激を加えつつ呼びかけを繰り返すと辛うじて開眼する 20. 大きな声または体を揺さぶることにより開眼する 10. 普通の呼びかけで容易に開眼する
Ⅰ. 刺激しないでも覚醒している状態(1桁の点数で表現) (delirium, confusion, senselessness)
3. 自分の名前，生年月日が言えない 2. 見当識障害がある 1. 意識清明とはいえない

【注】R:Restlessness(不穏)，I:Incontinence(失禁)，A:Apallic stateまたはAkinetic mutism
たとえば30Rまたは30不穏とか，20Iまたは20失禁として表す。

(太田富雄，和賀志郎，半田　肇ほか:急性期意識障害の新しいgradingとその表現法(いわゆる3-3-9度方式)
第3回脳卒中の外科研究会講演集, p.61-69, 1975.)

表2 Glasgow Coma Scale (GCS)

1. 開眼 (eye opening, E)	E
自発的に開眼	4
呼びかけにより開眼	3
痛み刺激により開眼	2
なし	1
2. 最良言語反応 (best verbal response, V)	V
見当識あり	5
混乱した会話	4
不適当な発語	3
理解不明の音声	2
なし	1
3. 最良運動反応 (best motor response, M)	M
命令に応じて可	6
疼痛部へ	5
逃避反応として	4
異常な屈曲運動	3
伸展反応 (除脳姿勢)	2
なし	1

正常ではE, V, Mの合計が15点, 深昏睡では3点となる。
(Teasdale G, Jennett B : Assessment of coma and impaired consciousness. A practical scale. Lancet, 2 : 81-84, 1974.)

補足

AIUEOTIPS (アイウエオティップス)

- 日本では，**意識障害の鑑別診断**として，"アイウエオティップス"がよく知られる。意識障害は治療に一刻を争う緊急状態。何が原因なのか，しっかりと診断して治療を開始しなければならないので，網羅的な原因疾患の記憶法で見逃しがないようにするためだ。

  - A (alcohol)　　　　　：アルコール → 急性アルコール中毒
  - I (insulin)　　　　　：インスリン → 低血糖発作, 糖尿病性昏睡
  - U (uremia)　　　　　：尿毒症 → 腎不全による昏睡
  - E (encephalopathy)：脳症 → 肝性脳症や高血圧性脳症。他に内分泌疾患 (endocrinopathy) や電解質異常 (electrolytes) も含める。
  - O (oxygen, opiate)：酸素, 麻薬 → 低酸素状態や麻薬などの薬物
  - T (trauma)　　　　　：外傷 → 急性硬膜下血腫や急性硬膜外血腫。
  - I (infection)　　　　：感染 → 敗血症や脳炎, 肺炎。
  - P (psychogenic)　　：精神疾患 → 使用する薬物も含める。
  - S (seizure, syncope, shock etc.)：てんかん, 心疾患, 各種ショックなど

- これ以外にも，さまざまなバリエーションがある。自分の好みで覚えよう！

図2 シムス体位 (昏睡体位)

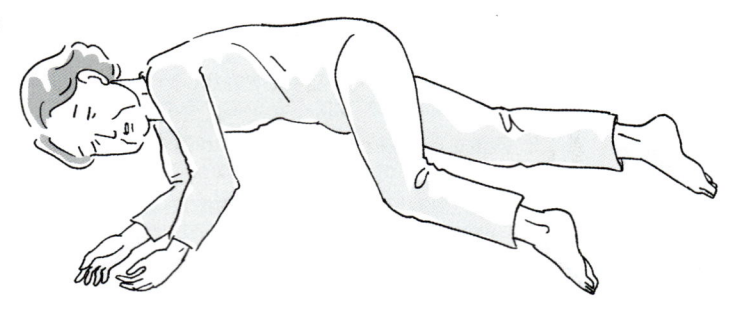

誤嚥 (pulmonary aspiration)

- 嚥下機能が未熟な乳幼児と, 嚥下機能の衰えた高齢者に多い。
  - 乳幼児：ピーナッツ, 硬貨, ボタン電池など。
  - 高齢者：義歯, 魚骨をはじめ, 流動食, 嘔吐物など。餅やある種のゼリー類なども問題となるが, 多くは喉頭部を閉塞する。

- 症状
  - 大きな固体のものは、チアノーゼや呼吸困難、咳嗽。呼吸促迫。食事や嘔吐によるものは、誤嚥性肺炎を併発する。
- 治療
  - 窒息状態にあるものは救命救急処置が必要。喉頭部にある異物は、手指やピンセットでかき出したり、ハイムリック法や背中を叩いて排出を試みる。
  - 緊急的には、輪状軟骨間に太い注射針を刺して気道を確保する。
  - 気道内は、気管支鏡や気管支ファイバーを用いて除去する。

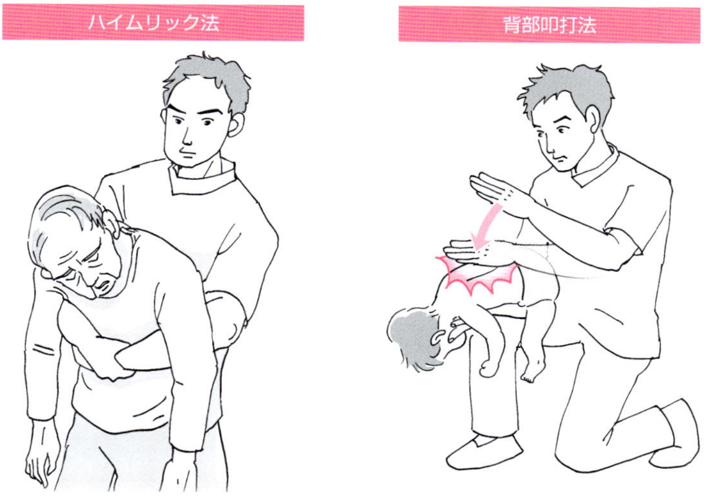

図3 ハイムリック法と背部叩打法

ハイムリック法　　背部叩打法

循環血液減少（hypovolemia）

- 循環血液量は、体重60kg当たり約5リットルである。その20%が失われると循環血液減少性ショックとなり、30%を失うと生命に危険を及ぼす。救命救急の対象となるのは、ほとんど動脈性出血である。
- 疾患の種類は、大動脈瘤破裂、心破裂、消化管出血、外傷性出血、胸腔内や腹腔内出血（外傷や悪性腫瘍、子宮外妊娠）など多岐にわたる。出血源を確認し、一刻も早く止血することが肝要である。
- 同時に、失われた血液を輸血や輸液などで補充し、循環血液量を確保する。

1 外科学手術概論

外科学概論

TAP & TAP

- 手術 ⇒ 外科的侵襲
- 生き抜くための反応 ⇒ 生体反応
- 生体反応 ⇒ ・(古典的)神経内分泌反応
  ・サイトカイン誘発反応
- サイトカイン ⇒ ・生体内情報伝達物質
  ・多彩な生理活性
- ショックの分類 ⇒ ①循環血液量減少性ショック
  ②心原性ショック
  ③閉塞性ショック
  ④血液分布異常性ショック
  　・敗血症性ショック
  　・アナフィラキシーショック
  　・神経原性ショック
- ショックの治療 ⇒ 呼吸循環管理＋ショックの原因除去

外科的侵襲に対する反応

侵襲とは
- 生体の内部環境の恒常性を乱す可能性がある**外部からの刺激**。
  【例】手術，外傷，熱傷，出血，中毒，感染など
- 手術＝外科的侵襲
- 侵襲に対し，生体は**内部環境を回復して生き抜くための反応**（＝生体反応）を起こす

侵襲に対する生体反応
①古典的反応（神経内分泌反応）
- 侵襲による組織破壊 → 神経受容体 → 中枢神経系
  → **交感神経系** → 副腎髄質 → エピネフリン
  　　　　　　→ 腎 → レニン，アンジオテンシン
  　　　　　　　　　　　　　　　アルドステロン
  　　　　　　→ 膵 → グルカゴン
  → **視床下部**CRF → 脳下垂体ACTH → 副腎皮質コルチゾール
  　　　　　　→ 脳下垂体ADH（抗利尿ホルモン）
  　　　　　　➡ 臓器・代謝の変化

②サイトカイン誘発反応
- 侵襲による組織破壊 → 単球，マクロファージなどさまざまな細胞
  → さまざまな**サイトカインの誘導**
  ➡ 臓器・代謝の変化

＊神経内分泌反応，サイトカイン誘発反応によって，水・電解質代謝，エネルギー代謝，炎症反応，細胞性免疫・液性免疫，血液凝固線溶系などが変動し，臓器・代謝の変化が起こる。

●サイトカイン
①生体内情報伝達物質
②「侵襲を受けた」という情報を全身に伝え，生体反応を起こす。
③さまざまな細胞で産生される。
④さまざまな細胞に作用する。
⑤極めて微量で**多彩な生理活性**を示す(表1)。
⑥本来の働きは「**生体の恒常性の維持**」

表1　サイトカインの種類

炎症性	TNF，IL-1，IL-6，IL-8，IFN，G-CSFなど
抗炎症性	IL-4，IL-10，IL-11など
抗腫瘍性	TNF，IL-1，IL-2，IL-4，IL-6，IL-7，IL-10，IL-12，IFN，G-CSFなど
自然免疫性	IL-1，IL-6，IL-8，TNF，IFNなど
細胞免疫性	IL-2，IL-3，IL-12，TNF，IFNなど
液性免疫性	IL-3，IL-4，IL-5，IL-10，IL-13，IL-16，TNFなど
造血性	IL-1，IL-3，IL-5，IL-6，IL-7，IL-9，IL-11，G-CSF，EPOなど
抗造血性	TNF，TGF，IFNなど
アレルギー性	IL-3，IL-4，IL-5，IL-10，IL-16など

＊IL-○：インターロイキン○

●SIRS（全身性炎症反応症候群）
- 侵襲によって全身的な炎症反応が起きている状態。
- SIRS＝高サイトカイン血症

【SIRSの診断基準】
①体温　38℃＜または＜36℃
②脈拍　＞90回/分
③呼吸数＞20回/分または$PaCO_2$＜32Torr
④WBC　＞12,000/mm^3または＜4,000/mm^3

以上のうち2項目以上満たせばSIRSと診断，バイタルサインだけでも診断できる。術後，SIRSの期間が長いと術後合併症の発生率が高くなる。
⇒SIRSはwarning sign（アラームのようなもの）である。

ショック

原因による分類
①**循環血液量減少性ショック**
- 消化管出血などによる大量出血，脱水，重症熱傷など。

②**心原性ショック**
- 心不全，心筋梗塞，弁膜症，不整脈，心破裂など。

③**閉塞性ショック**
- 緊張性気胸，心タンポナーデ，肺塞栓などによるもの。

④**血液分布異常性ショック**
- 敗血症性ショック：感染症によるもの。
- アナフィラキシーショック：薬物，虫刺症などによるもの。
- 神経原性ショック：激痛，脊髄損傷などによるもの。

■症状【ショックの診断基準】(「日本救急医学会」)

Ⅰ. 収縮期血圧＜90mmHg（必須）
Ⅱ. 下記のうち3項目以上を認める。
　　a) 心拍数＞100回/分
　　b) 微弱な脈拍
　　c) 爪床の毛細血管refilling遅延（圧迫解除後2秒以上）
　　d) 意識障害または不穏，興奮状態
　　e) 乏尿，無尿（0.5m*l*/kg/時以下）
　　f) 皮膚蒼白・冷汗or（敗血症性ショックの場合）39℃以上の発熱

■病態

● さまざまな原因による急性循環不全を呈する状態。
　・血圧低下 → 循環障害 → 組織血流低下 → 主要臓器の低酸素状態 → 不可逆性の細胞死 → 不可逆性の臓器障害
　　　　　　　　　　急性腎不全
　　　　　　　　　　ショック肺
　　　　　　　　〔急性肺障害（ALI），急性呼吸促迫症候群（ARDS）〕
　　　　　　　　　　　　　　　　→ 多臓器不全（MOF）→ 死

■モニタリング

● 血圧，脈拍，呼吸数，体温，意識レベル，尿量，ECGモニタ，パルスオキシメータ，動脈血ガス分析など。

■治療

● 「呼吸循環管理＋ショックの原因除去」が基本
　① 気道確保・酸素投与
　② 静脈確保・輸液，必要なら輸血
　③ 循環作動薬（カテコラミンなど）投与
　④ 原因に応じた治療
　　・敗血症性ショック：抗菌薬投与，血液浄化療法（エンドトキシン吸着療法 etc.）
　　・アナフィラキシーショック：エピネフリン投与（発症後5分以内）

基本的外科手技

■皮膚切開法

● 原則：Langer（ランガー）皮膚割線に沿って切開する（図1）。
　　　　→ 切開創が皮膚のしわと同化しやすい。
● 腹部では，腹直筋の前鞘と後鞘とが癒合した白線を切開して開腹する（正中切開）と腹壁の筋への影響が少ない。
● 皮下膿瘍に対しては，十字切開（図2）を行い，確実に排膿する。
● メスには以下の2種類の刃がある（図3）。
　① 円刃刀：大きな皮膚切開に用いる。
　② 尖刃刀：細かい切開に用いる。

図1　Langer皮膚割線

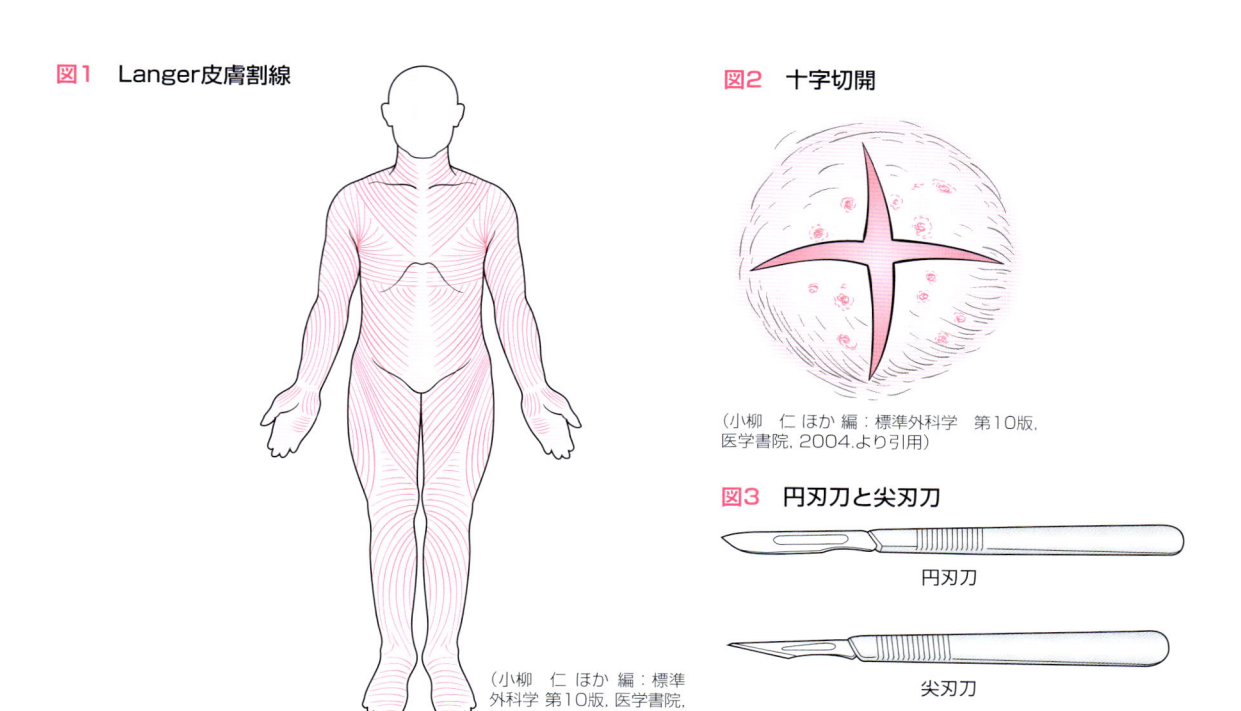

図2　十字切開

(小柳　仁 ほか 編：標準外科学　第10版，医学書院，2004.より引用)

図3　円刃刀と尖刃刀

円刃刀

尖刃刀

(小柳　仁 ほか 編：標準外科学 第10版，医学書院，2004.より引用)

■止血法
①一時的止血法
- 圧迫法　　：手指やガーゼなどで，出血部位を直接圧迫する。
- 指圧法　　：出血部位より中枢側で動脈を圧迫する(図4)。
- 緊縛法　　：四肢切断などの大量出血の際に行う(図5)。
　　　　　　　30分〜1時間ごとに緊縛を解除する。
- タンポン法：深部の出血などに対して，ガーゼなどを硬く詰めて圧迫する。
- MAST(Medical Anti-Shock Trousers)
　　　　　　：ショックパンツ(図6)
　　　　　　　骨盤骨折，下肢の骨折を伴う大量出血の際に用いる。

図4　指圧法による止血(部位)

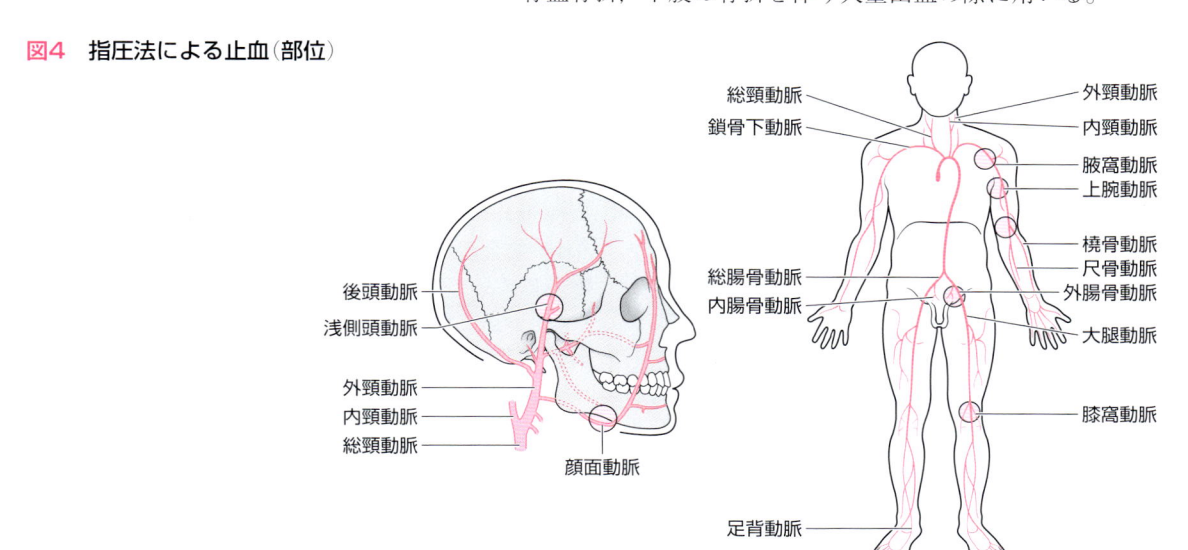

後頭動脈
浅側頭動脈
外頸動脈
内頸動脈
総頸動脈
顔面動脈

総頸動脈
鎖骨下動脈
総腸骨動脈
内腸骨動脈

外頸動脈
内頸動脈
腋窩動脈
上腕動脈
橈骨動脈
尺骨動脈
外腸骨動脈
大腿動脈
膝窩動脈
足背動脈

顔面・頭皮の動脈と圧迫部位(○印)　　　動脈の走向と圧迫部位(○印)

(森岡恭彦 監：新臨床外科学 第3版，医学書院，2003.より改変引用)

臨床医学総論

図5 緊縛法による止血

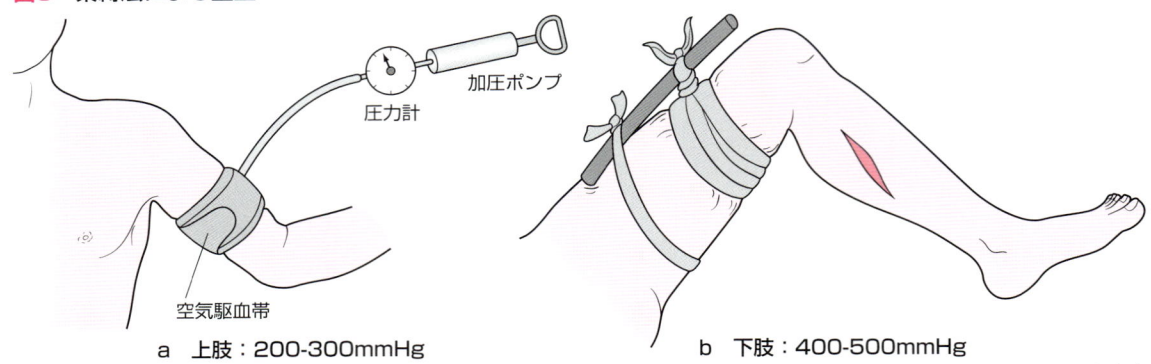

a　上肢：200-300mmHg

b　下肢：400-500mmHg

（森岡恭彦 監：新臨床外科学 第3版, 医学書院, 2003.より改変引用）

図6 MASTによる止血

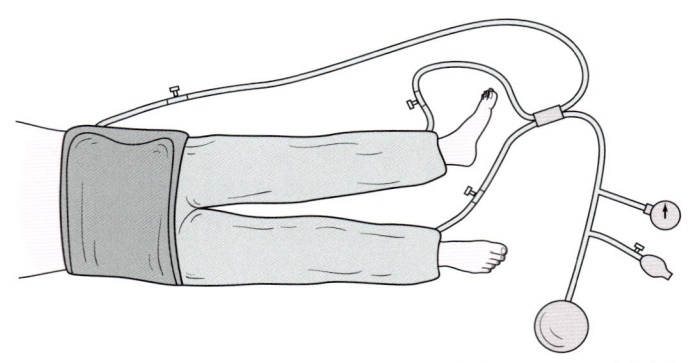

（森岡恭彦 監：新臨床外科学 第3版, 医学書院, 2003.より改変引用）

②永久的止血法
- 結紮法　　：出血部位(血管)をペアンで挟み結紮する。
- 血管縫合法：血管壁を結紮止血するので，血流は維持される。
- 凝固止血　：電気メス，レーザーなどで凝固する。
- 局所止血薬：トロンビン，フィブリンのりなどを用いる。

■結紮・縫合法

●結紮法
①男結び(こま結び)：第1結紮に対して第2結紮を反対向きに行う。
　　　　　　　　　　緩みにくい。
②女結び(たて結び)：第1結紮と第2結紮が同じ方向。
　　　　　　　　　　引っ張られると緩みやすい。
③外科結紮　　　　：第1結紮を二重にループにする。
　　　　　　　　　　緩みにくいので，張力がかかる部位の結紮に適している。
④器械結び　　　　：針付き糸を用いた器械結紮では第1結紮を外科結紮にする。

●縫合
- 皮膚縫合のほかに，真皮縫合，皮下縫合などがある。
- 針の種類には角針と丸針があり，角針は皮膚など固い組織，丸針は腸管・血管などの軟らかい組織に用いる。
- 頭部挫創などでは，金属ステープラによる縫合も行われている。

■植皮法
①全層植皮　：いったん正着すれば丈夫で収縮せず，機能的にも外観上も優れている。採皮部を縫合閉鎖するので，広範囲の植皮は欠損が大きく不適。
②分層植皮　：表皮と真皮の一部をデルマトームで削ぎとり植皮する。生着後，収縮する傾向があり，機能的にも外観上も劣る。
③有茎皮弁移植：血行を保ったまま，切り離さずに皮弁を植皮する。
④遊離皮弁移植：マイクロサージャリーによって血管を吻合する

■ドレナージ（排液）法
①胸腔ドレナージ：気胸→脱気目的，胸水・血胸・膿胸→排液目的
②心囊ドレナージ：心タンポナーデ→減圧目的
③腹腔ドレナージ：腹水・腹腔内膿瘍→排液目的
④胆道ドレナージ：閉塞性黄疸→減黄目的
　　　　　　　　内視鏡的経鼻胆道ドレナージ（ENBD：Endoscopic Nasobiliary Drainage）
　　　　　　　　経皮経肝胆道ドレナージ（PTBD：Percutaneous Transhepatic Biliary Drainage）（PTCD：Percutaneous Transhepatic Cholangiodrainage）

移植

■移植臓器の由来による分類
①自家移植（皮膚など自己組織の移植）
②同種移植（通常行われているヒト-ヒト間の移植）
③異種移植（ブタ生体弁を用いた弁置換術など，ブタ-ヒト間などの移植）
　→自家移植以外は移植免疫反応として拒絶反応がみられ，免疫抑制剤が用いられている。

■ドナーの状態と移植可能臓器（表2）

表2　ドナーの状態と移植可能臓器

生体移植	腎，肝，肺，小腸
死体移植-脳死移植	心，肺，肝，小腸，腎，膵
死体移植-心停止後移植	腎，膵，各種組織（角膜，心臓弁，皮膚など）

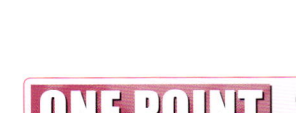

ONE POINT ADVICE
- SIRS（サーズと読む）は，バイタルサイン測定だけでも診断可能であり，術後の合併症や感染症併発の予測ができる
- SIRSと診断したら，感染などの侵襲が新たに加わらないよう対処することにより，合併症などを予防できる。

外科学概論

2 創傷治癒

TAP & TAP

- 創傷治癒の過程 ⇒ 止血・炎症相 → 増殖相 → 成熟・瘢痕相
- きれいな創 ⇒ 「一次治癒（一次縫合）」
- 感染創 ⇒ 治癒に長期間を要する「二次治癒」
- 咬創など閉鎖することにより感染が増悪するような創
  ⇒ 三次治癒（遅延一次縫合）

創傷治癒の過程

①止血・炎症相（受傷直後～3日）
- まず，血小板がコラーゲンなどの基質（マトリックス）に接触し，血小板凝集，止血カスケードが活性化される。そして，炎症反応が始まり，フィブリン網を形成し，創面を被覆する。
- 多核白血球，マクロファージより各種サイトカインが産生され，創内が清浄化される。Tリンパ球が出現し，増殖相へ移行する。

②増殖相（3日～2週）
- 線維芽細胞が創内へ動員され，増殖しコラーゲンを産生する。
- プリテオグリカンとの相互作用によりコラーゲンの線維化が進む。そこに新生毛細血管が加わり，肉芽組織が形成される。

③成熟・瘢痕相（2週～10カ月）
- 線維細胞が主体となり，コラーゲンが新たに産生され線維化が進み，細胞成分に乏しいコラーゲンが豊富な結合組織になり瘢痕組織が完成する。
- 創の状態（大きさ，深さなど）により，それぞれの相に要する時間は異なる。

創傷処置

創傷治癒の形式（図1）

①一次治癒（一次縫合）：閉鎖可能な創の治癒形式。手術創，汚染の少ない切創，デブリドマンにより清浄化した創など緊張がかからない創の場合，創面をきれいに接合すると瘢痕をほとんど残さず治癒する。

②二次治癒：感染創，上皮欠損，哆開した創など，創を開放したまま肉芽形成，瘢痕収縮を残して治癒する。治癒に長期間を要する。

③三次治癒（遅延一次縫合）：感染が明らかな哆開創や咬創など閉鎖することにより感染が増悪するような創では，デブリドマン，異物除去，洗浄などを行い，開放のまま数日間処置した後に縫合する。

図1 創傷治癒の形式

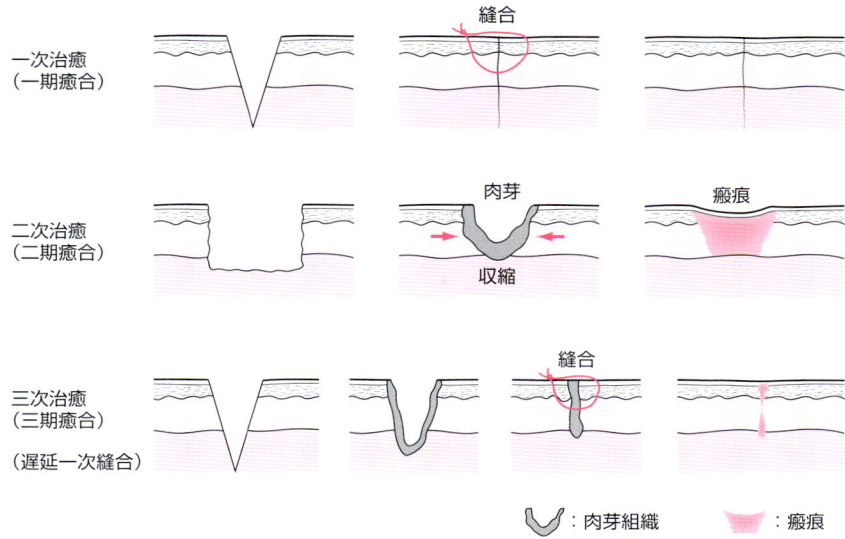

一次治癒
（一期癒合）

二次治癒
（二期癒合）

三次治癒
（三期癒合）
（遅延一次縫合）

⏝：肉芽組織　▼：瘢痕

（小柳 仁 ほか 編：標準外科学 第10版, 医学書院, 2004.より改変引用）

● 汚染創では創の清浄化が必要となる。創周囲の消毒・創内の洗浄（生理的食塩水または流水），そして，汚い組織・挫滅組織をメスで除去する〔＝デブリドマン（図2）〕。その上で一次縫合を行う。

図2 デブリドマン

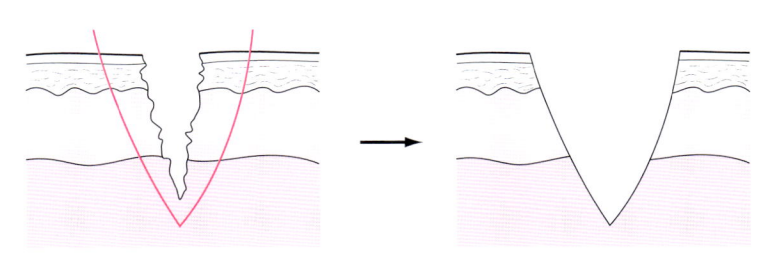

創傷治癒遅延因子

①全身的因子
- 低栄養
- ビタミン欠乏（C,A,B群など）
- 微量元素欠乏（Zn, Fe, Cu, Mnなど）
- 低酸素症
- 血液障害（貧血，白血球減少，血小板減少）
- 血液凝固障害
- 糖尿病
- 尿毒症
- 肝硬変
- 膠原病（自己免疫疾患）
- 薬剤（ステロイド薬，抗炎症薬，抗腫瘍薬）
- 放射線照射
- 加齢
- 過大侵襲

臨床医学総論

②局所的因子
- 組織欠損量が多い。
- 離断組織間が広い。
- 創にかかる張力。
- 死腔，浮腫，血腫
- 局所循環障害
- 異物，壊死組織の介在，化学的刺激（消毒薬など）
- 感染

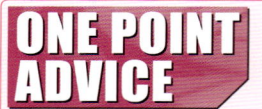

> **ONE POINT ADVICE**
> - 創の状態により，一次治癒，二次治癒，三次治癒を選択する。
> - 創傷治癒遅延因子のうち，糖尿病，ステロイド薬はとくに重要。
> - 創内を消毒薬で消毒することは，化学的刺激となり創傷治癒を遅延させる。よって，創内は，生理的食塩水か流水で洗浄する。

3 消毒・滅菌

外科学概論

TAP & TAP

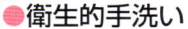

- 衛生的手洗い　⇒　処置前後に行う
- 手術時手洗い　⇒　術者・直接介助者が術前に行う
- クリティカル器材　⇒　滅菌が必要
- セミクリティカル器材　⇒　高水準消毒が必要

消毒と滅菌

- 滅菌：すべての微生物を完全に死滅，あるいは除去すること。
- 消毒：病原微生物を死滅・減少させること。
  　　（芽胞菌(がほうきん)など一部の微生物には効果なし）
- 消毒・滅菌法→「手術医学　2　消毒・滅菌」688ページ参照

手指消毒法（手洗い法）

▎衛生的手洗い：処置前後に行う手洗い

①速乾性アルコール手指消毒薬による手洗い
- 目に見える汚れがないことを確認する。
- 爪を短く切ってあることを確認する。
- 消毒薬の必要十分量を取る。
- 両手の指先に擦り込む。
- 手掌によく擦り込む。
- 両側手背によく擦り込む。
- 指の間にもよく擦り込む。
- 第1指，手首にもよく擦り込む。

（以上の動作を15秒程度で終了するように手際よく行う）

②流水＋石鹸による手洗い
- 爪を短く切ってあることを確認する。
- 着衣の袖などが邪魔にならぬよう前腕を十分に露出する。
- 水道水で手全体を洗う。
- 石鹸を手掌に必要量を取る。
- 手掌と手背と指間を丁寧に洗う。
- 左右の第1指を対側の手指で握り丁寧に洗う。
- 手掌で指先・爪部を丁寧に洗う。
- 手関節の頭側まで洗い，洗い残しがないことを確認する。
- 流水でしっかり石鹸を洗い落とす。
- 蛇口を直接手で触れないように水を止める。
- ペーパータオルを使用して十分に水分を拭き取る。

（洗い始めから1分間程度を費やして丁寧に洗う）

■**手術時手洗い**：術者・直接介助者が術前に行う手洗い

①準備
- 爪を短く切ってあることを確認する。
- 手術着に着替える。
- 手術用帽子を頭髪が露出しないように着用する。
- 手術用マスクを口・鼻を完全に覆うように着用する。

②術前の手洗い（ブラシを使う場合）
- 手指，前腕を流水で洗い流す。
- 手洗い用消毒液（7.5％ポピドンヨード，4％クロルヘキシジンなど）により指間，指先に注意を払いながら手指から肘まで手もみ洗いする。
- 流水で消毒液が中枢側へ流れるように手指から肘までを洗い流す。
- ブラシを用いて，手洗い用消毒液による摩擦洗浄を左右交互に手指，前腕末梢1/2，前腕中枢側から肘部の3部に分けて行う。
- 流水で消毒液が中枢側へ流れるように手指から肘までを洗い流す。
- ブラシを替えて同様の摩擦洗浄，流水による洗い流しをもう一度行う。
- 滅菌タオルで指先から中枢側へ肘部まで拭く。
- 速乾性アルコール手指消毒薬を手指・爪に擦り込む。

＊最近では，ブラシを使わず，手もみ洗いのみとしている施設が多い。
（ブラッシングにより皮膚に傷がつき，感染の土壌になるとの報告がある）

手術野の消毒

- ●手術部位：前処置として，手術前日のシャワー浴，必要なら電気クリッパー（バリカン）による除毛を行う。皮膚消毒には，10％ポピドンヨード液，0.5％クロルヘキシジン液を用いる。
- ●粘膜：10％ポピドンヨードを用いる。

手術器械・材料の滅菌

- ●器材を感染のリスクにより，クリティカル，セミクリティカル，ノンクリティカルに分類する。
- ●**クリティカル器材**は，手術器械，血管内カテーテル，人工関節などであり，滅菌が必要である。
- ●**セミクリティカル器材**は，内視鏡スコープ，呼吸器の回路など粘膜や損傷皮膚に接触する器具であり，ウィルスや細菌をできるだけ除去すべく高水準の消毒が必要である。
- ●**ノンクリティカル器材**は，便器など健常皮膚に接触するもので，洗浄および低水準の消毒でよい。

手術室の環境・消毒

- ●周辺よりも陽圧に保ち，空調からは清浄な空気を供給する。
- ●手術室の床や手術台などは，除塵，清拭，消毒を適切に行う。
- ●血液が付着していたら直ちに拭き取り，次亜塩素酸ナトリウムなどで消毒する。

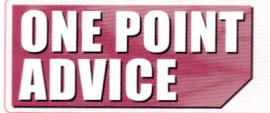

ONE POINT ADVICE
- ●院内感染防止の立場から，「一患者・一行為・一手洗い」を励行する。
- ●手袋を装着して行う処置の際は，手袋装着前および処置後に衛生的手洗いを励行する

4 外科学概論 患者管理

TAP & TAP

- 通常の術後経過　⇒　クリニカルパス
- 術前リスク評価　⇒　ルーチン検査で事前にチェック
- 全身状態の評価　⇒　ASAのPhysical Status（PS）
- 心機能の評価　　⇒　NYHA心機能分類
- 術後の観察ポイント⇒　ICUチャート

術前管理

■手術に関するインフォームドコンセントの内容

① 病名と病状
② 手術内容
③ 手術の必要性
④ 手術の危険性
⑤ 通常の術後経過と入院期間：クリニカルパス（図1）を活用
⑥ 術後起こりうる合併症とその対策
⑦ 手術後の身体の変化と日常生活への影響
⑧ その治療の効果・予後
⑨ 他の治療法の可能性
⑩ 術後補助療法
⑪ 術後の処置や注意事項
⑫ 予定外の状況での変更の可能性

図1　クリニカルパス

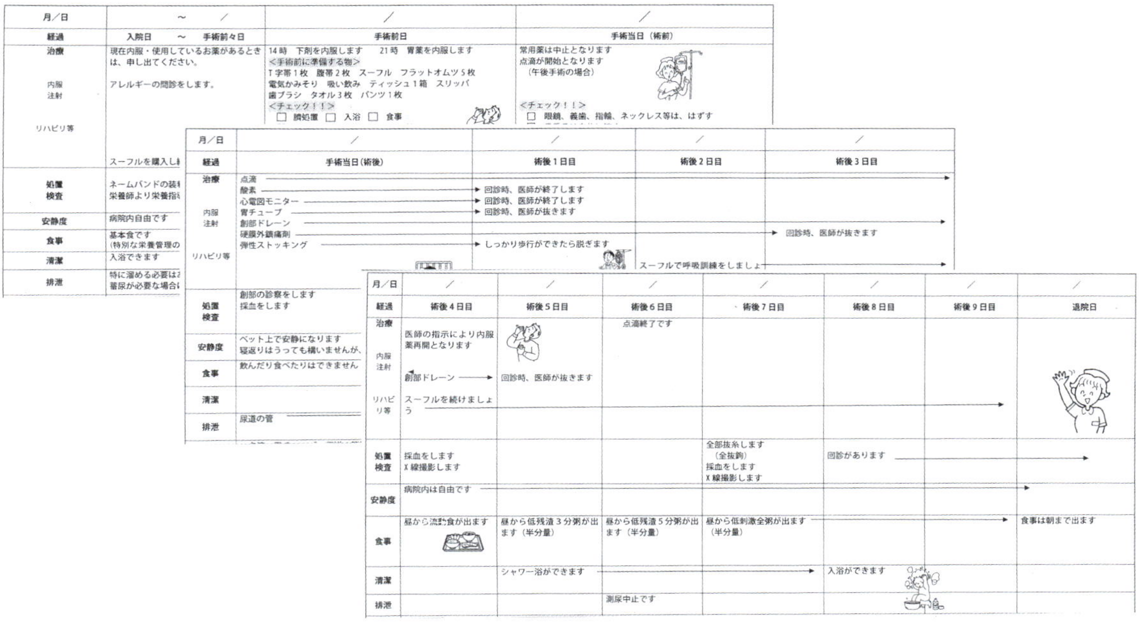

■術前リスク評価

①ルーチン検査
- 循環機能（ECG，胸部X線）
- 呼吸機能（胸部X線，スパイロメトリ，血液ガス）
- 腎機能（BUN，クレアチニン，尿タンパク）
- 肝機能（AST，ALT，総蛋白，アルブミン，ビリルビン，ALP，PT）
- 血清電解質（Na，K，Cl）
- 血球数（WBC，RBC，Hb，Ht，Plt）
- 血液型（ABO，Rh）
- 感染症（HCV，HBV，梅毒）

②合併症に応じた検査
- 糖尿病 → HbA1c，耐糖能検査
- 心疾患 → 心エコー，24時間ホルター心電図
- 肝機能障害 → ICG検査，腹部エコー

③緊急手術の場合
- 血液型
- 心電図
- 胸部単純X線撮影

④ASAのPhysical Status（PS）（表1）

表1 ASAのPhysical Status

PS1	手術対象となる疾患以外に，全身的に疾患がない。手術対象の疾患は局所的で，全身障害を起こさせない
PS2	軽度ないし中等度の全身疾患を有する（よくコントロールされた高血圧，糖尿病など）
PS3	重篤な全身疾患を有する（コントロール不良の高血圧，糖尿病など）
PS4	重篤な全身疾患を有して，生命の危険な状態
PS5	瀕死の状態で，生存の可能性はほとんどないが，手術をしなければならないもの

〔ASA：American Society of Anesthesiology（米国麻酔学会）〕

⑤NYHA心機能分類（表2）

表2 NYHA心機能分類

分類	自覚症状
Ⅰ	・心疾患を有するが，身体的活動に制限はなく，通常の身体活動では疲労，動悸，呼吸困難，あるいは狭心痛を生じない
Ⅱ	・心疾患のため，身体活動に少しの制限はあるが，安静時には楽な生活ができる ・通常の身体活動で疲労，動悸，呼吸困難，あるいは狭心痛を生じる
Ⅲ	・身体活動に強い制限のある患者であるが，安静時には楽な生活ができる ・通常以下の身体活動でも疲労，動悸，呼吸困難，あるいは狭心痛を生じる
Ⅳ	・心疾患患者で苦痛なしにはいかなる身体活動もできないもの ・心不全あるいは狭心症候群が安静時に認められることがある ・いかなる身体活動によっても苦痛が増悪する

■術中管理

- 安定した血行動態を維持するためにモニタ（心電計・血圧・心拍数・SpO_2 など）を監視する。
- 尿量，出血量などを考慮しながら，輸液管理を行う。

● SpO_2, 動脈血ガス分析結果などを指標に呼吸管理を行う。

術後管理

● 術後の観察ポイント：術直後のICUチャート（図2）
　①バイタルサインなどのモニタ
　②胸腹部X線撮影
　③血液・尿検査
　④疼痛管理
　⑤早期離床
　⑥創・ドレーンの管理
　⑦輸液管理
　⑧栄養管理

図2　ICUチャート

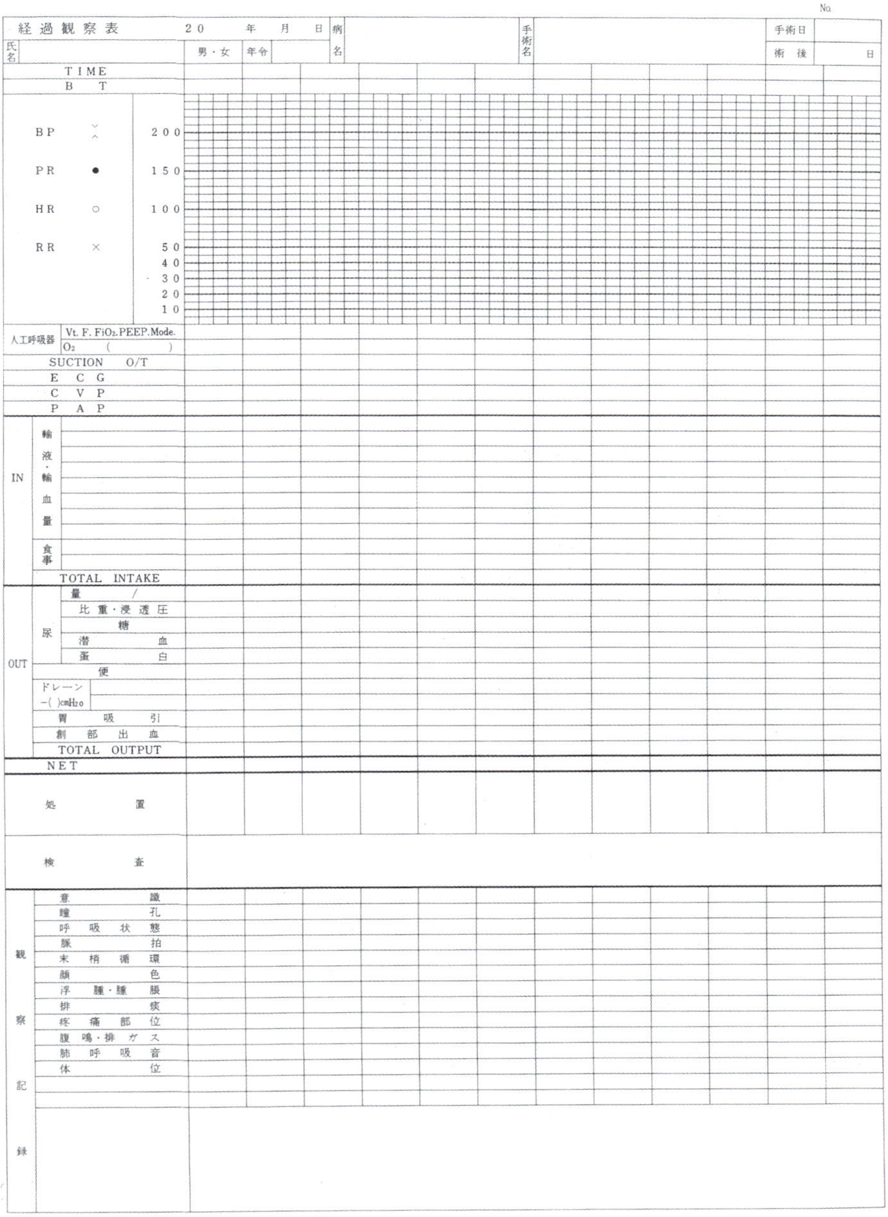

●術後経過
- 温度板を活用する（図3）。

図3 術後経過（温度板）

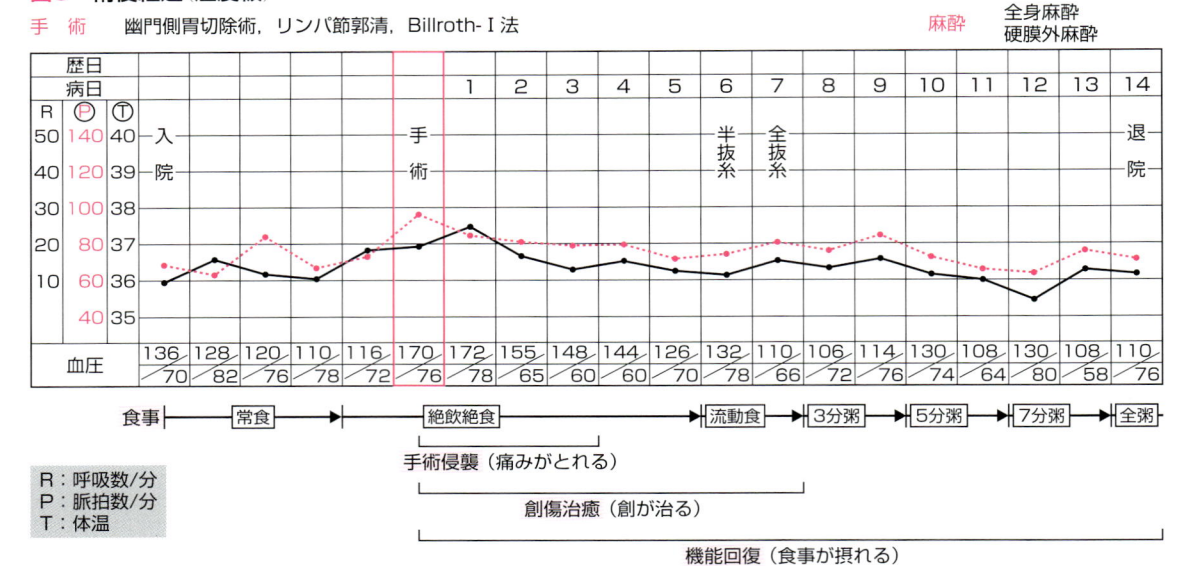

手術　幽門側胃切除術，リンパ節郭清，Billroth-Ⅰ法　　麻酔　全身麻酔／硬膜外麻酔

歴日／病日							1	2	3	4	5	6	7	8	9	10	11	12	13	14
			入院				手術					半抜糸	全抜糸							退院
血圧	136/70	128/82	120/76	110/78	116/72	170/78	172/78	155/65	148/60	144/60	126/70	132/66	110/72	106/76	114/74	130/64	108/80	130/80	108/58	110/76

食事：常食 → 絶飲絶食 → 流動食 → 3分粥 → 5分粥 → 7分粥 → 全粥

手術侵襲（痛みがとれる）
創傷治癒（創が治る）
機能回復（食事が摂れる）

R：呼吸数/分
P：脈拍数/分
T：体温

（森田孝夫 編：入院から退院までの外科必修マニュアル，羊土社，2006.より引用）

術後合併症

- 出血
- 肺合併症（無気肺，肺炎，胸水）
- 縫合不全
- 感染（創感染SSI，尿路感染など）
- 下肢深部静脈血栓症（DVT）⇒ 肺塞栓
- せん妄（ICU症候群）
- 肝・腎障害 ⇒ 肝不全，腎不全

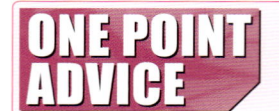

ONE POINT ADVICE

●緊急手術の場合は，十分な術前検査を行う時間的余裕がないので，最低限の検査（血液型，心電図，胸部単純X線撮影）のみ行う。

5 外傷・熱傷

外科学概論

TAP & TAP

- 頭部外傷 ⇒ 意識レベルによる重症度分類
- 胸部外傷 ⇒ 緊張性気胸，心タンポナーデでは緊急穿刺処置が必要
- 腹部外傷 ⇒ 腹部外傷のgolden hour：ショック(+)の腹腔内出血→発症1時間以内の治療が必要
- 脊髄損傷 ⇒ 頸椎・頸髄損傷が否定されるまでは頸椎の保護・固定が必要
- 多発外傷 ⇒ 呼吸不全，腎不全→MOF多臓器不全→死
- 熱傷 ⇒ ・「9の法則」で熱傷面積を算出
   ・熱傷面積，深度，部位，合併症から重症度を判定
- 熱中症 ⇒ 脱水に対し，水電解質補給が必要

外傷

頭部外傷

●分類
　①頭蓋骨損傷：線状骨折，陥没骨折，頭蓋底骨折など
　②局所性脳損傷：硬膜外血腫，硬膜下血腫，脳挫傷，脳内出血
　③びまん性脳損傷：脳震盪など
＊重症度分類〔意識レベル（GCS：Glasgow Coma Scale）による〕
- 重症　：GCS 8以下→専門医療機関への搬送
- 中等症：GCS 9〜12
- 軽症　：GCS 13〜15

胸部外傷

● 呼吸器系の損傷：気胸，血胸，肺挫傷，flail chest（フレイル チェスト）（胸郭動揺）
● 循環器系の損傷：心タンポナーデ，心損傷，大動脈損傷
● とくに，緊張性気胸（図1），心タンポナーデ（図2）は急激にショック状態から死にいたることがあり，緊急で胸腔穿刺，心嚢穿刺が必要となる。

図1　緊張性気胸

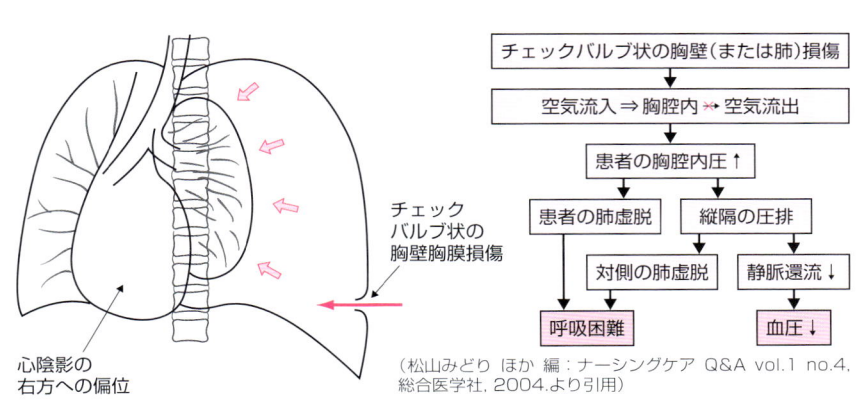

チェックバルブ状の胸壁胸膜損傷

心陰影の右方への偏位

チェックバルブ状の胸壁（または肺）損傷
↓
空気流入 ⇒ 胸腔内 ⇸ 空気流出
↓
患者の胸腔内圧↑
↓
患者の肺虚脱　　縦隔の圧排
↓　　　　　　　↓
対側の肺虚脱　　静脈還流↓
↓　　　　　　　↓
呼吸困難　　　　血圧↓

（松山みどり ほか 編：ナーシングケア Q&A vol.1 no.4, 総合医学社, 2004.より引用）

図2 外傷性心タンポナーデの病態

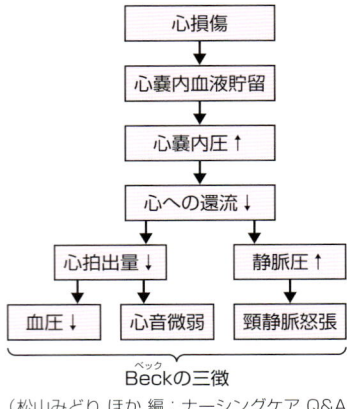

```
心損傷
  ↓
心嚢内血液貯留
  ↓
心嚢内圧↑
  ↓
心への還流↓
  ↓          ↓
心拍出量↓    静脈圧↑
 ↓    ↓        ↓
血圧↓ 心音微弱 頸静脈怒張
     Beckの三徴(ベック)
```

(松山みどり ほか 編:ナーシングケア Q&A vol.1 no.4, 総合医学社, 2004.より引用)

■腹部外傷

- 胃から大腸にいたる消化管の損傷(消化管穿孔)→ 腹膜炎(または後腹膜炎)
- 肝・脾・腎などの実質臓器損傷,血管損傷 → 腹腔内出血(または後腹膜出血)
- 診断に腹部超音波検査,腹部造影CT検査が有用

＊腹部外傷の緊急度

① ショック状態を呈する腹腔内(または後腹膜)出血 → 受傷後1時間以内に手術などの治療必要(外傷のgolden hour)
② ショック状態を呈さない腹腔内(または後腹膜)出血 → 受傷後2～4時間以内に手術の要否などを決断
③ 消化管穿孔による腹膜炎 → 早期に手術が必要(早期治療を行った方が術後合併症が少ない)
④ 腹腔内出血を認めない(あるいは少量のみ認める)実質臓器損傷(皮膜下出血など)→ 保存的に経過観察

■脊髄損傷(脊損)

- 脊椎損傷だけであれば,機能障害や生命予後への影響は少ないが,損傷が脊髄にまで及ぶと重篤な機能障害や生命に関わる危険性がある。
- 交通事故など,すべての外傷患者は,頸椎・頸髄損傷が否定されるまでは頸椎の保護・固定が必要(硬性頸椎カラー装着)。

■多発外傷

- 頭頸部,胸部,腹部,骨盤・四肢などに,生命を脅かすような損傷が2カ所以上あるもの。
- 頭蓋内血腫,脳挫傷,頸椎・頸髄損傷,気胸,血胸,肺挫傷を伴う肋骨骨折,フレイルチェスト(胸郭動揺),気管断裂,心・大血管損傷,心タンポナーデ,腹腔内臓器損傷,骨盤骨折,大腿骨骨折,挫滅症候群,脊損などがある。
- 呼吸不全,腎不全 → MOF多臓器不全 → 死にいたる(図3)。
- 生命に危険を及ぼし,外傷のなかで最も重篤である。

図3 多発外傷

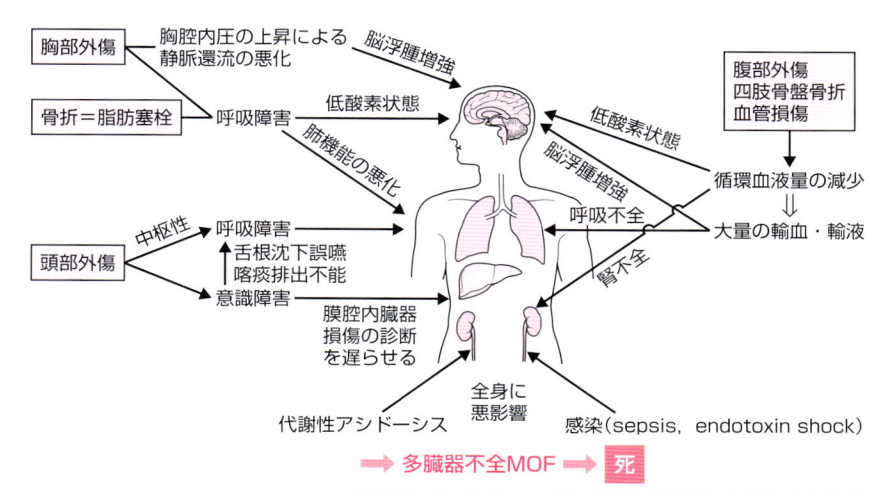

(小濱啓次 編：救急マニュアル 第3版, 医学書院, 2005. より引用)

①多発外傷のみかた
- バイタルサイン（意識，呼吸，血圧，脈拍，体温）はどうか？
- 全身状態はどうか？
- どの部位に損傷がみられるか？
- どれがより緊急性が高いか？
- 今後，全身状態に影響を及ぼしてくる損傷は？

②多発外傷の初期治療
- 呼吸状態の把握 ⇒ 気道確保
- 血圧・脈拍チェック ⇒ 静脈路確保，輸液開始。必要なら心肺蘇生
- 頭部の損傷 ⇒ 頭部の固定，保護
- 緊張性気胸 ⇒ 胸腔穿刺
- 心タンポナーデ ⇒ 心嚢穿刺
- 外出血 ⇒ 直接圧迫止血

③多発外傷の手術適応・優先順位（図4）

図4 多発外傷の手術適応・優先順位

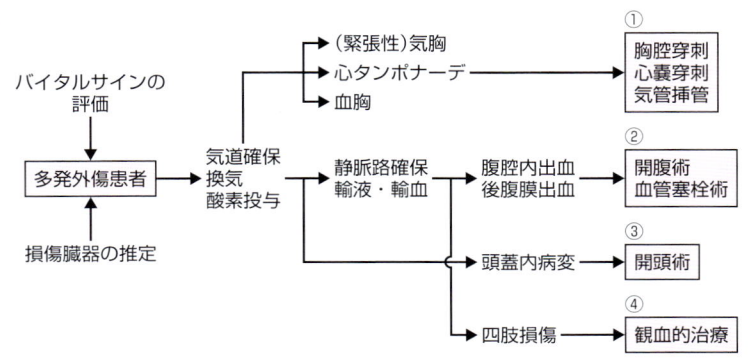

(小濱啓次 編：救急マニュアル 第3版, 医学書院, 2005. より引用)

熱傷

- 「9の法則」(図5)を用い，熱傷面積を算出する。
- 手掌の面積は年齢を問わず体表面積の約1％に相当するので，小児では「手掌法」を用いる。
- 正確な熱傷面積が必要な場合は，「Lund-Browderの法則」が用いられる。

図5　9の法則

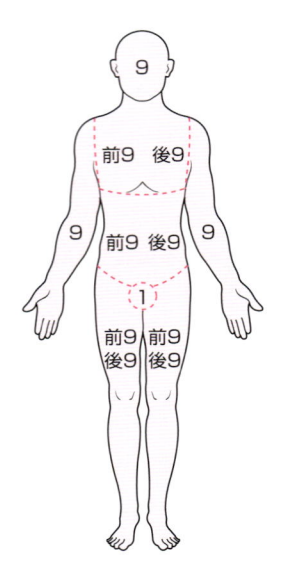

熱傷の重症度と治療方針

- 「Artzの基準」：熱傷面積，深度(図6，表1)，部位，合併症から重症度を判定する。
  1. 重症　→ 輸液が絶対必要で，総合病院に入院し加療する。
  2. 中等症 → 一般病院に入院し加療する。
  3. 軽症　→ 外来通院で加療する。
- 「熱傷指数：BI」= Ⅲ度熱傷の面積(%) + 1/2 Ⅱ度熱傷の面積(%)
  - BIが10以上では，細胞外液・血漿の大量喪失が起きており，重症である。

図6　熱傷の深度

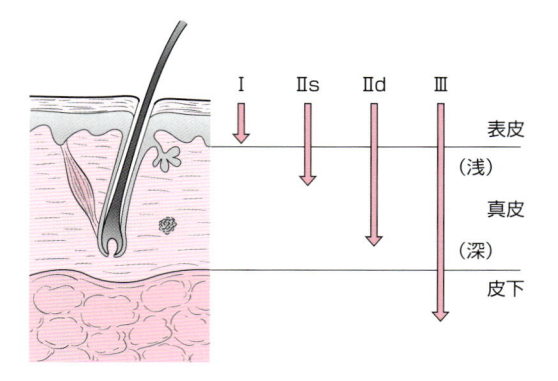

表1　熱傷深度別の特徴

深度分類	外観	症状	治療期間
Ⅰ度	発赤，紅斑	疼痛(+)	3〜5日
Ⅱ度(Ⅱs)	水疱	疼痛(+)	1〜2週間
Ⅱ度(Ⅱd)	びらん	疼痛(+)	2〜4週間
Ⅲ度	羊皮紙様白色	疼痛(−)	1ヵ月以上

■治療法
①軽症の場合
- 局所療法：早期に水・消毒液で冷却
　　　　　　消毒
　　　　　　創面保護剤，ステロイド含有軟膏，など

②入院を要する中等症・重症の場合
- 全身療法：輸液，全身管理・モニタリング
- 局所療法：軽症の場合と同様の処置＋植皮など

■熱傷予後因子(PBI)＝BI＋年齢
- PBIが80以上だと予後不良。

熱中症

- 高温環境への曝露により，脱水症を引き起こすことがある。
  ⇒水・電解質補給が必要
- けいれんや浮腫から失神，熱疲憊（ねつひはい），熱射病まで，多岐にわたる。
- 頻脈，頻呼吸，および起立性低血圧が生じることがある。
- 意識障害（錯乱，嗜眠，昏睡）は，最も重篤な熱射病を示唆する。

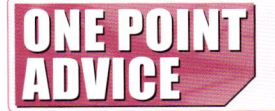

ONE POINT ADVICE
- 多発外傷は，相性のなかでも最も重症であり，多臓器不全からときとして死にいたる。
- 特に優先性が高い処置は，心タンポナーデ，緊張性気胸に対する穿刺である。

臨床医学総論

1 呼吸器系
呼吸器感染症

TAP & TAP

- ●肺炎 ⇒
  - ・細菌性肺炎と非定型肺炎
  - ・細菌性肺炎：肺炎球菌，レンサ球菌，ブドウ球菌（以上，グラム陽性球菌）
    インフルエンザ桿菌[*1]，緑膿菌，クレブシエラ，レジオネラ菌[*2]（以上，グラム陰性桿菌）
  - ・非定型肺炎：マイコプラズマ肺炎，ウイルス性肺炎，カリニ肺炎，真菌性肺炎
  - ・肺炎の診断と治療：白血球（WBC）の増多やCRP上昇
    胸部X線や胸部CT
    βラクタム系抗生物質，マクロライド系，ニューキノロン系など
- ●肺結核 ⇒
  - ・結核菌，空気感染，乾酪性肉芽腫，リンパ節炎
  - ・粟粒結核
  - ・肺結核の診断，治療：喀痰の塗抹検査や培養検査
    胸部X線や胸部CT
    抗結核薬の多剤併用療法
- ●肺膿瘍 ⇒
  - ・肺膿瘍と膿胸，細菌性肺炎の起因菌や嫌気性菌
  - ・治療は胸腔ドレナージなど

用語アラカルト

＊1 インフルエンザ桿菌（Haemophilus influenzae）
インフルエンザと名前がついているが，インフルエンザウイルスとは関係ない。れっきとした細菌である。乳幼児の重篤な髄膜炎を合併するために，最近はHibワクチンで予防する方法がとられる。

＊2 レジオネラ菌（Legionnaire pneumophila）
別名，在郷軍人病という。在郷軍人とは退役軍人（Legionnaire）のことで，1976年にその集会で集団発生したことで名付けられた。エアコン内で増殖したレジオネラ菌の吸入が原因であった。公衆浴場では，定期的にこの菌の検査をすることが義務づけられている。

＊3 グラム染色（Gram stain）
デンマークのハンス・グラムにより考案された二重染色。クリスタルバイオレットで青紫色になればグラム陽性，サフラニンで赤紫色になればグラム陰性と判定する。球菌，桿菌との組み合わせで，グラム陽性桿菌（破傷風菌など）や，グラム陰性球菌（淋菌など）も少数ながら存在する。

肺炎（pneumonia）

■細菌性肺炎
●グラム染色[*3]の分類で覚える。
●グラム陽性球菌とグラム陰性桿菌が最も多い。

■グラム陽性球菌
①肺炎球菌
●**市中肺炎で最も多い。**
●一般に双球菌で，好気性である。
●しばしば大葉性肺炎に発展する。
●年長児や成人では髄膜炎を併発する。

②レンサ球菌
●A群，B群がある。A群はASLO（Anti Streptolysin O：抗ストレプトリジン）が陽性。
●連鎖状に連なった球菌である。
●**小児では，扁桃腺炎から腎炎や心内膜炎を合併する。** 新生児では，髄膜炎の原因。

用語アラカルト

＊4 MRSA（methicillin resistant *staphylococcus aureus*）
メチシリン耐性黄色ブドウ球菌の略。メチシリンはセフェム系抗生物質の名前。これに耐性があることで名付けられた。βラクタム系抗生物質は，細菌の細胞壁を破壊することで殺菌性を示すが，MRSAはβラクタマーゼという抗生物質を加水分解する酵素を産生することで抵抗性を示す。治療には，耐性がつきにくいバンコマイシンが使用される。

＊5 日和見感染（opportunistic infection）
正常の免疫力をもった人は発症しないが，高齢者やAIDS，白血病など免疫力が低下した場合に発症する感染症。

③ブドウ球菌
- 一般の市中肺炎の原因菌。
- 重症例では膿胸や肺膿瘍の原因となる。
- MRSA＊4の原因菌として有名。

■グラム陰性桿菌
①インフルエンザ桿菌
- **学童期の小児**を中心に罹患する。
- 肺内出血による喀血が多い。
- 小児の髄膜炎の原因菌となる。

②緑膿菌，クレブシエラ
- 鼻腔や口腔内の常在菌。
- **高齢者や免疫力の低下した状態**で罹患する。
- 抗生物質に耐性を示し，高齢者ではしばしば重症化する。
- **日和見感染**＊5として，院内感染が問題化。

③レジオネラ肺炎
- 飛沫感染する。**在郷軍人病**ともいう。致死率が比較的高い。
- 日本では，**還流式温泉での集団感染**が問題化。
- 確定診断には，レジオネラ抗体価の測定。

図1　グラム陽性球菌とグラム陰性桿菌

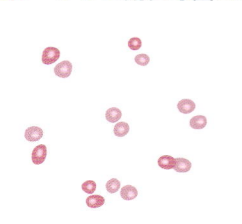

肺炎球菌	レンサ球菌	ブドウ球菌	インフルエンザ桿菌
2つの球菌からなり双球菌ともいう	球菌が鎖のように長く連なる	球菌がブドウの房のように連なる	細長い円柱状や棒状をなす

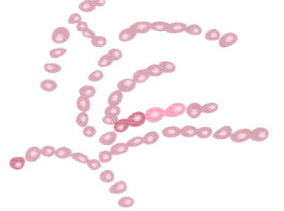

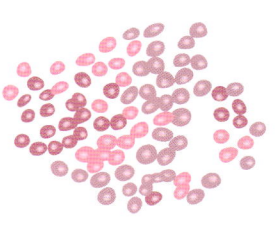

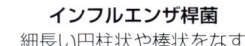

a　グラム陽性球菌の例　　b　グラム陰性桿菌の例

■非定型肺炎（細菌以外の病原微生物による肺炎）
①マイコプラズマ肺炎
- マイコプラズマは**原核生物**。細胞壁をもたない。
- 健常者間で飛沫感染する。
- 寒冷凝集素反応が陽性。
- ほとんどは自然軽快する。
- 細胞壁がないために，βラクタム系抗生物質は無効。

②ウイルス性肺炎
- かぜウイルスであるインフルエンザが代表的。
- 何年かごとに大流行する。
- 免疫不全時には，水痘，麻疹，サイトメガロウイルスなどによる肺炎が問題となる。

③カリニ肺炎
- 正式には，ニューモシスチス・カリニ肺炎という。
- 1→3β-D-グルカン＊6が陽性のことから，真菌の一種と考えられている。
- 免疫不全時の日和見感染。AIDSの合併症として有名。

＊6 1→3β-D-グルカン（-glucan）
真菌のみがもつ細胞膜構成成分の多糖類。血液を用いた深部真菌感染症のスクリーニング検査に用いられる。アガリクスや霊芝に多く含まれるので，その制癌作用の有無が研究されている。

④**真菌性肺炎**
- カンジダ，アスペルギルス，クリプトコッカスなどが知られている。
- いずれも，免疫不全時の日和見感染。

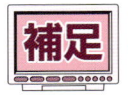

> **補足　かぜ症候群**
> - かぜ症候群は，呼吸器粘膜の急性炎症で，咽頭炎から気管支炎，肺炎まで含む広義の概念である。ウイルス性が最も多い。胸部X線上の所見に乏しく，抗生物質には反応しない。
> - ウイルス性としては，学童期以降ではライノウイルスやインフルエンザウイルスが，乳児期ではRSウイルスなどがよく知られている。
> - ほとんどは気管支炎までで，1週間程度で症状は軽快する。

図2　肺炎の症状

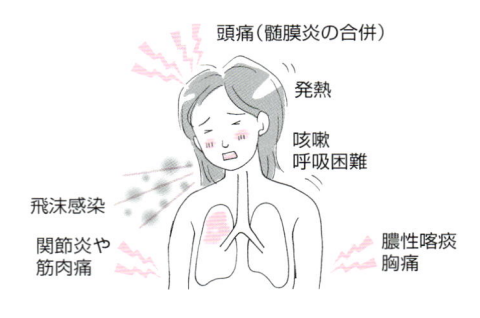

頭痛（髄膜炎の合併）
発熱
咳嗽
呼吸困難
飛沫感染
関節炎や筋肉痛
膿性喀痰
胸痛

■肺炎の診断
① 図2の症状。
② 血液検査で，白血球の増多，CRPの上昇。
- A群溶血レンサ球菌感染ではASLO陽性。
- マイコプラズマ肺炎では寒冷凝集素反応（＋）など。

③ 画像診断
- 胸部X線 → 雲状影や斑状影。
- 胸部CT → 浸潤影や空洞化など。

■肺炎の治療
- 細菌性肺炎　　　　：**βラクタム系抗生物質**[*7]（ペニシリン系やセフェム系）
- マイコプラズマ肺炎：細胞壁がないため，βラクタム系抗生物質は無効。**マクロライド系**[*8]やニューキノロン系を用いる。
- カリニ肺炎　　　　：ST合剤など。
- 真菌性肺炎　　　　：アンホテリシンBなどの抗真菌剤。

肺結核（tuberculosis）

■概念
- 肺結核は，結核菌による感染症。**空気感染**[*9]による。
- 初期は，肺実質に**乾酪性肉芽腫**を形成し，リンパ節炎を起こす。
- 次第に全身に小さな結節を形成（粟粒結核），脊椎（脊椎カリエス），消化管（腸結核）にも広がる。

■症状
- 咳嗽，血痰，発熱など。

■診断
- 喀痰から結核菌の塗抹検査（Ziehl-Neelsen染色）や培養検査（MGIT法や小

用語アラカルト

*7 **βラクタム系抗生物質**（β-lactam antibiotics）
細菌の細胞壁合成酵素βラクタマーゼの合成を阻害することにより，細胞分裂ができなくしたり，細胞壁を直接破壊して殺菌する。

*8 **マクロライド系抗生物質**（macrolides）
マクロライド系抗生物質は，細菌のリボソームに結合してタンパク質合成を阻害することで殺菌性を発揮する。βラクタム系とはまったく作用機序が異なるために，細胞壁をもたないマイコプラズマ肺炎にも有効である。

*9 **空気感染**（air-borne infection）と**飛沫感染**（droplet infection）
飛沫感染は病原体がくしゃみに伴う小さな水滴にくっついて，それを吸いこむことで感染すること。空気感染は病原体が空気中をそのまま浮遊して感染する。麻疹ウイルス，水痘ウイルス，結核菌が有名。

用語アラカルト

＊10 乾酪壊死（caseation necrosis）
乾酪壊死は，結核特有の凝固壊死で，チーズ（乾酪）様の色調と硬さをもつため，このように呼ばれる。乾酪壊死が証明されれば結核と断定できる。

＊11 SARS（severe acute respiratory syndrome）
2002年から2003年にかけて，香港やカナダ，ベトナムなどで流行した新型コロナウイルスによる呼吸器感染症。致死率は極めて高く，医療従事者も次々に感染し問題となった。2003年にWHOによって，終息宣言がだされた。

＊12 パンデミック
インフルエンザなどの感染症で，世界的流行となること。1918年のスペイン風邪や2009年の新型インフルエンザは有名である。強毒性の鳥インフルエンザ（H5N1）によるパンデミックがいつ起こり，いかに食い止めるかが世界的に重要な課題となっている。

川培地）。胸部X線や胸部CTなどの画像診断（陰影や空洞の証明）。

■治療
● 耐性が生じないように，イソニアジド（INH）やリファンピシンなど，抗結核薬の**多剤併用療法**が有効。

図3 結核の進展

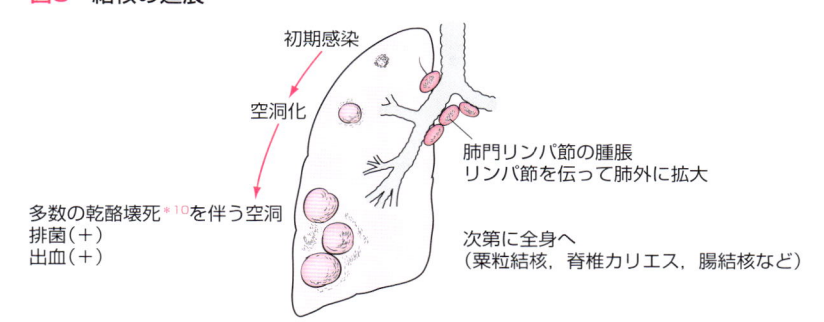

- 初期感染
- 空洞化
- 多数の乾酪壊死[＊10]を伴う空洞　排菌（＋）　出血（＋）
- 肺門リンパ節の腫脹　リンパ節を伝って肺外に拡大
- 次第に全身へ（粟粒結核，脊椎カリエス，腸結核など）

肺化膿症（lung abscess）

■概念
● 肺炎がさらに進展した状態で，化膿性炎症のため肺実質は破壊され膿瘍を形成する（肺膿瘍）。膿瘍が胸膜と交通すると，胸腔内に膿が貯留する膿胸となる。
● 細菌性肺炎の起因菌とともに，嫌気性菌もしばしば検出される。

■診断
● 胸部X線や胸部CTなどの画像診断や，胸腔穿刺による。

■治療
● 胸腔ドレナージによる排膿。効果がなければ外科的治療。

補足

● 肺炎の分類は，その目的によって多種多様である。これまで述べてきたのは，起因菌別の"成因"による分類である。一方，個々の起因菌は論じずに，肺炎の発症や進展など"形態"による分類も多用される。主なものを列記しておく。

1. 大葉性肺炎　　：炎症が肺葉（上葉，中葉，下葉）単位全体に及ぶ肺炎。
2. 気管支肺炎　　：主として気管支中心の炎症。比較的軽症の肺炎
3. 沈下性肺炎　　：寝たきりの状態などにみられる肺の背面を中心とした肺炎。
4. 誤嚥性肺炎　　：嚥下した食物が気管に入ることによる肺炎。高齢者や嚥下障害を有する場合が多い。起因菌に大腸菌が多いのも特徴。
5. 閉塞性肺炎　　：肺癌などで気管支が閉塞することにより起こる肺炎。
6. 尿毒症性肺炎　：腎不全時にみられる多臓器不全の一貫でみられる肺炎。

● また，肺炎に限らないが，臨床でよく用いられる名称として，

1. 日和見感染　　：免疫力が低下した場合や，強い抗生物質を投与した後で，耐性をもつ弱毒微生物に感染，発症すること。健常人は感染しても発症はしない。
2. 人獣共通感染症：鳥インフルエンザや豚インフルエンザのように，異種間で共通に感染，発症する感染症。
3. 輸入感染症　　：地球温暖化の影響や海外旅行者の増加で，いままで国内に存在しなかった熱帯や亜熱帯の感染症が旅行者とともに入って発症すること。2002年のSARS[＊11]や，2009年の新型インフルエンザ（パンデミック[＊12]に至る）で問題となった。
4. 市中肺炎と院内感染：市中肺炎は，一般生活のなかでも発症する普通の肺炎。健常人も発症し，起因菌は常在菌のことが多い。院内感染症は，病院など，特殊な環境で患者間や医療者によって伝搬され集団発症する感染症で，多くは耐性弱毒菌による日和見感染のことが多い。

2 呼吸器系 新生物

TAP & TAP

- ●肺癌 ⇒
  - 主として気管支上皮から発生。増加傾向
  - 種類：扁平上皮癌[*1]，腺癌[*2]，未分化癌（小細胞癌，大細胞癌）
  - 症状：咳嗽，喀痰，血痰，喀血など
  - 診断：喀痰細胞診，画像診断，気管支鏡，腫瘍マーカー
  - 治療：外科的治療，放射線療法，化学療法
- ●転移性肺癌 ⇒ 血行性転移，リンパ行性転移，癌性リンパ管炎

用語アラカルト

***1 扁平上皮癌（squamous cell carcinoma）**
気管支上皮は，本来は繊毛円柱上皮である。喫煙やビタミンA欠乏状態が長期間続くと，次第に扁平上皮化生を起こし，それを母地として扁平上皮癌が発生する。分化度が高い扁平上皮癌は角化傾向が強く，しばしば癌真珠（cancer pearl）を形成する。

***2 腺癌（adenocarcinoma）**
腺上皮に類似し，しばしば粘液を産生する。最近は増加傾向にあり，喫煙に無関係な女性に多いので，男女，喫煙の有無にかかわらず，定期的な肺癌検診の必要性が叫ばれている。

***3 肺胞上皮癌（alveolar cell carcinoma）**
腺癌の一亜型で，肺胞上皮に由来する。肺胞構造を破壊することなくびまん性に浸潤していく特徴があり，粘液産生も多く，進行すると多量の喀痰や咳嗽に苦しみ，予後はあまりよくない。

肺癌（lung cancer）

■肺癌の概念

- ●気管支上皮や肺胞上皮[*3]などから発生する悪性新生物である。
- ●急激な増加傾向にある。
- ●男性では，悪性新生物死亡の第一位である。
- ●肺癌には，次の種類がある。

①扁平上皮癌
- 男性に多い。喫煙が関係する。肺癌の約40％。
- 肺門の太い気管支に好発するので，症状がでやすく発見が早い。

②腺癌
- 女性に多く喫煙に関係しない。肺癌の約40％。最近，増加傾向。肺野型（末梢型）が多く，発見が遅れやすい。

③未分化癌（小細胞癌）
- 男性に多く，喫煙が関係。肺癌の約15％。
- ACTH（副腎皮質刺激ホルモン）やADH（抗利尿ホルモン）などの**異所性ホルモン**を産生する。進行が早く，外科的な適応はほとんどない。

④大細胞癌
- 未分化癌の一種。末梢部に好発。肺癌の約7％。

■肺癌の症状

- ●咳嗽，喀痰，血痰，喀血など。次第に全身倦怠感，食欲不振，体重減少など。

■肺癌の診断

- ●胸部X線検査や胸部CTで腫瘍影を証明。転移の有無など。
- ●喀痰細胞診で癌細胞の証明。気管支鏡での観察と生検。
- ●血中腫瘍マーカー（CEA，SLX，CYFRAなど）の上昇。

用語アラカルト

*4 **シスプラチン**（cisplatin）
現在も，さまざまな癌で多用される制癌剤。名前の通りに白金を含む化合物で，癌細胞のDNAに作用して細胞増殖を抑制する効果をもつ。

*5 **異所性ホルモン産生腫瘍**（ectopic hormone producting tumor）
もともと，ホルモンを産生しない細胞から発生した癌が，ホルモン様の物質を産生するようになる病態をいう。肺の小細胞癌（燕麦細胞癌）が産生するACTHなどはホルモン活性が強く，しばしばクッシング症候群（「内分泌疾患」の項，516ページ参照）を呈する。

■ 肺癌の治療
- 外科的治療が第一（ただし未分化癌はほとんど適応外）。
- 放射線療法。化学療法（シスプラチン*4など）。

図1 肺癌の種類と特徴

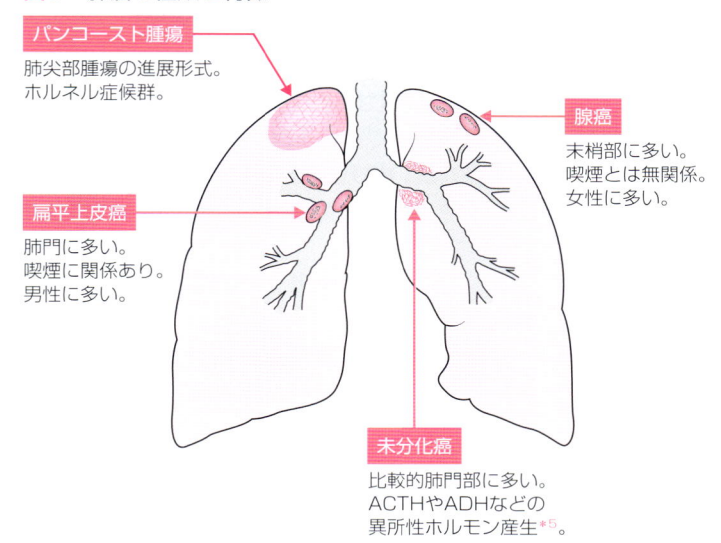

パンコースト腫瘍
肺尖部腫瘍の進展形式。
ホルネル症候群。

腺癌
末梢部に多い。
喫煙とは無関係。
女性に多い。

扁平上皮癌
肺門に多い。
喫煙に関係あり。
男性に多い。

未分化癌
比較的肺門部に多い。
ACTHやADHなどの
異所性ホルモン産生*5。

補足

パンコースト腫瘍（パンコースト症候群）
- これは癌の組織ではなく，肺尖部から胸膜外に浸潤した腫瘍の進展形式。
- 肺尖部は頸部に近く，頸腕神経叢や交感神経節，頸動静脈などの脈管が分布しており，癌浸潤によって特有の症状を示す。特に交感神経障害の症状である，眼球縮小，眼裂狭小，眼球後退（ホルネル症候群）や発汗障害は，よく知られている。

■ 転移性肺癌（metastatic lung cancer）
- 乳癌や胃癌，肝癌など多くの癌の**血行性**，**リンパ行性転移**による。
- 単発や多発の結節影，粒状影が肺野に観察される。
- 乳癌や胃癌では，肺内のリンパ管に沿って癌細胞が増殖する**癌性リンパ管炎**もみられる。予後は極めて不良。

臨床医学総論

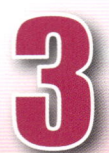

3 閉塞性肺疾患と拘束性肺疾患

呼吸器系

TAP & TAP

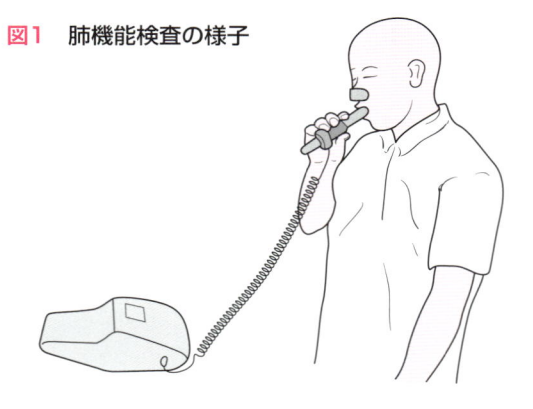

- ●肺機能検査（スパイロメトリ）
  ⇒ 閉塞性肺疾患と拘束性肺疾患
- ●閉塞性肺疾患
  ⇒ 肺の換気障害 → 1秒率↓，肺活量は正常
   ①慢性気管支炎，②肺気腫：これらをまとめて慢性閉塞性肺疾患（COPD）という。不可逆的
   ③気管支喘息：発作時のみの可逆的な気管支収縮
- ●拘束性肺疾患
  ⇒ ・肺の拡散障害 → 肺活量↓，1秒率は正常
     ・間質性肺炎 → 肺線維症：原因としては，ウイルス性肺炎，膠原病，薬品，じん肺，サルコイドーシス[*1]，過敏性肺臓炎[*2]などがある

用語アラカルト

＊1　サルコイドーシス（sarcoidosis）
結核とよく似ているが，病原菌は特定されておらず，原因は不明。肺門リンパ節の腫大や，乾酪壊死のない肉芽腫を形成する。眼や皮膚にも病変をつくる。ツベルクリン反応は陰性化し，ACE活性が上昇する。自然治癒することが多い。

＊2　過敏性肺臓炎（hypersensitivity pneumonitis）
別名，農夫肺ともいう。農産物に付着したカビや細菌を含む粉塵を反復吸入することによるアレルギーに起因する。家庭でも，クロカビの胞子散乱時期だけに発症することがある。最終的には間質の線維性変化をきたし肺線維症にいたる。

＊3　じん肺（pneumoconiosis）
粉塵を長期間吸入することにより異物に対する炎症が起き，最終的に肺線維症となる疾患。職業病のことが多い。吸い込む粉塵の種類によって，珪肺，アスベスト肺，ベリリウム肺，タルク肺などが知られている。

肺機能検査（spirometry）

●閉塞性肺疾患
- 呼気時の呼出障害，すなわち換気障害。
- 1秒率は減少（＜70％）。肺活量は正常（閉塞性障害）。
- ①慢性気管支炎，②肺気腫，③気管支喘息などがある。

●拘束性肺疾患
- 肺の伸展（拡張）障害，すなわち拡散障害。
- 肺活量は減少（％肺活量＜80％）。1秒率は正常（拘束性障害）。
- 間質性肺炎から肺線維症に至る。①ウイルス性肺炎，②膠原病，③薬品，④じん肺[*3]，⑤過敏性肺臓炎，⑥サルコイドーシスなどがある。

●1秒率と肺活量が低下する重症な場合を，混合性障害という。
●肺機能検査については，『ブルー・ノート』「人体の構造と機能」142ページ参照（図2のa，b，cの名称や肺活量などの組み合わせは，是非復習して覚えておこう！）。

図1　肺機能検査の様子

図2 肺機能検査における，閉塞性疾患と拘束性肺疾患のパターン

閉塞性障害 / 拘束性障害

呼出に時間がかかるため，1秒率は低下する

肺の伸展が障害されるため，全体の量が小さいが1秒率は正常である

a＝予備吸気量（IRV）
b＝一回換気量（TV）
c＝予備呼気量（ERV）
a+b+c＝肺活量（VC）

％肺活量 80％
閉塞性障害 ｜ 正常
混合性障害 ｜ 拘束性障害
70％ 1秒率

用語アラカルト

＊4 体位ドレナージ（postural drainage）
腹臥位や頭低位など，さまざまな体位をとって，気管支や気管内に貯留した痰の排出を促す重要な理学療法。バイブレーションやタッピング（背中を叩く）を併用すると効果的である。

＊5 α_1-アンチトリプシン（α_1-antitrypsin）
膵液のトリプシンは，小腸内で作用する重要なタンパク分解酵素だが，少量は血中にも放出される。これを不活化させる酵素がα_1-アンチトリプシンである。この酵素がないと，デリケートな肺胞組織が血中トリプシンの作用で破壊され，肺気腫を発生させる。常染色体優性遺伝だが，日本人には少ない。

＊6 チアノーゼ（cyanosis）
血管の還元ヘモグロビン量が5g/dl以上になった状態。組織の酸素濃度が低下するので，呼吸困難が増強し，口唇など血管が透過できる場所は青紫色になる。

＊7 口すぼめ呼吸（pursed lip breathing）
肺気腫で肺胞が破壊されると，呼気時に一気に肺胞がしぼんでしまう。一度，しぼんでしまうと，表面張力のため強い吸気時の力が要求されるため，肺胞を一気にしぼめないように口をすぼめてゆっくりと時間をかけて呼気をする方法。腹式呼吸とともに，日常の呼吸方法として推奨される。したがって，治療法の1つではあるが，患者さんは教えられなくてもこの方法が楽なことをよく知っているため，肺気腫特有の症状でもある。

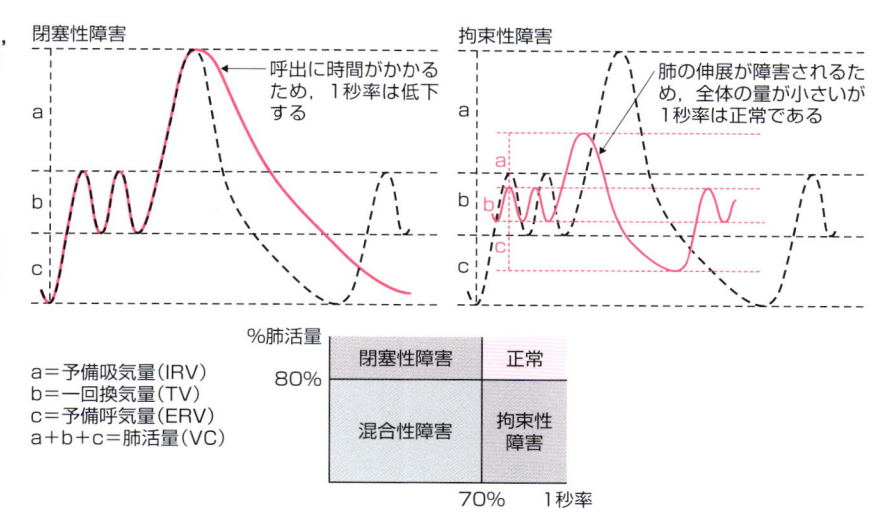

閉塞性肺疾患（obstructive pulmonary disease）

■概念

●慢性閉塞性肺疾患（COPD：Chronic Obstructive Pulmonary Disease）には，①慢性気管支炎，②肺気腫がある。COPDは臨床的な名称で，喫煙が関係し慢性的な経過（しばしば悪化する）をたどり，治療も共通しているため，2疾患をCOPDとしてまとめて取り扱う。

①慢性気管支炎

●喫煙などが原因で，気管支壁の増生と肥厚。大量の粘稠分泌液が貯留。しばしば肺炎を併発する。

■治療

●去痰剤や体位ドレナージ＊4。保存的治療。

図3 慢性気管支炎の概要

気管支の肥厚や分泌液の貯留 / しばしば肺炎の合併 / 肺炎時の発熱 / 強い咳嗽や喀痰，呼吸困難 / チアノーゼ / 喫煙者が多い

②肺気腫

■概念

●肺胞構造の破壊により，肺が過膨張した状態。
 ・A型：α_1-アンチトリプシン＊5の欠乏，遺伝性。10％。
 ・B型：喫煙と関係。肺気腫の90％。

■症状

●呼吸困難，チアノーゼ＊6，バチ状指，ビール樽状胸郭，口すぼめ呼吸＊7，肺性心（466ページ参照）など。

■診断

●肺機能検査，胸部X線で肺野透過性亢進，過膨張所見。

■治療
● 保存的。必要があれば在宅酸素療法の適用。禁煙。

図4 肺気腫の概要

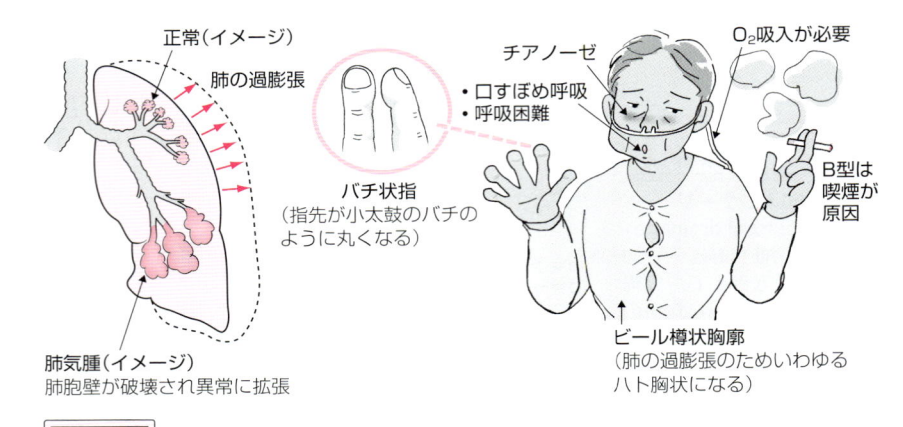

正常（イメージ）
肺の過膨張
バチ状指（指先が小太鼓のバチのように丸くなる）
チアノーゼ
・口すぼめ呼吸
・呼吸困難
O_2吸入が必要
B型は喫煙が原因
ビール樽状胸廓（肺の過膨張のためいわゆるハト胸状になる）
肺気腫（イメージ）
肺胞壁が破壊され異常に拡張

補足
● 正常の肺胞がブドウの房状になっているのは，ガス交換の表面積を大きくする効果がある。肺胞が破壊されて大きな1つの肺胞様構造となって過膨張を起こすと，一見，ガス交換に有利なように思われるが，実際は表面積が著しく減少するために呼吸困難をきたす。
● また，過膨張した肺胞は，隣接する肺胞管や細気管支を圧迫して気道閉塞を起こすため，さらに換気が困難となる。

③気管支喘息
■概念
● 炎症などの刺激によって，気管支の反応性が亢進し，気管や気管支が可逆的な収縮を起こし，発作的な呼吸困難をきたす疾患。
● **外因型**：アトピー型，若年者が多い。
  ・抗原 → 肥満細胞[*8]からヒスタミン，ロイコトリエンなどの遊離 → 気管支収縮 → 呼吸困難。
  ・抗原としてはダニ，カビ，花粉，小麦粉など多彩。
● **内因型**：非アトピー型，中高年が多い。
  ・明らかな抗原は証明されず，気道の慢性炎症が原因とされる。

■症状
● 喘鳴を伴う**発作性呼吸困難**。発作は**夜間明け方**に多い。
● 季節的には春と秋の季節の変わり目に多い。
● 重症化して**重積状態**になると低酸素による意識障害やショックをきたす → 気管内挿管による呼吸管理が必要。

■診断
● 血液や喀痰で好酸球の増加。喀痰でクルシュマン体などの特異体の証明。肺機能検査で1秒率の低下する閉塞性パターン（ただし，発作時のみ。無症状のときは正常パターン）。
● 抗原の同定：皮膚試験（パッチテスト）やRAST法[*9]など。

■治療
● ステロイド剤や$β_2$刺激剤の使用，減感作療法[*10]など。

用語アラカルト

＊8 肥満細胞（mast cell）
肥満細胞は組織の中に存在し，抗原が侵入するとヒスタミンやロイコトリエンなどのアレルギー関連の伝達物質を放出し，気管支の平滑筋を収縮させる細胞。脂肪細胞とは無関係なので間違えないように！

＊9 RAST法（radioallergosorbent test）
血液検査でできる抗原同定法。パッチテストや吸入試験は，抗原による発作誘発の危険性があるが，RAST法は安全性が高く，一般外来で簡単に行えるため広く用いられている。ただし，IgEに関係するⅠ型アレルギーしか診断できない短所もある。

＊10 減感作療法（hyposensitization therapy）
花粉症や気管支喘息で用いられる積極的な治療法。希釈したアレルギー物質を皮下などに繰り返し投与し，次第に免疫反応を起こしにくくする。ゆっくりと時間をかけて行う。

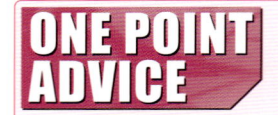

ONE POINT ADVICE
● $β_2$刺激剤は，交感神経刺激剤である。交感神経の$β_2$作用は特に気管を拡張するので，発作時には即効性の有効な治療薬である。
● ステロイド剤は気管支喘息の根底にある気道の炎症を抑え，発作の予防効果に優れている。最近はステロイド吸入薬が，小児を含めた治療の第一選択薬として普及しつつある。

図5　気管支喘息の概要

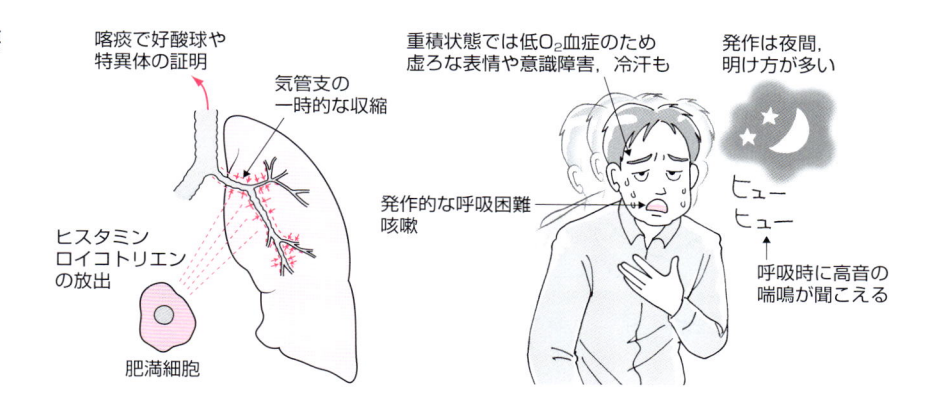

- 喀痰で好酸球や特異体の証明
- 気管支の一時的な収縮
- ヒスタミン・ロイコトリエンの放出
- 肥満細胞
- 重積状態では低O_2血症のため虚ろな表情や意識障害，冷汗も
- 発作的な呼吸困難，咳嗽
- 発作は夜間，明け方が多い
- 呼吸時に高音の喘鳴が聞こえる
- ヒューヒュー

拘束性肺疾患（restrictive lung disease）

■概念
- 肺の**間質結合組織**が，びまん性に炎症を起こした状態。間質性肺炎を経て，肺線維症にいたる。肺の伸展性が障害される。
- 原因：ウイルス性肺炎，膠原病，薬品，塵肺，サルコイドーシス，過敏性肺臓炎などがある。

■症状
- 肺胞と血管の間にある基底膜や結合組織などの間質が障害されるため，ガス交換や拡散ができなくなり，著しい呼吸困難，チアノーゼをきたす。

■診断
- 胸部X線検査にて蜂巣肺所見。肺機能検査で肺活量の低下する拘束性障害パターン。原因疾患の同定。

■治療
- 対症療法のみ。

図6　拘束性肺障害の概要

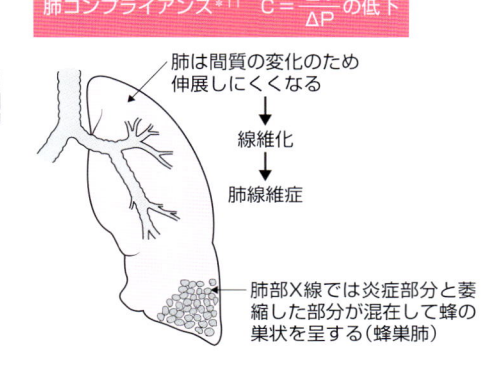

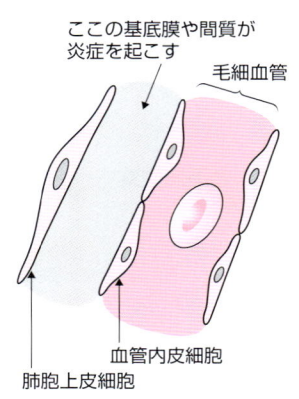

肺コンプライアンス*11　$C = \dfrac{\Delta V}{\Delta P}$ の低下

- 肺は間質の変化のため伸展しにくくなる
- 線維化
- 肺線維症
- 肺部X線では炎症部分と萎縮した部分が混在して蜂の巣状を呈する（蜂巣肺）
- ここの基底膜や間質が炎症を起こす
- 毛細血管
- 血管内皮細胞
- 肺胞上皮細胞

用語アラカルト

*11　**肺コンプライアンス**（lung compliance）
肺の柔らかさの指標。単位圧力（ΔP）あたりで，どれだけの体積が変化するか（ΔV）を示している。これが低下すると肺が硬く，拡張しにくくなる。

4 呼吸器系 呼吸不全

TAP & TAP

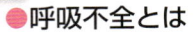

- 呼吸不全とは
  ⇒ 動脈血酸素分圧（PaO_2）＜60mmHg（Torr）
- Ⅰ型呼吸不全
  ⇒ ・肺胞の一部が機能しない場合。$PaCO_2 \leqq 45mmHg$
     ・①急性呼吸窮迫症候群（ARDS），②新生児呼吸窮迫症候群（IRDS），③肺血栓塞栓症，④肺水腫
- Ⅱ型呼吸不全
  ⇒ ・低換気や気道閉塞の場合。$PaCO_2 > 45mmHg$
     ・①睡眠時無呼吸症候群，②中枢性呼吸麻痺，呼吸筋麻痺，③COPDなど
- CO_2ナルコーシス
  ⇒ 慢性Ⅱ型呼吸不全に発症。呼吸中枢のCO_2濃度に対する反応鈍化→$PaCO_2$の上昇，意識障害

呼吸不全（respiratory failure）とは

- **呼吸不全**とは，種々の理由で，末梢組織に酸素が十分に供給できない状態をいう。
- **動脈血酸素分圧（PaO_2）＜60mmHg（Torr）**と定義される（酸素飽和度（SpO_2）＜90％とほぼ同等である）。
- $PaCO_2 \leqq 45mmHg$を**Ⅰ型呼吸不全**といい，$PaCO_2 > 45mmHg$を**Ⅱ型呼吸不全**という。
- 肺胞気酸素分圧（P_AO_2）と動脈血酸素分圧（PaO_2）の差を肺胞気-動脈血酸素分圧較差といい，A-aDO_2で表す。正常は5～15mmHg程度であるが，肺胞の機能障害があると開大（数値が上昇）する。

図1 肺胞気-動脈血酸素分圧較差（数値は1例）

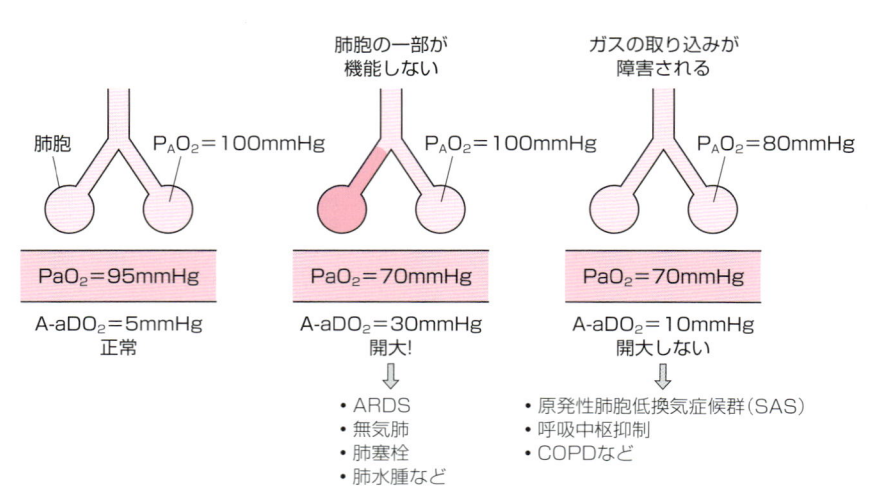

肺胞　$P_AO_2=100mmHg$　　肺胞の一部が機能しない　$P_AO_2=100mmHg$　　ガスの取り込みが障害される　$P_AO_2=80mmHg$

$PaO_2=95mmHg$　　$PaO_2=70mmHg$　　$PaO_2=70mmHg$

A-a$DO_2=5mmHg$　　A-a$DO_2=30mmHg$　　A-a$DO_2=10mmHg$
正常　　開大！　　開大しない

⇩　　⇩
- ARDS　　・原発性肺胞低換気症候群（SAS）
- 無気肺　　・呼吸中枢抑制
- 肺塞栓　　・COPDなど
- 肺水腫など

用語アラカルト

＊1　サイトカイン（cytokine）
免疫で，白血球間の伝達物質として働くタンパク質。インターロイキン（IL）やTNFなどがよく知られている。

＊2　PaO_2/F_IO_2
酸素化係数（P/F ratio）という。F_IO_2は，吸入気酸素濃度で，100％酸素を1，10％酸素を0.1と表す。正常ではPaO_2：90（mmHg），F_IO_2：0.2であるから，450程度となる。300以下を急性肺障害（ALI），200以下をARDSという。

＊3　PEEP（positive end-expiratory pressure）
呼気終末陽圧換気のこと。人工呼吸の際，呼気終末にわずかな陽圧をかけて，肺胞の虚脱を防止し，吸気による肺の膨らみを容易にする換気法。

■ I 型呼吸不全

①急性呼吸窮迫症候群（ARDS：acute respiratory distress syndrome）

■概念
- 外傷や手術，感染症，誤嚥などが引き金となって，炎症を引き起こす**サイトカイン**[＊1]などが毛細血管内皮細胞に作用して**血管の透過性を亢進**させ，**肺胞内水腫**を形成する。

■症状
- 急激に進行する呼吸困難，チアノーゼ，過呼吸など。

■診断
- PaO_2/F_IO_2[＊2]≦200，PaO_2↓，$PaCO_2$↓，$A-aDO_2$は開大。胸部X線で両側びまん性浸潤影。

■治療
- PEEP[＊3]，利尿薬，原因疾患の治療など。

図2　ARDSの機序

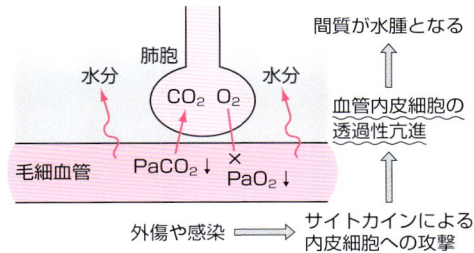

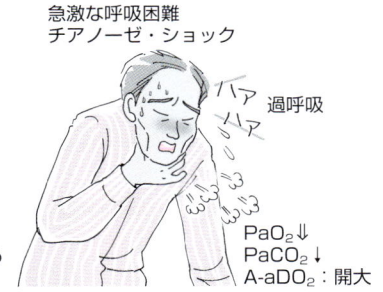

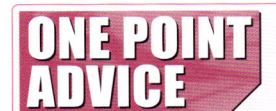

ONE POINT ADVICE
- 肺胞や間質に水分が貯留すると，酸素は血管内に拡散しにくくなるので，PaO_2は低下する。
- 一方，二酸化炭素は拡散能力が酸素に比べて20倍高いため，少々の水腫は問題なく換気できる。そのうえ，ARDSでは過換気になっているので$PaCO_2$はむしろ低下するのである。

②新生児呼吸窮迫症候群（IRDS：infant respiratory distress syndrome）

■概念
- **サーファクタント**[＊4]の欠乏による肺の虚脱。**未熟児や帝王切開児**に多い。

■症状
- 生後数時間以内に始まる多呼吸，呼吸困難，チアノーゼ。

■診断
- 胸部X線でスリガラス様陰影。

■治療
- CPAPやCPPV，人工サーファクタントの気管内注入。

用語アラカルト

＊4　サーファクタント（surfactant）
II型肺胞細胞が産生する表面張力を減少させる物質。界面活性剤としてはたらく。

図3　IRDSの概要

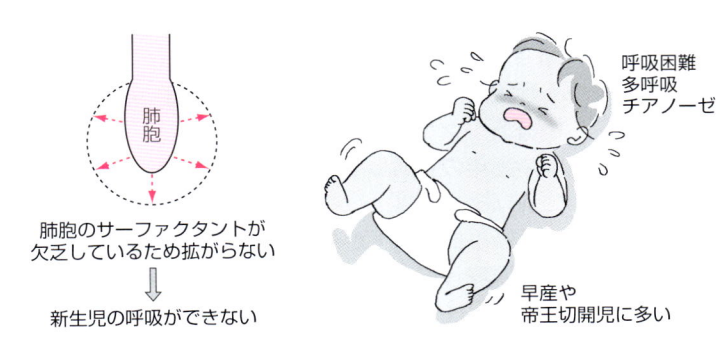

③肺血栓塞栓症（pulmonary thromboembolism）

■**概念**
- 飛行機での長時間の座位や長期臥床時に**下肢静脈の血栓形成** → 体動とともに血栓が移動 → 肺動脈につまる → **肺梗塞**

■**症状**
- 突然の胸痛, 呼吸困難, ショック。

■**診断**
- $PaO_2↓$, $PaCO_2↓$, $A-aDO_2$は開大。
- 胸部X線で肺動脈主幹部拡張, 右心肥大。
- 肺血流シンチグラムで, 欠損像。

■**治療**
- 血栓溶解療法（ウロキナーゼ, ヘパリンなど）, 血栓摘出術。

図4　ロングフライト症候群

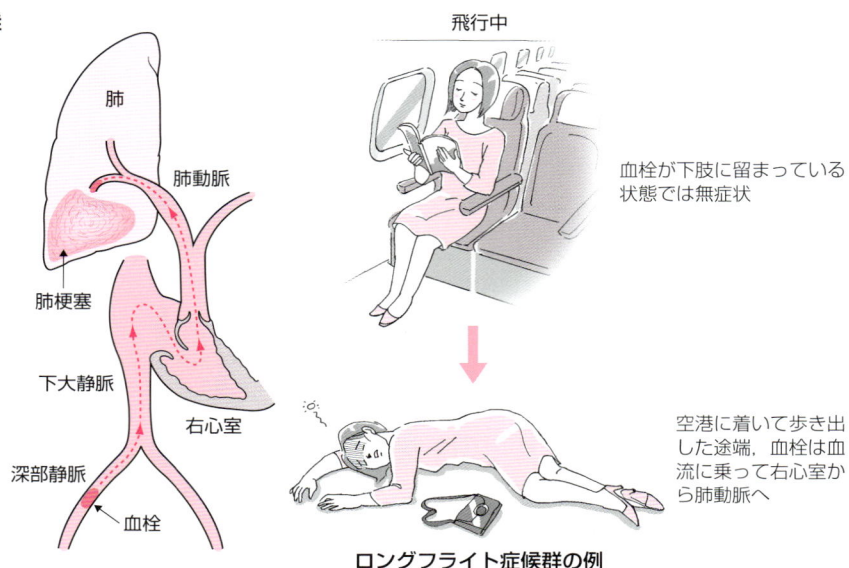

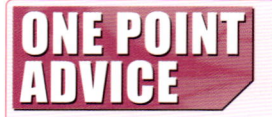

飛行中

肺
肺動脈
肺梗塞
下大静脈
右心室
深部静脈
血栓

血栓が下肢に留まっている状態では無症状

空港に着いて歩き出した途端, 血栓は血流に乗って右心室から肺動脈へ

ロングフライト症候群の例

ONE POINT ADVICE
- 航空機利用時の肺血栓塞栓症は, 以前はエコノミークラス症候群と呼ばれていたが, 最近はロングフライト症候群に改められた。
- これと同じような状況は, 手術後の臥床状態から歩行などのリハビリを開始する場合が多く, 発症させてしまうと病院の管理体勢が厳しく問われることになる。また, 妊娠中や避妊薬服用時なども, 増加した女性ホルモンが血液凝固能を亢進させるために発症しやすくなるので, 女性は特に注意が必要である。飛行中や仰臥時も足の軽い屈伸運動をするとか, 弾力ストッキング着用を, こまめに指導して戴きたい。

④肺水腫（pulmonary edema）
- 「肺循環疾患」, 465ページ参照。

■Ⅱ型呼吸不全
①睡眠時無呼吸症候群（SAS：sleep apnea syndrome）

■**概念**
- 中高年の肥満した男性で, 一晩睡眠中に30回以上の無呼吸（1回10秒以上, 1時間に5回以上）が出現するもの。
- 呼吸中枢が傷害される中枢型と, いびきを伴う気道の**閉塞型睡眠時無呼吸症候群**（OSAS：Obstructive Sleep Apnea Syndrome）があるが, 閉塞型がほとんどである。

用語アラカルト

*5 ピックウィック症候群（Pickwickian syndrome）
高度の肥満によって，咽頭，喉頭の上気道が狭くなり低換気を起こす病態。低O_2状態が長く続くので，昼間の傾眠傾向が強く，チアノーゼやケイレン発作などをきたし，心不全も併発する。

*6 ポリソムノグラフィ（polysomnography）
動脈血酸素飽和度，鼻と口の気流，胸郭，腹部の動き，いびき音などを縦に並べて経時的に一晩かけて測定する検査法。一晩の入院が必要である。

*7 持続的陽圧呼吸（CPAP：continuous positive airway pressure）
睡眠時に，鼻部を密着して覆う形のマスクを装着して，持続的に陽圧をかける装置。陽圧をかけることで軟口蓋による気道閉塞を防止する効果がある。最も簡単で効果的なOSASの治療法。

●特に，高度の肥満を伴う場合を肥満型低換気症候群（ピックウィック症候群*5），原因不明の場合を原発性肺胞低換気症候群という。

■症状
●睡眠中のいびき，無呼吸，日中の傾眠傾向，高血圧など。

■診断
●終夜睡眠ポリグラフ（ポリソムノグラフィ*6）

■治療
●持続的陽圧呼吸（CPAP）*7，減量を含めた生活指導。手術。

図5　閉塞型睡眠時無呼吸症候群（OSAS）
（数値は1例）

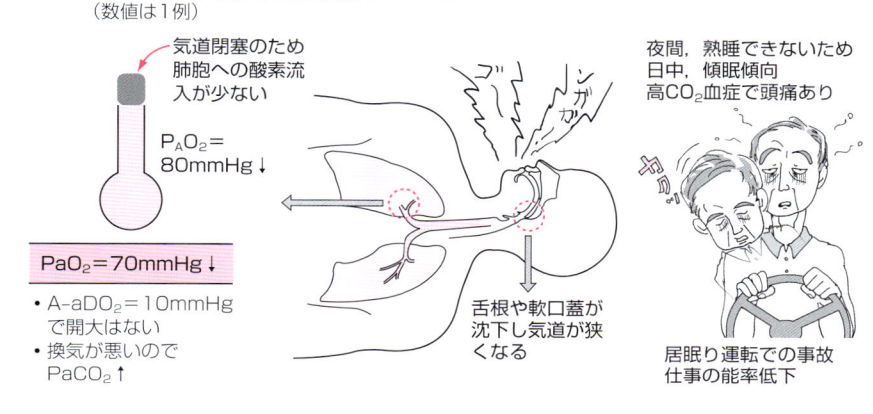

- 気道閉塞のため肺胞への酸素流入が少ない
- P_{AO_2} = 80mmHg ↓
- PaO_2 = 70mmHg ↓
- A-aDO_2 = 10mmHgで開大はない
- 換気が悪いので$PaCO_2$ ↑
- 舌根や軟口蓋が沈下し気道が狭くなる
- 夜間，熟睡できないため日中，傾眠傾向
- 高CO_2血症で頭痛あり
- 居眠り運転での事故　仕事の能率低下

②中枢性呼吸麻痺，呼吸筋麻痺

■概念
●神経や筋肉の疾患で，呼吸中枢や末梢神経，呼吸筋などの障害により低換気状態となるもの。
●Shy-Drager症候群や，Guillain-Barré症候群，進行性筋ジストロフィ，重症筋無力症などがある〔「神経・筋肉疾患」（523ページ）参照〕。

■症状
●低換気による低O_2血症，高CO_2血症など。

■診断
●原因疾患の診断。

■治療
●原因疾患の治療。人工呼吸器による管理。

③COPD〔「閉塞性肺疾患と拘束性肺疾患」（457〜459ページ）参照〕

■CO_2ナルコーシス（CO_2 narcosis）

■概念
●CO_2ナルコーシスは，**慢性Ⅱ型呼吸不全**の場合にみられる重篤な状態。肺胞低換気の影響で，**血中にCO_2が蓄積**し，意識障害，頻脈，頭痛などがみられ，最終的には**呼吸停止**に至る。

■原因
●**高濃度O_2療法**，呼吸器感染症，呼吸抑制薬などが引き金となる。

■症状
●「■概念」参照

■診断
●症状のほかに，$PaCO_2$の上昇，呼吸性アシドーシス。

■ **治療**
● 換気改善のための人工呼吸管理。原因の除去。

図6 CO$_2$ナルコーシスの機序

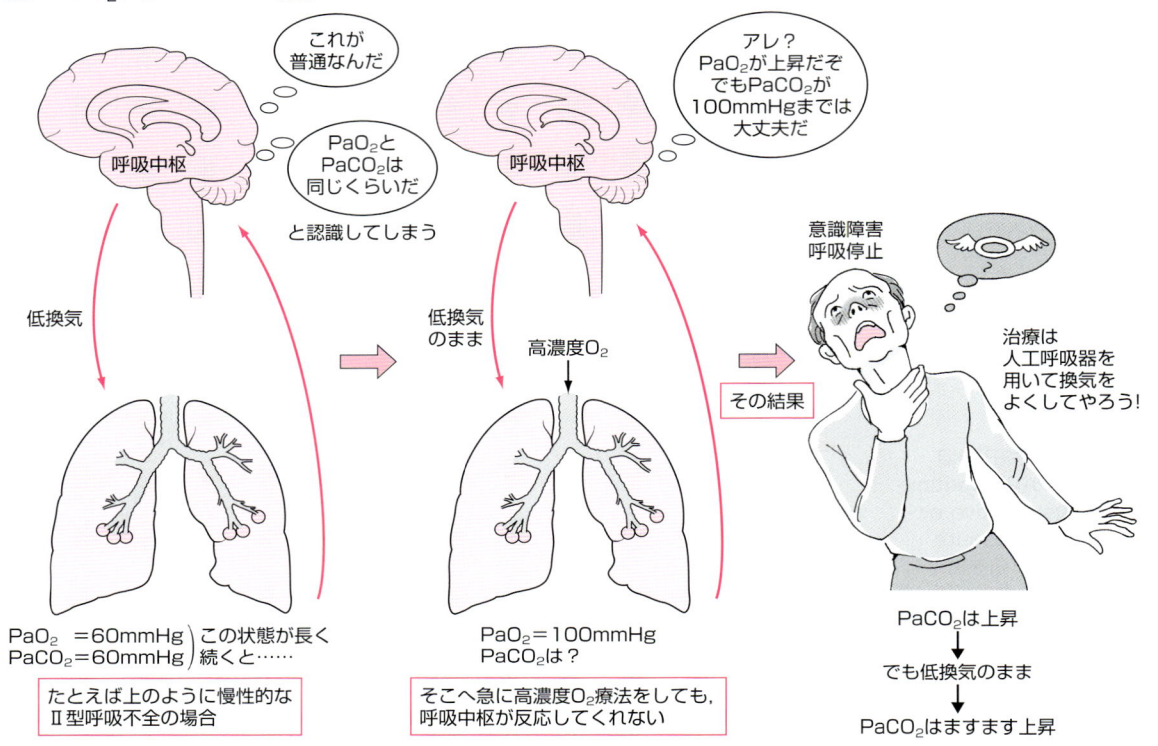

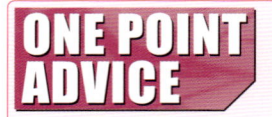

呼吸中枢：「これが普通なんだ」「PaO$_2$とPaCO$_2$は同じくらいだ」と認識してしまう

低換気

PaO$_2$ ＝60mmHg
PaCO$_2$＝60mmHg
この状態が長く続くと……

たとえば上のように慢性的なⅡ型呼吸不全の場合

→

呼吸中枢：「アレ？ PaO$_2$が上昇だぞ でもPaCO$_2$が100mmHgまでは大丈夫だ」

低換気のまま　高濃度O$_2$

PaO$_2$＝100mmHg
PaCO$_2$は？

そこへ急に高濃度O$_2$療法をしても、呼吸中枢が反応してくれない

その結果 →

意識障害
呼吸停止

治療は人工呼吸器を用いて換気をよくしてやろう！

PaCO$_2$は上昇
↓
でも低換気のまま
↓
PaCO$_2$はますます上昇

ONE POINT ADVICE
● CO$_2$ナルコーシスは、低換気である慢性Ⅱ型呼吸不全に特有の病態である。高CO$_2$血症が長期間続き、呼吸中枢がCO$_2$の反応に鈍くならなければ起こらない。
● 気管支喘息の発作でも、気管支収縮のため低換気と高CO$_2$血症になりうるが、急性呼吸不全では対照的に過換気になるのでCO$_2$ナルコーシスは発症しない。

補足
● Ⅰ型呼吸不全とⅡ型呼吸不全は、PaCO$_2$の上昇の有無で分類された概念的なもので、呼吸状態や重症度によってはⅠ型呼吸不全でもPaCO$_2$が上昇する場合もある。
● IRDSは病態、治療ともに特殊な疾患で、Ⅰ型呼吸不全に分類されないことも多い。ここではARDSと一緒に覚えやすいように便宜的に並べて記載しておいた。

5 呼吸器系 肺循環疾患

TAP & TAP

- 肺循環疾患 ⇒ 肺水腫，肺高血圧症，肺性心
- 肺水腫とARDS ⇒ ・肺動脈楔入圧[*1]≦18mmHg → ARDS
  - ・肺動脈楔入圧＞18mmHg → 肺水腫
- 肺高血圧症 ⇒ ・原因不明 → 原発性肺高血圧症 → 女性に多い。進行性
  - ・続発性肺高血圧症 → 慢性閉塞性肺疾患や心疾患が原因
  - ・平均肺動脈圧≧25mmHg
- 肺性心 ⇒ 肺の疾患に伴う右心負荷，右室肥大などの所見

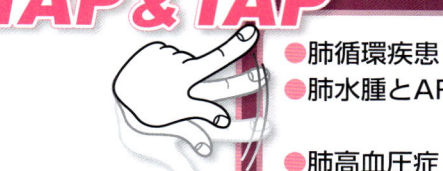

用語アラカルト

***1 肺動脈楔入圧（pulmonary wedge pressure）**
心臓カテーテル検査で，バルーン付きカテーテルを肺動脈にできるだけ深く挿入して測定した血管内圧。右心室側からの圧力が加わらないため，左心房内圧が反映される。

***2 蝶形陰影（butterfly shadow）**
肺水腫にみられる胸部X線写真の特徴。両側の肺門付近を中心に蝶が羽を広げたような雲状陰影のこと。

肺水腫（lung edema）

概念
- 肺毛細血管の内圧が上昇することによって，水分が間質や肺胞内に濾出し，異常な水分貯留をきたす状態をいう。
- 心原性肺水腫は，心臓の左心室のポンプ失調（心不全）によって，肺静脈内の血液量が多くなる場合に起こる。非心原性肺水腫は，腎不全や過剰輸血などで体内水分が過多になった場合に起こるが，心原性肺水腫が，ほとんどを占める。

症状
- ピンク色の泡沫状喀痰を伴う呼吸困難，喘鳴など。

診断
- 胸部X線で心陰影拡大，蝶形陰影[*2]，PaO_2↓。

治療
- 原疾患の治療，O_2投与，利尿剤投与，呼吸管理など。

補足
- 急性呼吸窮迫症候群（ARDS）は，肺水腫と鑑別を要する最も重要な疾患である。図1は肺水腫の機序。血管内圧が亢進して水分が血管外に濾出する。
- 一方，ARDSは，血管透過性が亢進して水分が血管外に濾出する（「呼吸不全」461ページの図2参照）。したがって，ARDSの診断基準には，肺動脈楔入圧（左房内圧）の上昇がないことが明記されている。
- 肺水腫とARDSの差をしっかりと理解しよう！

図1 肺水腫の機序

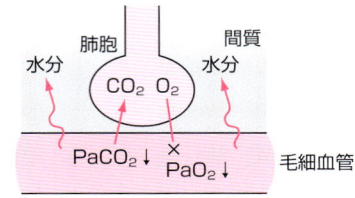

肺胞　間質
水分　水分
CO_2　O_2
$PaCO_2$↓　× PaO_2↓
毛細血管
血管内圧の亢進

肺高血圧症（pulmonary hypertension）

■概念
- 慢性閉塞性肺疾患や心疾患により，**平均肺動脈内圧が上昇した病態**をいう。
- 女性に多く発症する，進行性の原因不明の肺高血圧症を「原発性肺高血圧症（PPH：primary pulmonary hypertension）」と呼ぶ。

■症状
- 労作性呼吸困難，咳嗽，喀痰，チアノーゼ，失神発作など。

■診断
- 心臓カテーテル検査で，**平均肺動脈圧≧25mmHg**，肺動脈楔入圧（左房内圧）は正常（≦12mmHg），右室肥大など。

■治療
- 原疾患の治療。原発性肺高血圧症は血管拡張薬，利尿剤，強心薬などを使用するが，予後は不良である。肺移植の適応。

肺性心（cor pulmonare）

- 肺の障害によって引き起こされる，右心負荷，右室肥大の総称。肺血栓塞栓や肺高血圧，慢性閉塞性肺疾患，睡眠時無呼吸症候群など多くの肺疾患が原因となる。右心不全（「循環器系」の項，502ページ参照）の所見を呈する。原疾患の治療が最も重要である。

6 呼吸器系　その他の呼吸器疾患

TAP & TAP

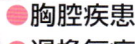

- 胸腔疾患　⇒　気胸，血胸，無気肺など
- 過換気症候群　⇒　・$PaCO_2$低下，呼吸性アルカローシス
  - ・手足のしびれ，テタニー，心療療法
- 縦隔腫瘍　⇒　・上縦隔，前縦隔，中縦隔，後縦隔に分類
  - ・それぞれに特有の腫瘍

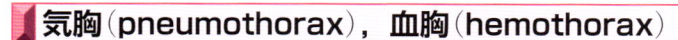

気胸（pneumothorax），血胸（hemothorax）

概念
- 気胸は，肺に小さな穴があくことによって，胸腔内に空気が流入し，肺がしぼむ状態をいう。
- 外傷性気胸：胸部外傷で肋骨骨折に伴うことが多い。
- 自然気胸　：ブラという肺内の気腫や，喫煙者，痩せた体格の男性に多い。
- 拡大した胸腔内に出血した状態を血胸という。

症状
- 呼吸困難と胸痛。緊張性気胸[*1]の場合はショック症状。

診断
- 胸部X線で患側の肺虚脱。縦郭の偏位など。

治療
- 胸腔ドレナージ，外科的手術。

無気肺（atelectasis）

原因
- 癌や分泌物，炎症などにより，気道が閉塞すると，その末梢の肺の含気量が減少し虚脱した状態になる病態。

症状
- 呼吸困難や発熱。動悸など。

診断
- 胸部X線で肺葉に一致した透過性の低下，横隔膜挙上。

治療
- 原疾患の治療。異物の場合は異物除去。炎症や分泌物の場合はネブライザや体位ドレナージなど。

用語アラカルト

[*1] 緊張性気胸（tension pneumothorax）
気胸による胸腔内圧が進行性に上昇していく病態。患側の肺虚脱や縦隔偏位，静脈還流障害を起こしてショック状態となる。一刻も早く脱気を要する緊急疾患。

ONE POINT ADVICE

- 胸部外傷で緊急を要する疾患は，緊張性気胸，血胸のほかに，開放性気胸（皮膚と胸腔が交通する場合），動揺性胸郭（多発肋骨骨折で支持を失った胸腔状態，奇異呼吸となる），気道閉塞（血液などによる気道閉塞，窒息の原因となる），心タンポナーデ（心外膜腔に血液貯留）などがある。放置すると死に至る場合が多いので的確な判断と処置が必要である。

図1　気胸，血胸，無気肺

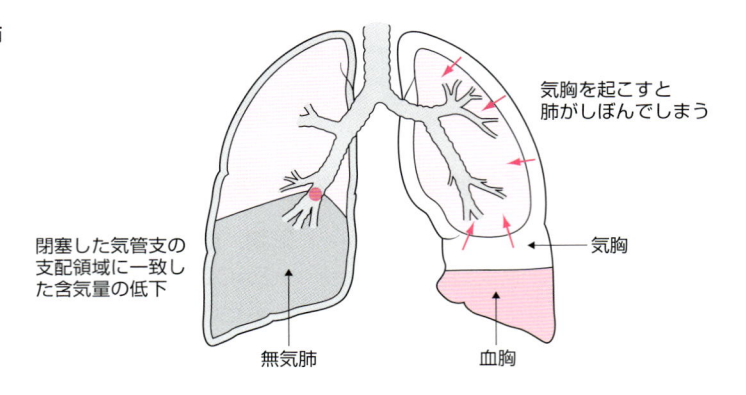

窒息（suffocation）

- 窒息は，換気が阻害されている状態をいい，**外窒息と内窒息**に分類される。
    - ①外窒息：外気の酸素欠乏状態（酸欠や二酸化炭素過剰），気道の閉塞（絞扼や異物の閉塞など），肺炎などの肺の異常や，呼吸筋麻痺の呼吸運動の阻害など多岐にわたる。
    - ②内窒息：一酸化炭素中毒の酸素運搬障害や青酸による細胞機能障害などがあげられる。
- 原因の的確な診断と治療が肝要である。

過換気症候群（hyperventilation syndrome）

概念
- ストレスや不安によって，過剰な換気状態となる状態。若年女性に好発する。

症状
- 呼吸困難，手足のしびれ感，テタニーなど多彩な症状を呈する。

診断
- 過剰な換気による$PaO_2↑$，$PaCO_2↓$，呼吸性アルカローシス。

治療
- 心療的な指導。抗不安薬の投与。

図2　過換気症候群

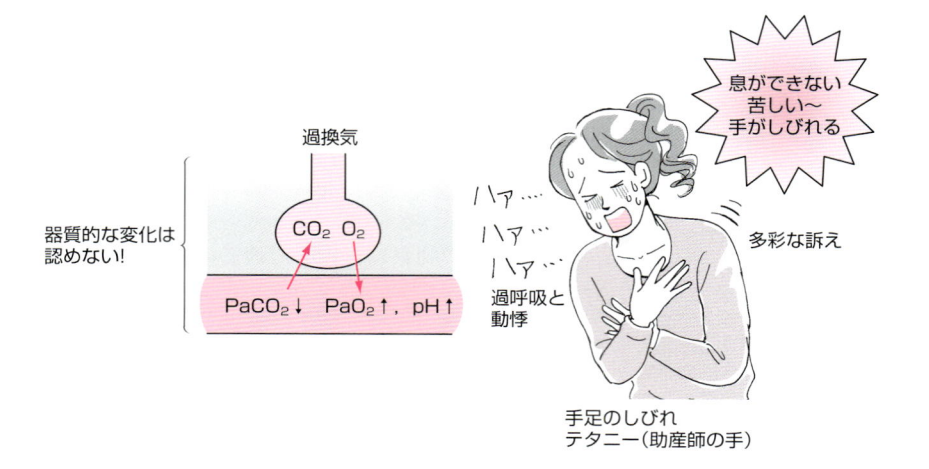

> **補足**
> - テタニーは，低カルシウム血症に特有の手足のしびれ。症状が強くなると，"助産師手位"と呼ばれる特徴的な手指や腕の屈曲が持続する。過換気症候群で低カルシウム血症になるのは，アルカローシスによって，Ca^{2+}が，アルブミンと結合して血中濃度が低下するためである。
> - なお，過換気症候群の治療法として以前行われていた"ペーパーバッグ法"（紙袋のなかでゆっくりと呼吸させる方法）は，低酸素血症を誘発する恐れがあるため，現在は禁忌となっている。

胸膜炎（pleuritis）

概念
- 胸膜に炎症が起こり，胸膜腔に浸出液が貯留する状態。結核性と悪性腫瘍によるものが多い。

症状
- 発熱，胸痛，咳嗽，呼吸困難など。

診断
- 胸部X線での胸膜肥厚像，胸膜摩擦音，胸水穿刺。

治療
- 原疾患の治療が主体。

縦隔腫瘍（mediastinal tumor）

- 縦隔とは，左右の胸膜に囲まれた空間で，食道や大動脈，脈管や神経系，リンパ系などが通っている。
- 上縦隔には甲状腺腫，前縦隔には胸腺腫や奇形腫，中縦隔には悪性リンパ腫，後縦隔には神経原性腫瘍が好発する。
- 腫瘍の増大とともに，周囲の組織を圧迫して多彩な症状を呈する。治療は原則として外科的に切除する。

図3 縦隔腫瘍の位置と種類

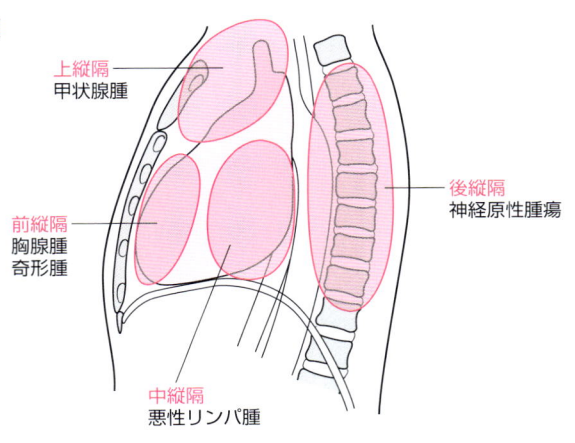

上縦隔　甲状腺腫
前縦隔　胸腺腫　奇形腫
中縦隔　悪性リンパ腫
後縦隔　神経原性腫瘍

1 循環器系 血圧異常

TAP & TAP

- **本態性高血圧症**
  ⇒ ・基礎疾患が不明瞭な高血圧症。家族内発症が多い
  ・収縮期血圧140mmHg以上
  ・拡張期血圧90mmHg以上
  ・治療：降圧利尿剤，交感神経遮断薬[*1]，カルシウム拮抗剤[*2]，ACE阻害薬[*3]，ARB[*4]
- **二次性高血圧症**
  ⇒ ・明らかな基礎疾患が存在する高血圧症
  ・腎性高血圧，内分泌性高血圧，血管性高血圧など
- **低血圧症** ⇒ ・収縮期血圧が100mmHg以下。保存的治療
  ・起立時に収縮期血圧が20mmHg以上低下するもの

用語アラカルト

*1 交感神経遮断薬（sympatholytic agent）
交感神経のα作用は血圧上昇，β作用は心拍出量や心拍数を増加させる作用が強い。α遮断薬とβ遮断薬は，それらの状況に応じて使い分ける。

*2 カルシウム拮抗剤（calcium antagonist）
血管の平滑筋収縮には，カルシウムチャネルから細胞内へのカルシウムイオンの流入が必要なので，そこをブロックすることにより平滑筋収縮を抑制する。

*3 ACE阻害薬（angiotensin converting enzyme inhibitor）
アンギオテンシンⅠに血圧上昇作用はないが，アンギオテンシン変換酵素（ACE）によってアンギオテンシンⅡに変化すると強力な血管収縮作用を示す。この酵素を阻害するのが，ACE阻害薬である。

*4 ARB（angiotensin Ⅱ receptor antagonist）
アンギオテンシンⅡは，血管内皮細胞の受容体に作用して血管収縮を起こさせる。この受容体部位を選択的にブロックする。

図1 血圧と血流，血管抵抗の関係

本態性高血圧症（essential hypertension）

■概念
- 血圧は，心拍出量と末梢血管抵抗の積で表される。
- つまり，心拍出量や血管抵抗が増加すると血圧も増加する。
- 原因が不明瞭な高血圧を本態性高血圧と呼ぶ。ただし，加齢による動脈硬化やメタボリック症候群が大きな要因であることは明白である。家族内で発症することも多い。
- 一般に，収縮期血圧140mmHg以上，拡張期血圧90mmHg以上を高血圧と定義する（JSH2000による基準）。

■症状
- 頭痛，耳鳴り，肩こり，のぼせ感，手足のしびれなど。
- 重症になると，脳出血，虚血性心疾患，腎障害などを併発する。

■診断
- 眼底検査で出血，白斑，細動脈の狭小化を認める。

■治療
- 減塩などの食事療法や，体重コントロールを目的とした運動療法。
- 降圧利尿剤，交感神経遮断薬，カルシウム拮抗剤，ACE阻害薬，ARBなどの薬物治療（『ブルー・ノート』「人体の構造と機能」血液の循環，157ページ参照）。

血圧	=	心拍出量（血流）	×	末梢血管抵抗
電圧	=	電流	×	抵抗

考え方はオームの法則と同じ！
この関係から，血圧を低下させるには，血流量を減らすか，末梢血管抵抗を減少させればよい。

図2　日本高血圧学会高血圧治療ガイドライン（JSH2000）

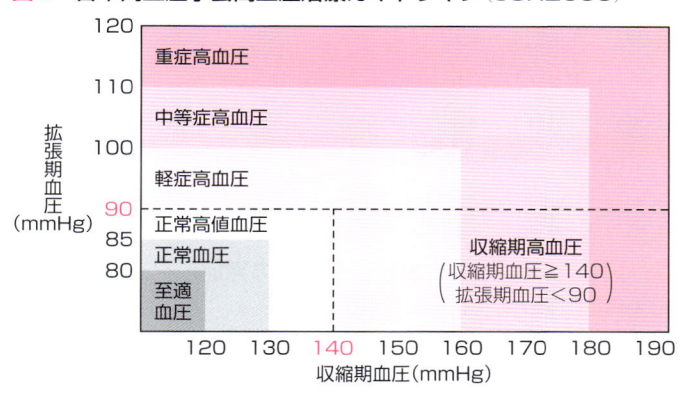

図3　高血圧治療薬の種類と作用部位

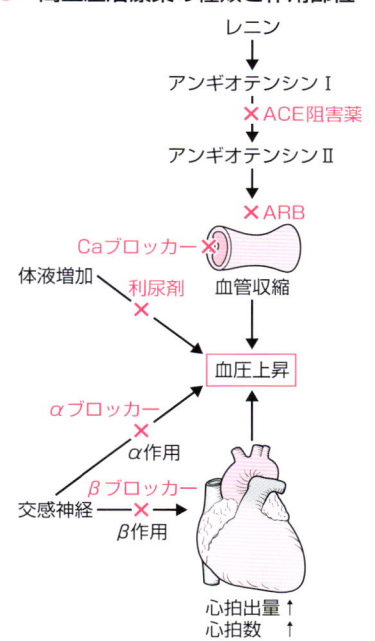

ONE POINT ADVICE

- 高血圧症の治療は，血圧を上昇させるレニン・アンギオテンシン・アルドステロン系（RAA系）のどこかか，または交感神経をブロックしてやればよい。その経路をしっかりと理解しておこう。

二次性高血圧症（secondary hypertension）

概念

- 明らかな原疾患が存在し，それにより高血圧を呈しているもの。
  - 腎性高血圧　　：慢性糸球体腎炎，腎血管性・糖尿病性腎症など。
  - 内分泌性高血圧：甲状腺機能亢進症，褐色細胞腫などの副腎疾患。
  - 血管性高血圧　：自己免疫疾患に伴う腎血管病変や大動脈炎症候群など。
  - 神経性高血圧　：脳出血や脳腫瘍。

診断と治療

- 診断と治療は，原疾患の治療に準じる。

低血圧症（hypotension）と起立性低血圧症（orthostatic hypotension）

- 低血圧は，収縮期血圧が100mmHg以下の場合をいい，疲労感やめまい，頭痛，動悸，不眠など不定愁訴が多くみられるが，原則として治療は要しない。場合に応じて，交感神経作動薬や血管収縮薬を用いる。
- 起立性低血圧は，起立時に一過性に低血圧となり，立ちくらみやめまいをきたす疾患で，**収縮時血圧が20mmHg以上**，あるいは**拡張期血圧が10mmHg以上，下降する**場合をいう。思春期に多く自律神経失調症の1つとされる。急に立ち上がらないなどの生活指導を行う。

2 循環器系 動・静脈疾患

TAP & TAP

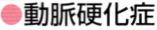

- ●動脈硬化症
  - ⇒ ・アテローム（粥腫）
    - ・血栓形成（破綻時）→ 心筋梗塞，脳梗塞の発症
    - ・LDLとHDLコレステロール
- ●大動脈瘤
  - ⇒ ・真性大動脈瘤 → 血管全層の瘤状膨瘤 → 圧迫症状
    - ①胸部大動脈瘤：嗄声，ホルネル症候群，嚥下困難，呼吸困難など
    - ②腹部大動脈瘤：イレウス，腹痛，腰痛，拍動の触知
    - ・治療：直径＞5cmは，人工血管置換術やステントグラフト内挿術。
    - ・大動脈解離：中膜に血液流入，偽腔の形成
      DeBakey分類とStanford分類
    - ・上行大動脈の解離（＋）（StanfordA）→ 人工血管置換術
    - ・上行大動脈の解離（−）（StanfordB）→ 降圧など保存的治療
- ●閉塞性動脈硬化症（ASO）
  - ⇒ ・動脈硬化が原因。高齢者，糖尿病
    - ・間欠性跛行[*1]，疼痛，潰瘍形成，壊疽
    - ・Fontaine分類[*2]
    - ・人工血管バイパス術
- ●閉塞性血栓性血管炎（TAO）
  - ⇒ ・男性の喫煙者，中小動脈の血栓による閉塞
    - ・四肢の冷感，疼痛，間欠性跛行，潰瘍・壊疽，遊走性血栓性静脈炎[*3]
    - ・手術適応なし。禁煙させる
- ●血栓と塞栓
  - ⇒ ・血栓　　　：血管内での血液の凝固。その場所が閉塞
    - ・血栓の予防：抗血小板薬，抗凝固薬
    - ・血栓の溶解：ウロキナーゼなどの血栓溶解療法
    - ・塞栓　　　：他の場所で生じた遊離片が運ばれて閉塞。血栓とは限らない

用語アラカルト

＊1　間欠性跛行（intermittent claudication）
主として下肢の血行不良のために，しばらく歩行すると組織の酸素供給不足のために疲労感や疼痛を生じて歩行不能となり，少し休むと症状が軽快することを繰り返す状態。

＊2　Fontaine分類（Fontaine stage）
Ⅰ度 → 冷感，Ⅱ度 → 間欠性跛行，Ⅲ度 → 安静時疼痛，Ⅳ度 → 潰瘍・壊死。

＊3　遊走性血栓性静脈炎（thrombophlebits migrans）
静脈から静脈へと次々に血栓性静脈炎を起こす状態。TAOに先行してしばしば発生する。血栓性静脈炎の特殊な場合である。

動脈硬化症（atherosclerosis）

■概念

● コレステロールやそれを貪食したマクロファージ（泡沫細胞）が血管内膜に貯まりアテローム（粥腫）を形成する病態。しばしば血管内腔に破綻して血栓を形成，血管を閉塞して脳梗塞や虚血性心疾患などの血管障害を併発する。

用語アラカルト

＊4 頸動脈エコー（carotid ultrasonography）
超音波プローブを，頸動脈にあてて，血管壁を観察する方法。特に内膜中膜複合体厚（IMT：intima media thickness）は，アテロームの客観的評価法として利用される。

＊5 心臓足首血管指数（CAVI：cardio-ankle vascular index）
非侵襲的な動脈硬化度測定法。心音を利用して，心臓から足首までの脈波速度（PWV）を測定する。脈波速度は速いほど，動脈硬化が進行していると評価できる。これと双方の血圧を測定して動脈硬化度を計算する。

■症状
● アテロームの破裂による血栓形成がなければ，ほとんど無症状。

■診断
● 頸動脈エコー＊4や心臓足首血管指数（CAVI）＊5，眼底検査など。

■治療
● 動脈硬化はある程度，加齢的な変化ではあるが，**高血圧や糖尿病，脂質代謝異常などの基礎疾患**がある場合は，その治療を行い，喫煙や食生活，肥満に対しては適切な生活指導をする。

図1 動脈硬化の進行とアテローム（粥腫）の形成

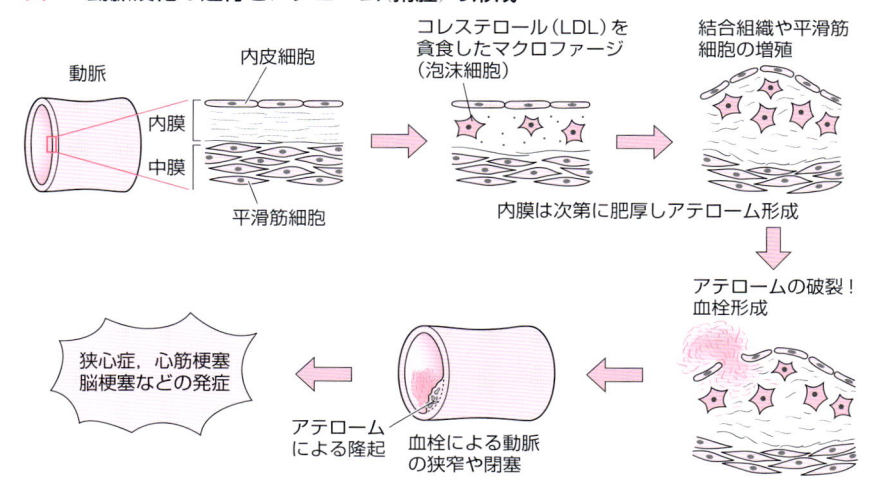

補足
● アテローム形成には，LDLと呼ばれるコレステロールが関係する。LDLはコレステロールを肝臓から組織に運ぶ役割をするので，動脈硬化を促進させる因子であり，"悪玉コレステロール"の別名をもつ。逆に組織のコレステロールを肝臓に運ぶのがHDLで，こちらは動脈硬化を抑制するので"善玉コレステロール"と呼ばれている。

大動脈瘤（true aneurysm）（真性大動脈瘤）

■概念
● **大動脈の一部がコブ状に膨隆した状態**。動脈硬化による場合が多いが，梅毒やMarfan症候群＊6などの基礎疾患を有するものもある。

用語アラカルト

＊6 Marfan症候群（Marfan syndrome）
先天的な結合組織異常で，四肢が長くクモ状指など特徴的な体型がみられるほか，血管系の異常を伴うことが多い。常染色体優性遺伝。アメリカ大統領，リンカーンがこの疾患を患っていたことは有名。

■症状
① 胸部大動脈瘤（TAA）：全体の約1/3。反回神経圧迫→嗄声，交感神経圧迫→ホルネル症候群，食道圧迫→嚥下困難，気管圧迫→呼吸困難，咳嗽。
② 腹部大動脈瘤（AAA）：全体の約2/3。消化管圧迫によるイレウス，腹痛，腰痛，拍動性腫瘤の触知。

■診断
● 腹部エコー，CT，MRI，大動脈造影。

■治療
- 直径≦5cmは，血圧コントロールなどの内科管理。
- 直径＞5cmは，人工血管置換術やステントグラフト内挿術。

大動脈解離（dissecting aneurysm）

■概念
- **大動脈中膜の変性**により，**血液が中膜内に流入**し，**偽腔**を形成する病態。流入部より末梢で内腔に再流入する場合がある（リエントリー）。
- 解離の型分類として，DeBakey（ドゥベイキー）分類とStanford（スタンフォード）分類が有名。

■症状
- 激烈な胸痛や背部痛。解離の進行によって痛みが移動する。痛みは強く持続的で，しばしばショックとなる。
- 解離腔の血栓による圧迫で，大動脈瘤と同じ症状が現れる。
- 解離が大動脈起始部に及ぶと，心タンポナーデや大動脈弁閉鎖不全症を合併する。

■診断
- 大動脈瘤と同じ。激烈な胸部痛は，心電図で心筋梗塞との鑑別を要する。

■治療
- まず血圧コントロール。
- 上行大動脈に解離がある場合（Stanford A）→ 人工血管置換術
- 上行大動脈に解離がない場合（Stanford B）→ 降圧など保存的治療
  （Stanford B型は高齢者に多く，比較的予後がよい。Stanford A型とStanford B型の発生率はほぼ同じである）

図2　真性大動脈瘤と大動脈解離

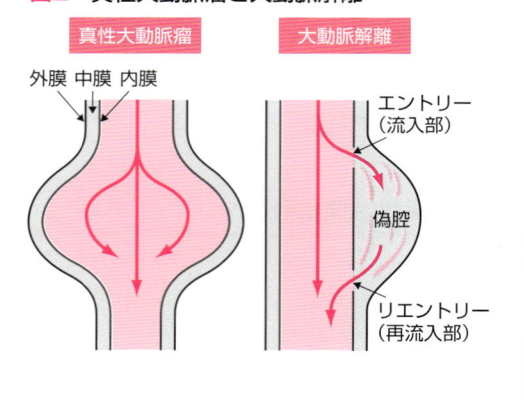

表1　大動脈解離の分類

	Ⅰ	Ⅱ	Ⅲa	Ⅲb
De Bakey 分類	上行大動脈に解離があるもの		上行大動脈に解離がないもの	
	A	A	B	B
Stanford 分類	内膜の亀裂が上行大動脈から始まり，解離が下行大動脈に及ぶもの	内膜の解離と亀裂が上行大動脈・弓部に限局するもの	内膜の亀裂が下行大動脈から始まり，解離が胸腔内に及ぶもの	内膜の亀裂が下行大動脈から始まり，解離が腹部大動脈まで及ぶもの

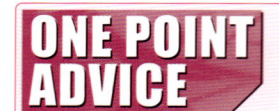

ONE POINT ADVICE
- 真性大動脈瘤も大動脈解離も，外膜外に破裂すると胸腔内出血や腹腔内出血を起こし緊急疾患となる。早急に外科的治療を行わないと，ショックを起こし死に至る例も少なくない。高齢者の破裂は疼痛をあまり伴わない場合もあるので，注意が必要である。

閉塞性動脈硬化症（ASO：atherosclerosis obliterans）

概念
- 動脈硬化の進行により動脈が閉塞し，末梢組織の虚血を生じる病態。比較的高齢者が多い。また，高血圧や糖尿病を合併することも多い。

症状
- 間欠性跛行，疼痛，潰瘍形成，壊疽。Fontaine分類が有名。

診断
- 動脈造影で，動脈の途絶を確認する。

治療
- 血管拡張薬，抗血小板薬の投与。
- 重症になると人工血管バイパス術。
- さらに壊疽を起こすと下肢切断術（壊疽に至る例は糖尿病に多い）。

図3　間欠性跛行のイメージ

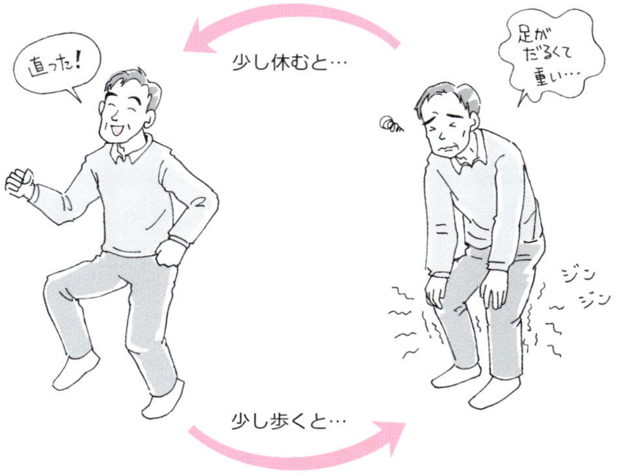

閉塞性血栓性血管炎（TAO：thromboangiitis obliterans）（別名：バージャー病）

概念
- 20～40歳男性の喫煙者に発症。手足の中小動脈の炎症と血栓による閉塞で難治性である。喫煙や寒気で増悪する。

症状
- 四肢の冷感，疼痛，間欠性跛行，潰瘍・壊疽，遊走性血栓性静脈炎など。

診断
- 血管造影による動脈の閉塞所見，超音波ドップラー血流測定など。

治療
- まず禁煙！　保温に努め，血管拡張薬や抗血小板薬の投与。
- 末梢動脈の炎症のため，ASOと違って，バイパス術などの外科的手術の適応は少ない。
- 血管の収縮による症状の増悪を防ぐため，交感神経切除術を行う。

血栓（thrombosis），塞栓（embolism）

血栓
● 血管内で血液の凝固が起こる病態。
- 外部からの血管破損：正常時の止血機構。
- 動脈硬化のアテローム破綻：心筋梗塞や脳梗塞の原因。
- 血管炎：動脈の場合は閉塞性血栓性動脈炎（TAO）。
- 静脈の場合は血栓性静脈炎[*7]。
- 血流の停滞：心房細動や下肢深部静脈血栓。
- 異常な血管内の凝固亢進：播種性血管内凝固症候群（DIC）。

塞栓
● 他の場所で生じた遊離片が血流で移動し，血管に詰まる病態。
- 血栓塞栓：上記の血栓が運ばれて詰まる。
- 脂肪塞栓：事故や手術などで，静脈に吸い込まれた脂肪片が詰まる。
- 空気塞栓：事故や手術で静脈に空気が流入する場合や，潜函病[*8]など。
- 腫瘍塞栓：血管内に増生した腫瘍塊が遊離して詰まる。転移の原因。

診断
● CTやMRIの画像診断や血管造影など。

治療
● 血栓の場合は，予防的に**抗血小板薬**や**抗凝固薬**の投与。血栓が形成されている場合は，ウロキナーゼなどの**血栓溶解療法**。
● カテーテルを用いた血栓除去術。それでも改善しなければ外科的血栓摘出術。
● 潜函病の場合は，高圧酸素療法が有効。

用語アラカルト

＊7 血栓性静脈炎（thrombophlebits）
静脈の炎症によって，血栓を生じた病態。しばしば静脈の走行に一致して疼痛や発赤，腫脹をともなう。炎症を伴わないで血栓が生じた状態を静脈血栓症という。

＊8 潜函病（caisson disease）
たとえば潜水作業で急に浮上した場合など，急激な減圧に伴って血液中に溶け込んでいた窒素が気泡となって血管に詰まる病態。高圧酸素療法の適用となる。

図4 血栓と塞栓

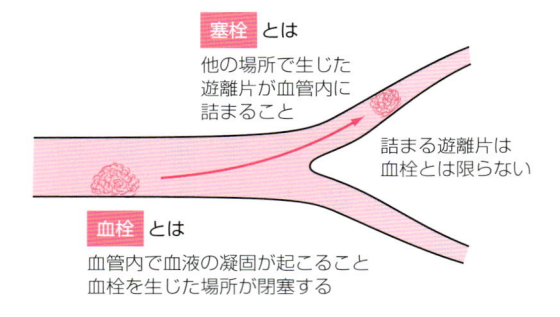

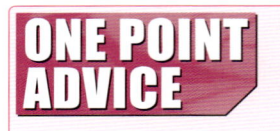

塞栓とは
他の場所で生じた遊離片が血管内に詰まること

詰まる遊離片は血栓とは限らない

血栓とは
血管内で血液の凝固が起こること
血栓を生じた場所が閉塞する

ONE POINT ADVICE
● 血栓塞栓症とは，血栓が血流に運ばれて離れた血管内に詰まった病態である。下肢の深部血栓が運ばれて，肺動脈内に詰まり肺梗塞の原因となる肺血栓塞栓症（ロングフライト症候群）や，心房細動で左心房内に生じた血栓が運ばれて脳血管内に詰まって脳梗塞の原因となる脳塞栓がよく知られている（ロングフライト症候群については「呼吸器系」「呼吸不全」の項，462ページ参照）。
● 一方，アテローム破綻で血栓を生じ，そこの脳動脈が閉塞されて生じる脳梗塞は脳血栓と呼ばれる。脳血栓と脳塞栓を混同しないようにしたい。

動静脈瘻（arteriovenous fistula）

概念
● 動脈から毛細血管を経て静脈に流れるべき血流が，動脈から直接，静脈に注ぐ病態。先天性のことが多い。手術などによる医原性のこともある。

■症状
● シャントによる末梢の阻血状態を生じる。

■診断
● CT，MRI，血管造影。大きな動静脈瘻は，血管雑音を聴取できる場合がある。

■治療
● 無症状のものは経過観察でよいが，必要に応じて外科的治療。

上大静脈症候群（superior vena cava syndrome）

■概念
● パンコースト型肺癌（呼吸器「新生物」の項，455ページ参照）や胸部大動脈瘤などで上大静脈が圧迫され，静脈血が心臓に還流できない病態。

■症状
● 頭頸部に限局した浮腫や頸静脈怒張。頭痛，起坐呼吸など。

■診断
● 血管造影やMRIなど。

■治療
● 原因となる疾患の治療。人工血管によるバイパス術。

下肢静脈瘤（varix of the lower extremity）

■概念
● **静脈弁の機能不全や深部静脈血栓症の後遺症**などで，表在静脈の拡張，蛇行を生じる病態。女性に多く，立ち仕事や妊娠なども誘因となる。

■症状
● 下肢のだるさや疼痛，血栓性静脈炎や難治性潰瘍を併発することもある。

■診断
● 下肢静脈弁の不全の有無や超音波ドップラー法など。

■治療
● 保存的には**弾力ストッキング**の着用。外科的には**静脈抜去術**など。

図5　下肢静脈瘤の様子

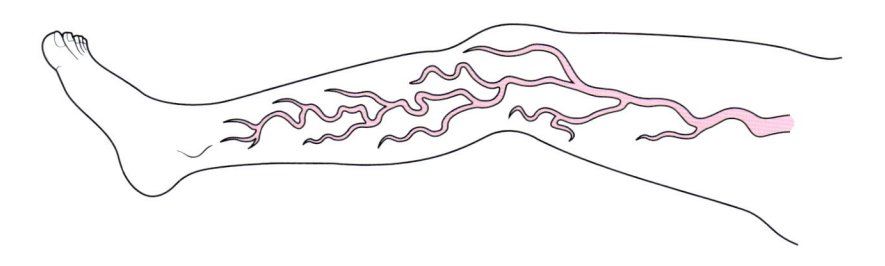

3 リンパ管疾患

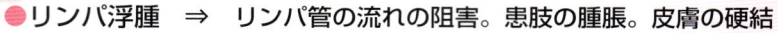

循環器系

TAP & TAP
- リンパ浮腫 ⇒ リンパ管の流れの阻害。患肢の腫脹。皮膚の硬結
- リンパ管炎 ⇒ リンパ管の炎症。リンパ管にそった疼痛と発赤
- 癌性リンパ管症
  ⇒ ・肺癌や乳癌で，主として肺のリンパ管に起こる
  ・リンパ節に沿った急速な転移の進展。予後はきわめて不良

図1 リンパ浮腫の様子

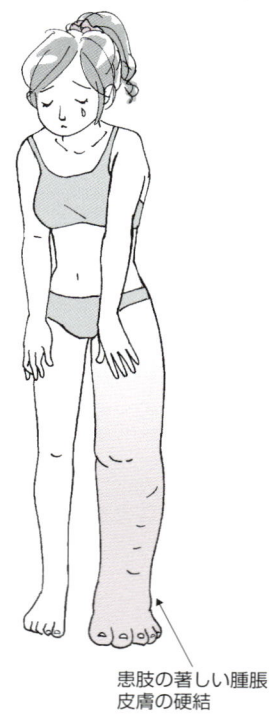

患肢の著しい腫脹
皮膚の硬結

リンパ浮腫（lymphedema）

概念
- 悪性腫瘍や手術後などに，**リンパ管の流れが阻害**されるために起こる。
- フィラリア感染による象皮病（ぞうひびょう）も，これに含まれる。

症状
- **患肢の腫脹**，だるさ，**皮膚の硬結**。疼痛は通常ないか，あっても軽度。

診断
- リンパ管造影

治療
- 弾力ストッキングの着用。下肢の挙上。
- 外科的には，リンパ液を筋肉内に流すリンパ誘導術。

リンパ管炎（lymphangitis）

概念
- 細菌によるリンパ管の炎症や悪性腫瘍のリンパ節転移など。
- 悪性腫瘍の場合は**乳癌**や**肺癌**の**癌性リンパ管炎（癌性リンパ管症）**がよく知られる。

症状
- リンパ管に沿った発赤と腫脹。疼痛。リンパ節腫大。

診断
- 症状と理学所見。細菌性の場合は起炎菌の同定。

治療
- 細菌性の場合は抗生物質。悪性腫瘍の場合は保存的。後者の予後はきわめて不良。

4 循環器系 血管外傷

TAP & TAP
- 血管外傷 ⇒ ・刀剣や銃，交通事故，医原性のものなど
- ・胸腔内や腹腔内の出血を認めれば緊急手術

血管外傷（vascular trauma）

概念
- ナイフや刀剣による切創，刺創。銃による銃創。交通事故などの鈍的外傷，検査や手術による医原性のものなど多彩。

症状
- 外傷の程度によるが，大血管の場合はショック，失血死に至る。

診断
- 画像診断にて，胸腔内や腹腔内の出血を確認する。

治療
- 胸腔内や腹腔内の出血を認めれば緊急手術。

5 循環器系 先天性心疾患

TAP & TAP

- チアノーゼをきたさない疾患
  ⇒ ①心房中隔欠損症
  　②心室中隔欠損症
  　③動脈管開存症
- チアノーゼをきたす疾患
  ⇒ ファロー四徴症
- アイゼンメンゲル症候群[*1]
  ⇒ ・左→右シャントから右→左シャントへ
  　・肺高血圧症。予後不良
  　・先天性心疾患は，アイゼンメンゲル症候群になる前に根治的治療を行う

用語アラカルト

[*1] アイゼンメンゲル症候群（Eisenmenger syndrome）
長期にわたり，肺動脈血流の増加が続くと，肺内の小動脈に閉塞性変化をきたし肺血管抵抗が上昇し，右→左シャントをきたす。この状態になると，もはや手術には耐えられないので手術禁忌となり予後はきわめて不良だが，欧米では心肺同時移植が行われることがある。

[*2] 固定性分裂（fixed splitting）
心音は，Ⅰ音とⅡ音よりなるが，Ⅱ音は，呼吸によって大動脈弁と肺動脈弁閉鎖音の分裂が明瞭になることが知られている。心房中隔欠損症では，呼吸による影響がみられず，分裂が一定のため，こう呼ばれる。

心房中隔欠損症（ASD：atrial septal defect）

概念
- 右心房と左心房の間にある**心房中隔に欠損孔**がある。
- 成人の先天性心疾患の45％を占め，女性に多い。

症状
- 欠損孔を通じて，**左心房の血液が右心房に流入（左→右シャント）**するため，**肺動脈血流量は増加**し，次第に肺高血圧症に発展する。
- 小児では無症状で経過するが，次第に労作時呼吸困難，易疲労感を認める。

診断
- 聴診：Ⅱ音の固定性分裂[*2]。肺動脈血流量増加のために第2肋間胸骨左縁で駆出性収縮期雑音。
- 心エコー：ドップラーで左心房から右心房へのシャント確認。心室中隔の奇異性運動。
- 心カテーテル検査：右心房のO_2濃度の増加を確認（O_2 step up）。

治療
- 軽症（シャント率30％以下）は経過観察。
- それ以上は，20歳までに欠損孔の閉鎖術を行う。
- 最近は，開胸せずにカテーテルを用いた治療も行われている。

図1　心房中隔欠損症（ASD）の概要

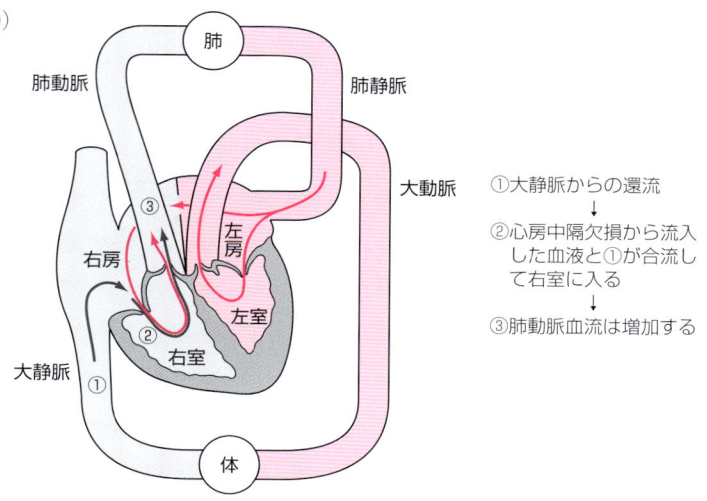

①大静脈からの還流
↓
②心房中隔欠損から流入した血液と①が合流して右室に入る
↓
③肺動脈血流は増加する

心室中隔欠損症（VSD：ventricular septal defect）

■概念
- 右心室と左心室の間にある**心室中隔に欠損**がある。
- 小児の先天性心疾患のなかでは最も多い。

■症状
- 欠損孔を通じて，**左心室の血液が右心室に流入（左→右シャント）**するため，**肺動脈血流量は増加**し次第に**肺高血圧症**に発展する。
- 大欠損の場合は，シャント率が大きいため，乳児期より呼吸困難，体重増加不良などを認め，心不全や感染性心内膜炎を併発して死亡率が高い。

■診断
- 聴診　　：胸骨左縁3～4肋間を最強点とする全収縮期雑音。
　　　　　　相対的僧帽弁狭窄による拡張期ランブル*3の聴取。
- 心エコー：心室中隔欠損孔の描出。カラードップラーによる左→右シャントの確認。
- 心カテーテル検査：右心房と右心室とのO_2 step upの確認。

■治療
- 小欠損は経過観察。
- 大欠損はパッチを用いた欠損孔閉鎖術。

用語アラカルト

*3　**拡張期ランブル**（diastolic rumble）
拡張期中期に聴取される低調な心雑音をいう。乱流による相対的僧帽弁狭窄によるとされる。Carey-Coombs雑音として有名。

図2 心室中隔欠損症（VSD）の概要

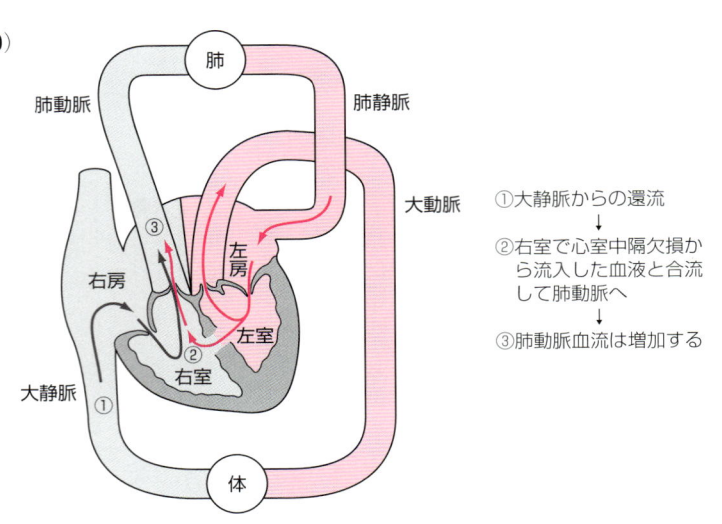

①大静脈からの還流
↓
②右室で心室中隔欠損から流入した血液と合流して肺動脈へ
↓
③肺動脈血流は増加する

アイゼンメンゲル症候群（Eisenmenger syndrome）

■概念
- 長期にわたる左→右シャントが持続し，**肺動脈血流量が増加**し続けると次第に肺の器質的変化を生じ肺血管抵抗が増し，**肺高血圧症**に陥る。すると右心室は強い圧力で血液を送り出さなければならないため，ついに左心室より高圧となり，**右→左シャント**に転じる。この状態を**アイゼンメンゲル化**という。

■症状
- チアノーゼ，労作性呼吸困難，動悸，失神発作（低O_2血症）など。

■診断
- 心エコーや心カテーテル検査で，右→左シャントの証明。

■治療
- 対症療法のみ。手術適応はない。予後は不良。
- ASDもVSDも，アイゼンメンゲル化をするまでに治療をしなければならない。

図3 アイゼンメンゲル症候群（VSDの場合）

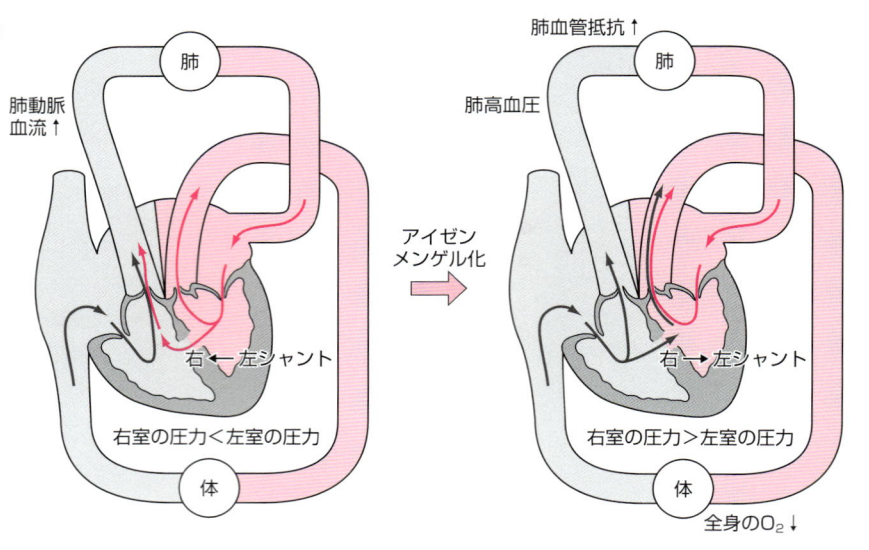

動脈管開存症（PDA：patent ductus arteriosus）

■概念
- 胎児期の肺動脈と大動脈をつなぐ**動脈管が生後も残存**するために，**大動脈血が肺動脈に流入する**病態。

■症状
- 爪床の毛細管拍動や water-hammer pulse[*4]など。放置すると，肺高血圧症からアイゼンメンゲル症候群を併発することがある。

■診断
- 聴診で，胸骨左縁第2肋間を最強点とする**連続性雑音**。
- 心エコーや動脈造影でシャントの確認。

■治療
- シャントが大きく，心不全の症状があれば，外科的手術。カテーテル塞栓術も行われる。

用語アラカルト

[*4] water-hammer pulse
コリガン脈拍（Corrigan pulse）ともいう。主として大動脈閉鎖不全のときの脈として使用する迅速で強い脈拍のこと。

図4　動脈管開存症の概要

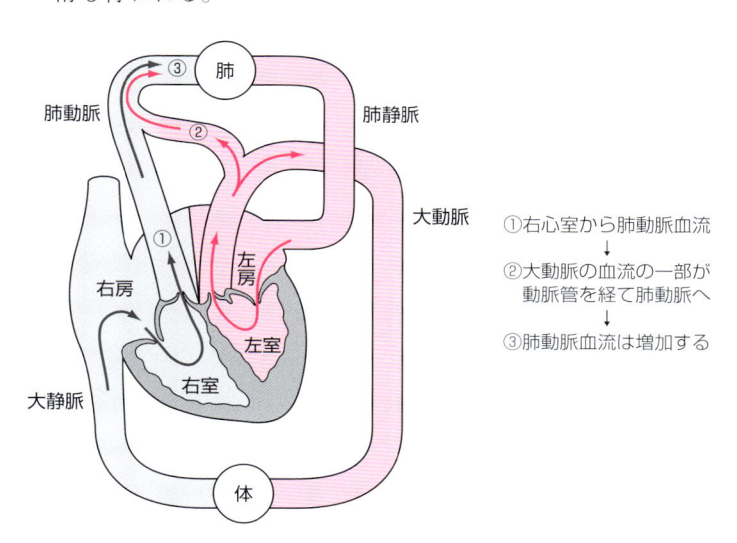

①右心室から肺動脈血流
↓
②大動脈の血流の一部が動脈管を経て肺動脈へ
↓
③肺動脈血流は増加する

ファロー四徴症（Fallot tetralogy）

■概念
- 四徴（tetralogy）とは，①肺動脈狭窄，②右室肥大，③心室中隔欠損，④**大動脈騎乗**[*5]を指す。
- 2歳以上の先天性心疾患の約9割を占める。

■症状
- 生後6カ月くらいからチアノーゼで発症する。蹲踞[*6]の姿勢，痙攣を伴う無酸素発作。
- 当然のことながら，肺動脈狭窄があるので，肺血流量は増加せず，アイゼンメンゲル症候群は発症しない。

■診断
- 聴診で，胸骨左縁第2肋間を最強点とする駆出性収縮期雑音の聴取。
- 心電図，胸部単純X線像で，右室肥大の所見。

用語アラカルト

[*5] 大動脈騎乗（aortic overriding）
大動脈弁口が，右方に偏位しているために，右心室と左心室にまたがっているように見える状態。ファローのtetralogyのなかでもっとも理解しにくい。

[*6] 蹲踞（squatting）
ヨチヨチ歩きができる頃からみられる症状。いわゆる相撲の蹲踞と同じ姿勢である。こうすると，下肢からの血流量が減るために，相対的に肺血流量が増加してチアノーゼが改善されることを本人が一番よく知っているのである。

● 心エコー，心カテーテル検査などで，上記4つの所見を確認する。

■治療
● 原則的に外科的治療。根治的にはVSD閉鎖＋右室流出路形成術。

図5　ファロー四徴症の概要

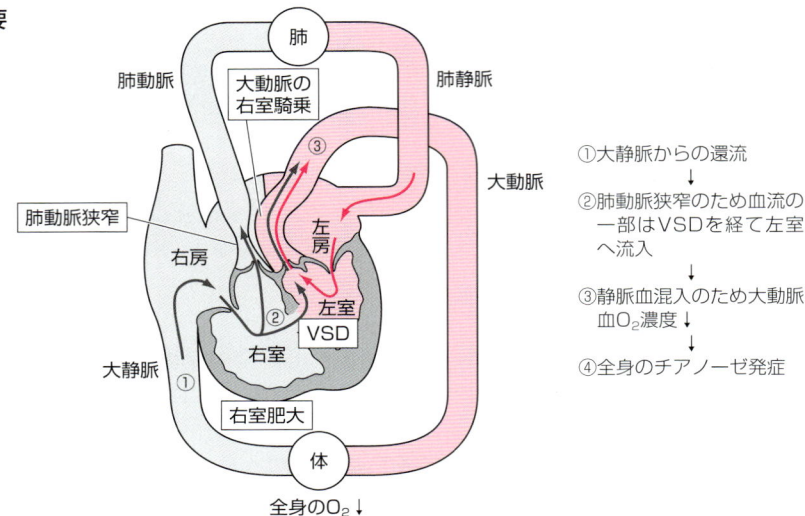

①大静脈からの還流
↓
②肺動脈狭窄のため血流の一部はVSDを経て左室へ流入
↓
③静脈血混入のため大動脈血O_2濃度↓
↓
④全身のチアノーゼ発症

図6　ファロー四徴症の症状

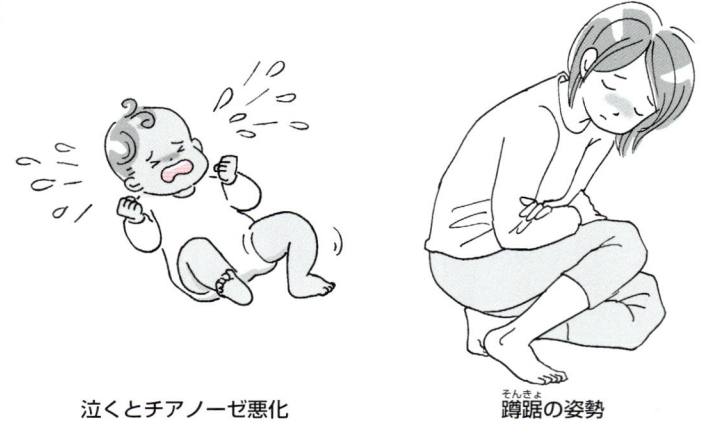

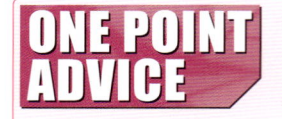

泣くとチアノーゼ悪化　　　蹲踞の姿勢

ONE POINT ADVICE

● 先天性心疾患は，チアノーゼをきたす疾患と，きたさない疾患に分けて覚えるとよいだろう。前者の例としてファロー四徴症を，後者の例として，ASD，VSD，動脈管開存症を理解しておくこと。
● 先天性心疾患は，このほかにもたくさんの種類がある。自分好みの概念図を書いておくと，分類もしやすいし覚えやすい。この項で繰り返し，同じ図を使って説明したのもそういう意図からである。心臓学は，自分で図が書けてこそ理解が拓けるのである。

6 循環器系 弁膜症

TAP & TAP

- ●僧帽弁狭窄症 ⇒
  - ・僧帽弁の開放障害。肺うっ血による呼吸困難。右心負荷，右心不全
  - ・心尖部の拡張期ランブル
  - ・治療：OMC，PTMC，MVR

- ●僧帽弁閉鎖不全症 ⇒
  - ・左室の収縮期に左房への血液逆流。左室肥大，左房拡大，肺うっ血，右心不全
  - ・心尖部の全収縮期逆流性雑音
  - ・動脈造影や心エコーで，逆流確認
  - ・僧帽弁形成術や僧帽弁置換術

- ●大動脈弁狭窄症 ⇒
  - ・大動脈弁の弁口減少。駆出時間の延長
  - ・失神発作，狭心痛，小脈[*1]，遅脈[*1]。左心不全
  - ・胸骨右縁第2肋間を最強点とする収縮期駆出性雑音
  - ・心カテーテル検査で，大動脈-左室較差
  - ・大動脈弁置換術

- ●大動脈弁閉鎖不全症 ⇒
  - ・拡張期に大動脈から左室への血液逆流
  - ・左心不全症状。狭心痛，クインケ徴候[*2]，ドゥミュッセ徴候[*3]など
  - ・胸骨左縁第3肋間を最強点とする拡張期灌水様雑音。Austin-Flint雑音[*4]
  - ・大動脈弁置換術

用語アラカルト

*1 小脈(small pulse)，遅脈(slow pulse)
大動脈弁狭窄で，血液駆出に時間がかかり，立ち上がりがゆっくりとなり(遅脈)，脈が小さく(小脈)なる。大動脈弁閉鎖不全では，逆に立ち上がりは速く(速脈)，大きく(大脈)なる。

*2 クインケ徴候（Quincke sign）
大動脈弁閉鎖不全の徴候。簡単な検査法としても役立つ。爪を軽く押さえると，赤色部分と白色部分が拍動性に動く現象。

*3 ドゥミュッセ徴候（de Musset sign）
大動脈弁閉鎖不全の徴候。脈拍にあわせて，頭部が前後にうなずくような動きをすること。

*4 Austin-Flint雑音（-murmur）
大動脈弁閉鎖不全で，左室に逆流する血液が僧帽弁を押し上げて，相対的な僧帽弁狭窄をきたすときの拡張期ランブル雑音。

*5 僧帽弁開放音（opening snap）
僧帽弁狭窄では，僧帽弁が開きにくいために，Ⅱ音に遅れて鋭く短い音が拡張期ランブルの開始時に聞こえる。これをOSという。

*6 Graham-Steel雑音（- murmur）
僧帽弁狭窄で肺動脈が拡張すると，機能的に肺動脈閉鎖不全をきたし，拡張期雑音として胸骨左縁第2〜4肋間で聴取される。

僧帽弁狭窄症（MS：mitral stenosis）

■概念
- ●リウマチ熱の後遺症，20〜40歳代の女性に多い。
- ●僧帽弁の弁口面積が小さいので，左心室に血液が流入しにくい→左房負荷→肺うっ血，肺高血圧→右心負荷，右室肥大→右心不全。

■症状
- ●肺うっ血による労作性呼吸困難，**心房細動による血栓形成**とそれに伴う血栓塞栓症。

■診断
- ●聴診では，**心尖部を最強点とする拡張期ランブル**，僧帽弁開放音（OS）[*5]の聴取。Graham-Steel雑音[*6]。
- ●胸部単純X線像にて左心房，右室拡大像，ECGにて僧帽性P波。

用語アラカルト

*7 **僧帽弁前尖拡張期後退速度（diastolic descent rate）の減少**
心エコー（Mモード）で観測される，僧帽弁狭窄のもっとも特徴的な所見。僧帽弁の開口不全で，弁を通過する血流量低下による。

- 心エコー検査で，弁口面積の減少，僧帽弁前尖拡張期後退速度（DDR）の減少*7，左房血栓の確認など。
- 心カテーテル検査で，著しい左房–左室圧較差を認める。

■治療

- 外科的に，直視下僧帽弁交連切開術（OMC：Open Mitral Commissurotomy）。心カテーテルで行う経皮経静脈的僧帽弁交連切開術（PTMC：Percutaneous Transluminal Transvenous Mitral Commissurotomy）など。
- 重症では，僧帽弁置換術（MVR：Mitral Valve Replacement）。

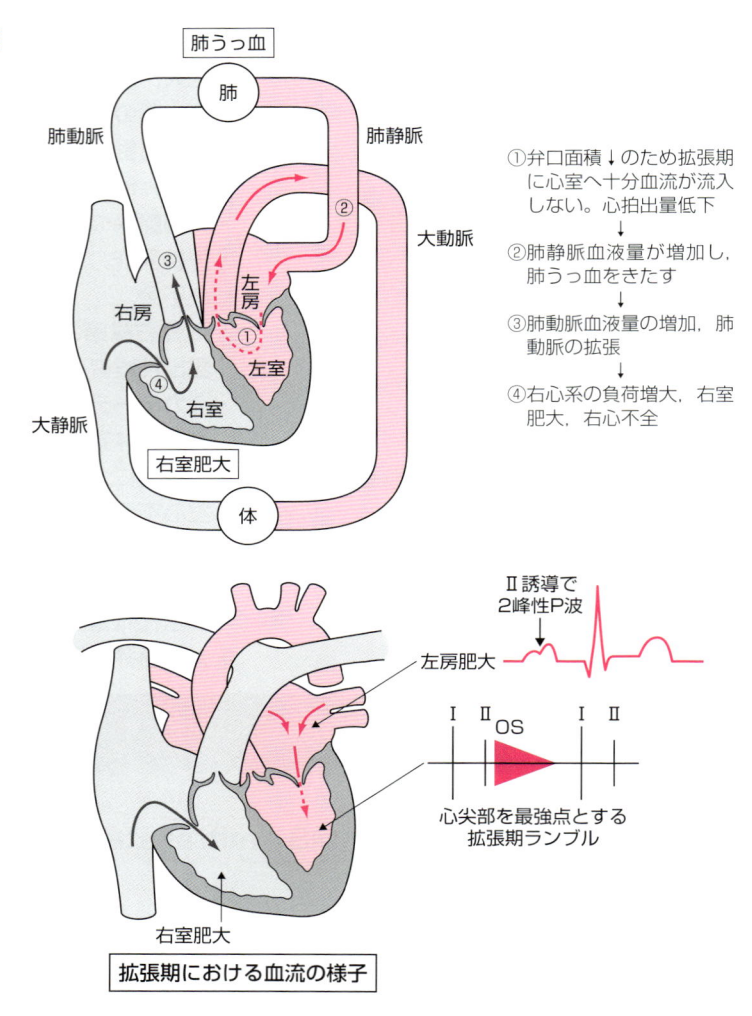

図1　僧帽弁狭窄症の概要

① 弁口面積↓のため拡張期に心室へ十分血流が流入しない。心拍出量低下
↓
② 肺静脈血液量が増加し，肺うっ血をきたす
↓
③ 肺動脈血液量の増加，肺動脈の拡張
↓
④ 右心系の負荷増大，右室肥大，右心不全

拡張期における血流の様子

僧帽弁閉鎖不全症（MR：mitral regurgitation）

■概念

- **リウマチ熱**や**感染性心内膜炎**のほかに，心筋梗塞や外傷などによる腱索・乳頭筋断裂でも起こる。
- **収縮期に左心室から左心房に血液の逆流が起こる**ため，心拍出量の低下，左室，左房の拡大→肺うっ血，肺高血圧→右室肥大，右心不全。

■症状

- 心拍出量低下による心悸亢進，易疲労感。肺うっ血による労作性呼吸困難。

次第に両心不全症状（「心不全」の項，502ページ参照）。

■診断
- 聴診では，**心尖部を最強点とする全収縮期逆流性雑音**。Ⅲ音の聴取。
- 心エコーで，カラードップラー法による左室から左房への逆流の確認。
- 右心カテーテル検査で，PCWPの左房波の左室化。左室造影で逆流の確認。

■治療
- 外科的に僧帽弁形成術や僧帽弁置換術。心筋梗塞時の乳頭筋断裂の場合は緊急手術。

図2　僧帽弁閉鎖不全症の概要

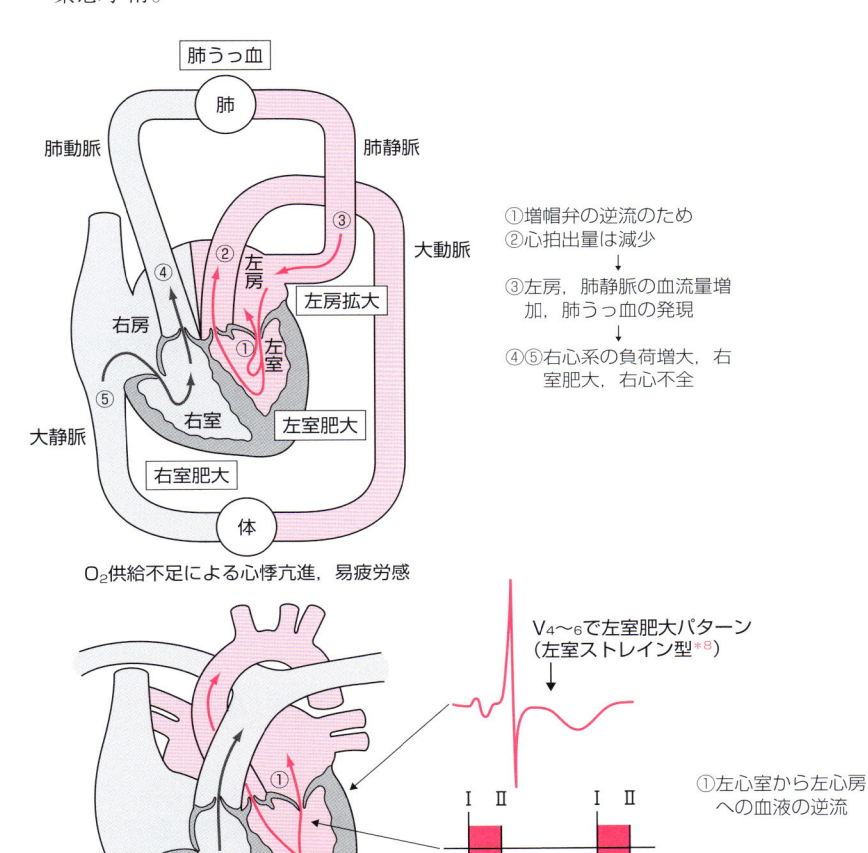

①僧帽弁の逆流のため
②心拍出量は減少
③左房，肺静脈の血流量増加，肺うっ血の発現
④⑤右心系の負荷増大，右室肥大，右心不全

O_2供給不足による心悸亢進，易疲労感

V_4〜$_6$で左室肥大パターン（左室ストレイン型[*8]）

①左心室から左心房への血液の逆流

心尖部を最強点とする全収縮期逆流性雑音

収縮期における血流の様子

用語アラカルト

＊8　左室ストレイン型（LV strain type）
強い左室肥大を示す心電図の特徴。ST部分がやや低下しT波が逆転する現象。主に胸部誘導のV_4〜V_6でみられる。

大動脈弁狭窄症（AS：aortic stenosis）

■概念
- **リウマチ熱後遺症**や加齢変化による。
- **大動脈弁の弁口減少**で，血液の拍出に時間がかかる病態。

■症状
- 心拍出量低下による失神発作，狭心痛，小脈，遅脈など。左心不全症状。

用語アラカルト

＊9　Ⅱ音の奇異性分裂
（paradoxical splitting of Ⅱnd sound）
通常，Ⅱ音は，大動脈弁がまず閉鎖し（Ⅱ$_A$），続いて肺動脈弁が閉鎖（Ⅱ$_P$）するが，大動脈閉鎖不全では駆出時間の延長のためにⅡ$_P$，Ⅱ$_A$の順序となる。これをⅡ音の奇異性分裂という。

■診断
- 聴診で胸骨右縁第2肋間を最強点とする収縮期駆出性雑音。Ⅱ音の奇異性分裂＊9など。
- 心電図では，著明な左室肥大。左房負荷所見。
- 心エコー検査で，大動脈弁口面積の減少。
- 心カテーテル検査で，20mmHg以上の左室-大動脈圧較差。

■治療
- 狭心痛，失神発作，心不全症状があれば，大動脈弁置換術（AVR：Aortic Valve Replacement）。

図3　大動脈弁狭窄症の概要

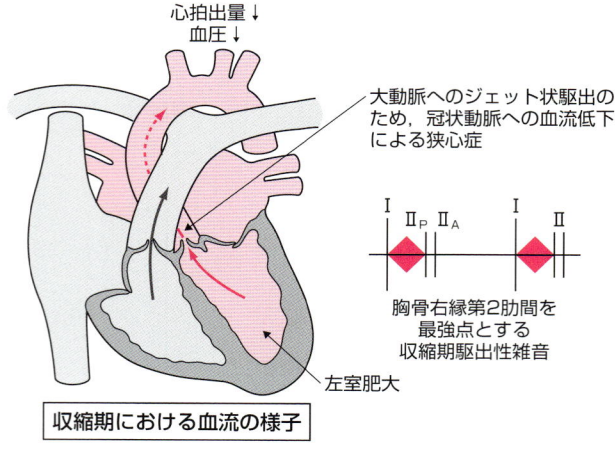

ONE POINT ADVICE
- 大動脈弁狭窄症は，突然死をきたす疾患としても知られている。
- 失神発作や狭心症発作をきたす場合は予後不良であるので，できるだけ症状発現までに治療しておく必要がある。

大動脈弁閉鎖不全症（AR：aortic regurgitation）

■概念
- リウマチ熱後遺症，バルサルバ（Valsalva）洞＊10の変化など。
- 拡張期に，大動脈から左心室内に血液が逆流する病態。

用語アラカルト

＊10　バルサルバ洞
（Valsalva sinus）
大動脈起始部の膨らんだ部分。冠状動脈が分かれる。冠動脈洞動脈瘤の破裂で，右心系に交通することがある。

■症状
- 左心不全による呼吸困難，冠状動脈血流低下による狭心痛。大脈，速脈。
- Quincke徴候，de Musset徴候。

■診断
- 聴診で，胸骨左縁第3肋間を最強点とする拡張期灌水様雑音。Austin-Flint雑音。
- 心エコー法では，カラードップラー法で左室内への逆流の確認。
- 大動脈造影にて，逆流とその程度（SellersのAR逆流度分類）（図5）。

■治療
- 心不全や狭心痛があれば，大動脈弁置換術。

図4 大動脈弁閉鎖不全症の概要

① 大動脈から左心室内への血液の逆流

右房圧↑
肺うっ血

胸骨左縁第3肋間を最強点とする拡張期灌水様雑音

左室肥大

拡張期における血流の様子

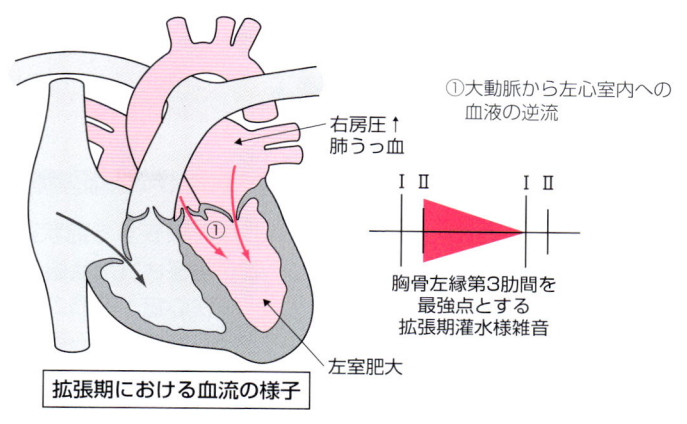

図5 SellersのAR逆流度分類

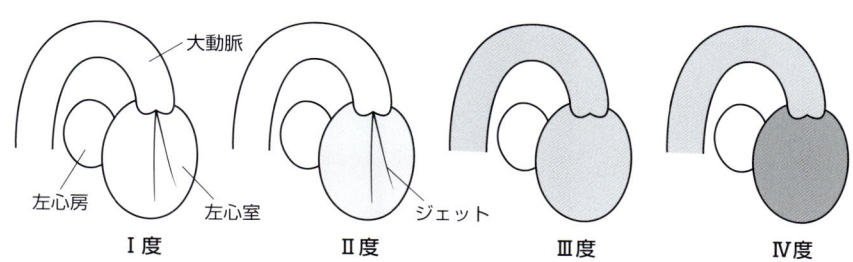

大動脈
左心房
左心室
ジェット

Ⅰ度　Ⅱ度　Ⅲ度　Ⅳ度

大動脈造影時の左室への造影剤逆流度

Ⅰ度：逆流のジェットのみ。左室全体は造形されない。
Ⅱ度：逆流のジェットとともに左室全体が薄く造影される。
Ⅲ度：大動脈と左室が同じ程度に造影される。　　　}ジェット（−）
Ⅳ度：大動脈より左室のほうが濃く造影される。

ONE POINT ADVICE

- 一般に，心雑音の原因は，狭いところを血流が通過する乱流によるものか，血流の逆流のいずれかである。
- 乱流性の雑音は低調でランブル音と呼ばれる。
- 逆流性の雑音はやや高調で，息を吹くような吹鳴音として聞こえ，灌水様とも表現される。

臨床医学総論

7 循環器系 虚血性心疾患

TAP & TAP

- **虚血性心疾患** ⇒ 心臓を栄養する冠状動脈（冠動脈ともいう）の血流が阻害された状態
  - 狭心症：心筋の一過性虚血
  - 心筋梗塞：心筋の壊死

- **狭心症** ⇒ ①労作性狭心症：安定狭心症と不安定狭心症
  ②安静時狭心症：動脈硬化＋血管れん縮[*1] → 夜間安静時に発症
  ③異型狭心症　：若年者に発症 → 血管れん縮
  - 症状：数分以内におさまる胸部痛（狭心痛）
  - 診断：③を除いては，ST低下
  - 治療：発作時はニトログリセリン[*2]，予防的には血管拡張剤やβブロッカー，PTCA，ステント留置術，CABG

- **心筋梗塞** ⇒
  - 心筋の壊死。30分以上持続する激烈な胸痛。ニトログリセリンは無効
  - 診断　：ST上昇，異常Q波など
  - 治療　：PTCA，PTCR，CABGなど
  - 合併症：急性期の心破裂や致死性不整脈，心不全
    心不全のForrester（フォレスター）分類

用語アラカルト

*1 れん縮（攣縮）（spasm）
血管平滑筋のケイレンにより血管が急激に収縮する病態。

*2 ニトログリセリン（nitroglycerin）
ノーベルがダイナマイトに利用した亜硝酸剤である。強力な冠血管拡張作用があり，1分以内に効果が発現する速効性を有するため，広く使用される。通常は舌下剤として投与する。

狭心症（AP：angina pectoris）

■概念
●冠状動脈の動脈硬化により，冠状動脈が狭窄し心筋が虚血状態になるために起こる。促進因子としては，喫煙，肥満，高血圧，糖尿病，脂質代謝異常など。

①労作性狭心症
●主に動脈硬化による狭窄のため，酸素消費量が増加する労作時に起こるもの。
- 安定狭心症　　：3週間以上，症状が安定している。
- 不安定狭心症　：3週間以内に症状が増悪したり発作がある。
- 切迫心筋梗塞　：特に症状が心筋梗塞に移行する可能性が高い状態。

②安静時狭心症
●睡眠時などの安静時に起こす狭心症。動脈硬化で狭窄した血管にれん縮が加わって発症すると考えられる。

用語アラカルト

＊3　Master負荷法（master exercise test）
負荷心電図の一般的な方法。2段の階段を，年齢と体重から定められた回数だけ昇降を繰り返し，その前後で心電図を測定し，ST変化を比較する。

＊4　トレッドミル（treadmill）
Master負荷法の階段の代わりに，ベルト上を歩行する装置をもちいるもの。そのほかに自転車をこぐエルゴメーターも使用される。

＊5　マルチスライスCT（multislice CT）
頭尾方向に，X線検出器を64列配列したCT。短時間で走査できるため，動きの速い心臓血管系の撮影が可能となった。特に3D処理した冠状動脈の画像は，心カテーテル検査さながらの再現が得られる。

図1　狭心症の危険因子

補足

冠状動脈枝のAHA分類（American heart association classification）
● 冠状動脈の枝には，万国共通の番号による細かい分類がなされている。実地臨床では，絶対に覚えなければならない分類ではあるが，国試レベルで，これを要求するかどうかは疑問が残る。参考として509ページの図2に掲載しておいた。

---

③異型狭心症
● 動脈硬化のない若年者が発症する狭心症。血管のれん縮が原因と考えられている。

■症状
● 数分以内に収まる胸痛と胸部絞扼感。狭心痛と呼ばれる。

■診断
● 心電図でST低下。血液検査では異常なし。
● Master負荷法*3やトレッドミル*4を用いた負荷心電図。
● ^{201}Tl心筋シンチグラフィ
● 心臓カテーテル検査による狭窄部位の確認。最近はマルチスライスCT*5も簡易検査として用いられる。

■治療
● 発作時はニトログリセリン舌下投与。
● 予防的には，Ca拮抗剤（血管拡張，血圧低下）やβブロッカー（心筋消費抑制，血圧低下）。
● 経皮的冠動脈形成術（PTCA：Percutaneous Transluminal Coronary Angioplasty）やステント留置術。
● 外科的には，冠動脈バイパス術（CABG：Coronary Artery Bypass Grafting）。

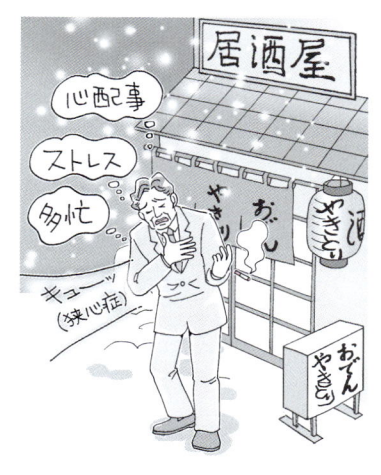

- 中高年の肥満した男性
- 高血圧や糖尿病など
- 喫煙者
- 暖かい場所から寒い場所への移動
- ストレス

図2　冠状動脈の走行と主な名称

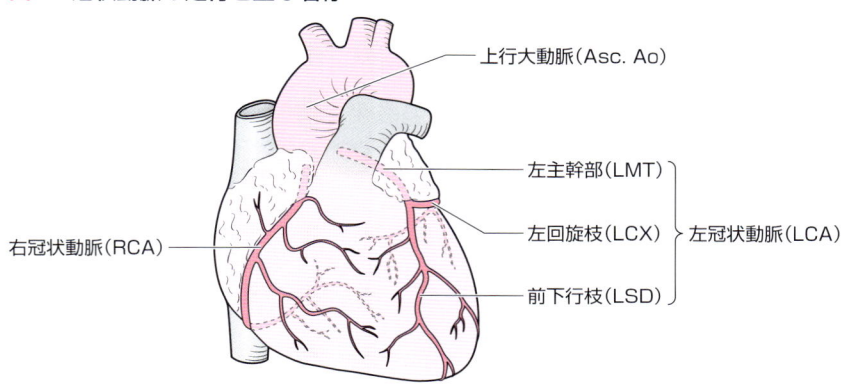

上行大動脈（Asc. Ao）
左主幹部（LMT）
左回旋枝（LCX）　｝左冠状動脈（LCA）
右冠状動脈（RCA）
前下行枝（LSD）

臨床医学総論

図3 狭心症の心電図変化

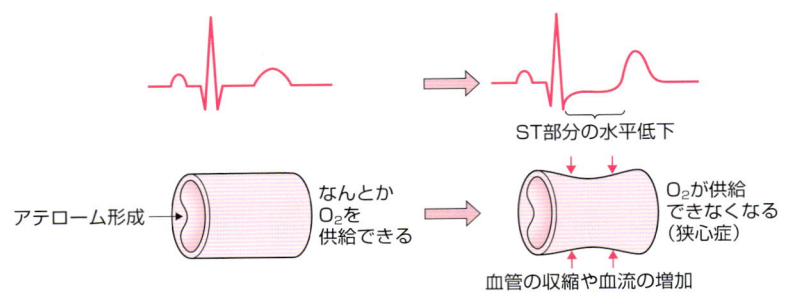

ST部分の水平低下

アテローム形成 → なんとかO₂を供給できる → O₂が供給できなくなる（狭心症）

血管の収縮や血流の増加

狭窄部位と心電図の変化部位

狭窄部位		心電図の変化部位
右冠状動脈		II, III, aV_F
左冠状動脈	前下降枝	V_1〜V_4
	回旋枝	I, aV_L, V_5, V_6

＊例外もあるので，ある程度の指標である。

図4 PTCAとステント留置術

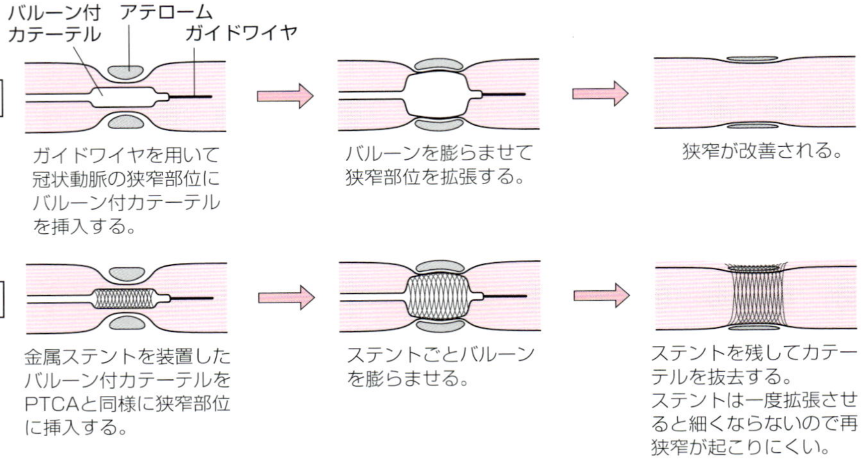

PTCAの方法
バルーン付カテーテル　アテローム　ガイドワイヤ

ガイドワイヤを用いて冠状動脈の狭窄部位にバルーン付カテーテルを挿入する。 → バルーンを膨らませて狭窄部位を拡張する。 → 狭窄が改善される。

ステント留置術の方法

金属ステントを装置したバルーン付カテーテルをPTCAと同様に狭窄部位に挿入する。 → ステントごとバルーンを膨らませる。 → ステントを残してカテーテルを抜去する。ステントは一度拡張させると細くならないので再狭窄が起こりにくい。

補足
- 狭心症のなかで，最も変わり種は，異型狭心症である。発作も夜間睡眠中が多く，動脈硬化が関係しないため，PTCAなどの適応はない。
- 心電図では，一時的なSTの上昇がみられるので，心筋梗塞との鑑別も必要である。
- 治療は，Ca拮抗剤の持続内服が有効である。他の狭心症と混同しないように注意したい。

心筋梗塞（AMI：acute myocardial infarction）

■原因
- アテロームが破綻し，**血栓が冠状動脈を閉塞**することによる**心筋の壊死**。

■症状
- 30分以上持続する胸部の激痛。ニトログリセリンは無効である。
- **心原性ショック**，**致死性不整脈（心室細動）**，**急性心不全**。

■診断
- 心電図で，**ST上昇**，**異常Q波**，冠性T波（時間的な推移。図5参照）。
- 血液検査で，CK-MB[*6]，AST（GOT），LDH，トロポニンT[*6]などの血清酵素の上昇。
- 緊急心カテーテル検査で閉塞部位の確認，治療。

用語アラカルト

[*6] **CK-MB，トロポニンT（troponin T）**
いずれも，心筋梗塞初期に上昇する血清酵素である。そのほかに，心筋細胞に含まれるFABP（fatty acid binding protein）もごく早期から上昇するので，心筋梗塞かどうかの判定に測定される。

治療

- 緊急入院のうえ，CCU管理とする。
- **疼痛にはモルヒネ**，致死性不整脈予防にはリドカイン投与。
- 血栓溶解療法。**PTCR**（経皮的冠動脈血栓溶解療法）。
  PTCA。効果不十分なら，**冠動脈バイパス術（CABG）**。

図5　心筋梗塞における心電図変化の推移

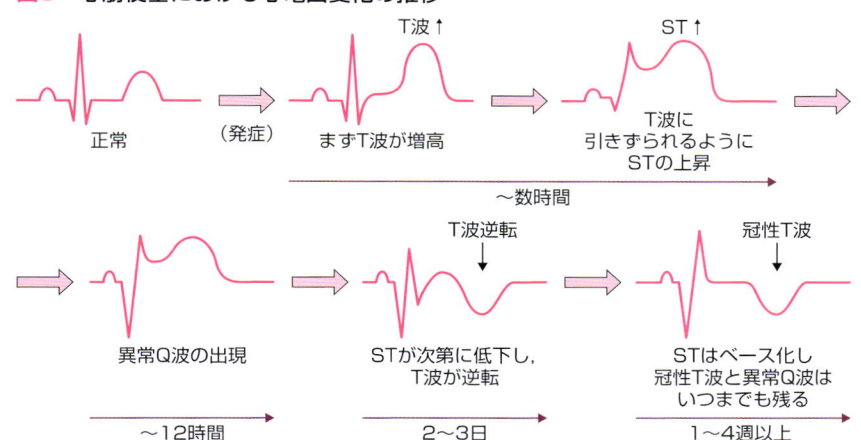

正常 →（発症）→ まずT波が増高（T波↑）→ T波に引きずられるようにSTの上昇（ST↑）〜数時間
→ 異常Q波の出現〜12時間 → STが次第に低下し，T波が逆転（T波逆転）2〜3日 → STはベース化し冠性T波と異常Q波はいつまでも残る（冠性T波）1〜4週以上

ONE POINT ADVICE

- 異常Q波は，心筋の壊死を表す。この時期までに治療すれば，心筋は壊死を免れ，合併症や後遺症の発生率も格段に低下する。したがって，異常Q波出現までの発症後数時間以内が，治療のゴールデンタイムである。

心筋梗塞合併症（complication of AMI）

急性期

- 心破裂や心室中隔穿孔，乳頭筋断裂など。
- 心破裂：心タンポナーデ→ショック→外科的治療。
- 心室中隔穿孔，乳頭筋断裂：左心不全→肺水腫→心不全の項，502ページ参照。
- 致死性不整脈：心室細動，完全房室ブロック→不整脈の項，496ページ参照。
- 心原性ショックや急性心不全：Forrester分類に基づき治療法を決定。

慢性期

- 心室瘤：長期的なST上昇→心室瘤切除術。
- 心筋梗塞後症候群：心筋に対する自己免疫→ステロイド剤投与など。

図6　Forrester分類とその治療

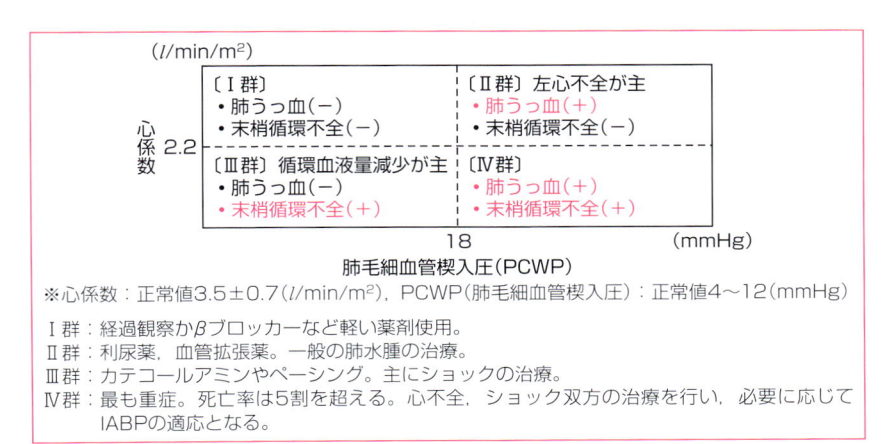

心係数（$l/min/m^2$）　2.2

〔Ⅰ群〕
- 肺うっ血（−）
- 末梢循環不全（−）

〔Ⅱ群〕左心不全が主
- 肺うっ血（＋）
- 末梢循環不全（−）

〔Ⅲ群〕循環血液量減少が主
- 肺うっ血（−）
- 末梢循環不全（＋）

〔Ⅳ群〕
- 肺うっ血（＋）
- 末梢循環不全（＋）

肺毛細血管楔入圧（PCWP）　18（mmHg）

※心係数：正常値3.5±0.7（$l/min/m^2$），PCWP（肺毛細血管楔入圧）：正常値4〜12（mmHg）

Ⅰ群：経過観察かβブロッカーなど軽い薬剤使用。
Ⅱ群：利尿薬，血管拡張薬。一般の肺水腫の治療。
Ⅲ群：カテコールアミンやペーシング。主にショックの治療。
Ⅳ群：最も重症。死亡率は5割を超える。心不全，ショック双方の治療を行い，必要に応じてIABPの適応となる。

（医療情報科学研究所 編：病気がみえる循環器疾患vol.2, MEDIC MEDIA, 2003.より改変引用）

8 循環器系 心筋症

TAP & TAP

- 拡張型心筋症 ⇒
  - 20～60歳代の男性に多い
  - 心室の内腔拡大と収縮能低下
  - 治療は，心不全の治療。根治的には心臓移植
- 肥大型心筋症 ⇒
  - 30～40歳代の男性に多い
  - 左室の肥厚。左室流出路の閉塞を伴う場合がある
  - 胸痛と動悸。失神発作。突然死の可能性
  - 画像診断で著明な左室肥大の所見。心電図で異常Q波
  - 治療は，運動制限，βブロッカー，Ca拮抗剤など

拡張型心筋症（DCM：dilated cardiomyopathy）

概念
- 20～60歳代の男性に多い。
- **心室の内腔拡大と収縮能低下**。

症状
- 主として左室機能不全による**左心不全症状**。重症になると両心不全。

診断
- 胸部X線にて著明な心拡大。心電図で左室肥大，異常Q波など。
- 心エコーで，左室拡大と心室全体の運動低下。
- 心カテーテル検査で，収縮能の低下，左室拡張末期圧（LVEDP：Left Venticular End-diastolic Pressure）上昇。

治療
- 心不全の治療。根治的には心臓移植しかない。

肥大型心筋症（HCM：hypertrophic cardiomyopathy）

概念
- 30～40歳代の男性に多い。
- **左室壁の肥厚を特徴**とし，内腔はあまり拡張しない。
- 心室中隔の肥厚が主なものや，左室流出路の閉塞をきたすもの〔閉塞性肥大型心筋症（HOCM：Hypertrophic Obstructive Cardiomyopathy）〕など，いろいろな種類がある。

■症状
● 胸痛や動悸。失神発作や突然死の危険もある。

■診断
● 聴診　　　　　：収縮期駆出性雑音，Ⅳ音（心房収縮音）の聴取。
● 心電図　　　　：左室肥大，異常Q波，陰性T波。
● 心エコー検査　：心室中隔の肥厚，左室内腔の狭小化。
● 心カテーテル検査：HOCMの場合，左室流入部と流出部の圧較差（20mmHg以上）など。

■治療
● βブロッカーやCa拮抗剤。**ジギタリス**[*1]**は禁忌**。運動制限（突然死の予防）。

図1　各種心筋症における収縮期の様子

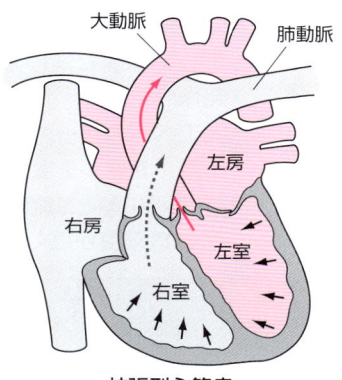

拡張型心筋症
- 収縮力が弱いために血液の駆出率低下。
- 内腔の拡大。
- 壁運動の低下。

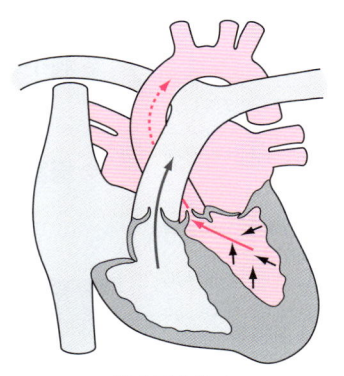

肥大型心筋症
- 左室壁が著しく肥厚して内腔が小さいのが特徴。
- 左室流出路が狭くなる場合を閉塞性肥大型心筋症という。

用語アラカルト

*1　**ジギタリス**（digitalis）
心筋の収縮力を増加させ，陽性の変力作用をもつ薬剤。房室結節伝導能を低下させるので，上室性の頻脈性不整脈にも有効である。心不全の治療にも効果があるが，中毒症状を起こしやすいので注意が必要である。

9 循環器系 不整脈

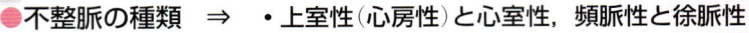

TAP & TAP

- **不整脈の種類** ⇒ ・上室性（心房性）と心室性，頻脈性と徐脈性
  - ・刺激生成異常と刺激伝導異常
- **期外収縮** ⇒ 心房性期外収縮と心室性期外収縮
- **心房細動** ⇒ 左心房の血栓に注意，脳血栓塞栓の発症
- **心室細動** ⇒ 緊急疾患。直ちに除細動，リドカイン点滴
- **WPW症候群と発作性上室性頻拍**
  ⇒ ・副伝導路の存在。リエントリー[*1]
  - ・治療は迷走神経刺激[*2]
  - ・カテーテルアブレーション[*3]
- **洞不全症候群** ⇒ ・著しい徐脈と洞停止。アダムス・ストークス発作
  - ・人工ペースメーカーの適応
- **房室ブロック** ⇒ ・Ⅰ度，Ⅱ度，Ⅲ度房室ブロック
  - ・モビッツⅡ型とⅢ度房室ブロック（完全房室ブロック）は危険度が高く，人工ペースメーカーの適応

用語アラカルト

*1　リエントリー（reentry）
房室結節は一方向にしか電気伝導しないが，副伝導路は双方向に伝導可能である。これにより，図4（499ページ）のような閉鎖回路を形成すると考えられている。

*2　迷走神経刺激（vagal stimulation）
息を止めていきむバルサルバ（Valsalva）法が有名。諸君も風船を一気に膨らますときにクラクラした経験があるだろう。あれは迷走神経が刺激され，一過性に脈拍と血圧が低下するためだ。これを頻拍の抑制に利用するのである。

*3　カテーテルアブレーション（catheter ablation）
先端に電気凝固できる端子を有するカテーテルを経血管的に挿入し，電気伝導路を焼灼して，頻脈性不整脈を根治的に治療する方法。

不整脈（arrhythmia）とは

- 不整脈とは，心臓の刺激伝導系の異常で，脈が不整になる疾患の総称である。
- 異常の場所によって**上室性（心房性）と心室性**，脈の速さによって**頻脈性**（tachycardia）と**徐脈性**（bradycardia）に分類される。
- ペースメーカーの場所に異常がある不整脈を**刺激生成異常**，刺激伝導系の道筋に異常を生じる不整脈を**刺激伝導異常**という。
- 刺激伝導系の順序や，心電図の基本的な波形の意味をもう一度，『ブルー・ノート』「人体の構造および機能」（150ページ参照）で復習しておこう。

図1　刺激伝導系と心電図のまとめ

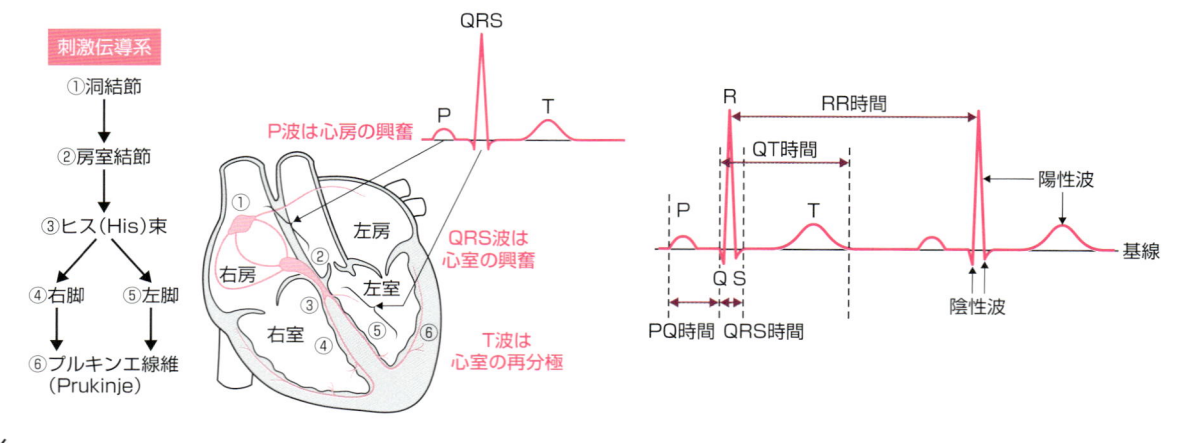

刺激伝導系
①洞結節
②房室結節
③ヒス（His）束
④右脚　⑤左脚
⑥プルキンエ線維（Prukinje）

P波は心房の興奮
QRS波は心室の興奮
T波は心室の再分極

QRS, P, T, R, RR時間, QT時間, PQ時間, QRS時間, Q, S, 陽性波, 陰性波, 基線

右房, 左房, 右室, 左室

表1 不整脈の種類とまとめ

	頻脈性不整脈	徐脈性不整脈
刺激生成異常	期外収縮 心房細動 心室細動	洞不全症候群
刺激伝導異常	WPW症候群 発作性上室性頻拍	房室ブロック 脚ブロック

心房性期外収縮（PAC：premature atrial contraction）

概念
● 洞調律より早期に異所性ペースメーカーからのP波の出現。

診断
● 心電図で，**P波は伴うが正常とは形が違う**のが特徴。

治療
● 原則として無治療。症状があればベラパミル*4 投与。

用語アラカルト

*4　ベラパミル（verapamil）
Caイオンの心筋細胞内への流入を阻害する薬剤。上室性不整脈に有効。抗不整脈薬を分類するVaughan Williams分類では，Ⅳ群に属する。

心室性期外収縮（PVC：premature ventricular contraction）

概念
● 洞調律より早期に異所性ペースメーカーからのQRS波の出現。

診断
● 心電図で，**先行するP波がなく，幅広く大きなQRS波**が特徴。

治療
● 原則として無治療。動悸などの症状があればβブロッカー投与。

図2 心房性期外収縮と心室性期外収縮

心房性期外収縮
正常P　正常P　期外収縮のP　正常P
P波の形が違う
（●から違う道筋をたどって房室結節に至る）

心室性期外収縮
正常QRS　正常QRS　期外収縮のQRS　正常QRS
P波を伴わない幅広いQRS波

（●：異所性ペースメーカー）

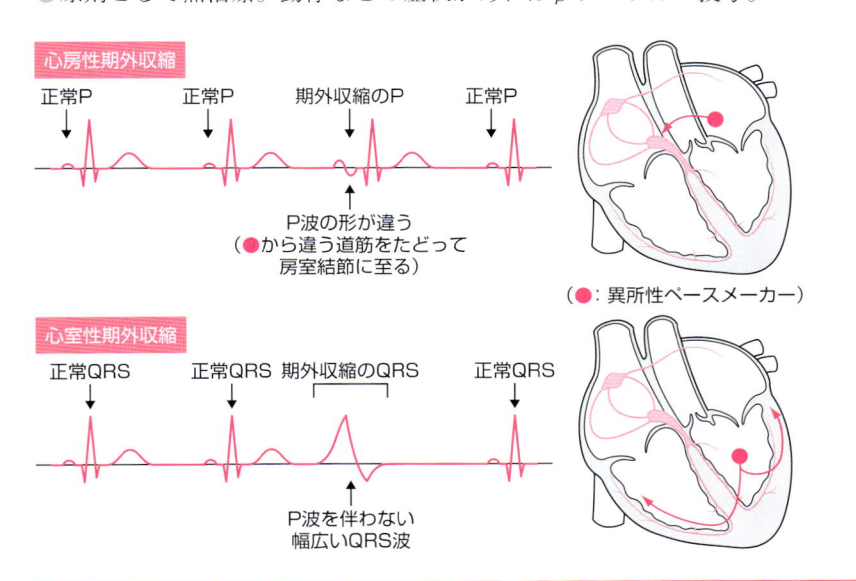

心房細動（Af：atrial fibrillation）

概念
● 心房内に多源性のペースメーカーを生じ，P波が多く発生している（300回/分以上）ため，**基線は小刻みに振動し，P波は同定できない**。不規則に心室に刺激が伝導するため脈はまったく不整となる。P波が300回以下で，

P波が同定でき，一定の割合で心室に伝導する場合を，**心房粗動（AF：atrial flutter）**という。

■症状
- 無症状が多いが，ときに動悸など。大きな合併症として，血流の滞った**心房内に血栓**[*5]を生じ，**脳血栓塞栓症**や**四肢血栓塞栓症**をきたす。

■診断
- 心電図にてP波が同定できず，**RR時間が不規則**。
- 心エコーで**心房内の血栓の有無**を確認する。

■治療
- ベラパミルやジキタリスの内服。血栓については予防的にワーファリンやヘパリンの投与。
- 症状が強く持続する場合は，電気ショックやカテーテルアブレーションも考慮する。

心室細動（Vf：ventricular fibrillation）

■概念
- 心室内に多源性のペースメーカーを生じ，心室がけいれんしている状態。血液を大動脈に送り出すことができないため全身の虚血状態に陥る。急性心筋梗塞や，先天的なQT延長症候群に伴うことが多い。

■症状
- めまいや失神。そのままショックから死に至る。

■診断
- 心電図で振幅や周期がまったく不規則な波形が連続している。

■治療
- **緊急疾患である**。直ちに**カウンターショック**[*6]で**除細動**。リドカインの点滴静注。CCU管理とする。市中では**AED**[*7]を使用する。

用語アラカルト

＊5 心房内血栓（atrial thrombosis）
僧帽弁狭窄症では，著しい左房拡大がみられ，しばしば心房細動を合併する。こうなると，心房内の血流が滞るため血栓を形成しやすく，脳や四肢の血栓塞栓症の原因となる。

＊6 カウンターショック（counter shock）
除細動器のこと。体表面から心臓に200～600Jの直流電流を通電し，心筋の電気的興奮をリセットする救命方法。最近は，疾患により，植込み型除細動器も使用される。

＊7 AED（automated external defibrillator）
自動体外式除細動器。カウンターショックの原理を簡便化し，音声指示で一般の人も操作可能にした救急救命用具。多くの公共施設や商業施設に常備されている。

図3 心房細動と心室細動

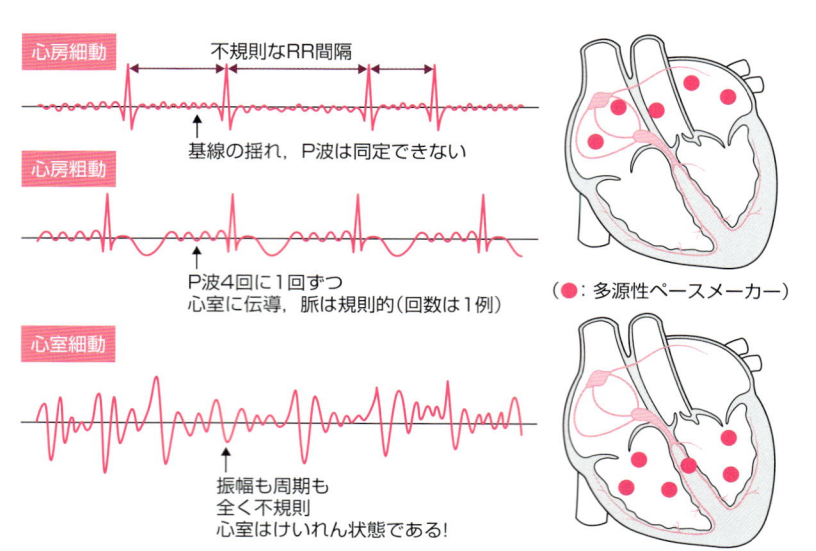

心房細動：不規則なRR間隔／基線の揺れ，P波は同定できない

心房粗動：P波4回に1回ずつ心室に伝導，脈は規則的（回数は1例）

心室細動：振幅も周期も全く不規則 心室はけいれん状態である！

（●：多源性ペースメーカー）

WPW症候群（Wolff-Parkinson-White syndrome）

概念
- 房室結節とは別に、**心房と心室を結ぶ副伝導路**があり、そこを伝って、心室が早期に興奮する病態。副伝導路として**Kent束**（ケント）がよく知られている。

症状
- 普段は無症状。房室結節と副伝導路に**リエントリー（旋回）**が生じれば、**上室性頻拍**をきたし、動悸、胸部圧迫感などを生じる。

診断
- 心電図で**PQ時間の短縮**と、**デルタ（Δ）波**の存在、QRS時間の延長がみられる。上室性頻拍時は、連続する150/分以上のQRS波。

治療
- 頻拍時は迷走神経刺激、内服としてベラパミル。根治的には、カテーテルアブレーションを行う。

発作性上室性頻拍（PSVT：paroxysmal supraventricular tachycardia）

概念
- WPW症候群以外でも、さまざまな副伝導路を通って、頻脈発作をきたす場合がある。これらをまとめてPSVTと呼ぶ。

症状
- 突然、**頻脈発作**を起こして動悸、めまいをきたし、突然、止まる。

診断
- 心電図で、**150/分以上のQRS波の連続**を確認する。

治療
- WPW症候群の場合と同じ。

図4 WPW症候群と頻拍発作の概要

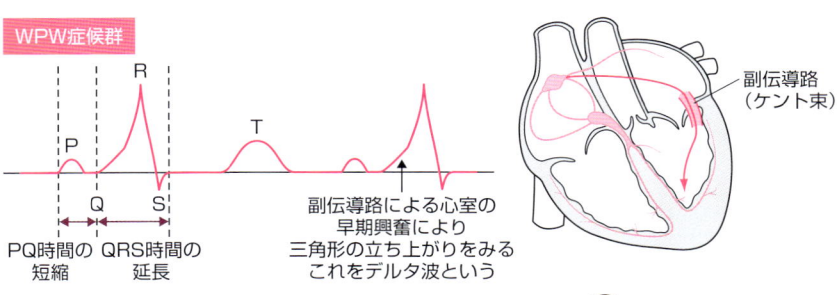

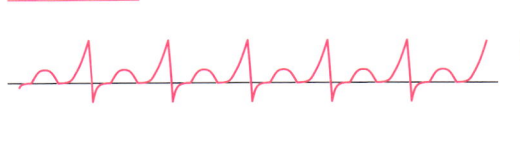

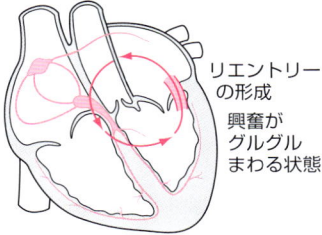

洞不全症候群（SSS：sick sinus syndrome）

概念
- 洞結節の障害により，**高度の徐脈や洞停止**をきたす病態。高齢者に多い。

症状
- 脳血流の減少で失神発作をきたす。これを，**Adams-Stokes発作**という。ほかにめまい，狭心痛など。

診断
- 心電図で50/分 以下の徐脈。1.5秒以上の洞停止。

治療
- イソプロテレノール（交感神経刺激薬）や，アトロピン（副交感神経遮断薬）で脈拍を上昇させる。重症なら，**人工ペースメーカー**の適応

図5　洞不全症候群の概要

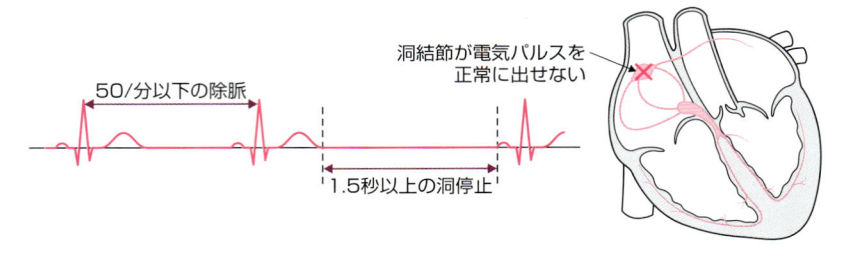

房室ブロック（AV block：atrioventricular block）

概念
- **房室結節の障害**により，心房から心室への興奮伝導が遅延，途絶する。
- 症状にあわせて，Ⅰ～Ⅲ度房室ブロックに分類される。
  - Ⅰ度房室ブロック：**PR時間の延長のみ**。
  - Ⅱ度房室ブロック：**PR時間が次第に延長して1回途絶**。これの繰り返し（Wenckebach型）。
    PR時間が一定で，突然1回途絶。これの繰り返し（Mobitz Ⅱ型）。
  - Ⅲ度房室ブロック：房室結節の伝導が完全に途絶し，心房と心室が独立して興奮している。**完全房室ブロック**ともいう。

症状
- 重症では動悸，失神発作など。

診断
- 心電図による。それぞれの心電図の特徴をよく理解すること。

治療
- Ⅰ度房室ブロックとウェンケバッハ型は経過観察。
- **モビッツⅡ型とⅢ度房室ブロックは危険度が高く**，イソプロテレノールやアトロピンの使用。人工ペースメーカーも考慮する。

図6 房室ブロックの種類

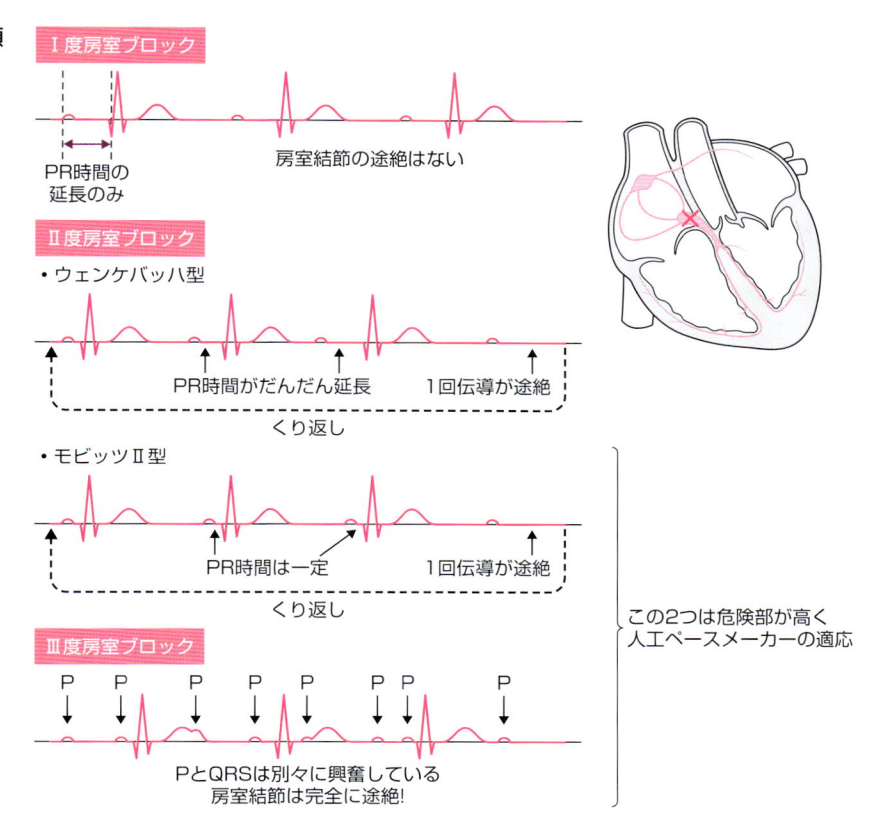

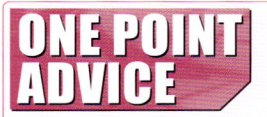

Ⅰ度房室ブロック

PR時間の延長のみ
房室結節の途絶はない

Ⅱ度房室ブロック

・ウェンケバッハ型

PR時間がだんだん延長　1回伝導が途絶
くり返し

・モビッツⅡ型

PR時間は一定　1回伝導が途絶
くり返し

この2つは危険部が高く人工ペースメーカーの適応

Ⅲ度房室ブロック

P P P P P P P P

PとQRSは別々に興奮している
房室結節は完全に途絶!

ONE POINT ADVICE

- 脈拍を上げるには，交感神経を刺激するか，副交感神経を遮断してやればよい。前者の代表がイソプロテレノールで，後者の代表がアトロピンである。
- 心停止の状態でカウンターショックをかけると，心臓が動き出すと思っている人が意外に多いが，カウンターショックの適応は，あくまでも心室細動のように電気活動がなければならない。心停止にカウンターショックをかけるのは意味がないばかりか，蘇生条件をさらに悪化させると考えられている。AEDも，心停止では通電されないようになっている。

補足

- 心室での伝導異常として，**右脚ブロック**と**左脚ブロック**がある。名前のとおり，右脚ブロックは右脚の伝導が，左脚ブロックは左脚の伝導がブロックされる。ブロックされると，心室の伝導に時間がかかるので，双方とも**QRS時間の延長**が特徴である。
- ここでは詳しく触れないが，よく見られる不整脈なので，心電図の特徴を各自でおさえておくとよい。

臨床医学総論

10 循環器系 心不全

TAP & TAP

- ●心不全 ⇒
  - 左心不全と右心不全
  - 通常は，左心不全→肺水腫→右心不全の順で波及する
  - 左心不全→圧負荷，右心不全→容量負荷

- ●左心不全 ⇒
  - 心拍出量低下→RAA系の亢進，交感神経の亢進→末梢血管の収縮→圧負荷→ますます心拍出量低下の悪循環
  - 症状：呼吸困難，起坐呼吸[*1]，頻脈，冷感，不穏状態
  - 診断：画像診断で心拡大，肺水腫の確認
    右心系にスワンガンツカテーテル（PCWP，心拍出量，中心静脈圧などの測定）の留置
  - 治療：降圧剤，強心剤（圧負荷の軽減），利尿剤，水分制限（容量負荷の軽減）

- ●右心不全 ⇒
  - 容量負荷により，静脈系の血液量増加（静脈系うっ血）
  - 純粋の右心不全→肺高血圧症やCOPDなどの肺疾患。通常は左心不全からの波及
  - 症状：頸静脈怒張，下肢の浮腫，肝腫大など
  - 治療：原因疾患の治療

- ●心原性ショック
  ⇒ 収縮期血圧90mmHg以下。毎時尿量20ml以下

用語アラカルト

＊1 起坐呼吸（orthopnea）
心不全で，上半身を起こしてイスなどに寄りかかって呼吸をしている状態。仰臥位でいると静脈の還流量が増加するため，容量負荷で呼吸困難が増悪する。座ると下肢からの還流量が減少し楽になるので，好んでこの体位をとる。夜間に多くみられる。

＊2 前負荷（preload）と後負荷（afterload）
心臓からみると，還流する静脈側を心臓の"前側"，送り出す動脈側を心臓の"後ろ側"と考え，負荷（load）をこのように表現する。右心室を中心に考えると，大静脈が前負荷，肺動脈が後負荷である。普通は心臓から見て，大動脈の圧負荷を後負荷，大静脈の容量負荷を前負荷と総称する。臨床では，よく使われる用語なので早めに覚えておこう！これを使って議論する臨床工学技士はカッコいいぞ！

心不全（heart failure）とは

- ●**心臓のポンプ機能の低下**により，**末梢組織に十分な酸素が供給されない**状態。
- ●左心不全，右心不全，両心不全に分類される。
  - ①左心不全：左心室を中心とする左心系の機能低下→肺循環系に最初の症状が現れる。
  - ②右心不全：右心室を中心とする右心系の機能低下→体循環系に最初の症状が現れる。
  - ③両心不全：左右両方の機能低下を起こした場合。
- ●**左心室→動脈の圧力が負荷**になる→これを**圧負荷または後負荷**[*2]という。
- ●**右心室→静脈の還流量が負荷**になる→これを**容量負荷または前負荷**[*2]という。
- ●通常の心不全は，**左心不全→肺水腫→右心不全**の順に起こる。

ONE POINT ADVICE

- 通常の心不全は，左心室の機能不全から始まる。末梢血管抵抗の上昇で動脈系にかかる強い血圧に打ち勝って，左心室は血液を拍出し続けなければならない。それが限界に達すると，送り出せない血液が左心房や肺静脈，遂には肺に溜まって肺水腫をきたす。
- さらに血液は肺動脈から右心室，右心房まで達し，静脈血が十分に心臓に還流できない状態になる。
- このようにして心不全は左から右に波及するので，**左心室の拍出力の維持**は，心臓にとっての生命線なのである。

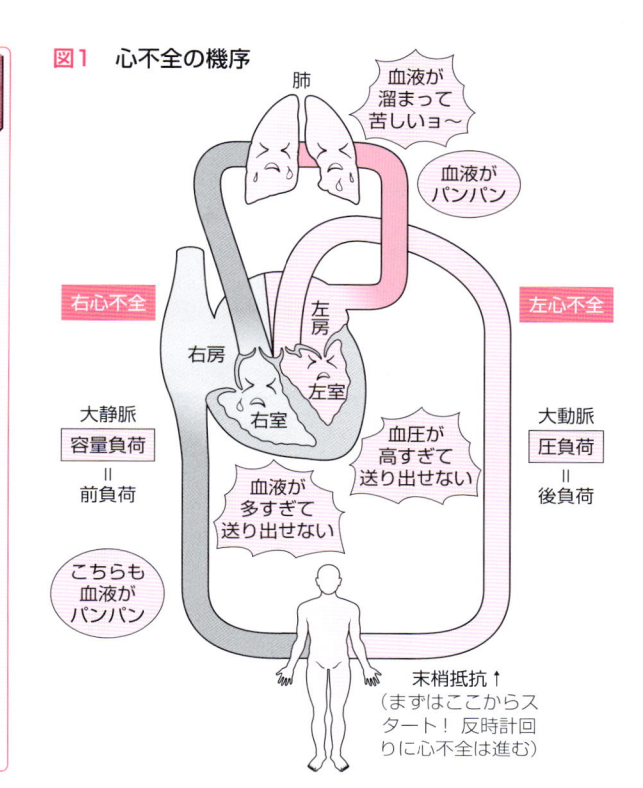

図1　心不全の機序

（図：心不全の機序を示す解剖図。肺，右房，左房，右室，左室，大静脈，大動脈を含む。右心不全＝容量負荷＝前負荷，左心不全＝圧負荷＝後負荷。「血液が溜まって苦しいョ〜」「血液がパンパン」「血圧が高すぎて送り出せない」「血液が多すぎて送り出せない」「こちらも血液がパンパン」「末梢抵抗↑（まずはここからスタート！　反時計回りに心不全は進む）」）

左心不全の概念

- 心拍出量の低下 → 腎血流量の低下 → レニン放出 → アンギオテンシンⅠ → アンギオテンシンⅡの活性化，アルドステロンの分泌 → **血圧上昇**…この流れを，**レニン・アンギオテンシン・アルドステロン系（RAA系）** と呼ぶ。
- 心拍出量の低下 → 交感神経の亢進 → **アドレナリン，ノルアドレナリンの分泌** → 心拍出量の増加，血管の収縮 → **血圧上昇**。
- 心拍出量低下と血圧上昇の悪循環によって，左心不全が形成される。

図2　左心不全の悪循環

（図：悪循環を示す概念図。心臓「もうダメだ！　血液を送り出せない！」→ 心拍出量低下 → 腎臓「アレ〜血液量が減ったのかな？」「血管を収縮させて血液をもらおう！」→ 交感神経↑，RAA系（特にアンギオテンシンⅡは血管収縮力が強い）→ 血管収縮，体液量増加（アルドステロンはNa⁺の再吸収を増加して血圧↑，体液量↑）→ 血圧上昇 → 心臓へ戻る）

ONE POINT ADVICE

- 心不全における腎臓の役割は大きいが，腎臓は人体の水分や血圧のセンサーでもあるため，血流量が減ると一番にそれを察知して，血管を収縮させ自分の血流量の維持を図ろうとする。
- 腎臓は，哀れな心臓のことなんか，ぜんぜん考えてはいないのだ。これが悪循環に陥る根本の原因ともいえる。

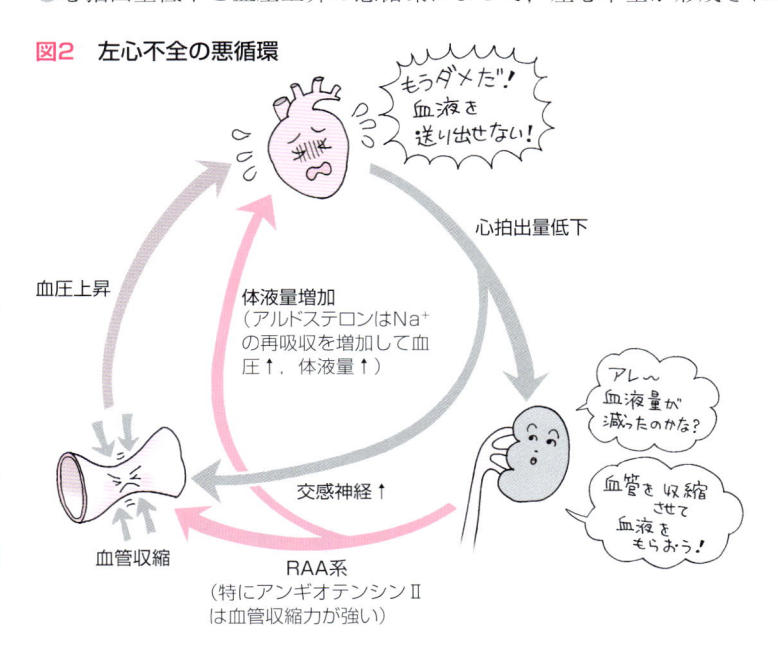

用語アラカルト

*3 **大動脈縮窄症**
（coarctation of aorta）
胸部大動脈の一部が狭窄している病態。重症では，乳児期に心不全を起こして死亡する。発見次第，狭窄部の切除や人工血管置換術を行う。

心不全の原因

左心不全
● 心筋梗塞，不整脈，心臓弁膜症，高血圧，大動脈縮窄症*3 など。

右心不全
● 慢性閉塞性肺疾患，肺高血圧症，心房中隔欠損など。
● **純粋の右心不全**は，上記のような**肺疾患が原因**のことが多い。しかし，ほとんどの右心不全の原因は，左心不全の波及である。

心不全の症状

左心不全の症状
● 肺水腫 → 呼吸困難（特に発作性夜間呼吸困難），起坐呼吸，頻脈，手足の冷感，不穏状態 → 意識レベル低下，ショック。

右心不全の症状
● 動悸，息切れ，頸静脈の怒張，肝腫大，下肢の浮腫，重症になると胸水，腹水貯留。

図3 肺水腫の症状と機序

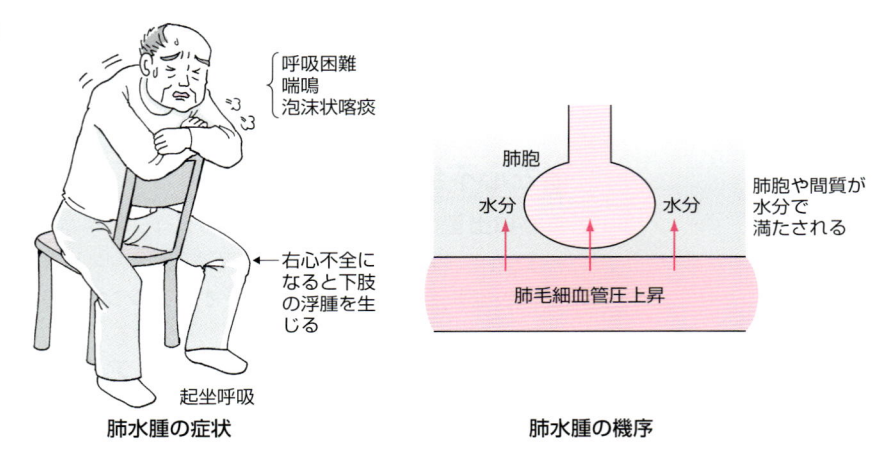

呼吸困難
喘鳴
泡沫状喀痰

← 右心不全になると下肢の浮腫を生じる

起坐呼吸

肺水腫の症状

肺胞
水分　水分
肺毛細血管圧上昇

肺胞や間質が水分で満たされる

肺水腫の機序

補足
● 肺水腫と鑑別を要する重要な疾患に急性呼吸窮迫症候群（ARDS）がある（「呼吸器系」の項，461ページ参照）。心不全時の**肺水腫**は，**肺毛細血管内圧の上昇**によって水分が肺胞や間質にあふれ出るが，**ARDS**は肺の**毛細血管内皮細胞の透過性亢進**による。肺動脈楔入圧（PCWP）やLVEDPを測定して，上昇が認められるかどうかでしっかりと鑑別をしなければならない。
● ARDSの診断基準にも，「左心不全の除外」は明確に記載されている。

心不全の診断

● 胸部X線　　　　：著明な心肥大と肺水腫像。
● 心エコー検査　　：心機能の客観的評価と原因疾患のチェック。
● 核医学検査　　　：虚血，収縮能の評価。
● 心カテーテル検査：造影検査やSwan-Ganz（スワンガンツ）カテーテルの留置（中心静脈圧やPCWP測定）。

図4　スワンガンツカテーテルの概要

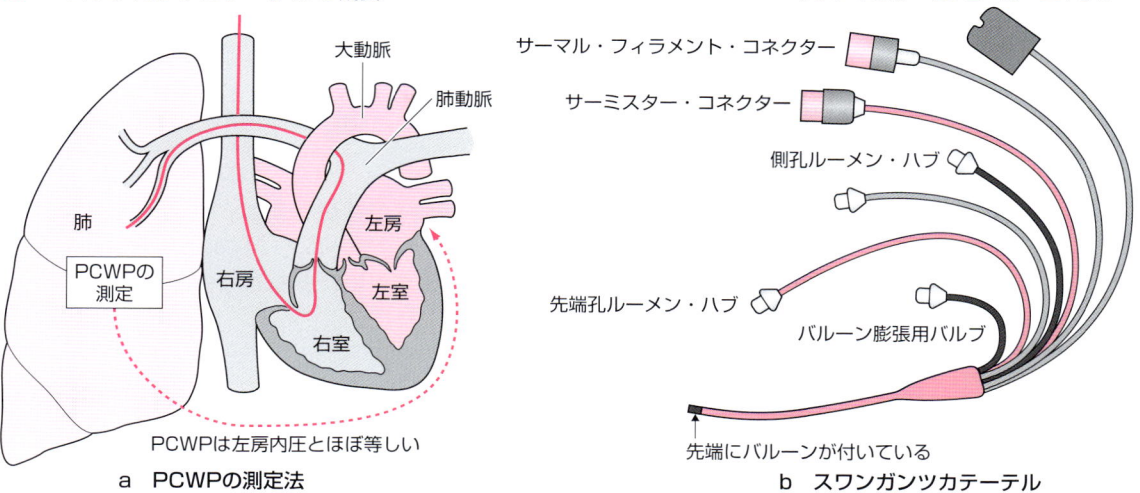

a　PCWPの測定法　　　　　　　　　b　スワンガンツカテーテル

スワンガンツカテーテルは，静脈から右心系に挿入するので，長期間にわたり留置できる。カテーテル内腔がいくつにも分かれており，点滴や静注用ルーメンだけでなく，温度センサーや圧センサー，さらにバルーンまで装着されている。バルーンを利用して，カテーテルを肺動脈深部まで挿入して測定した内圧が肺動脈楔入圧（PCWP）である。この圧力は左心房内圧を反映しているので，間接的に左心機能を知ることができる。また，冷水と温度センサーを利用して心拍出量を計算することも可能である。さらに，中心静脈圧は容量負荷の程度を知るとともに，治療に必要な点滴量の決定にも欠くことのできないデータを提供してくれる。

心不全の重症度分類

◾️NYHA（New York Heart Association）分類
● 最も簡便な**定性的な分類**で，重症度や回復度の判定に用いられる。

◾️Forrester（フォレスター）分類
● **心係数（CI）**と**肺動脈楔入圧（PCWP）**から決定される**定量的な分類**。心筋梗塞時の心不全の客観的評価に利用される（「心筋梗塞」の項，492ページ参照）。

◾️Killip（キリップ）分類
● 心筋梗塞時の急性心不全の重症度を，理学所見のみから判定する定性的な分類。

表1　NYHA分類

Ⅰ度	心疾患があるが症状はなく，通常の日常生活は制限されないもの
Ⅱ度	心疾患患者で日常生活が軽度から中等度に制限されるもの。安静時には無症状だが，普通の行動で疲労・動悸・呼吸困難・狭心痛を生じる
Ⅲ度	心疾患患者で日常生活が高度に制限されるもの。安静時は無症状だが，平地の歩行や日常生活以下の労作によっても症状が生じる
Ⅳ度	心疾患患者で非常に軽度の活動でもなんらかの症状を生じる。安静時においても心不全・狭心症症状を生じることもある

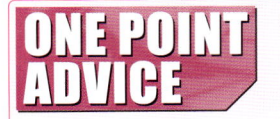

ONE POINT ADVICE

● NYHA分類をもう少し，わかりやすくいえば，
　Ⅰ度：普通の生活ができる。階段も平気。
　Ⅱ度：階段はキツいが食事や排便などの日常生活は平気。
　Ⅲ度：食事や排便など日常生活もキツい。
　Ⅳ度：ほとんど動けない。
というところ。Ⅲ度以上は入院治療が必要である。

心不全の治療

● 図2における悪循環のどこかを断ち切ってやるのが心不全の治療である。

急性心不全
● 即効性のある薬剤が用いられる。
- まず水分制限。塩分制限。
- 利尿剤：容量負荷の軽減。降圧も期待できる。
- 強心剤：ジギタリスやドパミン[*4]など。ドパミンは利尿効果も期待できる。
- 血管拡張剤：圧負荷の軽減。効果が速いCa拮抗剤など。

慢性心不全
● 即効性より、**圧負荷の持続的な軽減**ができる薬剤を選ぶ（ほとんどは圧負荷を軽減する高血圧治療薬と共通なので、「高血圧」の項、470ページを参照）。
- βブロッカー：心拍出量や心拍数を低下させて心負荷を減少。降圧効果も高い。ただし、急性心不全時は禁忌である。
- ACE阻害薬とARB：アンギオテンシンⅡ活性化の阻害。
- 最近は、アルドステロン拮抗薬も製品化されている。

用語アラカルト
*4 ドパミン（dopamine）
中枢神経系の神経伝達物質で、これからアドレナリン、ノルアドレナリンが合成される。心収縮力の増強、腎血流増加（利尿効果）があるため心不全やショックに使用される。

補足
● 最近、心不全になると心房から利尿を促すペプチドが分泌されることが明らかになった。**心房性ナトリウム利尿ペプチド**（ANP：atrial natriuretic peptide）と呼ばれる。利尿のほかに降圧効果も期待できるので、製品化され心不全の診断や治療に活用されている。

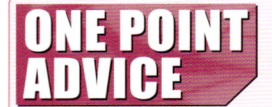

ONE POINT ADVICE
● 急性心不全におけるジギタリス使用は慎重を期さなければならない。疲れている心臓に、まだ働け！とムチ打っているようなものだからである。また、βブロッカーは慢性時の心不全時に心臓の負荷を軽減させるのに有効性が証明され最近、再評価された。ただし、急性心不全では依然として禁忌である。疲れながら一所懸命に働いている心臓に、もう働かなくていいよ！とますます心拍出量を低下させてしまうからである。

心原性ショック

概念
● 心臓のポンプ機能が低下し、収縮期血圧が90mmHg以下、1時間当たりの尿量も20ml以下となった状態。

症状
● 顔色不良、呼吸数や脈拍が増加し、冷感、四肢のふるえ、チアノーゼを認める。次第に意識障害をきたし、心停止、呼吸停止に至る。

診断
● 症状、画像診断などから、原因疾患を同定することが肝要である。

治療
● 一般的なショックの治療（「内科学総論」の項、424ページ参照）と原因疾患の治療。疾患によって、大動脈バルーンパンピング（IABP）や経皮的補助循環装置（PCPS）[*5]なども考慮する。

用語アラカルト
*5 経皮的補助循環装置（PCPS：percutaneous cardiopulmonary support）
経皮的に大腿動脈に送血カニューレ、大腿静脈に脱血カニューレを挿入し、遠心ポンプによる補助循環を行う装置。詳しくは、「体外循環装置」の補助循環法の項（102ページ）を参照。

11 循環器系
その他の心疾患

TAP & TAP

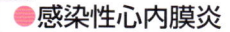

- **感染性心内膜炎**
  ⇒ 黄色ブドウ球菌や緑色レンサ球菌などによる心内膜の炎症。弁組織の破壊による心不全や，疣贅[*1]による塞栓症。抗生物質による治療。弁置換術

- **急性心筋炎**
  ⇒ コクサッキーB群ウイルスや細菌による心筋の炎症。心筋壊死や伝導障害によって心不全をきたす。対症療法

- **収縮性心外膜炎**
  ⇒ ウイルスや結核菌などによる心外膜の滲出性の炎症。フィブリンの析出や石灰化などで，心室の拡張障害から心不全をきたす。心膜切開術

- **心タンポナーデ**
  ⇒ 悪性腫瘍や外傷，心筋梗塞などで心嚢液が貯留し，心室の拡張障害から，心拍出量の低下や右心不全をきたす。外傷や心筋梗塞の場合は，急激にショックとなる。心膜腔穿刺や外科的手術

用語アラカルト

*1　疣贅（vegetation）
心内膜や弁の組織に形成する血栓や細菌巣からなるイボ状の構造物。弁の組織を破壊するとともに，遊離して塞栓症の原因となる。

*2　オスラー結節（Osler node）
感染性心内膜炎の際に，四肢末梢部に生じる有痛性の小結節や小紅斑。2，3日で消失する。疣贅による塞栓という説は否定されている。

*3　ロート斑（Roth spot）
感染性心内膜炎の際にみられる，眼底の出血性梗塞。

感染性心内膜炎（infective endocarditis）

概念
- 黄色ブドウ球菌や緑色レンサ球菌，真菌やリケッチアによる心内膜炎。
- 抜歯や留置カテーテルなどの医療処置を通じて，病原菌が血中に侵入する。
- 人工弁や弁膜症などがあると，弁膜に感染巣や疣贅を生じ組織を破壊，重篤な心不全や塞栓症を引き起こして致命的となる。

症状
- 感染による発熱，頻脈，うっ血性心不全，全身の塞栓症。

診断
- 血液検査で白血球の増加，CRP，赤沈の上昇。
- 血液培養で起炎菌の同定。
- 心エコー検査で疣贅の確認。弁膜変化や血行動態の観察。
- Osler結節[*2]やRoth斑[*3]など。

治療
- 起炎菌に感受性のある抗生物質投与。重症例は人工弁置換術。

臨床医学総論

急性心筋炎(acute myocarditis)

概念
- ウイルス(**コクサッキーBウイルスが有名**)や細菌によって起こる心筋の炎症。しばしば重篤化し心不全や心原性ショックをきたす。

症状
- 感冒様症状から,高熱,胸痛,10日前後で心不全に至る。

診断
- 血液検査でCK,LDH,ASTなど心筋に含まれる酵素の上昇。
- 心電図で完全房室ブロック,ST-T変化,低電位。
- 心エコー検査で心腔拡大,壁運動能の低下。

治療
- 症状に対する対症療法。

収縮性心外膜炎(constrictive pericarditis)

概念
- ウイルス性やSLE,結核などが原因の心外膜の炎症。フィブリン析出のため,心外膜は癒着し,石灰化を認める。

症状
- 発熱,胸痛,呼吸困難。

診断
- 聴診で心膜摩擦音[*4]。
- 胸部単純X線像で石灰化像。心エコー検査で心嚢液の貯留。

治療
- 心膜切開術。

心タンポナーデ(cardiac tamponade)

概念
- 外傷,手術,心筋梗塞などで**大量の心嚢液が貯留**し,心室の拡張障害を起こした状態。心拍出量が低下する。心嚢液はしばしば**血性**である。

症状
- **心拍出量低下**により,血圧,脈圧,心音が低下する。外傷や心筋梗塞など急激な発症は**心原性ショック**となる。
- 静脈還流障害から右心不全をきたす。

診断
- 心エコー検査で,心嚢液貯留の確認。心カテーテル検査で心拍出量,右心不全の確認など。

治療
- 原因疾患の治療と,心膜腔穿刺による排液。外科的手術。

用語アラカルト

[*4] **心膜摩擦音**(pericardial friction rub)
収縮性心外膜炎で聞こえる。シュ,シュという心雑音。機関車様雑音(locomotive sound)と形容される。

図1 心臓の炎症性疾患と心タンポナーデ

心臓の炎症性疾患

- 大動脈
- 肺動脈
- 左房
- 右房
- 左室
- 右室
- 心内膜炎：弁破壊による心不全
- 心筋炎：心筋壊死や伝導障害による心不全
- 心外膜炎：心嚢液貯留と心室拡張障害による心不全

心タンポナーデ

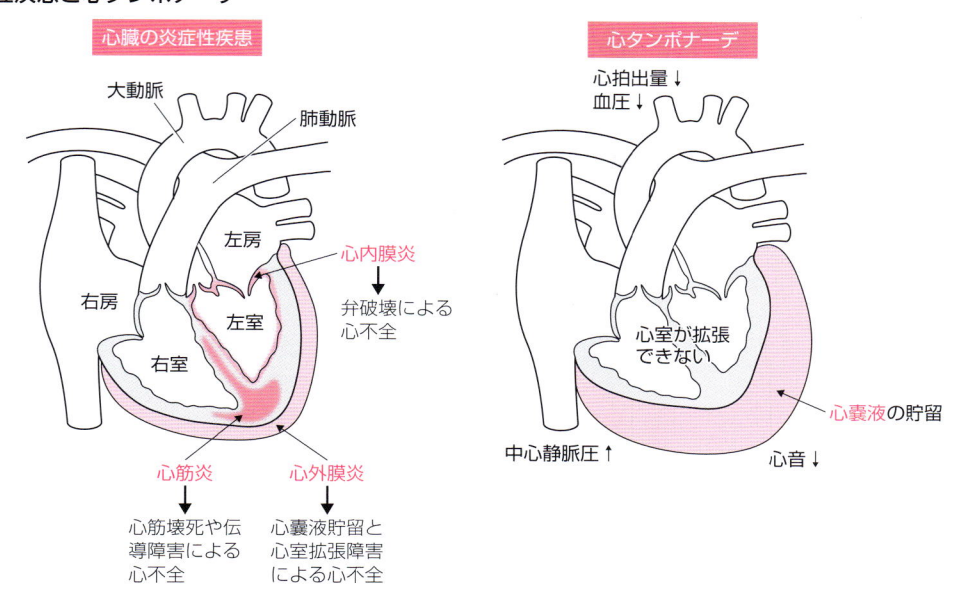

- 心拍出量↓　血圧↓
- 心室が拡張できない
- 心嚢液の貯留
- 中心静脈圧↑
- 心音↓

図2 冠状動脈のAHA分類（虚血性心疾患）

491ページ「補足」参照

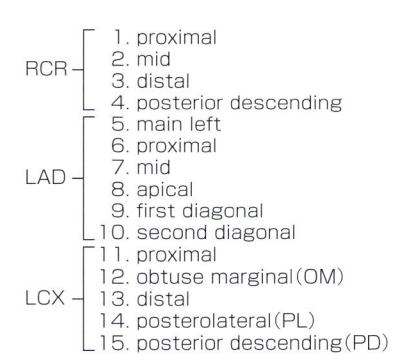

- RCR
  1. proximal
  2. mid
  3. distal
  4. posterior descending
- LAD
  5. main left
  6. proximal
  7. mid
  8. apical
  9. first diagonal
  10. second diagonal
- LCX
  11. proximal
  12. obtuse marginal (OM)
  13. distal
  14. posterolateral (PL)
  15. posterior descending (PD)

1. anterobasal
2. anterolateral
3. apical
4. diaphragmatic
5. posterobasal
6. septal wall
7. posterior

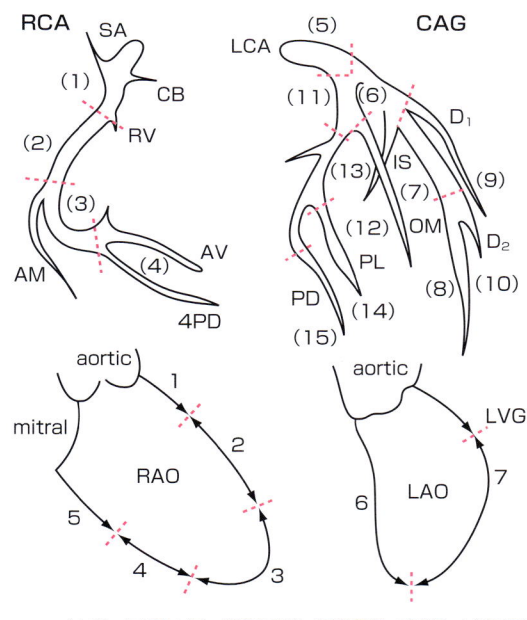

RCA: SA, CB, RV, AM, AV, 4PD
CAG: LCA, D₁, D₂, IS, OM, PL, PD
aortic, mitral, RAO
aortic, LVG, LAO

（小柳 仁 ほか 編：標準外科学, 医学書院, 1998. より引用）

内分泌・代謝系

1 内分泌疾患

TAP & TAP

- 先端巨大症（末端肥大症）
  ⇒ 下垂体前葉からの成長ホルモン（GH）の分泌過剰。成人してから（骨端線が閉鎖した後）発症
- 下垂体性巨人症
  ⇒ 下垂体前葉からの成長ホルモン（GH）の分泌過剰。成長期（骨端線が閉鎖する前）に発症
- 成長ホルモン分泌不全性低身長症
  ⇒ 成長ホルモン（GH）分泌不全（低下ないし欠乏）が原因。治療としてGH補充療法が適応
- 尿崩症
  ⇒ 下垂体後葉ホルモンであるバゾプレッシン（AVP）の作用不足
- 甲状腺機能亢進症（バセドウ病）
  ⇒ 甲状腺ホルモンが過剰に分泌される。最も頻度が高い疾患がバセドウ病
- 甲状腺機能低下症
  ⇒ 甲状腺ホルモンの作用不足。最も頻度が高い疾患が慢性甲状腺炎（橋本病）
- 副甲状腺機能亢進症
  ⇒ 副甲状腺ホルモン（PTH）の産生が増加。高カルシウム血症，低リン血症
- 副甲状腺機能低下症
  ⇒ 副甲状腺ホルモン（PTH）の作用不足。低カルシウム血症によるテタニー症状
- 褐色細胞腫
  ⇒ 副腎髄質などから発生する，カテコールアミン産生腫瘍による二次性高血圧の代表疾患
- クッシング症候群
  ⇒ 副腎皮質ホルモンであるコルチゾールの過剰分泌される病態の総称。クッシング症候群のうちで，下垂体腫瘍（ACTH産生腫瘍）によるものを特にクッシング病とよぶ
- アジソン病
  ⇒ 副腎皮質ホルモンが不足。原発性副腎皮質機能低下症（副腎が原因）
- 原発性アルドステロン症
  ⇒ 副腎皮質球状層からのアルドステロンが過剰に分泌される。二次性高血圧の代表疾患

下垂体疾患

■先端巨大症（末端肥大症）・下垂体性巨人症

●先端巨大症（末端肥大症）・下垂体性巨人症とは
- どちらの疾患も，**下垂体前葉からの成長ホルモン（GH：Growth Hormone）の分泌過剰**で起きる。
- 発症年齢によって大きく2つに分けられる。
  ①下垂体性巨人症：**成長期（骨端線が閉鎖する前）**に発症
  ②先端巨大症　　：**成人してから（骨端線が閉鎖した後）**発症

●症状
- 下垂体性巨人症：高身長
  先端巨大症　　：**あまり高身長にならない**
  特徴的症状は共通（手足の容積増大，巨大舌，眉弓部の膨隆，鼻・口唇の肥大，下顎の突出）

図1 下垂体性巨人症と先端巨大症の症状

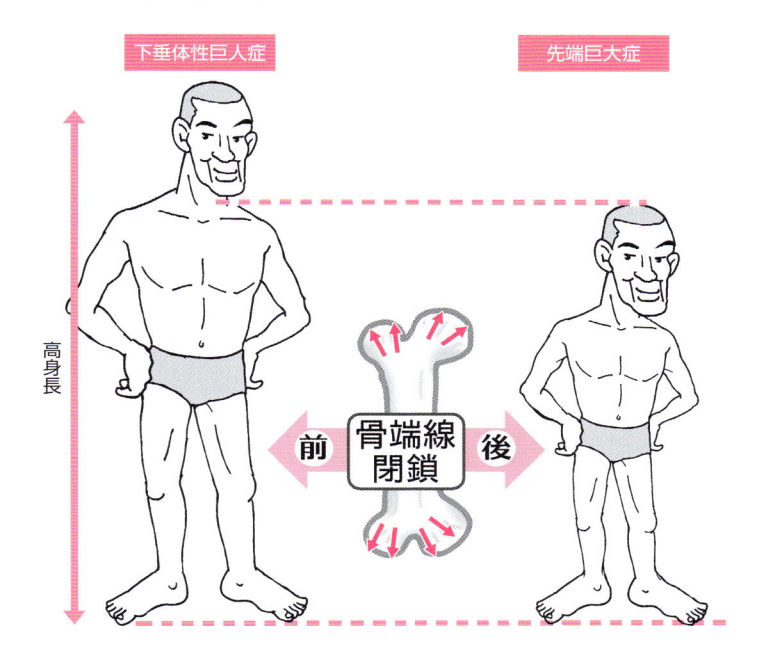

●検査所見
- 成長ホルモン分泌の過剰
- 血中GH値：ブドウ糖75g経口投与で正常域まで抑制されない。
- 血中IGF-1（ソマトメジンC）の高値

●治療
- 外科的手術：下垂体腺腫の完全摘出を目指す（「Hardyの手術」）。
- 薬物療法
- ドパミン受容体作動薬（ブロモクリプチン・カベルゴリン）
- ソマトスタチン誘導体（オクトレオチド）
- 成長ホルモン受容体拮抗薬（ペグビソマント）
- 放射線治療：術後照射，再発例や手術不能例に用いる。

補足

下垂体腺腫
- 先端巨大症では，多くの症例で下垂体腺腫がみつかる。ときに頭痛や視力・視野障害（両耳側半盲）を認める→腫瘍による圧迫症状であると考えられる。
- CTまたはMRIで下垂体腺腫の所見を認める。頭蓋骨単純X線像で，トルコ鞍の拡大や破壊の所見などの異常所見をみる。同様に下垂体腺腫による内分泌症状をみることのできる疾患として，クッシング病（副腎皮質を刺激するACTHを産生する腫瘍）や乳汁過剰分泌などの症状がでる高プロラクチン血症の一部（プロラクチノーマ）などがある。

図2　下垂体腺腫による内分泌症状

（視交叉／下垂体前葉／後葉／腺腫／トルコ鞍／ホルモン分泌過剰症状）

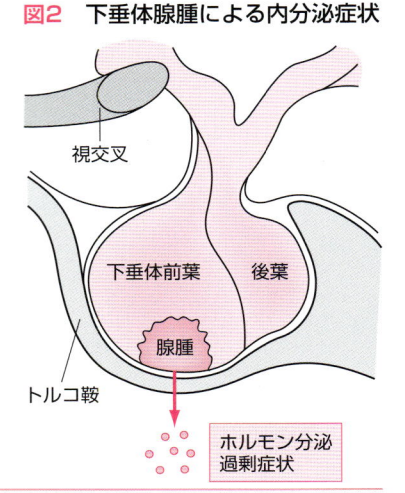

小人症（こびとしょう）

- 小人症とは
  - 症状として低身長をきたすさまざまな疾患を総称する。
- **著しい低身長**（通常，平均身長の−2.0SD以下）かつ，本人または家族の希望があるか重大な疾患を合併しているなどの場合に初めて小人症という病名がついて，治療の対象となる。
- 成長ホルモン分泌不全性低身長症
  - **成長ホルモン（GH）分泌不全（低下ないし欠乏）が原因。**
  - **身体の釣り合いはとれている（全身プロポーション正常）。**
  - **治療としてGH補充療法**が適応となる。
  - 骨端線が閉じる前でなければ投与が認められておらず，効果も期待できない。

図3　成長ホルモン分泌不全性低身長症の症状

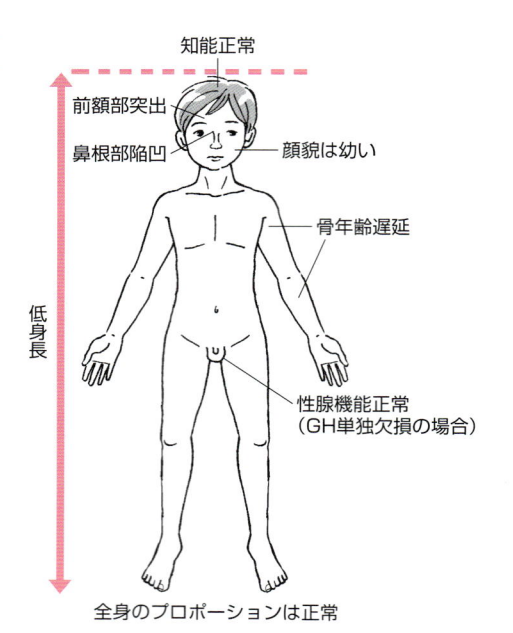

（知能正常／前額部突出／鼻根部陥凹／顔貌は幼い／骨年齢遅延／性腺機能正常（GH単独欠損の場合）／低身長／全身のプロポーションは正常）

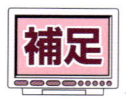

> **補足**
>
> その他の低身長をきたす疾患
> ●性早熟症，甲状腺機能低下症（クレチン症），ターナー症候群などがある。

尿崩症

●尿崩症とは
- **下垂体後葉ホルモンであるバゾプレッシン（AVP：Arginine Vasopressin）*1の作用不足**
- 中枢性尿崩症と腎性尿崩症がある。
  ①中枢性尿崩症：AVP合成・分泌障害
  ②腎性尿崩症：腎臓のAVPに対する反応性低下

●症状は，いずれも口渇・多飲・多尿
- 尿量3L/日以上，通常は5〜10L/日以上
- 尿比重低下（1.010以下）＝低張尿
- 尿浸透圧も低下（300mOsm/kg以下）

●治療
- 中枢性尿崩症：デスモプレッシン（DDAVP：l-deamino-8-D-arginine vasopressin）*2の鼻腔内投与
- 腎性尿崩症　：サイアザイド系利尿薬

用語アラカルト

*1 バゾプレッシン（AVP）
バゾプレッシン＝AVP（アルギニンバゾプレッシン）＝抗利尿ホルモンADHである。下垂体後葉ホルモンとされるが，実は下垂体ではなく視床下部で合成されている。長く伸びた軸索を通って下垂体後葉に貯蔵された後，血管に放出されてホルモンとして作用する。

*2 デスモプレッシン（DDAVP）
中枢性尿崩症の治療に用いられる人工的化合物。AVPからつくられた誘導体なので，不足しているAVP作用を補うために使用される。抗利尿ホルモンであるADH製剤と記載されることもあるので注意する。なお，日本では経鼻的に投与される製剤のみ認可されているので，経口でなく点鼻で用いる。

> **補足**
>
> 中枢性尿崩症の原因疾患
> ●脳腫瘍（頭蓋咽頭腫や胚細胞腫），肉芽腫（サルコイドーシス）や炎症などによる場合がある。
>
> 腎性尿崩症では，なぜ利尿薬で尿崩症が治療できるのか
> ●サイアザイド系利尿薬は，遠位尿細管での再吸収を抑制することでNa利尿を促進する。ところが，腎性尿崩症でAVPに対する腎臓の反応性が低下している状態では，すでに遠位尿細管での再吸収が落ちている。すると，Na利尿で細胞外液量が減り，糸球体での濾過量が低下する（GFRの低下）ために，結局は遠位尿細管へ流入する水分が減少するため，水の再吸収が落ちていても尿量が減る。
> ●また，サイアザイド系利尿薬がNaイオンやClイオンの再吸収を抑えようとするので，NaイオンやClイオンは尿中に排泄される。その結果，尿浸透圧は高くなり，最大尿希釈力が低下して尿量は少ないままとなる。

甲状腺疾患

甲状腺機能亢進症（バセドウ病）

●甲状腺機能亢進症とは
- **甲状腺ホルモンが過剰に分泌**される疾患の総称。
- 最も頻度が高い疾患がバセドウ病である。

●バセドウ病とは
- 20〜40歳代の若い女性に好発する，**びまん性甲状腺腫**を伴った甲状腺機能亢進症である。
- **眼球突出**と**頻脈**（特に心房細動）が特徴。
- **TSH受容体抗体（TRAb）**などを認める自己免疫疾患である。

●バセドウ病の症状
- 動悸，息切れ，全身倦怠感，体重減少，発汗，振戦など。

図4 バセドウ病のびまん性甲状腺腫

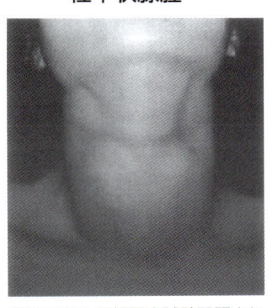

（第103回 医師国家試験問題より引用）

● バセドウ病の検査所見
- コレステロール低値
- 遊離サイロキシン（FT_4）高値
- 遊離トリヨードサイロニン（FT_3）高値
- TSH低値
- TSH受容体抗体（TRAb）陽性（陽性率は97％と高い）

● バセドウ病の治療
- 抗甲状腺薬の内服，頻脈に対してβ遮断薬。
- 甲状腺（亜）全摘術，^{131}I内用療法。

■甲状腺機能低下症

● 甲状腺機能低下症とは
- **甲状腺ホルモンの作用不足**により，さまざまな症状がみられる。
- 最も頻度が高い疾患が，慢性甲状腺炎（橋本病）である。

● 慢性甲状腺炎（橋本病）とは
- 慢性甲状腺炎（橋本病）は**自己免疫疾患の代表疾患**であり，甲状腺機能低下症の大半を占めていると考えられている。40～50歳代の中年女性に好発し，びまん性甲状腺腫大がみられる。ただし，本症の70～80％甲状腺機能が正常域にあるといわれ，加齢とともに機能低下症が増えてくる。

● 症状
- 粘液水腫（押しても圧痕が残らない浮腫），発汗低下など多彩。

● 検査所見
- 脂質異常症，特に総コレステロール値は高値を示す。
- 遊離サイロキシン（FT_4）低値
- TSH高値
- 橋本病では，抗Tg抗体・抗TPO抗体（抗マイクロゾーム抗体）陽性を認める。

● 腱反射遅延：特にアキレス腱反射弛緩相の遅延。

● 治療
- 甲状腺ホルモン補充療法（T_4製剤であるサイロキシンを投与）

副甲状腺疾患

■副甲状腺機能亢進症

● 副甲状腺機能亢進症とは
- **副甲状腺ホルモンであるパラソルモン（PTH）の産生が増加**するために起きる疾患。
- 原発性副甲状腺機能亢進症
- 副甲状腺の良性腫瘍（腺腫）や過形成，癌などによる。
- 続発性副甲状腺機能亢進症
- 慢性腎不全を主原因とする。

● カルシウム代謝の異常
- **高Ca（カルシウム）血症，低P（リン）血症**。
- 血中intactPTH増加が同時にみられる。

● 症状は，原発性でも続発性でも同じ。
- 口渇・多飲・多尿や尿管結石などである。

- 治療
    - 原発性副甲状腺機能亢進症
    - 腺腫なら腺腫摘出，過形成なら亜全摘または全摘で治療できる。
    - 続発性副甲状腺機能亢進症
    - 原因疾患による治療。

補足

副甲状腺ホルモン(PTH)とカルシウム代謝の関わり
- パラソルモン(PTH)は，破骨細胞を活性化して骨吸収を促進し，骨からカルシウムとリンを遊離させるだけでなく，腎臓の遠位尿細管でのカルシウム再吸収とリン排泄の調節，ビタミンDの活性化促進による小腸でのカルシウムとリンの再吸収増加などにも関わっている。複雑ではあるが，しっかり理解しておこう。

図5　原発性副甲状腺機能亢進症の病態

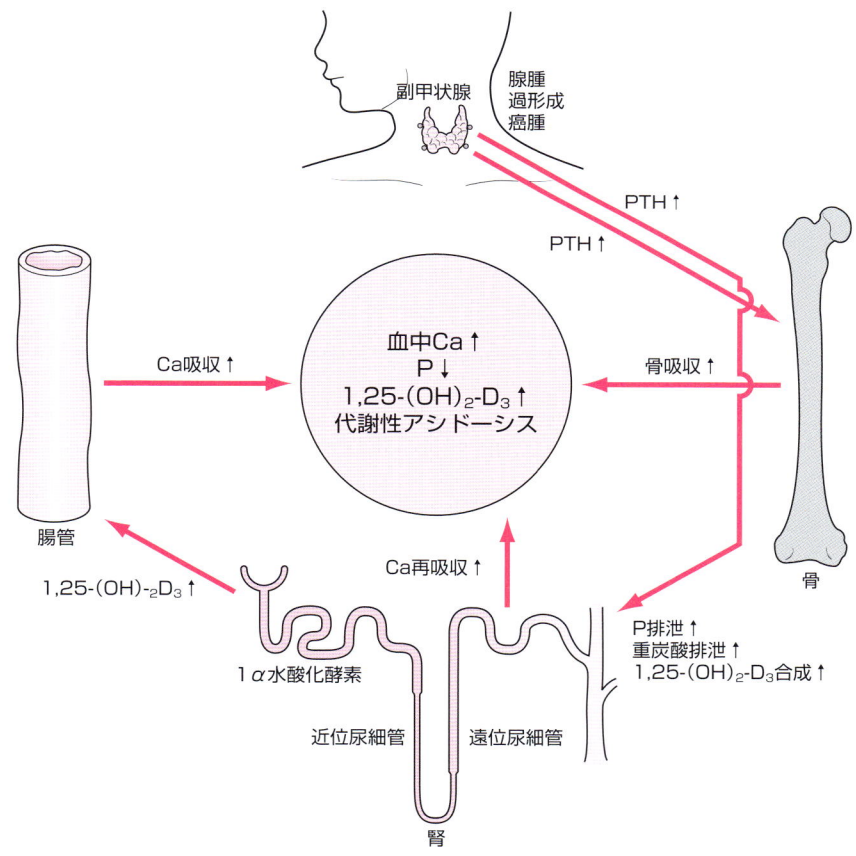

((杉本恒明ほか 編：内科学 第9版, p.1373, 朝倉書店, 2007. より改変引用))

■副甲状腺機能低下症

- 副甲状腺機能低下症とは
    - **副甲状腺ホルモン(PTH)の作用不足**により起きる疾患である。
- カルシウム代謝の異常
    - **低Ca血症，高P血症**
    - **テタニー症状（強直性けいれん）**：低Ca血症による症状
- 治療は活性型ビタミンD_3の投与
    - けいれんやテタニー症状がみられる場合はカルシウム静注も有効。

副腎疾患

褐色細胞腫
- 褐色細胞腫とは
  - **副腎髄質などから発生するカテコールアミン産生腫瘍**による二次性高血圧の代表疾患(治療で根治しうる高血圧症)である。
- 血中・尿中カテコールアミン(アドレナリンとノルアドレナリン)の増加が所見となる。
- 画像診断(CT, MRI, 副腎シンチグラフィ)を用いて, 副腎の腫瘍を探す。治療は手術療法が第一選択となる。

クッシング症候群
- クッシング症候群とは
  - **副腎皮質ホルモンであるコルチゾールが過剰分泌**される病態の総称である。クッシング病が最も頻度が高く, 他に副腎腫瘍などの腫瘍や過形成によるもの, ステロイド長期投与による医原性などがある。
- クッシング病とは
  - クッシング症候群のうちで, 下垂体腫瘍(ACTH産生腫瘍)によるものを特にクッシング病とよぶ。およそ3分の1を占める。
- クッシング病の症状
  - 症状は実に多彩である。
  - 満月様顔貌や中心性肥満, 水牛様肩, 高血圧など。
  - 女性では, 月経異常や多毛などの男性化徴候(副腎皮質ホルモンであるアンドロゲンの過剰症状)がみられる。
  - ACTH過剰症状として, 色素沈着がみられることもある。
    (単純に考えると, 反対の症状がみられそうな副腎皮質機能低下症の症状とかぶる)

アジソン病
- アジソン病とは
  - **副腎皮質ホルモンが不足**したことによる副腎皮質機能低下症の一型。
  - 原発性副腎皮質機能低下症(副腎が原因)で後天性のものを指す。
- 症状は, 体重減少・低血糖・意識障害・低血圧など。
  - 特徴的症状は色素沈着(顔面・頸部・歯肉・舌・手指など)。
- 検査所見は, 低ナトリウム血症・高カリウム血症・低コルチゾール血症・血中ACTH高値。
- 治療はホルモン補充療法(ヒドロコルチゾンの投与)。

補足

続発性副腎皮質機能低下症
- 視床下部や視床が原因の副腎皮質機能低下症のことを指す。
- 下垂体腫瘍病変(下垂体腫瘍や頭蓋咽頭腫)・頭部手術・外傷・感染症・出血・腫瘍などのほか, 結核・梅毒・サルコイドーシスなどの特殊な感染症または全身性疾患で起きる。
- 原発性(副腎が原因)の場合と異なり, アルドステロンの欠乏やACTHの過剰がみられない。
- 治療は, 原因疾患の治療を行う。

■原発性アルドステロン症

- ●原発性アルドステロン症とは
  - **副腎皮質球状層からのアルドステロンが過剰に分泌**されるため，ナトリウムの貯留による二次性高血圧をきたす疾患である。
- ●症状は，筋力低下・脱力発作・四肢麻痺・テタニー・腎濃縮力障害(多飲，多尿)・代謝性アルカローシスなどがみられる。
- ●検査所見は，血漿レニン活性低下と血漿アルドステロン濃度増加を認める。
  - 片側性：主にアルドステロン産生腫瘍による。
  - 両側性：主に特発性アルドステロン症による。
- ●治療
  - 片側性：病側副腎摘出術(腹腔鏡下手術が多い)または薬物療法
  - 両側性：薬物療法
    特にアルドステロン拮抗薬(スピロノラクトンなど)の使用

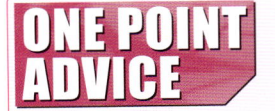

ONE POINT ADVICE

- ●内分泌疾患の領域は，多彩な症状を示す疾患が多く，とっつきにくいと感じる受験生も多いと思うが，どこから分泌される何というホルモンが多すぎるのか，少なすぎるのかという点に注目してしっかり覚えておけば，決して難しい問題ばかりではない。
- ●過去問は，重要な点から出題されることが多いので，必ず確認し理解しておくべきであるが，全く同じ問題が出るとは限らないので，周辺の事項を含めて確認しておくことが重要である。

2 代謝性疾患

内分泌・代謝系

TAP & TAP

- 糖尿病とは ⇒ インスリン作用不足による慢性高血糖と尿糖陽性
- 糖尿病の診断 ⇒ HbA1cと75g OGTTが重要
- 1型糖尿病 ⇒ インスリン欠乏
- 2型糖尿病 ⇒ インスリン分泌障害とインスリン抵抗性の関与
- 糖尿病の治療 ⇒ 血糖コントロール，合併症発症予防や進展防止
- 脂質異常症とは ⇒ 高脂血症の言い換え，動脈硬化の成因
- メタボリック症候群とは ⇒ 複数の動脈硬化危険因子が重なる
- メタボリック症候群 わが国の診断基準 ⇒ ウエスト周囲径（腹囲）が必須条件

糖尿病

糖尿病とは

①インスリンが分泌されなくなる（インスリン分泌障害）
　もしくは
②インスリンは分泌されるが，効かなくなる（インスリン抵抗性）

などの**インスリン作用不足**によって，細胞に糖が正常に取り込めなくなり，血中の糖が体内で利用できずに余った状態となるため，慢性の高血糖と持続的な尿への糖排泄（尿糖陽性）がみられる疾患である。

補足

インスリン
- インスリンは，膵臓に散在するランゲルハンス島（膵体尾部に多いとされる）のうち，β細胞から分泌されるペプチドホルモンである。
- 血糖を上げるホルモンは，グルカゴン・カテコールアミン・コルチゾール・成長ホルモンなどがあるが，**血糖を下げるホルモンは，インスリンのみ**である。

- **発症初期は無症状**であるが，やがて**合併症**により失明や透析導入・足切断など著しくQOLを低下させることが多く，虚血性心疾患や脳血管障害などのリスクを高めたりする疾患である。
- 糖尿病の診断
  - 症状がでてから治療したのでは合併症が進行してしまうので，**診断基準により無症状のうちから診断し，適切な管理を行うことが重要**である。

図1 糖尿病の診断

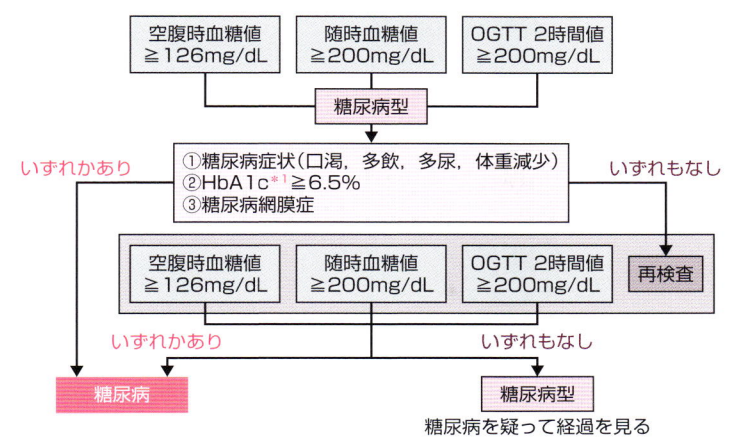

```
┌──────────────┬──────────────┬──────────────┐
│ 空腹時血糖値  │  随時血糖値   │ OGTT 2時間値 │
│ ≧126mg/dL   │  ≧200mg/dL  │  ≧200mg/dL │
└──────────────┴──────────────┴──────────────┘
                     ↓
                 【糖尿病型】
                     ↓
     ┌─────────────────────────────────┐
     │ ①糖尿病症状(口渇,多飲,多尿,体重減少)│
     │ ②HbA1c[*1] ≧6.5%               │
     │ ③糖尿病網膜症                    │
     └─────────────────────────────────┘
  いずれかあり                     いずれもなし
     ↓                                ↓
┌──────────┬──────────┬──────────┐ ┌──────┐
│空腹時血糖値│ 随時血糖値 │OGTT 2時間値│ │ 再検査│
│≧126mg/dL │≧200mg/dL │≧200mg/dL │ └──────┘
└──────────┴──────────┴──────────┘
  いずれかあり              いずれもなし
     ↓                         ↓
  【糖尿病】                 【糖尿病型】
                           糖尿病を疑って経過を見る
```

〔日本糖尿病対策推進会議(日本医師会・日本糖尿病学会・日本糖尿病協会)編:糖尿病治療のエッセンス2007年版,2007.より引用〕

図2 75g OGTT[*2]による判定区分図と判定基準

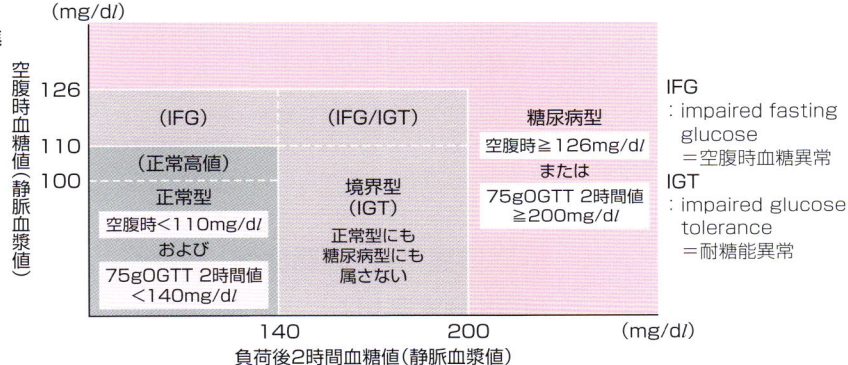

(縦軸:空腹時血糖値(静脈血漿値) mg/dl、横軸:負荷後2時間血糖値(静脈血漿値) mg/dl)

- 126、110、100 の区切り
- 140、200 の区切り

領域:
- (IFG) / (IFG/IGT) / 糖尿病型(空腹時≧126mg/dl または 75gOGTT 2時間値≧200mg/dl)
- (正常高値)
- 正常型(空腹時<110mg/dl および 75gOGTT 2時間値<140mg/dl)
- 境界型(IGT)(正常型にも糖尿病型にも属さない)

IFG : impaired fasting glucose = 空腹時血糖異常
IGT : impaired glucose tolerance = 耐糖能異常

(日本糖尿病学会編:糖尿病治療ガイド2010.文光堂,東京,2010:22.より引用改変)

用語アラカルト

＊1 HbA1c(ヘモグロビンエーワンシー)

HbA1cとは,ヘモグロビンにグルコースが結合した糖化ヘモグロビン(グリコヘモグロビン)のことであり,**長期間(約1〜2カ月)の平均血糖コントロール状態を反映する指標**とされる。最近,国際標準化に向けて表記変更がなされた。

NGSP値(国際標準値)＝JDS値(日本糖尿病学会標準値)＋0.4%(JDS値で5.0〜9.9%の場合)

＊2 75g経口ブドウ糖負荷試験(OGTT)

摂食時の糖の流れを再現することにより,食後高血糖の変化をとらえることができる検査であり,**軽度の糖代謝異常を調べる最も鋭敏な検査法である**。75gブドウ糖溶液を経口で摂取するが,その負荷前,負荷後30分,60分,120分と採血し血糖の変動パターンと2時間値を重視する。正常・境界型・糖尿病型などのパターンで診断する。

■1型糖尿病と2型糖尿病

①1型糖尿病

- インスリンの絶対的不足,膵β細胞の破壊による。
- ウイルス感染などの環境因子が引き金,自己免疫異常。
- 小児〜青年期に多い。肥満はみられない。

②2型糖尿病

- 生活習慣病として,中高年に多くみられる。
- インスリン分泌障害とインスリン抵抗性が発症に関与し,複数の遺伝因子や環境因子(肥満・過食・運動不足・ストレスなど)が関与するとされる。

補足

2型糖尿病の肥満
- インスリン分泌障害とインスリン抵抗性の程度により,肥満はみられない場合から高度にみられる場合もある。

日本人の2型糖尿病の特徴
- 日本人のインスリン分泌は欧米人の約半分程度と低いとされる。そのため,欧米人はインスリン抵抗性優位となり,高度肥満にならないと糖尿病を発症しないが,日本人はインスリン分泌障害優位なので軽度の肥満でも糖尿病を発症する場合がある。
- ただし,先天的にインスリン分泌障害があっても,生活習慣の悪化(過食・運動不足など)によるインスリン抵抗性が加わらなければ,糖尿病には至らないと考えられている。

◢糖尿病の治療
- 糖尿病は完治させることができない。
- しかし，血糖値や血圧，体重，血清脂質などを良好にコントロールすることにより，合併症の発症予防や進展の防止を図ることができる。
- 食事療法・運動療法・薬物療法（経口血糖降下薬・インスリン治療）

補足

糖尿病の合併症
①急性合併症
- 低血糖症
- 糖尿病性昏睡

②慢性合併症
- 3大合併症　　：網膜症・腎症・神経障害
- 糖尿病網膜症　：失明
- 糖尿病腎症　　：透析導入
- 糖尿病神経障害：感覚障害，自律神経障害
- 糖尿病足病変　：足壊疽
  - 易感染性：感染症（蜂窩織炎やガス壊疽など）
  - 神経障害：悪化してもわかりにくい
  - 血流障害：潰瘍を形成しやすい
  - →切断に至るおそれ

脂質異常症（高脂血症）

◢脂質異常症とは
- 2007年から，高脂血症を言い換えて「脂質異常症」とよぶようになった。
  - 高コレステロール血症：高LDL-C血症，高トリグリセライド血症
  - HDLコレステロールの異常低値：低HDL-C血症
- 自覚症状がほとんどない疾患である。
  - しかし，放置すると全身血管に動脈硬化が徐々に進行し，心筋梗塞や脳梗塞などの重大な合併症がみられる→検診の重要性
- 脂質異常症の診断基準

  ①**LDLコレステロール**
  - 140mg/dL以上：高LDLコレステロール血症
  - 120〜139mg/dL：境界域高LDLコレステロール血症

  ②**HDLコレステロール**
  - 40mg/dL未満：低HDLコレステロール血症

  ③**トリグリセライド**
  - 150mg/dL以上：高トリグリセライド血症

- 脂質異常症の治療
  - 治療の目的は，動脈硬化の予防・進展の阻止・退縮である。
- 2012年6月「日本動脈硬化学会」が，従来のガイドラインの改訂版である「動脈硬化性疾患予防ガイドライン2012年版」を刊行した。

表1　高脂血症のWHO分類

	I	IIa	IIb	III	IV	V
増加するリポ蛋白	CM	LDL	LDLとVLDL	IDL	VLDL	CMとVLDL
増加する脂質 Chol	→〜↗	↑	↑	↑	→	→〜↗
TG	↑	→	↑	↑	↑	↑
血清外観	クリーム層 透明	透明	透明〜白濁	白濁	白濁	クリーム層 白濁

補足

non HDL-C
- 新しいガイドラインから取り入れられた指標で，総コレステロール値からHDL-C値を引いて得られるため簡単に計算できる。
- また，食事をしたか否かに影響されにくい利点がある。
- LDL-C値が安定して測定できない食後の採血や，トリグリセライドが400mg/dL以上の場合などに二次目標として用いる。

メタボリック症候群（メタボリックシンドローム）

メタボリック症候群とは
①肥満（特に内臓脂肪型肥満）
②脂質代謝異常（脂質異常症）
③耐糖能異常（糖尿病）
④高血圧

など，動脈硬化の危険因子が重なると，たとえそれぞれが軽度でも，危険因子の数が増えるごとに加速度的に動脈硬化性疾患（特に「虚血性心疾患」）を発症する確率が上昇してしまう。このような病態を，メタボリック症候群とよぶ。

補足

メタボリック症候群の歴史
- 1980年代後半から，動脈硬化の危険因子が重なると危険因子の数が増えるごとに動脈硬化性疾患を発症する確率が上昇してしまうことについては，多くの研究者が気づいていた。
- 「内臓脂肪症候群」「シンドロームX」「死の四重奏」「インスリン抵抗性症候群」など，それぞれの観点から研究がなされてきた。これらを総括した概念として，メタボリック症候群とよぶようになったのである。

わが国における診断基準
- 2005年に「日本内科学会」を含む8学会が合同でわが国のメタボリック症候群の診断基準を発表した。
- 腹部肥満を必須条件として，**ウエスト周囲径（腹囲）測定を重視**。

> 男性≧85cm，女性≧90cm

- 他の血圧・空腹時血糖・脂質の3項目のうち2項目以上の基準値を越えた場合にメタボリック症候群と診断する。

補足

ウエスト周囲径
- 臍の高さで立位，呼気時に測定した腹位のことである。
- ウエスト周囲径の基準値が男女で異なる理由としては，臍の高さでの腹部CT検査で，男女とも内臓脂肪面積が100cm^{2}以上を異常としたためとされる。

表2 わが国における診断基準

必須条件	内蔵脂肪型肥満	ウエスト周囲径[注1] 男性85cm以上		男女とも内臓脂肪面積100cm²以上に相当
		ウエスト周囲径[注1] 女性90cm以上		
3項目のうち2項目以上	脂質代謝異常	高中性脂肪血症（150mg/dl以上）	◀かつまたは▶	低HDLコレステロール血症（40mg/dl未満）
	高血圧	収縮期血圧130mmHg以上	◀かつまたは▶	拡張期血圧85mmHg以上
	高血糖[注2]	空腹時血糖値110mg/dl以上[注3]		

注1）ウエスト周囲径とは臍の高さで立位、呼気時に測定した腹囲。
注2）メタボリックシンドロームと診断された場合、糖負荷試験が勧められるが、診断に必須ではない。
注3）IDFは、空腹時血糖値の基準を100mg/dl以上としている。

（メタボリックシンドローム診断基準検討委員会：メタボリックシンドロームの定義と診断基準、日本内科学会雑誌、94(4)：794-809、2005.より引用改変）

- 職場で行う特定検診にも取り入れられ、保健指導面からの重要性が高い疾患概念である。

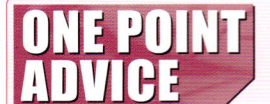

ONE POINT ADVICE

- 生活習慣病に関わる糖尿病・脂質異常症・メタボリック症候群についてとりあげたが、読んでもらうとわかるとおり、相互に関係しあっている概念である。最近は、腎疾患として取り扱われてきた腎障害が慢性腎臓病（CKD：Chronic Kidney Disease）として、高血圧を介して生活習慣病と密接に関わることが強調されている。
- 定期的にガイドライン改定があり、臨床の現場では新しい基準が刊行されるとすぐ必要になる。変更されたばかりの基準は、国家試験には出題されにくいが、重要な疾患が多いので理解しておいてほしい。

1 神経・筋肉系

神経・筋肉疾患

TAP & TAP

項目	⇒	内容
●神経系障害の主要な症候[*1]	⇒	意識障害，運動障害，言語障害，けいれん
●運動障害	⇒	運動麻痺，無動・固縮，不随意運動，失調，失行
●運動麻痺	⇒	四肢麻痺，片麻痺，対麻痺，単麻痺
●脳血管障害の代表的な病型	⇒	脳出血，くも膜下出血，脳梗塞
●脳梗塞	⇒	脳血栓，脳塞栓
●脳炎・髄膜炎	⇒	単純ヘルペス脳炎，髄膜炎（ウイルス性，細菌性，結核性，真菌性）
●脳腫瘍	⇒	神経膠腫，下垂体腺腫，髄膜腫，神経鞘腫，頭蓋咽頭腫
●代表的な変性疾患	⇒	アルツハイマー病，パーキンソン病，筋萎縮性側索硬化症
●進行性筋ジストロフィ	⇒	ドゥシャンヌ型，肢帯型，顔面肩甲上腕型
●重症筋無力症	⇒	神経筋接合部（アセチルコリン受容体）に対する自己抗体
●ギラン・バレ症候群	⇒	先行感染，脳脊髄液での蛋白細胞解離
●全身疾患に伴う神経障害	⇒	糖尿病，腎不全，呼吸不全，肝不全など
●人工呼吸器を必要とする神経障害	⇒	筋萎縮性側索硬化症，重症筋無力症，ギラン・バレ症候群，進行性筋ジストロフィ
●血液浄化療法を必要とする神経障害	⇒	重症筋無力症，ギラン・バレ症候群，腎不全，肝不全（劇症肝炎）
●高気圧酸素療法の適応	⇒	一酸化炭素中毒（重症例）

用語アラカルト

*1 症候
症状（患者の自覚的な訴え）と徴候（診察で得られる他覚的な所見）を合わせて症候という。

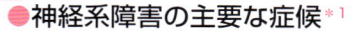

用語アラカルト

*2 錯乱とせん妄
いずれも覚醒はしているが，意識が正常とはいえない状態である。錯乱では，見当識や記憶の障害，注意力や判断力の低下がみられる。せん妄では，これらに加えて，興奮，幻覚，妄想が加わる。

*3 代謝性脳症
糖尿病（糖尿病性脳症），肝硬変症（肝性脳症），腎不全（尿毒症），肺疾患（肺性脳症：CO_2ナルコーシス）などの全身性疾患に伴い，意識障害を主体とした神経症状をきたすことがあり，これらをまとめて代謝性脳症という。

▌神経系障害の主要な症候

■意識障害

- 意識障害は，「覚醒度の障害」と「意識の変容」に分けられる。
- 覚醒度の障害は，その程度により分類される（表1）。
- 刺激なしで覚醒していればJCSのⅠレベル，なんらかの刺激で覚醒すればJCSのⅡレベル（傾眠〜昏迷），刺激しても覚醒しなければJCSのⅢレベル（半昏睡〜昏睡）である。
- 意識の変容は，「錯乱」[*2]と「せん妄」[*2]に分けられる。

- 外界からのさまざまな刺激は，**上行性網様体賦活系－視床－大脳皮質への投射系**を通じて，大脳皮質に伝えられる（図1）。
- 脳幹の障害や両側大脳半球の広範な障害で，意識障害が発生する。
- 意識障害の原因疾患は，脳血管障害，脳腫瘍，脳炎・髄膜炎，外傷，代謝性脳症[*3]などさまざまである（表2）。

図1　意識の保持機構

上行性網様体賦活系

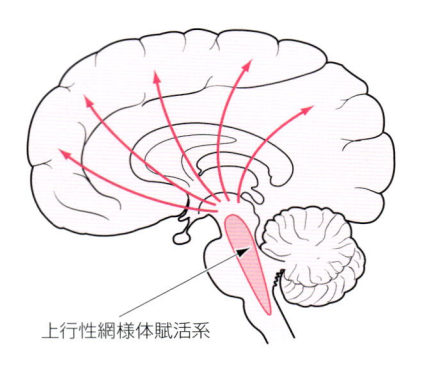

表1　Japan Coma Scale：JCS（3-3-9度方式とも称される）

Ⅰ．刺激しないでも覚醒している状態	
1．	だいたい意識清明だが，今ひとつはっきりしない
2．	見当識障害がある
3．	自分の名前，生年月日が言えない
Ⅱ．刺激すると覚醒する状態―刺激をやめると眠り込む	
10．	普通の呼びかけで容易に開眼する
20．	大きな声または体を揺さぶることにより開眼する
30．	痛み刺激を加えつつ呼びかけを繰り返すと辛うじて開眼する
Ⅲ．刺激をしても覚醒しない状態	
100．	痛み刺激に対し，はらいのけるような動作をする
200．	痛み刺激で少し手足を動かしたり，顔をしかめる
300．	痛み刺激に反応しない

表2　意識障害の原因疾患

1．片側の大脳半球の病変（反対側にも影響が及んだ場合）
・脳出血，脳梗塞
・脳腫瘍，外傷など
2．両側の大脳の広範な病変
・くも膜下出血
・脳炎や髄膜炎など
3．脳幹・小脳の病変（小脳病変では，脳幹に影響が及んだ場合）
・出血，梗塞
・腫瘍など
4．全身性疾患に伴う大脳・脳幹障害
・代謝性脳症

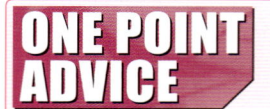

ONE POINT ADVICE

- JCS分類については，各レベルの意識の状態について記憶しておく必要がある。
- 意識障害は，大脳や脳幹の出血，腫瘍，外傷，炎症などさまざまな病態で生じるが，ほかに糖尿病や肺，肝，腎などの全身性疾患にも伴いうる（代謝性脳症）ので注意を要する。

用語アラカルト

＊4　無動・固縮
無動はパーキンソン病などでみられ，動作緩慢，歩行障害，寝返り困難などを呈する。患者の筋緊張は亢進し，固縮（強剛）と称される。

＊5　不随意運動
自分の意思にかかわりなく，手足や頭頸部が勝手に動いてしまう状態を不随意運動といい，さまざまな種類がある。パーキンソン病でみられる安静時振戦もこの一種である。

＊6　失調
麻痺はないのに，四肢の動きや歩行が円滑にできず，日常の動作や歩行に障害をきたす状態を失調という。

＊7　失行
運動麻痺や失調などがないのに，目的にそった動作ができない状態を失行という。

■運動障害

- 運動障害は，
  ①**運動麻痺**　②**無動・固縮**[*4]　③**不随意運動**[*5]　④**失調**[*6]　⑤**失行**[*7]
  の5型に分けられ，それぞれ障害部位が異なる（表3）。
- 運動麻痺は，
  ①**四肢麻痺**　②**片麻痺**　③**対麻痺**　④**単麻痺**
  に分けられる（表4）。代表的な障害部位を図に示す（図2）。
- **上位運動ニューロン（錐体路）**の障害では，筋力低下，筋緊張の亢進，反射の亢進，病的反射がみられる。
- **下位運動ニューロン**の障害では，筋力低下と筋萎縮，筋緊張の低下，反射の減弱・消失がみられる。
- 無動・固縮は大脳基底核（**錐体外路**）の障害で生じる（表3）。
- 不随意運動は大脳基底核（錐体外路）の障害で生じる（表3）。
- 失調は小脳または脊髄後索〜末梢神経の障害で生じる（表3）。
- 失行は大脳皮質の障害で生じる（表3）。
- 無動・固縮，不随意運動，失調，失行では**運動障害がみられるが，麻痺はない**。

表3　運動障害の5型と障害部位

1. 運動麻痺	・・・・・	上位運動ニューロン（錐体路） ↓ 下位運動ニューロン ↓ 神経筋接合部 ↓ 筋 ＊この経路のどこが障害されても麻痺が起こる。
2. 無動・固縮	・・・・・	大脳基底核（錐体外路）
3. 不随意運動	・・・・・	大脳基底核（錐体外路）
4. 失調	・・・・・	小脳または脊髄後索〜末梢神経
5. 失行	・・・・・	大脳皮質

表4　運動麻痺の型と症候

1. 四肢麻痺	・・・・・	両側の上下肢の麻痺
2. 片麻痺	・・・・・	片側の上下肢の麻痺
3. 対麻痺	・・・・・	両側の下肢の麻痺
4. 単麻痺	・・・・・	一側の上肢または下肢の麻痺

図2 運動に関連する神経系の解剖と運動麻痺の障害部位

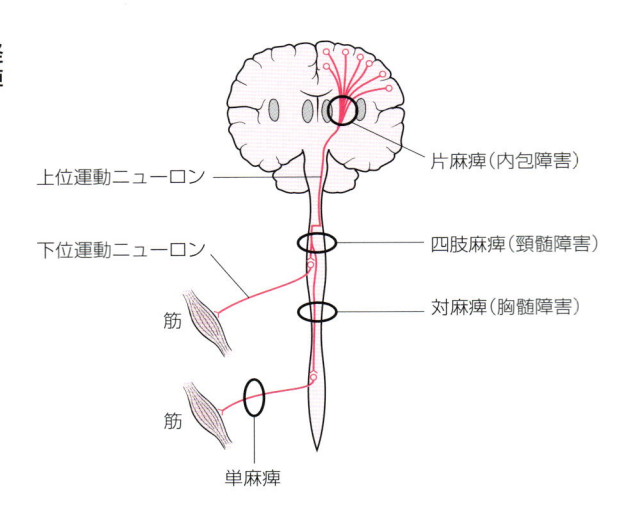

- 上位運動ニューロン
- 下位運動ニューロン
- 筋
- 片麻痺（内包障害）
- 四肢麻痺（頸髄障害）
- 対麻痺（胸髄障害）
- 単麻痺

用語アラカルト

＊8 構音障害
言葉をしゃべるには，まず，肺からの呼気により声帯を振動させて音を出すが，さらに，舌や口唇，口蓋などの動きにより，その音を加工して，初めて言葉ができあがる。神経や筋の障害により，この過程が上手にできず，言葉が聞き取りにくくなるのを構音障害という。

＊9 脊髄小脳変性症
小脳，脳幹，脊髄を中心に神経細胞の変性をきたし，失調や構音障害を生じる疾患群の総称である。

＊10 てんかん
てんかんは大脳皮質の神経細胞からの異常な放電により，突然の意識消失とけいれんをきたす病態の総称である。通常は立位を保持できず倒れるが，座位や立位を保持して，会話を続けるような型もあり，年齢や病態によりその症状はさまざまである。また，意識障害やけいれんを起こさない場合もある。

■言語障害

- 優位側の大脳皮質の障害で「**失語**」が生じる。ブロカ失語では言いたいことを話すことに障害が，ウェルニッケ失語では相手の言っていることの理解に障害が起こる。
- 話すことに関係する神経や筋に障害が起こると，**構音障害**[*8]が生じる。
- 構音障害は，上位運動ニューロンの障害（脳血管障害など），下位運動ニューロンの障害（筋萎縮性側索硬化症など），神経筋接合部や筋の障害（重症筋無力症や筋疾患），錐体外路の障害（パーキンソン病），小脳の障害（脊髄小脳変性症[*9]）で認められる。

■けいれん

- けいれんは，意識消失とともに「てんかん[*10]」の症状の一部である（けいれんや意識消失を起こさない「てんかん」も少なくない）。
- けいれんは，手足が強直して硬くなる「強直性けいれん」と，手足がガクガクあるいはピクピク動く「間代性けいれん」に分けられる。
- 全身性強直性けいれんの発作時には，上肢を屈曲して下肢を伸展する姿勢，あるいは，上下肢を伸展する姿勢がみられる。
- 全身性強直性けいれんでは，発作時に呼吸が停止しており，発作後の過呼吸により唾液などがあふれ，口から泡をふいているような印象となることがある。

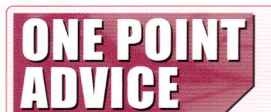

ONE POINT ADVICE

- けいれんや意識障害は，心臓手術時の人工心肺によるまれな合併症として生じることがある。
- 脳塞栓症または脳灌流圧の低下に伴う脳の低酸素状態などが原因として考えられている。

神経・筋肉疾患

脳血管障害

- 脳血管の障害により，出血や梗塞が起こった状態を脳血管障害(**脳卒中**)という。
- 代表的な病型は，①**脳出血**，②**くも膜下出血**，③**脳梗塞**の3つに分けられる(表5)。
- 死亡率は，悪性新生物，心疾患についで第3位である。
- 近年では，脳出血による死亡が激減し，脳梗塞による死亡が増加している。
- 各種の脳血管障害の臨床所見をまとめておく(表6)。

表5 脳血管障害の病型と病態

1. 脳出血	・・・・・・・	脳血管の破綻による脳実質内への出血，血腫による組織の損傷
2. くも膜下出血	・・・・	脳血管の破綻によるくも膜下腔への出血
3. 脳梗塞	・・・・・・・	脳血管の閉塞による灌流領域の組織障害

表6 脳血管障害の臨床所見

疾患	好発年齢	危険因子	発症様式
脳出血	中年～高年者	高血圧，低コレステロール血症	急性，ときに進行性 日中活動時
くも膜下出血	中年～高年者(脳動脈瘤) 若年者(脳動静脈奇形)	高血圧，喫煙，飲酒，家族歴	急性 特に傾向なし
脳血栓	中年～高年者	高血圧，脂質異常症，糖尿病，喫煙	比較的急性，階段状に進行 夜間や安静時
脳塞栓	特に傾向なし	不整脈，僧帽弁狭窄症，急性心筋梗塞	突発性，すぐに完成 日中活動時

脳出血

- 中年～高年者に好発する。
- 危険因子は，高血圧，低コレステロール血症とされている。
- 好発部位は，「被殻[*11] ＞ 視床 ＞ 橋 ＞ 小脳」の順である。
- 日中の活動時に，急性に発症することが多い。
- 出血部位により，片麻痺や四肢麻痺，半身の感覚障害，構音障害，失調などを呈する。
- 出血の程度により，頭蓋内圧亢進[*12]と意識障害をきたす。
- CT検査で出血部位が高吸収域として描出される(図3a)。
- 治療として，降圧や頭蓋内圧の減少を図るなどの保存的療法のほか，症例によっては，開頭血腫除去術などの外科的療法も行われる。

くも膜下出血

- 中年以上では**脳動脈瘤**[*13]の破綻が原因となる。
- 若年者では**脳動静脈奇形**[*14]の破綻が原因となる。
- 危険因子は，動脈瘤や血管奇形の存在，高血圧，喫煙，飲酒，家族歴とされている。
- 発症時刻や活動状況に特別な傾向はない。
- 激烈な頭痛を伴い，急性に発症する。
- 髄膜刺激症候[*15]と意識障害を呈するが，**麻痺はみられない。**
- CT検査でくも膜下腔や脳槽に出血した血液が高吸収域として描出される(図3b)。

用語アラカルト

*11 **被殻**
大脳基底核の一部をなし，上位運動ニューロンの通り道である内包をはさんで，視床の外側に存在する。したがって，被殻や視床に出血が生じると，反対側の片麻痺が起こる。

*12 **頭蓋内圧亢進**
頭蓋内で出血，炎症，腫瘍などが生じると，頭蓋内圧が亢進する。これに伴い，頭痛，嘔吐，眼のぼやけ，脳ヘルニアなどの症候が出現する。

*13 **脳動脈瘤**
脳動脈の一部が囊状または紡錘状にふくれた状態を脳動脈瘤という。脳動脈の分岐部に生じやすい。

*14 **脳動静脈奇形**
胎生期の脳血管形成異常により生じ，異常な動脈と静脈が直接吻合したものを脳動静脈奇形という。

*15 **髄膜刺激症候**
くも膜下腔への出血や髄膜の炎症により生じる。頭痛，悪心・嘔吐，項部硬直(項部が硬くなり，他動的に曲げにくい状態)などをきたす。

- 脳血管撮影や磁気共鳴血管造影（MRA：Magnetic Resonance Angiography）で，脳動脈瘤や脳動静脈奇形の有無を検討する。
- 治療として，血圧の調節や頭蓋内圧の減少を図るなどの保存的療法とともに，可能であれば，脳動脈瘤や脳動静脈奇形に対する外科的療法が行われる。

■ 脳梗塞

- 脳梗塞は，その成因により，「**脳血栓**」と「**脳塞栓**」に分けられる（表7）。
- 脳梗塞でみられる症候は，閉塞した血管の灌流部位により決まり，片麻痺や四肢麻痺，半身の感覚障害，構音障害，失調，その他さまざまである。
- 梗塞の程度や拡がりにより，頭蓋内圧亢進や意識障害をきたすことがある。

■ 脳血栓

- 中年〜高年者に好発する。
- 危険因子は，高血圧，脂質異常症，糖尿病，喫煙である。
- 夜間や安静時に発症することが多い。
- 比較的急性に発症する。
- 症状は数時間以上かけて階段状に進行する。
- 発症直後の超急性期には，磁気共鳴画像（MRI：Magnetic Resonance Imaging）の拡散強調画像で高信号域として病変が検出できる。
- CTで病変が低吸収域として明確に描出されるのは発症2〜3日後であり（図3c），CTは初期診断には適さない。
- 頸部超音波検査で，脳血管狭窄の有無を評価可能である。
- 発症3時間以内であれば，組織プラスミノゲン・アクチベータ（rt-PA）の静脈内投与で，病変部の再灌流が期待できる。
- 急性期治療として抗血小板薬を含む各種の保存的療法が推奨されている。
- 再発予防としては，抗血小板療法を行う。

図3　脳血管障害のCT所見

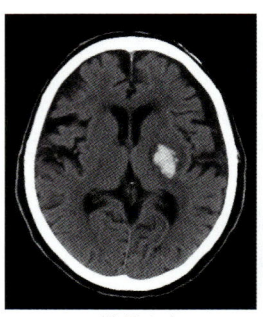

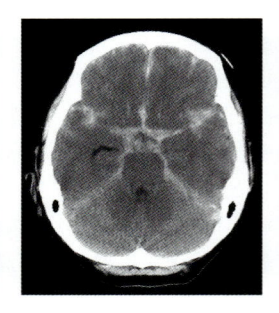

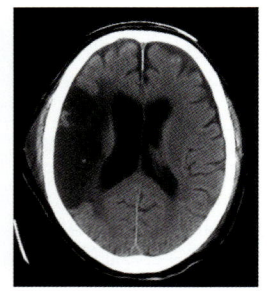

| a　被殻出血 | b　くも膜下出血 | c　脳梗塞 |

表7　脳梗塞の分類と成因

1. 脳血栓	a アテローム血栓性脳梗塞	脳の主幹動脈に生じたアテローム硬化病変（プラーク）による血栓形成
	b ラクナ梗塞	脳の細小動脈（穿通枝動脈）に生じた微小なアテローム硬化病変による血栓形成など
2. 脳塞栓	a 心原性脳塞栓	心臓内部に生じた血栓が，血流を通じて脳血管を閉塞した状態
	b 血管原性脳塞栓	血管内部に生じた血栓が，血流を通じて脳血管を閉塞した状態

■脳塞栓

- 危険因子は，不整脈，僧房弁狭窄症，急性心筋梗塞などの心疾患である。
- 日中の活動時に突発性に発症する。
- 症状は数分以内に完成する。
- MRIやCTでの検査所見は脳血栓と同様であるが，障害部位の再灌流による出血所見がみられることがある（出血性梗塞）。
- 治療方針は脳血栓とほぼ同様であるが，出血性梗塞を起こしやすいことに留意する。
- 再発予防としては，ワーファリンなどの抗凝固療法を行う。

■脳炎，髄膜炎

- 中枢神経系の代表的な感染症は，「脳炎」と「髄膜炎」である。
- 脳炎と髄膜炎に共通する臨床所見は，**発熱，意識障害，髄膜刺激症候**である（表8）。
- 脳炎では，さらに異常行動や幻覚などの精神症状やけいれん発作などを伴う（表8）。
- 脳炎とウイルス性および細菌性髄膜炎は急性に発症するが，結核および真菌性髄膜炎は亜急性[*16]に発症する（表8）。
- 脳炎と髄膜炎に共通する脳脊髄液所見は，細胞の増加である（表9）。
- 細菌性髄膜炎では好中球が優位に増加するが，脳炎やその他の髄膜炎ではリンパ球が増加する（表9）。
- 細菌性，結核性および真菌性髄膜炎では脳脊髄液の糖値が減少するが，脳炎とウイルス性髄膜炎では糖値は減少しない（表9）。
- 脳脊髄液の鏡検（顕微鏡検査）や培養で，細菌性髄膜炎では原因となった細菌（起炎菌）が，結核性髄膜炎では結核菌が，真菌性髄膜炎では真菌が検出される（表9）。
- 単純ヘルペス脳炎では，CT，MRI画像で病変を描出できる場合があり，また，血液および脳脊髄液のウイルス抗体価の測定も診断に有用である。
- ウイルス性髄膜炎では安静と補液により一般に予後は良好であるが，その他の脳炎・髄膜炎では，早期の診断と適切な治療を怠ると死に至る場合がある（表10）。

用語アラカルト

＊16　亜急性
症状が1週間以内に完成するものを急性，2〜3週間以内なら亜急性，数カ月から数年なら慢性の発症様式という。

表8　脳炎・髄膜炎の臨床所見

疾患	発症様式	発熱	意識障害	髄膜刺激症候	その他の症候
単純ヘルペス脳炎	急性	＋	＋	＋	精神症状・けいれん
ウイルス性髄膜炎	急性	＋	＋	＋	－
細菌性髄膜炎	急性	＋	＋	＋	－
結核性髄膜炎	亜急性	＋	＋	＋	－
真菌性髄膜炎	亜急性	＋	＋	＋	－

表9　脳炎・髄膜炎の脳脊髄液検査所見

疾患	外観	増加する細胞	糖	鏡検・培養
単純ヘルペス脳炎	水様透明	リンパ球	正常	－
ウイルス性髄膜炎	水様透明	リンパ球	正常	－
細菌性髄膜炎	混濁	好中球	減少	起炎菌（＋）
結核性髄膜炎	軽度に混濁	リンパ球	減少	結核菌（＋）
真菌性髄膜炎	軽度に混濁	リンパ球	減少	真菌（＋）

表10 脳炎・髄膜炎の治療と予後

疾患	治療	予後
単純ヘルペス脳炎	抗ウイルス薬の投与	不良，早期治療が重要
ウイルス性髄膜炎	安静，補液	良好
細菌性髄膜炎	抗菌薬の投与	不良，早期治療が重要
結核性髄膜炎	抗結核薬の投与	不良，早期治療が重要
真菌性髄膜炎	抗真菌薬の投与	不良，早期治療が重要

脳腫瘍

- 脳腫瘍は，脳実質，下垂体，髄膜，シュワン細胞，胎生期遺残組織，血管など各種の神経系組織を母体とする腫瘍の総称である。
- 代表的な脳腫瘍とその発生母体を示す（表11）。
- 脳腫瘍では，腫瘍自体による組織の障害とともに，腫瘍の増大や周辺の浮腫に伴う頭蓋内圧亢進や腫瘍によるホルモン産生など，さまざまな機序で症候が出現する（表12）。
- 組織障害による神経症候は，腫瘍の発生部位により決まり，片麻痺や半身の感覚障害，半盲，構音障害，失調，失語や失行，てんかん発作などさまざまである。
- 腫瘍の存在はCTやMRIで確認できる。
- 治療は可能であれば腫瘍摘出術，必要に応じて放射線療法や化学療法も併用する。

表11 代表的な脳腫瘍とその発生母体

腫瘍	発生母体
神経膠腫	神経膠細胞
星細胞腫	
膠芽腫	
下垂体腺腫	下垂体
髄膜腫	髄膜
神経鞘腫	シュワン細胞
頭蓋咽頭腫	胎生期遺残組織

表12 脳腫瘍による症候発現の機序

機序	症候
腫瘍による浸潤や圧迫	各種の神経症候
大脳皮質の神経細胞への影響	てんかん発作
腫瘍の増大による頭蓋内圧亢進	頭痛，嘔吐など
周辺の脳浮腫による頭蓋内圧亢進	同上
脳脊髄液の通路閉塞	水頭症[*17]
腫瘍によるホルモン産生	ホルモン過剰症

用語アラカルト

*17 水頭症
脳脊髄液は「側脳室→第3脳室→中脳水道→第4脳室→くも膜下腔」へと流れるが，腫瘍などでその流路が塞がれると，それより上流に脳脊髄液が貯留し水頭症となる。

神経系の変性疾患

- 神経系の変性疾患とは，神経細胞の萎縮・脱落により神経機能の障害をきたす疾患の総称である。
- 神経系の代表的な変性疾患としては，**アルツハイマー病**，**パーキンソン病**，**運動ニューロン疾患**（筋萎縮性側索硬化症），**脊髄小脳変性症**があげられる（表13）。
- 変性疾患は，障害部位の違いによりそれぞれ特徴的な症候を呈する（表13）。
- 変性疾患の病因は不明であるが，一部には遺伝性のものも存在している。

表13 神経系の代表的な変性疾患

疾患	主要な症候	障害部位
アルツハイマー病	認知症	大脳皮質
パーキンソン病	パーキンソン症候	中脳黒質（錐体外路系）
筋萎縮性側索硬化症	麻痺，筋萎縮	上位・下位運動ニューロン
脊髄小脳変性症	失調	小脳・脳幹・脊髄

■アルツハイマー病

- 大脳皮質の神経細胞の萎縮・脱落をきたす変性疾患である。
- 原因は不明であるが，一部に遺伝子異常が判明した家族性のものもある。
- 正常では分解除去される「**βアミロイド蛋白**」の凝集・沈着が神経細胞の障害をきたすという意見があり，また過度にリン酸化された「**タウ蛋白**」を重視する立場もある。
- 病理学的には，側頭葉と頭頂葉を中心としたびまん性[18]の脳萎縮がみられる。
- 顕微鏡では，大脳皮質の神経細胞の脱落のほか，「**老人斑**[19]」と「**神経原線維変化**[19]」がみられるのが特徴である。
- 中年〜高年者に好発する。
- もの忘れから次第に高度の認知症まで，緩徐進行性に経過し，寝たきりとなる。
- 認知症は，もともと正常であった知的機能が著明に低下し，日常生活や社会生活に適合できなくなった状態を指す。具体的な症候を表14にまとめた。
- CT，MRI画像で大脳萎縮，SPECT画像で側頭葉と頭頂葉の血流低下が観察される。
- 確立された治療はないが，抗コリンエステラーゼ薬が症状の進行を若干遅らせる。

用語アラカルト

*18 **びまん性**
びまん性は，「ある組織全体に，広汎に」といった意味。これと対をなすのが限局性で，ある部分に限られた状態を指す。

*19 **老人斑と神経原線維変化**
いずれもアルツハイマー病の脳にみられる特異な病理学的変化である。

表14 認知症の具体的な症候

・もの忘れ，被害妄想的気分 ・・・	しまい場所を忘れる，盗られたと思う
・見当識障害，計算障害 ・・・・・	時間や場所がわからない
・失語，失行 ・・・・・・・・・・	衣類の着方がわからない（着衣失行）
・失認 ・・・・・・・・・・・・・	家族をみてもわからない
・人格変化 ・・・・・・・・・・・	怒りっぽい，頑固，みさかいなしに買い物
・尿便失禁 ・・・・・・・・・・・	トイレを汚す，たれながし
・徘徊，昼夜の逆転 ・・・・・・・	遠くまで行き迷子になる，昼間は寝て夜に騒ぐ

■パーキンソン病

- **中脳黒質**の神経細胞の萎縮・脱落をきたす変性疾患である。
- 黒質のドパミン産生細胞の脱落により，黒質−線条体系のドパミン作動性ニューロン[20]の機能が低下し，運動過少（無動）となる（図4）。
- 原因は不明である。
- 中年〜高年者に好発する。
- 緩徐進行性に経過する。
- 4大症状として，**無動**，**固縮**，**安静時振戦**，**姿勢反射障害**があげられる（表15）。
- 無動の症候として動作が緩慢となり，筋力はあるのに寝返りが困難となる（表15）。

用語アラカルト

*20 **ドパミン作動性ニューロン**
神経伝達物質の一種であるドパミンにより作動するニューロン。

- 小刻み・前屈歩行，arm swingの消失，すくみ足，加速歩行がみられる（表16）。
- 言葉は小声でぼそぼそと単調になり，聞き取りにくい（表15）。
- 顔の表情が乏しくなり，「仮面様顔貌」と称される。
- 関節を他動的に動かすと，固縮（特殊な筋緊張の亢進）が認められる（表15）。
- 安静時（手を膝においた状態や椅子に腰かけた状態）で，手指，手，下肢などに"ふるえ（振戦）"がみられる（表15）。
- 姿勢反射異常として，立位で前に軽く押すと倒れそうになる現象（前方突進）や，上述の加速歩行がみられる（表15）。
- CTやMRIで特徴的な所見は得られない。
- 治療として，脳内でのドパミン不足を補充する目的で，レボドパ製剤が用いられる。

＊レボドパ以外にも，ドパミン受容体を刺激する薬剤などがある。

図4　パーキンソン病の病態

中脳黒質の神経細胞（ドパミン産生） → 黒質-線条体系のドパミン作動性ニューロン（運動を促進） → 機能低下

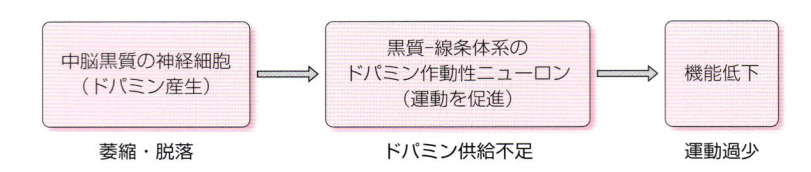

萎縮・脱落　　ドパミン供給不足　　運動過少

表15　パーキンソン病の4大症状

1. 無動	動作緩慢，寝返り困難，歩行障害，構音障害など
2. 固縮	筋緊張の亢進（歯車様または鉛管様）
3. 安静時振戦	安静にしている手指，手，下肢などのふるえ
4. 姿勢反射障害	立位で前に軽く押すと倒れそうになる（前方突進）

表16　パーキンソン病の歩行障害

小刻み・前屈歩行	前傾した姿勢で小刻みに歩く
arm swing消失	腕を振らずに歩く
すくみ足	足が地面に吸い付いたように足を踏み出せなくなる
加速歩行	歩行速度が次第に早足となり容易に止まれない

＊加速歩行は姿勢反射障害の一部である。

■筋萎縮性側索硬化症

- 上位および下位運動ニューロン（**大脳皮質の錐体細胞，脊髄前角細胞，延髄の運動神経核**）の萎縮・脱落をきたす変性疾患である。
- 原因は不明であるが，一部に遺伝子異常が判明した家族性のものもある。
- 中年～高年者に好発する。
- 緩徐進行性に経過する。
- 上位運動ニューロンの障害により，筋力低下と筋緊張の亢進，反射の亢進，病的反射がみられる。
- 下位運動ニューロンの障害により，筋力低下と筋萎縮，筋緊張の低下，反射の減弱・消失がみられる。
- 延髄の運動神経核（舌咽・迷走神経，舌下神経など）の障害により，構音障害，嚥下障害がみられる。
- 筋力低下と筋萎縮が四肢に及ぶと寝たきり状態となる。
- 筋力低下と筋萎縮が胸郭（呼吸補助筋）に及ぶと，胸郭の運動制限により自

用語アラカルト

*21　誤嚥性肺炎
神経筋疾患などによる嚥下障害や咳反射の低下した患者では，知らずに唾液や逆流した胃液などとともに細菌が気管内に侵入し肺炎を起こす。

*22　胃瘻
腹壁から直接，胃内にカテーテルを挿入し，流動食による栄養補給を図る器具のこと。

*23　近位筋
四肢の体幹に近い部分を近位筋，遠い部分を遠位筋という。

*24　下腿筋の仮性肥大
ドゥシャンヌ型筋ジストロフィでは，萎縮した下腿筋が脂肪組織で置換され，肥大しているようにみえる（仮性肥大）。

*25　ガワーズ徴候
ドゥシャンヌ型筋ジストロフィでは，起き上がる際に，両下肢に手をかけて，膝から大腿へと手を移していき，少しずつ体を起こしていく動作を示す。ガワーズ徴候または登攀（とうはん）性起立という。

*26　神経筋接合部
神経筋接合部では，神経終末に神経インパルスが到達すると，神経伝達物質であるアセチルコリンが放出され，筋表面にあるアセチルコリン受容体に結合することで，筋の収縮が促される（図6）。

*27　自己免疫疾患
リンパ球や抗体が，自己の体組織を非自己（異物）と認識し，これに攻撃を加えて症状を引き起こした状態をいう。

発呼吸が障害されて，**人工呼吸器**の使用が必要となる。
- 構音障害が高度となると会話が不可能となり，医療者側とのコミュニケーションが困難となる。（下記**補足**参照）。
- 嚥下障害が高度となると，誤嚥性肺炎*21をきたしやすくなり，経鼻経管栄養や胃瘻*22による栄養補給が必要となる。
- CTやMRIで特徴的な所見は得られない。
- 確立された治療法はない。

■進行性筋ジストロフィ

- 四肢・体幹・顔面の筋萎縮と筋力低下をきたす遺伝性疾患である。
- 病型は，**ドゥシャンヌ型**，**肢帯型**，**顔面肩甲上腕型**の3型に分けられる。それぞれの遺伝形式，発症年齢および経過を示す（表17）。
- ドゥシャンヌ型では，**ジストロフィン遺伝子**の欠損が明らかにされている。
- ドゥシャンヌ型の進行は速く，12歳までに車椅子，10年以内に寝たきりとなり，予後は不良である（表17）。
- ドゥシャンヌ型は四肢の近位筋*23を中心に筋萎縮と筋力低下をきたす。
- ドゥシャンヌ型において，障害が胸郭に及ぶと胸郭の運動制限により自発呼吸が障害されて，**人工呼吸器**の使用が必要となる。
- ドゥシャンヌ型では，下腿筋の**仮性肥大***24と**ガワーズ徴候**（登攀性起立）*25がみられる。
- 肢帯型と顔面肩甲上腕型は，緩徐進行性の経過をとる（表17）。
- 肢帯型では四肢近位筋が，顔面肩甲上腕型では顔面から上肢近位筋が障害される。
- 確立された治療はない。

表17　進行性筋ジストロフィの病型，遺伝形式，発症年齢および経過

病型	遺伝形式	発症年齢	経過
ドゥシャンヌ型	伴性劣性遺伝	2〜4歳	10年以内に寝たきり
肢帯型	常染色体優性遺伝	幼児期から成人期	緩徐に進行性
顔面肩甲上腕型	常染色体優性遺伝	幼児期から成人期	緩徐に進行性

■重症筋無力症

- 神経筋接合部*26の障害により，**筋の易疲労性**をきたす**自己免疫疾患***27である。
- 原因は神経筋接合部のアセチルコリン受容体に対する自己抗体の出現である（図5）。
- 自己抗体（**抗アセチルコリン受容体抗体**）は，受容体と結合することで，神経伝達物質であるアセチルコリンの受容体との結合を阻む（図5）。
- 若い女性および中年の男性に好発する。
- CTやMRIで，**胸腺異常**（胸腺の過形成や胸腺腫）が高頻度にみられる。
- 筋の易疲労性は症状の中核をなし，通常は筋力低下がないのに同じ動作を継続すると脱力をきたす。しばらく休めば筋力は回復する（表18）。
- 眼瞼下垂や複視で発症することが多い（初発症状）。

補足　会話ができない筋萎縮性側索硬化症患者とのコミュニケーション
- 患者とのコミュニケーション手段として，近年ではPCを用いたワープロ操作の入力補助機器が使われるようになり，これらの機器の維持・管理も臨床工学技士の重要な職務となる。

- 多くは四肢筋にも障害が及ぶ。
- ときに重篤な四肢麻痺や呼吸筋障害をきたす（「**クリーゼ**」という）。
- クリーゼの際，呼吸筋障害が強ければ**人工呼吸器**の使用が必要となる。
- 診断に有用な検査として，反復誘発筋電図，テンシロン試験，血清中の自己抗体検索，胸部CT，MRI検査があげられる（表19）。
- 反復誘発筋電図では，電気刺激の反復により，活動電位の振幅減少（**漸減現象**）をきたす。
- テンシロン（抗コリンエステラーゼ薬）の静注で，眼瞼下垂などの症状が消失すれば，**テンシロン試験**陽性である。
- 治療として，胸腺腫大がある場合は胸腺摘出術を行う。
- 薬物治療として，抗コリンエステラーゼ薬，副腎皮質ステロイド薬を使用する。
- クリーゼなどの際，**血液浄化療法**（免疫吸着療法）を行うことがある。

図5　神経筋接合部における自己抗体の役割

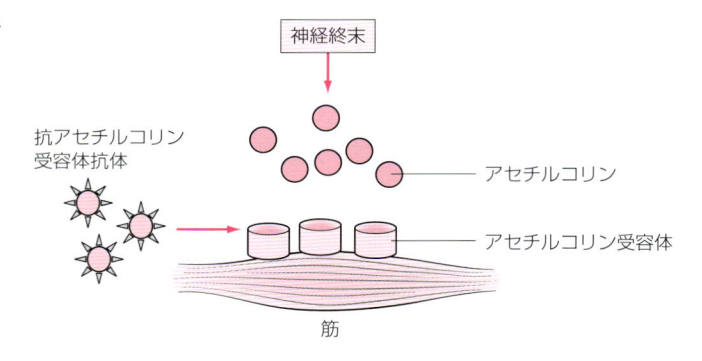

表18　筋の易疲労性

- ガムをかんでいると口が動かしにくくなる
- 長く話していると話が聞き取りにくくなる
- 歩行を続けると，足が上がらなくなる
- 夕方になると眼瞼下垂や複視が出現する

表19　重症筋無力症の診断に有用な検査

1	反復誘発筋電図	・・・・・・・・	漸減現象
2	テンシロン試験	・・・・・・・・	テンシロン静注による症状消失
3	自己抗体検査	・・・・・・・・	血清で抗アセチルコリン受容体抗体の証明
4	胸部CT，MRI	・・・・・・・・	胸腺腫大の証明

■ギラン・バレ症候群

- 末梢神経の髄鞘（ミエリン）を選択的に障害する**脱髄疾患**である（図6）。
- なんらかの引き金により，自己の末梢神経ミエリンを非自己と認識して，自己の免疫系によりミエリンが障害される**自己免疫疾患**である。
- 患者さんの約2/3では，発症する1週間ほど前に上気道または消化器の感染症状（風邪様症状や下痢）が先行する（「**先行感染症状**」）。
- 急性に発症し，2週間前後で症状がピークをむかえた後に，徐々に改善に向かう。
- 単相性の経過をとり，再発することはない。
- **運動優位の多発ニューロパチー**が症状の中核となる（表20）。
- 脳神経麻痺（両側の顔面神経麻痺など）を伴うことがある。
- まれに重篤な四肢麻痺をきたし，障害が胸郭に及ぶと胸郭の運動制限により自発呼吸が障害されて，**人工呼吸器**の使用が必要となる。

- 脳脊髄液検査では，細胞数が正常で，中等度から高度の蛋白増加を示す「**蛋白細胞解離**」がみられる。
- 誘発筋電図検査では，運動神経伝導速度の低下がみられる。
- 発症早期に免疫グロブリンの大量静注療法または**血液浄化療法**（免疫吸着療法）を施行すると，症状の重症化を防ぐことができる。
- しかし，多くの場合は無治療でも症状は自然に軽快し，予後はほぼ良好である。

図6　脱髄疾患の病変

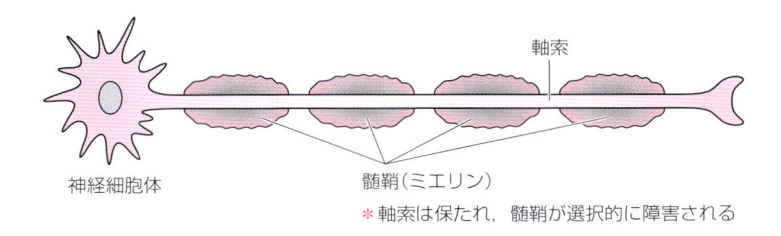

軸索／髄鞘（ミエリン）／神経細胞体
＊軸索は保たれ，髄鞘が選択的に障害される

用語アラカルト

＊28　手袋靴下型の感覚障害
手袋をはめ靴下をはいたような範囲（四肢遠位部）にみられる感覚障害。

表20　運動優位の多発ニューロパチー

- 四肢に左右対称性の運動麻痺をきたす
- 手袋靴下型の感覚障害*28を示すが程度は軽い（運動障害が優位）
- 四肢の反射が低下・消失する

＊運動障害に比べ感覚障害が強い場合，感覚優位の多発ニューロパチーという

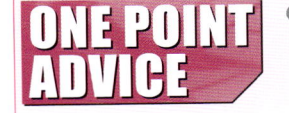

ONE POINT ADVICE

- 神経筋疾患において人工呼吸器の使用が必要となるのは，筋萎縮性側索硬化症，重症筋無力症，ギラン・バレ症候群および進行性筋ジストロフィである。臨床工学技士として人工呼吸器の管理・操作にあたる場合に遭遇する機会が多いので，これら4疾患の概要は記憶しておいてほしい。

その他

糖尿病による神経障害

- 糖尿病の3大合併症として，
  ①**神経症**（神経系障害）　②**網膜症**（網膜障害）　③**腎症**（腎障害）
  があげられる。
- 糖尿病性神経症では，末梢神経と自律神経の障害がみられる（表21）。
- 糖尿病による高血糖の持続が要因となるが，病態の詳細は明らかではない。
- 糖尿病の厳格なコントロールが治療の第一である。

表21　糖尿病性神経症

1	感覚優位の多発ニューロパチー
2	単一の末梢神経を障害する単ニューロパチー ＊動眼神経麻痺など脳神経をおかす場合もある
3	自律神経障害 ＊便秘，排尿障害，起立性低血圧[*29]，インポテンツなどをきたす

糖尿病性脳症（糖尿病性昏睡）

- 糖尿病の経過中に重篤な意識障害をきたすことがある（「糖尿病性脳症」）。
- 糖尿病性脳症は，主として**糖尿病性ケトアシドーシス昏睡**と**非ケトン性高浸透圧性昏睡**に分けられる。
- いずれも，著明な高血糖と血漿浸透圧の増加，脱水，電解質異常を示すが，前者では血中のケトン体増加に伴う高度のアシドーシスがみられる。
- インスリン投与と輸液，電解質の補正が治療の基本となる。

有機水銀中毒による神経障害

- 有機水銀中毒による神経障害は，水俣病として世界的に知られている。
- 原因は工業廃棄物に含まれたメチル水銀が魚介類に蓄積し，長期間にわたり経口摂取されたことによる。
- 症状として，感覚優位の多発ニューロパチー，小脳性失調，視野狭窄，難聴をきたす。

腎不全による神経障害

- 急性または慢性腎不全が悪化すると，神経系，循環器系，消化器系などの多彩な症状をきたす尿毒症となる。
- 尿毒症による神経障害には，四肢遠位部にしびれや感覚鈍麻をきたす感覚優位の「多発ニューロパチー」と意識障害などをきたす「**尿毒症性脳症**」とがある。
- 尿毒症性脳症の成因としては，腎臓の機能障害によるさまざまな窒素代謝産物の体内への蓄積が重要である。
- 尿毒症性脳症では，軽度の意識障害から始まり，重症例では昏睡となることがある。けいれん発作を伴うこともある。
- 腎不全患者において脳症を含む尿毒症の症候がみられたら，**血液浄化療法**を開始する。
- 血液浄化療法の合併症の1つとして**透析不均衡症候群**[*30]がある。

呼吸不全による神経障害

- 肺の換気障害により高CO_2血症と低O_2血症をきたすと呼吸不全となる。

用語アラカルト

＊29　起立性低血圧
臥位や座位から立ち上がった際に，急激な血圧低下をきたす状態をいい，ときに失神発作をきたす。

用語アラカルト

＊30　透析不均衡症候群
透析の導入時や急速な透析時に起こりやすく，頭痛，悪心，筋のけいれんなどをきたす。透析により血液と脳組織との間で浸透圧較差が生じるためと考えられている。

- 呼吸不全の成因としては，呼吸器疾患，特に慢性閉塞性肺疾患や呼吸筋障害をきたす筋萎縮性側索硬化症などの神経・筋疾患があげられる。
- 呼吸不全が悪化すると，軽度の意識障害から重症例では昏睡となることがある（「**肺性脳症**」）。
- 呼吸不全患者に高濃度の酸素療法を行った場合，低O_2血症による刺激で維持されていた延髄の換気機能が急速に低下し，高CO_2血症の悪化により意識障害が出現すること（**CO_2ナルコーシス**）があるので注意を要する（図7）。

図7 CO_2ナルコーシスの病態

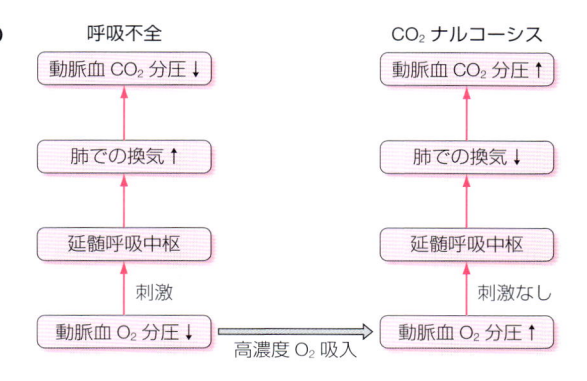

呼吸不全: 動脈血O_2分圧↓ → 刺激 → 延髄呼吸中枢 → 肺での換気↑ → 動脈血CO_2分圧↓

高濃度O_2吸入

CO_2ナルコーシス: 動脈血O_2分圧↑ → 刺激なし → 延髄呼吸中枢 → 肺での換気↓ → 動脈血CO_2分圧↑

■肝不全による神経障害

- 肝不全により意識障害などの神経症状が出現した状態を「**肝性脳症**」という。
- 肝性脳症は，劇症肝炎などの急性肝障害または肝硬変症による慢性肝障害の非代償期にみられる。
- 原因としては，肝不全による血中のアンモニア増加やアミノ酸成分のバランス異常などがあげられる。
- 肝性脳症は，手の振戦や軽度の意識障害（「見当識障害」など）から始まり，重症化すれば昏睡にいたる。
- 劇症肝炎では，肝障害の進行とともに重篤な意識障害が出現し，予後は不良である。
- 肝硬変症では，肝性脳症（軽度の意識障害）を反復することがあるが，末期には重篤な意識障害をきたし，不幸な転帰をとる。
- 脳波では特徴的な"**三相波**"がみられ，診断の参考となる。
- 治療として，分枝鎖アミノ酸製剤など，各種の薬剤投与が行われる。
- 劇症肝炎では，血漿交換などの**血液浄化療法**が適応となる。

■一酸化炭素中毒による神経障害

- 一酸化炭素中毒では，組織に酸素を供給するヘモグロビンが，酸素より親和性の高い一酸化炭素と結合するとともに，組織での酸素放出を阻害することで，組織の低O_2状態が起こり，その程度により頭痛，めまいから意識障害に至る各種の症候が出現する。
- 重症例では，高濃度の酸素吸入療法および**高気圧酸素療法**の適応である。

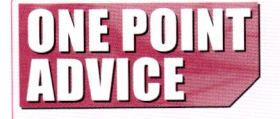

ONE POINT ADVICE
- 神経筋疾患において血液浄化療法が必要となるのは，重症筋無力症，ギラン・バレ症候群，腎不全や肝不全（劇症肝炎）に伴う神経障害である。
- 一酸化炭素中毒の重症例では高気圧酸素療法が適応となる。臨床工学技士として遭遇する機会も少なくないので，これらの疾患の概要は記憶しておいてほしい。

感染症

1 微生物総論

TAP & TAP

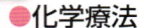

- ●化学療法 ⇒ 感染症の治療法の1つである
- ●抗菌薬の作用点 ⇒ 細胞壁合成阻害，蛋白質合成阻害，細胞膜傷害，核酸合成阻害，葉酸代謝阻害に分類される
- ●薬剤の作用 ⇒ 殺菌作用と静菌作用がある
- ●抗菌薬の副作用 ⇒ アレルギー，臓器障害，菌交代症などに大別される
- ●薬剤耐性 ⇒ 自然耐性と獲得耐性がある

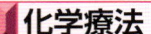

化学療法

- ●微生物を死滅させたり，微生物の増殖を抑制したりする薬剤を使用して，感染症の治療を行うことを「**化学療法**」という。
- ●抗微生物作用のある薬剤には，抗細菌薬，抗結核薬，抗真菌薬，抗ウイルス薬が含まれる。
- ●抗生物質は微生物が産生する物質（**抗菌薬**）であり，化学的に生合成された抗菌薬は化学療法薬（**化学療法剤**）という。
- ●抗菌薬は病原体に対して殺菌的あるいは静菌的にはたらき，人体には無害である。これを「**選択毒性**」という。

抗菌薬の作用機序と主な抗菌薬

- ●細菌の基本構造
  ①細胞壁
  - 細菌の最外層には細胞壁がある。グラム陽性菌とグラム陰性菌では組成が多少異なるが，主成分はペプチドグリカンである。
  - グラム陽性菌は厚いペプチドグリカン層，タイコ酸，多糖体から構成されている。一方，グラム陰性菌は内側から，薄いペプチドグリカン層，中層にリポ蛋白質，最外層はリン脂質とリポ多糖（Lipopolysaccharide：LPS）で外膜を構成している。

  ②細胞(質)膜
  - 細胞壁の内側に接し，細胞質と細胞壁の間に存在する膜状の構造物である。リン脂質，蛋白質，多糖体で構成されている。

  ③細胞質
  - リボソーム，種々の酵素・補酵素，代謝産物，ミネラルなどを含む。菌種によっては，顆粒などが存在する。

  ④核様体
  - 細菌には高等生物のような核膜は存在せず，細胞質内に染色体2本鎖DNAが存在する。ほとんどの細菌の染色体は1本である。

⑤ **プラスミド**
- 染色体とは独立して存在するDNAで，多くの細菌がもつことが知られている。薬剤耐性や毒素産生，組織侵入性などに関与する。

図1　細菌の基本構造と作用点

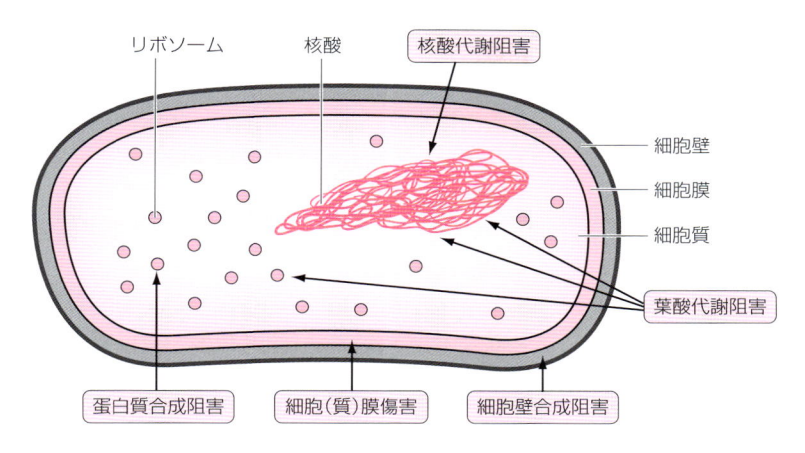

（図：細菌の基本構造。リボソーム、核酸、細胞壁、細胞膜、細胞質を示し、作用点として核酸代謝阻害、葉酸代謝阻害、蛋白質合成阻害、細胞(質)膜傷害、細胞壁合成阻害を示す）

表1　主な抗菌薬

系統		代表的な薬剤（略号）	作用機序
βラクタム系	ペニシリン系	ペニシリンG（PCG）　アンピシリン（ABPC）	細胞壁合成阻害
		メチシリン　クロキサシリン（MCIPC）	
		ピペラシリン（PIPC）	
	セファロスポリン系	セファゾリン（CEZ）　セフォタキシム（CTX）	
		セフタジジム（CAZ）　セフォペラゾン（CPZ）	
	セファマイシン系	セフメタゾール（CMZ）	
	カルバペネム系	メロペネム（MEPM）　イミペネム（IPM）	
	モノバクタム系	アズトレオナム（AZT）	
グリコペプチド系		バンコマイシン（VCM）　テイコプラニン（TEIC）	
ホスホマイシン系		ホスホマイシン	
マクロライド系		エリスロマイシン（EM）　クラリスロマイシン（CAM）	蛋白質合成阻害
リンコマイシン系		リンコマイシン（LCM）	
テトラサイクリン系		テトラサイクリン（TC）　ミノサイクリン（MINO）	
アミノグリコシド系		ストレプトマイシン（SM）　ゲンタマイシン（GM）	
		アルベカシン（ABK）　カナマイシン（KM）	
クロラムフェニコール系		クロラムフェニコール（CP）	
ポリペプチド系		ポリミキシンB（PL-B）　コリスチン（CL）	細胞(質)膜傷害
キノロン系		ナリジクス酸（NA）	核酸合成阻害
ニューキノロン系		オフロキサシン（OFLX）　ノルフロキサシン（NFLX）	
		シプロフロキサシン（CPFX）	
		レボフロキサシン（LVFX）	
		リファンピシン（RFP）	
サルファ剤		ST合剤（サルファ剤とトリメトプリムの合剤）	葉酸代謝阻害
トリメトプリム			

臨床医学総論

- 抗菌薬の作用機序から5つに分類される。
  ① **細胞壁合成阻害**
  - 細胞壁のペプチドグリカン層の合成を阻害する。
  ② **細胞(質)膜傷害**
  - 細胞膜はさまざまな代謝に重要な役割を果たしている。細胞膜の物質透過性を変化させて，細胞内の成分を細胞外に漏出させて殺菌的にはたらく。
  ③ **蛋白質合成阻害**
  - リボソームに作用して蛋白合成を阻害する。
  ④ **核酸合成阻害**
  - DNAを複製，転写するときに必要な酵素を阻害する。
  ⑤ **葉酸代謝阻害**
  - 葉酸は核酸，蛋白質の合成などに補酵素として働く物質である。この合成を阻害することにより核酸，蛋白質合成を二次的に阻害する。

薬剤の作用と抗菌スペクトル

- 抗菌薬の作用には殺菌作用と静菌作用がある。
- 薬剤が直接作用して菌を死滅させる作用を「**殺菌作用**」という。一般に細胞壁や細胞膜の合成を阻害する薬剤は殺菌的にはたらく。
- 殺菌性抗菌薬はペニシリン系，セフェム系，アミノグリコシド系，グリコペプチド系，キノロン系などである。
- 薬剤によって，菌の発育や増殖を妨げる作用を「**静菌作用**」という。一般に蛋白合成や代謝の阻害薬では菌自体は死滅せず，静菌的に作用する。この薬剤の場合，宿主の生体防御機構によって処理される必要があるため，免疫機能が低下した易感染性の患者では治療効果が低下する。
- 静菌性抗菌薬はマクロライド系，テトラサイクリン系，クロラムフェニコール系，リンコマイシン系などである。
- 抗菌薬は薬剤によって有効な菌種，無効な菌種がある。ある薬剤の抗菌作用を示す範囲を**抗菌スペクトル**といい，多くの菌種に有効な薬剤を「広域スペクトル抗菌薬」，限られた菌種に有効な薬剤を「狭域スペクトル抗菌薬」という。
- 治療に用いる薬剤選択の指標として抗菌スペクトルは重要である。広域スペクトルの抗菌薬を投与し続けると菌交代現象や副作用が生じることがあるので注意が必要である。

抗菌薬の副作用

- 抗菌薬は選択毒性が強いが，副作用をもたらすことがある。副作用は，
  ① 薬剤毒性による**臓器障害**
  ② **薬剤アレルギー**
  ③ **菌交代症**
  に大別される。
- 薬剤による臓器障害は，肝臓，腎臓，骨髄，神経，消化器などにみられる。薬剤の種類によって発生頻度や障害臓器が異なる。代表的な臓器障害として，マクロライド系抗菌薬による肝障害，アミノグリコシド系抗菌薬による聴神経障害，クロラムフェニコールによる再生不良性貧血，顆粒球減少症などがある。

- 薬剤アレルギーはすべての薬剤で起こる可能性がある。ペニシリン系，セファロスポリン系抗菌薬によるアナフィラキシーなどがある。薬剤投与後，30分以内に血圧低下，意識混濁，けいれんなどの症状が現れ，死亡することもあるので既往歴に注意する。
- 菌交代症は長期にわたって抗菌薬を投与すると，常在細菌叢の中で薬剤に感受性のある菌が死滅し，耐性のある微生物が増殖し，感染症を起こすことをいう。*Clostridium difficile*（クロストリジウム ディフィシレ）による偽膜性腸炎は代表的な菌交代症である。
- 緑膿菌，セラチアなどの細菌，カンジダ，アスペルギルス，クリプトコッカスなどの真菌が菌交代症の原因となる。

薬剤耐性

- 細菌の元来の性質として薬剤に対して抵抗性を示す場合を「**自然耐性**」と呼ぶ。一方，以前は有効な抗菌薬に対して細菌が抵抗性を示すようになった場合を「**獲得耐性**」という。
- 薬剤耐性の生化学的機序には，①薬剤を不活化する酵素の産生，②薬剤の作用点の変化，③薬剤透過性の低下などがあげられる。
  - ①**薬剤を不活化する酵素の産生**：細菌が産生する酵素の働きで薬剤が不活化される。代表的な酵素としてβ-ラクタマーゼがあり，β-ラクタム環を加水分解する酵素である。ペニシリナーゼやセファロスポリナーゼがある。
  - ②**薬剤の作用点の変化**：薬剤がはたらく作用点が変化することによる。この代表がメチシリン耐性黄色ブドウ球菌（Methicillin-resistant *Staphylococcus aureus*：MRSA）である。β-ラクタム系の薬剤であるメチシリンの作用点であるペニシリン結合蛋白（penicillin-binding protein：PBP）の一部が変化し，PBP2'をもつことで耐性となる。
  - ③**薬剤透過性の低下**：グラム陰性桿菌の外膜のポリン蛋白の変化によって起こる。
- 細菌が薬剤耐性を獲得する機序には，①薬剤耐性遺伝子の伝達，②自然突然変異と選択によるものが知られている。
  - ①**薬剤耐性遺伝子の伝達**：Rプラスミドには薬剤耐性因子（R因子）が存在すると多くの抗菌薬に耐性を示す。また，ほかの菌と接合することにより，このプラスミドを伝達し，受け取った菌は耐性を獲得する（「**接合伝達**」）。ほかに，バクテリオファージによる耐性遺伝子の伝達もある（「**形質導入**」）。これらの場合，細菌の属や種を超えて，耐性遺伝子が伝達される。
  - ②**自然突然変異と選択**：抗菌薬投与中に遺伝子の**突然変異**が起こることによって薬剤耐性菌が出現する。その結果，感受性のある菌は死滅するが，耐性を示す菌は生き残り（選択），増殖する。主に菌の染色体の変異のため，ほかの菌には伝達されない。
- 感染症の原因菌が同定されたら，**薬剤感受性試験**を実施する。この目的は有効な抗菌薬を選択できるようにすることと，耐性菌かどうかの確認を行うことである。「**希釈法**」と「**ディスク法**」がある。さらに，最小発育阻止濃度（Minimum Inhibitory Concentration：MIC）の測定，E-test，β-ラクタマーゼ検査などが行われる。

- 現在，臨床上問題となっている主な薬剤耐性菌は以下のとおりである。

  - メチシリン耐性黄色ブドウ球菌（methicillin resistant *Staphylococcus aureus*：MRSA）
  - バンコマイシン耐性腸球菌（vancomycin resistant *Enterococci*：VRE）
  - ペニシリン耐性肺炎球菌（penicillin resistant *Streptococcus pneumoniae*：PRSP）
  - β-ラクタマーゼ産生淋菌（penicillinase producing *Neisseria gonorrhoeae*：PPNG）
  - 多剤耐性緑膿菌（multi drug resistant *Pseudomonas aeruginosa*：MDRP）
  - 多剤耐性アシネトバクター（multi drug resistant *Acinetobacter baumannii*：MRAB or MDRAB）
  - 多剤耐性結核菌（multi drug resistant *Mycobacterium tuberculosis*：MDRTB）
  - 超（あるいは広範囲）薬剤耐性結核菌（extreme drug resistance *Mycobacterium tuberculosis*：XDR-TB）

抗結核薬

- 一般の抗菌薬は結核菌に対してほとんど効果がないため，治療には**抗結核薬**が用いられる。
- 一次結核薬として，イソニアジド（INH），リファンピシン（RFP），ピラジナミド（PZA），エタンブトール（EB），ストレプトマイシン（SM）がある。
- 二次結核薬として，パラアミノサリチル酸（PAS），サイクロセリン（CS），カナマイシン（KM），エチオナミド（TH），エンビオマイシン（EVM）などがある。
- 結核の治療では長期に抗結核薬を投与するため，副作用に注意が必要である。通常，耐性菌が生じないように多剤併用療法が行われる。
- 現在，イソニアジドとリファンピシンに耐性を示す菌を多剤耐性結核菌（multi drug resistant *Mycobacterium tuberculosis*：MDRTB），それらの薬剤に加えて，二次結核薬の3種以上が効果を示さない菌を超（あるいは広範囲）多剤耐性結核菌（extreme drug resistance *Mycobacterium tuberculosis*：XDR-TB）が，問題となっている。

抗真菌薬

- 真菌症の治療には**抗真菌薬**が用いられる。
- 深在性真菌症には内服や静注で使用可能な抗真菌薬が使用される。
  ①ポリエン系（アムホテリシンB，ナイスタチン，トリコマイシンなど）
  ②アゾール系（ミコナゾール，グルコナゾールなど）
  ③フロロピリミジン系（フルシトシン）
  ④キャンディン系（ミカファンギン）
  の4系統に分類される。
- 表在性真菌症には，外用薬による局所療法として抗真菌薬が使用される。

抗ウイルス薬

- ウイルスは生きた細胞内の代謝系を利用して増殖する。そのため，ウイルス増殖を抑制する薬剤は同時に細胞にも毒性をもつため開発が困難であった。近年，ウイルスの酵素や増殖過程を阻害する**抗ウイルス薬**が開発されるようになった。
- 抗インフルエンザ薬として，侵入・脱殻阻害作用のアマンタジン，ノイラミニダーゼ阻害薬のザナミビル，オセルタミビルがある。
- 抗ヘルペスウイルス薬として，アシクロビル（ACV）やガンシクロビル（GCV）が有効である。
- 抗HIV薬として，逆転写酵素阻害作用のジドブジン（AZT），ラミブジン（3TC）など，プロテアーゼ阻害薬のインジナビル（IDV）などがある。
- B型肝炎にはインターフェロンおよび抗HIV薬のラミブジン，C型肝炎にはインターフェロンとリバビリンが有効である。

感染症

1 細菌の性質

> - グラム染色 ⇒ 陽性菌は濃紫色，陰性菌は淡紅色に染まる
> - 好気性と嫌気性 ⇒ 酸素需要度により分類される
> - 細菌培養 ⇒ 分離培養，確認培養，継代培養，純培養，嫌気培養，炭酸ガス培養，微好気性培養など

グラム染色

- 1884年にGram（グラム）によって記載された方法で，Hucker（ハッカー）の変法がよく用いられる。
- クリスタル紫とルゴール液により濃紫色に染まり，アルコールによって脱色されないのがグラム陽性菌，アルコールで脱色されて後染色のサフラニン液で淡紅色に染色されるのがグラム陰性菌である。
- 染色によって細菌の形態や配列も判明する。菌種によって，特徴的な形状や配列を示すので，菌の鑑別の役に立つ。
- 細菌は，**球菌**，**桿菌**，**らせん菌**に分けられる（図1）。

図1 細菌の形態

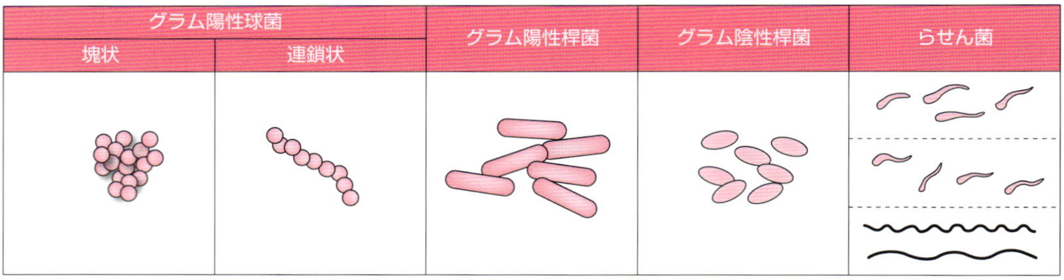

グラム陽性球菌		グラム陽性桿菌	グラム陰性桿菌	らせん菌
塊状	連鎖状			

グラム陽性菌：紫，グラム陰性菌：赤に染まる

好気性と嫌気性

- 細菌が増殖するには酸素，水分，栄養源（炭素源，窒素源，無機塩類）が必要である。
- 酸素の必要性に応じて，①（偏性）好気性菌，②通性嫌気性菌，③微好気性菌，④偏性嫌気性菌に分けられる。
  - ①**（偏性）好気性菌**：15～21％の酸素がないと増殖できない細菌である。緑膿菌，百日咳菌，結核菌などがある。
  - ②**通性嫌気性菌**：酸素の有無にかかわらず増殖できる細菌である。ブドウ球菌，大腸菌，コレラ菌などがある。

③微好気性菌　：5～10％の程度の酸素濃度でよく増殖する細菌である。
　　　　　　　　　　ヘリコバクター・ピロリやカンピロバクター・ジェジュニがある。
　　　④偏性嫌気性菌　：酸素があると増殖できない細菌である。
　　　　　　　　　　破傷風菌，ガス壊疽菌，ボツリヌス菌などがある。

細菌培養

- 細菌を人工的に増殖させる操作を「培養」という。
- 培養は目的に応じて，①分離培養，②純培養，③確認培養，④継代培養などに分けられる。
    - ①**分離培養**：病気の原因と思われる細菌を検体中の中から分離することを目的とする。
    - ②**純培養**　：原因菌と思われる集落から菌を採り，1種類のみの菌を増やす培養を指す。
    - ③**確認培養**：原因菌の生化学的性状，免疫学的性状などを確認するための培養を指す。
    - ④**継代培養**：純培養で得られた細菌を保存目的で生存させておくために植え継ぐことをいう。
- 培養する菌の酸素需要度に応じ，嫌気培養，炭酸ガス培養，微好気性培養などが行われる。

②グラム陽性球菌感染症

- ブドウ球菌　⇒　黄色ブドウ球菌，表皮ブドウ球菌などがある
- レンサ球菌　⇒　化膿性溶血性レンサ球菌，口腔レンサ球菌，乳酸レンサ球菌などがある
- 肺炎球菌　⇒　肺炎の主な原因菌である

ブドウ球菌

- ヒトの皮膚，鼻咽喉粘膜，腸管内の常在菌である。
- 直径約1μmでぶどうの房状の配列が特徴である。
- 血液凝固酵素であるコアグラーゼ産生能により，コアグラーゼ陽性菌とコアグラーゼ陰性菌に分けられる。
- **黄色ブドウ球菌**はコアグラーゼ産生陽性菌である。病原性が強く，皮膚化膿性疾患，中耳炎，結膜炎，敗血症，毒素型食中毒の原因菌となる。
- MRSA（methicillin-resistant *Staphylococcus aureus*）はメチシリンに対して抵抗性を示す*mec*A遺伝子をもち，ペニシリン結合蛋白PBP2'を産生して耐性となったものをいう。5類感染症に属す。
- **表皮ブドウ球菌**や腐性ブドウ球菌はコアグラーゼ陰性菌（Coagulase-Negative *Staphylococci*）CNS：である。病原性は弱いが，易感染患者に対して，日和見感染を起こすことがある。

レンサ球菌

- 主に患者や保菌者の口腔内や咽頭などに存在し、唾液や鼻汁などの飛沫を介して経気道感染する。
- 化膿性の炎症を起こす代表的な菌で、咽頭炎、扁桃炎、膿痂疹、敗血症、猩紅熱などの原因になる。
- リウマチ熱、急性糸球体腎炎を起こすことがある。
- 劇症型溶血性レンサ球菌感染症(5類感染症)の原因菌でもある。

肺炎球菌

- ヒトの口腔や咽頭などに少数常在し、飛沫感染する。
- 肺炎の原因菌として最も多い。髄膜炎や中耳炎などの化膿性炎症の起炎菌でもある。
- ペニシリン耐性肺炎球菌(PRSP：penicillin-resistant *Streptococcus pneumoniae*)感染症(5類感染症)の原因菌であり、1980年代後半から世界的に増加し、臨床上問題となっている。

3 グラム陽性無芽胞菌感染症

TAP & TAP

- ジフテリア菌　⇒　ジフテリアの原因菌である
- 放線菌　　　　⇒　放線菌症の原因菌である

ジフテリア菌

- グラム陽性の好気性桿菌で、ナイセル染色により異染小体が観察される。
- 患者・保菌者が感染源となり、飛沫によって伝播する2類感染症である。
- 菌の感染部位により、扁桃・咽頭ジフテリア、喉頭ジフテリア、鼻ジフテリアがあり、症状が異なる。ジフテリア毒素により、心筋炎、心筋障害、末梢神経麻痺が起こる。
- 予防はワクチン接種(トキソイドワクチン)、治療は抗毒素血清療法、化学療法(ペニシリン、エリスロマイシン、テトラサイクリンなどの抗菌薬)である。

放線菌

- 菌糸をつくって発育し、真菌に近い細菌群である。
- アクチノミセス属とノカルジア属などを含むが、アクチノミセス属が放線菌症を引き起こす原因菌である。
- ヒトや動物の口腔内常在菌で、顔面、頸部、胸部、腹部に慢性肉芽腫病変を起こす。
- 治療には切開排膿(ドレナージ)などの外科的処置とペニシリンなどを用いた化学療法が有効である。

4 グラム陰性球菌感染症

TAP & TAP
- 淋菌　⇒　淋病（淋菌感染症）の原因菌である
- 髄膜炎菌　⇒　髄膜炎の原因菌である

淋菌

- **性感染症**（STD：sexually transmitted disease）の1つで、男性は尿道炎、女性は尿道炎、腟炎、子宮頸管炎などを起こす（「5類感染症」）。
- 不妊の原因や血中に入って心内膜炎、関節炎を起こすことがある。また、直腸炎や喉頭炎、口内炎なども報告されている。
- **産道感染**により、新生児に淋菌性結膜炎を起こすことがある。
- 治療にはペニシリン系の薬剤やニューキノロン剤、テトラサイクリンなどが使用される。
- 最近、β-ラクタマーゼ産生淋菌（PPNG：penicillinase-producing *Neisseria gonorroeae*）やペニシリン耐性のCMRNG（Chromosomally-mediated resistant *Neisseria gonorrhoeae*）が問題となっている。

髄膜炎菌

- 主としてヒトの鼻咽腔に存在し、飛沫感染により感染する。
- 経気道的に血中に入って**敗血症**を、髄膜に達して**髄膜炎**を起こす。
- 両側の副腎に病変が及ぶ劇症型の場合、播種性血管内凝固症候群（DIC：disseminated intravascular coagulation）を起こし、ショックを伴って数時間で死亡することがある。
- 髄液を採取してグラム染色を行うと、白血球の細胞質内にグラム陰性球菌が多数存在しており、診断に役立つ。
- 治療にはペニシリン系の薬剤が用いられ、予防には莢膜抗原によるワクチンがある。

5 グラム陰性通性嫌気性桿菌感染症

- 大腸菌 ⇒ 大腸菌は*Escherichia coli*であり，無害な群とヒトに病原性を与える病原性大腸菌とに分けられる
- サルモネラ ⇒ *Salmonella*属の菌の多くは食中毒の原因菌となり，急性胃腸炎を起こす。腸チフス，パラチフスも*Salmonella*属の菌である
- 赤痢菌 ⇒ 細菌性赤痢の原因菌は赤痢菌であり，3類感染症である
- クレブシェラ ⇒ ヒトに病原性を示すものに肺炎桿菌*Klebsiella pneumoniae*がある
- ペスト菌 ⇒ ペストの原因菌は*Yersinia pestis*で，1類感染症である
- コレラ菌 ⇒ コレラの原因菌は*Vibrio cholerae*で，3類感染症である
- 腸炎ビブリオ ⇒ 食中毒や感染性腸炎の原因菌は*Vibrio parahaemolyticus*である

大腸菌

- 大腸菌は*Escherichia coli*（エシェリキア コリ）であり，ヒトや動物の腸管内に常在する菌である。これらの大腸菌のうち，ヒトに病原性を示すものを「病原性大腸菌」といい，5つに分類されている。
- 病原性大腸菌は，
  - ①腸管病原性大腸菌（EPEC）
  - ②腸管組織侵入性大腸菌（EIEC）
  - ③腸管毒素原生大腸菌（ETEC）
  - ④腸管出血性大腸菌（EHEC）
  - ⑤腸管凝集付着性大腸菌（EAggEC/EAEC）

  の5型に分類される。それぞれ下痢症に特徴がみられる。
- 腸管内で無害であった大腸菌が腸管外に存在するとき病原性を示し，それを腸管外感染症という。肺炎，胆道感染症，虫垂炎，腹膜炎などの腹部感染症，膀胱炎，腎盂腎炎などの尿路感染症，敗血症，新生児髄膜炎などがある。
- 診断は検体からの菌の分離培養，菌体抗原の検出，PCR（Polymerase Chain Reaction）を用いた菌遺伝子の検出などによる。
- 抗菌薬を使用する場合にはセフェム系抗菌薬などのスペクトルの広域なものを用いる。

サルモネラ

- *Salmonella*属の菌の多くは食中毒の原因菌で，急性胃腸炎を引き起こす。代表的なものにネズミチフス菌，腸炎菌がある。また，チフス菌は腸チフ

ス，パラチフス菌はパラチフスの病原菌であり，総称してチフス症といい，3類感染症に指定されている。
- チフス菌はヒトにのみ病原性を示し，ヒトからヒトへ伝播する。敗血症を引き起こして発症する全身性疾患であるが，近年ではほとんどが輸入感染である。治療はニューキノロン系抗菌薬が第一選択剤となる。
- ネズミチフス菌や腸炎菌は加熱不十分な食肉や鶏卵，それらの関連食品などが原因となり，感染型食中毒を起こす。アメリカミドリガメなどのペットからの感染もある。基本的には対症療法のみで，大部分は自然治癒する。

赤痢菌

- 海外旅行中あるいは帰国後，全身倦怠感，悪寒を伴う急激な発熱，水溶性下痢で発症する。続いて，少量・頻回の膿粘血便，しぶり腹(テネスムス)を特徴とする病態に移行する。
- 糞便から赤痢菌が分離されれば細菌性赤痢と診断する。
- 治療は脱水の改善および乳酸菌などの整腸薬を使用する。また，成人はニューキノロン系抗菌薬やカナマイシン，小児にはホスホマイシンを用いる。

クレブシェラ

- ヒトの腸管や口腔，上気道に常在する菌である。ヒトに病原性を示すものは*Klebsiella pneumoniae*である。
- 日和見感染や院内感染の原因菌として重要で，肺炎，気管支炎，尿路感染症，敗血症を起こす。
- 抗菌薬を長期に投与し続けると菌交代症が起こり，院内感染も多い。
- 第二世代セフェム系が第一選択剤であるが，ESBL（Extended Spectrum β-Lactamase：基質特異性拡張型β-ラクタマーゼ）産生株の場合は注意が必要である。カルバペネム系，ニューキノロン系も有効である。

ペスト菌

- ペストの病原菌は*Yersinia pestis*で，「腺ペスト」と「肺ペスト」に分かれる。
- 感染力・致死率ともに高いため，わが国の感染症法では1類感染症に分類されている。かつては「黒死病」として恐れられたが，現在，日本では発生していない。
- ネズミにつくノミにヒトが咬まれることにより感染する。発熱，頭痛，リンパ節腫脹，疼痛で発症し，進行すると皮膚に出血斑が生じ，全身が黒色になって死亡することにより「黒死病」と呼ばれた。
- 診断は検体からの菌を分離することである。
- 治療はストレプトマイシンやテトラサイクリン系が用いられる。

コレラ菌

- グラム陰性桿菌である*Vibrio cholerae*がコレラの原因菌である。性状の違いから「アジア型」と「エルトール型」に分けられる。水環境で生存・増殖し，魚介類や汚染された水が感染源となる。

- 感染後1〜3日で，米のとぎ汁様下痢と嘔吐によって発症する。このとき，発熱や腹痛を伴わない。急速に進行する脱水症状がみられる。
- 東南アジアなどへ旅行中あるいは帰国後発症することが多く，3類感染症に分類されている。
- 確定診断は便または吐物からコレラ菌を分離・同定し，コレラ毒素を検出することである。
- 治療は脱水に対して輸液を行う。重症の場合，ニューキノロン系，テトラサイクリン系の抗菌薬を投与する。

腸炎ビブリオ

- グラム陰性桿菌である*Vibrio parahaemolyticus*（ヴィブリオ パラヘモリティカス）が食中毒や感染性腸炎の原因菌である。好塩性で海や河口あたりに生息し，夏に水温が高くなると増殖して魚介類を汚染する。
- 汚染された魚介類の生食や加工品を食べて感染し，12時間前後して発症する。激しい上腹部痛，水様性の下痢で，ときに血便を伴う。発熱や嘔吐を伴うこともあるが，特に抗菌薬を用いなくても自然治癒する。化学療法は通常行われず，ワクチンもない。
- 加熱により菌は死滅するので，食中毒予防には食前加熱が有効である。

6 グラム陰性好気性桿菌感染症

- シュードモナス　⇒　日和見感染，院内感染の代表的な原因菌である
- 百日咳菌　⇒　百日咳の原因菌である

シュードモナス（緑膿菌）

- グラム陰性桿菌で健常者には病原性を発揮することがほとんどないが，免疫力の低下した入院患者などが感染すると肺炎，敗血症などを発症する。
- 緑膿菌は自然界に広く存在し，特に水回りによく生息し，感染源となる。また，不完全な消毒・滅菌のリネンや医療器具などを介して感染することもある。
- 診断には検査材料からの染色，培養同定検査が重要である。臨床分離株の半数以上が緑色色素（ピオシアニン），蛍光色素（ピオベルジン）などを産生する。緑膿菌の学名は*Pseudomonas aeruginosa*（シュードモナス エルギノーザ）であるが，この名前は「aeruginous：緑青色」に由来する。
- 多くの抗菌薬に抵抗性があり，治療が難しい。カルバペネム系，ニューキノロン系，アミノグリコシド系の抗菌薬すべてに耐性を獲得した株は**多剤耐性緑膿菌**（MDRP：multi-drug-resistant *Pseudomonas aeruginosa*）と呼ばれ，近年では**院内感染**が問題となっている。

百日咳菌

- グラム陰性球桿菌で感染力が非常に強い。
- 患者からの飛沫により感染し，気管支粘膜に付着・増殖して，百日咳(ひゃくにちぜき)を起こす。生後1〜5歳くらいに好発する。
- 1〜2週の潜伏期を経て発症し，カタル期(1〜2週間)，痙咳期(けいがい)(2〜6週間)，回復期(2〜3週)と臨床経過は2〜3カ月となる。痙咳期では夜間に特徴的な痙咳発作(レプリーゼ)が現れる。
- 確定診断は鼻咽頭からの菌の分離，血清抗体価の測定を行う。
- カタル期はエリスロマイシンなどのマクロライド系抗菌薬が用いられる。痙咳期には咳止めや薬や水分補給などの対症療法も重要である。
- 予防にはDPT(三種混合)ワクチン(第1期)，DT(二種混合)ワクチン(第2期)を接種する。

7 有芽胞菌感染症

TAP & TAP
- 破傷風菌 ⇒ 破傷風の原因菌である
- ガス壊疽菌 ⇒ ガス壊疽や感染型食中毒の原因菌である
- ボツリヌス菌 ⇒ 毒素型食中毒の原因菌である

破傷風菌

- グラム陽性の桿菌で，端在性の大きな**芽胞**をもち，太鼓のバチ状(あるいはテニスラケット状)の特徴ある形態を示す(**図2右**)。周毛性の鞭毛を有し，運動性がある。
- 土壌中に芽胞の形で存在し，傷口から侵入して感染する。ヒトからヒトへの伝播はない。
- 感染後の潜伏期は2週間以内で，感染した菌が産生する神経毒(テタノスパミン)により急性中毒症状を起こす。この毒素により強直性痙攣(テタニ)を起こす。症状としては痙笑，開口障害(牙関緊急)が出現し，次第に四肢，体幹，頭頸部の筋強直が起こり，弓そり緊張を起こし，最終的には呼吸筋の痙攣によって死に至る。
- 予防は破傷風トキソイドのワクチン接種が有効である。予防接種法により，DPTワクチンの接種が小児期に行われている。
- 治療は感染後できるだけ早期に抗毒素血清〔抗破傷風ヒト免疫グロブリン：TIG(Tetanus Immune Globulin)〕を投与することである。

図2 芽胞染色

芽胞は円形，卵形を示す。菌によって位置や形に特徴があるため，菌種の同定に役立つ。

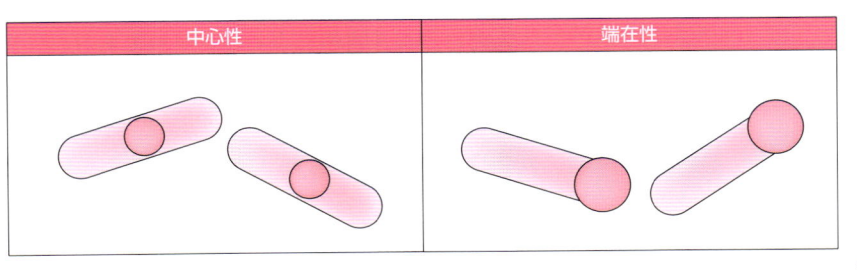

中心性	端在性

臨床医学総論

ガス壊疽菌

- グラム陽性の桿菌で，皮下組織や筋肉に壊死を起こす感染症や食品中で増殖することにより**食中毒**の原因ともなる。
- **ガス壊疽**の診断は創傷部の組織や膿からの菌の分離である。治療は外科的切除，高圧酸素療法，化学療法，抗血清療法が行われる。
- 創部周辺の軟部組織(皮下，筋層)にガス像(黒く写る)を認める。
- 菌が産生するエンテロトキシンに汚染された食物を摂取することにより起こる。摂取後，12～24時間の潜伏期を経て，下痢，腹痛を発症するが，一過性のことが多い。
- 感染型食中毒の診断は，糞便中からのエンテロトキシン検出である。治療は対症療法が行われる。予防は調理後速やかに食すことが重要である。

ボツリヌス菌

- グラム陽性の桿菌で，芽胞は楕円形で菌体中央部か亜端在性で，周毛性鞭毛をもつ。
- 強力な神経毒素を産生し，弛緩性麻痺や副交感神経麻痺症状を起こす。
- 食事性ボツリヌス症は食品中のボツリヌス菌によって産生された神経毒素の摂取により起こる。毒素は易熱性のため，食前加熱で予防できる。
- 乳児ボツリヌス症は乳児が摂取した食品中の芽胞により，腸管内で芽胞が発芽し，毒素を産生することにより起こる。
- 診断は患者血中あるいは汚染食品から毒素を検出する。治療は，食事性ボツリヌス症では呼吸管理と抗毒素療法を速やかに実施，乳児ボツリヌス症は対症療法を中心に，重症例では呼吸管理を行う。

8 抗酸菌感染症

- **結核菌** ⇒ 慢性感染症である結核の原因菌であり，結核は2類感染症である
- **らい菌** ⇒ ハンセン病の原因菌である

結核菌

- ヒト型結核菌(*Mycobacterium tuberculosis*　マイコバクテリウム　ツバーキュローシス)は結核の病原菌で，グラム陽性，抗酸性の桿菌である。
- 発症様式は一次結核(初感染結核症)と二次結核(既感染発病)があり，ほとんどは残存菌再燃による二次結核である。一次結核は小児や高齢者が初感染に引き続き発病する。二次結核は初感染後いったん自然治癒するが，菌が体内に潜伏し，HIV(human immunodeficiency virus：ヒト免疫不全ウイルス)患者，糖尿病患者，高齢など細胞性免疫が低下した状態になると発病する。
- 診断は胸部X線，胸部CT像などの画像診断と喀痰塗抹検査，PCR法にて

結核菌と同定する。
- 治療は多剤併用療法（イソニアジド，リファンピシン，ピラジナミド，ストレプトマイシン，エタンブトールなど）による。近年ではHIV患者などでは多剤耐性結核菌（MDRTB：multi drug-resistant tuberculosis）による発症が問題になっている。予防のためにはBCGワクチンを接種する。

らい菌

- らい菌（*Mycobacterium leprae*）は**ハンセン病**の原因菌で，グラム陽性，抗酸性の桿菌である。
- 経気道的に感染するが，感染性は非常に弱く，ヒト以外の動物には感染しない。また，成人が患者と接触しても発病に至ることはない。
- 感染すると皮膚，末梢神経，粘膜などに増殖性炎症を起こす。適切な治療が行われないと，顔面や身体の変形，末梢神経障害が後遺症として残る。
- 診断は鼻粘膜，皮膚の組織の抗酸性染色による菌の検出，特異抗体の検出，PCR法による遺伝子検出などを行う（図3）。
- 治療は多剤併用療法（リファンピシン，クロファジミン，ジアミルジフェニルスルホン）が行われる。

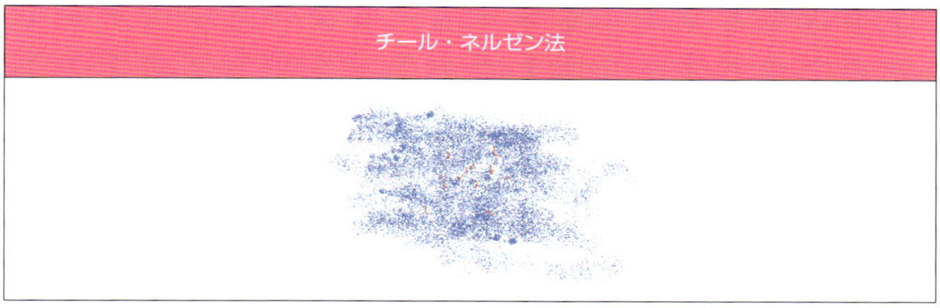

図3　抗酸性染色
背景：青，抗酸菌：赤に染まる（チール・ネルゼン染色）

チール・ネルゼン法

⑨スピロヘータ感染症

TAP & TAP
- 梅毒　⇒　性感染症としての後天梅毒と母子感染による先天梅毒がある

梅毒

- 患者病巣部の分泌液や患者血液などが感染源となる。
- 臨床経過は1～4期に分けられ，1, 2期を早期梅毒，3, 4期を晩期梅毒ともいう。他人への感染性があるのは2期までである。
- 1期：感染から約3カ月を指し，初期硬結，硬性下疳，無痛性横痃がみられる。
- 2期：感染後約3カ月～約3年で，全身の皮膚，粘膜に発疹が出現する。
- 3期：感染後3年以降で，臓器（皮膚，骨，内臓）が冒され，ゴム腫ができる。
- 4期：感染後10年以降で，中枢神経が障害され，運動障害，知覚障害，記憶

障害，認知症などをきたす。
- 診断は菌体の証明（第1期のみ），血清中の抗体検出により行う。
- 治療はペニシリンGが第一選択薬剤である。後天梅毒の予防は，性行為による感染を避けることが重要である。妊娠3カ月以内に妊婦を治療すれば，先天梅毒を防ぐことが可能である。

10 マイコプラズマ感染症

TAP & TAP
- マイコプラズマ ⇒ マイコプラズマ肺炎の原因菌で原発性異型肺炎の大半を占める

マイコプラズマ
- 患者・保菌者から飛沫感染によって伝播し，肺炎を起こす。
- 健康な若年者に発症し，その後，家族へと感染が広がっていく。
- 1〜3週の潜伏期後，主に発熱と激しく頑固な咳がでるが，予後は一般に良好である。
- 確定診断は血清抗体価の測定を行う。胸部X線の所見のみでの診断は難しい。
- 治療はマクロライド系抗菌薬が主に用いられるが，テトラサイクリン系やニューキノロン系抗菌薬も用いられる。

11 リケッチア感染症

TAP & TAP
- 発疹チフス ⇒ シラミによって媒介されるリケッチア感染症である
- ツツガムシ病 ⇒ ツツガムシ（小型のダニ）によって媒介されるリケッチア感染症である

発疹チフス
- 発疹チフス*Rickettsia prowazekii*はコロモジラミやアタマジラミによって媒介される。4類感染症に分類されている。
- 1〜2週間の潜伏期後，悪寒，高熱，頭痛，筋肉痛が出現し，発疹は2〜7日目に体幹部に現れ，全身に広がり，バラ疹から出血斑に移行する。重症例では中枢神経症状や循環器症状が現れ，死亡率は10〜40%とされる。
- 最初の感染から数年後に発症する場合を「Brill-Zinsser病」という。
- 治療はドキシサイクリンの投与が行われる。予防にはシラミの発生を防ぐ。

ツツガムシ病

- ツツガムシ病は，*Orientia tsutsugamushi*（オリエンティア ツツガムシ）を保有するツツガムシがヒトを吸血する際にヒトに侵入することによって発症する。主としてフトゲツツガムシ，タテツツガムシ，アカゲツツガムシによるが，吸血活動は季節と関係している。4類感染症に分類されている。
- 野外活動時，腋窩や鼠径部など皮膚の柔らかい場所が刺されやすい。潜伏期は5～14日で，悪寒，発熱，頭痛とともに全身性に麻疹様皮疹が広がる。発疹は7～10日目くらいをピークとし，14日程度で消失する。
- 重症化すると結膜下出血，鼻出血が出現し，気管支肺炎，間質性肺炎，播種性血管内凝固症候群（DIC），脳炎を起こす。治療が遅れるとDICを合併し，主な死因となる。
- 治療はテトラサイクリン系，クロラムフェニコール，リファンピシンなどの抗菌薬が用いられる。予防はダニに咬まれないように肌の露出を避ける。

12 クラミジア感染症

TAP & TAP
- オウム病 ⇒ 4類感染症に規定されている
- トラコーマ ⇒ 慢性角結膜炎を起こす
- 鼠径リンパ肉芽腫症 ⇒ 性感染症の1つである

オウム病

- 鳥類や哺乳類に感染し，ヒトに**オウム病**を起こす人獣共通感染症であり，*Chlamydophila psittaci*（クラミドフィラ シッタシ）が原因菌である。エサの口移しや排泄物を吸入することで感染するが，ヒトからヒトへの感染はない。4類感染症である。
- 1～2週間の潜伏期後，高熱，頭痛，咳などで発症し，胸部X線像には肺炎の像がみられる。その他，徐脈，肝脾腫などがみられる。まれに敗血症から多臓器不全を起こし，死に至ることもある。
- 確定診断には血清抗体価測定，PCR法が用いられる。
- 治療にはテトラサイクリン系，マクロライド系，ニューキノロン系などの抗菌薬を投与する。

トラコーマ

- 伝染性の慢性角結膜炎であり，かつて日本でも流行し，失明の大きな原因となっていたが，衛生状態の改善や予防対策などにより減少した。現在，アジアやアフリカなどで流行し，多数の失明者をだしている。
- 患者・保菌者の眼粘膜分泌物が付着したタオルや指などを介して，眼から眼へ伝播される（「接触感染」）。
- 原因菌は*Chlamydia trachomatis*（クラミジア トラコマティス）であり，血清型はA，B，Ba，Cである。
- 治療にはテトラサイクリン系，マクロライド系，ニューキノロン系などの抗菌薬を投与する。

臨床医学総論

鼠径リンパ肉芽腫症

- 性感染症の1つである。原因菌はトラコーマと同様 *Chlamydia trachomatis*（クラミジア トラコマティス）であるが，血清型はL1，L2，L2a，L3とトラコーマとは異なる。
- 外陰部に潰瘍，鼠径リンパ節に炎症を起こして有痛性の腫脹がみられる。
- 現在，日本での感染はまれであり，ほとんどが海外での感染である。
- 治療にはテトラサイクリン系，マクロライド系，ニューキノロン系などの抗菌薬を投与する。

13 真菌感染症

- カンジダ症　⇒　表在性カンジダ症，深在性カンジダ症に大別される
- クリプトコッカス症　⇒　日和見真菌感染症の1つで，人獣共通感染症である
- アスペルギルス症　⇒　日和見感染症，アレルギー疾患を起こす
- ムコール症　⇒　深在性真菌症である接合菌症を起こす

カンジダ症

- ヒトの皮膚，消化管，口腔，腟などに常在する真菌である。
- カンジダ症の主な原因菌は *Candida albicans*（カンジダ アルビカンス）で，50％を占める。
- 口腔咽頭カンジダ症はHIV感染者などの易感染者の合併症の1つである。
- カンジダ血症は中心静脈カテーテル（IVH：Intravenous Hyperalimentation）留置の際，起こりやすい。
- 治療は，抗真菌薬のミコナゾールやフルコナゾールなどを使用する。

クリプトコッカス症

- 原因菌は *Cryptococcus neoformans*（クリプトコッカス ネオフォルマンス）で，ハトの糞便などで汚染された土壌中に存在する。肺に吸入され，感染成立後，進行すると血行性に全身へ播種される。
- 健康人の場合は不顕性感染に終わる。HIV感染者，白血病，悪性腫瘍，免疫抑制剤投与中の患者など，免疫能が低下している患者に好発する。
- 肺クリプトコッカス症，クリプトコッカス髄膜炎が主な病型である。中枢神経に親和性があるため，脳や髄膜に病巣をつくりやすく，重篤で予後不良なクリプトコッカス脳髄膜炎を起こす。
- 髄液や喀痰などの検体から墨汁染色法により，厚い莢膜に被われた菌体を検出する。検体から菌が分離されれば診断は確定する。
- 治療は，アムホテリシンBとフルシトシンの併用療法が第一選択剤となる。
- トリの糞やペットからの感染予防も大変重要である。

アスペルギルス症

- *Aspergillus*属は糸状菌で，自然界に広く生息している。ヒトへは吸入により経気道的に感染する。
- 免疫能の程度により，肺アスペルギローマ，侵襲性肺アスペルギルス症，慢性壊死性肺アスペルギルス症など，いくつかの病型をとる。また，菌体に対するアレルギー反応によって生じるアレルギー性気管支肺アスペルギルス症があり，発熱，喘息発作などがみられる。
- 喀痰や気管支洗浄液，生検材料などの顕微鏡による観察，病理組織検査，培養検査により診断を行う。
- 肺アスペルギルス症ではアムホテリシンB，ボリコナゾールなどが用いられる。肺アスペルギローマでは外科手術により菌塊を除去する場合もある。

ムコール症

- 接合菌症とも呼ばれ，日和見真菌症の1つである。
- 糸状菌の形態をとり，*Rhizopus*属，*Absidia*属，*Rhizomucor*属，*Mucor*属などのムコール目ムコール科の真菌により，重症感染症を起こす。
- 胞子の吸入や経口感染により，主に肺，脳，消化器，副鼻腔が侵される。また，血管壁やリンパ管壁を好んで感染し，血管炎や血栓形成を起こす。患者の多くは白血病や重症の糖尿病などで免疫力の低下時に日和見感染として発症する。
- 治療として可能な限り切除を行うが，切除不能例では予後不良となる。

14 ウイルス感染症

TAP & TAP

- 単純ヘルペスウイルス ⇒ 口唇ヘルペスや性器ヘルペスなどを起こすウイルスである
- 水痘-帯状疱疹ウイルス ⇒ 水痘，帯状疱疹を起こすウイルスである
- サイトメガロウイルス ⇒ 日和見感染症の1つである
- EBウイルス ⇒ 伝染性単核症を引き起こすウイルスである
- アデノウイルス ⇒ 上気道炎，咽頭炎のような呼吸器疾患，角結膜炎などの眼疾患を引き起こすウイルスである
- ポリオウイルス ⇒ 急性灰白髄炎を起こすウイルスである
- インフルエンザウイルス ⇒ インフルエンザを起こすウイルスである
- 日本脳炎ウイルス ⇒ 日本脳炎を引き起こすウイルスである
- 麻疹ウイルス ⇒ 麻疹を引き起こすウイルスである
- 風疹ウイルス ⇒ 風疹を引き起こすウイルスである
- 流行性耳下腺炎 ⇒ 流行性耳下腺炎（おたふくかぜ）を引き起こすウイルスである
- HIV（ヒト免疫不全ウイルス） ⇒ 後天性免疫不全（AIDS）を引き起こすウイルスである

- ATLV（成人T細胞白血病ウイルス）
  - ⇒ 成人T細胞白血病を引き起こすウイルスである
- 肝炎ウイルス（A型，B型，C型，E型）
  - ⇒ 流行性肝炎，血清肝炎を引き起こすウイルスである

単純ヘルペスウイルス

- 単純ヘルペスウイルス（Herpes simplex virus：HSV）は1型，2型があり，口唇ヘルペスや性器ヘルペスなどを起こす。
- HSV-1は主に小児期の口唇に好発する。ストレスや過労，日光による刺激により発症し，三叉神経節に潜伏する。
- HSV-2は主に性感染症として成人の性器に好発するものである。性交後，外陰部に疼痛を伴う水疱，潰瘍ができる。腰仙髄神経節に潜伏し，免疫状態が低下すると回帰感染を起こす。
- 確定診断はHSV抗原の検出である。
- 治療はアシクロビルの外用，内服，点滴である。

水痘―帯状疱疹ウイルス

- 水痘および帯状疱疹は，水痘・帯状疱疹ウイルス（varicella-zoster virus：VZV）による感染症である。
- 水痘は小児に好発し，予後良好な疾患であるが，成人が罹患すると重症化しやすい。発熱，全身倦怠感，体幹を中心に紅斑，水疱，膿疱，痂皮形成などの発疹が混在してみられる。確定診断は血清中の特異抗体検出による。空気感染による上気道感染が主で，感染力が非常に強い。学童の場合は全水疱が痂皮化したら登校できる。
- 帯状疱疹は，水痘の既往があるヒトが免疫力低下時に回帰発症する。片側の神経痛様疼痛，紅暈を伴う小水疱が帯状に生じる。成人に多く，治癒後も痛みが残りやすい。治療は抗ウイルス薬を用いる。疼痛を止める治療には神経ブロック，神経痛予防のためのステロイドを併用することもある。

サイトメガロウイルス

- 初感染の大部分は不顕性感染で，リンパ球や腺組織に潜伏感染する。免疫能が低下したときに再活性化して回帰発症する。AIDS，臓器移植，癌治療などに伴い免疫力が低下すると肺炎，腸炎，網膜炎を引き起こす。予後不良である。日和見感染症の1つである。
- 妊婦が妊娠初期に初感染すると，経胎盤感染し，胎児が小頭症，肝脾腫，黄疸，脈絡網膜炎などを起こすことがあり，先天性サイトメガロウイルス感染症（「先天性巨細胞封入体症」）という。
- 確定診断は喀痰，肺生検より核内封入体を有する巨細胞やウイルスDNAの検出による。胸部X線像では両肺にすりガラス状陰影が特徴である。

- ハイリスク群に予防的に抗ウイルス薬のガンシクロビル投与が試みられている。
- 治療はガンシクロビル，抗サイトメガロウイルス高力価免疫グロブリンの併用が行われる。

EBウイルス

- EBウイルス（Epstein-Barr virus：EBV）は，ウイルス保有者の唾液を介して感染するため，キス病（kissing disease）ともいわれる。3歳までに80%が初感染を受けるが，不顕性感染に終わることが多い。成人が初感染を起こすと，発熱，頸部リンパ節腫脹，扁桃・咽頭炎，肝脾腫などを呈する。末梢血中には異型リンパ球が増加する。
- EBVはBurkittリンパ腫，上咽頭癌の発症にも関与している腫瘍ウイルスの1つである。Burkittリンパ腫はアフリカのある地域，上咽頭癌はアジア（主として中国東南部）で多くみられる。
- 確定診断は血清中のEBV抗体価測定により行う。
- 治療は重篤な合併症がない限り，安静と対症療法が主体となる。

アデノウイルス

- 上気道炎，咽頭炎のような呼吸器疾患，角結膜炎などの眼疾患を引き起こす。唾液などの飛沫，直接接触，糞便などが主な感染経路である。
- アデノウイルスは51種の血清型が知られており，さまざまな疾患を起こす。
- 咽頭結膜熱と流行性角結膜炎は5類感染症に指定されている。
- 診断は患者の鼻汁，唾液，咽頭ぬぐい液などからウイルスの分離またはウイルス抗原の検出を行う。最近では，ウイルス抗原の迅速検出キットが用いられ，早期診断に有効である。
- 治療は基本的に対症療法となる。手洗い，消毒などの接触感染予防が重要である。

ポリオウイルス

- 感染者の糞便または咽頭分泌液から経口感染や経気道感染を起こす。2類感染症に分類されている。
- 急性灰白髄炎は「小児麻痺」とも呼ばれ，かつては日本で流行した。しかし現在では，わが国を含め，ほとんどの先進国では経口生ワクチンによる患者のみである。
- ウイルスは咽頭・消化管で増殖し，一部が脊髄前角細胞（運動神経）に感染する。これにより障害され，四肢（特に下肢）の弛緩性麻痺をきたす。
- 特別な治療法はなく，呼吸麻痺については人工呼吸器を用いる。
- 予防としてはワクチン接種を行う。これまで経口生ワクチンであったが，2012年9月1日より不活化ワクチンに切り替えられた。

インフルエンザウイルス

- インフルエンザウイルスはかぜ症候群のうち，最も重要となる病型である。わが国では冬から春先に掛けて流行・発症する。インフルエンザウイルス

- はA型，B型，C型に分類される。
- 発熱，悪寒，頭痛，筋肉痛，関節痛，全身倦怠感が急速に出現して，続いて咳，咽頭痛，鼻汁などもみられるようになる。
- 通常は約1週間で自然治癒するが，高齢者では肺炎，小児ではインフルエンザ脳症のような合併症を起こすと予後不良である。
- 確定診断は抗原迅速検出キットによって行われる。
- 治療は発症後48時間以内に抗インフルエンザウイルス薬を投与する。A型，B型に有効なのはタミフル，リレンザである。
- 予防法として不活化ワクチンの接種がある。完全な予防にはならないが，罹患率が下がり，罹患した場合も軽症となる。

日本脳炎

- コガタアカイエカにより媒介される日本脳炎ウイルス(Japanese encephalitis virus：JEV)により生じる感染症であり，蚊の繁殖する夏に流行する。感染症法により4類感染症に指定されている。
- 感染したブタの体内で増幅されて，コガタアカイエカを介してヒトの感染源となる。潜伏期は1～2週間，全身倦怠感，発熱，頭痛，嘔吐などで発症し，続いて髄膜刺激症状や脳炎症状がみられる。約1/4が死亡し，半数は麻痺や知能低下などの後遺症を残す。
- 確定診断は脳脊髄液からウイルスの分離，RT-PCR(Reverse Transcription-Polymerase Chain Reaction)法によるウイルス-RNAの検出，特異的IgM抗体の検出などで行う。
- 治療は対症療法が中心である。予防には不活化ワクチンを接種する(3期5回)。

麻疹

- **麻疹**の原因ウイルスは麻疹ウイルス(Measles virus)で，感染力が非常に強い。
- 経気道的に空気感染を起こし，ほぼ100％が顕性感染である。乳幼児期に好発する。
- 10日間の潜伏期後，発熱，咳，鼻水，くしゃみ，結膜炎，下痢などで発症し，2，3日後には口腔粘膜に粟粒大の白色斑(コプリック斑)を生じる。一旦熱が下がるが，再び発熱し，全身に発疹を生じて4, 5日続き，その後快復に向かう。
- 麻疹罹患後あるいは麻疹ワクチン接種後5，6年してから発症し，致命的な経過をとる亜急性硬化性全脳炎(subacute sclerosing panencephalitis：SSPE)があり，死亡することもある。
- 治療は対症療法である。予防には弱毒生ワクチンが有効である。

風疹

- 鼻咽頭分泌液による飛沫感染を起こし，幼児期から学童期に好発する。
- 潜伏期は14～21日で，発熱，発疹，頸部リンパ節腫脹を起こす。発疹は約3日で治まるので，「三日ばしか」ともいう
- 妊娠初期に胎児に経胎盤感染し感染が成立すると，先天異常を生じる場合がある。これを**先天性風疹症候群**(congenital rubella syndrome：CRS)という。白内障，心奇形，難聴などがみられる。

- 治療は対症療法であり、適切な処置を行えば予後は良好である。予防はワクチン接種で、単独あるいは麻疹との混合ワクチンを接種する。

流行性耳下腺炎

- ウイルスを含む唾液や分泌物による接触感染、飛沫感染を起こす。幼児期に好発する「**おたふくかぜ**」である。
- 潜伏期は2週間前後で、30～40%は不顕性感染である。
- 発熱、両側性の耳下腺腫脹、疼痛がみられる。
- 治療は対症療法のみ、予防は生ワクチンを用いる。
- 耳下腺腫脹だけでなく、無菌性髄膜炎、卵巣炎、精巣炎、難聴、膵炎などの合併症を起こすことがある。ほとんどは予後が良好だが、髄膜脳炎は死亡することがある。

HIV（ヒト免疫不全ウイルス）

- ヒト免疫不全ウイルス（human immunodeficiency virus：HIV）は**後天性免疫不全症候群**（human immunodeficiency virus：AIDS）の原因ウイルスである。
- 感染者の血液、精液、腟分泌液、母乳などにウイルスが含まれ、粘膜や皮膚の傷口から血中に侵入して感染する。**CD4陽性T細胞に感染**する。
- HIVの感染経路は**母子感染、性感染、血液感染**である。有効なワクチンがないため、現在はそれぞれの感染経路においての予防が重要となる。
- 診断はスクリーニング抗体検査（ELISA、PA法など）が陽性の場合、続いて確認検査（WB法、蛍光抗体法など）もしくはHIV病理検査などを行う。その結果陽性となれば、HIV感染陽性となる。
- 治療は多剤併用による強力な抗HIV療法（Highly Active Anti-Retroviral Therapy：HAART）を行うが、AIDS発症を遅らせる、あるいはAIDS諸症状のコントロールとして行われる。現時点では根本的な治療薬はない。

ATLV（成人T細胞白血病ウイルス）

- 成人T細胞白血病ウイルス（human T-cell leukemia virus type 1：HTLV-1）は**成人T細胞白血病**（adult T-cell leukemia：ATL）の原因となるウイルスである。
- 感染経路は主として**母乳**を介しての感染で、ほかに血液感染、性感染がある。
- わが国では九州南西部にキャリアが多く、海外ではカリブ海沿岸、中央アフリカなど地域特異性がある。
- 診断はHTLV-1抗体の検出による。末梢血中にフラワー細胞がみられる。
- 有効な抗ウイルス薬はなく、発症すると予後不良である。キャリアの母親から母乳を飲ませないようにして母子感染を防ぐ。

A型肝炎ウイルス

- 患者およびキャリアの便中ウイルスやそれに**汚染した食物や水**を介して、**経口感染**する。
- 年齢によって発症や症状が異なる。一般的に小児は無症状、あるいは発症

- しても軽症であるが，高齢者では劇症肝炎の原因となることがある。
- 2～6週間の潜伏期を経て，全身倦怠感，食欲不振，発熱，悪心・嘔吐などの症状がみられ，後に黄疸がみられる。血清AST，ALTの著明な上昇がみられる。
- 診断は血中の抗HAV-IgM抗体を検出するのが迅速かつ確実な方法である。抗HAV-IgG抗体はA型肝炎ウイルスの感染既往を意味する
- 予防は流行地域での生の食物，生水の摂取を避けることが重要である。ワクチンはA型肝炎ワクチン（不活化ワクチン）がある。また，HAV抗体を含む免疫グロブリン製剤も有効である。

B型肝炎ウイルス

- 血液や体液を介して，ヒトからヒトへ伝播する。主な感染経路は針刺し事故や輸血，性行為，母子感染である。現在，血液製剤による感染はほとんどなく，**性感染**が主な感染経路となっている。
- 成人での初感染の多くは一過性感染であるが，まれに劇症肝炎となることがある。また，新生児や乳児，免疫不全状態の成人が感染すると，HBVキャリアとなり持続感染する。大部分はキャリアのまま一生を終えるが，一部は慢性肝炎となり，肝硬変，肝癌へと進行する。
- 急性肝炎を発症した場合，全身倦怠感，食欲不振，黄疸などを呈する。
- 診断は血中の3つの抗原・抗体を検出，HBV-DNAの検出によって行われる。感染症法により5類感染症に指定されている。
- 予防はHBワクチン（3回接種）を行う。針刺し事故などの医療事故後の感染，あるいは母子感染防止のためにHBe抗原陽性妊婦から生まれた新生児に対してとして，高力価抗HBVヒト免疫グロブリン（hepatitis B Immunoglobulin：HBIG）を投与する。

C型肝炎ウイルス

- 患者およびキャリアの血液を介して感染する。母子感染，性行為による感染はB型肝炎ウイルスに比べ，極めて少ない。
- 潜伏期は2週～6カ月で，通常，急性期症状は軽く，気づかないことが多い。その後，自覚症状がないまま経過し，感染者の60～70％がキャリアとなる。肝炎は慢性化し，慢性肝炎から肝硬変，肝癌へ進む例がかなり多い。
- HCV感染の有無は抗HCV抗体検査，抗HCVコア蛋白抗体の検出，RT-PCR法によるHCV-RNAの検出などにより診断される。感染症法で5類感染症に指定されている。
- 治療はインターフェロンおよびリバビリンの併用投与が行われている。

E型肝炎ウイルス

- 汚染食物や飲料水を介して経口的に感染し，約1～2カ月の潜伏期を経て，発熱，倦怠感，黄疸などの急性肝炎の症状を呈する。
- かつては輸入感染症とされていた。現在，日本ではブタやシカ，イノシシを生や加熱不十分な状態で食すことで起こるといわれている。
- ブタ，シカ，イノシシからもウイルスが分離されており，人獣共通感染症としても重要である。

- 罹患年齢が高く，15〜40歳に好発する。
- A型肝炎ウイルスに比べ重症化しやすく，致死率が1〜2％と高い。特に妊婦に感染した場合は劇症肝炎となり，死亡率は20％に達し，注意が必要である。
- 予防は流行地域での生の食物，生水の摂取を避ける。ワクチンは現在，開発中である。

15 原虫感染症

- アメーバ赤痢　　　　⇒　腸アメーバ症，腸管外アメーバ症を起こす
- ニューモシスチス肺炎　⇒　免疫不全宿主に重症肺炎を引き起こす
- マラリア　　　　　　⇒　三日熱マラリア，四日熱マラリア，卵形マラリア，熱帯熱マラリアがある
- トリコモナス症　　　⇒　トリコモナス原虫により膣炎を起こす

アメーバ赤痢

- 赤痢アメーバ（*Entamoeba histolytica*　エントアメーバ ヒストリティカ）の生活環では嚢子と栄養型がある。アメーバ類のなかで唯一病原性があり，5類感染症に分類されている。
- 嚢子に汚染された食物や水により経口感染する。近年，性感染症の1つとしても注目されている。
- 食物や水より体内に入った虫体が大腸に下り粘膜に侵入・増殖すると，組織を破壊して潰瘍を形成する（「**腸アメーバ症**」）。その一部が血流に乗って，肝臓，肺，脳などに移動すると膿瘍が形成される（「**腸管外アメーバ症**」）。腸管外アメーバ症で最も頻度が高いのが肝膿瘍である。
- 診断は便や腸粘膜生検組織中に赤痢アメーバを検出することである。治療は病型に関わらずメトロニダゾールである。

ニューモシスチス肺炎

- 形態的特徴からこれまで原虫に分類されていたが，現在は真菌に分類されている。ヒト寄生性のものを*Pneumocystis jirovecii*（ニューモシスチス イロベチ），動物寄生性のものを*Pneumocystis carinii*（ニューモシスチス カリニ）と呼ぶことになった。
- HIV感染者などの免疫不全患者や白血病などの悪性腫瘍患者の肺胞内で増殖し，肺炎を起こす。発症後の進行が速いため，早期治療が重要である。
- 急な発熱，乾性咳嗽，呼吸困難が三大症状である。
- 胸部X線で典型的なすりガラス状の陰影がみられる。確定診断は喀痰などから採取した検体より，*Pneumocystis jirovecii*を検出する。
- 抗菌薬のST合剤が第一選択薬であり，第二選択薬はペンタミジンである。

マラリア

- マラリア原虫は**ハマダラカ**の唾液によって媒介される感染症で，4類感染症に分類されている。ヒトに感染するマラリア原虫は三日熱マラリア，四日熱マラリア，卵形マラリア，熱帯熱マラリアの4種類である。
- 感染後，1〜4週間の潜伏期を経て，発熱，貧血，脾腫などの症状がみられる。現在，日本国内での発生例はほとんどなく，輸入感染症として報告されている。世界的にみると感染症による死亡原因においてマラリアは上位を占める疾患である。
- 確定診断は末梢血塗抹標本で，赤血球内外のマラリア原虫を検出する。
- 抗マラリア薬はクロロキンが第一選択薬であるが，最近では耐性の熱帯熱マラリアの増加が懸念されている。

トリコモナス症

- トリコモナス原虫（*Trichomonas vaginalis*）によって起こる炎症性疾患であり，性感染症の1つである。
- 洋ナシ形で，中心にある核と，前部に4本，後部に1本の鞭毛を有する原虫である。虫体は栄養型のみで嚢子はない。
- 性交後5日〜1カ月間経過し女性はトリコモナス腟炎を発症する。男性は無症状の場合が多く，まれに尿道炎を起こす。
- 診断は腟分泌物よりトリコモナス原虫を検出する。
- 治療はメトロニダゾール，チニダゾールの経口投与を行う。妊婦の場合には経口投与を避け，腟錠を用いる。

16 寄生虫感染症

- マラリアや赤痢アメーバのような単細胞の原虫類は広義の寄生虫に含まれるが，多細胞の蠕虫のみを狭義の寄生虫とすることがある。蠕虫類は主に，①線虫類，②吸虫類，③条虫類の3つに分類することができる。
    ①**線虫類**：蟯虫，回虫，ズビニ鉤虫，アメリカ鉤虫，糞線虫，アニサキス，顎口虫など
    ②**吸虫類**：日本充血吸虫，肝吸虫，横川吸虫，ウェステルマン肺吸虫，宮崎肺吸虫など
    ③**条虫類**：日本海裂頭条虫，無鉤条虫，有鉤条虫，単包条虫，多包条虫など

表1 感染症による感染症分類

分類	疾患
1類感染症	・エボラ出血熱 ・クリミア・コンゴ出血熱 ・痘そう ・南米出血熱 ・ペスト ・マールブルグ病 ・ラッサ熱
2類感染症	・急性灰白髄炎 ・結核 ・ジフテリア ・重症急性呼吸器症候群（SARS） ・鳥インフルエンザ（H5N1）
3類感染症	・コレラ ・細菌性赤痢 ・腸管出血性大腸菌感染症 ・腸チフス ・パラチフス
4類感染症	・A型肝炎 ・E型肝炎 ・Q熱 ・狂犬病　など
5類感染症	・アメーバ赤痢 ・ウイルス性肝炎（A型肝炎，E型肝炎は除く） ・急性脳炎 ・クリプトスポリジウム症　など

（芝　紀代子 編: 臨床検査ブルー・ノート 基礎編 2nd edition, p.328, メジカルビュー社, 2013. より改変引用）

1 腎臓の疾患

腎臓・泌尿・生殖器系

TAP & TAP

- 慢性腎臓病（CKD）
  ⇒ 3カ月以上持続する腎障害の存在
- 急性腎不全
  ⇒ 急激な腎機能の低下で，体液の恒常性が維持できなくなった状態。腎前性，腎性，腎後性に分類
- 一次性ネフローゼ症候群
  ⇒ 微小変化群，巣状糸球体硬化症，膜性腎症，膜性増殖性糸球体腎炎
- 微小変化群
  ⇒ ・小児と若年者に好発
  ・突然発症
  ・ステロイド有効で予後良好だが再発も多い
- 巣状糸球体硬化症
  ⇒ ・幅広い年代に発症も比較的若年者に多い
  ・一般にステロイド抵抗性で予後不良
- 膜性腎症
  ⇒ ・成人〜高齢者に発症
  ・発症経過は緩徐
  ・悪性腫瘍の合併に注意
- 膜性増殖性糸球体腎炎
  ⇒ ・比較的若年者に発症
  ・一般にステロイド抵抗性で予後不良
- 腎細胞癌
  ⇒ ・腎悪性腫瘍の80%を占める
  ・腺癌で血行性に転移する
  ・手術療法（放射線や抗癌剤には抵抗性）

慢性腎臓病（Chronic Kidney Disease：CKD）

- 透析や移植を必要とする末期腎不全患者は，世界中で増え続けており，医療経済上大きな負担となっている。また，CKDは末期腎不全への進行リスクであるばかりでなく，心血管疾患発症リスクでもあることから，CKDを早期に診断，治療することの重要性が広く認識されている。
- 慢性腎臓病は，①糸球体濾過値（Glomerular Filtration Rate：GFR）の値にかかわらず，腎障害を示唆する所見（検尿異常，画像異常，血液異常，病理所見など），②GFR60mL/分/1.73m^{2}未満のいずれか，または両方が3カ月以上持続する状態と定義される。
- 原疾患によらずGFRで病期を分類（表1）し，病期に応じた診療計画を行う。
- CKDの原因疾患は，表2に示すとおりである。

表1 CKDのステージ分類

病期ステージ	重症度の説明	進行度による分類 GFR mL/min/1.73m²
	ハイリスク群	≧90 (CKDリスクファクターを有する状態で)
1	腎障害は存在するが，GFRは正常または亢進	≧90
2	腎障害が存在し，GFR軽度低下	60〜89
3	GFR中等度低下	30〜59
4	GFR高度低下	15〜29
5	腎不全	<15

透析患者(血液透析，腹膜透析)の場合にはD，移植患者の場合にはTをつける。

(日本腎臓学会 編:CKD診療ガイド, p.13, 東京医学社, 2007.)

表2 成人に多い腎疾患

	一次性	二次性	遺伝性・先天性
糸球体疾患	IgA腎症 膜性腎症 微小変化型ネフローゼ症候群 巣状分節性糸球体硬化症 半月体形成性腎炎 膜性増殖性糸球体腎炎	糖尿病性腎症 ループス腎炎 顕微鏡的多発血管炎(ANCA関連血管炎) 肝炎ウイルス関連腎症	良性家族性血尿 Alport症候群 Fabry病
血管性疾患		高血圧性腎症(腎硬化症) 腎動脈狭窄症(線維筋性形成異常，大動脈炎症候群，動脈硬化症) コレステロール塞栓症 腎静脈血栓症 虚血性腎症	
尿細管間質疾患	慢性間質性腎炎	痛風腎 薬剤性腎障害	多発性嚢胞腎 ネフロン癆

(日本腎臓学会 編:CKD診療ガイド2012, p.30, 東京医学社, 2012.)

●代表的な疾患に関して説明する。

①慢性糸球体腎炎

- 蛋白尿，血尿が長期にわたって(1年以上)持続する状態をいう。肉眼的血尿のエピソードやチャンス蛋白尿[*1]で気づかれることもあるが，しばしば無症状のまま数年から数十年にわたって遷延し，徐々に腎機能障害が進行する。診断の確定，治療方針の決定，予後予測のためには腎生検が必要である。
- わが国ではIgA腎症の頻度が高い。**安静，保温，食事療法**(減塩，低蛋白，高エネルギー食)が治療の基本となり，活動性の高い病態には，ステロイド療法，緩徐に進行するものには，アンジオテンシン受容体拮抗薬や抗血小板薬の投与が行われる。

②ネフローゼ症候群

- 主に糸球体障害の結果，高度の蛋白尿，低蛋白血症，浮腫，脂質異常症をきたす疾患群の総称である(表3)。原因により，一次性(原発性，特発性)ネフローゼ症候群と二次性(続発性)ネフローゼ症候群に分けられる(表4)。腎生検によって，確定診断および治療方針，予後が推定される。一次性ネフローゼ症候群の治療は，安静・食事療法とステロイド療法が基本となり，二次性ネフローゼ症候群は，原疾患の治療が優先される(表5)。

用語アラカルト

[*1] チャンス蛋白尿（chance proteinuria）
自覚症状がなく健診などで偶然発見された蛋白尿のこと。糸球体腎炎の約半数はこうしたチャンス蛋白尿，血尿が発見のきっかけであり，早期の段階で適切な治療方針を決定し，介入することで末期腎不全への進行を防げる可能性が高く重要である。

表3 成人ネフローゼ症候群の診断基準

1. 蛋白尿：3.5g/日以上が持続する
   （随時尿において蛋白尿/尿クレアチニン比が3.5g/gCr以上の場合もこれに準じる）
2. 低アルブミン血症：血清アルブミン値3.0g/dL以下
   （血清総蛋白量6.0g/dL以下も参考になる）
3. 浮腫
4. 脂質異常症（高LDLコレステロール血症）

注：1）上記の尿蛋白量，低アルブミン血症（低蛋白血症）の両所見を認めることが本症候群の診断の必須条件である。
　　2）浮腫は本症候群の必須条件ではないが，重要な所見である。
　　3）脂質異常症は本症候群の必須条件ではない。
　　4）卵円形脂肪体は本症候群の参考となる。

（平成22年度厚生労働省難治性疾患対策進行性腎障害に関する調査研究班）

表4 ネフローゼ症候群をきたす疾患

原発性	・微小変化群 ・巣状糸球体硬化症 ・膜性腎症 ・膜性増殖性糸球体腎炎 ・IgA腎症
続発性	・全身疾患：膠原病（全身性エリテマトーデス，関節リウマチなど），糖尿病，紫斑病性腎炎，アミロイドーシス，ANCA関連腎炎，Goodpasture症候群など ・感染症　：肝炎ウイルス（B，C型），HIVなど ・悪性腫瘍 ・薬剤　　：金製剤，D-ペニシラミン，NSAIDsなど ・その他　：妊娠中毒症，腎静脈血栓症など

表5 一次性ネフローゼ症候群のまとめ

	微小変化群	巣状糸球体硬化症	膜性腎症	膜性増殖性糸球体腎炎
好発年齢	小児期～若年	小児期～高齢者まで	成人	比較的若年
特徴	著明な浮腫で突然発症 ステロイド反応良好	ステロイド抵抗性	緩徐に発症 悪性疾患に続発する例もある	ステロイド抵抗性
治療	ステロイド療法	ステロイド 免疫抑制剤 抗血小板薬 抗凝固薬	軽症ではステロイド 中等症以上ではステロイドに免疫抑制剤を加える	ステロイド 免疫抑制剤 抗血小板薬 抗凝固薬
予後	ステロイドの反応良好で多くは寛解するが再発も多い	一般に予後不良	自然寛解もある 緩慢な経過をとることが多い	一般に予後不良

③糖尿病性腎症

- 糖尿病性腎症は，高血糖状態の持続による微小血管障害により引き起こされる。初期には自覚症状に乏しいが，進行すると高度の蛋白尿を伴い，末期腎不全に移行する。1998年以降，わが国における年別透析導入患者の原因疾患第一位であり，その対策は急務である。治療の基本は，厳密な血糖コントロールと食事療法，薬物療法としてはアンジオテンシン変換酵素阻害薬やアンジオテンシン受容体拮抗薬が用いられる。

④膠原病に合併する腎障害

- 膠原病は皮膚，筋，関節などの結合組織に炎症，変性をきたす一群の疾患を指すが，腎障害をきたす疾患も多く，代表的なものに全身性エリテマトーデス（systemic lupus erythematosus：SLE）がある。SLEの半数以上に腎症状が出現し，腎生検を行い，尿所見，免疫学的血液検査の結果とあわせて治療方針が決定される。ステロイド療法を行うことが多いが，一部に急速進行性の経過をたどり，短期間で末期腎不全に至る例もある。
- 膠原病の類縁疾患である血管炎は急速進行性糸球体腎炎を呈し，早期に

適切な治療がなされなければ短期間で末期腎不全に至ってしまうため重要である。中〜小〜細動脈のレベルまで，種々の太さの血管に壊死性血管炎をきたす疾患を「結節性多発動脈炎」と呼ぶ。そのなかで，小〜細動脈レベルの血管炎をきたし，MPO-ANCAが陽性である顕微鏡的多発血管炎は古典的な結節性多発動脈炎とは区別して考えられる。主要症候として，全身倦怠感，発熱，急速進行性糸球体腎炎，肺出血，多発単神経炎などがあげられ，早期のステロイド治療，免疫抑制薬，必要に応じ血漿交換療法などが予後を改善させる。

⑤腎硬化症

- 高血圧の結果生じる腎障害の総称で，良性腎硬化症と悪性腎硬化症に分けられる。
- 良性腎硬化症は，長期間に及ぶ高血圧の結果，腎臓の細動脈硬化をきたし，通常は無症状である。しかし，緩徐に進行し，一部は末期腎不全に至る。治療は，血圧コントロール（130/80mmHg未満，尿蛋白1g/日以上では，125/75mmHg未満）が重要である。
- 悪性腎硬化症は，悪性高血圧の経過中に生じる進行性の腎病変で，腎動脈のフィブリノイド壊死が主病変である。放置すれば，短期間に末期腎不全に至るため，高血圧緊急症として速やかな降圧療法が必要である。

急性腎不全

- 急激な腎機能の低下により，体液の恒常性が維持できなくなった状態を急性腎不全という。
- 乏尿[*2]や無尿[*3]を呈することが多いが，尿量の減少を伴わない非乏尿性の急性腎不全もある。
- 腎機能が完全に廃絶した場合，血清クレアチニン値は，1〜2mg/dL/日で上昇していく。
- 一般的に可逆性であり，迅速に適切な治療を行えば腎機能の回復が期待できる。
- 急性腎不全は，その原因により，**腎前性**，**腎性**，**腎後性**に分類される。これらを鑑別することは，治療方針に影響を与えるため重要である（表6）。
    - ①腎前性急性腎不全：腎臓そのものに異常はないが，腎血流減少の結果，腎不全が進行するもの。
    - ②腎性急性腎不全　：原因の有無は問わず，糸球体や尿細管間質障害など腎臓自体に異常が起こった結果，腎不全が進行するもの。
    - ③腎後性急性腎不全：腎臓そのものに異常はなく，尿も生成できるが排出経路に問題があり腎不全が進行するもの。

用語アラカルト

*2　乏尿
1日尿量400mL以下の状態。

*3　無尿
1日尿量100mL以下の状態。

表6　急性腎不全の原因

	原因
腎前性	・循環血漿量減少　：出血，下痢，嘔吐，火傷，ネフローゼ症候群など ・心拍出量低下　　：心不全，心筋梗塞，心タンポナーデなど ・末梢血管拡張　　：敗血症，アナフィラキシーなど ・腎血管の問題　　：腎動脈狭窄，NSAIDsなど
腎性	・糸球体障害 　急性糸球体腎炎，急速進行性糸球体腎炎，膠原病，悪性高血圧，など ・尿細管間質障害 　薬剤（アミノグリコシド，シスプラチン，造影剤など），横紋筋融解症，高カルシウム血症など
腎後性	・腎盂尿管の閉塞：腫瘍，結石，後腹膜線維症 ・排尿の障害　　：膀胱腫瘍，前立腺腫瘍・肥大，結石，神経因性膀胱

用語アラカルト

*4 FE_{NA}
（ナトリウム排泄率）

$$FE_{NA} = \frac{C_{NA}}{C_{cr}} \times 100$$
$$= \frac{(U/P)_{NA}}{(U/P)_{cr}} \times 100$$

C_{NA}：ナトリウムのクリアランス
C_{cr}：クレアチニンのクリアランス
U ：尿中濃度
P ：血漿濃度

- 急性腎不全の鑑別は，まず腹部超音波検査，またはCT検査を行い水腎症などの尿路拡張所見の有無で腎後性腎不全か否か確認する。腎後性腎不全が否定されれば，腎前性または腎性である。身体所見や病歴も参考になるが，尿検査，血液検査所見で脱水を示唆する所見（高尿浸透圧，FE_{NA}*4<1％など）を認めれば，腎前性腎不全である。
- 治療の基本方針
  - 腎前性であれば循環血漿量と血圧を確保するために十分な輸液を行う。
  - 腎性であれば，原疾患に対する治療を行い腎機能の回復を待つ。原因不明で腎生検が必要な場合もある。乏尿状態が継続したり，尿毒症症状が出現する場合には透析療法が必要となる。
  - 腎後性であれば，尿道バルーン留置による尿閉の解除，尿管ステント留置や腎瘻造設による尿排出障害の是正で速やかに改善する。

腎の腫瘍

- 良性腫瘍として腎血管脂肪腫や傍糸球体細胞腫がある。
- 悪性腫瘍としては，腎細胞癌の頻度が高く，腎に発生する悪性腫瘍の約80％は腎細胞癌である。

腎細胞癌

- 男女比は，2～3：1で男性に多く，60歳前後に好発し，患側の左右差はない。
- 近位尿細管原発の腺癌である。
- 主として血行性に転移し，肺＞骨＞肝に転移する。
- **疼痛，腹部腫瘤，血尿**が3大症状とされるが，近年は，画像検査の進歩に伴い，検診や他疾患の検査中に偶然見つかるケースも増えている。
- 放射線や抗癌剤には抵抗性であり，手術療法以外に有効な治療手段はない。

腎の奇形

- 腎臓の欠損や形成不全，嚢胞性疾患などがある。本稿では，遺伝性腎疾患のなかで最も頻度が高い，常染色体優性遺伝多発性嚢胞腎について述べる。

多発性嚢胞腎

- 罹患率は1,000人に1人とされる。
- 両側腎に多数の嚢胞が形成され，腎実質を圧迫することで腎障害が進行していく。
- 腎外症状として，高血圧や他臓器（肝臓，膵臓など）の嚢胞，心臓弁膜症，脳動脈瘤，大腸憩室の合併などが知られる。
- 患者の約半数は60歳代までに末期腎不全に移行する。
- 根治的治療法は存在せず，対症療法を行う。

ONE POINT ADVICE

腎生検について
- 多くの腎疾患で確定診断および治療方針，予後予測のため腎生検が行われる。腹臥位になった被検者の背部を消毒し，局所麻酔の後，超音波ガイド下に穿刺針を挿入し腎組織を採取する。
- 合併症として，肉眼的血尿，腎周囲血腫，動静脈瘻，感染症などが報告されている。出血による合併症に注意が必要であり，止血目的で検査後6～12時間の安静が必要なことから，入院して行う。

2 腎臓・泌尿・生殖器系
尿路の疾患

TAP & TAP

●腎・尿路感染症	⇒	腎盂腎炎，膀胱炎，尿道炎，前立腺炎
●尿路感染症の感染経路	⇒	上行性，血行性，リンパ行性など
●尿路感染症の起因菌	⇒	グラム陰性桿菌が最多
●尿路結石	⇒	シュウ酸カルシウム，リン酸カルシウム，リン酸アンモニウムマグネシウム，シスチン，キサンチン
●尿路結石の泌尿器科的処置	⇒	ESWL，PNL，TUL
●ESWL	⇒	衝撃波を体内の結石に集束させて結石を破砕
●PNL	⇒	経皮的に腎鏡を挿入し，直視下で結石を除去
●TUL	⇒	経尿道的に尿管鏡を挿入し，直視下で結石を除去

感染症

- 腎尿路の感染症の多くは，大腸菌などの一般細菌による非特異性感染症[*1]である。
- 感染経路としては以下の4経路が考えられる。
  ① 上行性（逆行性）感染：尿道から起因菌が侵入し，上行性に腎や生殖器に波及するもので感染経路として最も頻度が高い。
  ② 血行性感染：体内の別部位の感染巣から菌が血中に移行して尿路に感染をきたすもの。
  ③ リンパ行性感染：体内の別部位の感染巣から菌がリンパ管を経て尿路に感染をきたすもの。
  ④ 直接感染：ダグラス窩膿瘍などから直接，感染が波及するもの。
- 腎尿路感染症としては，腎盂腎炎，膀胱炎，尿道炎，前立腺炎などがある。

用語アラカルト

***1 非特異性感染症**
起因菌の種類によらず，同じような症状を呈する感染症のこと。一方，特定の病原微生物（結核，真菌，寄生虫など）により特異な病像を呈するものを特異性感染症という。

補足

尿路感染症をきたしやすい因子
- 尿路感染の多くは逆行性感染であり，なんらかの基礎疾患や逆行性感染を起こしやすい原因が存在している場合が多い。例えば，尿路の通過障害をきたすものとしては結石，腫瘍，前立腺肥大，膀胱尿管逆流，神経因性膀胱などがあげられる。また，尿道留置カテーテルも感染の温床となることが知られている。その他，易感染性素因としては糖尿病や免疫抑制剤治療などがあげられる。

■急性腎盂腎炎
- 腎盂腎杯を中心に腎実質にも及ぶ急性細菌感染症。
- 多くが尿路からの上行性感染で，女性に多い。
- 起因菌としては大腸菌などの**グラム陰性桿菌**が多い。
- 悪寒戦慄を伴う高熱とともに，患側の腰背部痛を認める。
- 血液検査では，末梢血白血球増加，CRP上昇を認め，尿沈渣で白血球，白血球円柱を認める。
- 治療は，起因菌を同定し感受性の適した抗菌薬の投与を行う。
- 適切な治療で予後良好。

■急性膀胱炎
- 腎盂腎炎同様，女性に多く発症する。
- 男性の場合，基礎疾患のない膀胱炎はまれであり，病歴の聴取や基礎疾患の検索が必要である。
- 尿混濁，排尿時痛，頻尿を特徴とする。
- 一般に発熱を伴うことはないので，発熱のある場合は急性腎盂腎炎を疑う。
- 尿沈渣で白血球の増多を認める。炎症が膀胱に限局しているので，末梢血血算，血液生化学検査では原則として異常値を示さない。
- 治療は，抗菌薬の投与が基本である。飲水を勧め尿量を多くすることも必要である。

■尿道炎
- 包皮炎や亀頭炎から波及することもあるが，性行為に関連する例もある。
- 排尿時痛，尿道からの分泌物の排出を認める。
- 起因菌に感受性のある抗菌薬の投与を行う。

■前立腺炎
- 他の尿路感染症同様に，上行性感染が多い。
- 発熱，排尿・排便時痛，頻尿を認め，直腸診で圧痛を伴う腫大した前立腺を触知する。
- 治療は抗菌薬の投与で，急性期に前立腺マッサージは禁忌である。

結石症
- 尿路にできる石のような凝固物を総称して「尿路結石」と呼ぶ。
- 尿路結石の介在部位により，それぞれ腎結石，尿管結石，膀胱結石，尿道結石と呼ぶ(図1)。

図1　尿路結石の部位による分類

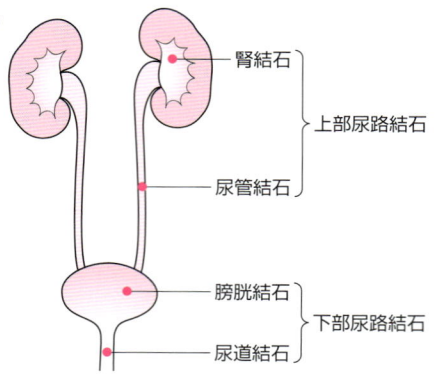

腎結石　上部尿路結石
尿管結石
膀胱結石　下部尿路結石
尿道結石

- 腎結石と尿管結石を上部尿路結石，膀胱結石と尿道結石を下部尿路結石と呼び，まれに下部尿路結石でも治療対象となるが，積極的な治療を有するのは，疼痛発作をきたすことの多い上部尿路結石である。
- 尿路結石は，その組成により（表1）のとおりに分類される。

表1　尿路結石の組成による分類

結石成分	特徴	単純X線	薬物治療
シュウ酸カルシウム	最も多い	よく写る	できない
リン酸カルシウム	純粋なものはまれ	よく写る	できない
リン酸アンモニウムマグネシウム	尿路感染，アルカリ尿で形成	やや写りにくい	できない
尿酸	痛風，男性に多い	写らない	できる
シスチン	シスチン尿症に合併　家族的に多発	写らない	できる
キサンチン	極めてまれ	写らない	できる

- 尿路結石の治療として，小結石であれば自然排石可能であり，水分摂取を勧め，疼痛に対しては抗コリン薬や鎮痛薬を適宜使用する。そのほか，薬物治療可能な結石に対しては尿酸値の改善や尿のアルカリ化などを行う。
- 内科的治療が不可能な結石に対しては，泌尿器科的な処置が必要となる。

①体外衝撃波結石破砕術 （ESWL：extracorporeal shock wave lithoripsy）（図2）

- 衝撃波を体内の結石に集束させて結石を破砕する方法。
- 破砕された結石は尿とともに排石される。
- 腎結石，尿管結石が適応となる。

図2　ESWL

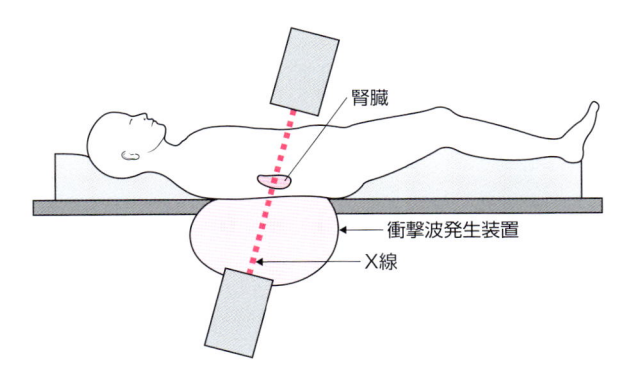

②経皮的腎砕石術（PNL：percutaneous nephrolithotripsy）（図3）

- 経皮的に腎瘻を造設し，瘻孔から硬性腎鏡を挿入し，直視下で結石を確認する。
- 結石が確認できれば，鉗子で除去するか，超音波振動子（ソノトロード）で結石を破砕し吸引除去する。

図3　PNL

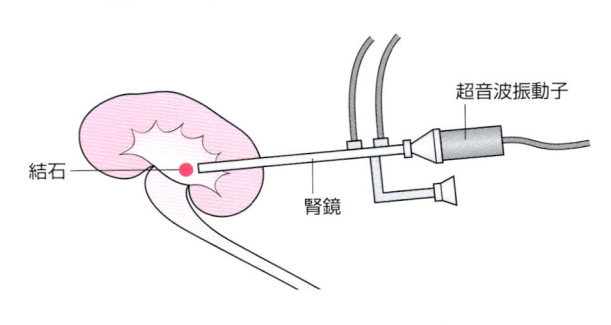

③経尿道的尿管砕石術(TUL:transurethral ureterolithotripsy)(図4)

- 経尿道的に硬性または軟性尿管鏡を挿入し，小結石は直視下での鉗子による除去，大きい結石に関しては，砕石用プローブを用い砕石してから吸引除去を行う。

図4 TUL

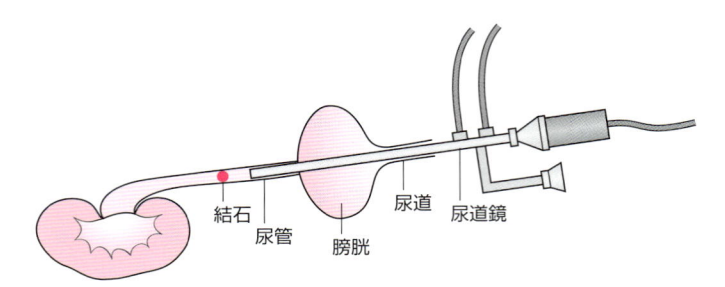

ONE POINT ADVICE
- 尿路感染症の感染経路，起因菌，症状，治療に関し知識を整理しておこう。
- 尿路結石の特徴(X線透過性の有無，薬物治療の有効性)に関して知識を整理しておこう。
- 尿路結石に対する泌尿器科的な処置の方法を理解しよう。

3 生殖器の疾患

腎臓・泌尿・生殖器系

TAP & TAP

- ●前立腺肥大症 ⇒ ・内腺の増殖
  - ・触診所見は表面整で弾性硬
- ●前立腺癌 ⇒ ・外腺より発生
  - ・触診所見は表面凹凸不整で石様硬
- ●前立腺肥大症の症状 ⇒ 頻尿，残尿感，遷延性排尿，苒延性排尿
  前立腺癌の症状 ⇒ 進行すると前立腺肥大様症状
- ●前立腺肥大症の薬物治療 ⇒ α受容体遮断薬，5α還元酵素阻害薬
  前立腺癌の薬物治療 ⇒ 抗アンドロゲン薬，LH-RHアナログ
- ●前立腺肥大症の手術療法 ⇒ TUR-P
  前立腺癌の手術療法 ⇒ 前立腺全摘術
- ●子宮頸癌 ⇒ ・発症にはHPVが関与
  - ・80％が扁平上皮癌
  - ・初期癌では縮小手術（円錐切除術）
  - ・浸潤癌では広汎子宮全摘術
  - ・扁平上皮癌であるので放射線治療も有効
- ●子宮体癌 ⇒ ・ほとんどが類内膜腺癌
  - ・手術療法が基本
  - ・基本術式は子宮全摘術＋両側付属器摘出＋リンパ節郭清
- ●子宮筋腫 ⇒ ・平滑筋からなる良性腫瘍
  - ・発生にエストロゲンが関与（閉経後縮小）
  - ・過多月経，不正性器出血をきたす
  - ・発生部位による分類　①粘膜下筋腫
  　　　　　　　　　　　　②筋層内筋腫
  　　　　　　　　　　　　③漿膜下筋腫
  - ・治療は薬物療法から外科手術までさまざま

男性生殖器

①前立腺肥大症

- ●約20％の男性は50歳を超えると前立腺が生理的範囲を超えて肥大傾向を示し（内腺の増殖），その20％程度がなんらかの症状を呈する。
- ●肥大の原因に関しては，性ホルモンバランスを含んだなんらかの内分泌異常と考えられているが，いまだはっきりしない点が多い。
- ●症状としては，頻尿（特に夜間頻尿），残尿感，遷延性排尿[*1]，苒延性排尿[*2]，などがみられ，重症になると完全尿閉をきたすに至る。
- ●最近では，アンケート形式の検査である「**国際前立腺症状スコア（IPSS）**」（**表1**）に基づき治療方針を判断している。その他，直腸診による肥大した前立腺の触知や残尿測定，尿流測定を行う。

用語アラカルト

＊1　遷延性排尿
尿が出始めるまでに時間がかかること。

＊2　苒延性排尿
尿の出始めから終了までに時間がかかること。

表1　国際前立腺症状スコア（IPSS）

どれくらいの割合で次のような症状がありましたか	全くない	5回に1回の割合より少ない	2回に1回の割合より少ない	2回に1回の割合くらい	2回に1回の割合より多い	ほとんどいつも
この1カ月の間に，尿をした後にまだ尿が残っている感じがありましたか	0点	1点	2点	3点	4点	5点
この1カ月の間に，尿をしてから2時間以内にもう一度しなくてはならないことがありましたか	0点	1点	2点	3点	4点	5点
この1カ月の間に，尿をしている間に尿が何度もとぎれることがありましたか	0点	1点	2点	3点	4点	5点
この1カ月の間に，尿を我慢するのが難しいことがありましたか	0点	1点	2点	3点	4点	5点
この1カ月の間に，尿の勢いが弱いことがありましたか	0点	1点	2点	3点	4点	5点
この1カ月の間に，尿をし始めるためにお腹に力を入れることがありましたか	0点	1点	2点	3点	4点	5点
	0回	1回	2回	3回	4回	5回
この1カ月の間に，夜寝てから朝起きるまでに，ふつう何回尿をするために起きましたか	0点	1点	2点	3点	4点	5点

用語アラカルト

＊3　TUR反応
TUR手術時に使用される大量の灌流液が体内に吸収されて起こる低Na血症のこと。

- 治療は症状に応じて行われ，薬物療法としてはα受容体遮断薬や5α還元酵素阻害薬が使用される。手術療法としては，経尿道的前立腺切除術（TUR-P：transurethral resection of prostate）が行われる。これは，経尿道的に切除用内視鏡を挿入し，膀胱内を灌流しながら肥大した前立腺組織を電気メス（高周波電流）を用いて切除する方法である。切除した組織は，灌流液とともに回収する。手術の合併症として穿孔やTUR反応[＊3]などに注意が必要である。

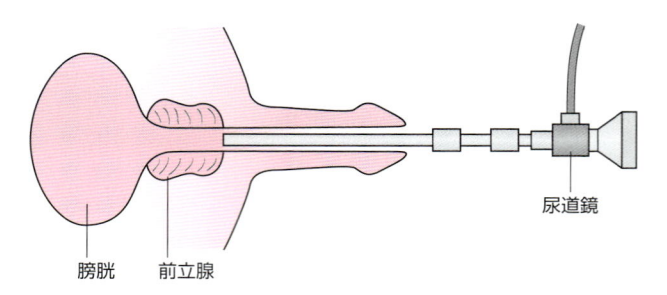

図1　TUR-P

（尿道鏡／膀胱／前立腺）

②前立腺癌

- 欧米では男性の悪性腫瘍中，最も多い腫瘍の1つであり，近年わが国においても増加傾向である。
- 前立腺癌は本来の前立腺組織である外腺領域より発生し，ほとんどが腺癌である。
- 前立腺癌の原因は，不明な点も多いが性ホルモンに依存していることは明らかであり，男性ホルモンはその発育を促進し，女性ホルモンは抑制的に作用する。

- 前立腺癌は，進行自体は緩徐で初期から進行癌に至るまで無症状のうちに進行することが多い。症状を認める場合は，腫瘍が増大した結果の前立腺肥大様症状であることが多く，病期が進行した結果，会陰痛や転移性骨痛を訴えることもあるが，一般的には臨床症状が出現するのは進行癌か転移癌である。
- 診断には直腸診が有用で，弾性硬または石様硬の硬結を触れる。腫瘍マーカーとしてはPSAが知られ，検診などでも広く用いられる。また，経直腸超音波検査では不規則に厚くなった被膜と不均一な内部エコーを認める。確定診断は前立腺針生検であり，経直腸式または経会陰式に生検針で組織を採取する。
- 治療法としては，手術療法（前立腺全摘術），放射線療法，内分泌療法（抗アンドロゲン薬とLH-RHアナログによる薬物的去勢），化学療法などがあり，年齢や病期，合併症の有無により治療方針が決定される。

女性生殖器

①子宮頸癌，子宮体癌

■子宮頸癌

- ヒト乳頭腫ウイルス（human papilloma virus：HPV）感染に関連し発生する。
- 約80％が扁平上皮癌で，残り20％程度が腺癌とされる。近年，腺癌の比率が増加傾向にある。
- 性交開始年齢の低年齢化に伴い，20～30歳代での発症が増加しており問題となっている。発生予防のためにHPVワクチンの接種が推奨されている。

補足

HPVワクチン
- 子宮頸癌の発症にHPV感染が関係することが知られるようになり，その発症予防のためにHPVワクチン接種が推奨されている。
- 子宮頸癌や既存のHPV感染に対する治療効果はないが，性交未経験の女性に接種した場合，60～70％の予防効果が期待できるとされている。

用語アラカルト

*4 コルポスコピー（腟拡大鏡診）
腟拡大鏡を用いて，腟，子宮腟部などの病変を観察する方法。酢酸液を子宮腟部などに作用させることで肉眼的には診断できないような前癌病変や初期癌などが診断可能となる。

- 前癌病変や初期癌の診断には，細胞診や組織診およびコルポスコピー[*4]が有用である。
- 進行期の分類は「子宮頸癌取扱い規約」で0期～Ⅳ期に区分されている。「進行期分類は治療前に決定し，以降これを変更してならない」とされている点が子宮頸癌の特徴的な点である。
- 子宮頸癌の治療は初期癌では，可能な限り子宮を温存する縮小手術（円錐切除術）が行われることが多い。一方，浸潤癌では広汎子宮全摘術を基本とする。扁平上皮癌であるので放射線治療も有効ではあるが，わが国では手術不能のⅢ・Ⅳ期に適用されることが多く，欧米であらゆる病期に放射線療法が適用されていることと対照的である。

■子宮体癌

- 子宮内膜に発生した上皮性悪性腫瘍で約85％が類内膜腺癌である。
- 好発年齢は中高年とされ，閉経後の不正性器出血で気づかれることがある。
- 子宮体癌はエストロゲンに依存するものと依存しないものに分かれる。
- 危険因子としては，閉経年齢が遅い，出産歴がない，肥満，糖尿病，高血圧などが知られる。

- 進行期の分類は，子宮頸癌と異なり手術所見によって決定される。
- 治療方針は手術療法が基本となる。子宮体癌の基本術式は，子宮全摘出術＋両側付属器摘出術＋後腹膜リンパ節郭清である。
- 術後の補助療法として，化学療法や放射線療法を行う。

②子宮筋腫

- 子宮筋腫は平滑筋からなる良性腫瘍で，生殖年齢の女性の約20％程度に発生し，その発生にはエストロゲンの関与が考えられている。このため，閉経後には縮小傾向となることが多い。
- 子宮筋腫の症状としては，過多月経，不正性器出血，疼痛，圧迫症状，不妊などがあげられる。
- 子宮筋腫は子宮壁を構成する層のどこに発生するかにより，①粘膜下筋腫，②筋層内筋腫，③漿膜下筋腫の3つに分類される（図2）。

  ①粘膜下筋腫
  - 子宮内膜直下に発生した筋腫で，発生頻度は少ないが，過多月経，不正性器出血など症状は出現しやすい。

  ②筋層内筋腫
  - 子宮筋層内に発生した筋腫で発生頻度は最も多い。

  ③漿膜下筋腫
  - 子宮体部から底部に発生しやすい。過多月経，不正性器出血の症状は軽症であることが多い。

図2　子宮筋腫の発生部位

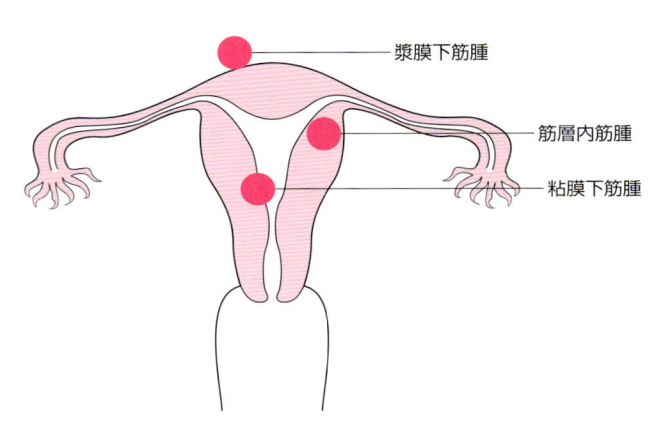

- 子宮筋腫の診断には内診や経腟超音波が有用である。また，内膜癌の除外のため子宮内膜細胞診や組織診を行うことも重要である。
- 子宮筋腫の治療は，手拳大未満で無症状であれば経過観察とし，手拳大以上かまたは手拳大未満でも症状があれば治療を行う。
- なんらかの症状はあるが手拳大未満の大きさであれば，一般的に薬物治療を行う。出血，貧血に対し止血薬や鉄剤投与を行い，症状の改善が乏しいようであれば，ホルモン剤による加療を行う。
- 手拳大以上の大きさになれば，症状の有無にかかわらず手術適応となる。挙児希望であれば筋腫核出術が，そうでなければ単純子宮全摘術が原則である。

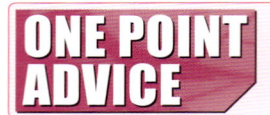

ONE POINT ADVICE
- 内腺由来の前立腺肥大と外腺由来の前立腺癌の違いを対比して理解しよう。
- 子宮頸癌，子宮体癌，子宮筋腫の原因，症状，治療法を理解しよう。

4 治療

腎臓・泌尿・生殖器系

TAP & TAP

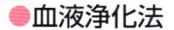

- 血液浄化法 ⇒ 血液透析，腹膜透析
- 透析の基本原理 ⇒ 拡散，限外濾過
- 血液透析 ⇒ 1回3〜5時間，週3回通院，ブラッドアクセスが必要
- 腹膜透析 ⇒ ・1日数回自宅でバッグ交換
  - ・通院は月1〜2回
  - ・自宅で治療可能，QOL高い
  - ・腹膜透析カテーテルの留置が必要
- 腎移植 ⇒ ・生体腎移植，献腎移植
  - ・近年増加傾向も欧米に比べると少ない
  - ・拒絶反応防止のため生涯にわたる免疫抑制療法が必要
- 電解質異常
  - 高カリウム血症 ⇒ 心電図変化があればEmergency!!
  - 高カルシウム血症 ⇒ ビタミンD中毒
  - 低ナトリウム血症 ⇒ 水制限が基本，急速な補正に注意

急性腎不全の治療

①血液浄化

- 血液浄化は，腎不全，薬物中毒などの疾患に対して適応とされ，腎不全時には，尿毒症物質の除去，水・電解質異常の是正が薬物療法では困難な際に施行される。

補足

尿毒症（uremia）
- 腎機能低下時に認める種々の症状を総称して尿毒症と呼ぶ。表1に示すように極めて多彩な症状を呈する。

表1 尿毒症でみられる症状

中枢神経症状	けいれん，傾眠など
循環器症状	高血圧，浮腫，心不全，尿毒症性心膜炎など
呼吸器症状	肺うっ血，尿毒症性肺，クスマウル呼吸など
消化器症状	食欲不振，嘔気・嘔吐，消化管出血，尿毒症性口臭など
内分泌・代謝症状	二次性副甲状腺機能亢進症，耐糖能異常など
末梢神経症状	多発神経炎，むずむず脚症候群など
皮膚粘膜症状	色素沈着，瘙痒感など
骨関節症状	骨軟化症，線維性骨炎など
電解質異常	高カリウム血症，低カルシウム血症，高リン血症など
酸塩基平衡異常	代謝性アシドーシスなど

● 主な血液浄化法として,「血液透析」と「腹膜透析」が行われる。

■血液透析

● 血液透析はわが国における腎代替療法(血液透析,腹膜透析,腎移植)の90%以上を占める最もポピュラーな治療法である。血液透析の基本原理は,透析膜を介する血液と透析液との間で生じる溶質の拡散[*1],限外濾過[*2]である(図1)。血液透析回路は図2のように,ブラッドアクセス,透析液供給装置および透析器(ダイアライザー)から構成される。透析回路内で血液が固まらないようにヘパリンなどの抗凝固薬が使用される。腎不全時に生体内に蓄積する尿毒症物質の除去や電解質異常は主に拡散の原理に従い,余分な体液は限外濾過で取り除かれる。多くの場合,週3回通院し,1回3～5時間の透析療法を生涯にわたり継続する。

用語アラカルト

＊1 拡散
溶質分子が濃度の高い方から低い方へ移動すること。

＊2 限外濾過
体液中の溶質分子の一部が圧力の差により,体液とともに膜を通過し移動すること。

図1 血液透析の原理（拡散と限外濾過）

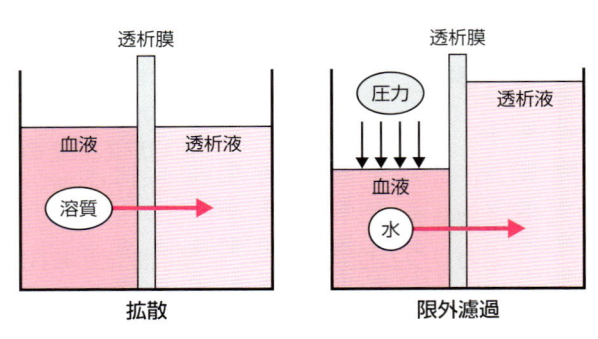

図2 血液透析

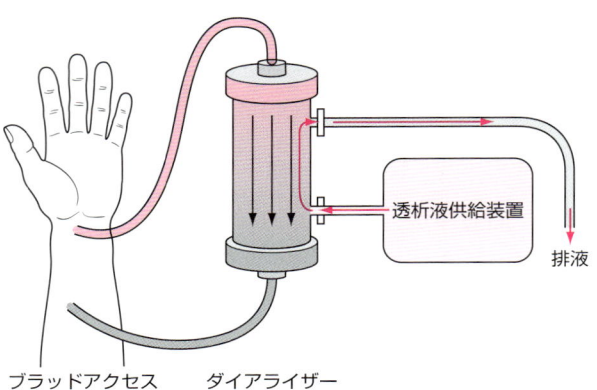

補足

ブラッドアクセス
● 通常の血液透析を行う場合には1分間に200mL程度の血液流量を必要とする。末梢の静脈では,この血液流量を確保することができないため,透析に必要な脱血,返血装置をブラッドアクセスと呼ぶ。
● ブラッドアクセスには,内頸静脈や大腿静脈に挿入する一時的なブラッドアクセスであるダブルルーメンカテーテルや自己の動静脈や人工血管を吻合する内シャントがある。図3に一般的な自己血管を用いた内シャントを示す。

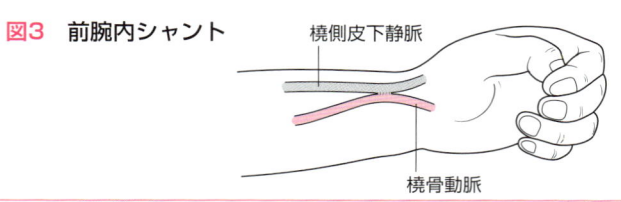

図3 前腕内シャント

■腹膜透析

● 腹膜透析は生体内で半透膜の性質をもつ腹膜を透析膜として利用する透析

法である。腹腔内に挿入したカテーテルを用い，透析液を腹腔内に注入する。4〜5時間貯留した後，透析液を排液する。この作業を1日数回行う（図4）。腹膜の毛細血管を流れる血液と腹腔内に貯留した透析液の間で溶質の移動が起こり，結果として血液が浄化されることになる。血液透析のように体外循環を行うこともなく治療が行えるので，循環動態への影響は少なく治療を自宅で行えるメリットがある。腹膜透析液は主にブドウ糖を用いて浸透圧勾配も作り出すので，それに従い限外濾過も行われる。一方で，不潔操作などから腹膜炎を発症したり，血液透析のダイアライザーが使い捨てであるのに対し，腹膜は交換不能であるため長期透析に伴い腹膜機能の劣化をきたした結果，**被嚢性腹膜硬化症**（encapsulating peritoneal sclerosis：EPS）[*3]を発症する危険性もある。

用語アラカルト

＊3 EPS
腹膜透析における予後不良な合併症。長期腹膜透析の継続により腹膜が劣化し，腸管がフィブリンの蓄積した被膜に覆われ，腸閉塞症状をきたす。

図4 腹膜透析

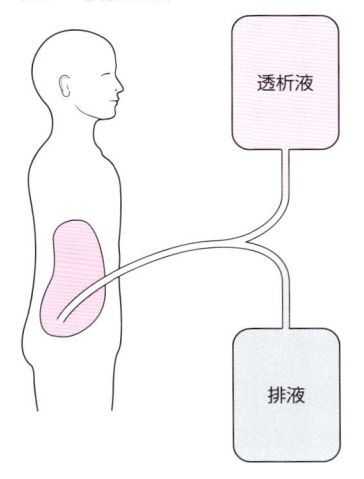

表2 血液透析と腹膜透析の比較

	血液透析	腹膜透析
食事制限	きつい	ゆるい
蛋白喪失	小さい	大きい
循環動態への影響	大きい	小さい
血糖値	影響しにくい	上昇しやすい

- 急性腎不全時の血液浄化は，保存的加療で腎機能障害の改善がなく，尿毒症症状や多臓器不全の兆候がみられたら速やかに導入することが望ましい。腹膜透析は，抗凝固薬が不要で循環動態にも影響を与えにくいが，計画的な除水が困難であり透析効率も血液透析に劣ることから，急性腎不全時にはもっぱら血液透析が選択されることが多い。

②急性腎不全の合併症
- 急性腎不全では感染症や消化管出血，多臓器不全などの合併症を伴うことがあり，腎臓だけでなく全身管理が重要である。

慢性腎不全の治療

①食事療法
- 急性腎不全の病態と異なり，慢性腎不全では，いわゆる治癒という病態が存在しないことから，治療の目標は腎疾患の進行遅延に設定される。その主軸を担うのが食事療法である。
- ①タンパク制限，②十分なエネルギー摂取，③減塩が基本となり，必要に応じて④カリウム制限，⑤リン制限，⑥水分制限が加わる場合がある。

補足　慢性腎不全時の食事指導
- 病期や身体活動レベルで異なるが，蛋白制限は0.6〜0.8g/kg/日，摂取エネルギーは25〜35kcal/kg/日，塩分制限は6g/日未満で指導することが多い。

②保存・対象療法

- 前項でも述べたように，慢性腎不全の治療目標は病態の進行遅延に主眼が置かれている．日本腎臓学会によるCKD診療ガイドでも病期に応じた食事療法に加え，①血圧管理，②血糖値管理，③脂質管理，④貧血管理，⑤骨・ミネラル対策などを行うことを推奨している．
- 貧血管理以下は次項で説明するので，本項では血圧，血糖値，脂質管理の概要を以下に記載する．

  ①血圧管理
  - 原則的にアンジオテンシン変換酵素阻害薬やアンジオテンシン受容体拮抗薬を用い，130/80mmHg以下の血圧を目標にする．

  ②血糖値管理
  - インスリンによる低血糖の危険性に注意しHbA1c 6.9%未満で管理する．腎機能低下の結果，遷延性低血糖の危険が高いため，ビグアナイド薬やチアゾリジン薬，スルホニルウレア薬の使用は禁忌である．

  ③脂質管理
  - 食事療法，運動療法を行い，LDLコレステロール 120mg/dL未満を目標とする．薬物による横紋筋融解症には注意が必要である．

③エリスロポエチン

- エリスロポエチンは赤血球の産生を促進する造血因子で，主たる産生臓器が腎臓であることから腎機能の低下した腎不全患者では，腎でのエリスロポエチン産生低下による腎性貧血を認める．腎性貧血は，正球性正色素性貧血を呈する．慢性腎不全の状態でHb 10g/dL以下の貧血を認めた場合には，腎性貧血以外の原因検索（消化管出血，鉄欠乏性貧血の除外など）を行う．腎性貧血が考えられるのであれば，エリスロポエチン製剤でHb 10～12g/dLでコントロールすることが推奨される．

④活性型ビタミンD

- 食物からの摂取や皮膚で合成されたビタミンDは，腎臓で水酸化を受け，活性型ビタミンDに代謝される．活性型ビタミンDは小腸からカルシウムとリンの吸収を促進し，骨からは骨塩の溶出を促す．また，腎臓ではカルシウムとリンの再吸収を促進し，生体のカルシウムとリンの恒常性を保つように作用している．近年，慢性腎不全ではカルシウムやリンの代謝異常が血管石灰化などを介し，生命予後に大きな影響を与えることが認識されており，カルシウムやリンの値に加え，副甲状腺ホルモン（parathyroid hormone：PTH）を参考にしながら，適宜活性型ビタミンD製剤の投与を行う．

⑤血液浄化

- 慢性腎不全の状態で，尿毒症物質の除去および水・電解質異常の是正が薬物療法では困難な際に施行される．急性腎不全時に行うものとは異なり，多くの場合，永続的な透析療法が必要となる．前項でも述べたように血液透析と腹膜透析が行われるが，その決定には患者の状態，意志，周囲の受け入れ状況なども参考になる．

⑥長期透析の合併症

- 長期透析に伴う合併症として，透析アミロイドーシスや腎性骨異栄養症，

後天性嚢胞性腎疾患などがあげられる。

■透析アミロイドーシス
- 通常の血液透析では，アミロイド前駆物質である$β_2$-microglobulin（$β_2$-MG）の除去が不十分となりやすい。アミロイド物質が骨などに沈着し多彩な症状を呈する状態を透析アミロイドーシスと呼ぶ。手根管症候群やばね指，破壊性脊椎関節症などが有名である。進行した骨・関節病変には，手術療法が選択されるが，軽度の場合は$β_2$-MGの血中濃度を低めに保つ方法として，$β_2$-MG除去効率の高い透析器の使用や，血液濾過透析法への変更，透析液の清浄化などが行われている。

■腎性骨異栄養症
- 透析患者に合併する骨病変を総称して腎性骨異栄養症と呼ぶ。骨軟化症や二次性副甲状腺機能亢進症による線維性骨炎の病態をいい，近年は慢性腎不全患者のミネラル代謝異常CKD-Mineral and Bone Disorder：CKD-MBDの一部として取り扱われる。基本的な対応としてはカルシウム含有リン吸着薬と活性型ビタミンD製剤を組み合わせて適切なカルシウム，リンコントロールを行う。PTHのコントロールが薬物療法で管理できない場合には，副甲状腺亜全摘術や自家移植術などを行う。

■後天性嚢胞性腎疾患
- 慢性腎不全患者とりわけ透析患者においては，萎縮した腎臓に多数の嚢胞が発生することが知られ，高率に腎癌を合併すること，嚢胞出血を起こすことが知られている。定期的に超音波検査やCT検査などを実施し，腎癌を早期に診断する必要がある。

⑦腎移植，拒絶反応，免疫抑制剤
- 新規免疫抑制剤の開発などによる治療成績の向上から，近年移植数は増加傾向であるものの，その数は欧米に比べ依然として少ないのがわが国における腎移植の現状である。
- 腎移植には，生体腎移植と献腎移植がある。生体腎移植は親や兄弟などをドナーとする血縁者間腎移植と配偶者などをドナーとする非血縁者間腎移植に分けられ，献腎移植は脳死腎移植と心臓死腎移植に分けられる。近年は非血縁者(特に夫婦間)移植が増加している。
- 適合しない他人の臓器を移植した場合に免疫反応の結果，移植臓器が荒廃してしまうことを拒絶反応と呼ぶ。拒絶反応の発生を少なくするためには，その適合性を確認する必要がある。組織適合性試験として，リンパ球クロスマッチ試験，ABO血液型，HLA適合試験が知られる。近年，術前に血漿交換による抗体除去処置を行うことで血液型不適合例での移植手術も可能である。
- 移植後に拒絶反応の発生を抑える目的で免疫抑制療法を行う。使用される薬剤として，プレドニゾロン，シクロスポリン，タクロリムス，アザチオプリンなどがある。

電解質異常

①高カリウム血症（高K血症）
- 腎機能障害の進行による尿中カリウム排泄低下の結果，高K血症を呈する。

用語アラカルト

*4 偽性高K血症
採血後の検体の取り扱い方に問題があったり、採血時の外的な影響で血球成分からKが遊出（溶血）した結果，採血結果で高K血症を呈すること。

6mEq/L以上の高K血症は致死的不整脈や心停止をきたす可能性もあることから，迅速な対応が必要となる。
● 高K血症の患者をみた場合には，偽性高K血症*4の除外とともに，まず致命的な状況か否かを判断するため心電図変化の有無を確認する必要がある。心電図変化を有する高K血症をみたら速やかに治療を開始する。

■ グルコン酸Ca投与
● 血中Ca濃度を上昇させることで，細胞の興奮性を抑える。効果の発現は数分と速く，心電図変化の落ち着いた状況下で血清Kを下げる治療を行う。

■ グルコース-インスリン療法（G-I療法）
● インスリンの作用により細胞外のKが細胞内に取り込まれることにより血清K値を下げる治療である。効果発現は10〜20分程度と比較的早く，効果的に高K血症を改善できる。

■ 重炭酸ナトリウム
● 重炭酸ナトリウム投与でアシドーシスの改善をはかることで，Kの細胞内移行促進を期待する治療である。

■ イオン交換樹脂
● イオン交換樹脂（Ca塩とNa塩）によりK排泄を促進させる治療法であるが，効果発現まで時間がかかることから急性期の治療には向かない。

■ 透析治療
● 透析が緊急で行える状況下であれば，最も迅速で確実なK値の低下が期待できる治療である。

② 高カルシウム血症（高Ca血症）

● 高カルシウム血症は悪性腫瘍に伴うものや副甲状腺機能亢進症およびビタミンD過剰などでみられる。特異的な症状に乏しいが，補正Ca値で12mg/dL程度まで上昇すると，意識障害や急性腎不全，食欲不振などの症状を呈してくる。
● 治療としては
　① Caの摂取制限
　　・食事中のCa摂取を控える。近年では骨粗鬆症治療に用いられるビタミンD製剤が原因であることもあり，服薬状況を確認することも重要である。
　② Ca排泄促進
　　・高Ca血症の患者は，しばしば脱水となっており，生理食塩水による細胞外液の補給を行い，Na利尿によりCa排泄を促進する。
　③ 骨Ca融解抑制
　　・ビスホスフォネートやカルシトニン製剤は，破骨細胞を抑制し，骨Ca吸収を抑える。

③ 低ナトリウム血症（低Na血症）

● 低Na血症は，図5（低Na血症の分類）のように，水とNaのバランスによって規定される。治療はそれぞれの病態で異なり，水が過剰のタイプでは治療の基本は水制限である。一方，Naが少ないタイプではNa補給としてNa

濃度の高い輸液を行う。急速な補正は橋中心脱髄症候群をきたすので注意が必要である。

図5 低ナトリウム血症の分類

水が多い	水の摂取が過剰	→	多飲，低張輸液過多など
	水の排泄が低下	→	AVP[*5]不適切分泌症候群（SIADH）など
Naが少ない	Naの摂取が低下	→	Na経口摂取低下
	Naの排泄が過剰	→	腎性喪失　　：Addison病 腎外性喪失：下痢，嘔吐，熱傷など

用語アラカルト

*5 AVP（arginine vasopressin）
下垂体後葉の抗利尿ホルモン。

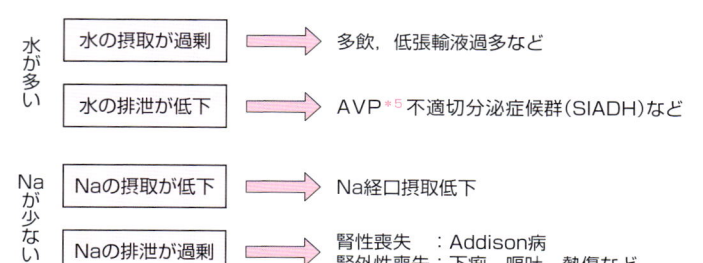

補足

橋中心脱髄症候群（central pontine myelinolysis：CPM）
- 慢性的な低Na血症では，脳細胞内の浸透圧が細胞外と同等に低下しているため，急激に細胞外の浸透圧を上昇させると，脳細胞内の水が一気に細胞外に移行し致死的な状態を呈する。

④高リン血症（高P血症）

- 高P血症の原因として細胞崩壊による細胞外への移行や，ビタミンD過剰による腸管でのP吸収増加などがあげられるが，頻度としては腎不全に伴う排泄低下によるものが多い。高P血症に特異的な症状はないが，高P血症が長期に及ぶと腎不全患者での二次性副甲状腺機能亢進症の悪化や異所性石灰化を惹起することが知られている。高P血症の治療は低P食が基本であり，腎不全患者では蛋白制限や乳製品の摂取制限が必要となる。食事制限のみで，高P血症の改善が乏しい場合はP吸着薬を使用する。

⑤低リン血症（低P血症）

- 低P血症の原因として吸収不良症候群などの吸収低下や低栄養状態およびビタミンD欠乏による腎での排泄増加や再吸収低下などがあげられる。比較的短期間に起こった高度の低P血症は筋力低下による横隔膜運動障害の結果，呼吸不全を呈することもあり経口または経静脈的にP製剤による補正が必要となる。

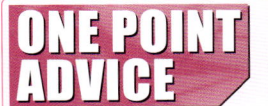

ONE POINT ADVICE

- 腎代替療法のそれぞれの長所，短所を考えながら理解しよう。
- 電解質の異常は，基本的に高〜血症はinが多いかoutが少ないかで起こり，低〜血症はinが少ないかoutが多いかで起こることを理解し，病態に見合った治療法を思い浮かべよう。

1 消化器系 食道疾患

TAP & TAP

- ●逆流性食道炎 ⇒
  - ・胃酸の逆流による，食道粘膜の発赤やびらん
  - ・治療は制酸剤。胃・十二指腸潰瘍に準じる
- ●食道癌 ⇒
  - ・中高年の男性。扁平上皮癌が多い。中下部食道
  - ・治療は外科手術。姑息的にはステント留置術[*1]
- ●食道静脈瘤 ⇒
  - ・肝硬変などにより，血流のバイパス路が形成される。食道静脈瘤は粘膜下にあるので破裂して出血しやすい
  - ・治療は，内視鏡的食道静脈瘤硬化療法（EIS）や内視鏡的食道静脈結紮術（EVL）

用語アラカルト

***1 ステント留置術（stent placement）**
一度拡張すると縮まらない網状円筒形の金属管を，癌の狭窄部位に挿入して，水分や流動食の通過を可能とする方法。延命効果は少ないが，最後まで経口摂取を確保することができる。

***2 転移（metastasis）**
癌細胞が血管やリンパ節などを通じて運ばれ，そこで増殖して機能障害をきたす病態。胃癌は肝転移や肺転移をきたしやすい。転移の有無は予後を判定する最も重要な要素である。

逆流性食道炎（reflux esophagitis）

■概念
●胃液が食道に逆流して，**食道粘膜が剥離**した状態。食道括約筋の機能不全が原因。GERD（gastroesophageal reflux disease）とも呼ばれる。

■症状
●胸焼け，胸痛，ときに咳嗽も。

■診断
●内視鏡で食道粘膜の発赤やびらん。

■治療
●制酸剤（「胃・十二指腸潰瘍」の項，589ページ参照）。

食道癌（esophageal cancer）

■概念
●中高年の男性に多い。ほとんど**扁平上皮癌**。**中下部食道に好発**。

■症状
●しみる感じから次第に嚥下困難，体重減少，吐血。

■診断
●上部消化管造影や内視鏡検査で腫瘍の確認。
●CTで転移[*2]の有無など。

■治療
●原則，外科手術。早期の場合は，内視鏡的粘膜切除術（EMR：Endoscopic Mucosal Resection）（「胃癌」の項，590ページ参照）。

用語アラカルト

＊3　QOL
（quality of life）
さまざまな疾病で，患者が生活の機能を保全し，人間らしく生活できるようにすること。末期癌では，できるだけ外来通院にして，家族とのふれ合いや自宅での日常生活を送れるように医療サイドの理解と支援が必要である。

● 手術不能の場合は，ステント留置術でQOL[＊3]の確保。

補足

● **食道腺癌**の原因として，Barrett食道（バレット食道）がクローズアップされている。逆流性食道炎で，常に胃酸の攻撃を受ける扁平上皮は，次第に**円柱上皮化生**をきたす。この上皮をバレット上皮といい食道腺癌発生の母地となるので，積極的な治療が行われている。

図1　バレット食道の発生機序

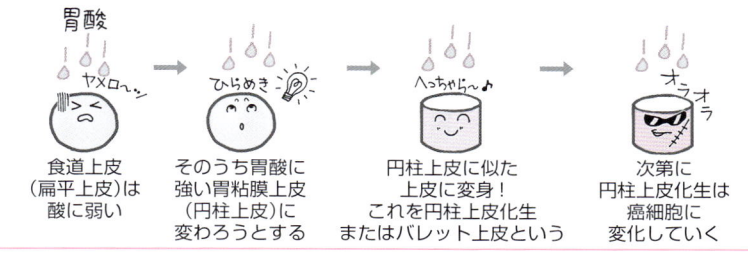

| 食道上皮（扁平上皮）は酸に弱い | そのうち胃酸に強い胃粘膜上皮（円柱上皮）に変わろうとする | 円柱上皮に似た上皮に変身！これを円柱上皮化生またはバレット上皮という | 次第に円柱上皮化生は癌細胞に変化していく |

食道静脈瘤（esophageal varices）

■概念

● **肝硬変**などで，門脈→肝臓→肝静脈の血流ルートが阻害されると，門脈圧亢進をきたし，**門脈→左胃静脈→食道静脈→奇静脈のバイパスが形成**される。食道静脈は粘膜直下を走るので，積み重なるように拡張した血管がみられ，これを「食道静脈瘤」という。しばしば破裂し吐血をきたす。

■症状

● 吐血。

■診断

● 内視鏡で拡張，蛇行した食道静脈瘤を確認する。

■治療

● 内視鏡的食道静脈瘤硬化療法（EIS：Endoscopic Injection Sclerotherapy）
　：血管内に硬化剤を注入して，静脈を閉塞させる。
● 内視鏡的食道静脈結紮術（EVL：Endoscopic Variceal Ligation）
　：静脈瘤を小さなゴムバンドで結紮して血流を遮断する。

図2　門脈圧亢進によるバイパスのルート

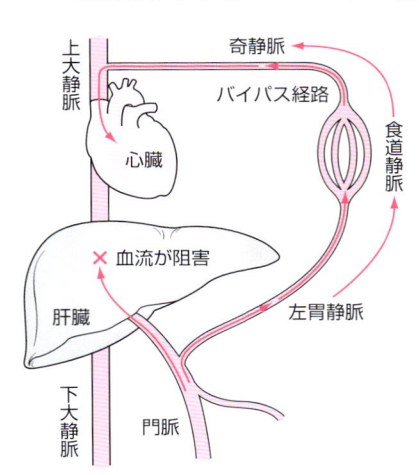

図3　食道静脈瘤

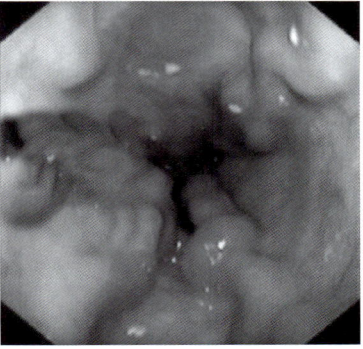

食道内に，積み重なるように静脈が拡張，蛇行している

2 消化器系

胃・十二指腸疾患

TAP & TAP

- ●胃炎 ⇒
  - 急性胃炎：胃粘膜の発赤やびらん。心窩部痛。治療は胃・十二指腸潰瘍に準じる
  - 慢性胃炎：胃粘膜の萎縮。ヘリコバクター・ピロリ菌の関与
    除菌が有効なことがある。通常は対症療法
- ●胃・十二指腸潰瘍 ⇒
  - 粘膜下層以上の物質欠損
  - 胃粘膜への攻撃因子：ペプシン，胃酸，ピロリ菌
  - 胃粘膜の防御因子：血流，粘液など
  - 症状：心窩部痛，嘔吐，出血があれば吐血
  - 治療：胃酸の抑制 → 抗コリン剤，H_2ブロッカー，プロトンポンプ阻害剤（PPI）
    防御因子の増強 → 粘膜保護剤など
- ●胃癌 ⇒
  - ほとんどは腺癌
  - 早期胃癌：癌細胞の浸潤が粘膜下層に止まっている
    リンパ節転移の有無は問わない
  - 進行胃癌：癌細胞が固有筋層を越えて浸潤している
  - 転移：血行性転移，リンパ行性転移，播種性転移[*1]
  - 診断：上部消化管造影，内視鏡。生検[*2]で確定診断
  - 治療：原則，外科手術。早期胃癌は内視鏡的治療[*3]も

用語アラカルト

***1 播種性転移（dissemination）**
悪性腫瘍の転移の一形態で，胃癌では腹膜や他の臓器表面にタネをばら播いたように転移を形成するのが特徴。腹水を伴うことも多く，予後はきわめて不良である。

***2 生検（biopsy）**
内視鏡の特殊な鉗子を用いて，粘膜を回収し，顕微鏡で組織を同定する方法。癌細胞が証明できれば確定診断となる。

***3 内視鏡的治療（endoscopic therapy）**
内視鏡を用いて胃癌を切除する治療法である。内視鏡的粘膜切除術（EMR：endoscopic mucosal resection）や内視鏡的粘膜下層剥離術（ESD：endoscopic submucosal dissection）が行われている。

急性胃炎（acute gastritis）

■原因
● ストレス，暴飲暴食，刺激物，薬剤など。

■症状
● 激烈な心窩部痛と嘔吐，吐血。

■診断
● 内視鏡で，胃粘膜の発赤，出血性びらん。

■治療
● 消化性潰瘍に準じる（「胃・十二指腸潰瘍」の項，589ページ参照）。

慢性胃炎（chronic gastritis）

■概念
● 胃粘膜の萎縮，リンパ球を主体とする慢性炎症。
● 最近は，**ヘリコバクター・ピロリ菌**の関与も注目されている。

■症状
● 長期間続く胃部不快感や食欲不振。

■診断
● 内視鏡で胃粘膜の萎縮像。ヘリコバクター・ピロリ菌の証明。

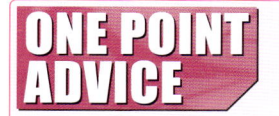

■治療
● 対症療法のみ。

ONE POINT ADVICE
● 急性胃炎と慢性胃炎は，まったく別の疾患である。慢性胃炎は中高年に多く，胃酸分泌能低下もみられることから，一種の胃の加齢現象と考えられてきた。最近は，ヘリコバクター・ピロリ菌の関与が注目され，除菌することで症状の軽快や炎症所見の改善がみられることから，ピロリ菌の産生するアンモニアの毒性などもその原因として考えられている。
● 慢性胃炎は胃癌の発生母地としても重要である。

胃・十二指腸潰瘍（gastro-duodenal ulcer）

■概念
● 粘膜下層に及ぶ物質欠損（粘膜に止まる状態を胃びらん[*4]という）。
● **胃の5層構造は消化管の基本！ 是非覚えよう！**
● 胃粘膜の**防御因子**（血流や粘液）と**攻撃因子**（ペプシン，胃酸やピロリ菌）の平衡が破れることで形成されると考えられている（図1）。
● 十二指腸潰瘍は若年者に多く，胃酸が原因とされる。

■症状
● 心窩部痛，嘔吐，腹部膨満感。出血すれば吐血，下血など。

■診断
● 内視鏡で白苔[*5]を伴う粘膜欠損像。潰瘍部に露出血管やそこからの出血を認めることもある。
● 上部消化管造影（胃透視）で，ニッシェ[*6]と粘膜集中像の確認。

■治療
● **攻撃因子の抑制 → 胃酸分泌抑制（抗コリン剤，H$_2$ブロッカー，プロトンポンプ阻害剤（PPI）→** 『ブルー・ノート』「人体の構造および機能」消化管の機能，192ページ参照
● **ピロリ菌除菌。**
● 防御因子の増強 → 粘膜保護剤，微小循環改善剤

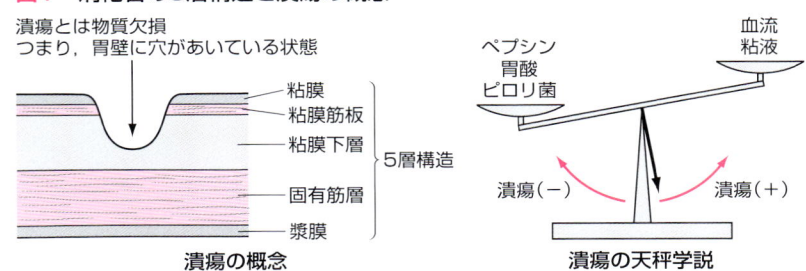

用語アラカルト

*4 **胃びらん**（gastric erosion）
胃の粘膜だけが脱落した状態。発赤や点状の出血斑として観察される。胃内の出血は，赤血球の鉄と塩酸が反応して黒くなるのが特徴である。

*5 **白苔**（white coating）
潰瘍底は，出血がなければ壊死した組織やフィブリンの析出で，白色の厚い膜に覆われている。これを白苔という。白苔は残存組織の保護にも役立っていて，この下で組織の修復が行われている。

*6 **ニッシェ**（Niche）
X線撮影で，造影剤のバリウムが潰瘍内に入った形で造影されるため，胃壁の一部が，潰瘍に一致して外側に突出して写る像をいう。

図1　消化管の5層構造と潰瘍の概念

潰瘍とは物質欠損
つまり，胃壁に穴があいている状態

粘膜
粘膜筋板
粘膜下層　　5層構造
固有筋層
漿膜

潰瘍の概念

ペプシン　　血流
胃酸　　　　粘液
ピロリ菌

潰瘍(−)　　潰瘍(+)

潰瘍の天秤学説

図2　胃潰瘍の内視鏡像と上部消化管造影（胃透視）像

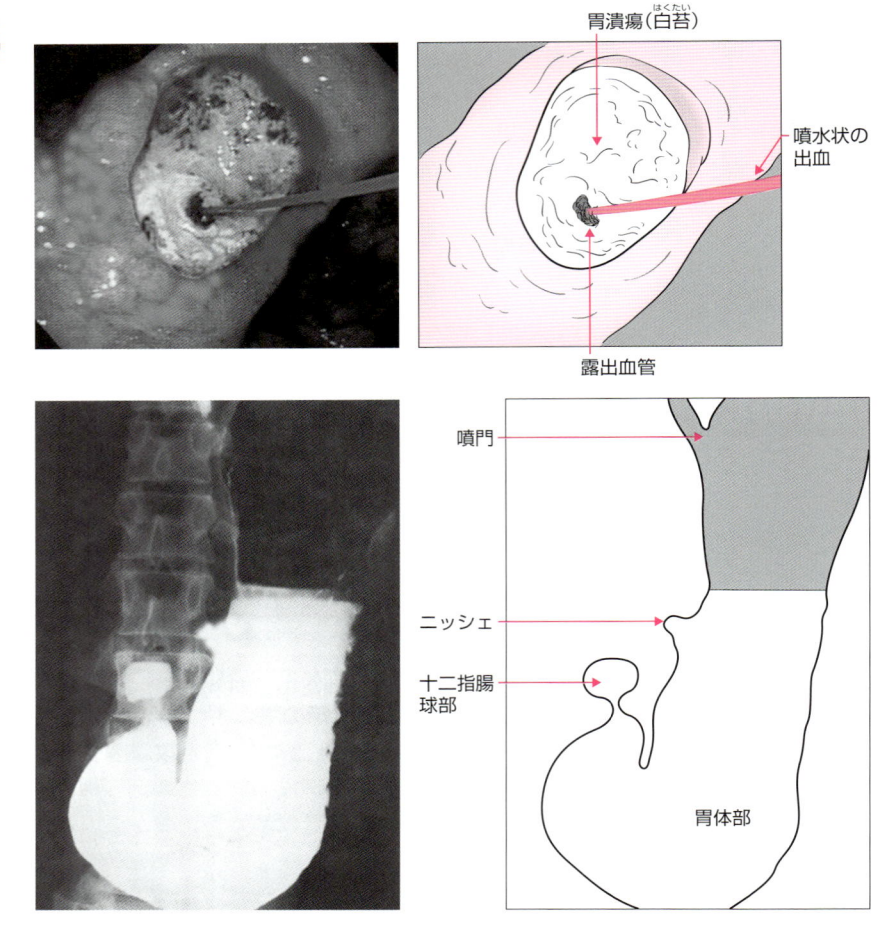

胃癌（gastric cancer）

◼︎概念
- 日本の悪性新生物の死亡率では肺癌に次いで第2位。**減少傾向**にある。ほとんどは**腺癌**。
- **進行胃癌**：固有筋層を越えて癌細胞が浸潤しているもの。
- **早期胃癌**：癌細胞が粘膜下層までに止まっているもの。ただし，リンパ節転移の有無を問わない。
- 好発部位は，幽門前庭部（胃の出口付近）である。

◼︎症状
- 早期胃癌では無症状。進行胃癌では，食欲不振，嘔吐，体重減少など。
- 血行性転移，リンパ節転移，播種性転移などをきたす。

◼︎診断
- 上部X線検査や内視鏡。内視鏡での生検で確定診断。

◼︎治療
- 原則として外科手術。早期胃癌は内視鏡を用いて切除を行う。ほかに化学療法や放射線治療も併用する。

図3 早期胃癌と進行胃癌の違い

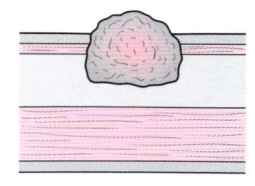

早期胃癌のイメージ
癌細胞が粘膜下層までに止まっている
リンパ節転移の有無は問わない（あるかもしれない！）

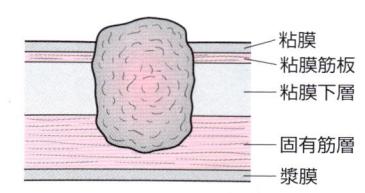

進行胃癌のイメージ
癌細胞が固有筋層を越えて浸潤している
こうなると転移を起こしやすくなる

粘膜
粘膜筋板
粘膜下層
固有筋層
漿膜

図4 胃癌の1例（ボールマン3型進行胃癌）

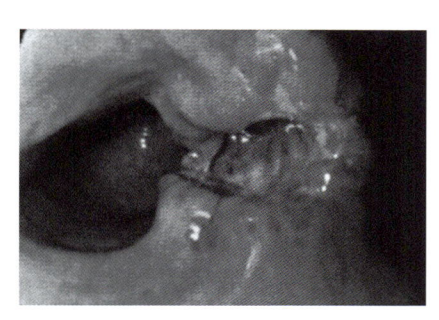

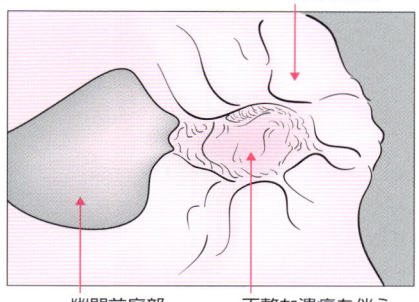

不整な隆起
幽門前庭部
不整な潰瘍を伴う

図5 進行胃癌のボールマン分類

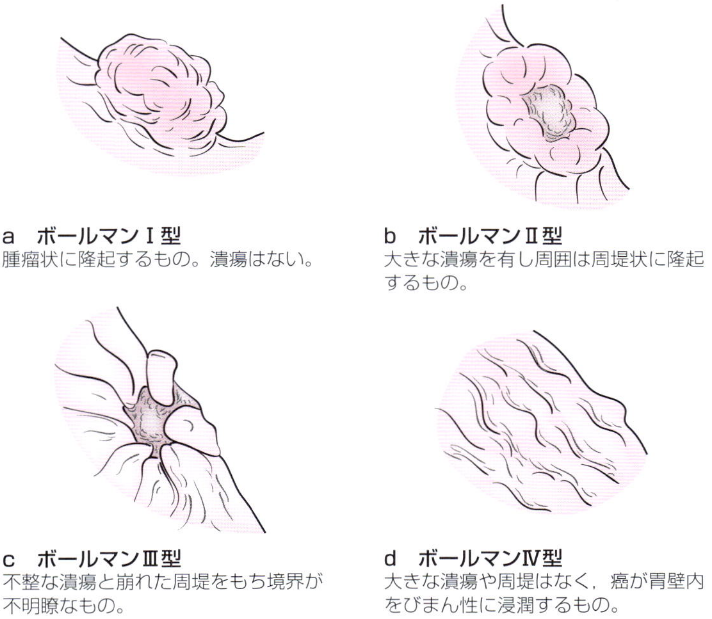

a ボールマンⅠ型
腫瘤状に隆起するもの。潰瘍はない。

b ボールマンⅡ型
大きな潰瘍を有し周囲は周堤状に隆起するもの。

c ボールマンⅢ型
不整な潰瘍と崩れた周堤をもち境界が不明瞭なもの。

d ボールマンⅣ型
大きな潰瘍や周堤はなく，癌が胃壁内をびまん性に浸潤するもの。

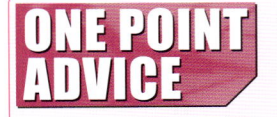

ONE POINT ADVICE

- 胃癌は形態的に細かく分類されている。図4のように潰瘍を伴っているものや大きな塊状になっているものなどさまざまある。**進行性胃癌のボールマン（Borrmann）分類**は特に有名である（図5）。
- 早期胃癌にも同様の形態分類がある。また，癌の浸潤の度合いやリンパ節転移の有無，他の臓器への遠隔転移で判定する進行度分類（TNM国際分類）や，臨床的な予後判定であるステージ分類も日常的に臨床で用いられているが，国試の範囲ではないので割愛した。
- 臨床工学技士でも，そうした悪性腫瘍の取り扱いは医療人として知っておかなければならないので，臨床の第一線に出てから消化器病学の専門書でしっかり学んでおこう。

臨床医学総論

3 消化器系 小腸・大腸疾患

TAP & TAP

- ●炎症性腸疾患（IBD） ⇒
  - ・潰瘍性大腸炎とクローン病
  - ・いずれも原因不明。若年成人に発症
  - ・潰瘍性大腸炎：連続性病変。粘膜下層までの浅い病変。癌化が多い
  - ・クローン病　：非連続性病変。全層性の病変。縦走潰瘍[*1]や敷石像[*2]。ろう孔[*3]
  - ・癌化はまれ
  - ・治療はステロイド剤，メサラジン[*4]など
- ●感染性腸炎 ⇒
  - ・食中毒を起こす，腸炎ビブリオ菌，サルモネラ菌，ボツリヌス菌。最近はO-157などの病原性大腸菌も
  - ・細菌性赤痢とアメーバ赤痢
- ●虚血性腸炎 ⇒
  - ・腸間膜動脈の狭窄，閉塞によって発症
  - ・自然軽快が多い
- ●急性虫垂炎 ⇒
  - ・細菌による非特異性炎症。膿瘍や腹膜炎を合併
  - ・マックバーネーの圧痛点。ブルンベルグ徴候
- ●イレウス ⇒
  - ・腸管の通過が阻害。機械性イレウスと麻痺性イレウス
  - ・血行不全を伴う絞扼性（こうやくせい）イレウスが最も重篤
- ●大腸癌 ⇒
  - ・激増傾向。大腸ポリープや潰瘍性大腸炎からの発生がある
  - ・日本人は，直腸とS状結腸に多発

用語アラカルト

*1 縦走潰瘍（longitudinal ulcer）
クローン病で特異的にみられる腸の走行に沿った細長い潰瘍。

*2 敷石像（cobblestone appearance）
クローン病で，びらんや潰瘍で陥凹した部分と，正常な部分が取り残されて盛り上がっている様子が，庭の敷石に似ているので，そう呼ばれる。

*3 ろう孔（fistula）
瘻孔。炎症によって消化管同士がくっついて交通すること。クローン病では，小腸と大腸がろう孔で交通し，栄養分が小腸から大腸に逃げるので，栄養不良をきたす。

*4 メサラジン（Mesalazine）
サラゾスルファピリジンの副作用を少なくした，最も使用されている内服治療薬。5-アミノサリチル酸（5-ASA）とも呼ばれる。最近は，抗TNF-α抗体薬なども開発され，炎症性腸疾患の治療は長足の進歩を遂げている。

炎症性腸疾患（IBD：inflammatory bowel disease）

- ●主として大腸を侵す原因不明の非特異性炎症。
- ●潰瘍性大腸炎とクローン病を指す。

①潰瘍性大腸炎（ulcerative colitis）

■概念
- ●直腸から上行する**連続性病変**で，原因は不明。若年成人に好発。
- ●潰瘍は粘膜下層までで，癌化の危険性あり。

■症状
- ●下痢，血便

■診断
- ●内視鏡で多発するびらんや発赤。下部消化管造影（注腸法）では，ハウストラの消失や粘膜の粗糙化。

②クローン病（Crohn's disease）
■概念
- 口から肛門までを侵す**非連続性病変**で，原因は不明。若年成人に好発。
- **潰瘍は全層性**で，しばしばろう孔や肉芽腫を形成する。**癌化はまれ**。

■症状
- 下痢，血便。ろう孔による栄養不良。痔ろう。

■診断
- 内視鏡や下部消化管造影で，縦走潰瘍や敷石状変化の確認。

■炎症性腸疾患の治療
- サラゾスルファピリジン，メサラジン，ステロイド剤などの内服療法。
- 生活指導→ストレスや暴飲暴食で悪化するため。
- 重症では経口摂取を止めて経管栄養。
- 消化管穿孔や大出血→緊急手術。

図1　潰瘍性大腸炎

- 癌化率が高い
- こちらは正常
- ハウストラの消失
- 発赤やびらんは主体とする非特異性炎症
- 粘膜下層までの浅い炎症
- 正常のハウストラ
- 病変は大腸だけ
- 直腸からの連続性病変

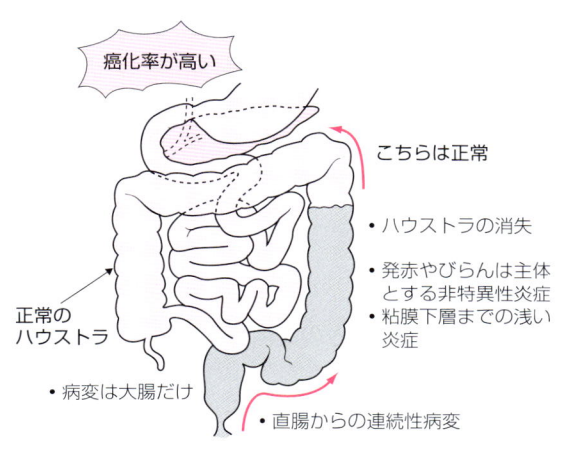

図2　クローン病

- 癌化率は低い
- ろう孔形成
- 縦走潰瘍　敷石状変化　肉芽腫
- 全層に及ぶ深い潰瘍
- 非連続性病変
- 胃や小腸にもできる
- 痔ろう

ONE POINT ADVICE
- 腸炎ビブリオ菌は，夏期の海水中で増殖し，魚介類の生食や，塩分の多い漬け物などが感染源となって下痢，腹痛を引き起こす。
- サルモネラ菌は，腐った肉類や卵などで発熱，下痢，腹痛をきたす。
- ボツリヌス菌は毒素による食中毒で，加熱しても発症するので注意が必要。多彩な神経症状を呈し死亡することもある。一方，この毒素は美容整形にも利用される変わり種でもある。

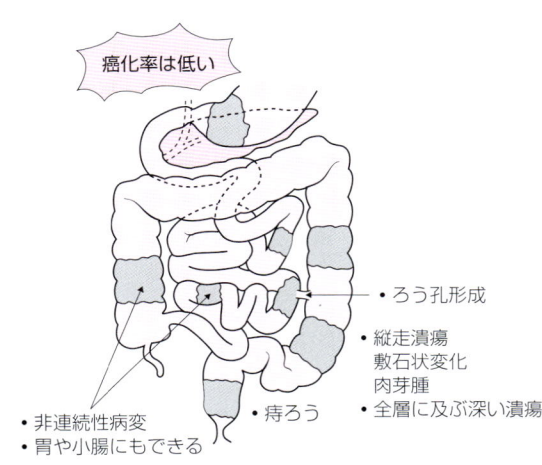

感染性腸炎（infectious colitis）
- 食中毒を含めて，その種類は多い。
- **食中毒**の原因菌として，**腸炎ビブリオ菌，サルモネラ菌，ボツリヌス菌**など。
- 最近は，病原性大腸菌（O-157など）やノロウイルスも問題視されている。
- その他，海外渡航者の細菌性赤痢やアメーバ赤痢も増加傾向にある。

虚血性腸炎（ischemic colitis）

原因
- 動脈硬化で，**腸間膜動脈の狭窄や閉塞**が起こり，**腸の血行不全**をきたし発症する。

症状
- 急激に発症する腹痛と下痢，下血。

診断
- 内視鏡で，血管の支配部位に一致した発赤やびらん，潰瘍など。

治療
- ほとんどは自然軽快（腸間膜動脈は吻合が多いため）。

急性虫垂炎（acute appendicitis）

原因
- 糞石などが虫垂に詰まって，細菌感染を起こした病態。好中球浸潤を主体とする非特異性炎症で，進行すると膿瘍や腹膜炎を合併する。

症状
- 右下腹部痛，悪心・嘔吐，発熱。

診断
- 診察で**McBurneyの圧痛点**（マックバーネー），腹膜炎では**Blumberg徴候**（ブルンベルグ）。
- 血液検査で白血球増多やCRP陽性所見など。
- 腹部CTや超音波検査で，虫垂の腫大や周囲膿瘍像。

治療
- 抗生物質投与，軽快がみられなければ，外科手術。

図3　急性虫垂炎のサイン

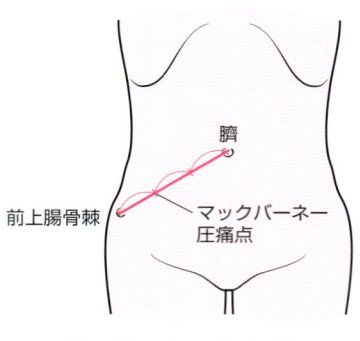

マックバーネーの圧痛点
前上腸骨棘（腰骨の一番出っ張っているところ）と臍を直線で結び3等分し，前上腸骨棘に近い点を押さえると最も痛い。

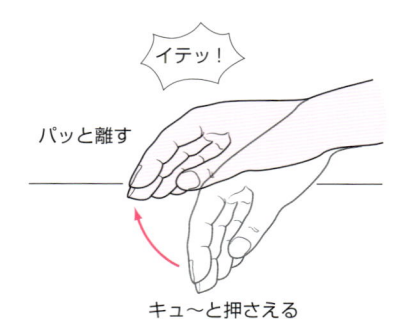

ブルンベルグ徴候
押さえるときよりも，離すときの方を痛がる。腹膜炎の徴候として重要。

腸閉塞（ileus）

概念
- なんらかの原因で，腸管の通過が阻止された状態。

機械性イレウス
①閉塞性イレウス：血行不全（−）→ 腸管圧迫，癒着など。
②絞扼性イレウス：血行不全（＋）→ 腸捻転，腸重積，ヘルニア嵌頓*5など。

麻痺性イレウス
- どこも腸管は詰まってはいないが，腸管が動かないため通過が阻害される → 手術後や副交感神経遮断薬使用時。

症状
- 腹痛，嘔吐。脱水による電解質異常。

診断
- 腹部単純X線像でニボー（niveau）の存在（図4参照）。血液検査で電解質異常。

治療
- 9割は内科的治療で軽快。絶飲食と補液。イレウス管*6の挿入。
- **血行不全のある絞扼性イレウスは外科的手術。**
- 麻痺性イレウス → 腸管運動を促進する薬剤（ネオスチグミンなど）。

用語アラカルト

*5　ヘルニア嵌頓（incarcerated hernia）
腹壁にあいた穴などから腸管が脱出し，元に戻れなくなった状態。腹壁瘢痕ヘルニアや鼠径ヘルニアなど種類が多い。

*6　イレウス管（ileus tube）
腸管内容物を減圧吸引して症状を軽快させるために，口や鼻から挿入する長いチューブ。1週間程度ならそのまま留置できる。

図4　ニボーの画像

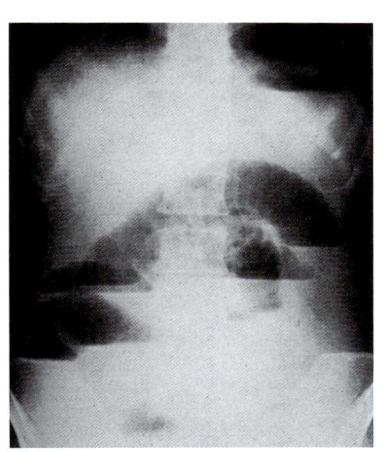

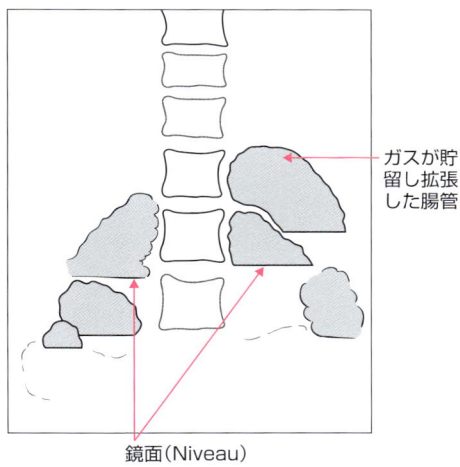

ガスが貯留し拡張した腸管
鏡面(Niveau)

拡張した腸管に，大量の内容液が溜まり，立位では水面が水平面（鏡面像ともいう）を形成している。この鏡面をニボーという。

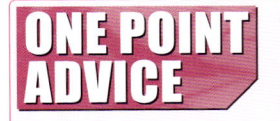

ONE POINT ADVICE
- 腸重積や腸捻転，ヘルニア嵌頓などは，腸管が"自分で自分の頸を絞めるように"絞扼"され，放置すると血行障害から腸管の壊死を起こしてしまうので，内科的に限界と判断すれば，できるだけ早期に手術しなければならない。
- 腸捻転は高齢者に，腸重積は小児に多い。

大腸癌(colon cancer)

■概念
- ほとんどは**腺癌**。食事の欧米化とともに**激増傾向**にある。
- 日本では直腸(約50%)とS状結腸(約25%)に多発する。
- **大腸ポリープや潰瘍性大腸炎などから発生する。**

■症状
- 早期は無症状。進行すると腹痛,嘔吐,イレウス症状。

■診断
- 下部X線検査(注腸法)や内視鏡で腫瘍の確認。生検で確定診断(胃癌と同様,形態分類や進行度分類がある。自己学習)。
- 血液検査でCEA[7]など腫瘍マーカーの上昇がみられることがある。
- 肝転移や肺転移が多いので,CTやMRIなどの画像診断で検索を行う。

■治療
- 原則的には手術。早期癌の場合は胃と同様,内視鏡的治療。

用語アラカルト

*7 CEA(carcinoembryonic antigen)
大腸癌をはじめ,消化器系の悪性腫瘍や肺癌などで上昇する腫瘍マーカー。これだけで確定診断することはできないが,再発の指標としては非常に有用である。

4 消化器系 肝疾患

TAP & TAP

- ●ウイルス性肝炎
  ⇒ ・A型肝炎：経口感染。終生免疫
  ・B型肝炎：血液感染。HBs抗体が治癒の指標
    慢性化は少ない。予防的にはワクチン，抗HB免疫グロブリン
  ・C型肝炎：血液感染。HCV抗体の抗ウイルス作用は弱い。慢性化しやすい
    ワクチンはない
- ●急性肝炎 ⇒ ・AST[*1]，ALT[*1]，ビリルビンの上昇
  ・潜伏期→前駆期→黄疸期→回復期と推移する
- ●劇症肝炎 ⇒ ・10日以内に，高度の肝細胞壊死から肝不全をきたす
  ・プロトロンビン時間[*2] 40％以下
- ●慢性肝炎から肝硬変
  ⇒ ・肝細胞の壊死→線維化→肝小葉の改築→偽小葉の形成。肝機能が次第に低下する
  ・アルブミン低下→浮腫，腹水。凝固能低下→出血傾向。ビリルビン上昇→黄疸。側副血行路→食道静脈瘤。尿素合成能低下→高アンモニア血症，肝性昏睡[*3]など
- ●肝癌 ⇒ ・肝細胞癌，胆管細胞癌，転移性肝癌
  ・肝切除の指標：チャイルド・ピュー分類
- ●アルコール性肝炎
  ⇒ 大酒家。アセトアルデヒドの肝毒性による。禁酒
- ●薬剤性肝障害
  ⇒ アスピリンやアセトアミノフェン，クロロホルム，四塩化炭素など多数。使用薬剤の中止

用語アラカルト

＊1　AST, ALT
ともに肝細胞に含まれる酵素。肝炎では，肝細胞が破壊されるので血中濃度が高まる。ASTはアスパラギン酸アミノ基転移酵素で以前はGOT，ALTはアラニンアミノ基転移酵素で以前はGPTと呼ばれていた。

＊2　プロトロンビン時間（PT：prothrombin time）
プロトロンビンは肝臓で合成されるので，肝機能の良い指標となる。正常は80％以上である。

＊3　肝性昏睡（hepatic coma）
アンモニアから尿素に合成できないので，アンモニアの血中濃度が上昇し中枢神経に障害を起こすことで生じる。分枝鎖アミノ酸（バリン，ロイシン，イソロイシン）はアンモニアの中枢への移行を競合的に抑制するので肝性昏睡に有効である。

▍ウイルス性肝炎（viral hepatitis）

■A型肝炎
- ●RNAウイルス，飲料水からの**経口感染**。集団発生。
- ●潜伏期は25日前後。
- ●診断はIg-M抗HA抗体の上昇。肝酵素の上昇。
- ●一般に慢性化せず，**終生免疫**を獲得。

■B型肝炎
- ●DNAウイルス。経路は**水平感染**や**垂直感染，医療従事者の針刺し事故**など血液を介した感染。
- ●潜伏期は1～6カ月。

臨床医学総論

用語アラカルト

*4 インターフェロン（interferon）
抗ウイルス作用をもつ内因性の物質。発熱物質でもあり、治療中は高熱が出ることもある。最近は副作用の少ない種類が開発されている。

- 治癒につれて，HBs抗原（−），HBs抗体（＋）となる。**慢性化は比較的少ない**。
- ワクチンや**抗HB免疫グロブリン**で予防できる。
- 慢性化すればインターフェロン*4療法。

■C型肝炎

- **RNAウイルス**。経路はB型肝炎と同じ**血液感染**。
- 潜伏期は約60日。
- **HCV抗体**はできるが，**抗ウイルス作用は弱い。慢性化が多い**。
- ワクチンはなく，慢性化すればインターフェロンを使用する。

図1　ウイルス肝炎の抗原と抗体

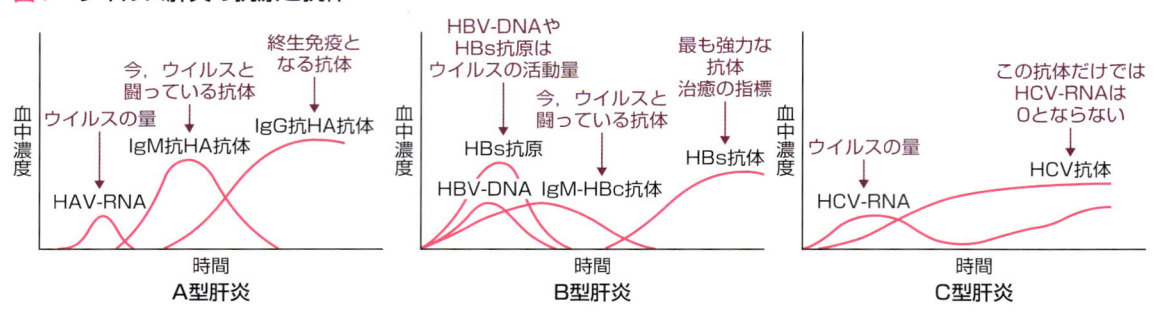

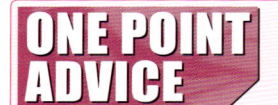

A型肝炎：血中濃度　ウイルスの量　HAV-RNA　今，ウイルスと闘っている抗体　IgM抗HA抗体　終生免疫となる抗体　IgG抗HA抗体／時間

B型肝炎：血中濃度　HBV-DNAやHBs抗原はウイルスの活動量　HBs抗原　HBV-DNA　今，ウイルスと闘っている抗体　IgM-HBc抗体　最も強力な抗体　治癒の指標　HBs抗体／時間

C型肝炎：血中濃度　ウイルスの量　HCV-RNA　この抗体だけではHCV-RNAは0とならない　HCV抗体／時間

ONE POINT ADVICE

- 要するに，…抗原とあるのがウイルス側で，…抗体とあるのが，ウイルスに対抗するわれわれの免疫力である。B型肝炎は，ほかにHBe抗原，抗体やIgM-HBc抗体があり複雑だが，HBs抗原が血中から消え，HBs抗体の出現によってのみ治癒と判定される。それに対してC型肝炎のHCV抗体は免疫力が弱く，これが陽性になっても，ウイルスが完全には駆逐できない。これがC型肝炎が慢性化しやすい理由でもある。
- B型肝炎は血液や体液を介して伝搬する。**水平感染は性的感染，垂直感染は出産時の産道感染**を指す。垂直感染は帝王切開などで予防できるが，性的な感染は増加傾向にある。また医療における針刺し事故も無視できない。君たちにとっても決して無関係な問題ではないので，しっかり勉強しておいてほしい。一方，日常生活や食器の共有程度で感染することは絶対にないので，誤った偏見はもたないようにしなければならない。

急性肝炎（acute hepatitis）

■概念

- ウイルス肝炎の場合は，肝炎ウイルスと免疫力との闘いが急性肝炎である。**潜伏期，前駆期，黄疸期，回復期**に分かれる。急性肝炎を発症して抗体を獲得する。

■症状

- 発熱，全身倦怠感，悪心・嘔吐，黄疸など。

■診断

- 血液検査で，**ALTやASTなど肝酵素の上昇。ビリルビン上昇**。プロトロンビン時間は肝機能の指標となる（図2）。

■治療

- 安静，高タンパク食。インターフェロン療法。

図2 急性肝炎の推移

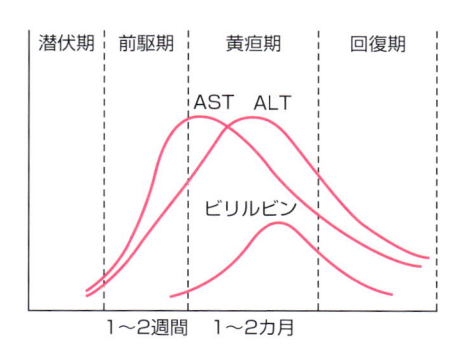

潜伏期 | 前駆期 | 黄疸期 | 回復期
AST ALT
ビリルビン
1〜2週間　1〜2カ月

劇症肝炎（fulminant hepatitis）

概念
- 発症から**10日以内**に，**高度の肝細胞壊死**のために，肝性昏睡，出血傾向（プロトロンビン時間：40％以下）など激烈な症状をきたす。肝不全のため死亡率は50％以上。画像診断で，肝臓は高度に萎縮し腹水を伴う。発症から**8週以内**に同様の所見をたどる場合は，**亜急性肝炎**と呼ばれ，同じく予後不良である。

慢性肝炎（chronic hepatitis）

概念
- **6カ月以上**，肝機能異常とウイルス感染が持続している状態を**慢性肝炎**と呼ぶ。**肝機能異常のない場合をキャリア**という。
- 組織的には，肝細胞壊死を起こした場所が線維化を起こし，偽小葉*5の形成がみられる。

症状
- 無症状のことも多いが，全身倦怠感や食欲不振が持続する。

治療
- B，C型肝炎にはインターフェロンを使用する。

肝硬変（liver cirrhosis）

概念
- **線維化**はますます進み，**小葉の改築**で肝機能は**低下**する。外見上，凹凸の激しい**萎縮した肝臓**となる。しばしば腹水を伴う。

症状
- 肝臓の機能が障害された状態（『ブルー・ノート』「人体の構造と機能」，191ページ参照）。まとめると**表1**のようになる。

用語アラカルト

*5 **偽小葉**（pseudolobule）
肝細胞の破壊と再生をくり返すうちに周囲の線維化をきたし，小葉の構造が異常となった状態。肝硬変の指標となる。

*6 **手掌紅斑**（palmar erythema），**くも状血管腫**（vascular spider）
いずれも女性ホルモンによる末梢血管拡張の現象である。女性ホルモンは肝臓で分解されるので，それが阻害されて生じる。男性で顕著に現れる。

表1　肝硬変の症状

肝機能の障害	症状
アルブミン↓	低タンパク血症，浮腫，腹水
血液凝固能↓	出血傾向
ビリルビン↑	黄疸
門脈圧↑	食道静脈瘤，腹壁静脈怒張
尿素合成能↓	高アンモニア血症，肝性昏睡
女性ホルモン処理能↓	女性化乳房，手掌紅斑*6，くも状血管腫*6

■診断
- 腹部エコーやCTにて，萎縮した粗糙な構造の確認。肝癌の有無の確認。

■治療
- 対症療法。**高アンモニア血症**には，**分枝鎖アミノ酸液**を使用する。食道静脈瘤の破裂は致命的になるので，内視鏡的に止血する（「食道疾患」の項，587ページ参照）。

肝癌（liver cancer）

■概念
① 肝細胞癌　：肝細胞から発生する。胆汁の産生が特徴。
② 胆管細胞癌：肝内胆管上皮より発生する。胆汁は産生しない。
③ 転移性肝癌：胃癌や肺癌などの転移巣。多発性が多い。

※①～③のなかで最も多いのは，ウイルス肝炎由来の肝細胞癌で全体の9割を占める。

■症状
- 全身倦怠感，食欲不振，黄疸。肝硬変とほぼ同じ症状。

■診断
- 各種画像検査による。血中でα-フェトプロティン（AFP）[*7]の上昇など。

■治療
- **肝硬変の程度（チャイルド・ピュー分類）**で可能なら外科手術。内科的には，ラジオ波焼灼療法[*8]（RFA：Radiofrequency Ablation）や経カテーテル的肝動脈塞栓術（TAE：Transcatheter Arterial Embolization）などが行われる。

図3　急性肝炎から肝硬変のみちすじ

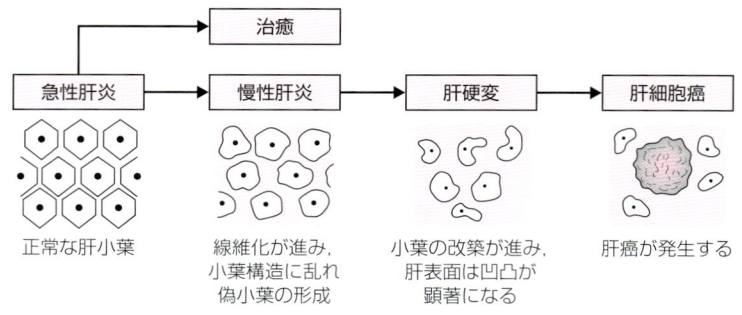

急性肝炎 → 治癒
急性肝炎 → 慢性肝炎 → 肝硬変 → 肝細胞癌

- 正常な肝小葉
- 線維化が進み，小葉構造に乱れ偽小葉の形成
- 小葉の改築が進み，肝表面は凹凸が顕著になる
- 肝癌が発生する

用語アラカルト

***7　α-フェトプロティン（α-fetoprotein）**
肝細胞癌でしばしば上昇する腫瘍マーカー。肝硬変の患者は2～3カ月に1回はAFPを測定し，その上昇があれば，癌の有無を詳しく調べなければいけない。

***8　ラジオ波焼灼療法（RFA）**
エコーガイド下に皮膚から肝内の腫瘍に向けて特殊な針を刺し，ラジオ波を照射して癌病巣を熱エネルギーで破壊する方法。ほかにマイクロ波を照射するマイクロ波凝固療法（MCT）やエタノールを注入する経皮的エタノール注入療法（PEIT）などがある。

図4 正常肝と肝硬変の肝表面写真

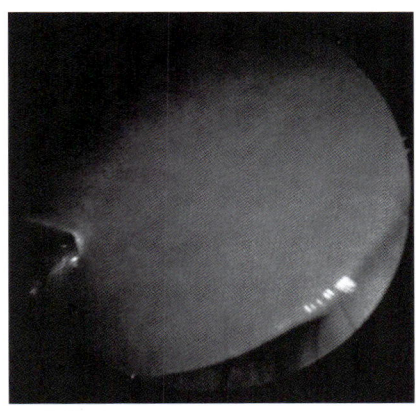

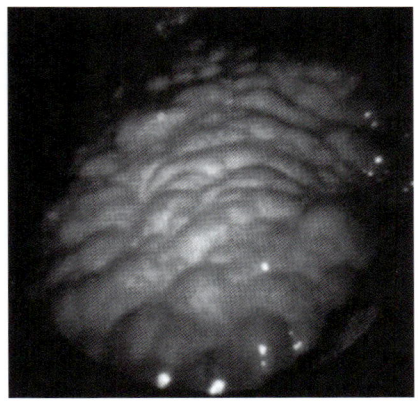

a 正常肝　　　　b 肝硬変

表2 チャイルド・ピュー分類

項目 \ ポイント	1点	2点	3点
脳症	ない	軽度	ときどき昏睡
腹水	ない	少量	中等量
血清ビリルビン値(mg/dl)	2.0未満	2.0〜3.0	3.0超
血清アルブミン値(g/dl)	3.5超	2.8〜3.5	2.8未満
プロトロンビン活性値(%)	70超	40〜70	40未満

各項目のポイントを加算しその合計点で分類する。

Child-Pugh分類（チャイルド・ピュー）
- A　5〜6点
- B　7〜9点
- C　10〜15点

A：安全に手術可能。
B：部分的肝切除に止まるべき。
C：肝機能がきわめて悪いため手術不能。

アルコール性肝炎（alcoholic hepatopathy）

- 大酒家に発生。
- アルコールの代謝産物であるアセトアルデヒドの毒性による。
- 最終的には，アルコール性肝硬変に至る。
- 治療は禁酒，高タンパク食。

薬剤性肝障害（drug induced liver injury）

- 薬剤の肝細胞毒性による。
- アスピリンやアセトアミノフェン，クロロホルム，四塩化炭素など多種多様。
- 個人のもつ肝臓の解毒能力によっても大きく左右される。
- 著明な黄疸や肝酵素上昇をみることが多い。
- 治療は使用薬剤の中止，ステロイド剤など。

5 消化器系
胆道疾患

TAP & TAP

- 胆石症
  ⇒ ・胆嚢結石，総胆管結石，肝内結石
  ・症状：シャルコーの3徴（発熱，黄疸，疼痛）
    結石が詰まったときに症状が出現する
  ・診断：腹部エコーでは音響エコーを伴う結石像
    ERCP[*1]やMRCP[*2]
  ・治療：内服として胆石溶解剤（ウルソデオキシコール酸）
    内視鏡的結石除去術（総胆管結石の場合）
    腹腔鏡下胆嚢摘出術

- 急性閉塞性化膿性胆管炎
  ⇒ ・胆石発作に，大腸菌やクレブシエラの感染を伴った重症感染症。急速に敗血症や膿瘍を形成しショックに陥る
  ・症状：シャルコーの3徴＋意識障害＋ショック
  ・治療：強力な抗生物質使用と胆道ドレナージ[*3]

- 胆嚢癌と胆管癌
  ⇒ ・多くは腺癌。高齢の女性に多い
  ・胆嚢癌は結石を伴うことが多い
  ・進行癌は予後不良。胆嚢，胆管ドレナージで黄疸を軽減させる（姑息的治療→QOLの重視）

用語アラカルト

*1 ERCP（endoscopic retrograde cholangio-pancreatography）
内視鏡的逆行性胆管膵管造影法。これが成功すれば，ほとんどの胆道系疾患の確定診断をつけることができる。直ちに内視鏡的治療に移行できる点でも優れた方法である。

*2 MRCP（magnetic resonance cholangio-pancreatography）
MRIのT2イメージをコンピュータ処理し，胆道系の自由水だけを強調合成した画像。特に侵襲を加えずにERCPと同等の画像が得られるので，まずこれを施行するケースが増加している。ただし，診断だけで治療を同時に行うことはできない。

*3 胆道ドレナージ（billiary drainage）
胆道にチューブを挿入，留置して胆管の減圧をするとともに，胆汁の排出を図る方法。内視鏡を使用したり，経皮的にアプローチする方法など，さまざまな工夫がなされている。

胆石症（cholelithiasis）

■概念
- 胆道系でつくられた結石が，そこに停滞する疾患。
- 胆嚢内の結石を「**胆嚢結石**」，総胆管内の結石を「**総胆管結石**」，肝内胆管内の結石を「**肝内結石**」と呼ぶ。
- コレステロール系結石は胆嚢結石に，ビリルビン系結石は総胆管結石に多い。

■症状
- Charcot（シャルコー）の3徴：発熱，疼痛，黄疸。

■診断
- 血液検査で白血球，CRPの上昇と肝機能異常。
- 腹部エコー検査：音響エコーを伴う結石像の確認。
- ERCP：内視鏡を用いて，十二指腸から逆行性に胆道系を造影。
- MRCP：MRIでT2強調画像を用いて胆道像を合成。造影剤も不要。

■治療
- 内科的治療：ウルソデオキシコール酸（胆石溶解剤）の服用。

内視鏡的結石除去術（総胆管結石の場合）。
● 外科的治療：腹腔鏡下胆嚢摘出術（小さな手術創ですむ），これができなければ，通常の外科手術。

図1　胆石症の部位と種類

肝臓
肝内胆管
肝内結石
総胆管
胆嚢
総胆管結石（ビリルビン系結石が多い）
胆嚢結石（コレステロール系結石が多い）
膵臓
膵管
乳頭
十二指腸

図2　シャルコーの3徴

発熱
疼痛
黄疸

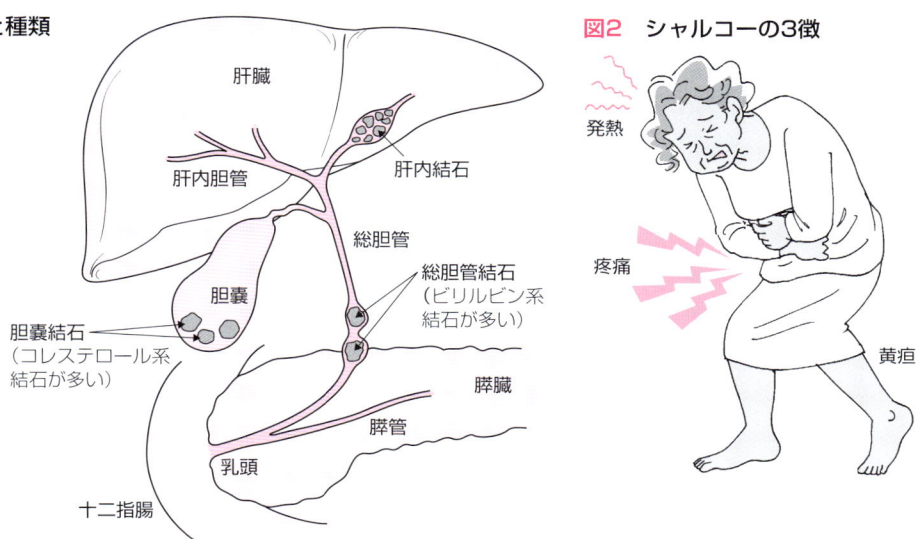

図3　胆石症の超音波像

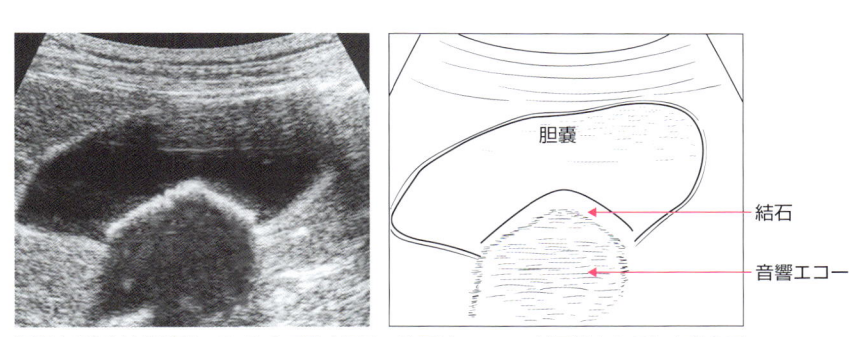

胆嚢
結石
音響エコー

胆嚢内は胆汁が貯留しているので黒く写る。結石は，エコーが反射されてしまうので表面は白く，その後方は無エコーとして黒く写る。これを音響エコー（acoustic shadow）という。詳しくは，「医用画像機器」を参照のこと。

図4　ERCPの方法と画像

ONE POINT ADVICE

● 胆石が存在しても，胆嚢や総胆管内で自由に動いている状態では，無症状である。検診などで偶然，発見される胆石症も多い。
● ところが，胆嚢胆管や総胆管末端に結石が詰まると，胆汁の流れが阻害され，管内の内圧が上昇したり細菌感染を起こして強い症状（胆石発作）が現れるのである。

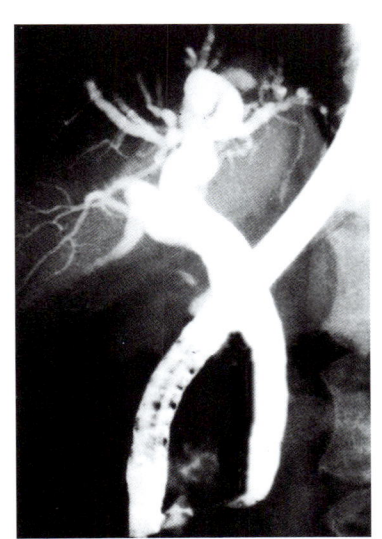

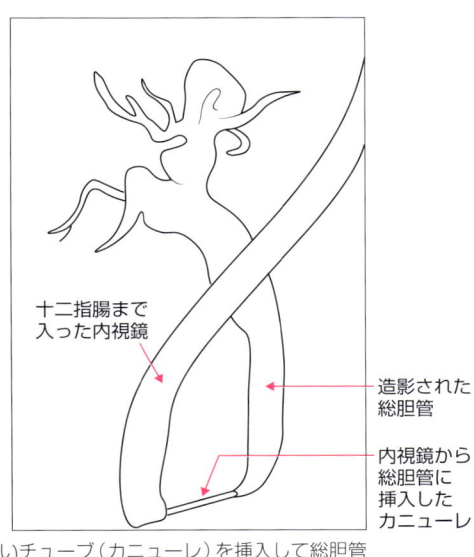

十二指腸まで入った内視鏡
造影された総胆管
内視鏡から総胆管に挿入したカニューレ

内視鏡を十二指腸まで挿入し，乳頭から細いチューブ（カニューレ）を挿入して総胆管や膵管を造影する。チューブの代わりに，特殊な鉗子を入れて，総胆管結石を除去することも可能。ただし，特殊な器具と手技を必要とする。

臨床医学総論

急性閉塞性化膿性胆管炎（acute obstructive suppurative cholangitis）

■概念
- 胆石発作に伴い，胆道系に**細菌感染を併発**し，重篤な敗血症や膿瘍をきたした状態。ショックを起こしやすく，速やかに治療を開始しなければ予後は不良である。
- 起因菌は大腸菌，クレブシエラなどの**グラム陰性桿菌**が多い。

■症状
- シャルコーの3徴に加えて，ショック，意識障害をきたす。

■診断
- 胆石症と同様の画像診断。

■治療
- 強力な抗生物質投与と胆道ドレナージ，原因となる結石の速やかな除去。

胆嚢癌（gallbladder cancer）と胆管癌（cholangiocarcinoma）

■概念
- **胆嚢上皮**や**胆管上皮**から発生する悪性腫瘍。ほとんどは**腺癌**。胆嚢癌は，胆石症を合併していることが多い。高齢の女性に好発する。

■症状
- 進行すると，食欲不振，体重減少，黄疸，上腹部痛など。

■診断
- 胆石症と同様の各種画像診断。

■治療
- 原則として外科手術。進行癌は予後不良。延命には直接つながらなくても，姑息的に胆嚢や胆道ドレナージを行い，黄疸を軽減させ，最後までQOLが保てるようにさまざまな方法が開発されている。

6 消化器系 膵疾患

TAP & TAP

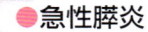

- ●急性膵炎
  ⇒
  - 原因はアルコール，胆石症，外傷など。逸脱した消化酵素により膵臓の自己融解を起こす
  - 発熱，腹痛，嘔吐。重症ではショックやDIC[*1]を併発
  - 血液検査で血中，尿中アミラーゼ，リパーゼの増加
  - 安静，絶食，疼痛対策，補液，抗酵素剤 重症はICU管理
- ●慢性膵炎
  ⇒
  - 大酒家に多い。膵臓の萎縮と膵外分泌能低下。脂肪便[*2]
  - セクレチン試験[*3]。ERCPで膵管拡張や狭窄，膵石の確認
  - 保存的治療。禁酒
- ●膵癌 ⇒
  - 中高年の男性に多い。腺癌。CEA[*4]やCA19-9[*4]の上昇
  - 膵頭部は発見が早く予後は比較的良好
  - 膵尾部は発見が遅く予後不良

用語アラカルト

*1 DIC（disseminated intravascular coagulation）
悪性腫瘍や重症感染症などで，血小板や凝固因子の異常な活性化が起こり，全身の血管内で血栓を生じる病態。重症の急性膵炎では，DICとともにARDSや腎不全も併発し，多臓器不全で死亡することもある。

*2 脂肪便（steatorrhea）
消化酵素のリパーゼの欠如のため，小腸で脂肪分が吸収されず，白っぽいテカリのある便。悪臭がある。

*3 セクレチン試験（secretin test）
十二指腸から分泌される消化ホルモンのセクレチンを注射した後，膵液量や重炭酸塩を採取して膵外分泌機能を測定する検査法。

*4 CEA，CA19-9
消化器癌をはじめ，さまざまな悪性腫瘍で上昇する代表的な腫瘍マーカー。肝癌で上昇するAFPや食道癌のSCCに比べると，臓器特異性は低い。

急性膵炎（acute pancreatitis）

■概念

- ●膵管から逸脱したアミラーゼ，トリプシン，リパーゼなどの**消化酵素**によって，膵臓や周辺臓器が**自己融解**を起こす病態。
- ●アルコール多飲や，胆石による胆道の閉塞，外傷による膵損傷などが原因となる。
- ●30〜50歳代の男性に多い。

■症状

- ●発熱，腹痛，嘔吐など。重症例ではショック，DICとなる。

■診断

- ●血液検査で血中，尿中アミラーゼ，リパーゼの増加。白血球，CRP増加などの炎症反応。
- ●腹部エコーやCTなどの画像診断で，膵臓の腫脹，腹水。

■治療

- ●安静，絶食。疼痛対策，補液，抗酵素剤。重症ではICU管理。

臨床医学総論

ONE POINT ADVICE

- 急性膵炎は，内科疾患のなかでも最も激烈な症状を呈する疾患の1つ。モルヒネでもコントロールできない疼痛のため，全身麻酔下での呼吸管理を要することも多い。強力な消化酵素で，自らの臓器が融解しているのだから症状が激烈なのは当然のことだろう。
- 毎年，アルコールによる急性膵炎で若い人が命を落としている。君たちもくれぐれも飲み会などにおける暴飲暴食には注意してほしい。

図1　急性膵炎の原因と症状

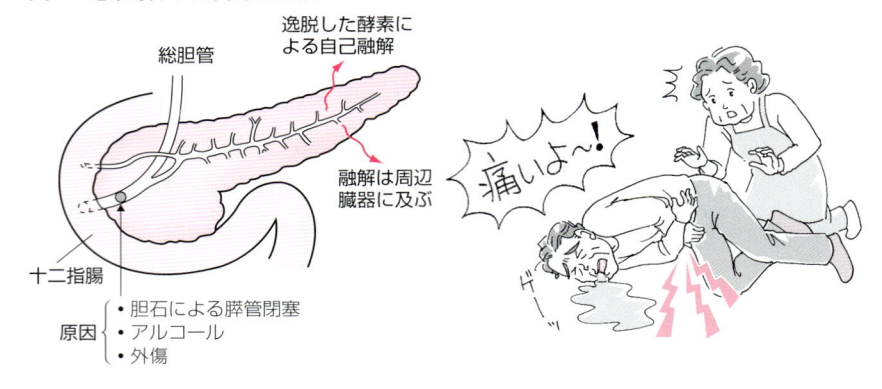

原因
- 胆石による膵管閉塞
- アルコール
- 外傷

慢性膵炎（chronic pancreatitis）

概念
- 大酒家の男性に多く，膵外分泌能の低下により消化吸収不良をきたす。糖尿病を合併することも多い。

症状
- 反復性の腹痛，体重減少，脂肪便など。

診断
- CTやERCPなどで，膵実質の萎縮像や膵管の不整な拡張，狭窄像。膵石を見ることがある。膵癌との鑑別診断が必要。
- セクレチン試験で，重炭酸塩濃度などの分泌機能の低下。

治療
- 保存的治療のみ。禁酒。

膵癌（pancreatic cancer）

概念
- 中高年の男性に多い。ほとんどは**腺癌**。**膵頭部に多発**する。

症状
- 腹痛，悪心・嘔吐，黄疸，食欲不振，体重減少。

診断
- 腹部エコー，CT，MRIなどで腫瘤や拡張，閉塞した胆管，膵管像を確認する。
- 血液検査でCEA，CA19-9などの腫瘍マーカーの上昇をみることがある。

治療
- 膵頭部は黄疸など症状が現れやすく，外科手術が可能なことが多い。
- 膵尾部は，症状が現れにくいので，予後不良のことが多い。
- 化学療法や放射線療法も併用される。

7 消化器系
腹膜炎

TAP & TAP

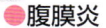

- 腹膜炎 ⇒
  - 細菌感染や消化管穿孔などで，腹腔内に広範囲に炎症をきたす病態
  - 激しい腹痛や腹膜刺激症状（ブルンベルグ徴候，筋性防御*1）
  - 抗生物質の治療。穿孔やイレウスでは緊急手術。

腹膜炎（peritonitis）

■概念
- 腹腔内に細菌感染や機械的化学的刺激が加わることで，腹膜を中心に広範囲に炎症を起こす病態。

■症状
- 激しい腹痛，発熱，悪心・嘔吐，ショック。こうした状態を**急性腹症**と呼ぶ。

■診断
- 症状で，ブルンベルグ徴候，筋性防御などの**腹膜刺激症状**。
- 血液検査で白血球の増多，CRPの上昇。
- 腹部単純X線像で，麻痺性イレウス像。**消化器穿孔の場合は横隔膜下にfree air**[*2]**像**を見る。

■治療
- 抗生物質の投与。外科手術で原因病巣の治療。

表1 急性腹症をきたす疾患

急性腹症の種類	疾患の種類
腹腔内出血による	大動脈瘤破裂，肝癌破裂，子宮外妊娠[*3]
機械的化学的原因による	胃・十二指腸潰瘍の穿孔，急性膵炎，イレウス
敗血症による	急性閉塞性化膿性胆管炎，化膿性腹膜炎

用語アラカルト

***1 筋性防御（muscle defense）**
ブルンベルグ徴候（「急性虫垂炎」の項，594ページ参照）とともに，腹膜炎の所見を示す徴候。腹部の筋肉が押さえることができないくらい硬くなる状態。

***2 free air**
潰瘍が穿孔を起こすと，消化管内のガスが腹腔内に漏れだし，立位では横隔膜下に貯留したair像が，X線撮影で見られる。消化管穿孔の最も簡単で有効な診断法。

***3 子宮外妊娠（ectopic pregnancy）**
受精卵が，子宮ではなく卵管や腹腔内に着床すること。時間が経過すると大出血をきたす緊急疾患。若い女性の腹痛では必ず念頭においておかなければならない。

1 血液系
造血器の構造と機能

TAP & TAP

- 血球の産生 ⇒ 造血幹細胞，骨髄における分化と成熟
- 血球の産生に必要な各種サイトカイン
  ⇒ エリスロポエチン，トロンボポエチン，G-CSF，インターロイキン
- 血球の分類，形態と寿命
  ⇒ 赤血球，白血球，血小板の形態と大きさと寿命
- 血球の機能 ⇒ 酸素の運搬，生態防御と免疫応答，止血

血球の産生，崩壊とその調節

血球の産生

- 血球は**骨髄**で産生される。
- 骨髄における血球の**分化**と**成熟**の過程を図1に示す。
- すべての血球は**造血幹細胞**から生じる（造血幹細胞の多分化能）。
- 造血幹細胞は，自己複製能もあわせもち，自己のコピーを産生し続けることで生体の造血能を維持している。
- **血小板**は巨核球系前駆細胞から巨核球を経て産生され，末梢血に移行する。
- **赤血球**は赤血球系前駆細胞から赤芽球，網赤血球を経て産生される。網赤血球は骨髄から末梢血に移行した後に，赤血球となる。
- **好中球**（桿状核球と分葉核球）は，骨髄系前駆細胞から骨髄芽球，前骨髄球，骨髄球，後骨髄球を経て産生され，末梢血に移行する（図1では途中を省略）。
- **好酸球**，**好塩基球**もそれぞれの前駆細胞から産生される（図1では省略）。
- **単球**は単球系前駆細胞から単芽球を経て産生され，末梢血に移行する。単球は組織に移行するとマクロファージとなる。
- **B細胞**（Bリンパ球）はB前駆細胞から産生され，末梢血に移行する。さらに，B細胞は抗原刺激を受けると形質細胞へと分化し，抗体を産生する。
- **T細胞**（Tリンパ球）は，骨髄から胸腺に移行したT前駆細胞から産生され，胸腺内で分化した後，末梢血に移行する。
- **NK細胞**はNK前駆細胞から産生され，末梢血に移行する。
- 巨核球（血小板）の産生には，肝でつくられるサイトカイン[*1]〔**トロンボポエチン**（TPO：thrombopoietin）〕が必要である。
- 赤芽球（赤血球）の産生には，腎でつくられるサイトカイン〔**エリスロポエチン**（EPO：erythropoietin）〕が必要である。
- 骨髄芽球（好中球）の産生には，サイトカイン〔**顆粒球コロニー刺激因子**（G-CSF：granulocyte colony-stimulating factor）〕が必要である。
- リンパ球の産生には，各種のサイトカイン〔**インターロイキン**（IL：Interleukin）〕が必要である。

用語アラカルト

*1 **サイトカイン**
サイトカインは生体細胞が産生する微量な蛋白で，他の細胞に影響して生理活性を示す物質の総称である。

図1 血球の分化と成熟

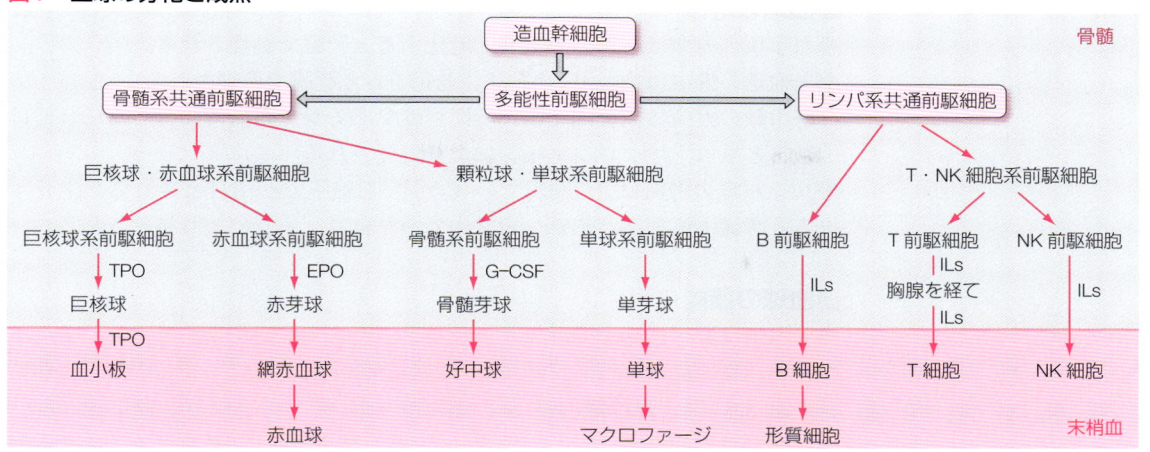

```
                         造血幹細胞
                             │
  骨髄系共通前駆細胞 ←→ 多能性前駆細胞 ←→ リンパ系共通前駆細胞
         │                   │                      │
  巨核球・赤血球系前駆細胞   顆粒球・単球系前駆細胞   T・NK細胞系前駆細胞
    │         │              │         │           │        │        │
 巨核球系  赤血球系         骨髄系    単球系       B前駆細胞 T前駆細胞 NK前駆細胞
 前駆細胞  前駆細胞         前駆細胞  前駆細胞
    ↓TPO   ↓EPO            ↓G-CSF                   ↓ILs   胸腺を経て  ↓ILs
  巨核球    赤芽球            骨髄芽球   単芽球                       ↓ILs
    ↓TPO
  血小板   網赤血球          好中球    単球        B細胞    T細胞    NK細胞
            ↓                           ↓
           赤血球                     マクロファージ  形質細胞
```
骨髄 / 末梢血

TPO：トロンボポエチン　EPO：エリスロポエチン　G-CSF：顆粒球コロニー刺激因子　ILs：各種のインターロイキン

■血球の分類と形態（図2）

- 血球は，①**赤血球**，②**白血球**，③**血小板**の3系統に分けられる。
- 赤血球には核がなく，中心部が凹んだ円盤状の形態を示す。直径は約8μmである。
- 白血球は，①**顆粒球**，②**単球**，③**リンパ球**に分けられる。
- 顆粒球は，**好中球**，**好酸球**，**好塩基球**に分けられ，細胞質に顆粒を有する。
- さらに好中球は，核が桿状の**桿状核球**と核が分節状となった**分葉核球**に分けられる。
- 好中球の顆粒は小さく，ギムザ染色でピンク色に，好酸球の顆粒は粗大で赤色に，好塩基球の顆粒も粗大で青色に染まる。
- 好中球の直径は10～15μmである。
- 単球は不定形の核をもち，直径は20～30μmと血球のなかで一番大きい。
- リンパ球は円形の核をもち，直径7～10μmの小リンパ球と直径10～15μmの大リンパ球に分けられる。（610ページ**補足**参照）。
- 血小板には核がなく，楕円形で直径約2μmと血球のなかで最も小さい。

図2 血球の分類と形態

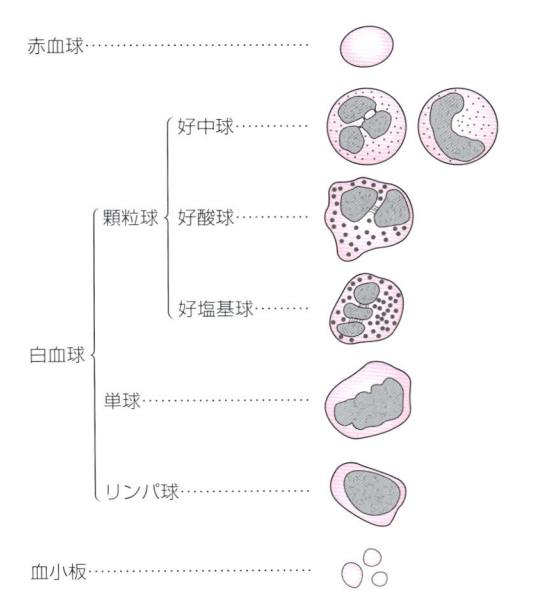

赤血球

白血球
- 顆粒球
  - 好中球
  - 好酸球
  - 好塩基球
- 単球
- リンパ球

血小板

◾血球の寿命
- 血小板の寿命は約10日であり，老化すると脾臓で処理される。
- 赤血球の寿命は約120日であり，老化すると脾臓で処理される。
- 好中球の寿命は血管内では10時間程度であるが，組織に移行した場合では数日とされ，マクロファージにより処理される。
- リンパ球の寿命は，T細胞で4～6カ月，B細胞で2～3日とされる。老化すると脾臓で処理されるか，組織内でマクロファージにより処理される。

◾血球の機能（表1）
- 赤血球は肺で酸素を受け取り，組織に運搬して酸素を供給する。
- 好中球は組織に移行し，細菌を貪食（殺菌）することで，非特異的な生体防御を示す。（下記補足参照）。
- 好酸球は外来抗原に対して免疫応答（即時型アレルギー）を示す。また，寄生虫を傷害する。
- 好塩基球は外来抗原に対して免疫応答（即時型アレルギー）を示す。
- 単球は組織内に移行しマクロファージに分化する。異物を貪食するとともに，抗原提示[*2]により免疫応答に重要な役割を果たす。
- リンパ球のうち，T細胞とB細胞は免疫応答の主役となる。
- NK細胞（natural killer cell）は，ウイルス感染細胞，がん化した細胞などを傷害することで，非特異的な生体防御機構に重要である。
- 血小板は凝固系を介して止血作用を現す。

用語アラカルト

*2 抗原提示
マクロファージは，貪食した抗原物質の一部を，細胞表面に提示し，T細胞などによる認識を促すことで抗原物質への免疫応答を促進する。これを抗原提示という。

表1　血球の機能

赤血球	酸素の運搬，組織への供給
白血球	
顆粒球	
好中球	細菌の貪食・殺菌（非特異的防御）
好酸球	免疫応答（即時型アレルギー），寄生虫を傷害
好塩基球	免疫応答（即時型アレルギー）
単球	組織内でマクロファージに分化（異物の貪食，免疫応答）
リンパ球	T細胞・B細胞（免疫応答），NK細胞（非特異的防御）
血小板	止血（凝固系を介して）

補足

リンパ球の機能による分類
- リンパ球は形態学的に直径の大きな大リンパ球と，小さな小リンパ球に分けられるが，機能や表面マーカーの種類により，T細胞，B細胞，NK細胞の3種類に分けられている。

生体防御機構
- 生体は外界から侵入する異物に対してさまざまな防御機構をもっている。皮膚や粘膜による防御，好中球やマクロファージによる異物の貪食は，非特異的生体防御であり，特別な抗原物質への免疫応答は特異的生体防御という。

2 赤血球系

血液系

TAP & TAP

- 貧血症の発生機序による分類 ⇒ 産生低下，破壊亢進，喪失
- 貧血症に共通の症候 ⇒ 全身倦怠感，体動時の動悸・息切れ，眼瞼結膜などの蒼白
- 末梢血検査 ⇒ 赤血球数，ヘモグロビン濃度，ヘマトクリット（％）
- 赤血球指数 ⇒ 平均赤血球容積（MCV）と平均赤血球血色素濃度（MCHC）
- 赤血球の産生低下による貧血症 ⇒ 再生不良性貧血，骨髄異形成症候群，赤芽球癆，腎性貧血，鉄欠乏性貧血，巨赤芽球性貧血（悪性貧血）
- 悪性貧血の病態 ⇒ 内因子欠乏 → ビタミンB_{12}吸収障害 → DNA合成障害 → 貧血
- 赤血球の破壊亢進による貧血症 ⇒ 溶血性貧血
- 先天性の溶血性貧血 ⇒ 鎌状赤血球症，サラセミア，遺伝性球状赤血球症，G6PD異常症
- 後天性の溶血性貧血 ⇒ 自己免疫性溶血性貧血，赤血球破砕症候群，発作性夜間血色素尿症
- 赤血球の喪失による貧血症 ⇒ 出血性貧血
- 赤血球の増加をきたす疾患 ⇒ 真性赤血球増加症
- 汎血球減少症 ⇒ 原因疾患を覚えておくとよい（615ページ補足参照）

貧血症

貧血症の発生機序による分類（図1）

- 貧血症はその発生機序により，①産生の低下，②破壊の亢進，③喪失の3種類に分けられる。

産生の低下による貧血症（図1）

- 造血幹細胞から赤血球系前駆細胞にいたる分化の過程での障害としては，再生不良性貧血，骨髄異形成症候群，薬剤や放射線，あるいは白血病などの骨髄占拠性疾患による二次的な骨髄障害がある。
- 赤血球系前駆細胞から赤芽球にいたる分化の過程での障害としては，赤芽球癆や腎障害に伴うエリスロポエチン（EPO）不足による腎性貧血などがある。

- 赤芽球から赤血球にいたる分化の過程での障害としては，鉄欠乏に伴う鉄欠乏性貧血，ビタミンB_{12}や葉酸の不足に伴う巨赤芽球性貧血がある。

■破壊の亢進による貧血症
- 産生された赤血球が，なんらかの機序で脾臓や血管内で崩壊する状態を「溶血性貧血」といい，その発生機序により各種の溶血性貧血に分類される。

■赤血球の喪失による貧血症
- 産生された赤血球が，消化管その他の臓器からの出血で大量に喪失すると，出血性貧血となる。

図1　貧血症の発生機序による分類

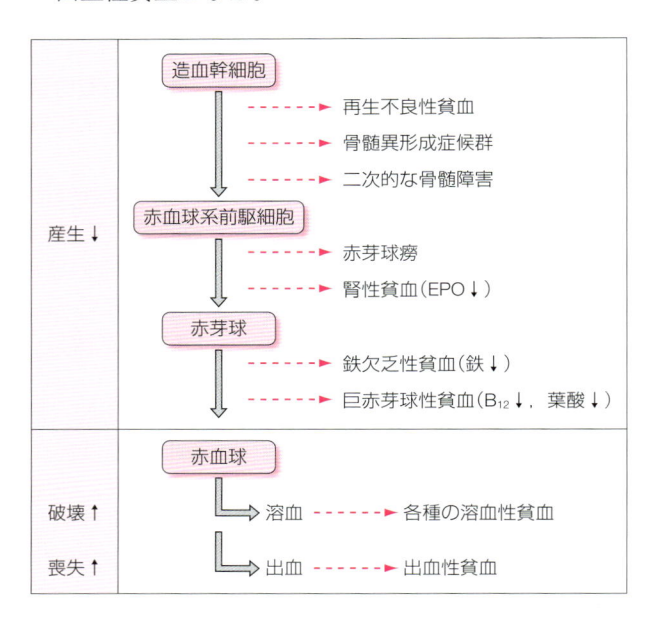

```
産生↓   造血幹細胞
          ┊----→ 再生不良性貧血
          ┊----→ 骨髄異形成症候群
          ↓----→ 二次的な骨髄障害
        赤血球系前駆細胞
          ┊----→ 赤芽球癆
          ↓----→ 腎性貧血（EPO↓）
        赤芽球
          ┊----→ 鉄欠乏性貧血（鉄↓）
          ↓----→ 巨赤芽球性貧血（$B_{12}$↓，葉酸↓）

破壊↑   赤血球
          └→ 溶血 ----→ 各種の溶血性貧血
喪失↑     └→ 出血 ----→ 出血性貧血
```

■貧血症の症候（表1）
- すべての貧血症に共通の症候として，**全身倦怠感**，坂道や階段の昇降などのちょっとした運動で起こる**動悸や息切れ**，**眼瞼結膜や咽頭粘膜の蒼白**（本来の赤みを帯びた色調が蒼白にみえる），**顔面の蒼白**などがあげられる。
- 溶血性貧血や悪性貧血では，眼球結膜や皮膚の黄染（**黄疸**）がみられる。
- 溶血性貧血では脾臓の過形成が生じ，脾臓が腫大する（**脾腫**）。
- 爪や舌の異常として，鉄欠乏性貧血では爪がスプーン状に陥凹するさじ状爪が（図2），巨赤芽球性貧血の一種である悪性貧血では，舌乳頭の萎縮によるハンター舌炎がみられる。

表1　貧血症の症候

1. 共通の症候
   - 全身倦怠感
   - 体動時の動悸・息切れ
   - 眼瞼結膜・咽頭粘膜の蒼白
   - 顔面の蒼白
2. 黄疸（眼球結膜，皮膚の黄染）・・・・溶血性貧血，悪性貧血
3. 脾腫・・・・・・・・・・・・・・・・溶血性貧血
4. 爪や舌の異常
   - さじ状爪・・・・・・・・・・・・・鉄欠乏性貧血
   - ハンター舌炎・・・・・・・・・・・悪性貧血

図2 さじ状爪（鉄欠乏性貧血）

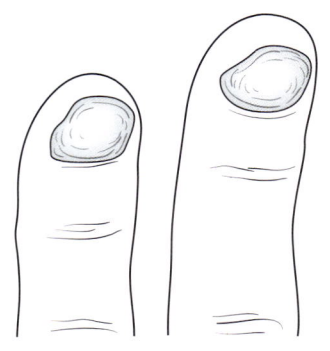

爪の表面が上から見たスプーン上に凹んでいる。

■貧血症の検査所見
- 貧血症の検査としては，末梢血検査と骨髄穿刺による骨髄検査が重要である。
- その他，血清鉄やビタミンB_{12}などの定量検査をはじめ，各種の検査が診断に用いられる。

■末梢血検査
- 末梢血検査は，血算，末血，CBC（complete blood count）などと称される。
- 赤血球系では，**赤血球数**と**ヘモグロビン濃度**，**ヘマトクリット値**，赤血球指数が算出される（表2）。
- ヘモグロビン濃度（Hb）は，血液1dl当たりのヘモグロビン量（g）で表される。
- ヘマトクリット値（Ht）は，血液中に占める赤血球の割合（％）で表される。
- **赤血球指数**は，平均赤血球容積（MCV：Mean Corpuscular Volume），平均赤血球血色素量（MCH：Mean Corpuscular Hemoglobin），平均赤血球血色素濃度（MCHC：Mean Corpuscular Hemoglobin Concentration）として表される。
- 貧血症は，MCVの値により大球性，正球性，小球性貧血として分類される。
- 貧血症は，MCHCの値により高色素性，正色素性，低色素性貧血として分類される。
- 貧血症とは，ヘモグロビン濃度が男性で13g/dl未満，女性で12g/dlの場合をいう。
- 末梢血検査の基準値（埼玉医科大学病院）を示す（表2）（下記**補足**参照）。

補足 検査の基準値
- 一般に検査の基準値は施設ごとに設定されており，異常の有無の判定には，常に確認を要するが，臨床の現場では異常な増加や減少を疑わせる目安の値を記憶しておくことが重要である。例えば，白血球数では4,000未満では減少，10,000以上では増加，赤血球数では400万未満，ヘモグロビン濃度12g/d/未満で貧血，血小板では15万未満で減少を疑う。

表2 末梢血検査の分類と基準値（埼玉医科大学病院）

検査項目	単位	下限	上限
白血球数（WBC）	/μl	3,250	8,570
赤血球数（RBC）	/μl	358万	490万
ヘモグロビン濃度（Hb）	g/dl	11.1	15.5
ヘマトクリット値（Ht）	%	33.4	44.9
平均赤血球容積（MCV）	fL	83.9	101.8
平均赤血球血色素量（MCH）	pg	27.0	35.0
平均赤血球血色素濃度（MCHC）	g/dl	31.0	35.6
血小板数	/μl	14.8万	33.6万

血球の産生低下により貧血症をきたす疾患

再生不良性貧血（図1）

- **造血幹細胞の量的または質的異常**により、赤血球系を含む3系統の造血障害（**汎血球減少症**）が起こる（615ページ**補足**参照）。
- 原因により、先天性と後天性に分けられ、さらに後天性のものは原因が明らかでない一次性と、薬剤や放射線障害による二次性とに分けられる。
- 頻度が多いのは、後天性一次性の再生不良性貧血である。
- 貧血の共通症候とともに、好中球減少を反映した**易感染性**（発熱）、血小板減少を反映した**出血傾向**（歯肉出血、鼻出血、皮膚の点状出血や紫斑）がみられる。
- 末梢血検査では汎血球減少症がみられる。
- 骨髄検査では有核細胞数が著減し、骨髄低形成となる。
- 対症療法として、赤血球輸血や顆粒球コロニー刺激因子（G-CSF：Granulocyte-Colony Stimulating Factor）投与が行われる。
- **造血幹細胞移植**の適応（重症例）であり、移植が成功すれば90％以上の症例が長期生存可能である。
- 免疫抑制薬や蛋白同化ホルモン薬も治療に用いられる。

用語アラカルト

*1 無効造血
骨髄内で造血幹細胞の正常な分化・増殖が行われず、産生された異常な血球がアポトーシスを起こすため、末梢血では貧血、好中球減少、血小板減少などがみられる状態をいう。

骨髄異形成症候群（図1）

- 造血幹細胞の異常により、血球の形態異常（異形成）と無効造血[*1]が生じる。
- 無効造血の結果、末梢血では貧血、白血球減少、血小板減少がみられる（「**汎血球減少症**」）。
- 骨髄検査では各種の血球の形態異常が観察される。
- 貧血の共通症候とともに、好中球減少を反映した易感染性（発熱）、血小板減少を反映した出血傾向（歯肉出血、鼻出血、皮膚の点状出血や紫斑）がみられる。
- 経過中、**急性白血病に転化**することがある。
- **造血幹細胞移植**の適応である。

赤芽球癆（図1）

- 赤血球系前駆細胞や赤芽球がなんらかの原因で障害され、貧血を生じるものである。
- 先天性のもの以外に、後天性で原因が不明な特発性と、薬剤や感染に起因する続発性のものがある。
- 特発性赤芽球癆では胸腺腫を伴うものがある。治療として胸腺摘出を考慮する。

- 末梢血では貧血がみられ，網赤血球が著減している。
- 骨髄では赤芽球の著明な減少がみられる。
- 対症療法として赤血球輸血を行う。
- 難治例では免疫抑制薬や副腎皮質ステロイド薬の投与を行う。

■腎性貧血（図1）
- 赤血球系前駆細胞から赤血球までの分化には，腎で産生される造血因子**エリスロポエチン**が必要である。
- 重篤な腎障害（腎不全）ではエリスロポエチンの産生が障害され，貧血をきたす。
- 補充療法として，エリスロポエチン製剤を投与する。
- 造血に必要な鉄製剤の併用，併存する栄養障害の改善などが推奨される。

■鉄欠乏性貧血（図1）
- 赤血球の主要成分であるヘモグロビンは，赤芽球の成熟段階で鉄を利用して合成される。
- 老化した赤血球が脾臓で処理されると，放出されたヘモグロビン中の鉄はトランスフェリンと結合して骨髄に運ばれ再利用されるか，フェリチンなどとして体内に貯蔵される。
- なんらかの原因で鉄の供給が不足すると（血清中の鉄濃度の低下），貯蔵鉄がまず利用される（血清中のフェリチン濃度の低下）。
- 貯蔵鉄も不足となり，骨髄における鉄の供給が低下すると，ヘモグロビン合成が障害され，ヘモグロビン濃度の低下（貧血）が明らかとなる。
- 鉄の供給不足の原因は，摂取不足，吸収不足，体内での需要増加，あるいは体外への鉄の喪失により生じる（表3）。
- 偏食や極端なダイエットでは鉄の摂取不足が生じる。
- 胃・十二指腸の切除などでは鉄の吸収障害が生じる。
- 妊娠・分娩や成長期の女性では，鉄の体内需要が亢進して鉄不足を生じる。
- 潰瘍，がん，痔などの慢性消化管出血，月経過多などによっても鉄が不足する。

表3　鉄欠乏性貧血の原因

1. 摂取↓	・・・	偏食，極端なダイエット
2. 吸収↓	・・・	胃・十二指腸の切除など
3. 需要↑	・・・	妊娠・分娩，成長期の女性
4. 喪失	・・・	慢性の消化管出血など（潰瘍，がん，痔，月経過多など）

補足　汎血球減少症
- 赤血球，白血球，血小板の3系統がすべて減少した状態を汎血球減少症という。
- 原因となる疾患には，再生不良性貧血，悪性貧血，白血病，骨髄異形成症候群，骨髄線維症，多発性骨髄腫，悪性腫瘍の骨髄転移，抗がん薬や放射線による骨髄障害，肝硬変症，全身性エリテマトーデスなど重症疾患が多い。

- 鉄欠乏性貧血では，貧血の共通症候に加えて，爪の異常（さじ状爪：図2）や舌の異常（乳頭萎縮，舌炎），口角炎などがみられる。
- 末梢血検査では，**MCVの低下**，**MCHCの低下**がみられ，小球性低色素性貧血を呈する
- **血清鉄濃度の低下**，**血清フェリチン濃度の低下**がみられる。
- 治療として鉄製剤の経口投与を行う。
- 鉄製剤の服用による副作用が強い場合には，経静脈的に鉄製剤を投与する。
- 食事療法は予防には有用だが，治療としては無効である。
- 鉄分の多い食品として，レバー，ひじき，肉，魚介類，卵などがあげられる（表4）。

表4　鉄分が多く含まれる食品

- レバー
- ひじき
- 肉，魚介類，卵など

◾巨赤芽球性貧血

- ビタミンB$_{12}$および葉酸は，血球の産生過程におけるDNA合成に不可欠であり，いずれかの欠乏があると巨赤芽球性貧血が生じる。
- ビタミンB$_{12}$欠乏の原因として，摂取不足，吸収障害，過剰消費があげられる（表5）。
- ビタミンB$_{12}$は肉，魚介類，卵などに含まれ，菜食主義などによる厳格なダイエットにより摂取不足が生じる。
- ビタミンB$_{12}$は胃の壁細胞から分泌される内因子と結合し，回腸で吸収される。したがって，内因子の欠乏時や回腸の切除後などではビタミンB$_{12}$の欠乏が生じる。
- 条虫症などの寄生虫感染では，ビタミンB$_{12}$が過剰に消費され，欠乏を生じる。
- 葉酸の不足は摂取障害（野菜の不足），吸収障害，需要の増大などにより生じる。
- 巨赤芽球性貧血の代表的存在が「悪性貧血」である。
- 悪性貧血は胃粘膜の障害に伴う内因子の欠乏により起こり，さまざまな過程を経て汎血球減少症や神経症候を引き起こす。

表5　ビタミンB$_{12}$欠乏の原因

1. 摂取不足 ……	過剰な菜食主義
2. 吸収障害 ……	悪性貧血や胃全摘出術後の内因子欠乏 回腸切除などによる回腸の機能障害
3. 過剰消費 ……	寄生虫感染

◾悪性貧血の病態（図3）

- 悪性貧血では胃粘膜の萎縮（慢性萎縮性胃炎）が生じる。
- 胃粘膜の萎縮により，壁細胞からの**内因子分泌が障害**される。
- 摂取されたビタミンB$_{12}$と内因子の結合が阻害される。
- 回腸でのビタミンB$_{12}$の吸収には内因子との結合が必要なので，ビタミンB$_{12}$の吸収が阻害される。結果として，骨髄でのビタミンB$_{12}$の供給不足が生じる（→ **DNA合成障害**）。
  （一般にビタミンB$_{12}$が欠乏すると，葉酸の代謝が阻害され，結果として体内でのDNA合成障害が起こる）

用語アラカルト

*2 アポトーシス
アポトーシスは「プログラムされた細胞死」とも呼ばれ,異常をきたした細胞や不要となった細胞が,細胞自らのメカニズムで死滅し取り除かれる状態をいう。

- 骨髄でのDNA合成障害により,赤血球系の産生に異常が生じ,骨髄に**巨赤芽球**が出現する。
- 異常細胞である巨赤芽球はアポトーシス*2を起こし,無効造血の状態となる。
- 無効造血の結果,貧血となる。
- アポトーシスによりヘモグロビンが放出され,代謝産物である間接ビリルビンが血中で増加することにより黄疸が生じる。
- DNA合成障害は他の血球系の産生も障害するので,白血球や血小板も減少して**汎血球減少症**となる。

図3 悪性貧血の病態

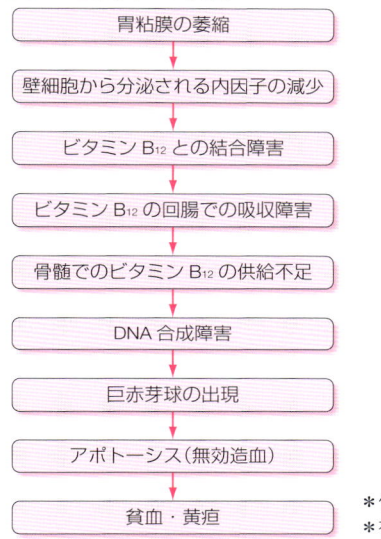

胃粘膜の萎縮
↓
壁細胞から分泌される内因子の減少
↓
ビタミンB_{12}との結合障害
↓
ビタミンB_{12}の回腸での吸収障害
↓
骨髄でのビタミンB_{12}の供給不足
↓
DNA合成障害
↓
巨赤芽球の出現
↓
アポトーシス(無効造血)
↓
貧血・黄疸

＊他の血球系も障害され,汎血球減少症をきたす。
＊神経系にも症候が出現する。

■悪性貧血の症候・検査所見と治療

- 悪性貧血では,貧血の共通症候に加えて,黄疸,舌の異常(「ハンター舌炎」)および手足のしびれや運動失調などの神経症候がみられる。
- 末梢血検査では,**大球性正色素性貧血**(MCV↑,MCHC〜)がみられ,他の血球系も障害されると白血球の減少,血小板の減少(「汎血球減少症」)となる。
- 末梢血では,核の分葉数が多い「**過分葉好中球**」がみられる(図4)。
- 骨髄検査で「**巨赤芽球**」がみられる。
- 血清では間接ビリルビンの増加とこれを反映したハプトグロビン減少がみられる(「溶血性貧血」の項を参照)。
- 血清ビタミンB_{12}濃度の減少がみられる。
- 血清中に「抗内因子抗体」や「抗壁細胞抗体」がみられる。
- 治療としてビタミンB_{12}製剤の非経口的投与を行う。経口投与は無効である。

図4 過分葉好中球

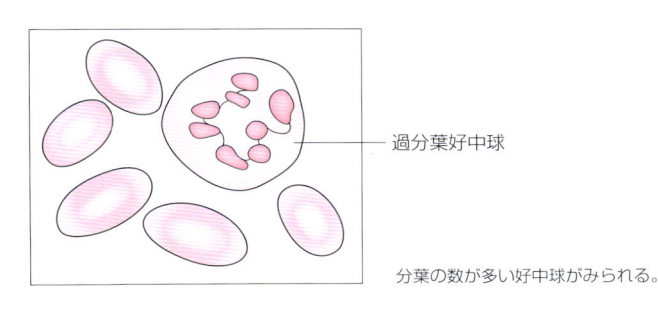

分葉の数が多い好中球がみられる。

血球の破壊亢進により貧血症をきたす疾患（溶血性貧血）

■溶血性貧血の分類（表6）
- 溶血性貧血は，先天性と後天性に大別できる。
- 先天性のヘモグロビン異常による溶血として，**鎌状赤血球症**，**サラセミア**などがある。
- 赤血球膜の先天性異常による溶血として，**遺伝性球状赤血球症**などがある。
- 赤血球酵素の先天性異常による溶血として，**G6PD異常症**などがある。
- 後天的な免疫学的機序による溶血として，各種の**自己免疫性溶血性貧血**がある。
- 機械的機序による溶血として，**赤血球破砕症候群**がある。
- その他，血管内での溶血をきたす**発作性夜間血色素尿症**がある。

表6　溶血性貧血の分類（代表的な疾患）

1. 先天性の溶血
    - 異常ヘモグロビン症・・・・・　鎌状赤血球症，サラセミア
    - 赤血球膜の異常による溶血・・　遺伝性球状赤血球症
    - 赤血球酵素の異常による溶血・　G6PD異常症

2. 後天性の溶血
    - 免疫学的機序による溶血・・・　自己免疫性溶血性貧血
    - 機械的機序による溶血・・・・　赤血球破砕症候群
    - その他・・・・・・・・・・・　発作性夜間血色素尿症

■溶血性貧血の病態（図5）
- 一般に，なんらかの原因で赤血球に異常が起こると，赤血球は脾臓で捕捉され溶血をきたす。
   （G6PD異常症，赤血球破砕症候群，発作性夜間血色素尿症では，血管内での溶血）
- 溶血の程度が強ければ貧血となる。
- 骨髄の機能は正常なので，貧血状態に対応して骨髄では赤血球産生が亢進する。
- 結果として，骨髄で赤芽球が増加し，末梢血では**網赤血球比率が増加**する。
- 溶血が起こると，赤血球内の酵素が血中に逸脱し，血清ALTおよびLDHが増加する。
- 赤血球内のヘモグロビンも血中に放出され，ヘモグロビンと結合する血清蛋白ハプトグロビンと結合する。
- このため，**血清ハプトグロビン**が減少する。
- 血清中ではヘモグロビンの代謝産物である**間接ビリルビン**が増加し，**黄疸**をきたす。
- 増加した間接ビリルビンは，さらに代謝され，ウロビリノゲンとなって尿中および便中に排泄される。
- 脾臓は過形成となり，**脾腫**をきたす。
- 血管内で溶血が起こった場合には，ヘモグロビンがそのまま尿中に排泄され，黒褐色の**ヘモグロビン尿**（血色素尿）をきたす。

図5 溶血性貧血の病態

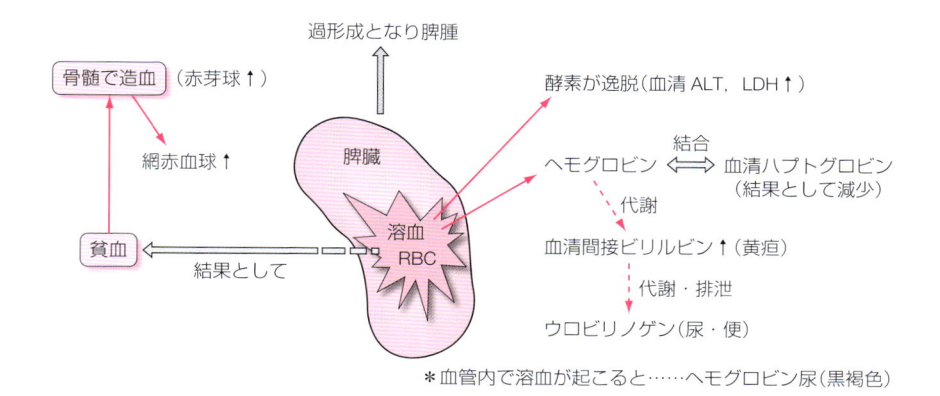

骨髄で造血（赤芽球↑）
網赤血球↑
貧血 ← 結果として
脾臓
溶血RBC
過形成となり脾腫
酵素が逸脱（血清 ALT，LDH↑）
ヘモグロビン ⇔ 血清ハプトグロビン（結果として減少）
　　結合
　代謝
血清間接ビリルビン↑（黄疸）
　代謝・排泄
ウロビリノゲン（尿・便）

＊血管内で溶血が起こると……ヘモグロビン尿（黒褐色）

■異常ヘモグロビン症

- **鎌状赤血球症**では，常染色体劣性遺伝により異常ヘモグロビン（HbS）が産生され，赤血球は鎌状の形態を示して溶血をきたす（図6）。
- **サラセミア**では，遺伝性にヘモグロビンの構造異常が起こり，標的赤血球などの赤血球形態異常を呈して溶血をきたす（図7）。

図6 鎌状赤血球

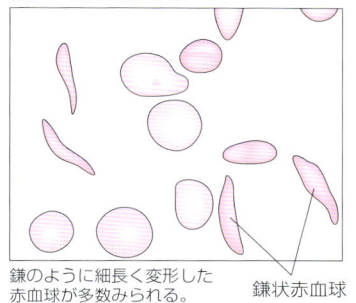

鎌のように細長く変形した赤血球が多数みられる。
鎌状赤血球

図7 標的赤血球

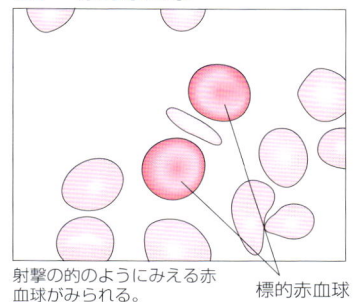

射撃の的のようにみえる赤血球がみられる。
標的赤血球

■赤血球膜の遺伝的異常による溶血

- **遺伝性球状赤血球症**では，常染色体優性または劣性遺伝により，末梢血に球状の赤血球が出現し，溶血をきたす（図8）。
- 治療として，脾臓摘出術（摘脾）が行われる。

図8 球状赤血球

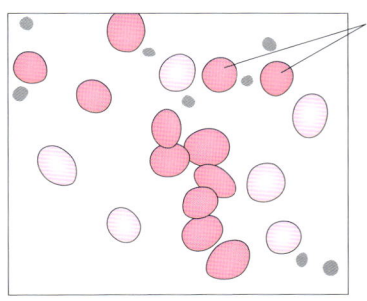

球状赤血球

イクラのように球状に変形した赤血球。中央部の凹みがないため，全体に同じ色調にみえる。

■赤血球酵素の遺伝的異常による溶血

- **G6PD（グルコース-6-リン酸脱水素酵素）異常症**では，X連鎖劣性遺伝により酵素異常が起こり，血管内溶血をきたす。
- 感染やある種の薬剤の服用後に急性の溶血発作を起こし，黒褐色の**ヘモグロビン尿**を呈する。
- 診断は赤血球酵素活性の測定による。

■免疫学的機序による溶血
- **自己免疫性溶血性貧血**では，赤血球膜に対する**自己抗体**により溶血が起こる。
- 悪性リンパ腫や膠原病を基礎疾患としてもつ場合がある。
- 診断には，溶血性貧血に共通の症候や検査所見に加え，赤血球膜に結合した自己抗体と補体成分を検出する「**直接クームス試験**陽性」が重要である。
- 副腎皮質ステロイド薬の内服治療が有効である。
- 難治例に対しては，脾臓摘出術（摘脾）が行われる。

■機械的機序による溶血
- **赤血球破砕症候群**は，微小血管を通過する際の機械的損傷により起こる。
- 血栓性血小板減少性紫斑病，溶血性尿毒症症候群，播種性血管内凝固症候群などが基礎疾患となる。
- 末梢血では，破砕された赤血球が断片化し，ヘルメット状や三日月状を呈する（図9）。
- 血管内での溶血を反映し，**ヘモグロビン尿**を呈する。
- 症例の10％程度では，心臓弁膜症や弁置換術などに伴うものがある。

■その他
- **発作性夜間血色素尿症**では，夜間に血管内溶血が起こり，**ヘモグロビン尿**を呈する。

図9 破砕赤血球

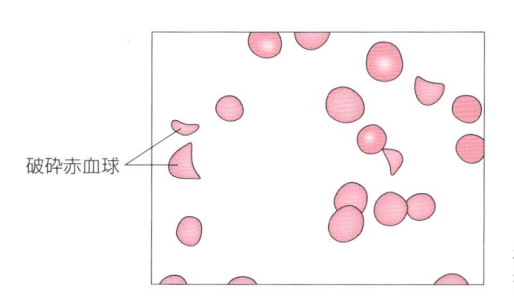

破砕赤血球

破砕され三日月状やヘルメット状になった赤血球。

血球の喪失による貧血症，その他

■出血性貧血
- 急性に起こった大量出血，または慢性的な持続性の少量出血があると貧血となる。
- 後者の多くは消化管出血によるので，原因病巣の早期発見が重要である。

■未熟児貧血
- 未熟児に認められる貧血で，エリスロポエチン分泌調整の不備，成長に伴う急激な体重増加，貯蔵鉄量の不足などが原因となる。
- 重症であれば輸血を行う。

骨髄の増殖性疾患

■赤血球増加症
- 赤血球増加症は，末梢血の赤血球数（またはHb値，Ht値）が異常に増加した状態をいう。
- 男性では赤血球数600万以上，女性では550万以上が目安となる。

- 赤血球増加症には，真性および二次性のものと，脱水などに伴う循環血漿量の減少によるみかけ上のもの（「ストレス赤血球増加症を含む」）がある（表7）。

■真性赤血球増加症
- 造血幹細胞の腫瘍性増殖により，赤血球増加症をきたした状態をいう。
- 末梢血では好中球や血小板も増加を示すことが多い。
- 治療の第一選択は瀉血*3である。

■二次性赤血球増加症
- 各種の原因による低酸素状態（高地での生活，肺疾患や先天性心疾患など）によるもの，エリスロポエチン産生腫瘍（腎細胞がんなど）によるエリスロポエチンの産生亢進によるもの，胎内での低酸素や分娩時の異常による新生児赤血球増加症がある。

■みかけ上の赤血球増加症
- 脱水や熱傷患者では循環血漿量が減少し，みかけ上の赤血球増加症がみられる。
- ストレス赤血球増加症は，中高年の男性でみられやすく，肥満や高血圧などを伴う。

用語アラカルト

*3 瀉血
瀉血とは，生体から血液を採取して廃棄することをいう。多血症など特殊な病態でのみ行われている。

表7 赤血球増加症の分類

1. 真性赤血球増加症・・・・・・赤血球量の増加
2. 二次性赤血球増加症・・・・・赤血球量の増加
   - 低酸素状態
   - エリスロポエチン産生亢進
   - 新生児赤血球増加症
3. みかけ上の赤血球増加症・・・循環血漿量の減少など
   - 脱水や熱傷
   - ストレス赤血球増加症

臨床医学総論

血液系

3 白血球系

TAP & TAP

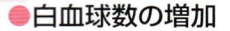

- 白血球数の増加 ⇒ 感染症，白血病，その他
- 核の左方移動，類白血病反応
  ⇒ 細菌感染症
- 好中球，好酸球，リンパ球の増加
  ⇒ 原因疾患を覚えておくとよい（表1参照）
- 好中球の減少 ⇒ 無顆粒球症，汎血球減少症（下記補足参照）
- 骨髄系細胞の増殖性疾患 ⇒ 急性・慢性骨髄性白血病，骨髄線維症，骨髄異形成症候群
- 急性骨髄性白血病の病態 ⇒ 造血幹細胞の分化停止と腫瘍性増殖
- 慢性骨髄性白血病の病態 ⇒ フィラデルフィア染色体の発現，造血幹細胞の腫瘍性増殖（分化は正常）急性転化
- リンパ増殖性疾患 ⇒ 急性リンパ性白血病，成人T細胞白血病，悪性リンパ腫，多発性骨髄腫など
- 白血病の治療 ⇒ 化学療法，造血幹細胞移植
- 悪性リンパ腫の分類 ⇒ Hodgkin（ホジキン）病と非Hodgkinリンパ腫
- 多発性骨髄腫の病態 ⇒ 形質細胞の腫瘍性増殖，M蛋白の産生，骨病変と腎病変
- 造血幹細胞移植の適応疾患
  ⇒ 再生不良性貧血，急性・慢性骨髄性白血病，急性リンパ性白血病，骨髄線維症，骨髄異形成症候群，多発性骨髄腫など

補足　汎血球減少症
- 赤血球，白血球，血小板の3系統がすべて減少した状態を汎血球減少症という。
- 原因となる疾患には，再生不良性貧血，悪性貧血，白血病，骨髄異形成症候群，骨髄線維症，多発性骨髄腫，悪性腫瘍の骨髄転移，抗がん薬や放射線による骨髄障害，肝硬変症，全身性エリテマトーデスなど重症疾患が多い。

用語アラカルト

*1　白血球分画
末梢血の白血球を検査し，好中球（桿状核球，分葉核球），好酸球，好塩基球，単球，リンパ球の比率（%）を示したものを白血球分画という。

白血球の数や種類の増減

白血球数の増加
- 白血球数の増加があれば，まず感染症の存在が疑われるが，白血病などの腫瘍性疾患や他の原因も検討するため，白血球分画[*1]を確認する必要がある。

核の左方移動と類白血病反応（図1）
- 好中球は骨髄芽球から次々に分化・成熟していき，桿状核球と分葉核球となって末梢血中に出現する。

- **核の左方移動**：感染症などで好中球の産生が亢進すると，末梢血中の桿状核球が増える。ときには後骨髄球などさらに幼若な細胞もみられる。
- **類白血病反応**：重篤な感染症で核の左方移動が極端だと，骨髄球，前骨髄球，骨髄芽球までが末梢血中に出現することがある。慢性骨髄性白血病との鑑別が必要となる。

図1　好中球の分化と核の左方移動・類白血病反応

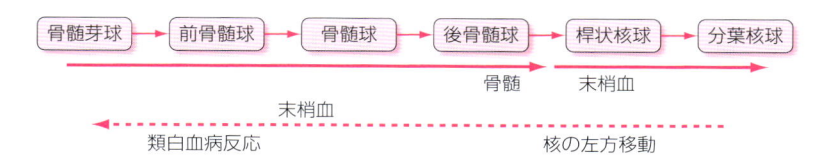

骨髄芽球 → 前骨髄球 → 骨髄球 → 後骨髄球 → 桿状核球 → 分葉核球

骨髄｜末梢血

末梢血 ← 類白血病反応　　　核の左方移動

各種白血球の増加をきたす疾患（表1）

- **好中球の増加**：細菌感染症，慢性骨髄性白血病，リウマチ様関節炎などの慢性炎症，心筋梗塞や外傷などの組織損傷，副腎皮質ステロイド薬の投与時などでみられる。
- **好酸球の増加**：気管支喘息，アトピー，アレルギー性鼻炎などのアレルギー疾患，寄生虫疾患，血管炎などでみられる。
- **リンパ球の増加**：ウイルスや細菌感染症，慢性リンパ性白血病などでみられる。

表1　各種白血球の増加をきたす疾患

1. 好中球↑：細菌感染症
   慢性骨髄性白血病
   慢性炎症（リウマチ様関節炎など）
   組織損傷（心筋梗塞，外傷など）
   副腎皮質ステロイド薬
2. 好酸球↑：アレルギー性疾患
   （気管支喘息，アトピー，アレルギー性鼻炎など）
   寄生虫疾患
   血管炎
3. リンパ球↑：ウイルス感染症（伝染性単核球症）
   細菌感染症
   慢性リンパ性白血病

伝染性単核球症

- **EBウイルス**による急性感染症である。
- 急性の発熱，咽頭痛，頸部リンパ節腫脹を呈し，肝脾腫や肝機能障害がみられる。
- 検査では，急性炎症を示す所見（赤沈促進，CRP↑）や，肝障害の所見（AST，ALT，LDHの増加）がみられる。
- 末梢血ではリンパ球の増加があり，**異型リンパ球**がみられる（図2）。
- EBウイルス抗体価が高値を示す。

図2　異型リンパ球

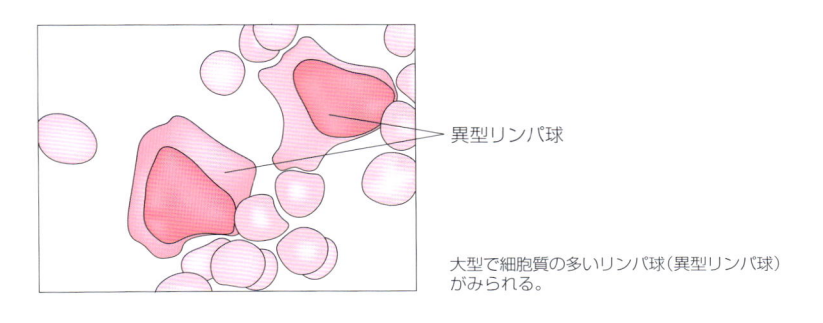

大型で細胞質の多いリンパ球（異型リンパ球）がみられる。

■各種白血球の減少をきたす疾患(表2)

●**好中球の減少**
①骨髄での産生低下に起因するものとして，再生不良性貧血，悪性貧血，抗がん薬や免疫抑制薬の投与，放射線障害などによる骨髄抑制，白血病・骨髄腫・がんの骨髄転移などによる造血機能障害がある。
②末梢血での破壊亢進に起因するものとして，肝硬変症に伴う脾機能亢進，全身性エリテマトーデスがある。
③薬剤に起因する骨髄での産生低下または末梢血での破壊亢進をきたすものとして，無顆粒球症がある。

●**リンパ球の減少**：先天性免疫不全症候群，後天性免疫不全症候群（AIDS）および全身性エリテマトーデスがある。

表2 各種白血球の減少をきたす疾患

```
1. 好中球↓
・骨髄での産生↓
        再生不良性貧血（幹細胞の異常）
        悪性貧血（DNA合成障害／無効造血）
        抗がん薬，免疫抑制薬，放射線障害（骨髄抑制）
        白血病／骨髄腫／がんの骨髄転移（異常細胞が骨髄を占拠）
・末梢血での破壊↑
        肝硬変症（脾機能の亢進・・・血球を捕捉・破壊）
        全身性エリテマトーデス（血球に対する自己抗体）
・薬剤に起因する産生↓または破壊↑
        無顆粒球症
2. リンパ球↓
・先天性免疫不全症候群
・後天性免疫不全症候群（AIDS）
・全身性エリテマトーデス（血球に対する自己抗体）
```

■無顆粒球症

●顆粒球（好中球）のみが著明に減少し，発熱などの急性感染症状をきたす疾患である。
●薬剤の服用に起因する好中球系の産生障害または薬剤に対する免疫反応の結果，好中球の減少（500/mm^{3}以下）が起こる。
●薬剤の服用後，早期に起こる場合と，服用開始の数週後に起こる場合がある。
●鎮痛解熱薬，抗甲状腺薬，抗けいれん薬など各種の薬剤が原因となる。
●治療として，原因薬剤を中止する。感染症に対して適切な抗菌薬を投与する。

骨髄の増殖性疾患

■骨髄およびリンパ増殖性疾患の分類(表3)

●造血器腫瘍の分類としては，現在，WHOの国際分類が広く用いられているが，この分類法は血液学の専門家以外には煩雑に過ぎるきらいがあるため，本書では骨髄系細胞（顆粒球・単球系）の増殖性疾患とリンパ系細胞の増殖性疾患に大別して示した。
●**骨髄の増殖性疾患**としては，急性および慢性の**骨髄性白血病**，**骨髄線維症**，**骨髄異形成症候群**がある。
●**リンパ増殖性疾患**としては，急性および慢性の**リンパ性白血病**，成人T細胞白血病があり，また，リンパ組織でリンパ系細胞が腫瘍性に増殖して腫瘤を形成する**悪性リンパ腫**と，形質細胞が腫瘍性に増殖して，血漿蛋白に異常をきたす**多発性骨髄腫**などがある。

表3 骨髄およびリンパ増殖性疾患の分類

1. 骨髄の増殖性疾患
   - 急性骨髄性白血病
   - 慢性骨髄性白血病
   - 骨髄線維症
   - 骨髄異形成症候群
2. リンパ増殖性疾患
   - 急性リンパ性白血病
   - 慢性リンパ性白血病
   - 成人T細胞白血病
   - 悪性リンパ腫
     - Hodgkin 病
     - 非Hodgkin リンパ腫
   - 血漿蛋白に異常をきたす造血器腫瘍
     - 多発性骨髄腫
     - 原発性マクログロブリン血症

■急性骨髄性白血病の病態（図3）

- 急性白血病では，遺伝子異常などなんらかの要因により，**造血幹細胞の分化がある時点で停止**する。
- 停止した段階で，血球細胞は**腫瘍性増殖**を開始し，骨髄を占拠する。
  （骨髄芽球の段階で停止すれば骨髄芽球が，前骨髄球の段階なら前骨髄球が増殖）
- このため，正常な造血能が低下し，末梢血では好中球，赤血球，血小板が減少し（「汎血球減少症」），易感染性（発熱），貧血，出血傾向をきたす。
- 骨髄で増殖した異常細胞（「白血病細胞」）は末梢血にも出現する。
- 白血病細胞は，肝，脾，リンパ節，髄膜などに浸潤し，肝脾腫，リンパ節腫脹などをきたすことがある。
- 急性骨髄性白血病では中高年での発症者が多い。
- 急性前骨髄球性白血病（前骨髄球の腫瘍性増殖をきたしたもの）では，播種性血管内凝固症候群（DIC）を起こすことが多いので注意を要する。

■急性骨髄性白血病の検査所見と治療

- 末梢血では，白血球数が増加するが，その大半は増殖した白血病細胞で占められる。
- 骨髄でも同様に白血病細胞が増加し，それ以外の幼若な骨髄系細胞や他の血球系細胞は減少する。
- 治療として，化学療法により白血病細胞の消失を図る（「**寛解導入療法**」）。
- 完全寛解*2 がみられた後も，1〜3年間は定期的に化学療法を継続する（「**寛解後療法**」）。
- 再発例や難治例では，**造血幹細胞移植**を考慮する。

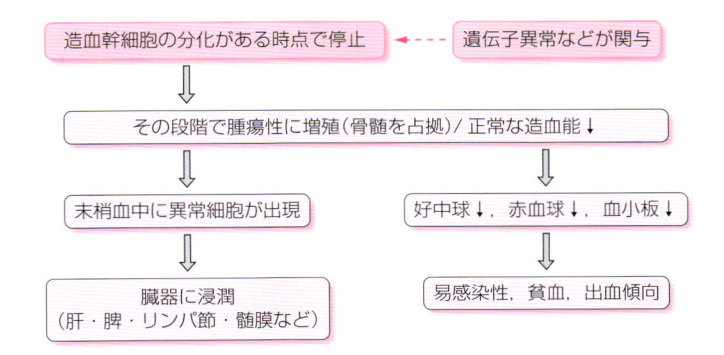

用語アラカルト

＊2　完全寛解
白血病の治療により，末梢血および骨髄で白血病細胞が消失し，かつ，白血球，赤血球，血小板数が正常化した状態を完全寛解という。

図3 急性骨髄性白血病の病態

造血幹細胞の分化がある時点で停止 ◀---- 遺伝子異常などが関与
⇩
その段階で腫瘍性に増殖（骨髄を占拠）/ 正常な造血能↓
⇩　　　　　　　　　　　　　　⇩
末梢血中に異常細胞が出現　　　好中球↓，赤血球↓，血小板↓
⇩　　　　　　　　　　　　　　⇩
臓器に浸潤　　　　　　　　　　易感染性，貧血，出血傾向
（肝・脾・リンパ節・髄膜など）

臨床医学総論

■慢性骨髄性白血病の病態（図4）
- 慢性骨髄性白血病は，造血幹細胞に染色体異常（「**フィラデルフィア染色体**」）が発現することで発症する。
- 染色体異常の本態は，第9番と第22番染色体の長腕間相互転座である（図5）。
- 染色体異常の結果，**造血幹細胞の増殖が異常に亢進**する。**分化は正常**である。
- 造血幹細胞の異常な増殖に伴い，骨髄では各段階の顆粒球系幼若細胞から成熟細胞が増加して，末梢血に出現してくる。
- 末梢血中の幼若細胞は，肝，脾に浸潤して増殖し，**肝脾腫**をきたす。
- 発症後，数年で血球分化にも異常をきたし，急性白血病と同様に骨髄芽球などの幼若型細胞の異常な増殖を示す（「**急性転化**」）。

■慢性骨髄性白血病の症候，検査所見と治療
- 慢性骨髄性白血病は成人，特に高齢者に多い。
- 悪性腫瘍の全身症状（全身倦怠感，体重減少，発熱など）がみられる。
- 肝脾腫をきたし，脾腫に伴う腹部膨満感を訴えることがある。
- 末梢血では，白血球数が著増し，骨髄芽球から以下の各段階の幼若細胞が出現する。
- 末梢血で好塩基球や血小板の増加をみることがある。
- 骨髄でも同様に骨髄芽球から以下の各段階の幼若細胞が増加する。
- 染色体検査では，症例の95％でフィラデルフィア染色体が確認できる。
- 好中球アルカリホスファターゼ（NAP：neutrophil alkaline phosphatase）スコアが低下する。
- 治療としては，メシル酸イマチニブの内服が有効であるが，必要に応じて**造血幹細胞移植**を考慮する。

図4　慢性骨髄性白血病の病態

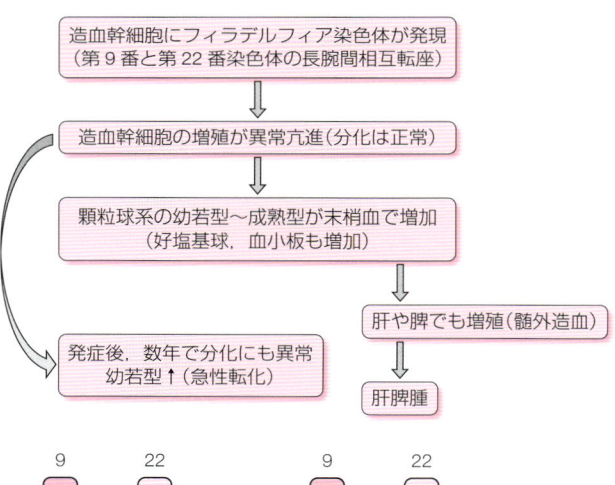

図5　フィラデルフィア染色体

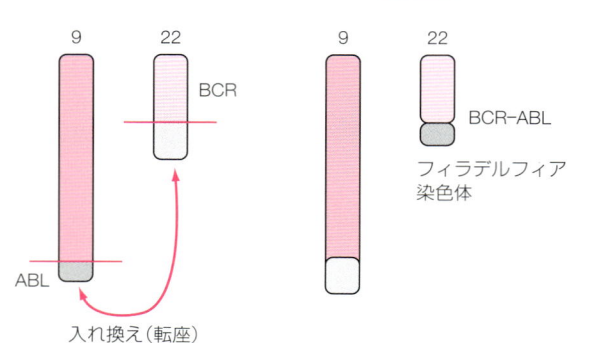

■骨髄線維症

- 造血幹細胞の異常に伴う骨髄増殖性疾患に分類される。
- なんらかの原因により骨髄で**線維組織の増殖**が起こり，骨髄が線維化する。
- このため，骨髄穿刺を行っても骨髄液の吸引ができないことがある（dry tap）。この場合，骨髄の検査として骨髄生検を行う。
- 正常な造血機能が障害され，末梢血では貧血，白血球の増加または減少，血小板の増加または減少など，さまざまな所見がみられる。
- 末梢血では涙滴赤血球がみられる（図6）。
- 肝，脾での造血がみられ（「髄外造血」），**肝脾腫**をきたす。
- 全身倦怠感を自覚する以外に無症状なことが多いが，貧血や白血球減少，血小板減少の程度に応じて各種の症候が出現する。
- 重症例では**造血幹細胞移植**も考慮する。

図6 涙滴赤血球

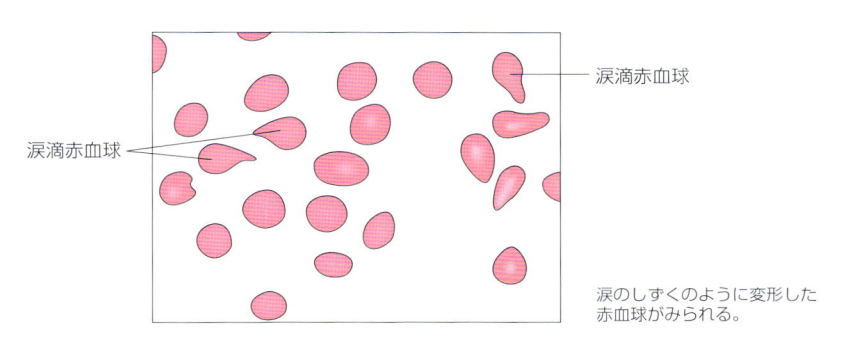

涙滴赤血球
涙滴赤血球

涙のしずくのように変形した赤血球がみられる。

■骨髄異形成症候群（「赤血球系」，614ページ参照）

リンパ増殖性疾患

■急性リンパ性白血病の病態

- 遺伝子異常などなんらかの要因により，Bリンパ球またはTリンパ球の分化の過程で**リンパ芽球の腫瘍性増殖**が起こり，これらの白血病細胞が骨髄を占拠する。
- このため，正常な造血能が低下し，末梢血では好中球，赤血球，血小板が減少し（汎血球減少症），易感染性（発熱），貧血，出血傾向をきたす。
- 骨髄で増殖した白血病細胞は末梢血にも出現する。
- 白血病細胞は，肝，脾，リンパ節，髄膜などに浸潤し，**肝脾腫**，リンパ節腫脹などをきたすことがある。
- 急性リンパ性白血病は，成人だけでなく小児にも多い。

■急性リンパ性白血病の検査所見と治療

- 末梢血では，白血球数が増加するが，その大半は増殖した白血病細胞で占められる。
- 骨髄でも同様に白血病細胞が増加し，それ以外の幼若な細胞や他の血球系細胞は減少する。
- 治療として，化学療法により白血病細胞の消失を図る（「寛解導入療法」）。
- 完全寛解がみられた後も，1～3年間は定期的に化学療法を継続する（「寛解後療法」）。
- 再発例では**造血幹細胞移植**の適応である。

▰慢性リンパ性白血病
- 慢性リンパ性白血病では，成熟リンパ球（主としてBリンパ球）の腫瘍性増殖がみられる。
- 末梢血では白血球数の増加とリンパ球の増加，骨髄ではリンパ球の増加がみられる。
- リンパ節腫脹や肝脾腫をきたすことがある。
- この疾患はわが国ではまれである。
- 無治療での経過観察または化学療法を実施する。

▰成人T細胞白血病
- **ヒトT細胞白血病ウイルス**（HTLV-1：Human T-cell leukemia virus type I）感染により，**Tリンパ球が腫瘍性に増殖**する。
- わが国では沖縄，九州の出身者に多く，主として高齢者に発症する。
- ウイルスキャリアからの母乳を介した母子感染，精子を介した夫婦間感染，輸血などの血液を介した感染が考えられている。
- リンパ節腫脹や**肝脾腫**，高カルシウム血症などを呈する。
- 末梢血では特徴的な核型を示す感染Tリンパ球が増加する。
- 治療として化学療法を行うが，予後は不良である。

▰悪性リンパ腫の定義と病態
- 悪性リンパ腫は，広い意味では「リンパ系細胞の腫瘍性増殖をきたす疾患」と定義される。これには急性および慢性リンパ性白血病，成人T細胞白血病も含まれる。
- この項では，狭い意味での悪性リンパ腫として，**リンパ系細胞がリンパ組織で腫瘍性に増殖**して腫瘤を形成する場合について説明する。
- 悪性リンパ腫は，Hodgkin病と非Hodgkinリンパ腫に分けられる。
 （腫瘍細胞の組織型により，さらに詳しく分類されるが，ここでは省略する）
- Hodgkin病の原因は不明である。
- 非Hodgkinリンパ腫では，さまざまな遺伝子異常，ウイルス感染，免疫不全などが原因として確認されている。
- ウイルス感染によるものとしては，バーキット肉腫（EBウイルス感染），成人T細胞白血病（ヒトT細胞白血病ウイルス）があげられる。

▰悪性リンパ腫の症候，診断と治療
- 全身倦怠感・体重減少・発熱など，悪性腫瘍の全身症候を呈する。
- Hodgkin病でみられる特有の熱型（波状熱）は，「**ペル・エプスタイン熱**」として知られている（図7）。
- 一般に，**表在リンパ節の腫脹**がみられる。
- 腫瘤による圧迫症状（気管支の圧迫，神経の圧迫など）を伴うことがある。
- リンパ節生検による組織学的診断が必要である。
- 治療として化学療法や放射線療法が行われるが，予後は個々の病型によりさまざまである。

図7 波状熱

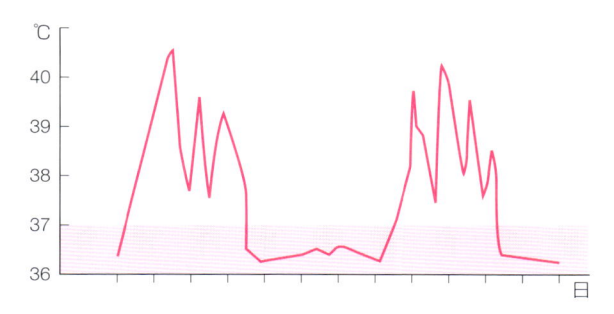

■血漿蛋白に異常をきたす造血器腫瘍
- **形質細胞が腫瘍性に増殖**し血漿蛋白に異常をきたす疾患として，多発性骨髄腫と原発性マクログロブリン血症がある。
- 腫瘍性に増殖した形質細胞は，単クローン性蛋白（**M蛋白**）と称される単一の免疫グロブリンを産生し，血清の電気泳動で特徴的な所見（Mピーク）を示す。
- 血清の電気泳動における，正常，多クローン性の免疫グロブリン産生，単クローン性の免疫グロブリン産生の所見を示す（図8a, b, c）。

図8 血清の電気泳動

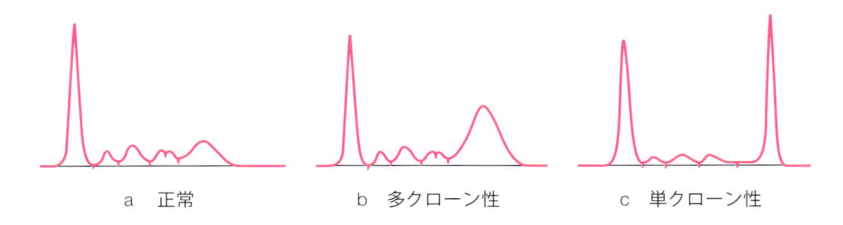

a 正常　　　b 多クローン性　　　c 単クローン性

■多発性骨髄腫の病態
- 多発性骨髄腫では，骨髄において形質細胞が腫瘍性に増殖する。
- 骨髄での形質細胞の増殖に伴い，骨の融解や骨折が起こる。
- 骨の融解は，単純X線検査で「**打ち抜き像**」としてみられる。
- 脊椎の圧迫骨折や四肢長管骨の病的骨折[*3]もみられる。
- 正常な造血が阻害され，末梢血では貧血，白血球減少，血小板減少（「汎血球減少症」）をきたす。
- 末梢血では**赤血球の連銭形成**がよくみられる（図9）。
- 血清の電気泳動で，主としてIgGまたはIgAからなるM蛋白がみられる（図8c）。
- 正常な免疫グロブリンの産生が阻害され，易感染性を生じる。
- M蛋白の一部であるL鎖（**ベンスジョーンズ蛋白**）が，腎から排泄されて蛋白尿を呈する。
- ベンスジョーンズ蛋白が腎に沈着することで腎障害をきたす。

用語アラカルト

*3 病的骨折
骨粗鬆症や悪性腫瘍の骨転移などがもととなり，軽微な外力で骨折が起こる状態を病的骨折という。

図9 赤血球の連銭形成

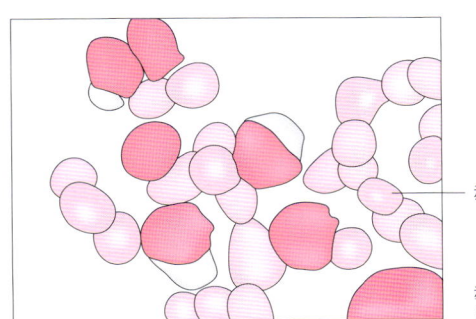

赤血球の連銭形成

赤血球が数個ずつ数珠つなぎになった状態（連銭形成）が多数みられる。

臨床医学総論

■多発性骨髄腫の症候と治療
- 多発性骨髄腫は高齢者に多い。
- 全身倦怠感・体重減少・発熱など，悪性腫瘍の全身症候を呈する。
- 腰背部痛で発症することが多い。
- 汎血球減少症に伴い，動悸や息切れ，易感染性，出血傾向などがみられる。
- 腎障害をきたしやすく，腎不全となることもある。
- 免疫グロブリンの増加により，**過粘稠度症候群**[*4]をきたす。
- 治療として化学療法を行うが，予後は不良である。**造血幹細胞移植**も考慮する。

■原発性マクログロブリン血症
- 原発性マクログロブリン血症では，骨髄およびリンパ組織において形質細胞が腫瘍性に増殖する
- 腫瘍性に増殖した形質細胞が，IgM型のM蛋白を産生する。
- 中高年者に多い。
- 全身倦怠感のほかは無症候なことが多い。
- 汎血球減少症があれば，動悸や息切れ，易感染性，出血傾向などがみられる。
- M蛋白血症に伴い，**過粘稠度症候群**をきたしやすい。
- 肝脾腫をきたす。
- 治療は多発性骨髄腫と同様である。

用語アラカルト

＊4 過粘稠度症候群（かねんちょうど）
M蛋白血症や真性多血症などにより血液粘稠度が増加した場合，全身諸臓器での循環障害が生じ，意識障害，網膜出血，息切れなど各種の症候が出現することがあり，過粘稠度症候群という。

4 血液系 出血性素因

TAP & TAP

- **止血の機序** ⇒ 一次止血と二次止血
- **血小板血栓** ⇒ 血小板と,von Willebrand因子（フォン ヴィレブランド）
- **フィブリン血栓** ⇒ 各種の凝固因子, 外因系と内因系血液凝固
- **線維素溶解（線溶）** ⇒ プラスミノゲン・アクチベータとプラスミン
- **凝固の抑制機構** ⇒ アンチトロンビンIII, プロテインCその他
- **血液凝固を阻害する薬剤**
  ⇒ 抗血小板薬, 抗凝固薬, 血栓溶解薬
- **血液凝固系の検査** ⇒ 出血時間, プロトロンビン時間（PT）, 活性化部分トロンボプラスチン時間（APTT）
- **出血性素因（出血傾向）**
  ⇒ 皮膚の点状出血・紫斑, 歯肉出血, 鼻出血など
- **血小板減少による出血傾向**
  ⇒ 骨髄障害（産生低下）, 特発性血小板減少性紫斑病, 薬剤性血小板減少症, ヘパリン起因性血小板減少症（破壊亢進）, 播種性血管内凝固, 血栓性血小板減少性紫斑病（消費亢進）
- **凝固因子の異常による出血傾向**
  ⇒ 肝機能障害, ビタミンK欠乏症（産生低下）, 血友病A, 血友病B, von Willebrand病（機能低下）
- **血管炎による出血傾向**
  ⇒ 血管性紫斑病（ヘノッホ・シェーンライン病）

止血の機序

止血と線維素溶解

- なんらかの要因により血管壁に傷害が生じると, 血管内皮の損傷から, ときとして外界への出血という事態が起こる。生体はこれに対応して, 損傷部位への血小板血栓を形成し（「**一次止血**」）, さらに, 凝固系を介したフィブリン血栓を形成する（「**二次止血**」）。その後, プラスミンが生成され, 血栓の溶解・除去が行われる（線維素溶解：**線溶**）。

一次止血（**血小板血栓：図1**）

- 血管内皮細胞に損傷が起きると, その部位に血小板が粘着する。この粘着には, 組織内の**von Willebrand因子**（VWF）が必要である。
- 粘着した血小板には, さらに多くの血小板が接着して塊状となり, 血小板の凝集が起こる（「**血小板血栓**」）。この凝集においても血小板由来のVWFが必要である。
- したがって, VWFに質的・量的異常があると, 一次止血が障害される。

図1 一次止血

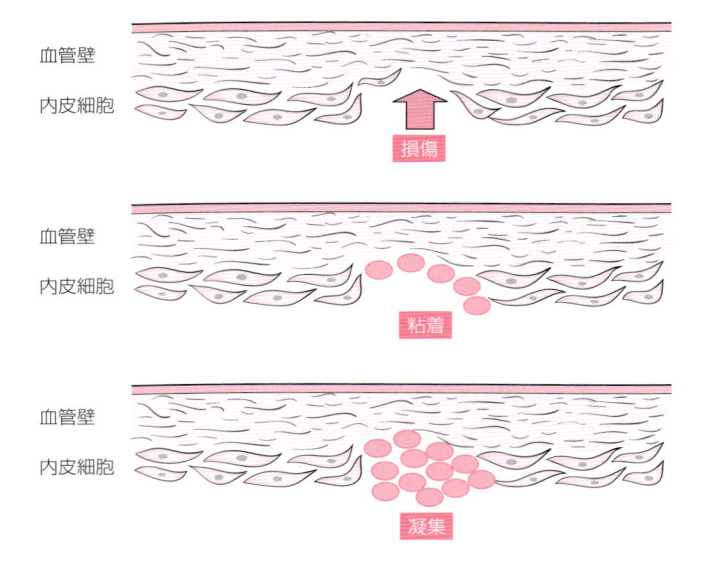

■二次止血（フィブリン血栓：図2）

- 血小板血栓が形成されると，損傷局所では凝固因子XIIが活性化され（XIIa），凝固因子XIを活性化（XIa），このような形で次々と各種の凝固因子が活性化され，プロトロンビンから**トロンビン**が，さらにフィブリノゲンから**フィブリン**が形成され，フィブリン網が形成される。
- 形成されたフィブリンは，活性化XIIIにより安定化フィブリンとなる。
- このようにして，血小板血栓の上に，さらに赤血球なども巻き込み，安定したフィブリン網で覆われた**フィブリン血栓**が形成される。
- 一方，損傷部位の組織からは組織因子が放出され，凝固因子VIIを活性化し，凝固因子Xの活性化を促進して，その後のフィブリン形成を促す経路も重要である。
- 凝固因子XIIの活性化からXの活性化に至る経路を「**内因性血液凝固**」，組織因子による経路を「**外因性血液凝固**」といい，凝固因子Xの活性化以降の経路を「共通経路」という。

図2 二次止血

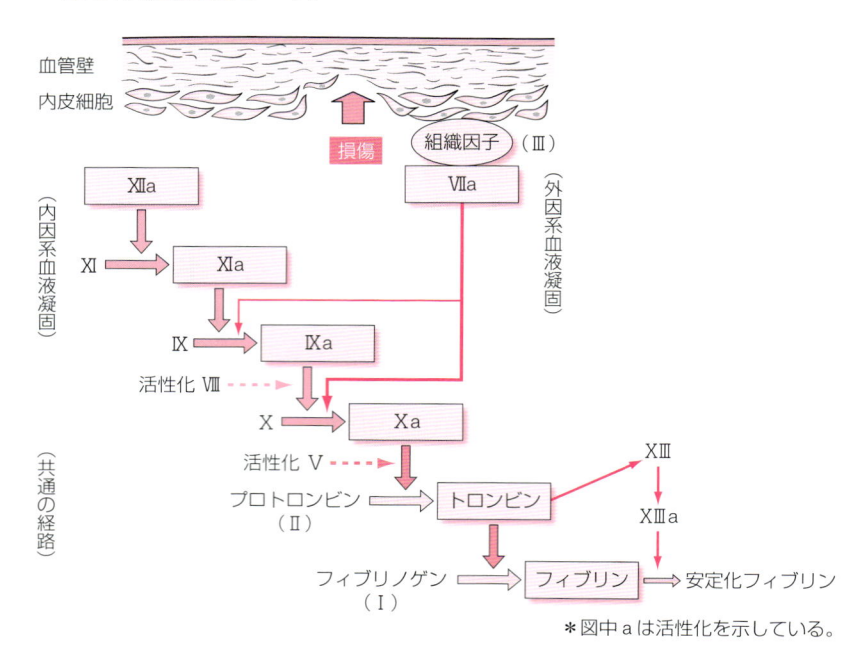

＊図中aは活性化を示している。

■線維素溶解（線溶：図3）

- 線溶は，血管内に生じたフィブリン血栓を溶解・除去する機構である。
- フィブリン血栓内に取り込まれた組織プラスミノゲン・アクチベータは，プラスミノゲンのプラスミンへの転換を促進する。
- **プラスミン**は安定化フィブリンを溶解し，血栓が除去される。

図3　線溶

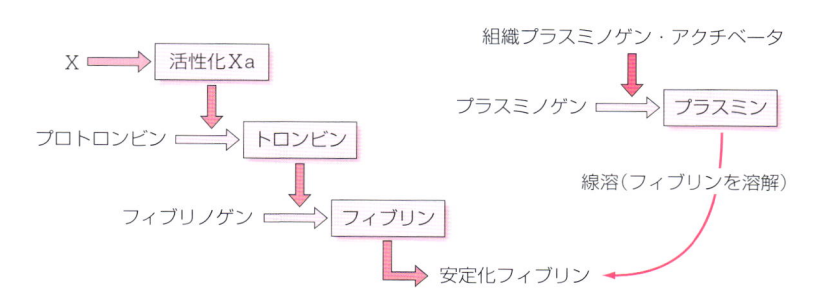

■凝固の制御機構（図4）

- 凝固の制御機構としては，アンチトロンビンⅢ，組織因子系インヒビターおよびプロテインC／トロンボモジュリンの系が重要である。
- アンチトロンビンⅢは凝固因子の活性化Ⅸ，活性化Ⅹ，トロンビンを抑制する。
- 組織因子系インヒビターは，凝固因子の活性化Ⅹを抑制する。
- トロンビンがトロンボモジュリンと結合するとプロテインCを活性化し，凝固因子の活性化Ⅷおよび活性化Ⅴを抑制する

図4　凝固の制御

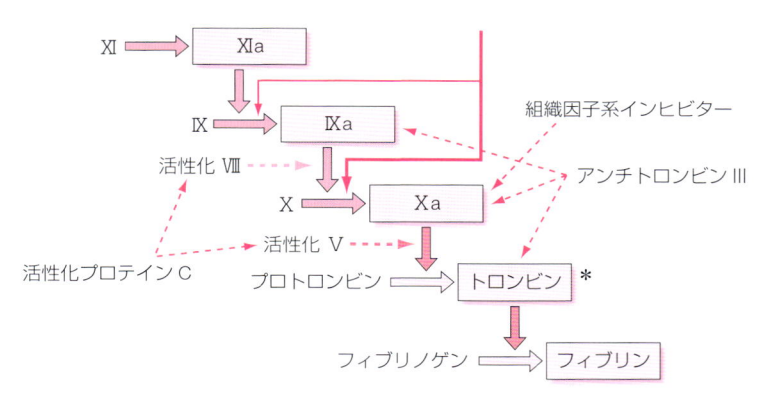

＊トロンボモジュリンがトロンビンと結合すると，プロテインCを活性化することで，凝固の制御作用を表す。

■血液凝固因子の産生

- ほとんどの凝固因子は肝臓で産生されるが，特に凝固因子-Ⅱ（プロトロンビン），Ⅶ，Ⅸ，Ⅹの産生には，**ビタミンK**の存在が必要である。

■血液凝固を阻害する薬剤（表1）

- 血液凝固を阻害（または血栓溶解を促進する）薬剤として，抗血小板薬，抗凝固薬，血栓溶解薬がある。
- **抗血小板薬**（アスピリンなど）は，血小板の凝集を阻害することで作用を表す。
- **抗凝固薬**（ワルファリン）は，ビタミンKを介する肝での凝固因子産生を阻害することで抗凝固作用を表す（634ページ補足参照）。
- ヘパリンは抗凝固作用をもつアンチトロンビンⅢを活性化することで作用を表す。

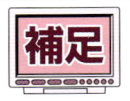

補足　ワルファリンと納豆などの食品
●納豆，クロレラ，青汁にはビタミンKが多く含まれているので，ワルファリンの抗凝固作用を抑制する可能性がある。したがって，ワルファリン服用者はこれらの食品を避ける必要がある。

●**血栓溶解薬**（組織プラスミノゲン・アクチベータ）は，線溶を促進して血栓を溶解する。

表1　血液凝固を阻害する薬剤

1. 抗血小板薬・・・アスピリンなど（血小板凝集を阻害）
2. 抗凝固薬・・・　ワルファリン（ビタミンKを介する凝固因子産生を阻害）
　　　　　　　　　ヘパリン（アンチトロンビンIIIを活性化）
3. 血栓溶解薬・・・組織プラスミノゲン・アクチベータ（線溶を促進）

■血液凝固系の代表的検査
●出血時間：血小板の減少あるいは機能障害があると延長する。
●**プロトロンビン時間**（PT：prothrombin time）：外因系血液凝固経路の障害時に延長する。
●**活性化部分トロンボプラスチン時間**（APTT：activated partial thromboplastin time）：内因系血液凝固経路の障害時に延長する。
●PTとAPTTの両者が延長する場合は，共通経路の障害を考える。

▌出血性素因（出血傾向）をきたす疾患

■出血性素因（出血傾向）をきたす疾患の分類（表2）
●出血性素因（出血傾向）とは，打撲などの原因がなくても自然に出血が起こり，止まりにくくなる状態を指し，皮膚の点状出血や紫斑，歯肉や鼻出血などで気づかれる。
●血小板減少によるもののうち**骨髄での産生障害**は，造血幹細胞あるいはその分化過程の障害，各種の骨髄占拠性疾患，放射線照射や抗がん薬など多様な疾患・状態で起こる。
●末梢血での血小板の破壊は，**特発性血小板減少性紫斑病**，薬剤性血小板減少症，ヘパリン起因性血小板減少症などで起こる。
●消費亢進による血小板の減少は，**播種性血管内凝固，血栓性血小板減少性紫斑病**などで起こる。
●凝固因子の異常による場合のうち，肝での凝固因子産生低下をきたすのは各種の肝機能障害，ビタミンK欠乏症などである。
●凝固因子の活性低下などによるのは，**血友病A，血友病B，von Willebrand病**である。
●血管炎やその他の要因によるものとして，血管性紫斑病，新生児出血傾向がある。

表2 出血性素因（出血傾向）をきたす疾患の分類

1. 血小板減少によるもの
   - 産生の低下・・・　各種の原因による骨髄障害
   - 破壊の亢進・・・　特発性血小板減少性紫斑病
   　　　　　　　　　薬剤性血小板減少症
   　　　　　　　　　ヘパリン起因性血小板減少症
   - 消費の亢進・・・　播種性血管内凝固
   　　　　　　　　　血栓性血小板減少性紫斑病
2. 凝固因子の異常によるもの
   - 産生の低下・・・　肝機能障害による産生低下
   　　　　　　　　　ビタミンK欠乏症
   - 機能の低下・・・　血友病A，血友病B
   　　　　　　　　　von Willebrand病
3. 血管炎その他の要因によるもの
   　　　　　　　・・・　血管性紫斑病（ヘノッホ・シェーンライン病）
   　　　　　　　　　新生児出血傾向

血小板の減少により出血性素因（出血傾向）をきたす疾患

特発性血小板減少性紫斑病
- 自己の血小板に対する抗体（**自己抗体**）が血小板と結合し，脾臓で破壊されることで血小板減少が生じる。
- 特発性という言葉は，本来，原因となる背景因子がみつからないという意味で使用されるので，本症では必ずしも適切ではない。
- 成人女性に多く，慢性の経過をとる。
- 小児では6カ月以内に治癒する急性型もある。
- 歯肉出血，鼻出血，皮膚の点状出血や紫斑を呈し，血小板数の減少が著明であれば，血尿や消化管出血をきたすこともある。
- 検査では血小板の減少と，それに伴う出血時間の延長を認める。
- 約50％の症例で血小板に対する自己抗体を認める。
- 治療として**副腎皮質ステロイド薬**が用いられる。
- 難治例では脾臓摘出術（摘脾）が行われる。

薬剤性血小板減少症
- 薬剤性血小板減少症は，抗がん薬などによる骨髄障害に伴うものと（表中では省略），他の薬剤に起因する免疫学的機序によるものに分けられる。
- 後者では，薬剤の服用開始後，比較的早期に症候が出現する場合と数週〜数カ月後に症候が出現する場合がある。
- 原因薬剤の中止により回復する。

ヘパリン起因性血小板減少症
- ヘパリンの使用に起因して，まれではあるが血小板の減少や急性の血栓塞栓症を呈することがあり，ヘパリン起因性血小板減少症と称する。タイプⅠとタイプⅡがある。
- タイプⅠでは，ヘパリンの血小板凝集作用により，ヘパリン開始の1〜2日後に軽度の血小板減少をきたすが，自然に回復する。
- タイプⅡでは，ヘパリンと血小板の複合体に対する抗体（ヘパリン依存性自己抗体）が産生され，血小板の活性化などを通じて血液凝固が賦活され，血栓塞栓症を起こす。
- また，凝固亢進による血小板の消費や，血小板が脾臓などで捕捉，破壊されることで血小板が減少する。
- タイプⅡでは，血栓塞栓症として，深部静脈閉塞，肺梗塞，四肢の動脈血

栓，脳梗塞，心筋梗塞などを生じうるので，注意を要する。
- ヘパリン使用歴がある場合，血栓塞栓症はヘパリン開始後24時間以内に起こる。
- 初回使用であれば，血栓塞栓症はヘパリン開始後5〜14日程度で起こる。
- 予防としては，ヘパリン開始後の頻回の血小板数測定が有用である（下記**補足**参照）。
- 治療としては，ヘパリンの中止とともに，トロンビン抑制薬の投与により凝固の抑制をはかる。

補足　ヘパリン起因性血小板減少症と人工透析
- ヘパリン起因性血小板減少症は，頻度は少ないものの，人工透析の導入期に生じうることが知られているので，人工透析の現場では注意を要する。

■播種性血管内凝固（DIC）の病態（図5）
- 播種性血管内凝固（DIC：Disseminated Intravascular Coagulation）は，敗血症などの**重症感染症**，**悪性腫瘍**，**外傷**，**熱傷**，**産科疾患**など，さまざまな基礎疾患をもつ患者に発症する。
- これらの基礎疾患の存在下に，なんらかの原因で組織因子が賦活され血管内に流入する。
- これに伴い，全身的に外因性凝固系が賦活され，**広汎な血管内凝固亢進**が起こる。
- この結果，全身の微小血管に血栓が生じる（「全身性の微小血栓」）。
- 血栓により局所の循環障害が生じ，多臓器障害に発展する。
- 一方，凝固亢進に伴い，血小板や凝固因子が消費され，また**二次的な線溶亢進**が起こるため，出血傾向が生じる。

図5　播種性血管内凝固の病態

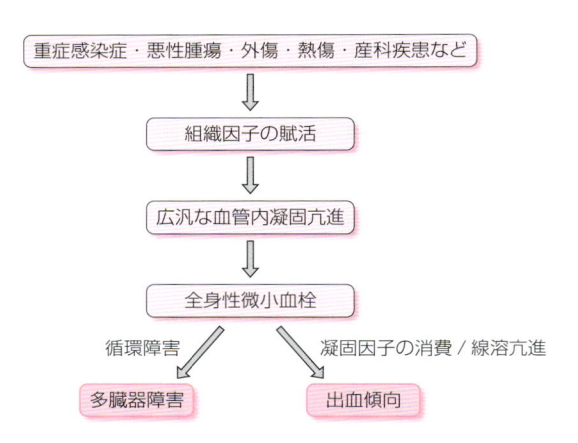

```
重症感染症・悪性腫瘍・外傷・熱傷・産科疾患など
               ↓
          組織因子の賦活
               ↓
        広汎な血管内凝固亢進
               ↓
          全身性微小血栓
         ↙循環障害  凝固因子の消費/線溶亢進↘
      多臓器障害              出血傾向
```

■播種性血管内凝固（DIC）の症候，検査，治療
- 血栓は各臓器に起こり，障害部位により深部静脈血栓，脳梗塞，心筋梗塞，肺梗塞，腎梗塞など，さまざまな症候を呈する。
- 出血傾向として紫斑や鼻出血などがみられ，出血傾向が強ければ，血尿，消化管出血や頭蓋内出血などが起こりうる。
- 末梢血では**血小板の減少**と，それに伴う出血時間の延長を認める（凝固亢進による消費）。
- 血漿フィブリノゲンが低値を示す（「凝固亢進による消費」）。
- 線溶に伴うフィブリンの分解を反映し，**フィブリン分解産物（FDP**：fibrin

degradation product）が高値を示す。
- 治療の第一は基礎疾患の治療である。
- 病態に応じて，抗凝固療法や抗線溶療法，凍結血漿や血小板輸血などの補充療法を行う。

◾血栓性血小板減少性紫斑病
- von Willebrand因子（VWF）切断酵素の活性低下（欠損）により，過剰な血小板凝集が起こり，全身の小血管に血小板血栓が生じる（下記**補足**参照）。
- 先天性の遺伝子異常または後天性の自己抗体の出現が要因となる。
- 血栓形成により血小板が減少し，出血傾向をきたす。
- 血栓により臓器の循環障害が起こり，神経症状や腎機能障害をきたす。
- 血栓により狭窄・閉塞した血管を通過する際，赤血球に機械的損傷が起こり，溶血（「**赤血球破砕症候群**」）をきたす。
- 発熱や全身倦怠感などを伴う。
- 治療として，新鮮凍結血漿の投与や血漿交換療法を行う。

> **補足** von Willebrand因子（VWF）切断酵素
> - VWFは血小板の粘着や凝集に関与する。
> - 血管内皮細胞などから放出されて間もないVWFは，超巨大分子構造をもっており，血小板凝集作用も強い。通常はこれにVWF切断酵素が作用して普通サイズのVWFとなるが，この酵素の活性が低下すると，分子量の大きなVWFが増加し血小板血栓をきたす。

凝固因子の異常により出血性素因（出血傾向）をきたす疾患

◾血友病A，血友病B
- 血友病は，**X連鎖劣性遺伝**により先天性の凝固障害をきたす疾患である。
- 血友病Aでは**凝固因子Ⅷ**，血友病Bでは**凝固因子Ⅸ**の活性低下がみられる。
- 凝固障害のため，紫斑，皮下血腫，筋肉内血腫などが生じる。
- 関節内出血（足，膝関節など）により，血友病性関節症[*1]もきたしうる。
- 内因系血液凝固経路の障害なので，APTTの延長がみられる（PTは正常）。
- 治療としては，それぞれ必要な凝固因子製剤の静脈内投与を行う。
- 以前は，B型肝炎ウイルス，C型肝炎ウイルス，エイズウイルスで汚染された血液製剤の使用が問題になったが，現在は事前のチェック体制が確立されている。
- 血液製剤の頻回の使用により，血液中に抗体が出現する場合があり，治療上の問題点となっている。

> **用語アラカルト**
> [*1] **血友病性関節症**
> 血友病に伴う関節内出血を繰り返すと，関節の変形および機能障害をきたすことがあり，血友病性関節症と称される。

◾von Willebrand病
- von Willebrand病（VWD）は，主として常染色体優性遺伝によりvon Willebrand因子（VWF）の量的または質的異常をきたす先天性の疾患である。
- VWFは骨髄巨核球および血管内皮細胞で産生され，血小板の粘着および凝集（血小板血栓の形成）に必要であるため，その異常により**一次止血の障害**（出血傾向）をきたす。
- さらに，VWFは凝固因子Ⅷと複合体を形成することでフィブリン血栓の形成にも関与しており，その異常により**二次止血の障害**もきたす。
- 検査では出血時間の延長を示す。
- 凝固因子Ⅷの不足により，APTTの延長がみられる（PTは正常）。
- 治療としては，FWF／凝固因子Ⅷ製剤による補充療法を行う。

◾肝機能障害
- 凝固因子のほとんどが肝臓で合成されるため，重篤な肝障害では凝固障害が起こる。
- 肝硬変症では門脈圧亢進に伴う脾機能亢進により，血小板のみならず，赤血球や白血球も破壊されて汎血球減少症が起こり，出血傾向，貧血，易感染性が生じる。

◾ビタミンK欠乏症
- ビタミンKは肝臓における凝固因子Ⅱ，Ⅶ，Ⅸ，Ⅹの産生に必須の物質であり，その不足により凝固障害（出血傾向）を呈する。
- 肝・胆道系疾患，長期間の抗生物質投与などがある。
- 治療として，ビタミンK製剤の内服または静注が行われる。

血管炎その他の要因により出血性素因（出血傾向）をきたす疾患

◾血管性紫斑病（ヘノッホ・シェーンライン病）
- 血管性紫斑病では，アレルギー性血管炎による血管壁の脆弱性により，急性に起こる四肢・背部の紫斑（出血傾向）をきたす。
- 主として小児や老年者にみられ，上気道感染が先行することが多い。
- 足・膝関節の多発関節痛や，腹痛・血便などの消化器症状がみられる。
- 凝固系検査では異常を認めない。
- 予後は良好で，数週で自然に軽快する。

◾新生児出血傾向
- 新生児期にみられる出血性疾患を総称する。
- 原因は血小板減少，凝固因子欠乏など多岐にわたる。

1 麻酔科学
麻酔

TAP & TAP

- 麻酔とは ⇒ 患者と外科系医師へのサービス
- 患者に対して ⇒ ・手術から命を守る
  ・身体的，精神的苦痛を取り除く
- 外科系医師に対して ⇒ 手術しやすい状態と環境をつくる
- 麻酔科医 ⇒ 患者と外科系医師への専門的麻酔医療の実践医師

全身麻酔

- 手術麻酔は，**全身麻酔**と**局所麻酔**の2つに大別される。
- これらは，そのほとんどが手術室にて行われる。
- いずれも麻酔薬なしには麻酔をかけることができない。
- 全身麻酔の4要素は，①意識をとる（Amnesia），②痛みをとる（analgesia），③筋の緊張をとる：十分な筋弛緩（muscle relaxation），④有害反射をとる（prevention of reflex）である。
- 全身麻酔の3要素説，①鎮痛，②鎮静，③筋弛緩もあり。
- バランス麻酔（静脈麻酔薬，筋弛緩薬，吸入麻酔薬，局所麻酔薬，麻薬などを組み合わせた方法）が一般的。
- 全身麻酔がかかると患者は意識がなくなる。
- 全身麻酔がかかると呼吸も抑制されるため，全身麻酔器を装着する。
- 全身麻酔では深い鎮静により強い外科刺激に耐えられる。
- 全身麻酔では一種の仮死状態となる。
- 心臓手術においては心臓まで止めてしまい，体温も20℃以下にすることもある。
- 呼吸，脈拍，血圧，尿量，輸液，意識，各臓器血流にいたるまで，薬と麻酔技術によってすべてコントロールされる。
- これは，手術終了と同時にもとの意識，呼吸，脈拍，血圧に戻される。

麻酔薬

- 全身麻酔に使用される薬剤とその特徴を以下に示す。

吸入麻酔薬

①亜酸化窒素（nitrous oxide）（商品名：笑気）

- 最も頻繁に使用される無機化合物の吸入麻酔薬。
- 麻酔作用も鎮痛作用も弱く，筋弛緩作用もない。
- 吸入麻酔薬（後述）の補助薬（carrier gas）として有用性が高い。
- 麻酔導入と覚醒は最速。麻酔作用は大変弱い。
- 必ず酸素とともに使用し，酸素欠乏に注意する。
- 体に閉鎖腔がある場合にはその閉鎖腔を拡大させる恐れがある。
- 閉鎖腔（気胸，腸閉塞，気脳症，耳管閉塞，鼓室形成術など）に注意が必要。
- 眼内ガス使用の手術およびその後には使用できない。

ONE POINT ADVICE

- 麻酔は，全身麻酔器，血圧計，心電図計，パルスオキシメータ，BISモニターなど，多くの機器が必要となる。
- 配線と機器のメンテナンス，始業点検等が必須である。この業務こそ，MEが大活躍する分野である。

ONE POINT ADVICE

- 近年，全身麻酔を持続静脈麻酔で行う施設が増えてはきたが，一般的な全身麻酔はこの吸入麻酔薬によって行われることが多い。

臨床医学総論

②セボフルラン（Sevoflurane）（商品名：セボフレン，マイラン）
- 1990年，わが国で欧米に先駆けて認可された新しい吸入麻酔薬。
- 気道刺激性が少なく小児麻酔のマスク導入にも最適。
- 現在使用されている吸入麻酔薬のなかで最も麻酔導入と覚醒が速い[1]。
- 常温では液体。沸点58.5℃で，専用の気化器[*1]を使用する。
- 笑気，酸素，セボフルランの組み合わせ（GOS），または空気，酸素，セボフルランの組み合わせ（AOS）にて使用する。
- 濃度は0〜5％で使用する。

③イソフルラン（Isoflurane）（商品名：フォーレン）
- 1980年 米国認可，1990年わが国認可となった吸入麻酔薬。
- 体内での代謝率は0.2％と低く，肝臓，腎臓への毒性が低い。
- 心臓の冠動脈拡張作用がある。
- 麻酔作用，鎮痛作用は強力。
- 麻酔導入，覚醒は速い[1]。
- 常温では液体。沸点48.45℃。専用の気化器を使い気化させる。
- 笑気，酸素，イソフルランの組み合わせ（GOI），または空気，酸素，イソフルラン（AOI）にて使用する。
- 濃度は0〜5％で使用する。

④デスフルラン（Desflurane）（商品名：スープレン）[2]
- 1992年米国認可，2011年4月わが国認可となった新しい吸入麻酔薬。
- エーテル様の刺激臭がある。
- 体内での肝臓における代謝率は0.02％と非常に少ない。
- 三フッ化アセチルを発生させるため，重篤な肝炎発症の可能性がある。
- 腎毒性がない。
- 大気圧760mmHg下で沸点が22.8℃と低く，加熱装置を内蔵した専用気化器を用いて使用する。
- 麻酔は，空気，酸素，デスフルラン（AOD）にレミフェンタニルなどの鎮痛薬を用いて使用されることが多い。
- 血液/ガス分配係数が0.45であり，他の吸入麻酔に比べデスフルラン麻酔は導入と覚醒が速いという長所がある。
- 麻酔は，空気，酸素，デスフルラン（AOD）にレミフェンタニルなどの鎮痛薬を用いて使用されることが多い。
- 肥満者でも速やかな覚醒をもたらす。

用語アラカルト

＊1 気化器（Vaporizer）[7]
- 現在世界で使用されている揮発性吸入麻酔薬にはセボフルラン，イソフルラン，デスフルランなどがある。
- いずれも液体であり，使用時には気化する必要性がある。
- 吸入麻酔薬は強力かつ安全域が狭く，低濃度で使用できる。
- 低濃度を正確に調整できる専用の気化器を使用する必要がある。
- 専用気化器はvariable bypass方式をもつ。
- 濃度コントロールダイアルの設定濃度に応じ，麻酔薬の一部が気化室に流入（気化室流量）する構造である。
- 灯心型気化装置で気化された麻酔薬で飽和された後，気化室外を通ったバイパスガス（希釈ガス流量）と混合されて出てくる（総流量）。
- 気化室流量は気化室の温度に左右されないためのbimetalで自動調整されている。
- 薬剤注入口はkeyed-filling systemにより，形状が薬剤ごとに異なり，誤注入を防止している[6]。

ONE POINT ADVICE

全吸入麻酔方法（VIMA：Volatile Induction and Maintenance of Anesthesia）
- 5％以上のセボフルランを酸素とともに全身麻酔器で患者に吸入させることにより，静脈麻酔を必要とせずに気管挿管，麻酔維持までセボフルランで行う方法。適宜，笑気や筋弛緩薬を併用することもある。

■静脈麻酔薬
①プロポフォール（商品名：ディプリバン，プロポフォール）
- 200mg/20m*l*，500mg/50m*l*の白色の液体からなる。
- 麻酔導入時，麻酔の維持薬，ICUでの鎮静としても使用される。
- 麻酔導入量：2〜2.5mg/kgを静脈注射。

- 麻酔維持量：4～10mg/kg/時を持続静脈注射。
- 鎮静，睡眠作用はあるが，鎮痛作用はない。
- 亜酸化窒素(笑気)，硬膜外麻酔，フェンタニルなどを併用して全身麻酔を行う。
- 禁忌　：成分に卵黄レシチン，大豆油を含むため，これらに過敏症のある場合は注意が必要である。
- 副作用：徐脈，低血圧，無呼吸，舌根沈下など。

ONE POINT ADVICE

完全静脈麻酔（TIVA：Total Intravenous Anesthesia）
- 吸入麻酔薬を使わずに，静脈麻酔薬単独で麻酔を維持する方法。プロポフォールを主体とし，麻薬性鎮痛薬，筋弛緩薬を併用する。

標的濃度調節持続静注（TCI：Target Control Infusion）
- コンピュータコントロールされたシリンジポンプを使用し，標的臓器(脳)の血中濃度を一定にするように注入速度を調節する。TIVAとTCIは近年急速に普及した。

②チオバルビツール酸誘導体〔チオペンタール（商品名：ラボナール），チアミラール（商品名：イソゾール）〕
- バルビツール酸核の2の位置の炭素に連なる酸素が硫黄に置き換わったものがチオバルビツール。
- チオバルビツールの1つのアルキル基がエチル基に置き換わったものがチオペンタール。
- チオバルビツールの1つのアルキル基がアリール基に置き換わったものがイソゾール[2]。
- いずれも粉末～固形状のバイアル。
- 通常は蒸留水に溶解し，25mg/mlの溶液として使う。
- 超短時間作用性で，作用時間は約10分。
- 麻酔導入量3～5mg/kg。必ず静脈注射する。
- 皮下注，筋注，動脈注射すると組織の壊死をきたす。
- 呼吸，循環抑制作用があり，呼吸停止や血圧低下をきたす。
- 疼痛閾値の低下をきたし，痛みを感じやすくなる。
- 喉頭けいれんや気管支けいれんをきたしやすい。
- 抗けいれん作用があり，全身けいれんの治療に使うこともできる。
- 脳保護作用(脳圧低下，脳血流低下，脳酸素消費量低下)がある。
- 禁忌　　　：ポルフィリン症，筋緊張性ジストロフィ，重症筋無力症，ショック状態のとき
- 相対的禁忌：気管支喘息[3]

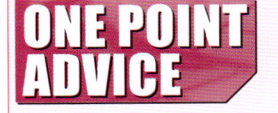

ONE POINT ADVICE

麻酔導入とは？
- 全身麻酔の際，吸入麻酔薬を吸入させたり，静脈麻酔薬を静脈注射したりすることによって，患者を麻酔状態にすること。通常は，酸素マスクで酸素を5分間または深呼吸を10回以上したあと静脈麻酔薬を点滴ラインの三方活栓に接続して静脈注射し睡眠状態にする。この時点でマスク換気が可能であることを確認した後，筋弛緩薬を静脈注射し，気管挿管する。気管挿管は確実に気道を確保する目的と，確実に吸入麻酔薬が患者の体に取り込まれる様，1880年マキューエン(Macewen)によって考案された方法[3]であり，現在の全身麻酔においてもこの方法が主となっている。挿管チューブを全身麻酔器に接続し呼吸管理を開始し，麻酔導入を終了する。この後，麻酔維持に移行する。

麻酔維持
- 麻酔状態を継続させること。麻酔導入時の静脈注射薬剤は短時間で作用が切れ，その役目を終える。引き続き麻酔をするために吸入麻酔薬を酸素とともに開始する。麻酔の深度は麻酔器のダイアルで自在にコントロールできる。実際には筋弛緩薬や麻薬，硬膜外麻酔などをバランスよく併用して麻酔維持することが多い。

③ケタミン（商品名：ケタラール）
- 200mg/20ml：静脈注射用
- 500mg/10ml：筋肉注射用。
- 初回量：1～2mg/kg静脈注射，または5～10mg/kg筋注。
- 10～15分間の睡眠と30～60分間の鎮痛効果が得られる。
- 追加投与量：静注の場合は15～30分ごとに0.5mg/kgを使用する。
- 鎮痛作用は体性痛に効く。内臓痛には効かない。
- 適応：体表，四肢の手術，熱傷の処置などの体表面の小手術。
- 呼吸抑制作用は少ない。心拍数，血圧を上げる。
- 状態不良の患者の麻酔にも有効。
- 緊急時，災害時の現場における外傷治療時の麻酔にも有効。
- 禁忌：脳圧の高いとき，眼圧の高いとき，高血圧者，脳動脈瘤，虚血性心疾患の患者。

④ミダゾラム（商品名：ドルミカム）
- 前向性健忘作用がある。
- GABAA受容体を介して作用が発現する。
- 麻酔導入および維持量：0.15～0.20mg/kg。
- ICUでの鎮静量：0.02～0.03mg/kg/hで持続静脈注射する。
- 耐性が生じるため鎮静への必要量が漸増。

⑤デクスメデトミジン（商品名：プレセデックス）
- 中枢性$α_2$-アドレナリン受容体作動薬。
- シナプス前2A受容体を賦活化し，青斑核ニューロン活動を抑制し鎮静作用が生じる。
- 脊髄2A受容体を介し，末梢神経からの刺激入力を抑制し鎮静作用を生じる。
- 使用例：6$μ$g/kg/hで10分間持続によるローディング後，0.2～0.7$μ$g/kg/hで持続投与。
- プロポフォールと一緒に投与することも可能。

◼ 麻薬
①レミフェンタニル（商品名：アルチバ）
- 超短時間作用型の選択的$μ$受容体作動薬。
- 1バイアル2mg，5mgの粉末製剤。
- 2mg→20ml，5mg→50mlの生理食塩水に溶解し，0.1mg/mlに調剤し使用する。
- 鎮痛効果はフェンタニルとほぼ同等である。
- 血中非特異的エステラーゼで速やかに代謝されるため代謝が速い。
- シリンジポンプを使用し持続静脈内投与。
- グリシンを含有するため，硬膜外には使用禁忌。

②フェンタニル（商品名：フェンタネスト）
- 1アンプル＝0.1mg/2ml，0.5mg/5mlがある。
- 強力な合成麻薬性鎮痛薬。
- モルヒネの100倍の鎮痛作用。
- 作用時間45～60分間，排泄半減期は4～5時間。
- 心筋抑制作用が少なく，心臓の悪い患者の麻酔に最適。

- 鉛管現象〔(lead pipe phenomenon)：急速静注により筋のカタトニー様強直が頸～胸腹部に生じること〕をきたす。
- 呼吸回数，1回換気量ともに減少する。
- 麻酔導入量：1～3μg/kg
- 麻酔維持量：1～2μg/kg（30～60分ごと）または0.5～5μg/kg/h
- NLAにも使用する。

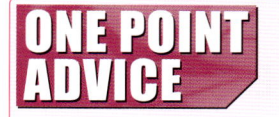

> **ONE POINT ADVICE**
> - NLA(Neuroleptic analgesia)：ニューロレプト無痛法。これは眠りのない麻酔，つまり，患者は意識消失せずに目を覚ましているが，鎮静と鎮痛が得られている状態であり，笑気と併用すると全身麻酔法となる。この方法はフェンタニルと強力な神経遮断薬のドロペリドールの併用によって行われる特殊な麻酔方法である。
>   ①NLA原法：フェンタニル3～10μg/kg＋ドロペリドール0.1～0.2mg/kg静注
>   ②NLA変法：フェンタニル3～10μg/kg＋ジアゼパムまたはミダゾラムを静注。

③塩酸モルヒネ（商品名：モルヒネ）
- アヘンに含まれる天然アルカロイド。
- μ，δ，κ受容体作動薬。
- 一般的には静脈内投与して，術後鎮痛等に用いる。
- 硬膜外投与後，くも膜下腔に吸収されると6～12時間後に遅発性呼吸抑制をきたすことがある（脊髄液の流れによってモルヒネが脳幹部に到達し作用するため）。
- モルヒネ投与後は，呼吸状態監視が必要かつ酸素投与が望ましい。

麻酔補助薬

筋弛緩薬
①ロクロニウム（商品名：エスラックス）
- 非脱分極性筋弛緩薬
- 1バイアル25mg(2.5ml)と50mg(5ml)がある。
- 透明液体状。
- 麻酔導入量：0.6～1.2mg/ml
- 気管挿管可能となるまでの時間：1～1.5分
- 筋弛緩モニターを使用し，効果を確認しながら使用する。
- 迷走神経抑制作用がある。
- 交感神経刺激作用あり。
- 腎臓から70～80％が排泄。

②ベクロニウム（商品名：マスキュラックス）
- 非脱分極性筋弛緩薬。
- 1バイアル4mg，10mgの粉末状。
- 注射用蒸留水に溶解（1mg/1ml）し使用する。
- 麻酔導入量：0.1～0.15mg/kg静注。
- 筋弛緩モニターを使用し，効果を確認しながら使用する。
- 追加量：0.02～0.04mg/kg。
- 作用時間：約20分
- 80％が胆汁中に排泄される。20％は腎臓から排泄。
- 副作用：呼吸が抑制される。必ず呼吸管理のできる状況で使用する。
- 心臓血管系への作用はほとんどない。
- 実際には全身麻酔中の筋弛緩，特に胸腹部内臓の手術，顕微鏡下の手術に

使用されることが多い。

③スキサメトニウム，サクシニルコリン（商品名：サクシン，レラキシン）
- 脱分極性筋弛緩薬。
- 1アンプル40mg（2ml），または1バイアル200mg（注射用水で20mg/mlに調整）。
- （初回量）1mg/kg。（追加量）0.5mg/kg。
- 追加時には徐脈に注意する。
- 静注後，筋弛緩作用発現前の脱分極時にFasciculationと呼ばれる筋繊維束攣縮（れんしゅく）が起こる。
- 筋繊維束攣縮時に胃内圧上昇や眼内圧上昇をきたす。
- アセチルコリン受容体に入り込み，長い脱分極（Fasciculation）を起こし脱感作させ，アセチルコリンに反応しなくなる。この作用は約数分で切れる。高カリウム血症になる。心停止をきたすことから**火傷，腎不全者，高K血症には禁忌**。

筋弛緩拮抗剤

①スガマデクス（商品名：ブリディオン）[5]
- 1アンプル200mg（2ml）。
- ドーナツ状のシクロデキストリン[4]を構造にもつ。
- アミノステロイド型筋弛緩薬。
- 特にロクロニウムとの親和性を向上させた筋弛緩回復剤。
- 主に腎から排泄され，ロクロニウム－スガマデクス包接体となる。
- 包接体は肝臓から排泄されることはなく通常は8時間以内に腎臓から未変化のまま排泄される。
- **最新の拮抗薬，ドーナツ状のシクロデキストリンを構造にもち，スガマデクスを取り囲み血中から排泄する。**

②ネオスチグミン（非脱分極性筋弛緩薬の拮抗薬）
- アセチルコリンを分解するコリンエステラーゼを拮抗する抗コリンエステラーゼのこと。
- これにより，アセチルコリンが血中に増加し，もとの筋収縮に戻る。
- スガマデクスの登場により，最近，使用されなくなりつつある。
- 硫酸アトロピンを必ず併用する（徐脈予防のため）。

昇圧剤

①エフェドリン（商品名：エフェドリン）
- 1A＝40mg/ml：生理食塩水9mlを加え4mg/mlとして使用する。
- $\alpha + \beta$作用をもつ。

②フェニレフリン（商品名：ネオシネジン）
- 1A＝1mg：生理食塩水9mlを加え0.1mg/mlとして使用する。
- α作用をもつ。

降圧剤

①ニカルジピン（商品名：ペルジピン）
- Ca拮抗剤。

用語アラカルト

＊2　終末呼気炭酸ガス濃度・分圧（End-tidal CO_2 concentration, Partial pressure：$ETCO_2$）[7]

- カプノメータ，カプノグラフ（capnometer, capnograph）＊3によって測定された，呼気中の二酸化炭素濃度，または分圧のこと。
- 波形から，肺の状態を診断することも可能。
- $ETCO_2$が突然低下したときには肺塞栓が疑われる。
- 正常値は35～40%（図1参照）。

＊3　カプノメータ，カプノグラフ（capnometer, capnograph）

- 二酸化炭素のもつ赤外線吸収能を利用した機器。
- 呼気中の二酸化炭素濃度を連続的に測定できるモニター。
- 細いチューブを用い，気管挿管中は人工鼻に接続する（図1参照）。

＊4　BISモニター（図3参照）

- 前頭部に専用のセンサ電極を貼付する。
- 得られた値がBISモニターでフーリエ解析される。
- Bispectral Index値として麻酔深度をモニターする機器。
- 前頭部皮質脳波から推測される鎮静レベルが測定できる。
- BIS値は0～100の数字で表される。
- 全身麻酔中の適正な鎮静レベルは40～60とされる。

＊5　筋弛緩モニター（図4参照）

- 末梢神経を電気刺激し，筋収縮反応から筋弛緩の程度をモニターする機器。
- 手首の尺骨神経上に電極を装着し，母指内転筋の反応をみる。
- 四連刺激（Train-of-four：TOF）が一般的に使用されている。
- 2Hzで刺激を4連続刺激し，減衰状況（fade）をみる。
- 4番目の反応と1番目の反応との比で（四連反応比）で表す。

- 本態性高血圧の際の降圧剤として使用する。
- $1A=2mg=2ml$，$1A=10mg=10ml$，$1A=25mg=25ml$のアンプル製剤。
- 1回投与では原液のまま10～30μg/kgを静脈注射。
- 持続投与では0.01～0.02%溶液をシリンジポンプ使用で投与する。
- 頭蓋内出血で止血が完了していない患者への使用禁忌。
- 脳卒中急性期で頭蓋内圧亢進している患者にも使用禁忌。
- 急性心不全で高度大動脈弁狭窄・僧房弁狭窄，肥大型閉塞性心筋症，低血圧，心原性ショック，重篤な心筋梗塞，本剤過敏症には使用禁忌。

②**ジルチアゼム**（商品名：ヘルベッサー）

- Ca拮抗剤。
- 頻脈性不整脈，手術時の異常高血時の救急処置。
- 不安定狭心症の処置。
- $1V=10$，50，$250mg$の粉末状。
- 生理食塩水，またはブドウ糖液に溶解して使用する。
- 本剤過敏症，重篤なうっ血性心不全，心筋症，低血圧，心原性ショックなどに使用禁忌。
- 房室ブロック（Ⅱ度以上），洞不全症候群，洞停止，洞房ブロックに禁忌。
- 妊婦に使用禁忌。

麻薬拮抗性鎮痛薬

- ペンタゾシン（ペンタジン®，ソセゴン®），ブプレノルフィン（レペタン®），ブトルファノール（スタドール®）などがある。

麻薬拮抗薬

- ナロキソン

麻酔中のモニター

- 心電図，血圧計，パルスオキシメータ，$ETCO_2$モニター＊2，CVP（図1），SVV，SCV，CIなど（図2），BISモニター＊4（図3），筋弛緩モニター＊5（図4）。

図1　心電図，血圧計，パルスオキシメータ，$ETCO_2$モニター

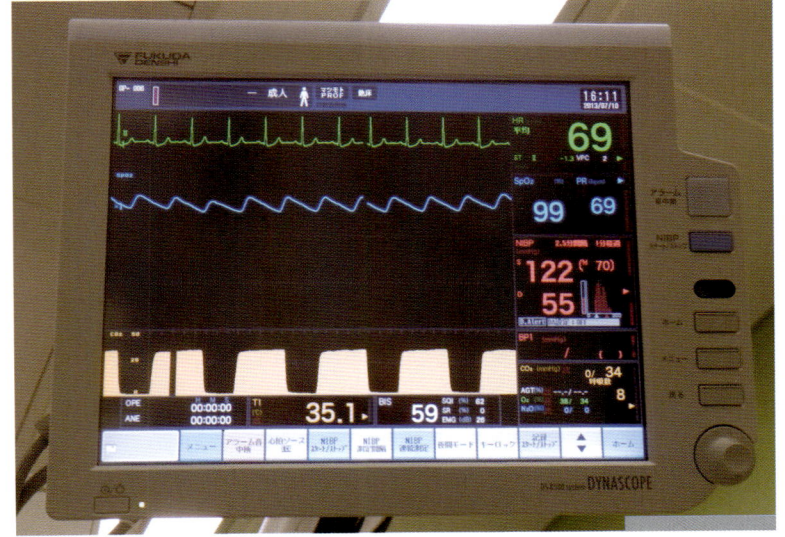

（フクダ電子：DS-8500system DYNASCOPE）

図2　SVV，SCV，CIなど

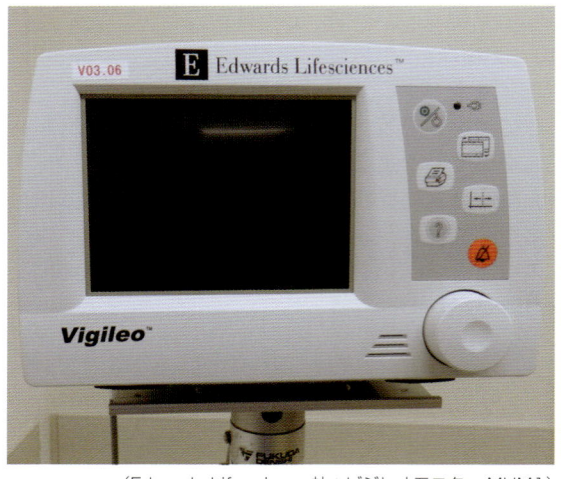

(Edwards Lifescience社：ビジレオモニター MHM1)

図3　BISモニター

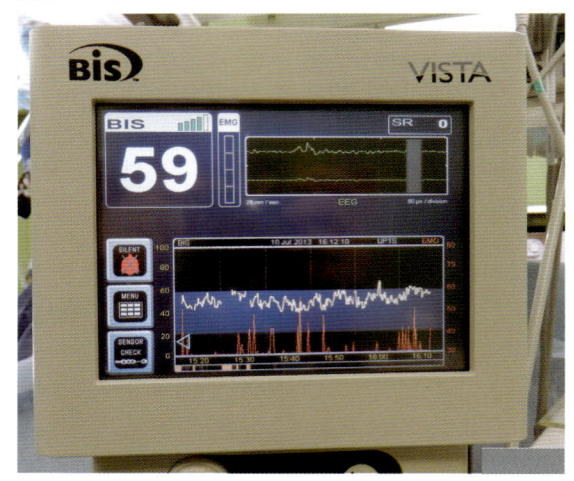

(日本光電：BIS VISTA A-3000)

図4　筋弛緩モニター

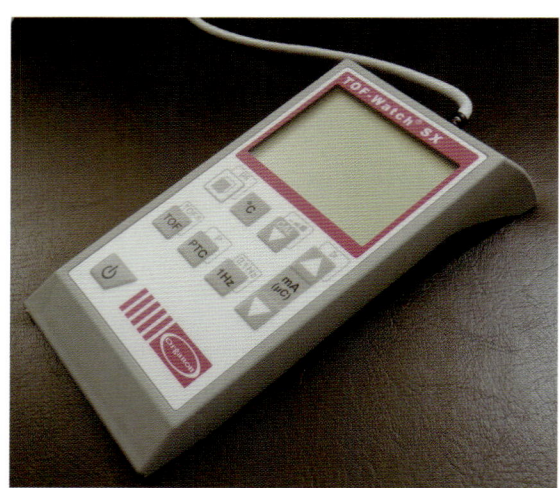

(日本光電工業株式会社：TOFウォッチ®SX)

①麻酔管理

ONE POINT ADVICE

全身麻酔の流れ
- 手術室入室：患者氏名，ID，生年月日，術式と手術部位確認，モニター開始
  点滴確保，硬膜外麻酔を併用する場合はここで実施する。
- 麻酔導入：十分な酸素マスク後，麻酔薬投与し麻酔をかける。
- 気管挿管：気管内に呼吸チューブ等を入れて気道を確保する。
- 麻酔維持：吸入麻酔or持続静脈麻酔で麻酔を持続し手術を実施する。
  　　　　　血圧，脈拍，尿量，出血量，意識等をコントロールの指標とする。
  　　　　　麻酔濃度，昇圧剤，降圧剤，などで麻酔を調節する。
- 代表的昇圧剤：エフェドリン：(1A＝40mg1CCを生食で希釈し4mg/mlにする)
- 覚醒　　　：麻酔を切り，意識を回復させる。
- 抜管　　　：気管チューブを抜く。酸素マスク装着。
- 麻酔終了：全身麻酔のマスクを外したときを「麻酔終了」という。
- 患者退出までは気を抜くな。呼吸停止，心停止のことあり。
- 抜管後，30分以内の事故が多い。

麻酔器

- 半閉鎖式麻酔回路として主に使われる(図5)。
- 麻酔ガス供給部と呼吸回路からなる。
- 人工呼吸と手動式バッグをすぐに切り替えて患者の呼吸ができる仕組み。
- 従量式換気方法(1回換気量を設定する方式)(図6)。
- 従圧式換気方法(気道内圧を設定する方式)。
- 患者の肺状態によって考慮する。
- SIMV(Synchronized Intermittent Mandatory Ventilation:同期的間欠的強制換気)+PEEP(Positive End-expiratory Pressure:終末呼気陽圧)。
- PEEP　　　　　　:気管挿管すると声門による自然のPEEPがなくなるので、人的に加圧し、肺胞の虚脱を防ぐ。
- 二酸化炭素吸着装置:呼気の再呼吸が行われるため炭酸ガスの吸着が必要(ソーダライムやバラライムが入っている(図7)。

図5　全身麻酔器

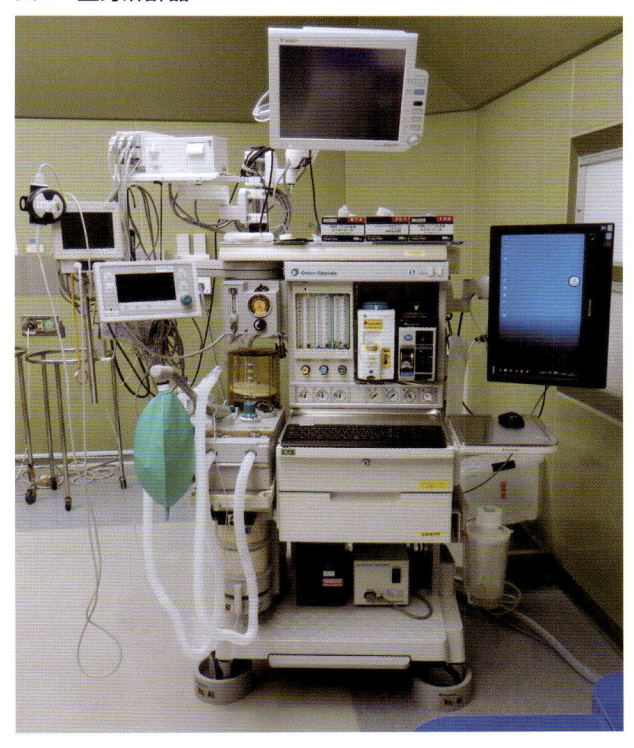

図6　人工呼吸の設定パネル

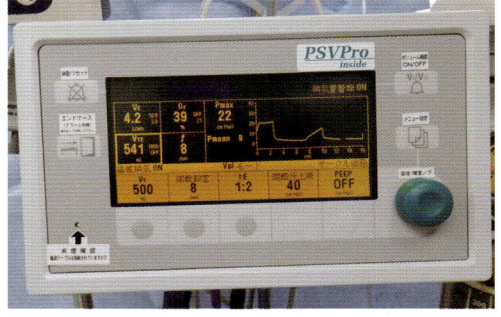

(GE:Datex-Ohmeda Aestiva 5)

図7　ソーダライム

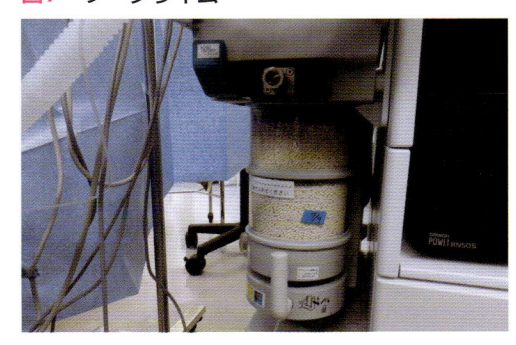

気道確保の方法

- マスク　:上からかぶせるタイプ(図8)。
- ラリンゲルマスク(ラリンジアルマスク)
　　　　　:口腔咽頭に挿入するタイプ(図9)、ラリンゲルマスク　シュープリーム®(図10)鎮静剤が必要
- 気管挿管:気管内に呼吸のためのチューブ(図11)を挿入すること。経路は3通り。
　①経口(口から)
　②経鼻(鼻から)
　③経気管切開孔(気管切開している孔)

臨床医学総論

図8　各種サイズのマスク

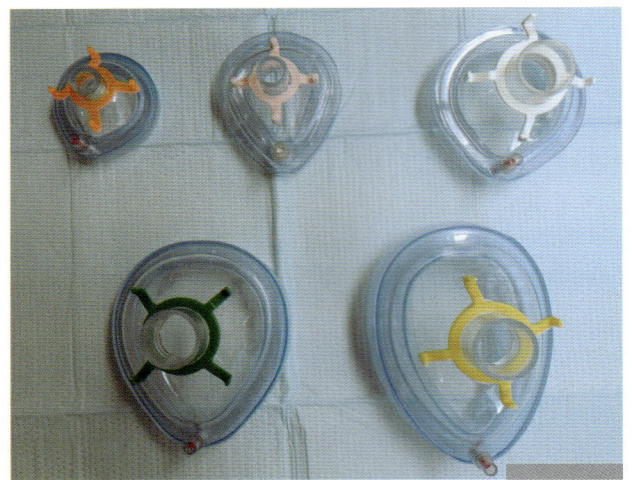

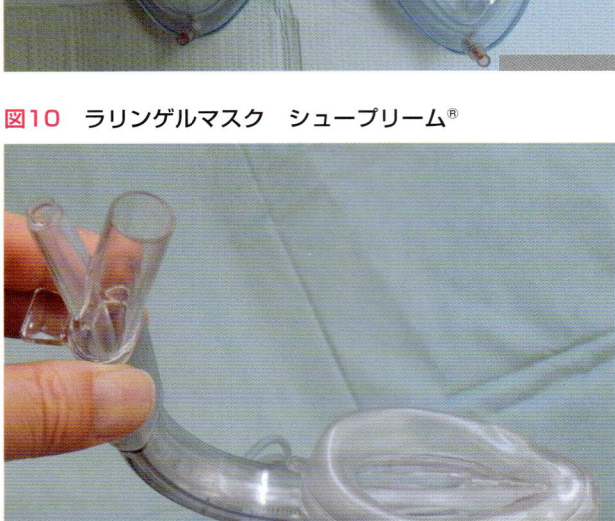

図9　ラリンゲルマスク（ラリンジアルマスク）

図10　ラリンゲルマスク　シュープリーム®

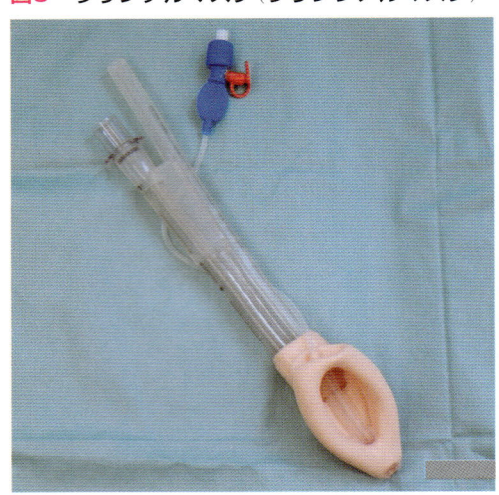

図11　気管挿管チューブ

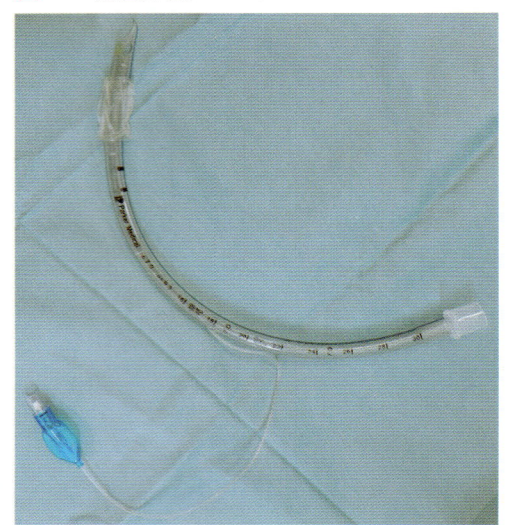

気管挿管のポイント

- 高めの枕。
- sniffing positionにする。
- 挿管後，呼気CO_2を確認する。
- 5点聴診〔上下左右肺の呼吸音，と心窩部（ここだけ呼吸音が聴こえない）〕。

気管挿管のデバイス

- 喉頭鏡（成人用）（マッキントシュ型）（図12）
- 喉頭鏡（小児用）（ミラー型）（図13）
- ガムエラスティクブジー（図14）
- Air Way Scope®（AWS）（図15）
- Stylet・Scope®（図16）
- True View®（図17）
- エア・トラック®（図18）
- Bonfils Retromolar Intubation Fibrescope®（BRIF）（図19）

図12　喉頭鏡(成人用)（マッキントシュ型）

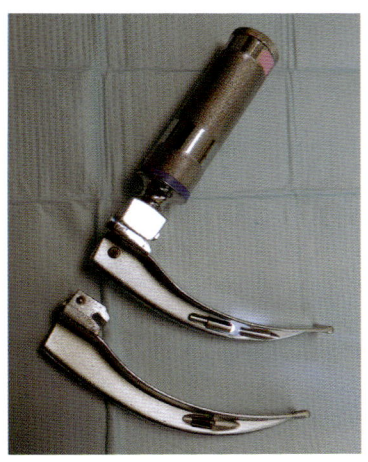

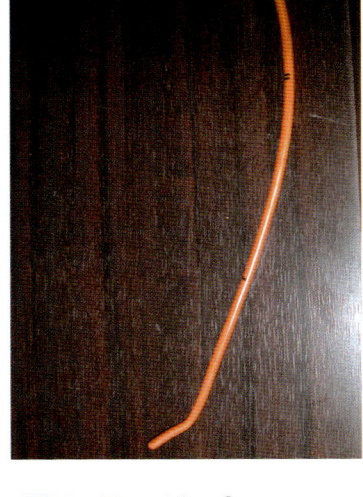

図13　喉頭鏡(ミラー型)

図14　ガムエラスティクブジー

図15　Air Way Scope(AWS)

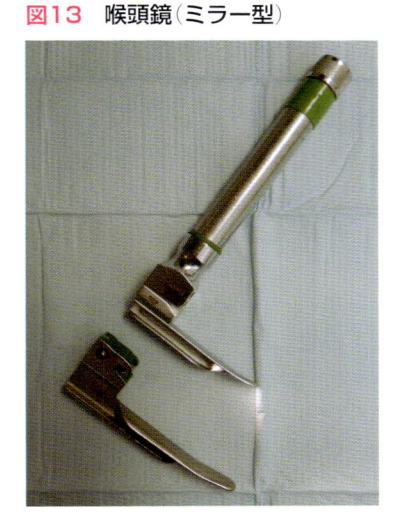

図16　Stylet・Scope®

図17　True View®

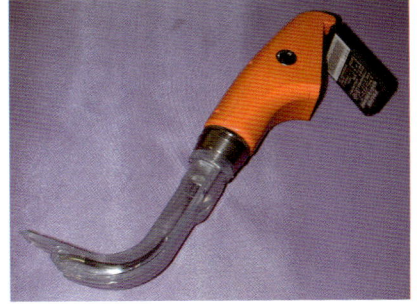

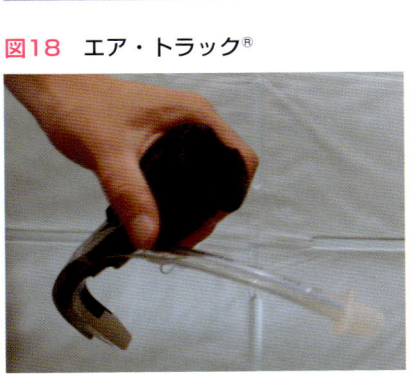

図18　エア・トラック®

図19　BONFILS気管挿管ファイバースコープ(BRIF)による気管挿管の様子

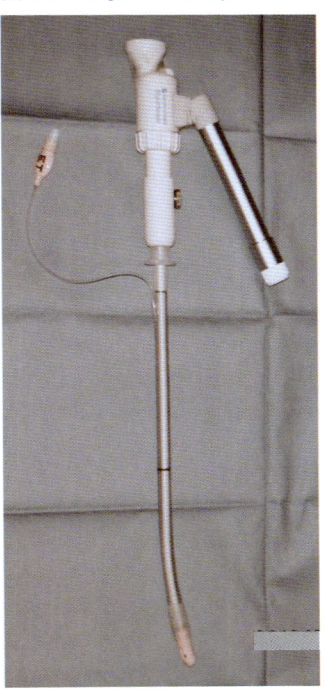

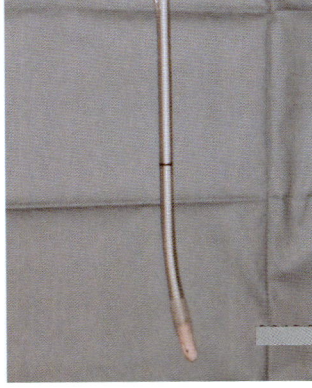

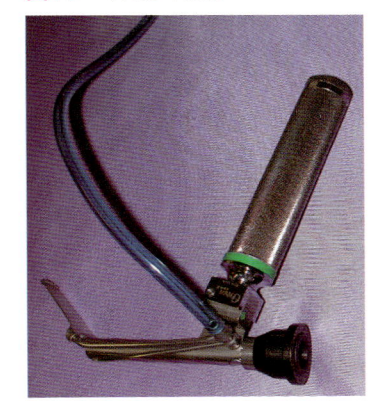

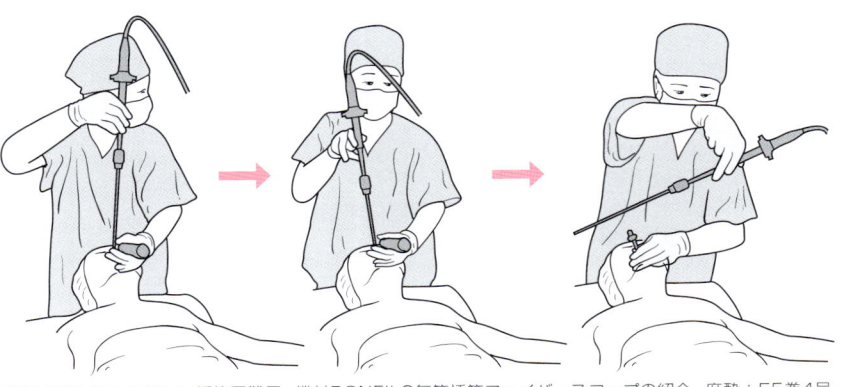

(前山昭彦 ほか：新しい挿管困難用，機材BONFILS気管挿管ファイバースコープの紹介．麻酔：55巻4号，2006.より引用)

麻酔導入

- 起きている人に麻酔をかけることを麻酔導入という。
  ① 急速導入：【例】プロポフォール（静脈麻酔薬）＋ロクロニウム（筋弛薬）
  ② 緩徐導入：【例】セボフルラン（吸入麻酔薬）でマスク換気する方法
  ③ 迅速導入（Crush または Crash導入という）
  　　：【例】ロクロニウム＋プロポフォールを静脈注射し，意識消失後，輪状軟骨を圧迫し，換気せず，気管挿管する方法。これにより，FULL-STOMACHのときに誤嚥せずに気管挿管が可能となる（絶対安全という訳ではない）。
  ④ 意識下挿管：ショック時やFULL-STOMACH（胃内容充満）時，喉頭反射を残して気管挿管する。
- 気管挿管の手順（図20～22）（参考文献：最新麻酔科学）
- 声門の構造（図23）と喉頭蓋の年齢的変化（図24）

図20 気管挿管の手順①

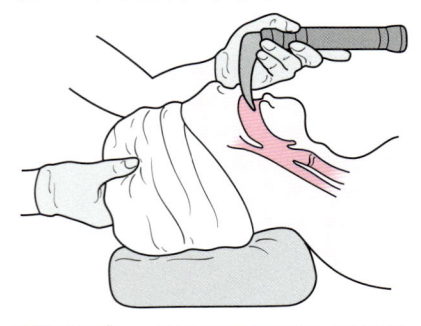

咽頭鏡のブレードを舌を左に圧排しながら進める。

図21 気管挿管の手順②

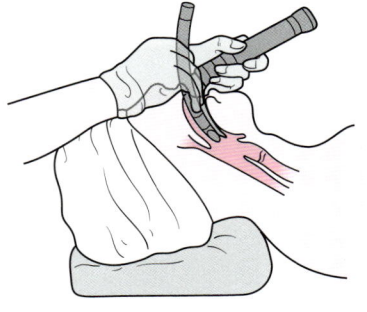

挿管チューブを右口角から逆時計方向に回転しながら挿入する。

図22 気管挿管の手順③

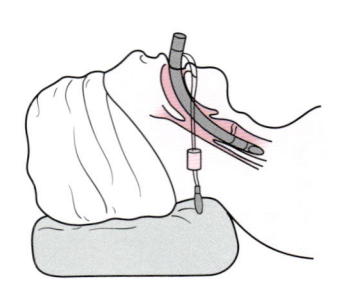

チューブのカフが完全に声門を通過したのを確認し，固定する。カフのない場合は，成人で声門より5～6cm挿入する。

（図20～22）：稲田　豊，藤田昌雄，山本　亨 編，奥秋　晟著：気管内挿管．最新麻酔科学（上巻）改訂第2版，p.743-785，克誠堂出版，1995．より改変引用）

ONE POINT ADVICE

筋収縮のメカニズム
- 脳からの命令刺激 → 神経終末部 → シナプス小胞からアセチルコリンが出る → 筋の終末部のアセチルコリン受容体に作用 → Naが細胞内へ，Kが細胞外へ移動 → 活動電位発生（脱分極という）→ 筋繊維に伝わる → 筋が収縮する。
- 元に戻るのはアセチルコリンがアセチルコリンエステラーゼで加水分解されるから。Naが細胞外へ，Kが細胞内へ移動（再分極）し，静止電位になるから。

図23 声門の構造

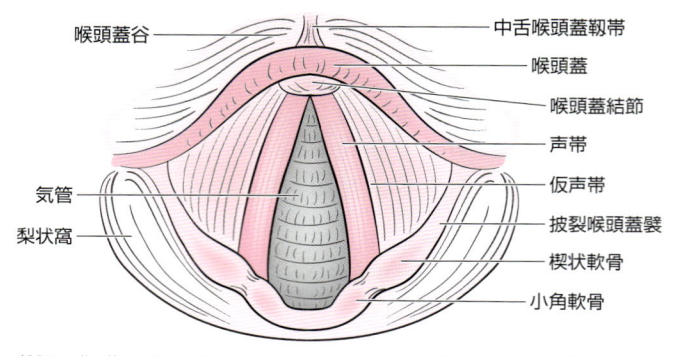

喉頭蓋谷／中舌喉頭蓋靱帯／喉頭蓋／喉頭蓋結節／声帯／仮声帯／披裂喉頭蓋襞／楔状軟骨／小角軟骨／気管／梨状窩

（稲田　豊，藤田昌雄，山本　亨 編，奥秋　晟著：気管内挿管．最新麻酔科学（上巻）改訂第2版，p.743-785，克誠堂出版，1995．より改変引用）

図24 喉頭蓋の年齢的変化

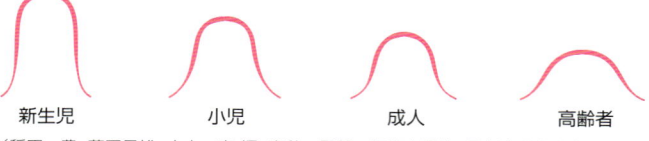

新生児　　小児　　成人　　高齢者

（稲田　豊，藤田昌雄，山本　亨 編，奥秋　晟著：気管内挿管．最新麻酔科学（上巻）改訂第2版，p.743-785，克誠堂出版，1995．より改変引用）

実際の麻酔薬の選択（例）

①完全静脈麻酔（TIVA）
- 空気＋酸素＋プロポフォール［＋筋弛緩薬（ロクロニウム）］

②完全吸入麻酔（VIMA）
- 笑気＋酸素＋セボフルラン［＋筋弛緩薬（ロクロニウム）］
- 筋弛緩薬は，ほかに，サクシニルコリン，ベクロニウム，など

③バランス麻酔
- 以上の吸入麻酔薬，ガス麻酔薬，鎮痛薬，催眠薬，筋弛緩薬，局所麻酔など，多様の物をバランスよく使って麻酔する方法。現在主流。

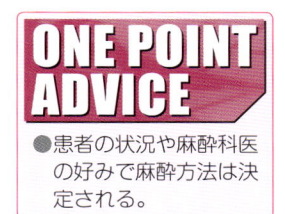

【例】
★笑気＋酸素＋プロポフォール＋ロクロニウム
　これに硬膜外麻酔，フェンタニル，レミフェンタニルなどを加える方法。
★笑気＋酸素＋セボフルラン＋ロクロニウム，これに硬膜外麻酔，フェンタニル，レミフェンタニルなどを加える方法。
　いずれも笑気の代わりに空気を使うこともある。

ONE POINT ADVICE
- 患者の状況や麻酔科医の好みで麻酔方法は決定される。

麻酔合併症
- 誤嚥性肺炎，心筋梗塞，肺塞栓症，咽頭痛，嗄声，体位による神経圧迫，麻痺など。
- 悪性高熱症の治療薬：ダントロレン

局所麻酔
- いずれも意識のある状態で手術をすることができる。
- 麻酔薬の量が過量になれば局所麻酔中毒になるので注意が必要である。

①脊髄くも膜下麻酔〔Subarachnoidal Block（SAB）or Spinal Block〕（図25）[8]
- 適応：下腹部，下肢の比較的短時間の手術
  - 産婦人科：帝王切開，小手術
  - 整形外科：下肢，股関節の手術
  - 外科：鼠径ヘルニア，急性虫垂炎，痔核，静脈瘤など
  - 泌尿器科：膀胱癌や前立腺癌のうち経尿道的手術など
- 点滴ラインと昇圧剤を事前に必ず確保する。
- モニター装着（心電図，血圧計，パルスオキシメータなど）
- 患者を側臥位にする（座位もある）。
- ヤコビー線を触れる（左右腸骨稜を結んだ線で第4腰椎棘突起を通る）。
- 脊髄くも膜下腔に穿刺針を刺入し，局所麻酔薬を注入する。
- 穿刺部位：通常は第3〜第4腰椎間
- 脊髄液の比重＝1.006
- 薬剤の比重，重力，脊柱の彎曲，体位が麻酔効果に影響する（図26，27）。
- 高比重薬は髄液の下方に沈み，作用する。
- 等比重薬は髄液中に沈まないで作用する。
- 麻酔を効かせたい部位を考えて，薬剤と体位を決めて麻酔する。
- 麻酔域以下の末梢全域の運動神経，知覚神経，交感神経が一過性に麻痺

する。
- 血圧低下が起きる（交感神経の麻痺による効果のため）。
- 手技が比較的簡単，管理が難しい。
- 薬液注入は基本的に1回限りなので作用時間が過ぎると麻酔が切れてくる。
- **昇圧剤（エフェドリン40mg＝1m*l*＝1Aを4mg/m*l*に生食で薄めて調剤）準備必須**
- 0.5％ブピバカイン（**商品名：脊髄くも膜下麻酔用等比重マーカイン，脊髄くも膜下麻酔用高比重マーカイン**）
- ジブカイン0.24％＋テーカイン0.12％合剤（高比重）（商品名：ネオペルカミ）

図25 脊髄くも膜下麻酔と硬膜外麻酔の違い

	脊髄くも膜下麻酔	硬膜外麻酔
局所麻酔薬注入部位	くも膜下腔	硬膜外腔
穿刺部位	通常L3/4	頸椎から仙骨部まで
穿刺，注入部位確認	容易	技術を要する
効果発現	数分以内	10〜15分以上
ブロックの程度	強い	弱い〜強い
筋弛緩	強い	弱い〜強い
血圧低下	速い，強い	遅い，やや強い
麻酔時間	長くても2時間以内	長時間（持続硬膜外）
局所麻酔薬使用量	2m*l*前後	数m*l*〜20m*l*程度
局所麻酔薬中毒	まれ	起こり得る
持続注入	一般的でない	一般的
全身麻酔との併用	一般的でない	積極的
術後鎮痛への利用	難しい	一般的

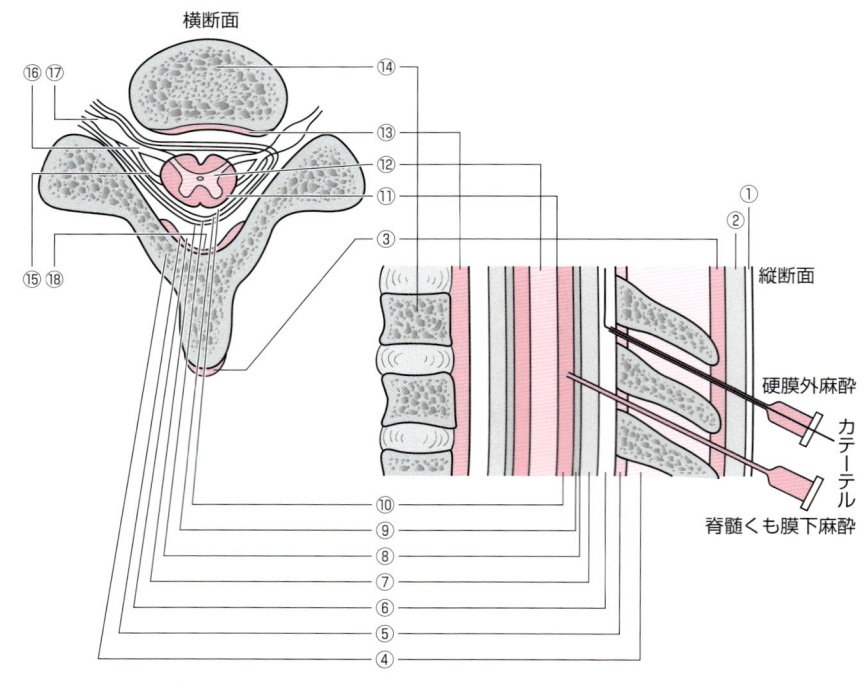

脊髄くも膜下麻酔と硬膜外麻酔の注入部位がわかる側面図

①皮膚，②皮下組織，③棘上靱帯，④棘間靱帯，⑤黄靱帯，⑥硬膜外腔，⑦硬膜，⑧硬膜下腔，⑨くも膜，⑩くも膜下腔，⑪軟膜，⑫脊髄，⑬後縦靱帯，⑭椎体，⑮脊髄後根，⑯脊髄前根，⑰脊髄神経節，⑱plica mediana dorsalis

（讃岐美智義 著：脊髄くも膜下麻酔・硬膜外麻酔の基本的知識と手技．麻酔科研修チェックノート，p.98，羊土社，2004．より引用）

図26 脊椎の生理的彎曲

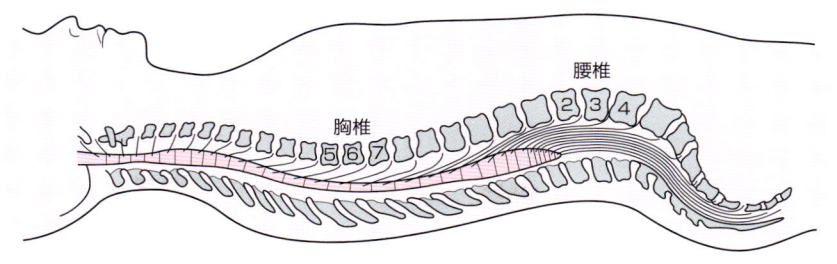

（横山和子 監，増田律子 著：脊椎麻酔の実際．臨床医のための脊椎麻酔 改訂新版，p.88-129，HBJ出版局，1991.より引用）

図27 脊髄くも膜下麻酔の局所麻酔薬と比重

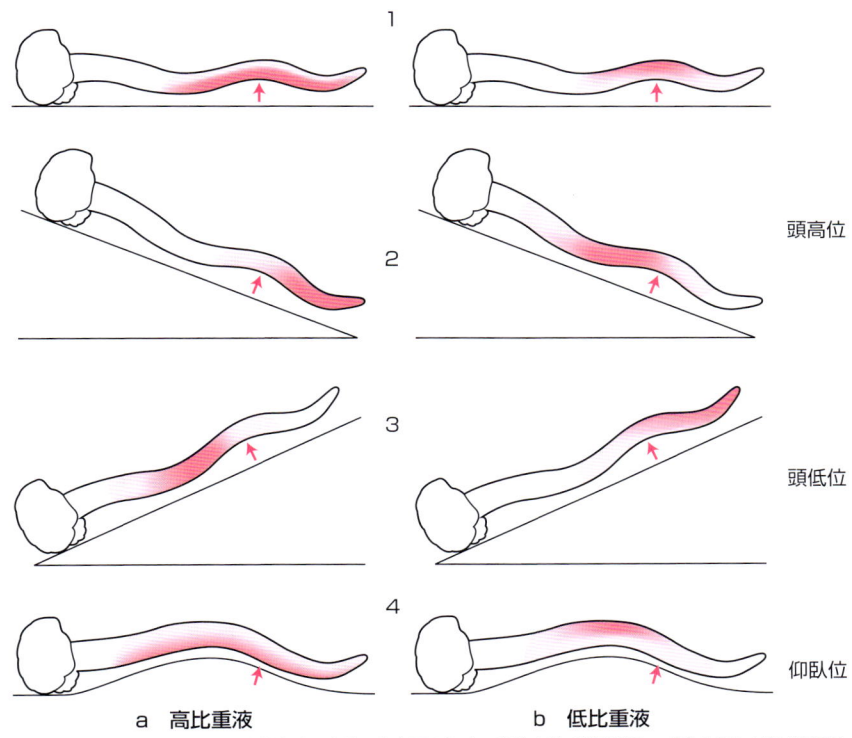

1
2 頭高位
3 頭低位
4 仰臥位

a 高比重液　　b 低比重液

（横山和子 監，増田律子 著：脊椎麻酔の実際．臨床医のための脊椎麻酔 改訂新版，p.88-129，HBJ出版局，1991.より引用）

硬膜外麻酔

- 麻酔方法：まず，穿刺部位を局所麻酔する。
- Tuohy針を脊髄硬膜外腔まで穿刺し局所麻酔薬を注入する。
- 穿刺部位は頚椎から仙骨まで行うことができる。
- 体の**一定区域の分節状の麻酔**ができる（脊髄くも膜下麻酔と異なる）。
- カテーテルから局所麻酔薬を追加または持続的に注入できる。
- **硬膜外腔にカテーテルを留置し，ペインクリニックや術後の鎮痛**にも有用。
- 慢性痛症の患者にカテーテルを留置して無痛でリハビリできる。
- 使用薬はロピバカイン（商品名：アナペイン）0.2%，0.75%，1.0%，リドカイン（商品名：キシロカイン）0.5%，1.0%，2.0%，メピバカイン（商品名：カルボカイン）0.5%，1.0%，2.0%など。
- 脊髄くも膜下麻酔と硬膜外麻酔との違いについて図25に示した。

各種ブロック[10]

- 神経ブロック ⇒ 神経節や末梢神経に局所麻酔薬などを使用し、その刺激伝達を遮断すること。
- 用途：手術時の麻酔、ペインクリニック（痛みの治療）。

顔面領域（図28）

①眼窩上神経ブロック

[解剖]　眼窩上神経は三叉神経（第5脳神経）第1枝の枝

[手技]　仰臥位で顔を正面に向ける。
　　　　眼窩上縁の眼窩上切痕に針を垂直に刺す。
　　　　血液が引けてこないことを確認し、局所麻酔薬を2〜3ml注入する。

[適応]　顔面の帯状疱疹による痛み、三叉神経痛。

[合併症]　針が深過ぎると眼球損傷や他の脳神経のブロック、出血など。

図28　三叉神経支配

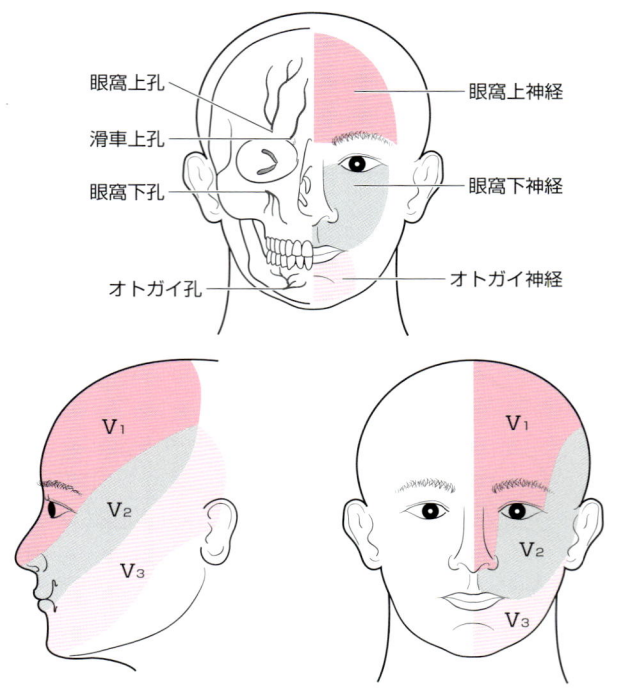

（吉矢生人 著：麻酔科入門 改訂第6版、永井書店、1995.より改変引用）

②眼窩下神経ブロック

- 眼窩下神経は三叉神経（第5脳神経）第2枝の枝からなる。

[手技]
- 仰臥位で顔を正面に向ける。
- 眼窩下縁から一横指半下方に針を刺し、上方に進める。
- 眼窩下孔を探し針先を僅かに進める。
- 血液が引けてこないことを確認、局所麻酔薬を約3ml注入。

[適応]　この神経の支配領域の三叉神経痛など。

[合併症]　眼球損傷、血管穿刺など

■上肢
■腕神経叢ブロック-鎖骨上窩法，Kulenkampf's method（図29a）

[解剖]
- 腕神経叢は第5～8頸神経と第1胸神経から構成される。
- 斜角筋隙で集合し吻合し鎖骨の下から腋下を通り上肢に分布する（図29b）。

[手技]
- 仰臥位で顔を反対側に向け両肩を下げる。
- 鎖骨中央部から約1横指上で，胸鎖乳突筋の外側にある前斜角筋を探す。この筋はやや深く緊張した筋として触れる。この前斜角筋の外側から腕神経叢が出ていくので，鎖骨上縁から1～2横指上で前斜角筋後縁部から第1肋骨に向かって刺入する。指先まで放散するような電撃痛を患者が訴えた部分が腕神経叢である。
- 血液が引けてこないことを確認し，ここに局所麻酔薬を注入する（注入例：1％リドカイン20ml）。なお，上腕内側は第2胸神経支配のためこの麻酔が効かない。腋窩部を浸潤麻酔することによって上肢全体をブロックすることができる。

[適応] 上肢の手術

[合併症] 気胸，横隔膜神経麻痺，頸部交感神経麻痺，出血など。

図29 腕神経叢と頸部の解剖

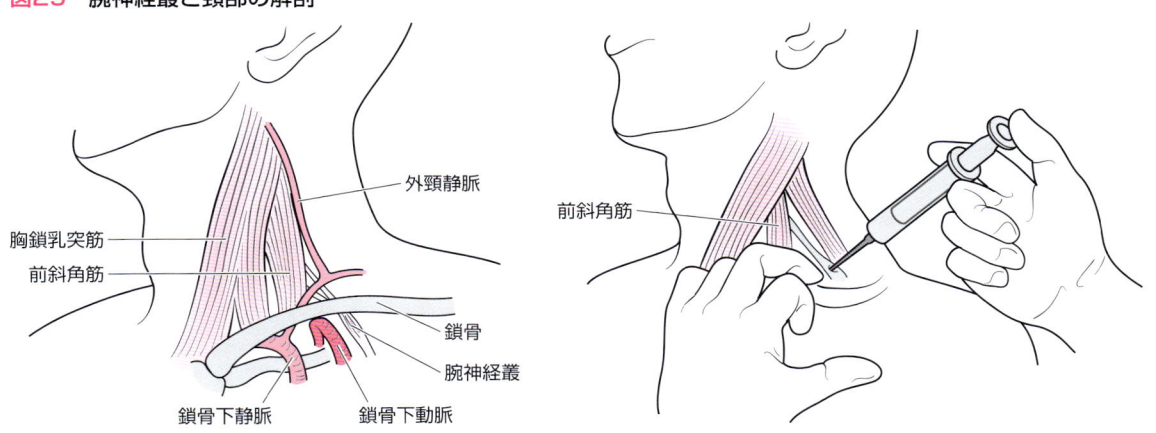

a 腕神経叢ブロックの手技

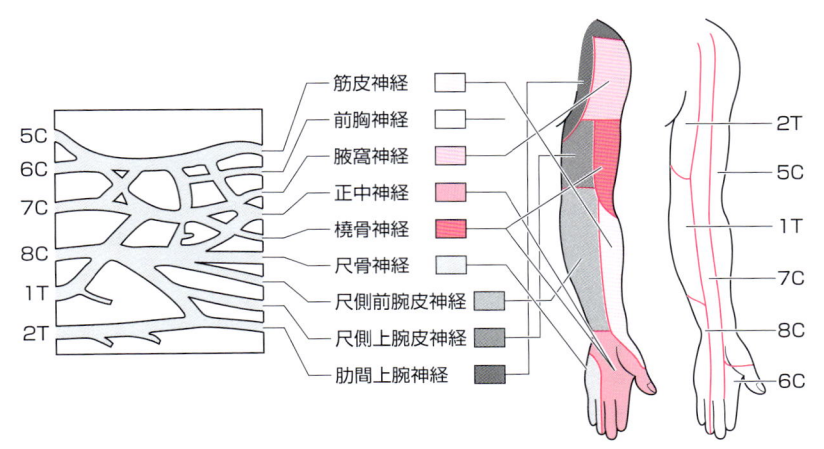

b 腕神経叢ブロックの効果

（吉矢生人 著：麻酔科入門 改訂第6版，永井書店，1995.より改変引用）

■顔面，頭頸部，上肢，心臓，肺
①**星状神経節ブロック**[9, 10]
[解剖]
- 星状神経節は交感神経の傍脊椎神経節のうち，下顎神経節と第1胸神経節が融合した大きな神経節である。
- 頭部，顔面，頸部，上部胸背部，上肢，胸腔内臓器に分布する神経節がここを通る。第7頸椎横突起基部から第1胸椎横突起の前面にあり，内側を脊椎体，外側を斜角筋，前面は頸動静脈，下方を胸膜で囲まれている（図30）。

図30 星状神経節の位置と解剖

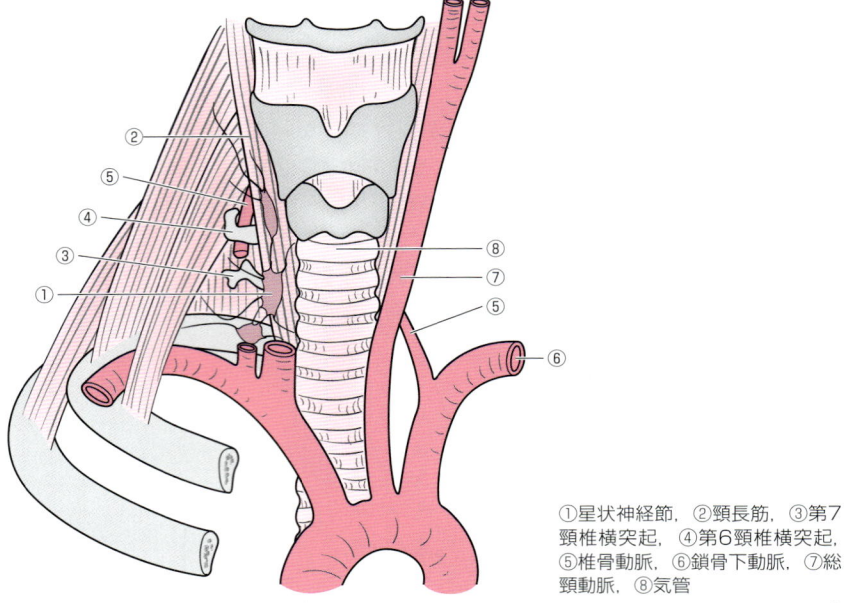

①星状神経節，②頸長筋，③第7頸椎横突起，④第6頸椎横突起，⑤椎骨動脈，⑥鎖骨下動脈，⑦総頸動脈，⑧気管

（吉矢生人 著：麻酔科入門 改訂第6版，永井書店，1995.より改変引用）

[手技]
- 仰臥位で枕を外し真正面，顎をやや上げる。
- 右側ブロック：患者の右側に立つ。
- 左示指，中指で気管と胸鎖乳突筋の間を分ける。総頸動脈，内頸静脈も一緒に外方へ圧排する。
- 中指で第6頸椎横突起を触れ，次ぎに第7頸椎横突起を触れる。
- 中指と示指の間をやや内方に刺入していくと骨に当たる。
- ここで血液の逆流がないことを確認し局所麻酔薬を注入する。
- 注入中も何度か血液が引けてこないことを確認する。
- ガーゼをあて抜針し5分間圧迫する。
- ブロック後は十分に休ませる。

[適応] 顔面，頭部，頸項部，肩甲背部，上肢の疼痛や血流障害，発汗異常，神経麻痺に効果あり。

[合併症]
- ホルネル症候群（Horne's syndrome）：これはむしろブロック成功時に起こる症状である。
- 嗄声（反回神経がブロックされて起こる）。
- 椎骨動脈穿刺すると，意識消失，けいれん，めまい，嘔気，耳鳴りなど，まれに腕神経叢やくも膜下ブロックをきたす。

◼︎ 胸腹部
①肋間神経ブロック
[解剖]　肋間神経は胸神経の前枝で12対から成る。
[手技]

①中腋窩線上で行う方法：最初に肋骨下縁を触れる。
- 針をわずかに頭側に向けて刺し肋骨下縁に当てる。
- 次に，針を引き少々尾側方向に刺入する。
- 針を肋骨下縁に触れた深さよりやや深い位置で止める。
- 血液が引けてこないことを確認し局所麻酔薬を注入する。
 （注入例：0.5～1.5％リドカイン5m*l*）

②肋骨角で行う方法：肋骨角で皮膚に局所麻酔し，針を肋骨下縁から刺入。
- 骨に当て，肋骨下縁に進めていく。
- 外肋間筋の抵抗を感じたら，極少なく，針を進める。
- 血液が引けてこないことを確認し局所麻酔薬を注入する（注入例：2％リドカイン3m*l*）（図31）[4]。

[適応]　胸部手術麻酔時の補助，肋間神経痛，帯状疱疹による痛み，肋骨骨折後の痛みなど。

[合併症]　気胸，血管穿刺

図31　肋間神経ブロック

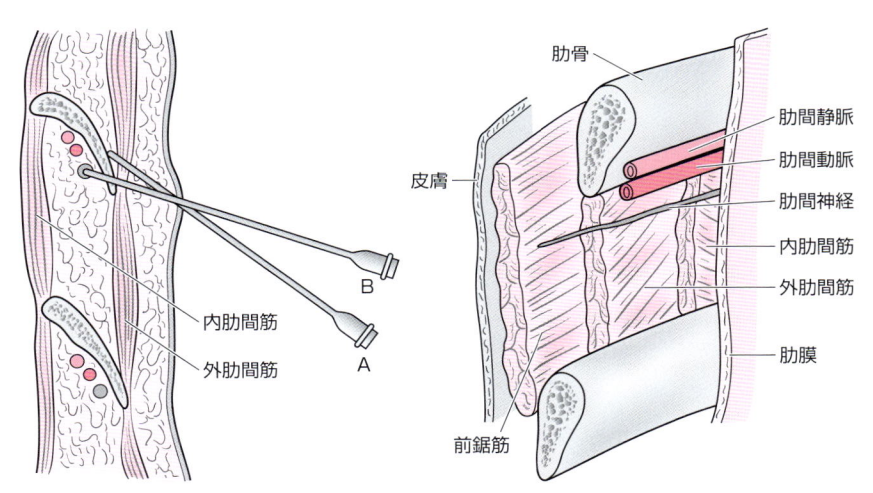

（吉矢生人 著：麻酔科入門 改訂第6版，永井書店，1995.より改変引用）

◼︎ 下肢
◼︎ 坐骨神経ブロック（図32）
[解剖]
- 下腿外側面，後面，足背，足底の感覚をつかさどる仙骨神経叢の線維が主。

[手技]
- 患側を上にした側臥位をとる。
- 股関節を20～30度，膝関節を90度屈曲した体位にする。
- 上方の大腿大転子と後上腸骨棘の間に線を引く。
- この線の中点から下方5cmのところを垂直に針の刺入点とする。
- 下肢の放散痛を確認。
- さらに血液の引けてこないことを確認。
- 局所麻酔薬を注入する（注入例：1％リドカイン10～20m*l*）。

[適応]　坐骨神経支配域の下肢の手術。

図32 坐骨神経ブロックのための坐骨神経の位置と解剖

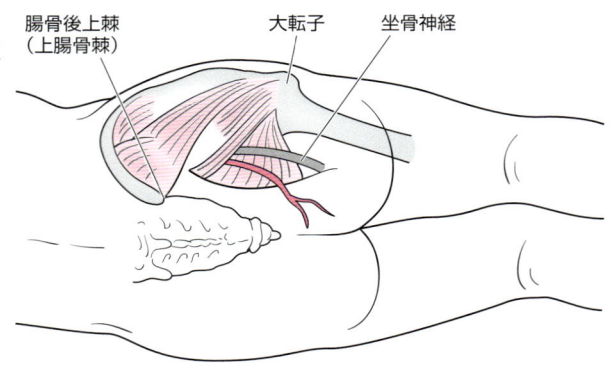

腸骨後上棘（上腸骨棘）　大転子　坐骨神経

（吉矢生人 著：麻酔科入門 改訂第6版, 永井書店, 1995.より改変引用）

■疼痛治療

- 麻酔科領域の疼痛治療は，①術後疼痛管理，②ペインクリニックの2つに分けられる。
- 近年，優れた薬剤と医療機器の発売もあり，連続的に薬剤を投与して質の高い疼痛緩和が可能となった。
- 薬剤投与経路：硬膜外腔，静脈内，皮下注，筋注，経直腸，経口などがある。
- 投与方法

    ①PCA（patient-controlled analgesia）＝自己疼痛管理
    ：患者自身が自分の痛みをコントロールする方法。

    - 鎮痛剤を充填した特殊ポンプを患者自身がもち，痛みを感じたときにボタンを押す。すると，予め決めた量の鎮痛剤が注入される。この装置には過量投与防止装置が付き，安全に使用できる。

    ②持続投与法：鎮痛剤を充填した特殊ポンプが医師の設定量の鎮痛剤を自動的に注入する方法。

    ③単回投与法。

- 持続投与，PCAに用いる薬剤を表1に示した。

表1 術後鎮痛に使用する薬剤（PCAあるいは持続投与）

薬剤	調整濃度	持続注入	1回投与	ロックアウトタイム
塩酸モルヒネ（静注）	1mg/ml	なし	1mg	5分
塩酸モルヒネ（硬膜外）	0.2% アナペイン®または0.25% マーカイン®に0.1〜0.2mg/ml	2〜6ml/時	2〜4ml	15〜60分
塩酸モルヒネ（持続皮下注）	25mg/ml	1.25〜3.75mg/時		
レベタン®（静注）	0.03mg/ml	なし	0.03〜0.1mg	8〜20分
フェンタニル（静注）	10μg/ml	0.5〜1μg/kg/時	10〜20μg	10分
	20μg/ml			
フェンタニル（硬膜外）	0.2% アナペイン®または0.25% マーカイン®に4μg/ml	2〜6ml/時	2〜4ml	20〜60分

（讃岐美智義：麻酔科研修チェックノート, 羊土社, 2004.より改変引用）

◉単回投与薬剤と成人に対する1回量[1]
- ブプレノルフィン（商品名レペタン）2～6μg/kg静注，または2～8μg/kg筋注
  副作用：呼吸抑制，鎮静，血圧低下，悪心・嘔吐
- ペンタゾシン（商品名ペンタジン，ソセゴン）0.2～0.5mg/kg静注，または7.5～30mg筋注
  副作用：呼吸抑制，鎮静，悪心・嘔吐
- フルルビプロフェンアキセチル（商品名ロピオン）50mgをゆっくり静注
  副作用：消化性潰瘍，血小板凝集低下，肝腎障害など
- ジクロフェナクナトリウム（商品名ボルタレン坐薬）12.5～50mg，極量は1日200mg
  小児は0.5～1mg/kg
  副作用：血圧低下，体温低下
- インドメタシン（商品名インダシン坐薬）25～50mg 1日～2回　極量1日200mg
  副作用：血圧低下，体温低下
- アセトアミノフェン（商品名：アンヒバ）1歳未満 50mg，1～2歳 50～100mg，3～5歳 100mg，6～12歳 100～200mg
  副作用：血圧低下，体温低下
- イブプロフェン（商品名ユニプロン）30～60mg/kg 1日2回まで
  副作用：小児のインフルエンザには禁忌。

麻酔器と麻酔回路
◉構造と安全装置
- 一般的な麻酔器（図5）と麻酔回路（図33）に示した。

図33　一般的な麻酔器の構造

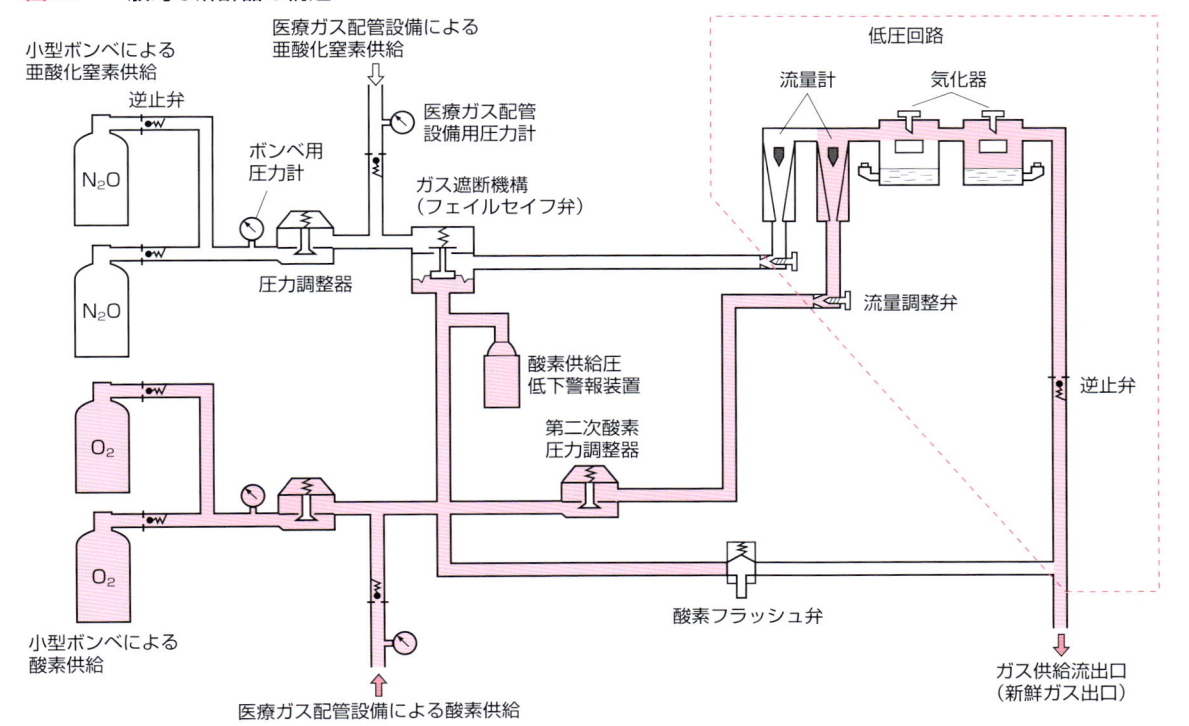

〔Park Ridge, IL. American Society of Anesthesiologises 1987 より Russeell C. Brockwell and J-Jeff Andrewsらが改変（Millers Anesthesia Sixthedition p.218）より引用〕

麻酔器の構造（図33）[6]

- 麻酔器内のガス圧は，高圧，中圧，低圧の3系統に分けられる。
- 高圧回路にはガスボンベと第一次圧力調整器が含まれる。
- 酸素のボンベ圧は15MPa（150気圧＝150kgf/cm^2）から減圧後の0.4MPa（4気圧＝4kgf/cm^2）になる。
- 亜酸化窒素ボンベ圧は5.2MPa（52気圧＝52kgf/cm^2）から減圧後の0.4MPa（4気圧＝4kgf/cm^2）になる。
- 中圧回路はボンベ供給も医療ガス配管設備からの供給も0.4MPaの圧で供給され，各供給口から流量調節弁に至る。
- 低圧回路は流量調節弁からガス共通流出口に至る。
- 低圧回路には流量計，気化器，逆流防止弁が含まれている。
- 酸素と亜酸化窒素の供給源はボンベまたは医療ガス配管設備の2種類である。
- 麻酔器の正常作動圧（0.4MPa）で酸素と亜酸化窒素が供給される。
- 亜酸化窒素供給口の下流にはフェイルセイフ弁（fail-safe valve）が付く。
- フェイルセイフ弁は酸素の供給圧が低下した場合，亜酸化窒素等のガスの供給を停止する安全機能をもつ。
- 酸素供給圧低下を感知する機能も搭載されている。
- 酸素供給圧が低下すると高緊急度警報装置が作動する。
- 酸素供給圧の下限として0.2MPaがある。

麻酔器における酸素流量計（図34）

- 酸素流量計は流量調節弁と流量計チューブとからなる。

図34　酸素流量計

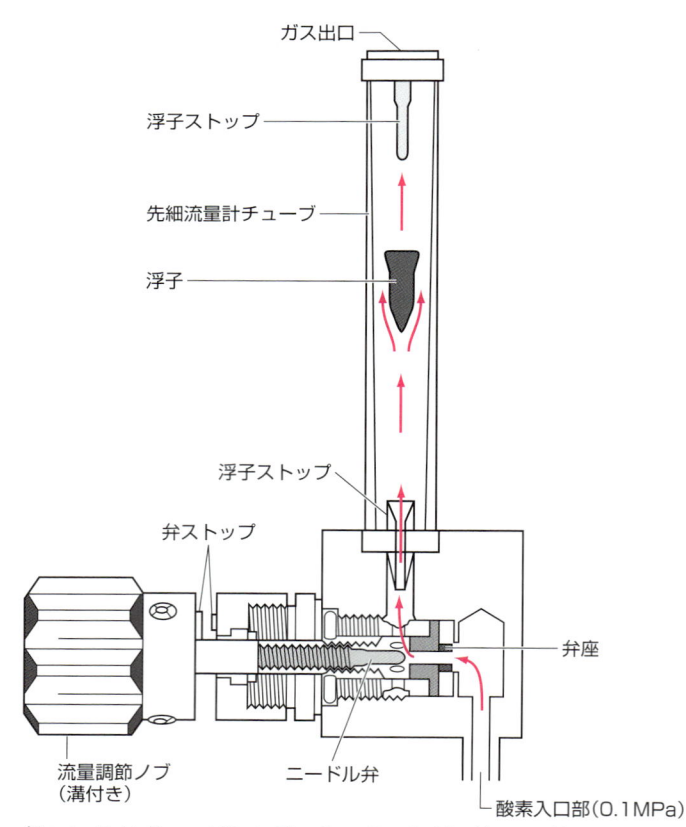

（Bowie E, Huffman LM : The Anesthesia Machine : Essentials for Understanding. Madison, WI, Ohmeda & The BOC Group, 1985.より改変引用）

- 円筒形流量計チューブ内には浮子が入っている（図34）。
- 浮子頭部と円筒形流量計チューブの間隙を輪状間隙という（図36）。
- 輪状間隙は同じ断面積の円形通路と同等と考えることができる。
- 円筒形流量計チューブを流れるガス流量は粘度に規定される。

図35 連動式低酸素防止装置

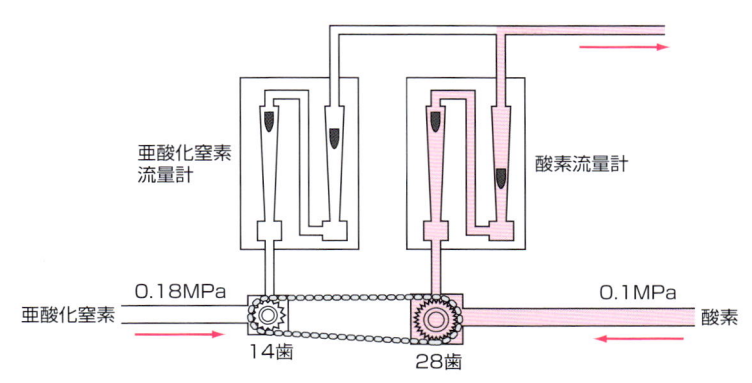

(Andrews JJ, Brockwell RC : Delivery systems for inhaled anesthetics. In : Barash PG, Cullen BF, Stoelting RK, eds : Clinical Anesthesia, 4th ed., pp.567-594, New York, Lippincott-Raven, 2000.より改変引用)

図36 流量調節弁部分の浮子

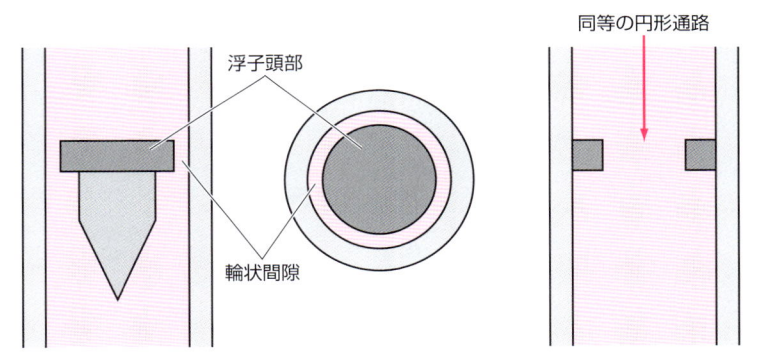

(Macintosh R, Mushin WW, Epstein HG, eds. : Physics for the Anaesthetist, 3rd ed., Oxford, Blackwell Scientific Publications, 1963.より改変引用)

麻酔器における連動式低酸素防止装置（図35）

- 低酸素混合ガスの供給を未然に防ぐ装置が備えられている。
  （【例】Datex-Ohmeda Link-25 Proportion Limiting Control System）
- 亜酸化窒素流量調節弁には14歯の鎖歯車が付く。
- 酸素流量調節弁には28歯の鎖歯車が付く。
- 鎖により両者は連動して動く。
- このシステムで酸素濃度25%以下の新鮮ガス供給をしないようにしている。
- 機械的連動とガス圧的運動により最終的な酸素濃度が決定される。

安全機構
始業点検

- 「日本麻酔科学会」では，セルフチェック機能をもたない麻酔器に対して，安全な麻酔のために始業点検を推奨している[4]。
  ①全身麻酔器に酸素，空気，笑気，吸引の各パイプを接続する。
  ②麻酔器の予備酸素ボンベの確認。
  ③呼吸回路組立て，接続する。
  ④二酸化炭素吸収装置（ソーダライム）の確認，色，量など

● ソーダライムの交換のたびに装置を開け閉めするため，正確にしめないとリークが起きやすい。
- 気化器に吸入麻酔を補充する。
- 流量計を実際に動かし純酸素が出ることを確認する。
- 流量計で純亜酸化窒素が絶対に出ないことを確認する。
- 酸素濃度計をチェックする。
  （酸素を流し，95〜100％を確認。空気を流して21％を確認する。
- 患者呼吸器回路，麻酔器内回路のリークテストを行う。
- 酸素フラッシュ機能の確認。
- 患者呼吸器回路のガス流量計。
- 人工呼吸器とアラーム設定。
- 余剰麻酔ガス排泄装置の接続。
- 完了

参考文献
1) 前山昭彦, 宮尾秀樹：麻酔 外科領域リハビリテーション最新マニュアル, p.101-119, 共同医書出版, 2006.
2) 福田和彦 編, 武田純三 著：基礎：物理化学的性質, 薬物動態 デスフルランの使い方, 真興交易, 2012.
3) 高橋長雄：神経系作用薬—麻酔薬—全身麻酔薬—静脈麻酔薬：チオペンタール 麻酔科医のくすり, p.8-10, 真興交易, 1983.
4) 岐美智義 著：麻酔器を理解しよう「学会が決めた麻酔器の始業点検はこうなっている」. LiSA vol 12, p.486 No.6, 2005.
5) 鈴木孝浩：麻酔科関連の新しい薬物とその効果スガマデクス（Sugammadex：Org 25969, modified γ-cyclodextrin）新しい非脱分極性筋弛緩薬. 麻酔, 55：834-840, 2006.
6) Russell C.Brockwell and J.Jeff Andrews：吸入麻酔薬の供給システム ミラー麻酔科学第6版, 217-250, 2007.
7) 福島和明, 関口弘昌：麻酔科学基本用語辞典, 1994.
8) 益田律子：7脊椎麻の実際 横山和子監修 臨床医のための脊椎麻酔 改訂新版, p.88〜129, HBJ出版局, 1991.
9) 小坂義弘, 高崎真弓, 田中章生：麻酔医必携メモ・初版, p.267, 南江堂, 1993.
10) 吉矢生人：麻酔科入門・改訂第6版, p.606〜619, p.671〜672, 永井書店, 1995.

1 集中治療

集中治療学

TAP & TAP

- 集中治療中の呼吸器の治療 ⇒ 呼吸器による人工呼吸療法
- 集中治療中の気道のメンテナンス ⇒ 呼吸器の加温と加湿療法
- 集中治療中の全身管理 ⇒ 薬剤と輸液管理による治療
- 集中治療中の精神面の管理 ⇒ 適切な鎮静・鎮痛・人間の尊厳を忘れない管理

集中治療施設

- 生体に手術侵襲が加わった場合,手術を受けた臓器のみならず全身の臓器機能が影響される。
- また,手術を受けていなくとも,内科的に重症な病態にある患者も同様に生命の危機に瀕している。
- このような状況下の患者を受け入れ,全身状態が安定し,一般病棟復帰可能になるまで,専門的な治療を行う施設が集中治療施設である。
- 一般的にICUと呼ばれているが,さらに対象により細分化されている。

①**ICU**(Intensive Care Unit):集中治療室
- 主に外科手術後の重症患者を収容するが,内科系の呼吸不全や循環不全の患者も収容し治療する。

②**CCU**(Coronary Care Unit):冠疾患集中治療室
③**NICU**(Neonatal Intensive Care Unit):新生児集中治療室
④**PICU**(Pediatric Intensive Care Unit):小児集中治療室
⑤**RCU**(Respiratory Care Unit):呼吸器疾患集中治療室
⑥**SCU**(Stroke Care Unit):脳卒中集中治療室
⑦**HCU**(High Care Unit):高度治療室

患者管理

適応と病態

●集中治療を必要とする症状と病態を以下に示す[1]。

①緊急を要する症状と病態群
- 心肺停止，ショック，多発外傷，意識障害，脳血管障害，急性呼吸不全。
- 急性心不全，急性冠症候群，急性腹症，急性消化管出血，急性腎不全，産科救急（早期産，流産）および満期産，急性感染症，急性中毒，誤飲，誤嚥，熱傷，精神科領域の救急など。

②血液，造血器，リンパ網内系疾患
- 白血病，DIC（播種性血管内凝固症候群），悪性リンパ腫など。

③神経系疾患群
- 頭部外傷，急性硬膜外血腫，急性硬膜下血腫，脳内出血，くも膜下出血，髄膜炎，脳炎，脳梗塞，変性疾患など。

④循環器疾患
- 狭心症，心筋梗塞，心不全，心筋症など。

⑤呼吸器疾患
- 呼吸不全，気管支喘息発作，肺炎，肺梗塞，自然気胸，胸膜炎，縦隔炎，過換気症候群，気道異物など。

⑥消化管疾患
- 食道静脈瘤破裂，食道破裂，胃十二指腸潰瘍穿孔，大腸穿孔，急性胆嚢炎，腸閉塞，急性慢性膵炎など急性腹症，消化器系癌の手術後。

⑦腎泌尿器疾患
- 腎泌尿器系癌の手術後（前立腺全摘出後，腎臓摘出後など）

⑧産婦人科系疾患
- 産科出血，子宮癌手術後，卵巣癌手術後など特に大量出血後。

⑨内分泌，栄養，代謝疾患
- 甲状腺クリーゼ，副腎不全，糖尿病性低血糖。

⑩眼球，視覚系疾患
- 緑内障発作

⑪耳鼻咽喉，口腔系疾患
- 深頸部膿瘍による呼吸不全，外耳道鼻腔などの異物。

⑫精神神経疾患
- 不安障害（パニック症候群）

⑬感染症
- 全身状態の悪い感染症。

⑭物理・化学的因子による疾患
- 急性中毒（アルコール，薬物），アナフィラキシーショック。

⑮小児疾患
- 外科的手術後など。

⑯加齢と老化
- 高齢者の栄養摂取不良時など。

■患者モニタ

●ICU入室後，図1のようなモニタが装着される。

図1 ショック患者のモニタと観察・検査項目

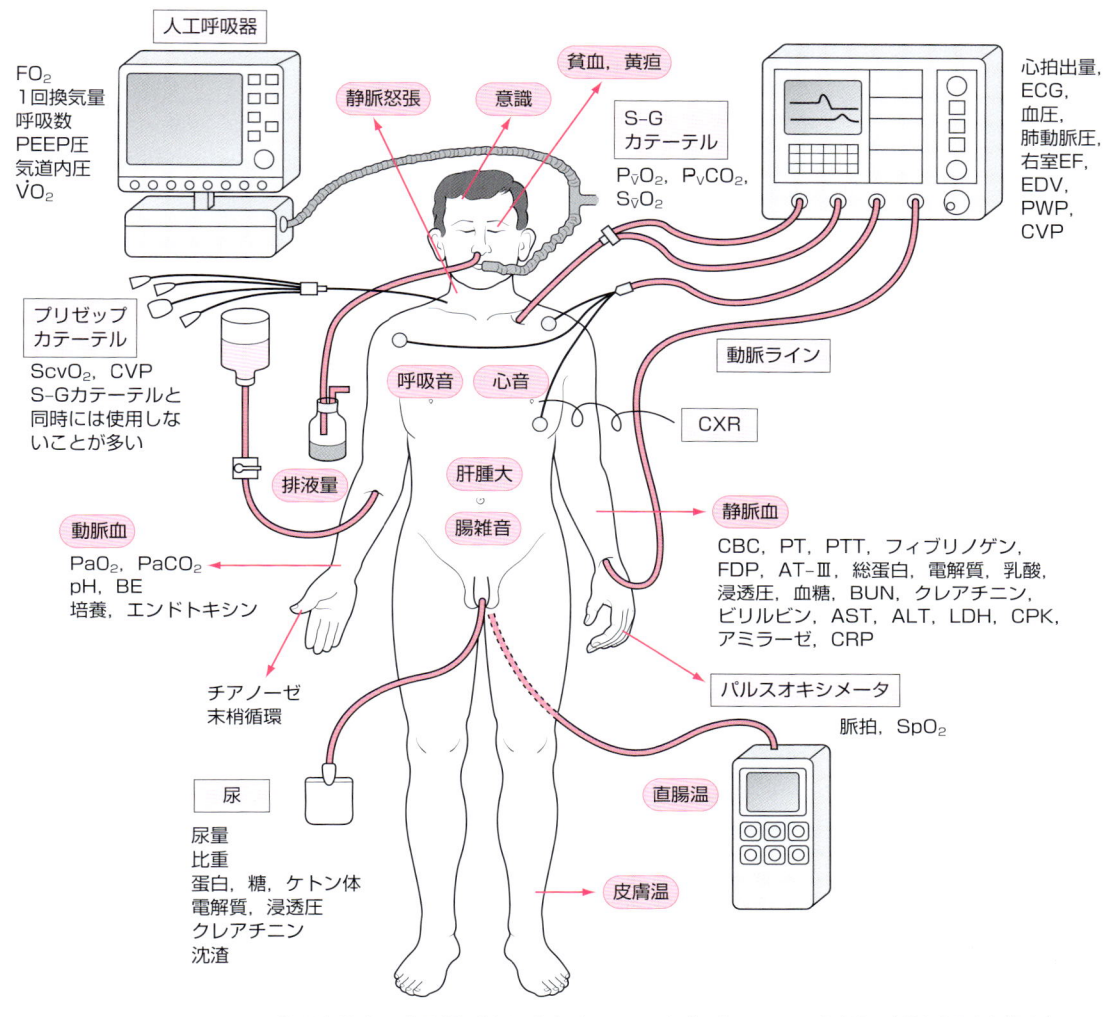

人工呼吸器
FO_2
1回換気量
呼吸数
PEEP圧
気道内圧
$\dot{V}O_2$

静脈怒張
意識
貧血，黄疸

S-Gカテーテル
$P_{\bar{v}}O_2$，$P_{\bar{v}}CO_2$，$S_{\bar{v}}O_2$

心拍出量，ECG，血圧，肺動脈圧，右室EF，EDV，PWP，CVP

プリゼップカテーテル
$ScvO_2$，CVP
S-Gカテーテルと同時には使用しないことが多い

呼吸音　心音
動脈ライン
CXR

排液量
肝腫大
腸雑音

動脈血
PaO_2，$PaCO_2$
pH，BE
培養，エンドトキシン

静脈血
CBC，PT，PTT，フィブリノゲン，FDP，AT-Ⅲ，総蛋白，電解質，乳酸，浸透圧，血糖，BUN，クレアチニン，ビリルビン，AST，ALT，LDH，CPK，アミラーゼ，CRP

チアノーゼ
末梢循環

パルスオキシメータ
脈拍，SpO_2

尿
尿量
比重
蛋白，糖，ケトン体
電解質，浸透圧
クレアチニン
沈渣

直腸温
皮膚温

（相川直樹，堀　進吾 編：救急レジデントマニュアル 第4版．2 ショック（1）　症候からみた初期治療，p42-48，医学書院，2009．より改変引用）

■モニタリング

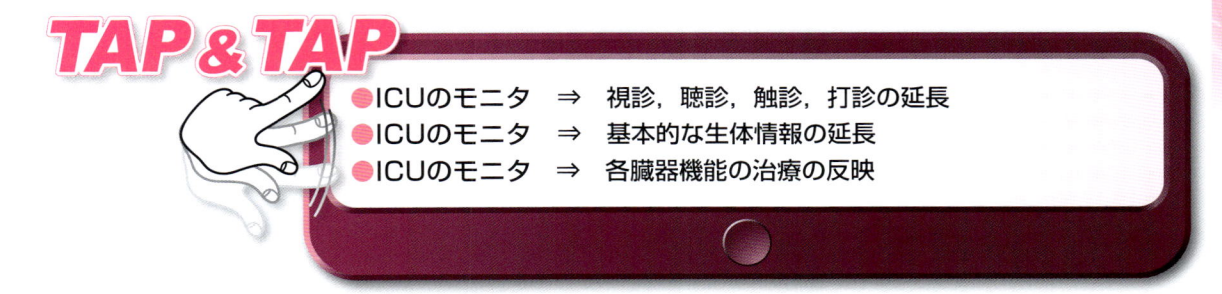

TAP & TAP

- ICUのモニタ ⇒ 視診，聴診，触診，打診の延長
- ICUのモニタ ⇒ 基本的な生体情報の延長
- ICUのモニタ ⇒ 各臓器機能の治療の反映

臨床医学総論

表1 患者の理学的所見

視診	打診
・皮膚：色，浮腫，血腫 ・爪　：色，血流 ・粘膜：色，湿潤度，浮腫 ・出血：ガーゼ，吸引ビン ・体動：意識 ・眼球：結膜色，瞳孔所見 ・静脈：怒張	・胸部 ・腹部：膨満の有無 ・膀胱：尿

触診	聴診
・皮膚：体温，皮疹，浮腫，皮下気腫 ・筋肉：緊張 ・動脈：拍動の大きさ，リズム，左右差	・呼吸音：気管チューブの深さ ・心音　：リズム，異常音 ・血圧　：聴診法 ・胃管　：胃内空気の吸引など

■集中治療におけるモニタリング
■心電図モニタ
①得られる情報
- 心拍数
- 不整脈
- ブロック(右脚，左脚)
- 心筋虚血
- 電解質異常
- 薬剤の影響
- ペースメーカ機能

②電極の装着部位
a　双極標準誘導
- 右手(赤)，左手(黄色)，左足(緑)，右足(黒)(電極の色)
- 実際には右胸部(赤)，左胸部(黄色)，左側胸部(緑)に電極を装着する。
- 2つの部位間の電位差を測定。
- 特に電位差が大きい第Ⅱ誘導はP，ORS波の確認が容易。
- 第Ⅰ誘導：左手 ⇒ 右手
- 第Ⅱ誘導：左足 ⇒ 右手
- 第Ⅲ誘導：左足 ⇒ 左手

b　単極誘導
- 四肢誘導
- 胸部誘導

c　3点誘導
- 波形が比較的安定する。

d　虚血心臓の診断
- 心電図所見上　STの1mm低下を心筋虚血と診断する。
- 心電図所見上　STの2mm低下以上を重篤な心筋虚血と診断する[2]。

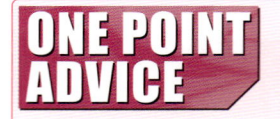

ONE POINT ADVICE
- 電源コードと電極コードを並列して並べるとノイズ源になる。
- 心電図モニタフィルタ診断用モード
  0.14Hz以下のノイズをカットできる。呼吸，体動，電極の状態で影響されやすい。
- 心電図モニタフィルタモニタ用モード
  4Hz以下をカットするため，P波，T波が低くなる。ST-T変化を見逃す可能性あり[2]。

非観血的血圧測定（マンシェット法）

- コロトコフ音の聞こえ初め＝収縮期血圧（図2）
- コロトコフ音の聞こえ終わり＝拡張期血圧
- 上腕外周の40％（上腕直径の1.2倍）を目安にする。
- 小さなサイズのマンシェットでは高めに誤認される。
- 聴診法：コロトコフ音を聴取して測定する方法。
- ドップラー法：聴診器の代わりに超音波ドップラー血流計を用いる方法。
- 自動血圧計
  ①マイクロフォン法：マイクロフォンでコロトコフ音を聴取する方法。
  ②オッシレイション法：動脈の拍動を利用した方法。

図2 血圧測定における聴診法とオシレーション法の原理

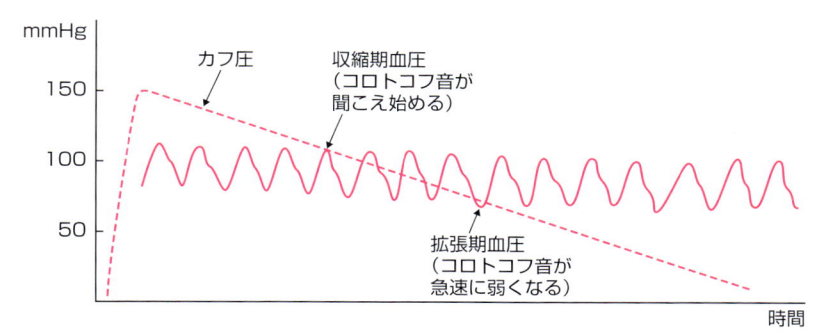

(小栗顕二 編著: 4.麻酔とモニタリング：循環器系のモニタリング：麻酔の研修ハンドブック, p.69-100, 金芳堂, 1993.より改変引用)

観血的動脈圧測定法（図3）

- 動脈カテーテルを挿入し，持続的な血圧表示と頻回の採血が可能である。
- 準備：ヘパリン加生理食塩水，圧トランスジューサ，加圧バグ，フラッシュデバイス，耐圧チューブ，三方活栓，これらはキットで製品化されている。ほかに，加圧バッグ，穿刺針（22gauge前後が多い）など。
- 穿刺部位：橈骨動脈，足背動脈など。
- アレンのテスト（Allen's test）（図4）
  ①橈骨・尺骨を同時に圧迫し，患者の手を阻血状態にすると白くなってくる。
  ②次に，カテーテル挿入を予定している動脈の反対側の動脈の圧迫を解除する。阻血された手の色が5秒以内に赤身を回復すれば，反対側の血管は正常と判断し，動脈カテーテルを挿入できる，という試験。

図3 観血的動脈圧測定の構成

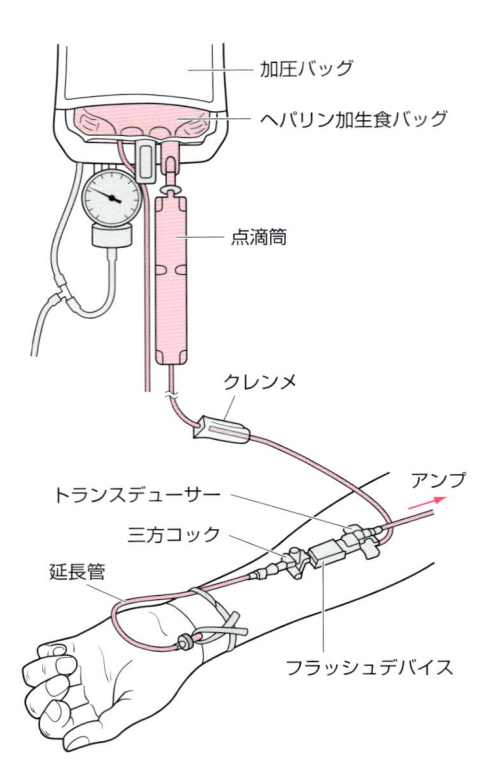

加圧バッグ
ヘパリン加生食バッグ
点滴筒
クレンメ
トランスデューサー
アンプ
三方コック
延長管
フラッシュデバイス

（小栗顕二 編著: 4.麻酔とモニタリング；循環器系のモニタリング：麻酔の研修ハンドブック, p.69-100, 金芳堂, 1993.より引用）

図4 アレンのテスト

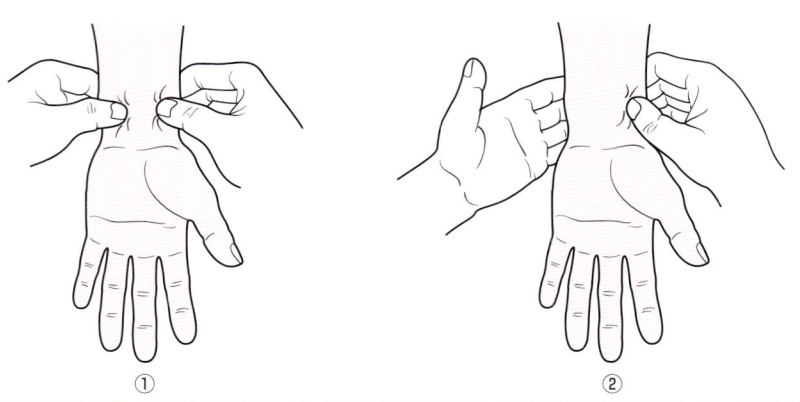

① ②

（小栗顕二 編著: 4.麻酔とモニタリング；循環器系のモニタリング：麻酔の研修ハンドブック, p.69-100, 金芳堂, 1993.より引用）

中心静脈圧（Central Venous Pressure：CVP）

- 右心房圧または胸腔内大静脈圧のこと。
- 右心機能および静脈還流量，末梢血管の緊張度，胸腔内圧などにより変動する。
- 循環血液量の過不足，右心機能評価に利用される。
- 挿入部位：内頸静脈，鎖骨下静脈，大腿静脈が多いが，尺側皮静脈や外頸静脈も穿刺部位とされる。
- 正常値：およそ5～10cmH$_2$O
- **CVPの上昇**：循環血液量過多，右心不全，左心不全，陽圧呼吸，咳嗽。
- **CVPの低下**：循環血液量の減少，静脈還流量の減少。

肺動脈圧, 肺動脈楔入圧（Plumonary Capillary Wedge Pressure：PCWP）

- 肺動脈にスワンガンツカテーテルを留置し，バルーンを拡張させ，血流を

遮断させると左房圧，左室拡張期圧の近似値として圧測定できる。
- 正常値：5〜15mmHg（図5，図6）

図5 スワンガンツカテーテルの構成

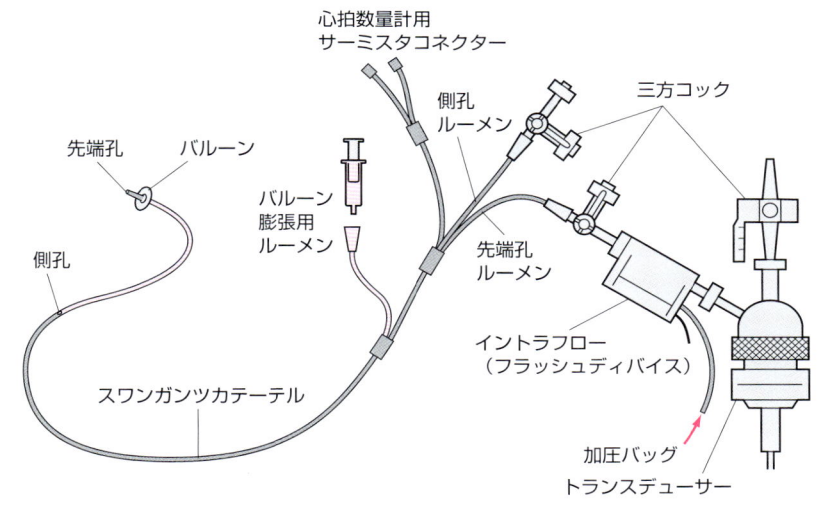

（小栗顕二 編著：4.麻酔とモニタリング；循環器系のモニタリング：麻酔の研修ハンドブック，p.69-100，金芳堂，1993.より引用）

図6 スワンガンツカテーテル挿入による圧変化

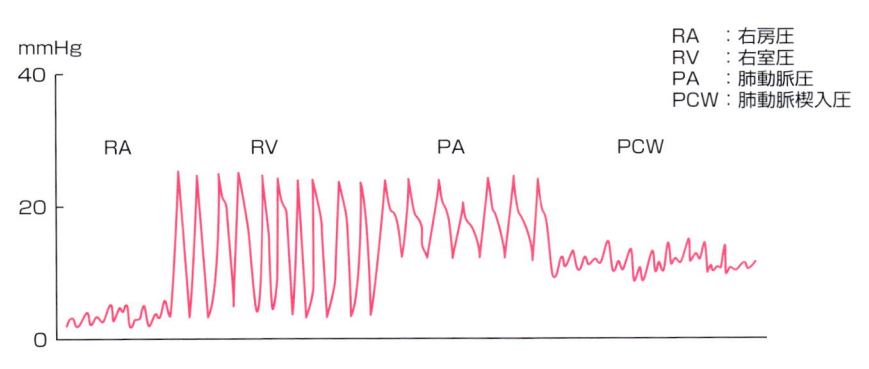

RA ：右房圧
RV ：右室圧
PA ：肺動脈圧
PCW：肺動脈楔入圧

（小栗顕二 編著：4.麻酔とモニタリング；循環器系のモニタリング：麻酔の研修ハンドブック，p.69-100，金芳堂，1993.より引用）

混合静脈血酸素飽和度（$S\bar{v}O_2$）

- 生体の酸素運搬量と酸素消費量のバランスで決定される総合的な指標。
- 酸化ヘモグロビンと還元ヘモグロビンとの吸光度の差を利用した方法（分光光度法）により，800nmと600nmの2波長を用いて，総Hbと$Hb\text{-}O_2$の相対的吸光度測定値の結果から酸素飽和度を求めることができる。
- 酸素運搬量（＝心拍出量×動脈血酸素含量）が変化する病態：心筋梗塞など。
- 酸素消費が変化する病態：敗血症などで代謝が変化する状態。

治療法

- 集中治療中の呼吸器（臓器）の治療 ⇒ 呼吸器（機械）による人工呼吸療法
- 集中治療中の気道のメンテナンス ⇒ 呼吸器の加温と加湿療法
- 集中治療中の全身管理 ⇒ 薬剤と輸液管理による治療
- 集中治療中の精神面の管理 ⇒ 適切な鎮静・鎮痛・人間の尊厳を忘れない管理

◾人工呼吸管理による呼吸療法
◼︎呼吸器のモード
①従量式換気：ＶＣＶ（Volume Control Ventilation）
- 一回換気量と1分間当たりの換気回数を設定して行う調節呼吸の1つ。
- IPPV（Intermittent Positive Pressure Ventilation）：間欠的陽圧換気の1つ。
- 筋弛緩薬で完全に自発呼吸が消失している患者，自発呼吸の弱い患者に適応。
- 自発呼吸が強く，ベンチレータに同調困難のときには，筋弛緩薬を使用するほか，SIMV（Synchronized Intermittent Mandatory Ventilation）同期的間欠的強制換気＋P（Pressure Support）で換気設定する。
- 動脈血液ガスを随時検討しながら治療を進める

②従圧式換気：PCV（Pressure Control Ventiration）
- 気道内圧と1分間当たりの呼吸回数（吸気時間）を設定して行う調節呼吸の1つ。
- 筋弛緩薬で完全に自発呼吸が消失している患者，自発呼吸の弱い患者に適応。
- 疾患では重症の肺炎，喘息重積発作，ARDSなどに適応。
- 最高気道内圧への到達はVCVよりも速い。
- $PaCO_2$を随時確認しながら，換気条件を調節する。

③PSV（Pressure Support Ventulation）
- 患者の自発呼吸の開始（吸気）をトリガーとし，設定した気道内圧を付加し，吸気の終了まで送気する調節呼吸。
- 努力性呼吸の患者，自発呼吸が弱く一回換気量が少ない患者に適応となる。
- 患者の自発呼吸がないと吸気トリガーが作用せず，使用できない。
- 患者の吸気がトリガーのため，呼吸回数も換気量も変化する。
- 患者の呼吸とベンチレータが同調しやすく，患者の苦痛が少ない。
- 鎮静薬の量が少なくてすむ。
- 患者の呼吸による仕事量，酸素消費量が少なくてすむ。
- 患者の状態と動脈血液ガスを見ながら呼吸条件を検討する。

◾人工呼吸中の加温と加湿管理による治療
①正常時の呼吸生理（生体に働く防御機構）
- 図7に正常呼吸時の気道の温湿度を示した。
- 生体の気道はこのような加温と加湿が自然とされている。
- 気道粘膜からの粘液（mucus）産生は60〜80ml/day。
- 炎症時の粘液量は200〜300ml/day。
- 粘液は気道清浄機能（airway clearance）をもち，異物，脱落細胞などを取り込む。
- 取り込まれた異物，脱落細胞などは気道粘膜の上皮細胞の線維によって喉頭に運搬され（mucus transport），喀痰となる。
- mucus transport機能が障害されると粘液が貯留し，気管支閉塞が起き，換気不全，無気肺，気道感染の原因となる。
- 気道の湿度は外気の水分のほか，粘膜下血管からも補充される。
- 大気は湿気を含む気体である[4,5]。

図7　正常呼吸時の気道の温湿度

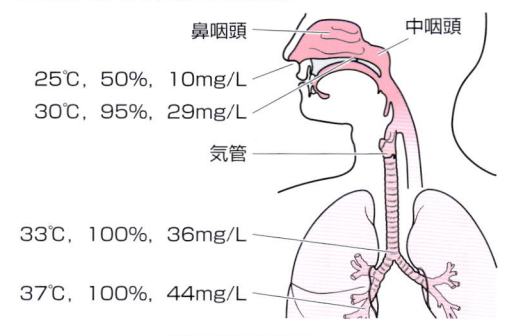

鼻咽頭　中咽頭
25℃, 50%, 10mg/L
30℃, 95%, 29mg/L
気管
33℃, 100%, 36mg/L
37℃, 100%, 44mg/L

a　吸気の温度湿度

34℃, 64%, 24mg/L
35℃, 95%, 38mg/L
37℃, 100%, 44mg/L

b　呼気の温度湿度

(前山昭彦，宮尾秀樹:人工呼吸中の加湿加温の注意点　呼吸ケアスタッフ指導・育成ポイント155．人工呼吸　夏季臨時増刊，p.109-119，メディカ出版，2007.より引用)

②人工呼吸中の呼吸生理学
- 気管チューブや気管切開チューブのため生体の防御機構が働かない。
- 気道は乾燥する。
- 気道内分泌物は固形化する。
- 人工呼吸中は適切な加温と加湿が絶対必要である。
- 医療ガスは乾燥したガスである。
- 日本人や東南アジア人はモンスーン気候で湿った空気に慣れている。
- 日本人や東南アジア人は乾燥ガスの吸入に弱い[4,5]。

③加温と加湿
- 相対湿度(%)＝絶対湿度(mg/l)／飽和水蒸気量(mg/l)×100
- 絶対湿度：ガス中に含むことのできる水分量。
- 飽和水蒸気量：ガス中に含みうる最大水蒸気量のこと。温度により増減する。
- 飽和水蒸気量：高温下で増加し，低温下では減少する。
- 結露：ガス中の水分が飽和水蒸気量を越えて液体となったもの。
- 結露があれば相対湿度は100％と診断する。
- 24時間以上の人工呼吸の加温加湿は人工鼻では対応できない[4,5]。

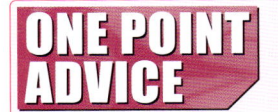

ONE POINT ADVICE

人工鼻の使用禁忌症例
(AARC Clinical Practice Guidline. Respir care, 37: 887-890, 1992.より)
- 粘稠な痰，血液痰の患者
- 呼気一回換気量が，吸気一回換気量の70％以下の患者(気管支ろう，カフリークのある患者)。
- 体温が32℃以下の患者。
- 自発呼吸の換気量が10L/min以上の患者。
- ネブライザ使用中は，人工鼻は回路から外すこと。

④加湿の際の重要ポイント4項目
　①加湿するのは気管チューブの内側である。
　②気管吸引の際，常に痰の性状を観察すること。
　③患者の口元に必ず結露があるかどうか。
　④気管チューブ内の分泌物の固形化があれば加湿条件を上げていく[4,5]。
● 十分な加温加湿がなされないと粘稠な痰がこびりつく。

⑤熱線なしの加温加湿器の使い方
● 加温加湿器には熱線なし型，熱線入り型の2型がある。
● 熱線なし加温加湿器は，加温用のホットプレートとその上に乗せる加湿器チャンバのみの構造である。
● 図8に示したFisher & Paykel社MR730は熱線なし型である。
● 熱線なし加温加湿器は最大加湿条件で使用する[4,5]。

図8 フィッシャー&パイケル社製MR730の構造

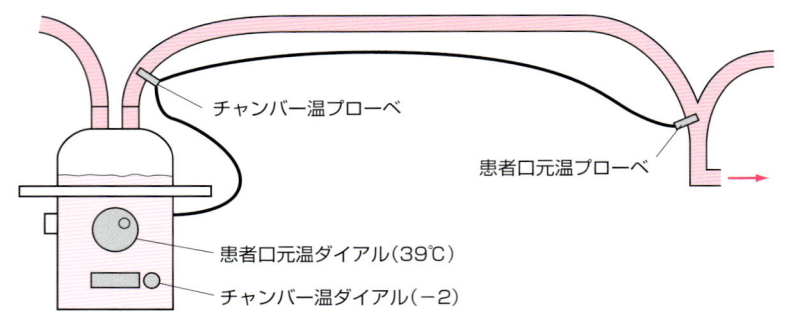

チャンバー温プローベ
患者口元温プローベ
患者口元温ダイアル（39℃）
チャンバー温ダイアル（-2）

（前山昭彦, 宮尾秀樹: 人工呼吸中の加温加湿の注意点　呼吸ケアスタッフ指導・育成ポイント155. 人工呼吸. 2007年夏季臨時増刊, p.109-119, メディカ出版, 2007.より引用）

⑥熱線入り加温加湿器の使い方
● 熱線入り加温加湿器は，加温用のホットプレートとその上に乗せるチャンバ，および，ガスの冷却予防に吸気回路に熱線が入った構造である。
● 患者口元温度を37℃以上，加湿チャンバ温は口元温度以上に設定する。
● チャンバコントロールダイアルは0以上にする。これにより，相対湿度が100%以上になり，結露が吸気回路の中に着き，好条件となる。
● 温度を上げた場合の高温ガスによる気道障害の心配はいらない。
● 吸気ガスは気道に到達するまでにYピースをはじめ，回路を通るうちに2℃～6℃の温度低下をきたす[4,5]。

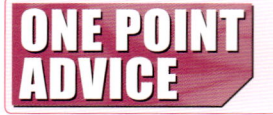

ONE POINT ADVICE
● 熱線入り加温加湿器の口元温プローベは保育器の外に出すこと。
● 口元温プローベとチャンバ温プローベはアルミホイルで保護すべきである。

■小児の人工呼吸中の加温加湿について
● 小児新生児の人工呼吸中の管理は成人のそれとは異なる。
● 保育器やラジアントウォーマーを使用する。

図9 保育器と熱線入り加温加湿器

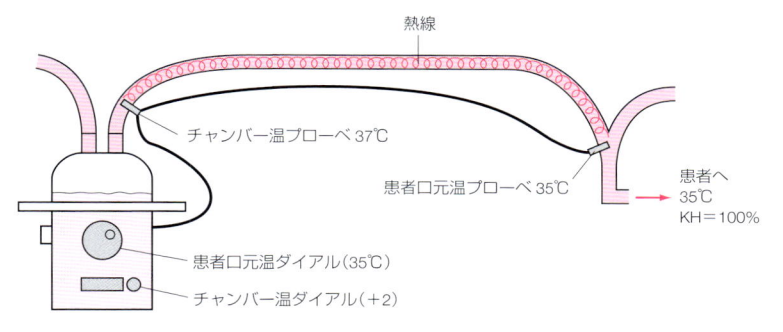

a　保育器を使わない通常の場合
患児口元温ダイアル35℃，チャンバ温ダイアル(+2℃)の設定により，患児口元温プローベは35℃となり，35℃の吸気ガスが児に入る。相対湿度は100％。

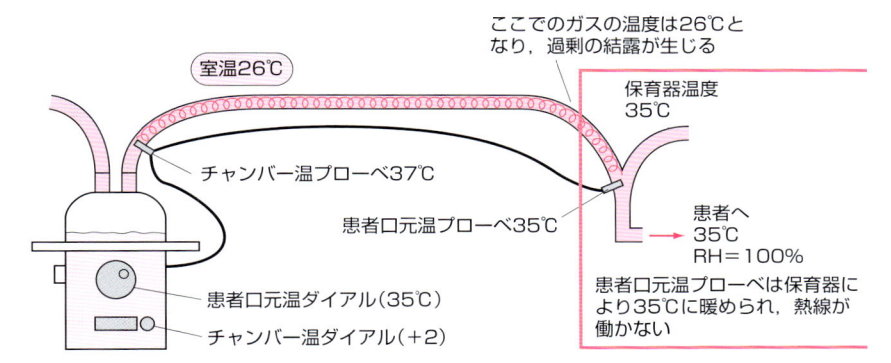

b　保育器(35℃)内に患者口元プローブが置かれてしまった場合
加温チャンバから37℃のガスが熱線入りの蛇腹管に送られる。しかし，患者口元温プローブが保育器に入っていると当然保育器内の温度35℃に影響を受けることになる。そのため，口元温プローブは35℃に温められてしまい，送られてくるガスも35℃になっているものと誤認され，コントローラが作動しない。そのため，熱線入り蛇腹管は室温(例えば26℃)まで冷える。保育器に入る直前のガス温は室温の26℃となり過剰の結露となる。患児の口元では35℃になるものの，相対湿度は低下してしまう結果となる。

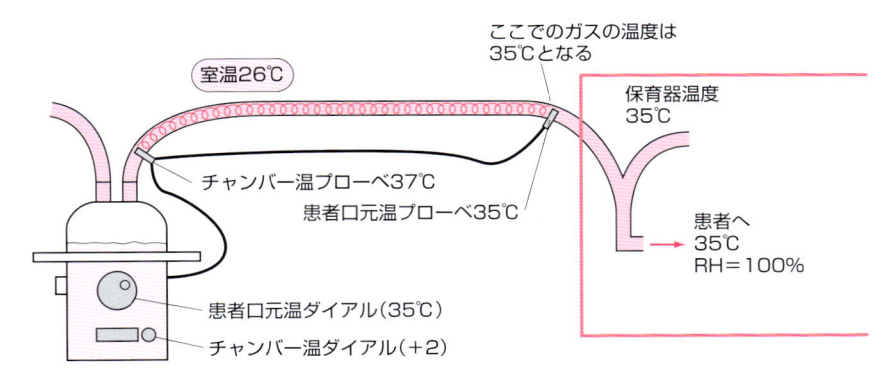

c　口元温プローブを保育器の外に設置した場合
口元温プローブは保育器の影響を受けることなしに作動し，熱線は正常に作動し，患者へは35℃，相対湿度100％のガスを送ることができる。

(前山昭彦, 宮尾秀樹: 人工呼吸中の加温加湿の注意点　呼吸ケアスタッフ指導・育成ポイント155. 人工呼吸. 2007年夏季臨時増刊, p.109-119, メディカ出版, 2007.より引用)

■小児人工呼吸における，ラジアントウォーマー使用下での注意点

図10 ラジアントウォーマーと熱線入り加温加湿器

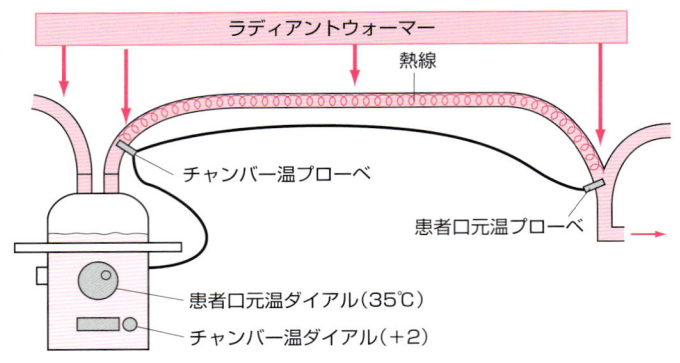

体がラジアントウォーマーの輻射熱を受ける結果，肝心な吸気ガスの温度ではなく，環境の温度を認識してしまうことになる。それにより熱線プレートが作動せず加温がなされない。また，熱線も作動しない。これを防ぐために口元温プローブとチャンバ温プローブをアルミホイルで巻き，ラジアントウォーマーからの輻射熱を遮断し，正確な加温加湿が行われるようにする必要がある。

(前山昭彦, 宮尾秀樹: 人工呼吸中の加温加湿の注意点　呼吸ケアスタッフ指導・育成ポイント155. 人工呼吸. 2007年夏季臨時増刊, p.109-119, メディカ出版, 2007.より引用)

◢治療中の全身管理 ⇒ 薬剤と輸液管理による治療
■輸液の目的
- 水分の補給
- 電解質の補給
- 酸塩基平衡の是正
- 薬剤投与のための静脈路確保
- 中心静脈からは栄養分の補給

■脱水の分類
- 等張性脱水：Naと水が同比率で喪失した脱水。
  腸閉塞，下痢，熱傷，出血性ショック，利尿剤使用時
  細胞内脱水＜細胞外脱水
- 高張性脱水：水の喪失
  経口摂取の低下時，嘔吐，腸閉塞，発汗，尿崩症
  細胞内脱水＞細胞外脱水
- 低張性脱水：Naの喪失が主の脱水
  副腎皮質不全，中枢性塩類喪失症候群など
  細胞内脱水＜細胞外脱水

■電解質の1日必要量
- Na：70〜100mEq/day, or 1.5mEq/kg/day
- K ：40〜70mEq/day
- Cl ：70〜100mEq/day

■輸液製剤
①細胞外液(**表2**)：生理食塩水，乳酸リンゲル液，酢酸リンゲル液，重炭酸リンゲル液，糖入り細胞外液補充液(**表2**)
　用途：急性出血，低張性〜等張性脱水，など。

体内での分布：約75〜80％は間質液となる。血管内に留まる量は多くない（表2）。添加される糖により作用が変わる（表3）。

②5％ブドウ糖液

用途：高張性脱水（細胞内脱水），慢性的脱水。

体内での分布：間質を中心に分布する（ブドウ糖は代謝され，自由水となるため）。

コメント：初期輸液には適さない。浮腫を悪化させる。ショック時には使えない。末梢循環不全時に使うと，ブドウ糖は乳酸に変わり，代謝性アシドーシスをきたす。

③低張性電解質液（表4）：1号液（開始液），2号液（脱水補給液），3号液（維持液），4号液（術後回復液），高濃度糖加維持液（熱量補給維持液）（表5）

用途：細胞内外に均等に分布することから，電解質の補充のための使用が多い。

④膠質液（colloid）：血液由来の膠質液（新鮮凍結血漿＝FFP），ヒト血清アルブミン，加熱ヒト血漿蛋白（PPF）

- 人工膠質液：ブドウ糖加デキストラン40注射液（DFX）（低分子デキストラン®）
- 6％ヒドロキシエチルデンプン液（HES）（サリンヘス®，ヘスパンダー®）

体内での分布：約75％が血管内に留まる。

用途：低血圧の際の輸液。出血時の代用血液としての血管内輸液など。

コメント：HESのアナフィラキシーはDEXやアルブミンよりも少ないとされる。

表2 細胞外液補充液一覧

補液・製品名（例）		組成 電解質						糖質 (g/L)	熱量 (kcal/L)	pH	浸透圧比
		Na^+	K^+	Ca^{2+}	Mg^{2+}	Cl^-	その他の陰イオン				
血漿		142	4	5	3	103	HCO_3^- 27			7.4	1
生理食塩水		154	—	—	—	154	—	—	—	6.4	1
リンゲル液		147	4	4.5	—	155.5	—	—	—	約6.4	約1
乳酸リンゲル液	ラクテック	130	4	3	—	109	$lactate^-$ 28	—	—	6.7	0.9
	ソルラクト	131	4	3	—	110	$lactate^-$ 28	—	—	6.0〜7.5	0.9
糖加乳酸リンゲル液	ポタコールR	130	4	3	—	109	$lactate^-$ 28	マルトース50 (5%)	200	4.9	1.5
	ラクテックD	130	4	3	—	109	$lactate^-$ 28	グルコース50 (5%)	200	4.9	2
	ラクテックG	130	4	3	—	109	$lactate^-$ 28	ソルビトール50 (5%)	200	6.6	2
酢酸リンゲル液	ヴィーンF ソルアセトF	130	4	3	—	109	$acetate^-$ 28	—	—	6.5〜7.5	1
糖加酢酸リンゲル液	フィジオ140	140	4	3	2	115	$acetate^-$ 25 $gluconate^-$ 3 $citrate_3^-$ 6 （クエン酸）	グルコース10 (1%)	40	6.1	1
	ヴィーンD ソルアセトD	130	4	3	—	109	$acetate^-$ 28	グルコース50 (5%)	200	4.0〜6.5	2
重炭酸リンゲル液	ビカーボン	135	4	3	1	113	HCO_3^- 25 $citrate_3^-$ 5	—	—	6.8〜7.8	0.9〜1.0

表3 添加される糖の特徴

糖の種類	特徴
グルコース	・血糖値としてモニタできる ・高血糖に注意
マルトース	・分解されてグルコース2分子となる ・代謝速度が遅く高血糖になりにくいが，尿中排泄が多く浸透圧利尿に注意が必要
ソルビトール	・肝で代謝されフルクトースとマンニトールになる ・尿中排泄が多く浸透圧利尿に注意が必要 ・血糖の上昇が少ない
フルクトース	・ブドウ糖より代謝が速く尿中排泄は少ない ・肝で代謝されエネルギーに変換される ・肝障害時は大量投与で乳酸アシドーシスをきたす
キシリトール	・糖尿病患者への補液に適応 ・アスコルビン酸の併用投与が必要

表4 低張電解質の組成

分類・商品名		組成	Na⁺	K⁺	Ca²⁺	Mg²⁺	Cl⁻	P (mmol/L)	その他の陰イオン	糖質 (g/L)	熱量 (kcal/L)	浸透圧比
血漿			142	4	5	3	103	—	HCO_3^- 27	—	—	1
補充液 細胞外液	生理食塩水		154	—	—	—	154	—	—	—	—	1
	乳酸リンゲル液	ラクテック	130	4	3	—	109	—	lactate⁻ 28	—	—	0.9
低張電解質液（維持輸液類）	1号液（開始液）	ソリタT1 ソルデム1	90	—	—	—	70	—	lactate⁻ 20	グルコース 26	104	1
	1号液（1/2生理食塩液）	フィジオ70	70	4	3	—	52	—	acetate⁻ 25	グルコース 25	100	1
	2号液	ソリタT2	84	20	—	—	66	10	lactate⁻ 20	グルコース 32	128	1
		ソルデム2	77.5	30	—	—	59	—	lactate⁻ 48.5	グルコース 23.5	94	1
	3号液（維持液）	ソリタT3 ソルデム3A	35	20	—	—	35	—	lactate⁻ 20	グルコース 43	172	1
		ソルデム3	50	20	—	—	50	—	lactate⁻ 20	グルコース 27	108	0.9
		EL-3号	40	35	—	—	40	8	lactate⁻ 20	グルコース 50	200	2
		アクチット	45	17	—	—	37	10	lactate⁻ 20	マルトース 50	200	1
		フルクトラクト	50	20	—	—	50	—	lactate⁻ 20	フルクトース 27	108	1
		キリットミンB	45	20	—	5	45	20	acetate⁻ 20	キシリトール 50	200	2
	4号液（術後回復液）	ソリタT4	30	—	—	—	20	—	lactate⁻ 10	グルコース 43	172	1
		ソルデム6	30	—	—	—	20	—	lactate⁻ 10	グルコース 40	160	1

表5 高濃度糖加維持液の組成

商品名	Na⁺	K⁺	Ca²⁺	Mg²⁺	Cl⁻	P (mmol/L)	Zn (μmol/L)	その他の陰イオン	糖質 (g/L)	熱量 (kcal/L)	浸透圧比
トリフリード	35	20	5	5	35	10	5	acetate⁻ 6 citrate₃⁻ 14	グルコース 60 フルクトース 30 キシリトール 15	420	2.6
フィジオゾール3号	35	20	—	3	38	—	—	lactate⁻ 20	グルコース 100	400	2～3
フィジオ35	35	20	5	3	28	10	—	acetate⁻ 20 gluconate⁻ 5	グルコース 100	400	2.4～2.8
ソリタT3G	35	20	—	—	35	—	—	lactate⁻ 20	グルコース 75	300	2
ソリタックスH	50	30	5	3	48	10	—	lactate⁻ 20	グルコース 125	500	3
10%EL3号	40	35	—	—	40	9	—	lactate⁻ 20	グルコース 100	400	3

表2～5：田口茂正：第2章循環管理のアプローチ～13輸液の選択 ICU実践ハンドブック 病態ごとの治療・管理の進め方, p.159～169, 羊土社, 2013. より改変引用）

■患者管理の薬品
- 患者の個々の状態により選択される薬剤はさまざまである。他の医学専門書にこの項を譲る。

◼集中治療中の精神面の管理 ⇒ 適切な鎮静・鎮痛・人間の尊厳を忘れない管理
- 鎮静薬一覧を示す(表6~8)。
- モニタリングのために,患者は四肢の自由を奪われた状態にある。
- 気管挿管された患者では,さらに苦痛を強いられる。
- 医療従事者は声を出せない状態の患者の訴えを理解する義務がある。
- 適切な鎮静・鎮痛を施し,患者を1人の人間として,尊厳を忘れない義務。

表6　鎮静薬の一覧①

分類	一般名	商品名	特徴	規格	用法	発現・作用時間	副作用	付記
ベンゾジアゼピン系	ミダゾラム	ドルミカム	血行動態に影響を与えにくい	10mg/2mL	導入0.03mg/kg 維持0.03~0.06mg/kg/時間	1分・30分	血圧低下 舌根沈下 効果が遷延	フルマゼニル(アネキセート)で拮抗
	フルニトラゼパム	ロヒプノール		2mg/1mL	0.02mg/kg iv	1分・1時間		
	ジアゼパム	セルシン	ボーラスで用いる	5mg/1mL 10mg/2mL	10mg/回 iv	1分・1時間		血管痛
その他	プロポフォール	ディプリバン	切れ味がよい	200mg/20mL 500mg/50mL	維持0.3~3mg/kg/時間	1分	血圧低下,徐脈	小児は禁忌 血管痛
	デクスメデトミジン	プレセデックス	早期抜管患者への24時間以内の鎮静・鎮痛	200μg/2mL	導入6μg/kg/時間で10分 維持0.2~0.7μg/kg/時間		徐脈	人工呼吸管理下で用いる
	ハロペリドール	セレネース	せん妄に有効	5mg/1mL	5mg/回 iv	10分・数時間	悪性症候群に注意	
	ドロペリドール	ドロレプタン	呼吸・循環抑制が少ない	25mg/10mL	導入0.25~0.5mg/kg		QT延長	フェンタニルとの併用
	クロルプロマジン	コントミン	悪心・嘔吐・吃逆にも有効	10mg/2mL・25mg/5mL・50mg/5mL筋注	10~50mg/回 im		血圧低下	
	レボメプロマジン	レボトミン		25mg/1mL筋注	25mg/回 im		血圧低下 錐体外路障害	

表7　鎮静薬の一覧②

分類	一般名	商品名	特徴	規格	用法	作用時間	副作用	付記
オピオイド系	モルヒネ	塩酸モルヒネ	鎮痛作用1	10mg/1mL 50mg/5mL 200mg/5mL	5~10mg/回 iv	3時間~	平滑筋緊張・ヒスタミン遊離・呼吸抑制	ナロキソンで拮抗
	フェンタニル	フェンタネスト	鎮痛作用100	0.1mg/2mL 0.25mg/5mL	維持0.02~0.04mL/kg/時間	0.5時間	徐脈	ナロキソンで拮抗
	ペンタゾシン	ペンタジン	鎮痛作用0.5	15mg/1mL 30mg/1mL	15mg~/回 iv im	3時間	交感神経刺激作用	天井効果あり
	ブトルファノール	スタドール	鎮痛作用5	1mg/1mL 2mg/1mL	0.04mg/kg iv	5時間		
	ブプレノルフィン	レペタン	鎮痛作用33	0.2mg/1mL 0.3mg/1.5mL	0.2~0.3mg/回 iv	7時間	悪心・嘔吐が多い	天井効果あり
その他	ケタミン	ケタラール	熱傷包交時に有効 血圧・脈拍・呼吸が増加	500mg/10mL(筋注) 200mg/20mL(静注)	5~10mg/kg im 1~2mg/kg iv		脳圧上昇 気道分泌物増加	筋注用と静注用がある

表8 NSAIDsの一覧

分類	主要薬剤(商品名)	特徴(副作用)
①サリチル酸	各種アスピリン	少量でも抗血小板作用と鎮痛作用(耳鳴, 腎障害)
②アリール酢酸	インドメタシン, ジクロフェナク(ボルタレン), スリンダク(クリノリル), ナブメトン(レリフェン), プログルメタシン(ミリダシン), インドメタシンファルネシル(インフリー), エトドラク(オステラック, ハイベン)	効果が強いものが多い
③プロピオン系	イブプロフェン(ブルフェン), ナプロキセン(ナイキサン), フルルビプロフェン(フロベン), チアプロフェン(スルガム), プラノプロフェン(ニフラン), ロキソプロフェン(ロキソニン), アルミノプロフェン(ミナルフェン)	消炎・鎮痛・解熱作用のバランスがよい(副作用は少ない)
④フェナム系	メフェナム酸(ポンタール), トルフェナム酸(クロタム)	鎮痛作用が比較的強い(下痢)
⑤オキシカム	ピロキシカム(フェルデン, バキソ), アンピロキシカム(フルカム), メロキシカム(モービック), ロルノキシカム(ロルカム)	一般に半減期は長い, ロルノキシカムは短い
⑥非酸性	エピリゾール(メブロン, アナロック), チアラミド(ソランタール), エモルファゾン(ペントイル)	抗リウマチ作用はほとんどなし, 効果は弱め

(表6〜8:早川 桂, 清水敬樹:第三章 鎮静・鎮痛管理のアプローチ〜02薬剤の選択 ICU実践ハンドブック 病態ごとの治療・管理の進め方, p.244〜247, 羊土社, 2013.より改変引用)

集中治療の評価
APACH II score(表9)
- このスコアは患者の重症度と予後を推定できる。
- このスコアは集中治療施設の客観的な重症度比較をする際の数値となる。

a = total acute physiology score(APS)
b = age score
c = chronic health points(CHP)
APACH II score = a + b + c

表9 APACH IIスコア
集中治療施設間で重症度比較や入室患者の重症度, 予後を推定する。

a total acute physiology score(APS)(12の生理学的変数の点数合計)

生理学的変数	4	3	2	1	0	1	2	3	4
直腸温(℃)	≤29.9	30〜31.9	32〜33.9	34〜35.9	36〜38.4	38.5〜38.9		39〜40.9	≥41
平均血圧(mmHg)	≤49		50〜69		70〜109		110〜129	130〜159	≥160
心拍数(/分)	≤39	40〜54	55〜69		70〜109		110〜139	140〜179	≥180
呼吸数(/分)	≤5		6〜9	10〜11	12〜24	25〜34		35〜49	≥50
A-aDO$_2$(FiO$_2$≥0.5)					<200		200〜349	350〜499	≥500
PaO$_2$(FiO$_2$<0.5)	<55	55〜60		61〜70	>70				
動脈血pH	<7.15	7.15〜7.24	7.25〜7.32		7.33〜7.49	7.50〜7.59		7.60〜7.69	≥7.70
血清HCO$_3$(mmol/L)(血ガス未施行時)	<15	15〜17.9	18〜21.9		22〜31.9	32〜40.9		41〜51.9	≥52
血清Na(mmol/L)	≤110	111〜119	120〜129		130〜149	150〜154	155〜159	160〜179	≥180
血清K(mmol/L)	<2.5		2.5〜2.9	3.0〜3.4	3.5〜5.4	5.5〜5.9		6.0〜6.9	≥7.0
血清Cre(mg/dL)(急性腎不全では2倍)			<0.6		0.6〜1.4		1.5〜1.9	2.0〜3.4	≥3.5
Ht(%)	<20		20〜29.9		30〜45.9	46〜49.9	50〜59.9		≥60
WBC(×10^3/mm^3)	<1		1〜2.9		3〜14.9	15〜19.9	20〜39.9		≥40
Glasgow coma scale	15-Glasgow coma scale(例えばGCS8の場合, 15−8=7 7点になる)								

(次頁に続く)

表9 APACH IIスコア（続き）

b age points

年齢	スコア
≦44	0
45〜54	2
55〜64	3
65〜74	5
≧75	6

c chronic health points（CHP）

慢性併存疾患を有する非手術患者または緊急手術患者：5点
慢性併存疾患を有する予定手術患者：2点

　慢性併存疾患の定義
　　肝　　　　：生検で肝硬変，門脈圧亢進，肝不全・肝性昏睡の既往
　　心血管系　：NYHA IV度
　　呼吸器系　：慢性の拘束性，閉塞性疾患・血管疾患による重度の運動障害（家事不能など），慢性の低酸素血症，
　　　　　　　　高炭酸ガス血症，2次性多血症，重度（40mmHg）肺高血圧症，人工呼吸器依存状態
　　腎　　　　：維持透析
　　免疫不全　：免疫抑制剤や長期または大量ステロイド投与，化学療法，照射療法，白血病，リンパ腫，AIDS

APACH IIスコア ＝ （a　APS）＋（b　age points）＋（c　CHP）

（清水敬樹：資料　ICU実践ハンドブック　病態ごとの治療・管理の進め方，p.577〜586，羊土社，2013．より引用）

参考文献
1) 相川直樹 著，相川直樹，堀　進吾 編：1 救急患者の診療にあたって　救急レジデントマニュアル第4版，p.2-7, 医学書院, 2009.
2) 小栗顕二 編著：4. 麻酔とモニタリング；循環器系のモニタリング：麻酔の研修ハンドブック, p.69-100, 金芳堂, 1993.
3) 麻酔科学書総論〜人工呼吸器, p.25〜30, 克誠堂出版, 1991.
4) 安本和正 編：16加湿と人工鼻,トピックス呼吸管理の新たな動向, p.199〜212, 真興交易, 2005.
5) 前山昭彦，宮尾秀樹：人工呼吸：人工呼吸中の加温加湿の注意点　呼吸ケアスタッフ指導・育成ポイント155　年夏季臨時増刊, p.109-119, メディカ出版, 2007.
6) 田口茂正：第2章　循環管理のアプローチ〜13輸液の選択　ICU実践ハンドブック　病態ごとの治療・管理の進め方, p.159〜169, 羊土社, 2013.

2 集中治療医学
救急医療

TAP & TAP

- 一次救命処置（BLS）
  ⇒ ・AEDのほかに器材を必要としない
  ・医療従事者以外の一般人でも行うことができる
- 胸骨圧迫 ⇒ ・圧迫の深さ：5cm以上沈むまで強く圧迫
  ・圧迫の速さ：1分間に少なくとも100回以上
  ・中断の時間：最小限（10秒以内）になるよう
- 胸骨圧迫と人工呼吸の組み合わせ ⇒ 30：2
- トリアージ ⇒ 赤・黄・緑・黒の意味
- 脳死判定基準 ⇒ ①深昏睡，②瞳孔固定，③脳幹反応消失，④平坦脳波，⑤自発呼吸喪失

救急処置

救急のABC
A：airway（気道確保）
B：breathing（人工呼吸）
C：circulation（循環：胸骨圧迫による心臓マッサージ）
D：defibrillation（除細動）

心肺脳蘇生法
①一次救命処置（Basic Life Support：BLS）
- 周囲を見渡し安全であることを口に出して確認する。
  - 手袋装着などスタンダードプリコーションに配慮する。
- 患者さんに大きな声をかけながら，肩を軽く叩いて反応を確認する。
  - 意識の有無を確認。
- 反応がなければ助けを求める。
  - 応援の人（119番通報。院内であれば救急コール）。
  - AED（院内であれば除細動器）。
  - 院内であれば救急カートなどを依頼する。
- 頭部後屈顎先挙上を行い，気道を確保する（頸椎頸髄損傷が疑われる場合は下顎挙上法のみ行う）。
  - 口元に頬を近づけ，胸部を見ながら，胸部の呼吸運動，呼吸の音，呼気の流れ，頸動脈拍動の有無を確認する（「見て」，「聴いて」，「感じて」）。
  - 5～10秒で心肺停止状態かどうかを判断する。
- 心肺停止状態と判断したら，直ちに胸骨圧迫を開始する。
  - 胸の真ん中，あるいは，左右の乳頭を結ぶ線の中点に手掌基部を置く。
  - 胸骨に置いた手に他方の手を組み合わせ，肘を伸ばし垂直に圧迫する。
  - 圧迫の深さは5cm以上沈むまで強く圧迫し，十分な圧迫解除に留意する。
  - 圧迫の速さは1分間に少なくとも100回以上とする。

- 人工呼吸を行う.
  - ポケットフェイスマスクまたはフェイスシールドなどで感染防護に留意する.
  - 胸部の動きを見ながら1回に1秒かけて, 胸が上がる程度の量を2回吹き込む. 吹き込みを2回試みても胸が上がらない場合は, 胸骨圧迫に移る.
  - 呼吸がなく頸動脈拍動を触知する場合は, 人工呼吸を続ける(1分間に10回程度).
- 胸骨圧迫30回と人工呼吸2回の組み合わせで繰り返す.
  - 胸骨圧迫中断の時間は最小限(10秒以内)になるよう努力する.
- AED (Automated External Defibrillator:自動体外式除細動器)
  - まず, 電源を入れ, 音声指示に従う.
  - 電極パッドを右上前胸部(鎖骨下)と左下側胸部(左乳頭外側下方)に貼る.
  - AEDによる解析の際や放電の際には, 全員に患者さんから離れるように指示し, 周囲を見て確認し安全を確保する.
  - 解析や放電の後, 電極パッドは剥がさず, 電源は入れたままにしておく.
  - 音声指示に従い, 胸骨圧迫などを行う.
  - AEDの指示に従い, 救急隊, 医師や看護師などに引き継ぐまで, あるいは患者さんが動き出すまで上述の処置を続ける.
- 到着した救急隊, 医師や看護師に胸骨圧迫を引き継ぎ, 状況を概ね10秒以内で簡潔に報告する(キーワードの例:「目の前で倒れた, 心肺停止, 除細動した」).
  - *BLSの実際としては,「A→C→B→D」もしくは「C→A→B→D」が推奨されている.

②二次救命処置(Advanced Life Support:ALS)
- 医療機関における「器具・薬剤を用いた」心肺脳蘇生法.
  - ①Primary ABCD
    - A:マスクによる気道確保
    - B:バッグによる人工呼吸
    - C:胸骨圧迫による心臓マッサージ
    - D:除細動器による電気的除細動
  - ②Secondary ABCD(心拍再開後)
    - A:気管挿管による気道確保
    - B:バッグまたはレスピレータによる人工呼吸
    - C:静脈路確保・薬物投与
    - D:鑑別診断(原因検索・治療)

*トリアージ:災害発生時などに多数の傷病者が発生した場合に, 傷病の緊急度や程度に応じ, 適切な搬送・治療を行うこと(表1, 図1).

表1 トリアージ

分類	順位	識別票	症状の状態など
最優先治療群(重症群)	第1	赤	生命を救うため, 直ちに処置を必要とするもの 窒息, 多量の出血, ショックの危険のあるもの
待機的治療群(中等症群)	第2	黄	ア 多少治療の時間が遅れても, 生命に危険がないもの イ 基本的には, バイタルサインが安定しているもの
保留群(軽症群)	第3	緑	上記以外の軽易な傷病で, ほとんど専門医の治療を必要としないもの
死亡群	第4	黒	すでに死亡しているもの, または明らかに即死状態であり, 心肺蘇生を施しても蘇生可能性のないもの

図1　トリアージ・タッグ

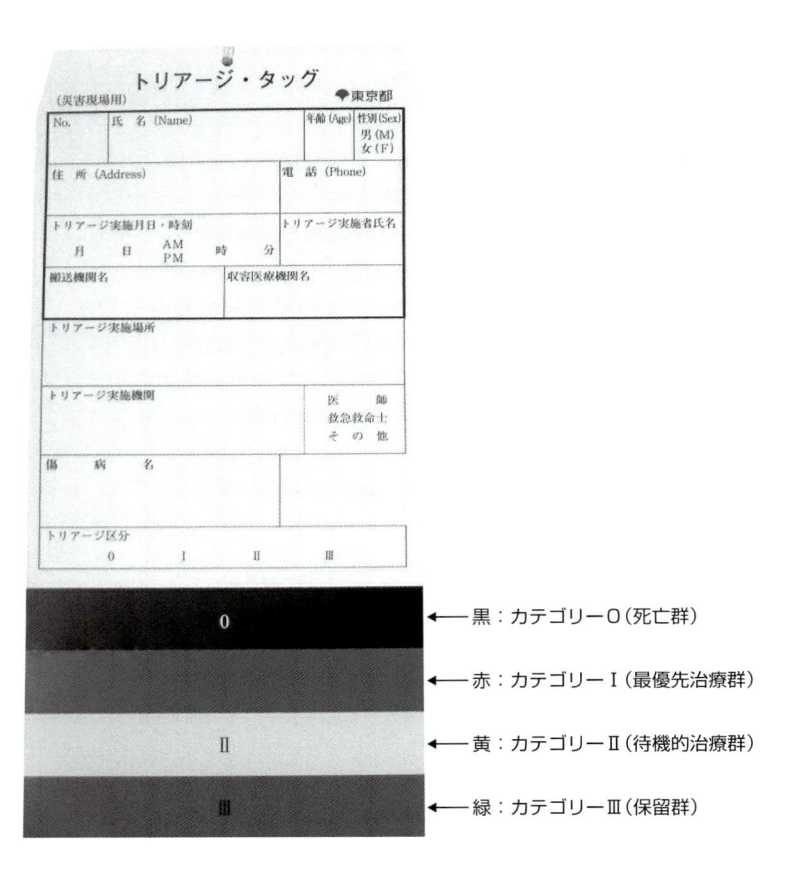

- 黒：カテゴリー0（死亡群）
- 赤：カテゴリーⅠ（最優先治療群）
- 黄：カテゴリーⅡ（待機的治療群）
- 緑：カテゴリーⅢ（保留群）

脳死

- 脳が脳機能を不可逆的に喪失した状態。
- 臨床的脳死と診断される患者のうち，法的脳死判定基準を満たすものと除外されるものがある。

臨床的脳死

- 以下の4項目を確認する。
    1. 深昏睡（GCS 3，JCS 300）
    2. 両側瞳孔径4mm以上，瞳孔固定
    3. 脳幹反射の消失
       （対光反射，角膜反射，毛様脊髄反射，眼球頭反射，前庭反射，咽頭反射，咳反射）
    4. 平坦脳波

法的脳死判定基準

① 脳死を判定するための必須項目として，上記①〜④に「⑤自発呼吸の消失」を加える。

② 前提条件
- 器質的の脳障害により深昏睡および無呼吸。
- 原疾患が確実に診断されており，行いうるすべての治療をもってしても回復の可能性がまったくない。

③除外例
- 急性薬物中毒，低体温（直腸温が32℃以下），代謝内分泌障害といった脳死と類似した状態になりうる症例。
- 生後12週未満
- 知的障害者など本人の意思表示が有効でないと思われる症例。
- 虐待を受けた疑いのある児童。

④生命徴候の確認
- 直腸温が32℃以下でない。
- 収縮期血圧が90mmHg以上であること。
- 重篤な不整脈がないこと。

⑤1回目の判定の後，6時間以上経過をみて再び検査し，変化がないことを確認し，これをもって脳死と判定する。

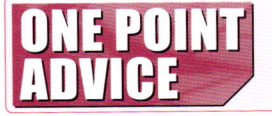

ONE POINT ADVICE
- 一時救命処置においては，「絶え間ない胸骨圧迫」と「早期のAED装着・除細動」が重要である。
- トリアージの基準とトリアージ・タグの理解が必要である。

手術医学

1 感染防止

TAP & TAP

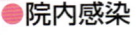

- ●院内感染 ⇒ 市中感染との区別
- ●薬剤耐性菌 ⇒ ・抗菌薬の歴史は耐性菌の歴史
  - ・健常人に対しては弱毒菌
  - ・重篤な基礎疾患をもつ患者に病原性を発揮
- ●日和見感染 ⇒ ・感染防御能が低下したcompromised host（コンプロマイズド ホスト）（易感染宿主（かんせんしゅくしゅ））起こる
  - ・弱毒菌やもともと定着している常在菌が原因となる
- ●標準予防策 ⇒ 感染経路を重視した院内感染対策
- ●空気感染 ⇒ ・結核菌，風疹ウイルス，水痘・帯状疱疹ウイルス
  - ・N95マスク

院内感染

■病院の中で起こった感染あるいは入院中に受けた感染
- ●対象となるのは，患者，医療スタッフ，ボランティア，面会者など病院にかかわるすべての人である。
- ＊入院時にすでに感染していた場合は，「市中感染」という。

■主な院内感染
①カテーテル関連血流感染：血管内留置カテーテルが感染源であるもの
②カテーテル関連尿路感染：膀胱留置カテーテルに関連した尿路感染
③肺炎　　　　　　　　　：入院後48時間以上経過してから発症し，入院時には感染が成立していないもの
④手術部位感染：surgical site infection（SSI）（図1）

図1 手術部位感染（surgical site infection：SSI）

皮膚
皮下組織 — 浅在切開部手術部位感染
深部軟部組織（筋膜と筋層） — 深在切開部手術部位感染
臓器／体腔 — 臓器／体腔手術部位感染

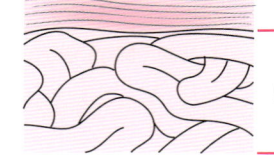

（河野 茂 編：感染症のとらえかた，文光堂，2002．より引用）

■院内感染の原因となりやすい微生物（表1）

表1 院内感染の原因となりやすい微生物

細菌	黄色ブドウ球菌（メチシリン耐性黄色ブドウ球菌） コアグラーゼ陰性ブドウ球菌 レンサ球菌 腸球菌（バンコマイシン耐性腸球菌：VRE） 大腸菌（O157：H7） クレブシエラ	サルモネラ エンテロバクター セラチン 緑膿菌・レジオネラ・その他のブドウ糖非発酵菌 クロストリジウム・ディフィシャル 抗酸菌（多剤耐性結核菌）
ウイルス	肝炎ウイルス ヒト免疫不全ウイルス（HIV） RSウイルス ライノウイルス・コロナウイルス インフルエンザウイルス パラインフルエンザウイルス アデノウイルス	コクサッキーウイルス エンテロウイルス ロタウイルス 水痘・帯状疱疹ウイルス 単純ヘルペスウイルス 麻疹ウイルス 風疹ウイルス
真菌ほか	カンジダ クリプトコッカス アスペルギルス	ムーコル マイコプラズマ 疥癬

（河野　茂 編：感染症のとらえかた，文光堂，2002．より引用）

■感染経路別病原微生物

①水平感染
- 接触感染：STD，多剤耐性菌
- 飛沫感染：インフルエンザ，マイコプラズマ，風疹，肺炎
- 空気感染：麻疹，水痘，結核
- 経口感染：O157，ボツリヌス，サルモネラ，HAV
- 経皮感染：マラリア，日本脳炎
- 血液感染：HIV，HBV，HCV，梅毒

②垂直感染（母子感染）
- 風疹，HIV，サイトメガロウイルス，HBV

■菌交代現象・薬剤耐性菌

- 不適切な抗菌薬療法の結果，本来の常在菌が死滅し，代わりに抗菌薬に抗する微生物が増える（図2）。「抗菌薬の歴史は耐性菌の歴史」
- 薬剤耐性菌は，一般的に健常人に対しては弱毒菌だが，重篤な基礎疾患をもつ患者に病原性を発揮する（host-parasite relationship）。

*代表的な薬剤耐性菌

　MRSA（メチシリン耐性黄色ブドウ球菌）
　　　↓
　抗菌薬バンコマイシンによる治療
　　　↓
　VRE（バンコマイシン耐性腸球菌）
　VRSA（バンコマイシン耐性黄色ブドウ球菌）の出現
　その他，PRSP（ペニシリン耐性肺炎球菌），MDRP（多剤耐性緑膿菌）など

図2 菌交代現象・薬剤耐性菌

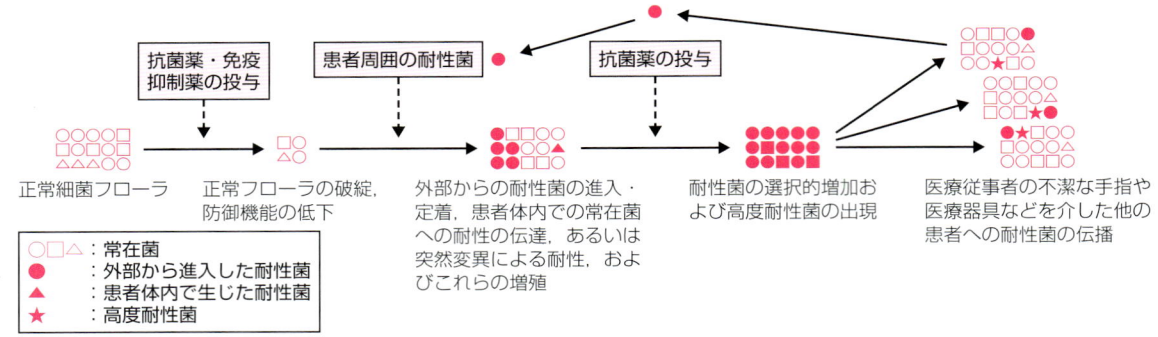

（河野 茂 編：感染症のとらえかた，文光堂，2002．より引用）

日和見感染（図3）

- 基礎疾患やさまざまな医療行為により感染防御能が低下したcompromised hostに起こる感染。
- 健常人に定着しても病原性をもたないような弱毒菌や，もともと定着している常在菌が原因となる。

図3 日和見感染

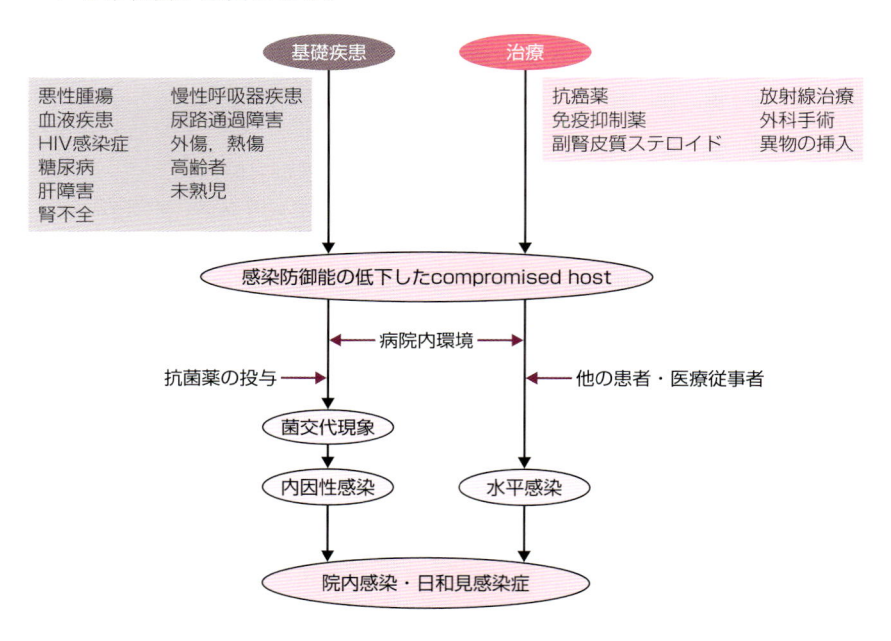

院内感染対策

感染予防の3本柱

- 「微生物の除去」
- 「感染経路の遮断」
- 「宿主抵抗性を高める」

①標準予防策（standard precautions）

- 感染予防の3本柱のうち「感染経路」を重視した院内感染対策であり，**すべての患者の血液，体液，分泌液，排泄物，創傷，粘膜を感染源とみなして対応**する。
  - 手洗い　：血液・体液・分泌液・排泄物・汚染器具接触後は手袋を装着していてもはずして石鹸や消毒薬で手洗いする。

- 手袋　　：血液・体液・粘膜・創傷に触れる際は必ず装着する。異なる処置に移る場合は手袋を替える。処置の後や別の患者へ移る際は，手袋をはずし，手洗いする。
- マスク，アイプロテクション，フェイスシェード：血液・体液が飛散するような処置・ケアで着用する。
- ガウン　　：血液・体液が衣服にかかる恐れがあるとき着用する。処置終了時は，すみやかにガウンを脱ぎ手洗いする。
- 医療器具：血液・体液が付着した器具は周囲を汚染しないよう取り扱う。
- 再使用する場合は，確実な消毒・滅菌後に使用する。ディスポのものは使用後すみやかに廃棄する。
- 環境管理：適切な清掃・消毒
- リネン：血液・体液が付着したリネンは周囲を汚染しないよう取り扱う。
- 患者配置：環境を汚染したり，衛生保持に協力できない患者は個室に収容する。
- 医療者の健康と血液媒介病原体
　　　　　：鋭利な器具はけがをしないよう注意して使用する。リキャップ禁止（どうしてもリキャップする場合は，片手すくい上げ法）。注射器の針を手ではずしたり，曲げたりしない。使用後の鋭利な器具は手元近くの専用容器にすみやかに廃棄する。

②感染経路別予防法
①空気感染予防策：結核，麻疹ウイルス，水痘・帯状疱疹ウイルス
②飛沫感染予防策：風疹ウイルス，ムンプスウイルス，アデノウイルス，インフルエンザウイルス，百日咳菌，インフルエンザ菌，髄膜炎菌，マイコプラズマ，ジフテリア菌（咽頭ジフテリア）
③接触感染予防策：MRSA（メチシリン耐性黄色ブドウ球菌），VRE（バンコマイシン耐性腸球菌），PRSP（ペニシリン耐性肺炎球菌）などの多剤耐性菌，A型肝炎ウイルス，ロタウイルス，腸管出血性大腸菌，赤痢菌，RSウイルス，ジフテリア菌（皮膚感染），単純ヘルペスウイルス，ウイルス性結膜炎，ヒゼンダニ，シラミ，ウイルス性出血熱（マールブルク，エボラ，ラッサ）

- 空気感染をきたす結核，風疹ウィルス，水痘・帯状疱疹ウィルスに対しては，「N95マスク」が必要となる。

③ICT（Infection Control Team：感染対策チーム）
- 感染対策委員会の下で，感染対策の実務・実践活動を行う。メンバーは，ICD（Infection Control Doctor），ICN（Infection Control Nurse），臨床検査技師，薬剤師，ほかからなる。
- サーベーランス，感染対策の実践・指導，院内感染対策マニュアルの作成，研修会開催，などを行う。

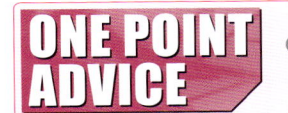

ONE POINT ADVICE
- 院内感染対策としての標準予防策（スタンダードプリコーション）の実際を理解し，実践できるようにしておくことが重要である。

手術医学

2 消毒・滅菌

TAP & TAP

- ●高圧蒸気滅菌 ⇒ ・オートクレーブ
  - ・最も安全で信頼性が高い
  - ・最も広く用いられている
- ●高水準消毒薬 ⇒ 生体には用いられない
- ●ポピドンヨード
  - ⇒ ・抗微生物スペクトルが広い
  - ・手指消毒，術野，創傷皮膚・粘膜にも使用可能

基本的事項

- ●滅菌とは，すべての微生物を完全に死滅，あるいは除去することである。
- ●消毒とは，病原微生物を死滅・減少させることで，芽胞菌など一部の微生物には効果がない。

滅菌法（表1）

- ●高圧蒸気滅菌：オートクレーブを用いる。一般的な病院内で可能な滅菌法として，最も安全で信頼性が高く，最も広く使われている。
- ●エチレンオキサイドガス滅菌
  ：毒性が強く，発癌性があるとされており，滅菌後の残留ガス除去が必要。
- ●過酸化水素低温プラズマ滅菌
  ：エチレンオキサイドガス滅菌の代替法として開発された。フリーラジカルにより微生物を死滅させる。毒性が低く，最終的に水と酸素になる。過酸化水素が吸着する液体や粉末に使えない。
- ●放射線滅菌：大規模な装置が必要で，医療器具メーカーなどの施設で使用している。
- ●乾熱滅菌：簡便な滅菌方法

表1 滅菌法

滅菌法	滅菌方法		対象
高圧蒸気滅菌	飽和水蒸気下高圧・高温で滅菌する方法　乾熱滅菌より効果的	121℃, 1.5kg/cm^2, 15～30分　132℃, 2.0kg/cm^2, 2～6分	手術器械，器具，手術衣，覆布など　真空，滅菌，乾燥の3工程で20～60分を要する　もっとも広く用いられている
エチレンオキサイドガス滅菌	ethylene oxide gasを用いる	50℃～60℃，湿度45～55%，2～8時間	ゴム，プラスチックなど　滅菌後の残留ガス除去が必要　滅菌の際，特殊な袋がいる
過酸化水素低温プラズマ滅菌	過酸化水素をガス状にして，プラズマ状態により滅菌	45℃, 75分	内視鏡機器，ディスポーザブル製品
放射線滅菌	コバルト60を用いたγ線照射	常温	ディスポーザブル製品，縫合糸　包装のまま滅菌可能　装置が特殊で一般病院には置けない
乾燥滅菌	高熱で滅菌する	180℃, 30～60分	ガラス器具（試験管，シャーレなど）

(小柳　仁 ほか 編: 標準外科学 第10版, 医学書院, 2004.より引用)

消毒法

物理的消毒法

①**熱水消毒**：熱水・蒸気を用いて65℃～100℃で処理する。もっとも有効で安全かつ経済的な消毒法。80℃，10分間の処理で芽胞菌を除くほとんどの菌・真菌・ウイルスを殺菌もしくは不活化できる。

②**濾過法**：フィルタを通すことにより微生物を除去する。フィルタを通過する微生物も存在する。

③**紫外線照射消毒**：照射表面にのみ効果がある。芽胞菌や真菌に対しては長時間の照射が必要。

④**煮沸消毒**：Schimmelbuschの煮沸器（シンメルブッシュ）を用いる。簡便であり，芽胞菌以外の菌に有効。

化学的消毒法と消毒薬（表2）

● 高水準のものは，手指消毒や術野消毒には使えない。
● 内視鏡機器の消毒には，グルタラールが用いられている。
● ポピドンヨードは，手指消毒，術野，創傷皮膚・粘膜にも使用でき，比較的抗微生物スペクトルが広い。

表2 消毒薬の効果と適応部位

消毒効力水準	消毒薬 一般名	商品名	使用濃度	微生物に対する効果 一般細菌	MRSA	VRE	耐性緑膿菌	結核菌	真菌	芽胞	HIV	HBV	消毒適応部位 手指	手術野皮膚	手術野粘膜	創傷皮膚	創傷粘膜	金属医療器具	非金属医療器具	手術室内	排泄物
高水準	グルタラール	ステリハイド, サイデックス	2〜3.5%	○	○	○	○	○	○	○	○	○	×	×	×	×	×	○	○	×	×
	フタラール	ディスオーパ	0.55%	○	○	○	○	○	○	○	○	○	×	×	×	×	×	○	○	×	×
	過酢酸	アセサイド	0.3%	○	○	○	○	○	○	○	○	○	×	×	×	×	×	○	○	×	×
中水準	次亜塩素酸ナトリウム	ミルトン, ピューラックス	0.01〜1%	○	○	○	○	○	○	○	○	○	△	×	×	×	×	○	○	○	○
	ポピドンヨード	イソジン	10%, 7.5%	○	○	○	○	○	○	△	○	○	○	○	○	○	○	×	×	×	×
	ヨードチンキ	ヨードチンキ		○	○	○	○	○	○	×	○	○	○	○	×	△	×	×	×	×	×
	エタノール	消毒用エタノール		○	○	○	○	△	○	×	○	○	○	○	×	△	×	○	○	○	×
	イソプロパノール	消毒用イソプロ	70%	○	○	○	○	△	×	○	○	△	○	○	×	×	×	○	○	○	×
	クロルヘキシジンエタノール液	ラボテックアルコール	0.5%	○	○	○	○	△	○	×	○	△	○	○	×	△	×	○	○	○	×
	塩化ベンザルコニウムエタノール擦式製剤	ウェルパス	0.2%	○	○	○	○	△	○	×	○	△	○	○	×	△	×	○	○	○	×
	フェノール			○	○	○	○	○	○	×	×	×	×	×	×	×	×	△	△	△	○
	クレゾール			○	○	○	○	○	○	×	×	×	×	×	×	×	×	△	△	△	○
低水準	グルコン酸クロルヘキシジン	ヒビテン, ステリクロン	0.02〜4%	○	○	○	×	×	△	×	△	×	○	○	×	○	×	○	○	○	×
	塩化ベンザルコニウム	ザルコニン, オスバン	0.01〜0.2%	○	○	○	×	×	△	×	×	×	△	△	△	△	△	○	○	○	△
	塩酸アルキルジアミノエチルグリシン	ハイジール	0.01〜0.2%	○	○	○	×	○	△	×	×	×	△	△	△	△	△	○	○	○	△
その他	アクリノール	アクリノール	0.05〜0.2%	○	○	○	×	×	×	×	×	×	×	×	△	○	△	×	×	×	×
	過酸化水素	オキシドール, オキシフル		○	○	○	○	△	×	×	×	×	×	×	○						×
	ホルマリン			○	○	○	○	△	○	○	×	×	×	×	×	×	×	×	×	×	×

(北島政樹 ほか 編：標準外科学 第11版. 医学書院, 2007.より引用)

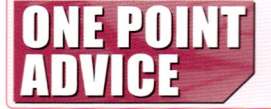

ONE POINT ADVICE
- 高圧蒸気滅菌は最も広く行われているが, 熱に弱い器材は不適応である.
- 化学的消毒法では, ポビドンヨードの有用性が高い.

3 医療安全

手術医学

TAP & TAP

- 患者確認　⇒　フルネームで確認する
- 手術部位確認　⇒　左右も確認する
- WHO「安全な手術のためのガイドライン2009」
  ⇒　・「麻酔導入前」チェックリスト
  　　・「皮膚切開前」チェックリスト
  　　・「患者の手術室退室前」チェックリスト

患者確認

- 患者氏名をフルネームで確認する。その際にIDバンドも確認する。
- 手術部位(左・右)を確認する。
- WHO「安全な手術のためのガイドライン2009」チェックリスト(図1)を用い，「麻酔導入前」「皮膚切開前」「患者の手術室退室前」に確認する。

図1　WHO「安全な手術のためのガイドライン2009」チェックリスト

手術安全チェックリスト

医療安全全国共同行動
(世界保健機関に準拠)

年　月　日　科　患者名：

麻酔導入前……………→
(少なくとも看護師と麻酔科医で)

患者のID，部位，手術法と同意の確認は？
☐ はい

部位のマーキングは？
☐ はい
☐ 適応ではない

麻酔器と薬剤のチェックはすんでいる？
☐ はい

パルスオキシメーターは患者に装着され，作動している？
☐ はい

患者には：
アレルギーは？
☐ ない
☐ ある

気道確保が困難／誤嚥のリスクは？
☐ ない
☐ ある，器材／応援・助手の準備がある

500mL以上の出血のリスクは(小児では7mL/kg)？
☐ ない
☐ ある，2本以上の静脈路／中心静脈と輸液計画

記載者：

皮膚切開前……………→
(看護師，麻酔科医と外科医で)

☐ 全てのチームメンバーが名前と役割を自己紹介したことを確認する

☐ 患者の名前，手術法と皮膚切開が何処に加えられるかを確認する

抗菌薬予防投与は直前の60分以内に行われたか？
☐ はい
☐ 適応ではない

予想される極めて重要なイベント

術者に：
☐ 極めて重要あるいはいつもと違う手順は何ですか？
☐ 手術時間は？(　　時間　　分)
☐ 予想される出血量？(　　　　mL)

麻酔科医に；
☐ 患者に特有な問題点？

看護チームに：
☐ 滅菌(インジケータ結果を含む)は確認したか？
☐ 器材問題あるいはなにか気になっていることはあるか？

必要な画像は展示されているか？
☐ はい
☐ 適応ではない

ASA-PS：1 2 3 4 5 6　割分類(SWC)：1 2 3 4

患者退室前
(看護師，麻酔科医と外科医で)

看護師が口頭で確認する：
☐ 手術式名
☐ 器具，ガーゼ(スポンジ)と針のカウントの完了
☐ 標本ラベル付け(患者名を含め標本ラベルを声に出して読む)
☐ 対処すべき器材問題があるか

術者，麻酔科医と看護師に：
☐ この患者の回復と管理についての主な問題はなにか？

SAS	実測値	点数
出血量	約　　　mL	0, 1, 2, 3
最低平均血圧	mmHg	0, 1, 2, 3
最低心拍数	/分	0, 1, 2, 3, 4
合計		点

2012年1月30日改訂

- ●「麻酔導入前」は，患者ID，部位，手術法，部位のマーキング，麻酔器・薬剤のチェック，パルスオキシメータ接続，アレルギーの有無，気道確保困難の有無，500ml以上の出血の危険性の有無を，少なくとも看護師と麻酔科医で確認する。
- ●「皮膚切開前」は執刀前の最終確認であり，看護師，麻酔科と外科医で確認する。患者氏名，術式，左右を含む手術部位の確認を行い，誤認手術を防止する。
- ●「患者の手術室退室前」は，術式，器具・ガーゼ・針のカウントの完了，標本ラベルの患者名，対処すべき器材の問題の有無，患者の回復と管理の問題を，看護師，麻酔科医と外科医で確認する。

薬剤の確認

- ●ダブルチェックを徹底する。
- ●投与経路，投与量，投与方法（急速静注なのか緩徐に静注なのかなど）を確認する。

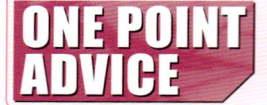

ONE POINT ADVICE
- ●患者氏名確認は必ずフルネームで行う。
- ●手術部位確認では必ず左右も確認する。
- ●WHO「安全な手術のためのガイドライン2009」チェックリストを活用する。

1 機能検査

臨床生理学

1 呼吸機能検査
1-1 換気機能検査

TAP & TAP

- スパイログラム
  ⇒ ・肺気量曲線，努力呼気曲線，最大換気曲線
    ・%肺活量と1秒率による換気障害の分類
- 肺気量分画
  ⇒ ・基本分画（1回換気量，予備吸気量，予備呼気量，残気量）
    ・2次分画（肺活量，最大吸気量，機能的残気量，全肺気量）
- フローボリューム曲線
  ⇒ ピークフロー（PEFR），$\dot{V}_{75}$，$\dot{V}_{50}$，$\dot{V}_{25}$，換気障害の分類

スパイログラム（図1）

① **スパイログラム**：肺（口）から出入りする空気の量を時間記録した曲線。
　肺気量曲線，努力呼気曲線，最大換気曲線
② **スパイロメトリ**：スパイログラムから肺活量，1秒率などを計測あるいは算出すること。
③ **スパイロメータ**：スパイログラムを測定する装置。測定原理から**容積型**と**気流型**に分類。

図1　スパイログラム（肺気量曲線，努力呼気曲線，最大換気曲線）
横軸：時間（秒）
縦軸：気量（l）

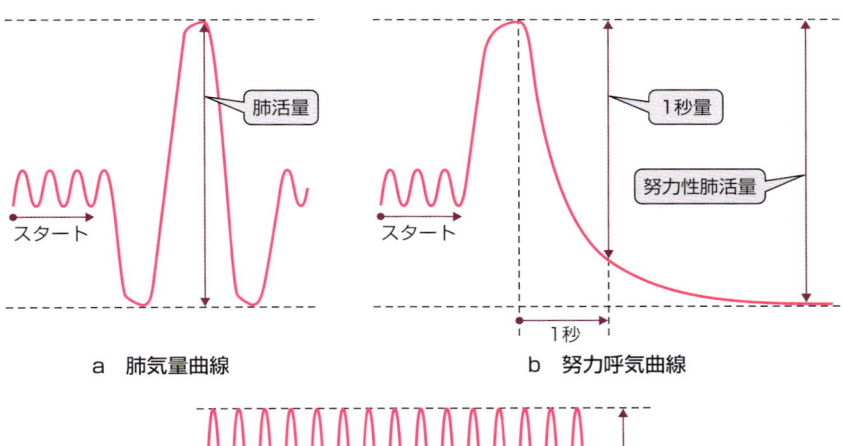

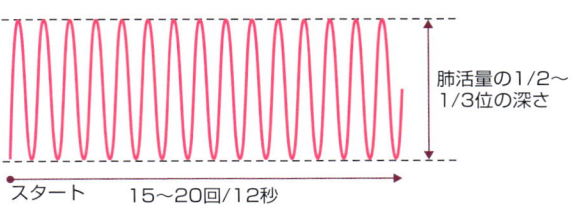

a　肺気量曲線 — 肺活量

b　努力呼気曲線 — 1秒量，努力性肺活量，1秒

c　最大換気曲線 — 肺活量の1/2〜1/3位の深さ，15〜20回/12秒

臨床医学総論

693

■肺気量曲線より求められるもの
- 予備吸気量，1回換気量，予備呼気量，肺活量，最大吸気量
  【注】残気量を含むものは求められない：残気量，機能的残気量，全肺気量
- %肺活量：性別，年齢，身長から求められる予測値と実測値の割合。

$$\%肺活量(\%VC) = \frac{実測肺活量}{予測肺活量} \times 100(\%)$$

■努力呼気曲線より求められるもの
① 努力性肺活量（FVC：forced vital capacity）
　　：最大吸気位からできるだけ速く最大呼出した量。
② 1秒量（FEV₁：forced expiratory volume in one second）
　　：努力性肺活量のうち最初の1秒間に呼出された量。
③ 1秒率（FEV₁%）：努力性肺活量（または肺活量）のうち，最初の1秒間に呼出された量の割合。

$$1秒率 = \frac{1秒量}{努力性肺活量^*} \times 100(\%) \quad (*または肺活量)$$

■最大換気曲線より求められるもの
- 最大換気量（MVV：maximal voluntary ventilation）
  - できるだけ深く速い（15～20回/12秒）呼吸をさせて，単位時間内に呼吸できる空気の最大量。
- 総合的な呼吸の予備能力の指標。

■換気機能障害の分類（図2）
- %肺活量と1秒率により4つの型に分類する。
  ①正常，②拘束性換気障害，③閉塞性換気障害，④混合性換気障害

図2　換気機能障害の分類

%肺活量：80%未満（低下）
1秒率：70%以上（正常）
【例】間質性肺炎（肺線維症），肺うっ血（肺浮腫，肺水腫），肺炎，肺癌，肺梗塞，胸水貯留，胸膜ベンチ，重症筋無力症，横隔膜神経麻痺，呼吸中枢障害など

〔正　常〕%肺活量：80%以上（正常）
　　　　　1秒率：70%以上（正常）
〔混合性〕%肺活量：80%未満（低下）
　　　　　1秒率：70%未満（低下）
【例】拘束性と閉塞性の合併や障害が高度な場合など

%肺活量：80%以上（正常）
1秒率：70%未満（低下）
【例】慢性閉塞性肺疾患〔COPD〕（肺気腫，慢性気管支炎），気管支喘息の発作時，びまん性汎細気管支炎，気道（気管や気管支）の腫瘍などによる狭窄など

（グラフ：縦軸 1秒率（FEV₁%）0～100(%)，横軸 %肺活量（%VC）0～100(%)，70%と80%で区切られた4象限：左上=拘束性，右上=正常，左下=混合性，右下=閉塞性）

補足
- 簡単な見分け方は，疾患名に"気"の文字が付いていたら閉塞性（例外：無気肺，気胸＝拘束性）で，ほかに"閉塞"の文字またはCOPD（慢性閉塞性肺疾患）のような総称もある。

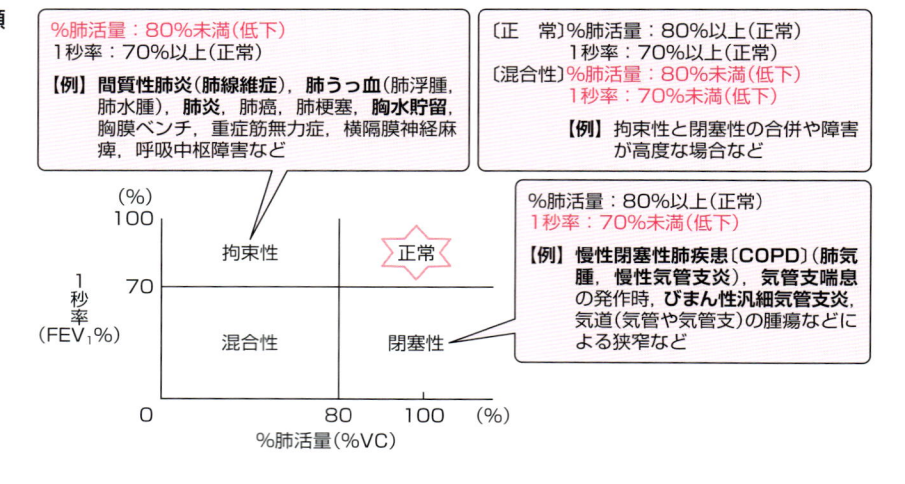

肺気量分画（図3）

基本分画…重複することのない4つの基本気量（volume）
①1回換気量（TV：tidal volume）：安静呼吸における1回の呼吸量。
②予備吸気量（IRV：inspiratory reserve volume）
：安静吸気位からできるだけ吸入した量。
③予備呼気量（ERV：expiratory reserve volume）
：安静呼気位からできるだけ呼出した量。
④残気量（RV：residual volume）：最大呼気位の状態でなお気道および肺内に残った空気量。

> 残気量＝全肺気量−肺活量

2次分画…基本気量を組み合わせた4つの肺容量（capacity）
①肺活量（VC：vital capacity）
- 最大吸気位から最大呼気位までの量。

> 肺活量＝予備吸気量＋1回換気量＋予備呼気量

②最大吸気量（IC：inspiratory capacity）
- 安静呼気位からできるだけ吸入（最大吸気）した量。

> 最大吸気量＝1回換気量＋予備吸気量

③機能的残気量（FRC：functional residual capacity）
- 安静呼気位の状態で気道および肺内に残った気量。

> 機能的残気量＝予備呼気量＋残気量

④全肺気量（TLC：total lung capacity）
- 最大吸気の状態で気道および肺内に取り入れられた空気量。

> 全肺気量＝予備吸気量＋1回換気量＋予備呼気量＋残気量

図3　肺気量分画

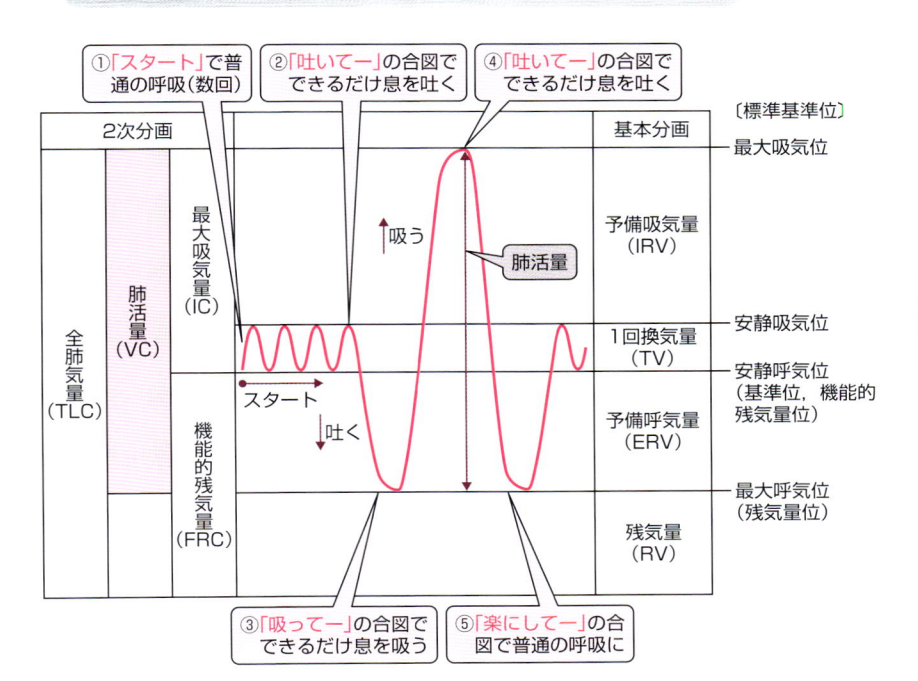

フローボリューム曲線（図4）

図4 努力呼気曲線とフローボリューム曲線〔正常，拘束性，閉塞性〕

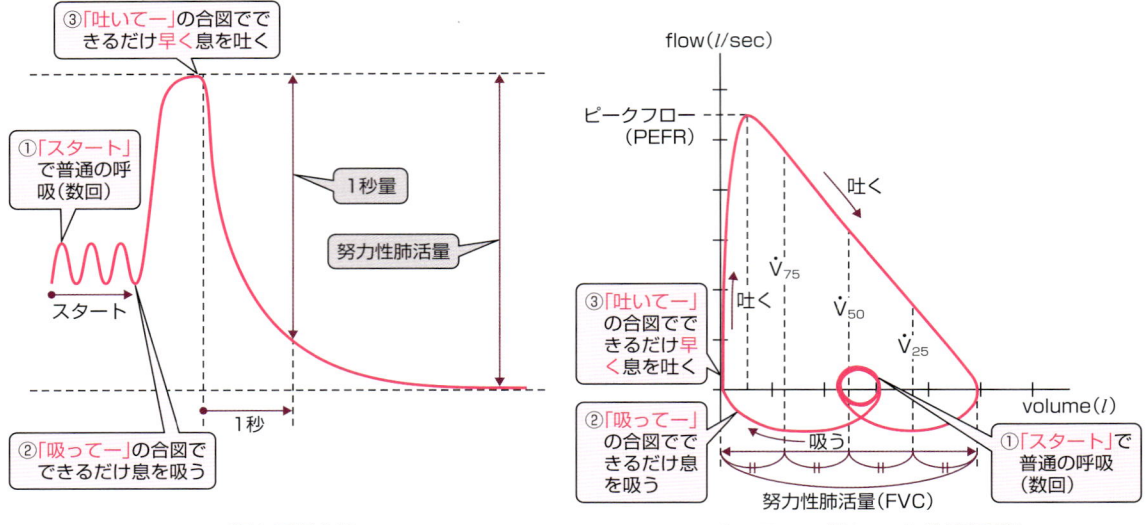

a　努力呼気曲線
横軸：時間（sec）
縦軸：気量（l）

【この曲線から求められる指標】
努力性肺活量（FVC），1秒量
計算によりゲンスラーの1秒率

⇔ 同じ呼吸法 ⇔

b　フローボリューム曲線〔正常〕
横軸（x軸）：気量（l，V，ボリューム）
縦軸（y軸）：気流速度（l/sec，$\dot{V}$*1，フロー）

【この曲線から求められる指標】
ピークフロー（PEFR），$\dot{V}_{75}$，$\dot{V}_{50}$，$\dot{V}_{25}$，
努力性肺活量（FVC）

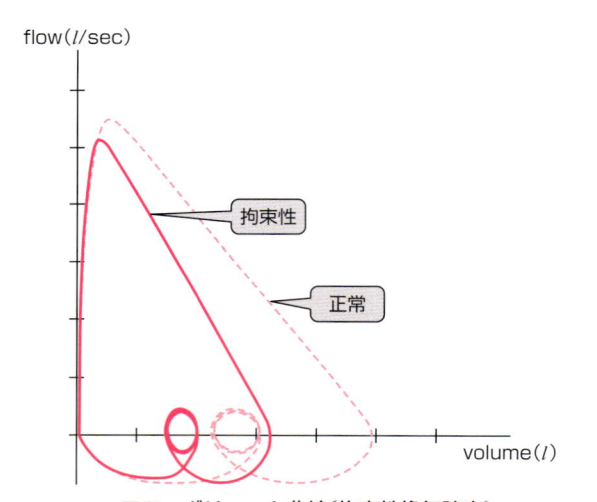

①「スタート」で普通の呼吸（数回）
②「吸ってー」の合図でできるだけ息を吸う
③「吐いてー」の合図でできるだけ早く息を吐く
1秒量
努力性肺活量

ピークフロー（PEFR）
吐く
$\dot{V}_{75}$，$\dot{V}_{50}$，$\dot{V}_{25}$
吸う
努力性肺活量（FVC）

c　フローボリューム曲線〔拘束性換気障害〕
【指標の特徴】
努力性肺活量（FVC）の低下

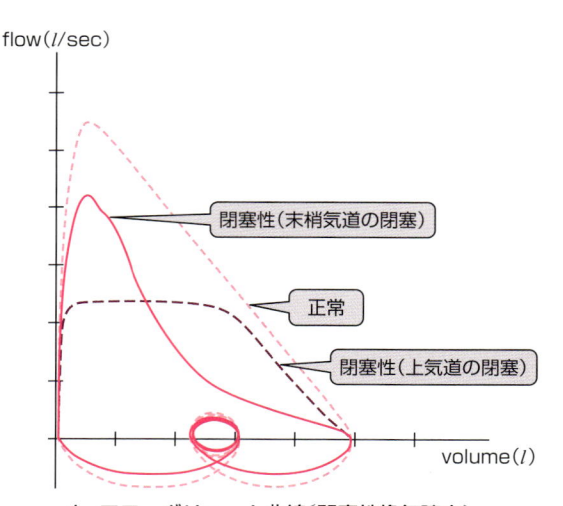

d　フローボリューム曲線〔閉塞性換気障害〕
【指標の特徴】
上気道の閉塞：ピークフロー（PEFR），$\dot{V}_{75}$の低下
末梢気道の閉塞：$\dot{V}_{50}$，$\dot{V}_{25}$の低下

用語アラカルト

*1　$\dot{V}$（フロー）
「・」（ドット）が付くと単位時間当たりの量という意味になる。したがってフローボリューム曲線の場合，$\dot{V}$は1秒間での呼気量となり，吐き出す速さを表す。

補足

- フローボリューム曲線（$\dot{V}$-V曲線：図4b）は，努力呼出させ記録した曲線（努力呼気曲線：図4a）から描かれている。
- すべての指標が低下の場合は混合性換気障害を疑う。

1-2 その他の換気機能検査（表1）

TAP & TAP

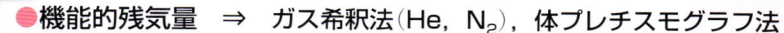

- 機能的残気量 ⇒ ガス希釈法（He, N_2），体プレチスモグラフ法
- ボディ（体）プレチスモグラフ
  ⇒ Boyle（ボイル）の法則，パンティング呼吸（浅い呼吸）
- 胸腔内圧 ⇒ 吸気時も呼気時も常に陰圧
- コンプライアンス
  ⇒ ・肺の柔軟性（閉塞性で上昇，拘束性で低下）
  ・食道バルーン法，肺圧量曲線（P-V曲線）の傾き
  ・C（コンプライアンス）＝ΔV/ΔP（l/cmH_2O）
- 気道抵抗 ⇒ ・体プレチスモグラフ法（口腔内圧と気流の変化の傾き）
  ・R（気道抵抗）＝ΔP/ΔV（cmH_2O/l/sec）
- 呼吸抵抗 ⇒ オシレーション法，アストグラフ法（気道過敏性試験）

表1 その他の換気機能検査

項目	測定方法名		特徴（原理，方法など）
機能的残気量・残気量	ガス希釈法	Heを指示ガスとする閉鎖回路法	混合ガス（10% He, O_2, N_2）
		N_2を指示ガスとする開放回路法（多呼吸窒素洗い出し法）	100% O_2
	体プレチスモグラフ法		Boyle（ボイル）の法則 パンティング呼吸（浅い呼吸）
肺コンプライアンス[*2]	肺圧量曲線（P-V曲線） 　静肺コンプライアンス 　動肺コンプライアンス		横軸：胸腔内圧（≒食道内圧：食道バルーン法） 縦軸：気量変化 傾き：コンプライアンス（C） $C = \dfrac{\Delta V}{\Delta P}$ （l/cmH_2O）
気道抵抗	体プレチスモグラフ法		口腔内圧（≒肺胞内圧）の変化（ΔP） 気流の変化（ΔV̇） 傾き：気道抵抗（R） $R = \dfrac{\Delta P}{\Delta \dot{V}}$ （cmH_2O/l/sec）
呼吸抵抗	加周波振動法（オシレーション法）		臨床的：呼吸抵抗測定装置，3Hz 呼吸抵抗の応用：アストグラフ法（気道過敏性試験）

用語アラカルト

＊2 肺コンプライアンス

$C = \dfrac{\Delta V}{\Delta P}$ は

$R(抵抗) = \dfrac{\Delta P}{\Delta \dot{V}}$ の

逆数であるから"肺の膨らみやすさ（やわらかさ）"を表す。

胸腔内圧

- **常に陰圧**であるため，肺は常に引っ張られ膨らんだ状態を保っている。
- 吸息時は約－6mmHg，呼息時は約－3mmHg
- 胸腔内圧＜肺胞内圧

1-3 肺胞換気機能検査（表3）

- ●肺胞換気量
  ⇒ 呼吸によりガス交換に関与する気量
- ●死腔
  ⇒ ・呼吸器系でガス交換に関与しない部分
  ・生理学的死腔＝解剖学的死腔＋肺胞死腔
- ●クロージングボリューム
  ⇒ ・CV（第Ⅳ相）は末梢気道病変の早期検出に有効
  ・$\Delta N_2/l$（第Ⅲ相の傾き）は肺内の換気の不均等性を反映
- ●肺拡散能力（DL_{CO}）検査
  ⇒ 1回呼吸法（4種混合ガス：0.3% CO，10% He，20% O_2，N_2バランス）
- ●肺内シャント検査
  ⇒ ・100%酸素吸入法（ダグラスバッグ，動脈血採血）
  ・健常人の（解剖学的）シャント率：約2～4%
- ●換気血流比
  ⇒ 肺胞気-動脈血酸素分圧較差（$A\text{-}aD_{O_2}$）は不均等で増大

肺胞換気量

● 1回の呼吸によりガス交換に関与する気量

$$\text{肺胞換気量} = \text{1回換気量} - \text{死腔量}$$
（約300ml）　（約450ml）　（約150ml）

分時肺胞換気量

● 1分間の呼吸によりガス交換に関与する気量

$$\text{分時肺胞換気量} = (\text{1回換気量} - \text{死腔量}) \times \text{呼吸数}(\text{回/min})$$

補足

● 呼吸数（成人）：約12～20回/min

死腔（表2）

● 呼吸器系のうちガス交換に関与しない部分。
● 鼻腔，咽頭，喉頭，気管，気管支（16分岐まで）…**解剖学的死腔**

表2　気道の構造と死腔

構造				分岐	役割	
気道	上気道	鼻腔				
		咽頭				
		喉頭				
	下気道	気管(1本)			ガスの通路	死腔（解剖学的死腔）
		気管支	主気管支(左1本, 右1本)	1次		
			葉気管支(右3本, 左2本)	2次		
			区域気管支(右10本, 左8本)	3次		
			細気管支	4次		
			終末細気管支	**5～16次**		
			呼吸細気管支	**17～19次**	ガス交換 ガスの通路	
			肺胞管	20～22次		
			肺胞嚢	23次		

解剖学的死腔	構造からみて，ガス交換に関与しない空間		鼻腔より気管支（終末細気管支：16次分岐）まで
生理学的死腔	機能からみて，ガス交換に関与しなかった気量		正常では解剖学的死腔と同じ 異常では肺胞死腔を含む
肺胞死腔	肺胞まで達した気量のうち，ガス交換に関与しなかった気量（無駄な換気量）		正常では0 異常の原因は換気血流不均衡など

生理学的死腔　＝　**解剖学的死腔**　＋　肺胞死腔
約150 mL

補足
- 気管支は23次分岐まである。
- そのうち16次分岐までが死腔（解剖学的）に含まれる。

用語アラカルト

*3　**CV**
closing volume

*4　**CC**
closing capacity

CC ＝ CV ＋ RV（残気量）

*5　**DL_{CO}**
D：1次記号　拡散係数
L：2次記号（気相）肺
CO：一酸化炭素

*6　**$A\text{-}aD_{O_2}$**
A：2次記号（気相）肺胞気
a：2次記号（液相）動脈血

補足
シャント（短絡）
- 血流が正しい経路を通らず，別の経路を通ること（解剖学的シャント）。ほかに正しい経路は通るが換気血流が不均等なためにガス交換できない場合がある（毛細血管シャント）。
- 肺でのシャントの場合は，これらのためにガス交換（酸素化＝動脈血化）をしないまま動脈血と混合することになる。

補足
CO（一酸化炭素）
- ヘモグロビンとの親和性がO_2の210倍ある。肺拡散能を測定するのに最適のガス。したがって低濃度（0.3％）であれば人体に影響を及ぼさないが，濃度を上げると一酸化炭素中毒になるので注意すること。

表3　肺胞換気機能検査

項目	測定方法名	特徴（原理，方法など）
肺内ガス分布（換気不均等分布）	単一呼吸法（単一N_2呼出曲線）	100% O_2 クロージングボリューム（CV*3） クロージングキャパシティ（CC*4）
	ガス希釈法	100% O_2 N_2を指示ガスとする開放回路法 （多呼吸窒素洗い出し法）
	換気シンチグラム（RI診断法）	^{133}Xeなどの放射性同位元素使用
肺胞拡散能力（DL_{CO}*5）検査	1回呼吸法	4種混合ガス （0.3% CO, 10% He, 20% O_2, N_2バランス）
	恒常状態法	
	再呼吸法	
	Intra-breath法（最近）	高速応答型ガスアナライザ使用 1回呼吸法と再呼吸法の要素を含む
シャント（短絡）測定	100%酸素吸入による簡便法（シャント率の測定）	100% O_2をダグラスバッグに充填し20分吸入，O_2吸入をしながら動脈血採血 健常人…解剖学的シャント率：約2～4% 疾患……先天性心疾患などで増大，急性呼吸不全ではシャント率と重症度に強い相関
換気血流比不均等	肺胞気-動脈血酸素分圧較差（$A\text{-}aD_{O_2}$*6）	$A\text{-}aD_{O_2}$は簡便であるが，換気血流比（$\dot{V}_A/\dot{Q}$）不均等のほかに，拡散障害やシャントの増加でも増大
	多種不活性ガス洗い出し法	

補足
肺機能検査で用いる記号
- 1次記号：物理状態を表す。大きな大文字で表す。
- 2次記号：性状や由来を表す。
  気相：小さな大文字，液相：小さな小文字で表す。

クロージングボリューム

◾ クロージングボリューム曲線（単一窒素呼出曲線）（図5）

①第Ⅰ相：死腔気（100% O_2）
②第Ⅱ相：死腔気と肺胞気が混合
③第Ⅲ相：肺胞気（正常者はほぼ平坦）
④第Ⅳ相：呼出の終了時（＝CV）

◾ 評価

①**ΔN_2**：0.75lから1.25lまでのN_2濃度増加分 ⎱ 肺内の換気の不均等性を反映
②**ΔN_2/l**：第Ⅲ相の傾き ⎰
③**CV**：クロージングボリューム〔CV/VC（%）として〕 ⎱ 末梢気道病変の
④**CC**：クロージングキャパシティ〔CC/TLC（%）として〕 ⎰ 早期検出に有効

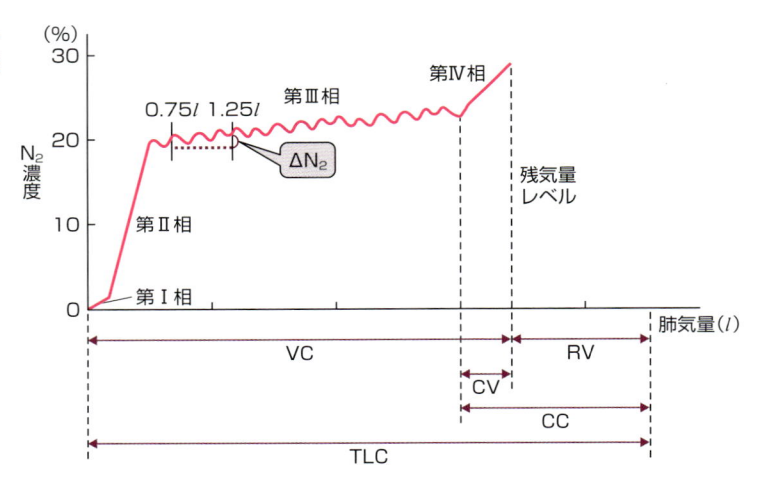

図5 クロージングボリューム曲線（単一窒素呼出曲線）

1−4　血液ガス分析と呼気ガス分析（表4）

TAP & TAP

- ●血液ガス分析
  ⇒ ・動脈血採血（医師，ヘパリン）上腕動脈，橈骨動脈，大腿動脈
  ・電極法（pH，PaO_2，$PaCO_2$）
  ・非観血的：パルスオキシメータ（SpO_2）
  　　　　　　経皮的血液ガス分圧測定（$PtcO_2$，$PtcCO_2$）
- ●呼気ガス分析
  ⇒ ・カプノメータ（PET_{CO_2}：呼気終末二酸化炭素分圧）
  ・連続的呼気ガス分析法（breath-by-breath法，mixing chamber法），ダグラスバッグ法
  ・運動負荷試験（$\dot{V}_{O_2\,max}$：最大酸素摂取量）

表4　血液ガス分析と呼気ガス分析

項目	測定方法名	特徴（原理，方法など）
血液ガス分析	Van Slyke-Neill検圧計	
	電極法	**動脈血採血** 　採血部位：**上腕動脈，橈骨動脈，大腿動脈** 　抗凝固剤：ヘパリン 　採血後は**直ちに測定**，やむをえない場合は**氷水中（4℃）に保存する** 電極の種類 　pH：ガラス電極 　酸素分圧（PaO_2）：クラーク電極 　二酸化炭素分圧（$PaCO_2$）：シバリングハウス電極
	パルスオキシメータ	非観血的，連続モニタ，**酸素飽和度（SpO_2）**
	経皮的血液ガス分圧測定	皮膚のガス透過性…経皮的，非観血的 　　　　　　　　　頻回の採血ができない新生児に有効 皮膚加温（42℃〜44℃，4〜5時間ごとに電極位置変更） 酸素分圧（$PtcO_2$）：クラーク電極 二酸化炭素分圧（$PtcCO_2$）：シバリングハウス電極
呼気ガス分析	ダグラスバッグ法	
	呼気ガス分析装置法（連続的呼気ガス分析法）	breath-by-breath法 mixing chamber法
	運動負荷試験	最大酸素摂取量（$\dot{V}_{O_2\,max}$）
	カプノメータ	呼気終末二酸化炭素分圧（PET_{CO_2}）

臨床医学総論

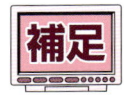

補足 検査項目の基準値と疾患による変化

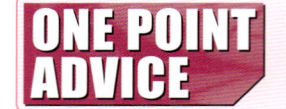

検査項目	基準値	閉塞性	拘束性
%肺活量（%VC）	80%以上	正	↓
1秒率（FEV_1%）	70%以上	↓	正
努力性肺活量（FVC）	%FVCとして80%以上	正or↓	正
最大換気量（MVV）	%MVVとして80%以上	↓↓	↓
機能的残気量（FRC）	FRC/TLC×100（%）として	↑	正or↓
残気量（RV）	RV/TLC×100（%）として 成人35%以下（年齢・性別で異なる）	↑	正or↑
（静）肺コンプライアンス（C_{st}）	0.15〜0.25l/cmH_2O	↑	↓
気道抵抗（R_{aw}）	1.50〜2.50cmH_2O/l/sec	↑	↑
呼吸抵抗（インピーダンス）（Z_{rs}）	予測値 　男：7.20−0.002×年齢−0.028×身長（cm） 　女：6.03−0.003×年齢−0.019×身長（cm）	↑	↑
肺内ガス分布 （換気不均等分布）	ΔN_2：18〜38歳：0.7±0.3%（2.5%以内） 　　　　50〜77歳：1.8±1.1% CV/VC（%）の予測式 　男：0.562+0.357×年齢 　女：2.812+0.293×年齢	↑	
肺胞拡散能（DL_{CO}）検査	DL_{CO}：約20〜30ml/min/mmHg %DL_{CO}として80%以上 DL_{CO}/V_A：約5.0ml/min/mmHg/l	↓	↓
シャント（短絡）測定	シャント率：約2〜4%	↑	↑
肺胞気-動脈血酸素分圧較差（A-aD_{O_2}）〔換気血流比（$\dot{V}_A$/$\dot{Q}$）不均等分布の評価法〕	A-aD_{O_2}：<10mmHg 　（境界値10〜15mmHg）	↑	↑
血液ガス	pH　　：7.35〜7.45 PaO_2　：80〜100mmHg $PaCO_2$：35.0〜45.0mmHg HCO_3^-　：22〜26mEq/l BE　　：−2〜+2mEq/l SaO_2　：96%以上 P_{50}　：26〜28mmHg		
基礎代謝量	基礎代謝率（BMR）：±15%以内		

ONE POINT ADVICE
- 呼吸機能検査では疾患名から**閉塞性**か**拘束性**かを判断できるようにしよう。
- また，どの指標が増加あるいは減少していれば閉塞性なのか，拘束性なのかを覚えよう。
- 加齢では軽い閉塞性の状態となるため，閉塞性と同様の変化と考える。

2 体液量等測定

TAP & TAP
- 体液量 ⇒ 体重の約60%(成人男性)
- 血液量 ⇒ 体重の約8%(体重の1/13〜1/12)
- 希釈法 ⇒ 標識物質(アンチピリン,重水,マンニトール,エバンス・ブルー,^{51}Cr,^{131}Iなど)

体液

- 体液 = 細胞外液 + 細胞内液(図6)

⇒ 細胞の生活環境(内部環境)を一定に保つこと〔=恒常性の維持(ホメオスタシス)〕が重要。実際には**血漿浸透圧を一定に保つ**こと。

図6 体液の区分
（〔 〕は成人男性*の場合の体重に対する百分率）

*体重に対する百分率は,女性ではやや低く,また年齢により異なる(新生児では80%,老人では50%くらい)。

全体液量(TBW)〔60%〕
- 細胞外液(ECF)〔20%〕
  - 血漿,リンパ液,体腔液(脳脊髄液など)〔5%〕
  - 組織液(間質液,組織間液,細胞間液)〔15%〕
- 細胞内液(ICF)〔40%〕

補足

- **全血液量は体重の約8%**であるが,そのうち約4.5%が液体成分の血漿で,残り約3.5%が細胞成分の血球(赤血球,白血球,血小板)となる。
- 全血液量に対する赤血球の割合を**ヘマトクリット値**(**Ht値**)といい,成人男性では約45%である。したがって,

$$全血液量 \times \left(1 - \frac{Ht}{100}\right) = 血漿量$$

となる。

体液量・血液量

体液量・血液量の測定
①間接法：尿量や尿比重,血液組成などから体液量を推測する。
②直接法：希釈法(正確であり,臨床で用いられる方法)

希釈法(直接法)(表5)
- 体内に速やかに拡散するが代謝や排泄は行われにくい**標識物質**を一定量投与し,平衡状態に達したときの濃度から希釈率を求め各体液量を算出する方法。

表5 希釈法で用いられる標識物質とその特徴

測定項目	標識物質	標識物質の特徴
全体液量（TBW：total body water）	アンチピリン，重水	細胞内外に均一に分布
細胞外液量（ECF：extracellular fluid）	イヌリン，マンニトール，チオ硫酸塩，チオシアン酸ナトリウム	分子量が大きいため細胞内に移行しない
全血液量	エバンス・ブルー	アルブミンと結合して血液中に長時間残留する色素
全血液量	^{51}Cr（クロム酸ナトリウムとして）	再利用されることなく急速に尿中へ排泄される
循環血液量	^{51}Cr（1.11〜3.7MBq*7）	
循環赤血球量	^{51}Cr（1.11〜3.7MBq），^{99m}Tc（925kBq），^{111}In	^{99m}Tcは短半減期のため，繰り返し検査が可能
循環血漿量	エバンス・ブルー ^{125}I，^{131}I（0.185〜0.74MBq）	^{125}Iは^{51}Cr，^{99m}Tcと分離測定が可能であるため，2重測定に使用される
循環時間	^{131}I（0.185〜0.74MBq）	

用語アラカルト

＊7　MBq
メガベクレル。放射能の単位。M＝10^6。

補足

● 放射性同位元素として^{51}Cr，^{99m}Tc，^{111}In，^{125}I，^{131}Iなどが用いられる。
● 細胞内液量（ICF：intracellular fluid）
　　：直接測定できない。
　　　〔全体液量－細胞外液量〕として求める。
● 組織液量　：直接測定できない。
　　　〔細胞外液量－血漿量〕
　　　＝〔細胞外液量－全血液量×$\left(1-\dfrac{Ht}{100}\right)$〕として求める。
● 全血液量　：脾臓・肝臓などの各臓器および皮下に貯留している血液を貯蔵血液と呼び，循環血液量との合計が全血液量である。
　　　〔循環血液量 ＋ 貯蔵血液量〕
● 循環血液量：血管系内を比較的迅速に循環している血液量のこと。
　　　〔循環赤血球量＋循環血漿量〕
　　　＝〔$\dfrac{循環血漿量}{(100-Ht)}\times 100$〕
　　　貧血・多血症，心臓・血管系の機能状態，ショックの病態診断などの指標となる。

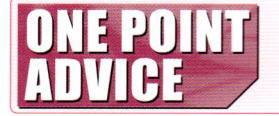

ONE POINT ADVICE

● 体液の区分を正しく覚えよう。
● 特に血液の液体成分（血漿）が細胞外液の一部であることを利用して，全血液量との関係を理解しよう。

3 循環機能検査

TAP & TAP

- ●心拍出量 ⇒ 心拍出量＝1回拍出量×心拍数，約4～5l/min
- ●心電図 ⇒ 刺激伝導系，標準12誘導，P波，QRS波，T波
- ●ベクトル心電図
  ⇒ フランク誘導，心筋梗塞，脚ブロック，心室肥大
- ●ヒス束心電図 ⇒ 房室ブロックの鑑別
- ●負荷心電図
  ⇒ ・マスターの2階段法，トレッドミル法，エルゴメータ法
  ・MET
- ●ホルター心電図
  ⇒ ・24時間，胸部双極誘導，2チャネル収録
  ・不整脈の検出，狭心症の鑑別
- ●脈波 ⇒ 頸動脈波，頸静脈波，心尖拍動図
- ●心音図 ⇒ ・Ⅰ音，Ⅱ音
  ・収縮期，拡張期，連続性の雑音
  ・狭窄，閉鎖不全，中隔欠損など
- ●心機図 ⇒ ・心電図，心音図，脈波を同時記録
  ・心機能の評価，心音のタイミング決定

用語アラカルト

＊8 HR（心拍数）
1分間における心臓の拍動数。正常：60～100回/min。

表6 心拍出量の目安

■心拍出量

①1回拍出量（SV：stroke volume）：1回の収縮により心室から動脈へ拍出される血液量。
②心拍出量（CO：cardiac output）：1分間に心室から動脈へ拍出される血液量。体表面積に比例。「CO＝SV×HR[＊8]（心拍数）」
③心係数（CI：cardiac index）：体表面積1m^{2}当たりの分時拍出量

	安静時	運動時
1回拍出量（SV）	60～70ml/回	約200ml/回
心拍出量（CO）	約4～5l/min（6,000～7,000l/日）	約20～30l/min
心係数（CI）	約3.2l/min/m^2	

- ●心拍出量の測定
  ・**熱希釈法**，超音波診断法，血圧波形解析法，**色素希釈法**，フィック法。

■循環時間

- ●循環時間測定：希釈法で用いる**放射性同位元素**^{131}I（0.185～0.74MBq）を静注後，**ガンマカメラ**または**ウエル型シンチレーションカウンタ**を測定しようとする部位に当て，放射能の出現までに要する時間を測定する。

循環血液量

- 「②体液量等測定」(704ページ)参照。

心電図(ECG：electrocardiogram)

- 心筋細胞の興奮伝播過程における活動電位の変化を経時的に記録したもの。
- **心電図でわかるもの**
  - 心臓の**興奮性**，**伝導性**，**自動性**…電気的現象
  - 不整脈，心室肥大，心房負荷，心筋梗塞，狭心症，心膜・心筋炎，電解質異常，薬物作用など。
- **心電図でわからないもの**
  - 心臓の**収縮性**…機械的現象(心音図・心機図で)
- **刺激(興奮)伝導系**：特殊心筋からなる興奮の歩調取りと興奮伝導路(図7)
  - **洞結節**＊ →(心房)→ **房室結節** → **ヒス束** → **左右の脚** → **プルキンエ線維** →(心室)
    - ＊正常では**洞結節**が歩調取りとなるため，**ペースメーカ**と呼ばれる。
- **標準記録**：記録速度25mm/秒，感度10mm/mV，時定数3.2秒以上，標準12誘導(表7)，四肢電極(4個)，胸部電極(6個)
  - 仰臥位で四肢を自然に伸ばし，軽く呼吸，力を抜いてリラックス。
  - 記録の長さは5波形以上とし，不整脈がある場合には長めに記録。

図7　刺激(興奮)伝導系と心電図波形

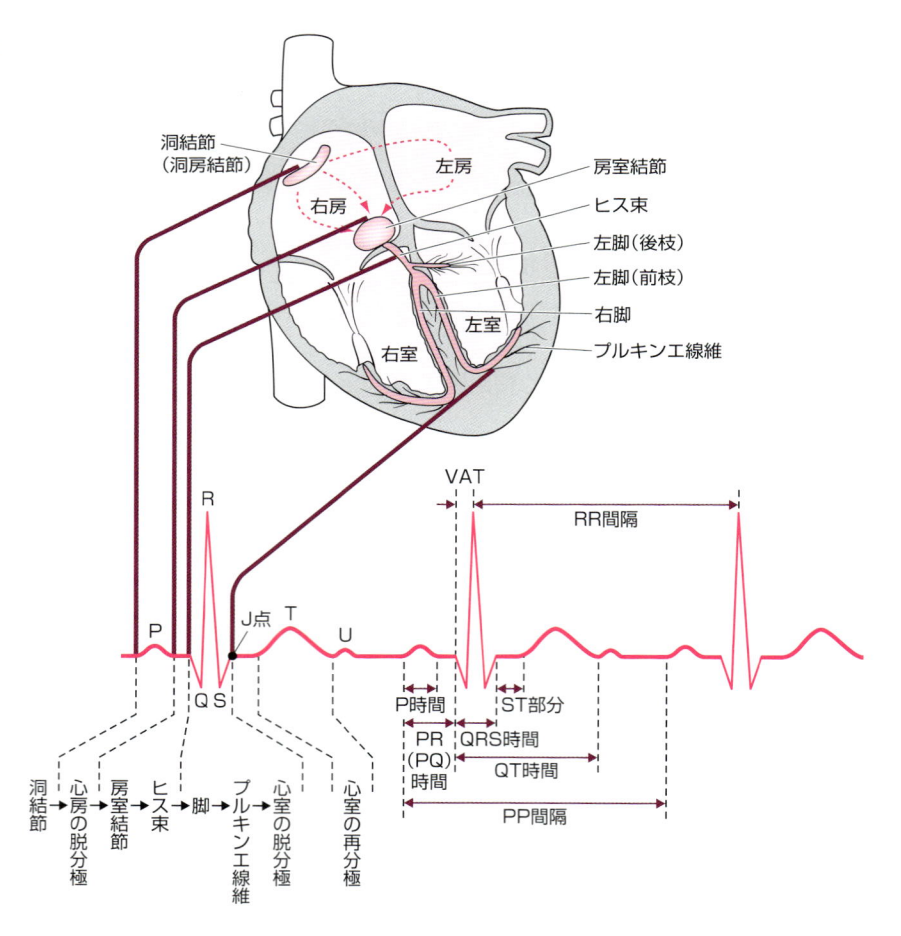

表7　標準12誘導

誘導			正電極〔関電極〕	負電極〔不関電極〕	
肢誘導	双極誘導	標準双極肢誘導	Ⅰ	L〔黄〕（左手）	R〔赤〕（右手）	
			Ⅱ	F〔緑〕（左足）	R〔赤〕（右手）	
			Ⅲ	F〔緑〕（左足）	L〔黄〕（左手）	
	単極誘導	増大単極肢誘導	aV_R	R〔赤〕（右手）	ゴールドバーガーの不関電極	LとFを結合
			aV_L	L〔黄〕（左手）		RとFを結合
			aV_F	F〔緑〕（左足）		RとLを結合
胸部誘導		単極胸部誘導	V_1	C_1〔赤〕（第4肋間胸骨右縁）	ウィルソンの結合電極	RとLとFを結合
			V_2	C_2〔黄〕（第4肋間胸骨左縁）		
			V_3	C_3〔緑〕（C_2とC_4を結ぶ線上の中点）		
			V_4	C_4〔茶〕（第5肋間と左鎖骨中線の交点）		
			V_5	C_5〔黒〕（左側前腋窩線上のC_4と同じ高さ）		
			V_6	C_6〔紫〕（左側中腋窩線上のC_4と同じ高さ）		

補足
- RF（またはN）〔黒〕（右足）：アースとして必ず装着。
- aV_RはV_Rの**1.5倍**の大きさに増大されている。

■心電図波計の計測値（表8）

表8　心電図波形の基準値（成人）

	時間（幅：秒）	電位（高さ：mV）	由来
P波	0.11秒以下	0.25mV未満	心房の脱分極（興奮）
PR(PQ)時間	0.12〜0.20秒		ほぼ房室結節内伝導時間
QRS群	0.06〜0.10秒	誘導により異なる	心室の脱分極（興奮）
ST部分	QT時間に反映	通常基線に一致	心筋の虚血状態を反映
T波	QT時間に反映	R波の1/10〜1mV	心室の再分極（回復）
QT時間	QTcで0.35〜0.44秒		電気的心室収縮時間

- 心拍数（HR）：基準値 60〜100回/分
- QTc＝QT/√(RR間隔)…Bazett(バゼット)の式（心拍数による影響を除く補正式）
- VAT（ventricular activation time：心室興奮時間）
    - QRSの始まりからRの頂点まで。
    - 基準値　V_1：0.035秒以内，$V_{5,6}$：0.045秒以内
    - 延長　左室肥大や虚血を疑う。
- 移行帯：単極胸部誘導のなかでQRS波の上向きの振れと下向きの振れがほぼ等しい誘導（R/S≒1）。
    - 正常ではV_2とV_3の間からV_4にある。
    - 心尖部からみた心臓の回転
        $V_{1,2}$側に移る：反時計方向回転，$V_{5,6}$側に移る：時計方向回転

図8　心電図波形の表現法

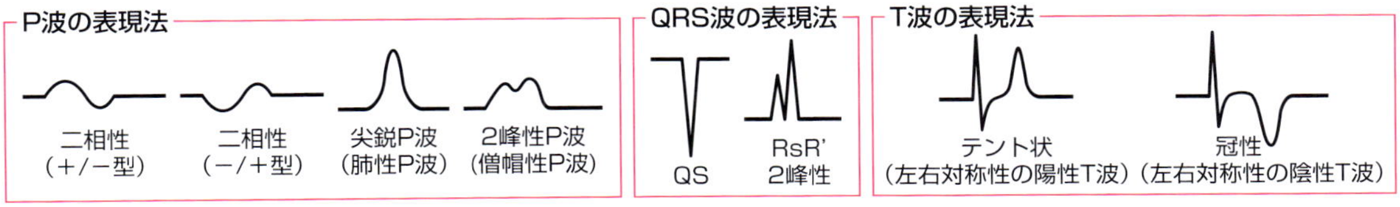

P波の表現法
- 二相性（＋／－型）
- 二相性（－／＋型）
- 尖鋭P波（肺性P波）
- 2峰性P波（僧帽性P波）

QRS波の表現法
- QS
- RsR' 2峰性

T波の表現法
- テント状（左右対称性の陽性T波）
- 冠性（左右対称性の陰性T波）

異常心電図（表9，図9）

表9 異常心電図

				特徴
興奮生成異常（調律異常・不整脈）	洞頻脈			心拍数100回/分以上
	洞徐脈			心拍数60回/分未満
	心房期外収縮			正常とほぼ同形のP波，QRS波が早期出現
	心室期外収縮			P波なし，QRS波の早期出現・形異常・幅広い，T波はQRS波と逆方向，代償休止期（間入性の場合はなし）
	上室頻拍			正常とほぼ同形のQRS波が高頻度で連続して発生 原因：副伝導路のリエントリー（WPW症候群のKent束（ケント）など）
	心室頻拍（VT*）			幅広いQRS波が高頻度で連続して発生，電気除細動有効
	心房細動（Af*）			基線にf波（300/分以上，形・振幅・幅が不同）の出現，P波消失，RR間隔不規則，**絶対性不整脈**
	心房粗動（AF*）			基線にF波（200～300/分程度，鋸歯状，規則的）の出現，P波消失，RR間隔規則的，4：1や2：1房室伝導
	心室細動（Vf*）			QRS-T波消失，大きさ・形の異なる不規則な波（150～500/分），心停止直前の波形，電気除細動有効
興奮生成・伝導異常（不整脈）	**房室ブロック**			
		不完全房室ブロック		
			第1度	PR時間が常に延長（心房～心室への興奮伝導時間長い）
			第2度	Wenckebach型（ウェンケバッハ）：PR時間が漸増してついにQRS波が脱落（心房から心室への興奮伝導時々お休み）
				Mobitz II型（モービッツ）：PR時間の漸増なしに突然QRS波が脱落（心房から心室への興奮伝導突然お休み）
		完全房室ブロック		
			第3度	PP間隔一定，RR間隔一定，PR時間は不規則 （P波とQRS波は無関係＝心房と心室は別々のリズム）
	脚ブロック			幅広いQRS波 完全脚ブロック　：QRS時間が0.12秒以上 不完全脚ブロック：QRS時間が0.12秒未満
		右脚ブロック		I誘導・V$_{5,6}$誘導で狭いRと幅広いS，V$_{1,2}$誘導でrsR'型またはrSR'型（2峰性QRS波）
		左脚ブロック		V$_{1,2}$誘導で幅広いS（またはQS），I誘導・V$_{5,6}$誘導でq波なし，結節状・2峰性QRS波 左脚前枝ブロック：－45°以上の高度左軸偏位 左脚後枝ブロック：右軸偏位
	WPW症候群*			PR時間の短縮，Δ（デルタ）波，QRS時間の延長，副伝導路（Kent束（ケント）など）でのリエントリーにより発作性（上室）頻拍へ移行することもある
	Adams-Stokes症候群（アダムス・ストークス）			突然発生した不整脈により心拍出量が激減し，脳虚血症状（めまい，意識喪失，けいれんなど：アダムス・ストークス発作）を起こす状態
	洞不全症候群（SSS*）			高度洞徐脈，洞停止，洞房ブロック，徐脈・頻脈症候群など。数秒以上の洞停止発生の場合，アダムス・ストークス発作（前述）を起こす
波形の変化	右胸心			I誘導上下反転，II誘導とIII誘導・aV$_R$誘導とaV$_L$誘導は入れ替わる，V$_1$からV$_6$へとQRS波が小さくなる，追加誘導V$_{3R}$，V$_{4R}$，V$_{5R}$，V$_{6R}$を記録する
	心室肥大			QRS波の電位が高く時間が長くなる，T波逆転
		左室肥大		$S_{V_1}+R_{V_5(V_6)}≥4.0mV$，$R_I+S_{III}≥2.5mV$，左軸偏位
		右室肥大		$R_{V_5}+S_{V_5(V_6)}>1.05mV$，右軸偏位
	心房負荷			
		左房負荷		P時間0.12秒以上，I，II，V$_5$誘導で2峰性P波（僧帽性P），V$_1$誘導で±型二相性P波（左房性P）
		右房負荷		P電位0.25mV以上，II，III，aV$_F$誘導で尖鋭P波（肺性P），V$_1$誘導で±型二相性P波
	心筋梗塞（虚血性心疾患）			**ST上昇**，**異常Q**（深さR波の1/4以上，幅0.04秒以上），**冠性T**（左右対称性の陰性T波）
		時間経過別		急性：ST上昇，陳旧性：異常Q波，冠性T波
		梗塞部位別		前壁中隔：V$_1$～V$_4$，側壁：I，aV$_L$，V$_5$，V$_6$，下壁：II，III，aV$_F$

表9 異常心電図（続き）

		特徴
波形の変化	狭心症（虚血性心疾患）	ST低下（心内膜下虚血）：水平型または下に凸の盆状型 ST上昇（心室壁全層の虚血），虚血領域に対応する誘導
	労作性狭心症	ST低下，運動負荷試験有効
	異型狭心症	ST上昇，安静時・睡眠中に発作，ホルター心電図有効
	急性心膜炎	初期aV_Rを除く誘導でST上昇，後に冠性T波
	ジギタリス（薬剤）による影響	ST低下（下に凸の盆状型），T波平低化，QT短縮，PR延長…ジギタリス効果，ジギタリス中毒で不整脈が出現
	電解質異常	
	高K血症	テント状T波（左右対称の陽性T，尖鋭で高い），QT短縮，10mEq/l以上ではQRS時間が延長さらに高濃度になると心室細動から心停止に至る
	低K血症	T波平低下，ST低下，QT延長，U波増高
	高Ca血症	QT短縮（ST部分の短縮）
	低Ca血症	QT延長（ST部分の延長）
	QT延長症候群	QT病的延長，倒錯型心室頻拍（torsades de pointes）へ
	ブルガダ症候群	$V_{1,2(,3)}$誘導でJ点が上昇した右脚ブロック様波形（rSR'型に似た波形）で，ST上昇（coved型またはsaddleback型），突然心室細動や発作性心房細動を起こすこともある，夜間に突然死することもある

VT：ventricular tachycardia　　Af：atrial fibrillation　　AF：atrial flutter　　Vf：ventricular fibrillation
WPW症候群：Wolf-Parkinson-White syndrome　　SSS：sick sinus syndrome

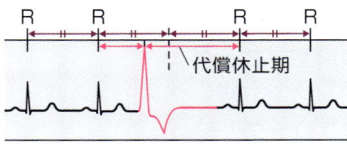

図9 異常心電図の波形

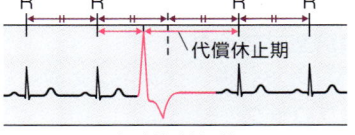

心室期外収縮
P波なし，QRS波の早期出現，形異常，幅広い（代償休止期），T波はQRS波と逆方向

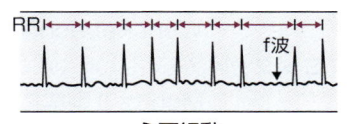

心房細動
RR間隔不規則，f波，P波消失，絶対性不整脈

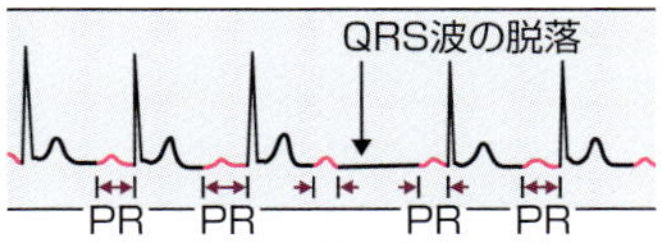

Wenckebach型第2度房室ブロック
PR時間が漸増してついにQRS波が脱落

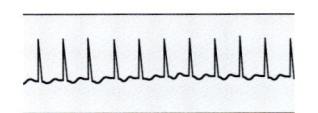

上室頻拍
正常とほぼ同形のQRS波が高頻度に連続して発生

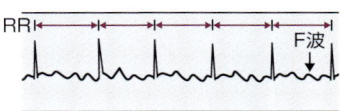

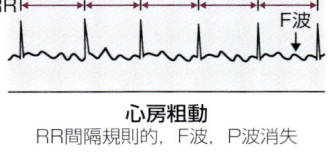

心房粗動
RR間隔規則的，F波，P波消失

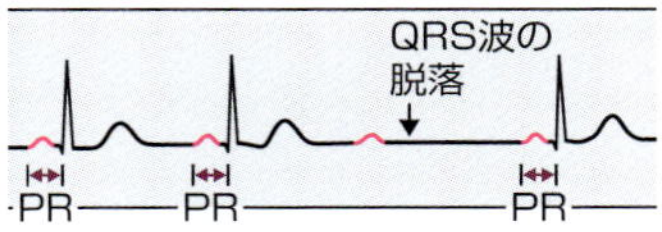

Mobitz II型第2度房室ブロック
PR時間一定，突然QRS波が脱落

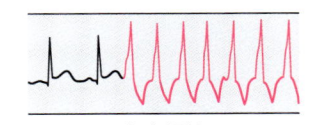

心室頻拍
幅広いQRS波が高頻度に連続して発生

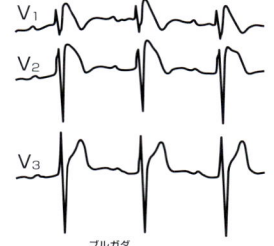

Brugada症候群

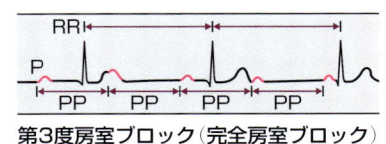

第3度房室ブロック（完全房室ブロック）
PP間隔一定，RR間隔一定，PR時間は不規則，P波とQRS波は無関係となっている

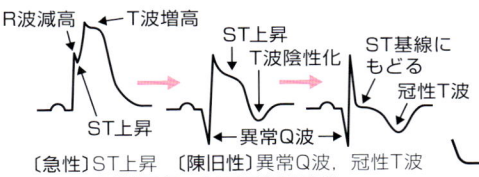

心筋梗塞の心電図経時変化
〔急性〕ST上昇　〔陳旧性〕異常Q波，冠性T波

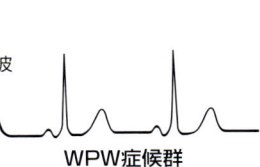

WPW症候群

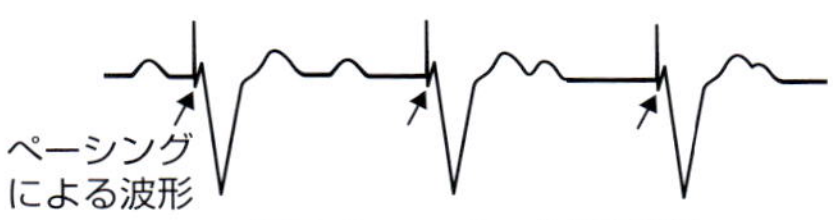

人工ペースメーカ使用時
〔VVI型（心室で刺激，心室で感知，抑制型）〕

（土居義典 監修：手にとるようにわかる心電図入門．ベクトルコア，1997．および日本電気三栄：代表的な不整脈．より引用）

ベクトル心電図

- ベクトル心電図は心起電力を大きさと方向(ベクトル，3次元)で表現。
- 誘導法：Frank(フランク)誘導法
- 記録：1心拍のP環，QRS環，T環を描き，大きさと方向により判定。
- 臨床的価値
  - 有用な場合　　：**心筋梗塞，脚ブロック，心室肥大**など。
  - 役立たない場合：不整脈…1心拍を対象⇒リズムはわからない。

補足

- 通常の心電図は心起電力を大きさのみ(スカラー，2次元)で表現。
- 刻時点(コメット状)の間隔および形により速さと方向を表現。

ヒス束心電図(心内心電図)(図10)

- 心臓の中に電極カテーテルを留置して記録する心電図を「心内心電図」といい，特にヒス束領域を記録したものを「ヒス束心電図」という。
- 目的：**房室ブロックの障害部位の特定。**
- 記録：通常の心電図よりも**高周波成分を記録，C型機器のみ**使用可能。
- 波形：心房波(A波)，ヒス束波(H波)，心室波(V波)の3つの波。
- 判定

  ①**A-Hブロック**：障害部位はヒス束より前(心房内伝導路，房室結節)
  　　　　　　　　　…Wenckebach(ウェンケバッハ)型第2度房室ブロック

  ②**H-Vブロック**：障害部位はヒス束より後(ヒス束，脚，プルキンエ線維)
  　　　　　　　　　…MobitzⅡ(モービッツ)型第2度房室ブロック

図10　ヒス束心電図

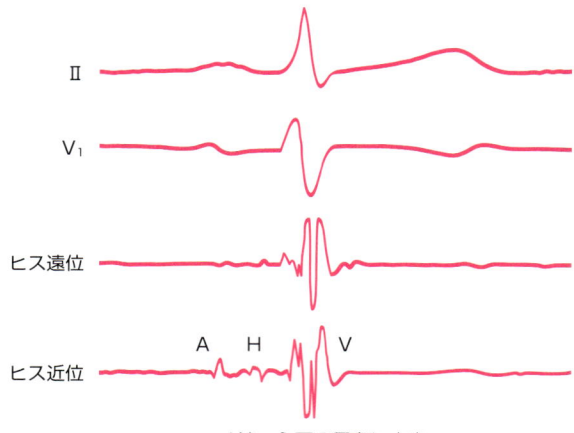

A波：心房の興奮に由来
H波：ヒス束の興奮に由来
V波：心室の興奮に由来

(大久保善朗 ほか著：臨床検査学講座 生理機能検査学 第3版，医歯薬出版，2010.より引用改変)

用語アラカルト

*9 METs (metabolic equivalents)
安静座位の酸素消費量を1とする単位。各労作における予測酸素消費量で数値化し、運動強度の目安としている。

負荷心電図（表10）

- 目的
  ① 虚血性心疾患（特に労作性狭心症）の診断
  ② 心疾患における**運動耐容能測定**：日常労作の運動強度の目安**METs**[*9]で表す。
  ③ 運動により誘発される**不整脈の検出**
- **注意：必ず主治医立会いのもとで実施する。**
- 異常（陽性）判定：ST低下，ST上昇，T波逆転，陰性U波出現など。

表10　負荷の方法とその特徴

方法名		方法	特徴
運動負荷	マスターの2階段法（シングル負荷）	マスターの2階段を昇降 1分30秒間 年齢・性別・体重で求めた回数（ダブル負荷は時間・回数が2倍）	運動中の心電図・血圧の記録は不可能 負荷量の変更不可
	トレッドミル法	動くベルト（速度・傾斜を調整）上を歩行する Bruce法（スクリーニング）など	誘導法Mason-Likar法 運動中の心電図・血圧の記録が可能
	エルゴメータ法	一定の速度でペダルをこぐ（トルクの調整）	他段階負荷可能 目標心拍数で運動終了
薬物負荷		キニジン，ジギタリスの投与	

補足

- **目標心拍数**：年齢別予測最大心拍数〔=（220－年齢）/分〕の85〜90%
- **運動負荷中止基準**：運動負荷の途中でも中止しなければいけない基準
  - 運動による前胸部痛の増大，有意な心電図変化，危険な不整脈の出現，収縮期血圧250mmHg以上，連続する収縮期血圧の低下，呼吸困難など。
- **運動負荷絶対禁忌**：運動負荷試験を行ってはいけない状態
  - 不安定狭心症，心筋梗塞急性期，重症大動脈弁疾患，急性熱性疾患など。

ホルター心電図（表11）

- 携帯型心電計，**連続24時間以上**の心電図を収録する（日常生活で行われる労作時も含めて），**行動記録が重要**。
- 目的
  ① **発作性に生じる不整脈の検出**
  ② **狭心症の鑑別**（異型狭心症にも有効）
  ③ 心筋梗塞後や心臓手術後の管理など
- 誘導法：**胸部双極誘導**，目的に応じ2種類の誘導法を選択（**2チャネル収録**）。

表11　ホルター心電図のおもな誘導法と目的

誘導法	正電極	負電極	中性電極	主な目的
NASA	胸骨下端	胸骨柄	右胸部肋骨上	不整脈
CM₁	V₁に近い肋骨上	胸骨柄	右胸部肋骨上	
CM₅	V₅に近い肋骨上	胸骨柄	右胸部肋骨上	虚血性の変化
CC₅	V₅に近い肋骨上	V₅Rに近い肋骨上	右胸部肋骨上	

補足

- 皮膚と電極の接触抵抗をなるべく下げる。
- 筋電図混入を防ぐため，**電極は胸骨，肋骨，鎖骨など骨上に装着**。
- モニタ心電図では**胸部双極誘導1種類**を用いる。

脈波（表12）

表12　主な脈波の臨床的意義

	臨床的意義	臨床応用	異常波を示す疾患
頸動脈波	左心室や大動脈の機能を反映	①心音のタイミング決定（Ⅱ_Aの決定） ②駆出時間の測定 ③左室流出路疾患の診断	大動脈弁狭窄（鶏冠状波形），大動脈弁閉鎖不全（二拍波），閉塞性肥大型心筋症（二拍波），拡張型心筋症
頸静脈波	右心房の圧変化を反映	右心系の血行動態を把握するのに有用	肺高血圧症，肺動脈弁狭窄，三尖弁狭窄，心房中隔欠損，心房細動，収縮性心膜炎，右心不全
心尖拍動図	心臓の運動と左心室の容積変化を反映	左心系の血行動態を把握するのに有用 心臓全体の運動状態を把握するのに有用	左室肥大・拡大（高血圧症，大動脈弁狭窄，肥大型心筋症，拡張型心筋症），左房肥大・拡大（僧帽弁狭窄，僧帽弁逸脱，僧帽弁閉鎖不全），甲状腺機能亢進症，心不全，虚血性心疾患，心室瘤，収縮性心膜炎
指尖容積脈波	心臓の収縮により生じた血管の容積変化を反映	血管の器質的病変，機能的病変（狭窄・閉塞）の検出 脈波伝達速度よる動脈硬化の評価 足趾血圧（AP）測定による下肢動脈の閉塞や狭窄の検出（ABI指標）	脈波伝達速度は高齢者，動脈硬化症で速い 　：動脈硬化症 6〜8m/秒 【ABI評価】 閉塞性動脈硬化症，バージャー病など 　：ABI 0.9以下 糖尿病，長期透析患者など 　：（動脈石灰化ありの場合）ABI 1.3以上，（動脈石灰化なしの場合）ABI 0.6以下

補足

- 脈波伝達時間：心臓〜指先　約0.16秒〔血液循環時間（約1〜2秒）より速い〕〕
  右心房〜頸静脈，左心室〜頸動脈　0.02〜0.04秒
- 脈波伝達速度：健常者　4〜6m/秒
- ABI（足関節上腕動脈血圧比：ankle brachial pressure index）＝AP（足趾血圧：ankle pressure）/上腕収縮期血圧
  - 基準値：0.9〜1.3
    - 1.0以下：下肢動脈狭窄病変（閉塞・狭窄）の存在を示唆
    - 0.4以下：重症
- 心尖拍動図：左側臥位ででやすい。心尖部は心電図誘導のV_4付近。

心音図（PCG：phonocardiogram）（表13，14）

- マイクロホンやフィルタ使用，心電図同時記録，**記録速度50または100mm/秒**。
- **心音の周波数は数Hzから100Hz，心雑音では1,000Hzまで**。
- 正常心音の発生由来：弁の閉鎖・開放，心臓壁・血管壁の伸展，血流など。
- 異常心音（**心雑音**）の発生原因
  ①血流の速さや量。
  ②弁，心室流出路および血管の**狭窄**部を通過する血液の**駆出**（低調雑音）。
  ③弁の**閉鎖不全**や欠損口を通過する血液の**逆流**（高調雑音）。

心機図（MCG：mechanocardiogram）

- 心電図，心音図，脈波を同時に記録したもの。
- **心機能の評価，心音のタイミング決定**[10]など循環器疾患の補助診断法。

用語アラカルト

*10　**心音のタイミング決定**
心音（Ⅰ音，Ⅱ音）の成分のうち，どれが大動脈弁由来の成分かを決定する。

表13 正常心音と過剰心音

	収縮期	拡張期
正常心音	Ⅰ音：等容収縮期に生じる音〔4成分〕 ・僧帽弁閉鎖 ・三尖弁閉鎖 ・大動脈弁開放 ・肺動脈弁開放 心尖部付近で最強	Ⅱ音：等容弛緩期に生じる音〔2成分〕 ・大動脈弁閉鎖（Ⅱ$_A$） ・肺動脈弁閉鎖（Ⅱ$_P$） 第2，3肋間胸骨左縁で聴取 生理的呼吸性分裂（正常） 　2成分が呼気時には単一，吸気時に分裂
過剰心音	駆出音：Ⅰ音から少し遅れて聴かれる高調な音 　半月弁（大動脈弁，肺動脈弁）狭窄，高血圧症，心房中隔欠損，動脈管開存など 収縮期クリック：収縮中期または後期に聴かれる高調な音，僧帽弁逸脱など	房室弁開放音（OS*11）：僧帽弁の開放に伴って聴かれる高調な音，僧帽弁狭窄など Ⅲ音　　　　：拡張期早期の急速流入血による心室壁伸展で生じる低調な音 拡張早期奔馬音*12：Ⅲ音亢進 　僧帽弁閉鎖不全など Ⅳ音　　　　：拡張期の終わりで心電図P波とⅠ音の間に生じる心房収縮による低調な音 心房性奔馬音：Ⅳ音亢進 　心肥大（高血圧，肥大型心筋症），心筋線維化（陳旧性心筋梗塞など）や虚血が原因

用語アラカルト

*11　OS
　　　opening snap
*12　奔馬音
　　　（gallop sound）
奔馬とは「勢いよく走る馬」のこと。したがって馬が勢いよく走る時のような音という意味になる。

補足

● Q-Ⅰ時間（変容期）0.04～0.06秒：心電図QRS波の始まりから心音図Ⅰ音の始まりまでの時間

表14　心雑音の時相による分類

収縮期雑音	拡張期雑音	その他の雑音
駆出性収縮期雑音〔駆出性〕 　機能性雑音（無害性雑音） 　大動脈弁狭窄（AS） 　肺動脈弁狭窄（PS） 　心房中隔欠損（ASD） 　その他，閉塞性肥大型心筋症，ファロー四徴症など 全（汎）収縮期雑音〔逆流性〕 　僧帽弁閉鎖不全（MR） 　三尖弁閉鎖不全（TR） 　心室中隔欠損（VSD） 収縮後期雑音 　僧帽弁逸脱（MVP） 　三尖弁逸脱（TVP）	拡張中期雑音〔ランブル〕 　僧帽弁狭窄（MS） 　三尖弁狭窄（TS） 　＊オースチン・フリント雑音 拡張早期雑音〔逆流性〕 　大動脈弁閉鎖不全（AR） 　肺動脈弁閉鎖不全（PR） 　肺高血圧（PH） 　＊グラハム・スティール雑音	連続性雑音 　動脈管開存（PDA） 　冠動脈瘻 　バルサルバ洞動脈瘤破裂 　など 心外性雑音 　心膜摩擦音

AS　：aortic stenosis　　　　　　PS　：pulmonic stenosis
MS　：mitral stenosis　　　　　　TS　：tricuspid stenosis
AR　：aortic regurgitation　　　　PR　：pulmonic regurgitation
MR　：mitral regurgitation　　　　TR　：tricuspid regurgitation
ASD：atrial septal defect　　　　VSD：ventricular septal defect
PDA：patent ductus arteriosus　MVP：mitral valve prolapse
TVP：tricuspid valve prolapse　　PH　：pulmonary hypertension

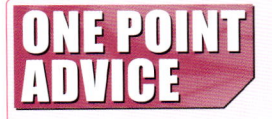

ONE POINT ADVICE

● 各心電図検査と循環器疾患の特徴を把握し，**どの心電図がどのような疾患に有用なのか**を理解しよう。
● 心臓における**血液の循環方向**をイメージしながら，収縮期，拡張期の弁の開閉を覚え，心雑音を理解しよう。

4 脳波検査

TAP & TAP

- ●脳波 ⇒
  - 波形（α波，β波，θ波，δ波）
  - 賦活（開閉眼，過呼吸，閃光刺激，睡眠）
  - 睡眠脳波（Stage W，1，2，3，4，REM睡眠）
  - てんかん，脳死
- ●誘発電位 ⇒ ABR，SEP，P300

脳波（EEG：electroencephalogram）（表15〜19）

- ●脳表面の活動電位を頭皮上の電極で導出し，増幅して経時的に記録したもの。
- ●発生機序：大脳皮質の表層部分に近い先端樹状突起のシナプス後電位が関与。
- ●検査対象：**てんかん発作**の波形による分類，**脳の器質性疾患**や**意識障害**の**程度や原因の究明**，**脳死判定**における平坦脳波の確認など。
- ●標準記録：基本的には**安静**，**覚醒**，**閉眼**の状態で行う。
  電極の配置は**10/20法**（「国際脳波臨床神経生理学会」推奨）
  単極導出，双極導出，脳波賦活（通常は単極導出）を記録
  記録速度 30mm/秒，感度 主に50μV/5mm，時定数 0.3秒

表15 波形の周波数と分類

δ波	0.5Hz以上，4Hz未満	徐波
θ波	4Hz以上，8Hz未満	
α波	8Hz以上，14Hz未満	
β波	14Hz以上	速波

表16 導出方法とその特徴

導出方法	意義
単極導出〔基準導出〕	脳の活動そのものを表す 脳波賦活法に適する
双極導出	異常波の発生する局在部位を推測

表17 脳波賦活法（通常は単極導出で行う）

賦活法	方法	観察
開閉眼	閉眼時に開眼させる 10秒ごと数回連続	α-blocking[*13]
過呼吸（HV：hyperventilation）	閉眼 20〜25回/分の過呼吸，3分間以上	build up[*14]
光刺激〔閃光刺激〕（PS：photic stimulation）	閉眼，覚醒 眼前15〜30cmストロボスコープ点滅 点滅の頻度（周波数）を2,3Hz間隔で変え，数〜30Hz程度まで刺激	光駆動（健常者でもあり） 光筋原応答（光ミオクローヌス応答） 光突発性応答（光けいれん応答）
睡眠賦活	自然睡眠または薬物での誘発睡眠 10分以上記録	各睡眠Stageに応じた波形

用語アラカルト

[*13] **α-blocking**
α波が抑制される状態。通常，閉眼時に開眼させると起こる。

[*14] **build up**
波の振幅が増大し，徐波が混入し増大する現象。

表18 睡眠段階と脳波

国際分類	慣用睡眠段階	特徴		区分
Stage W	覚醒期	α律動		覚醒
Stage 1	入眠期	抑制相，連波相		ノンレム睡眠 (NREM： non-rapid eye movement)
	軽眠初期	瘤波相(頭頂鋭波)		
Stage 2	軽睡眠期	瘤・紡錘混合相，紡錘相，K-複合		
Stage 3	中等度睡眠期	錘・丘混合相		徐波 睡眠
Stage 4	深睡眠期	丘波相		
Stage REM	レム睡眠期	急速眼球運動，抗重力筋の緊張低下，夢をみている，Stage 1に似る		レム睡眠(REM： rapid eye movement)

補足

脳波の判定基準
① 判定基準：健常者でもさまざまな要因により変動する。
　　　　　　年齢，意識，精神状態，開眼・閉眼，生理学的環境，薬物など。
② 小児脳波：新生児期〜幼児期には年齢による差異が大きい。
　　　　　　また同年齢での個人差の幅も大きく，左右半球での差も大きい。
③ 睡眠脳波：脳波のパターンは睡眠深度(Stage，意識水準)で変動する。

用語アラカルト

*15 広汎性 (diffuse)
広い範囲に現れること。

表19 異常脳波とその特徴

	疾患名	特徴(脳波波形，ほか)	賦活法
部分発作 (部分てんかん)	精神運動発作 (側頭葉てんかん)	(前)側頭部棘波	睡眠
	部分運動性発作	棘徐波複合，あるいは徐波群発	
	自律神経性発作	6 & 14Hz陽性棘波	睡眠
全般発作 (全般性てんかん)	欠神発作 (小発作てんかん)	3Hz棘徐波複合 小児(学童期)，女児に多い	過呼吸 閃光刺激
	ミオクロニーてんかん	広汎性*15多棘徐波，ミオクロニー発作 思春期に発症	閃光刺激
	West症候群 (点頭てんかん)	hypsarrhythmia，点頭けいれん 1歳前に発症，精神運動発達の遅延	
	Lennox-Gastaut症候群	1.5〜2.5Hz鋭徐波複合，強直発作 就学前に発症，精神遅延	睡眠で増強
	大発作てんかん (強直間代発作)	広汎性，高振幅徐波などが突発 左右対称性に不規則な棘徐波複合 10歳代で発症	
脳器質性疾患	脳腫瘍(深部)	徐波や棘波の出現 波形が片側で欠如(lazy activity)	睡眠で誘発
	脳血管性痴呆	老年期痴呆	
	アルツハイマー型痴呆	α波周波数・振幅低下，θ波・δ波増加老年期痴呆	
	Creutzfeldt-Jakob病	周期性同期性放電(PSD：periodic synchronous discharge) 初老期痴呆	
その他	脳炎，髄膜炎，意識障害(昏睡)	広汎性，びまん性の徐波(持続性)	
	肝性昏睡	三相波，徐波	
	脳死	平坦脳波	
	ナルコレプシー	逆説αブロック	

誘発電位（表20）

- 光（視覚）・音（聴覚）・電気（体性感覚）などの感覚刺激により，大脳のそれぞれの感覚野に誘発される微小な電位のこと。
- 目的
  ① それぞれの感覚における**末梢の感覚受容野から大脳感覚野までの経路の機能異常の検出**
  ② **脳手術時のモニタ**
  ③ **脳死判定の補助診断**など

補足

- 誘発される電位が微小（数〜1μV）であるため，刺激を繰り返し与える**加算平均法**が用いられる。
- 加算回数は種類により異なる。

表20　誘発電位の種類と特徴

種類		特徴（刺激，記録部位，潜時）	発生経路	臨床応用
視覚誘発電位（VEP：visual evoked potentials）		光刺激（パターンリバーサル，フラッシュ）	網膜－視束－視束交叉－外側膝状体	視覚神経路の障害　半盲検査診断補助
聴覚誘発電位（AEP：auditory evoked potential）		音刺激（クリック音）　電極は頭頂中心部（Cz）	蝸牛神経〜大脳皮質聴覚領	聴覚障害
（潜時による分類）	聴性脳幹反応（ABR：auditory brainstem response）	Ⅰ〜Ⅵ波　短潜時　1〜8msec	Ⅰ波：蝸牛神経　Ⅱ波：蝸牛神経核　Ⅲ波：上オリーブ核　Ⅳ波：外側毛帯　Ⅴ波：下丘　Ⅵ波：内側膝状体	聴覚障害，脳幹障害　脳死判定　＊意識や睡眠に影響されにくい
	聴性中潜時反応（MLR：middle latency response）	中潜時　8〜50msec	内側膝状体レベルから側頭葉由来	
	頭頂部緩反応（SVR：slow vertex response）	長潜時　50〜300msec	大脳皮質聴覚領	意識状態　＊意識状態，睡眠，薬剤などの影響を受ける
体性感覚誘発電位（SEP：somatosensory evoked potential）		電気刺激　上肢：正中神経の手関節部　下肢：後脛骨神経の足首部　電極はCz'またはC$_3$'，C$_4$'〔刺激と反対側の大脳皮質感覚野〕	感覚神経－脊髄－皮質感覚野（－大脳皮質）	末梢神経障害　脊髄障害　巨大SEP：ミオクロニーてんかん
事象関連電位（ERP：eventrelated potential）		精神作業の課題を負荷することにより生じる反応　電極はFz，Cz，Pz		注意，識別，意思決定，記憶などの大脳活動を反映　痴呆症，精神障害，学習障害など　＊検査時の心理状態に影響される
	P300	オドボール（odd ball）課題		
	随伴陰性変動（CNV：contingent negative variation）	2種類の異なる刺激（S$_1$，S$_2$）　S$_1$：クリック音　S$_2$：視覚刺激		

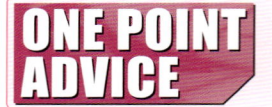

ONE POINT ADVICE

- 波形の周波数による分類を覚えよう。
- **記録の種類**と**賦活法**について，それぞれがどの**疾患**に有用なのかを理解しておこう。
- 誘発電位では**意識や睡眠の影響の有無**により，使い道が違うことを知っておこう。

5 神経・筋検査

TAP & TAP

- ●筋電図 ⇒ ・安静時，随意弱収縮時，最大収縮時
  - ・神経原性，筋原性
- ●誘発筋電図 ⇒ ・神経伝導検査（軸索変性　脱髄）
  - ・CMAP（M波），SNAP（S波），F波，H波
- ●神経伝導速度 ⇒ ・運動神経伝導速度（MCV：motor nerve conduction velocity）…2点刺激必須
  - ・感覚神経伝導速度（SCV：sensory nerve conduction velocity）…1点刺激でもよい
- ●反復神経刺激試験 ⇒ ・漸減現象（重症筋無力症）
  - ・漸増現象（Lambert-Eaton筋無力症様症候群）

筋電図（EMG：electromyogram）（表21）

- ●筋電図検査は，**運動単位**（MU：motor unit）の障害のため生じる筋の**活動電位**〔**運動単位電位**（MUP：motor unit potential）〕の変化を検査する。
- ●運動単位とは，1個の脊髄前角細胞とそれに支配される筋線維群の総称。
- ●随意収縮時の正常筋のMUP（筋肉や年齢など条件により異なる）
  - ・振幅 0.5～2mV，持続時間 5～15msec，頻度 5～50Hz，波形 2～3相性
- ●筋電図検査：針電極と表面電極があるが，通常は針電極を用いる。ただし，誘発筋電図検査のときは表面電極（皿電極）を用いる。

表21 普通針筋電図における正常・異常波形と疾患

	正常	異常	疾患名，その他
安静時	原則活動電位なし 刺入時電位 神経電位 運動終板雑音	刺入時活動の延長	
		線維自発電位 陽性鋭波	末梢神経切断，損傷，変性，神経炎，脊髄前角細胞の変性疾患
		線維束自発電位	脊髄前角細胞の変性や破壊，筋萎縮性側索硬化症，正常人
		ミオトニー電位	筋強直性ジストロフィ症，先天性筋強直症
		群化放電	パーキンソン症候群 上位運動ニューロン障害
随意弱収縮時	閾値の低いMUPの出現	【神経原性変化】高振幅長持続電位 多相性電位	【神経原性疾患】末梢神経疾患，脊髄前角炎，筋萎縮性側索硬化症，進行性脊髄性筋萎縮症 多発神経炎
		【筋原性変化】低振幅短持続電位	
最大収縮時	閾値の高いMUP出現 MUPが重なり基線見えない（完全干渉）	【神経原性変化】高振幅不完全干渉	【筋原性疾患】進行性筋ジストロフィ，多発筋炎
		【筋原性変化】低振幅完全干渉 早期動員	

臨床医学総論

誘発筋電図（表22）

- 末梢神経を刺激して，その支配筋または神経から誘発される活動電位をみる。
- 筋活動電位または神経活動電位の波形から**潜時**[*16]，**振幅**，**持続時間**を計測する。その潜時を用いて**神経伝導速度**を計算する。潜時，振幅，持続時間，神経伝導速度が指標となる。
- 電極は一般に**表面電極（皿電極）**，**刺激電極**，ほかに感覚神経電位の検査では**リング電極**を用いることもある。
- 検査する神経
  - 上肢…正中神経，尺骨神経
  - 下肢…脛骨神経，腓骨神経
- 対象：末梢神経障害…軸索の障害（**軸索変性**），髄鞘の障害（**脱髄**）（表23）

用語アラカルト

*16　潜時
刺激してから活動電位が現れるまでの時間。

神経伝導速度（S：刺激点から記録点までの距離，t：潜時）（表22）

- **運動神経伝導速度（MCV）**：複合筋活動電位（CMAP）より求める。

  〔CMAP反応までの時間〕＝〔①末梢神経の伝導時間〕
  　　　　　　　　　　　＋〔②神経筋接合部でのシナプス伝達時間〕
  　　　　　　　　　　　＋〔③筋肉が活動電位を生じるまでの時間〕

  MCVを求めるためには，②と③の時間を除外するため，刺激を近位部（S_2, t_2）と遠位部（S_1, t_1）の2点で行い，2点間の距離（$S_2 - S_1$）を2点の潜時差（$t_2 - t_1$）で割り求める。

$$MCV = \frac{S_2 - S_1}{t_2 - t_1}$$

- **感覚神経伝導速度（SCV）**：感覚神経活動電位（SNAP）より求める。

  〔SNAP反応までの時間（t）〕＝〔末梢神経の伝導時間（t）〕

  SCVを求めるためには，刺激点から記録点までの距離（S）を潜時（t）で割り求める。

$$SCV = \frac{S}{t}$$

反復神経刺激試験（表22）

- 方法：末梢神経を繰り返し刺激しCMAPを記録（**最大上電気刺激**[*17]）
  　　　刺激頻度を1，3，5，10，20Hzと変えて10回前後刺激
- 正常では20Hz以上の高頻度刺激を行ってもCMAP振幅は変化しない。
- 対象：**神経筋接合部の機能（神経筋伝達障害）**
  - **重症筋無力症**：低頻度（3〜5Hz）刺激で**漸減現象**
  - **Lambert-Eaton筋無力症様症候群**：高頻度（20Hz以上）刺激で**漸増現象**

用語アラカルト

*17　最大上電気刺激
電気刺激強度を上げても活動電位がそれ以上大きくならない刺激（最大刺激）の約120％の電気刺激。

表22 誘発筋電図検査の種類とその特徴

検査	波形，刺激強度	主な指標	対象，臨床応用
運動神経伝導検査	複合筋活動電位（CMAP：compound muscle action potential）最大上電気刺激	運動神経伝導速度（MCV：motor nerve conduction velocity）潜時：数msec 振幅 持続時間	運動神経（順行性[*18]）〈体幹から手足の先へ〉
F波伝導検査	M波，F波の順 最大上電気刺激	【F波】伝導速度（FWCV：F-wave conduction velocity）潜時：上肢25〜30msec 下肢45〜50msec 出現頻度 振幅 F/M振幅比	M波：運動神経（順行性）F波：運動神経（逆行性）→ 脊髄前角細胞 → 運動神経（順行性）
H反射	M波，H波の順 最大上電気刺激ではH波消失	【H波】潜時：20〜30msec	M波：運動神経（順行性）H波：感覚神経（順行性）→ 脊髄後根 → シナプス → 脊髄前角細胞 → 運動神経（順行性）＊単シナプス反射
感覚神経伝導検査	感覚神経活動電位（SNAP：sensory nerve action potential）順行性記録法（加算：5〜20回）逆行性記録法 最大上電気刺激	感覚神経伝導速度（SCV：sensory nerve conduction velocity）振幅：5〜100μV程度	順行性記録法：感覚神経（順行性）逆行性記録法：感覚神経（逆行性）
反復神経刺激試験	末梢神経を繰り返し刺激 刺激頻度を1, 3, 5, 10, 20Hzと変えて10回前後刺激 CMAPを記録 最大上電気刺激	CMAP振幅の変化	神経筋接合部の機能（神経筋伝達障害の診断）に有用 重症筋無力症：低頻度（3〜5Hz）刺激 漸減現象 Lambert-Eaton筋無力症様症候群：高頻度（20Hz以上）刺激 漸増現象

用語アラカルト

＊18 順行

末梢神経伝導には「両方向性伝導」の性質があるが，各神経の生理学的な伝導方向のこと。
- 運動神経では体幹から手足の先のような末梢への方向。
- 感覚神経では手足の先のような末梢から体幹への方向。

表23 軸索変性と脱髄の神経伝導検査の特徴

	軸索変性	脱髄
検査結果の特徴	CMAP, SNAPのサイズ（振幅または面積）減少 伝導速度は概ね正常	伝導ブロック 異常な時間的分散 伝導速度の低下 被刺激閾値の上昇

臨床医学総論

補足
- 複合筋活動電位（CMAP）：末梢運動神経を刺激し，その神経の支配筋より記録した活動電位（神経を刺激して筋肉より反応を記録）。
- 感覚神経活動電位（SNAP）：混合神経または感覚神経を刺激し，その神経の延長上より記録した活動電位（神経を刺激して神経から記録）。

〔反応までの時間〕＝〔末梢神経の伝導時間〕

① 順行性記録法：手足の先から体幹へ向かう方向（上行性）。
　　　　　　　　正中神経，尺骨神経ではSNAPの振幅は小さいが筋収縮によるアーチファクトは混入しない。
② 逆行性記録法：体幹から手足の先へ向かう方向（下行性）。
　　　　　　　　正中神経，尺骨神経ではSNAPの振幅は大きいが筋収縮によるアーチファクトが混入しやすい。

- 末梢神経伝導の3原則
  ① 両方向性伝導，② 非減衰伝導，③ 絶縁性伝導

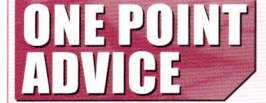

ONE POINT ADVICE
- 疾患の原因により，**神経原性，筋原性，神経筋接合部性**なのかを覚えると理解しやすい。
- 針筋電図では，**安静時，弱収縮時，最大収縮時**における，神経原性，筋原性のそれぞれの特徴をまとめておこう。
- 誘発筋電図では各波形が記録している**神経伝導の経路**を理解しよう。

6 腎機能検査

TAP & TAP
- 糸球体濾過量（GFR） ⇒ 110ml/分，クリアランスで代用
- 推算糸球体濾過量（eGFR） ⇒ 血清クレアチニン，年齢，性別，採尿なし
- 腎血流量（RBF） ⇒ ・腎血漿量（RPF）より求める
　　　　　　　　　　・RBF 1,000ml/分（心拍出量の20〜25%）

糸球体濾過量（GFR：glomerular filtration rate）

- 糸球体の機能を反映し，主にクリアランスで代用される。
- 測定
  - 使用される物質：イヌリン，チオ硫酸ナトリウム，クレアチニンなど
  - 共通の性質：尿細管での再吸収[*19]・分泌[*20]なし
    糸球体の膜を自由に通過（濾過される）
    …〔ボーマン嚢内の濃度〕＝〔血漿中の濃度〕
- 考え方と計算：
  一定時間に尿中に排泄された量＝ボーマン嚢中への濾過量
  〔尿中濃度（U）×尿量（V）〕＝〔血漿中濃度（P）〕×糸球体濾過量（GFR）
  　　　　　　　　　　　　　　　　‖
  　　　　　　　　　　　糸球体濾液中（ボーマン嚢内）の濃度

$$U \times V = P \times GFR$$
$$GFR = \frac{U \times V}{P}$$

P：血漿（血清）中の濃度（mg/dl）
U：尿中の濃度（mg/dl）
V：尿量（ml/min）……1分当たりに換算

用語アラカルト

*19 **尿細管での再吸収**
糸球体で濾過された物質が，尿細管を流れている間に，間質液，血液へと戻されること。再吸収される物質は身体にとって必要なもの。

*20 **尿細管での分泌**
糸球体で濾過されずに血液中を流れている物質が尿細管へ出されること。分泌される物質は身体にとって必要ないもので尿として排泄される。

クリアランス（C：clearance）

- クリアランスとは，1分間に尿中へ排泄されたある量の物質が，血漿中にあったときには何mlの血漿に含まれていたかを表す値。
    - ⇒ ある物質に関して**血漿が清浄化される速度**
    - ⇒ **腎機能の指標**
- 測定：クレアチニン・クリアランスの場合

図11 検査のプロトコル（2時間法の場合）

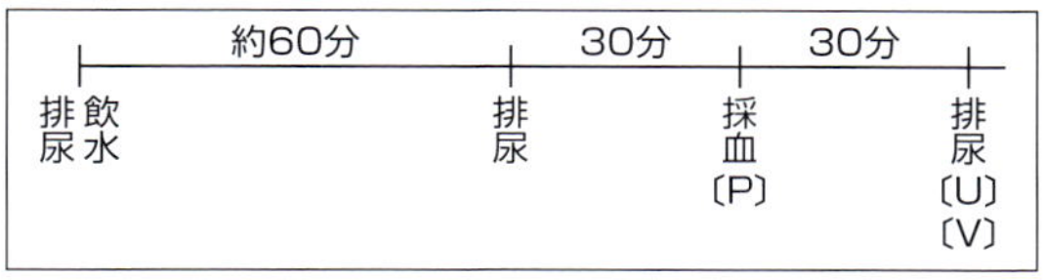

```
       約60分      30分    30分
 ┠──────────┼────────┼────────┨
 飲       排       採       排
 水       尿       血       尿
 排               〔P〕     〔U〕
 尿                        〔V〕
```

- 計算

$$C_{CR}(\text{m}l/\text{分}) = \frac{U_{CR} \times V}{P_{CR}} \times \frac{1.73}{A}$$

C_{CR}：クレアチニン・クリアランス(ml/min)
P_{CR}：血漿(血清)中のクレアチニン濃度(mg/dl)
U_{CR}：尿中のクレアチニン濃度(mg/dl)
V：尿量(ml/分)……1分当たりに換算
A：体表面積(m²)……身長・体重より求める
1.73：日本人の平均体表面積(m²)

補足
- 24時間法の場合は1日（24時間）蓄尿した尿を用いる。

推算糸球体濾過量（eGFR：estimated glomerular filtration rate）

- 血清クレアチニン値と年齢と性別から計算で求めた**糸球体濾過量の推定値**。
- **採尿の必要がなく簡便**なため，クレアチニン・クリアランスの代わりに用いられる。
- **腎機能の重症度（病期）評価の指標**として用いられる（表24）。
- 計算

$$eGFR(\text{m}l/\text{分}/1.73\text{m}^2) = 194 \times Cr^{-1.094} \times 年齢^{-0.287}（男性）$$
$$= 194 \times Cr^{-1.094} \times 年齢^{-0.287} \times 0.739（女性）$$

Cr：血漿(血清)中のクレアチニン濃度(mg/dl)
基準値：90(ml/分/1.73m²)以上

表24 腎臓病の分類

病期ステージ	eGFR値(ml/分/1.73m²)		状態	治療法
ステージ1	90以上	基準値	正常	
ステージ2	60～89	軽度低下		生活習慣の改善
ステージ3	30～59	中等度低下	腎障害の存在	食事管理
ステージ4	15～29	高度低下		薬物療法
ステージ5	15未満	透析期	腎不全	透析療法，腎臓移植

腎血流量（RBF：renal blood flow）

- **腎血流量**は約1,000ml/分で心拍出量の約20～25％に相当する。
- **腎血漿流量**（RPF：renal plasma flow）を測定してから計算により求める。
- 測定（腎血漿流量）
    - 使用される物質：**パラアミノ馬尿酸**（PAH：para-aminohippuric acid），ダイオドラストなどを用いる。

- 共通の性質　　：糸球体で濾過される
　　　　　　　　　尿細管では再吸収されない
　　　　　　　　　尿細管で分泌される

【例】パラアミノ馬尿酸（PAH）を用いた場合

一定時間に尿中に排泄されたPAH量
　　　　＝腎血漿流量の90％に含まれるPAH量

〔尿中PAH濃度（U_{PAH}）×尿量（V）〕
　　　　＝〔血漿中PAH濃度（P_{PAH}）×腎血漿流量（RPF）×0.9〕

$$U_{PAH} \times V = 0.9 \times P_{PAH} \times RPF$$

$$RPF = \frac{U_{PAH} \times V}{0.9 \times P_{PAH}}$$

● 腎血流量（RBF）は，

$$RBF = \frac{RPF}{100 - Ht} \times 100$$

補足

- 腎血流の自己調節：全身血圧が中等度の範囲で変動しても，腎血流量は一定に保たれる性質。
- 原因　　　　　　：輸入細動脈が血圧上昇によって伸展されると収縮反応を起こすことによる（「ベイリス効果」）。

表25　腎機能検査と基準値

腎機能	腎機能を反映する検査	基準値
腎血漿流量（RPF）	パラアミノ馬尿酸（PAH）クリアランス	男　380〜660ml/分 女　350〜630ml/分
糸球体濾過量（GFR）	クレアチニン・クリアランス イヌリン・クリアランス チオ硫酸ナトリウム・クリアランス	男　90〜130ml/分 女　80〜120ml/分
近位尿細管機能	尿$β_2$-ミクログロブリン排泄量	尿中に20〜500μg/l排泄
	NAG排泄量	
	PSP排泄試験15分値	25%以上
遠位尿細管機能 集合管機能	Fishberg濃縮試験	尿比重　1.025以上
	塩化アンモニウム負荷試験	尿pH　5.3未満

補足

- 腎機能は男女差もあり，また加齢によっても少しずつ低下する。

- 濾過率（FF：filtration fraction）＝ $\frac{GFR}{RPF}$

基準値0.19〜0.21より，GFRはRPFの約20%となる。

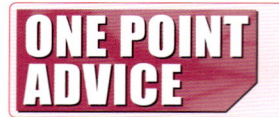

ONE POINT ADVICE

- 腎臓の機能を復習し，**濾過**，**再吸収**，**分泌**を理解すると原理がよくわかる。

1 代謝と代謝異常

臨床生化学

TAP & TAP

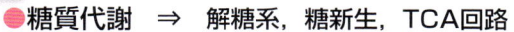

- 糖質代謝 ⇒ 解糖系，糖新生，TCA回路
- 脂質代謝 ⇒ リポタンパク質，β酸化，脂肪酸の合成，コレステロール
- タンパク質・アミノ酸代謝
  ⇒ 糖原性アミノ酸，ケト原性アミノ酸，アミノ基転移反応，尿素サイクル
- 核酸代謝 ⇒ 複製・転写・翻訳
- 骨代謝 ⇒ 骨のリモデリング

糖質代謝

糖質の消化吸収

- ヒトは，糖質の大部分を**デンプン**，**スクロース**（ショ糖），**ラクトース**（乳糖）として食物から摂取する。
- デンプンは，口腔内において唾液に含まれている唾液アミラーゼ（**α-アミラーゼ**）によってデンプンのグリコシド結合が大まかに切断される。次に十二指腸において，膵臓から分泌される膵アミラーゼ（α-アミラーゼ）によってグリコシド結合がさらに切断され，マルトース，マルトトリオース[*1]，α-限界デキストリン[*2]になる。これらのデンプンの分解物は，小腸上皮細胞の細胞膜に局在しているマルターゼ（酵素），イソマルターゼ（酵素）などによってグルコースまで分解され，小腸に吸収され血管内に入り肝臓へと運ばれる。
- スクロース（ショ糖）はスクラーゼ（酵素）によってグルコースとフルクトースに，ラクトース（乳糖）はラクターゼ（酵素）によってグルコースとガラクトースにそれぞれ分解され，小腸に吸収され血管内に入り肝臓へと運ばれる。
- フルクトースとガラクトースは複数の酵素反応を受けた後，解糖系に入って代謝される。

解糖系と糖新生

- 小腸から吸収されたグルコースは血液によって全身に運ばれ，細胞においてさまざまな代謝反応に利用される。そのなかでも特に重要な代謝反応は，**解糖系**，**TCA回路**，**電子伝達系・酸化的リン酸化**である（図1）。この一連の代謝反応によってグルコースはCO_2とH_2Oまでに代謝され，1分子のグルコースから正味38分子（肝臓において）の**ATP**[*3]が生成する。

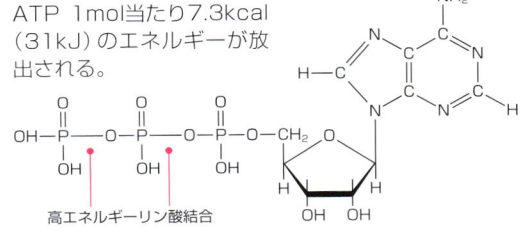

用語アラカルト

*1 マルトトリオース
グルコースが3個結合した化合物。

*2 α-限界デキストリン
α-アミラーゼは，デンプン内のα1→4結合を切断するが，α1→6結合を切断できない。したがって，α1→6結合を中心としたさまざまな分解物が生じる。この分解物がα-限界デキストリンである。

*3 ATP
アデノシン5'-三リン酸。アデノシンにリン酸が3分子結合したヌクレオチド。このリン酸が形成する結合にエネルギーが蓄えられるため，この結合を特に「高エネルギーリン酸結合」という。加水分解によりATPから1分子のリン酸が遊離したとき，つまりATPがADP（アデノシン5'-二リン酸）と無機リン酸に変わるとき，ATP 1mol当たり7.3kcal（31kJ）のエネルギーが放出される。

図1 糖代謝の概略

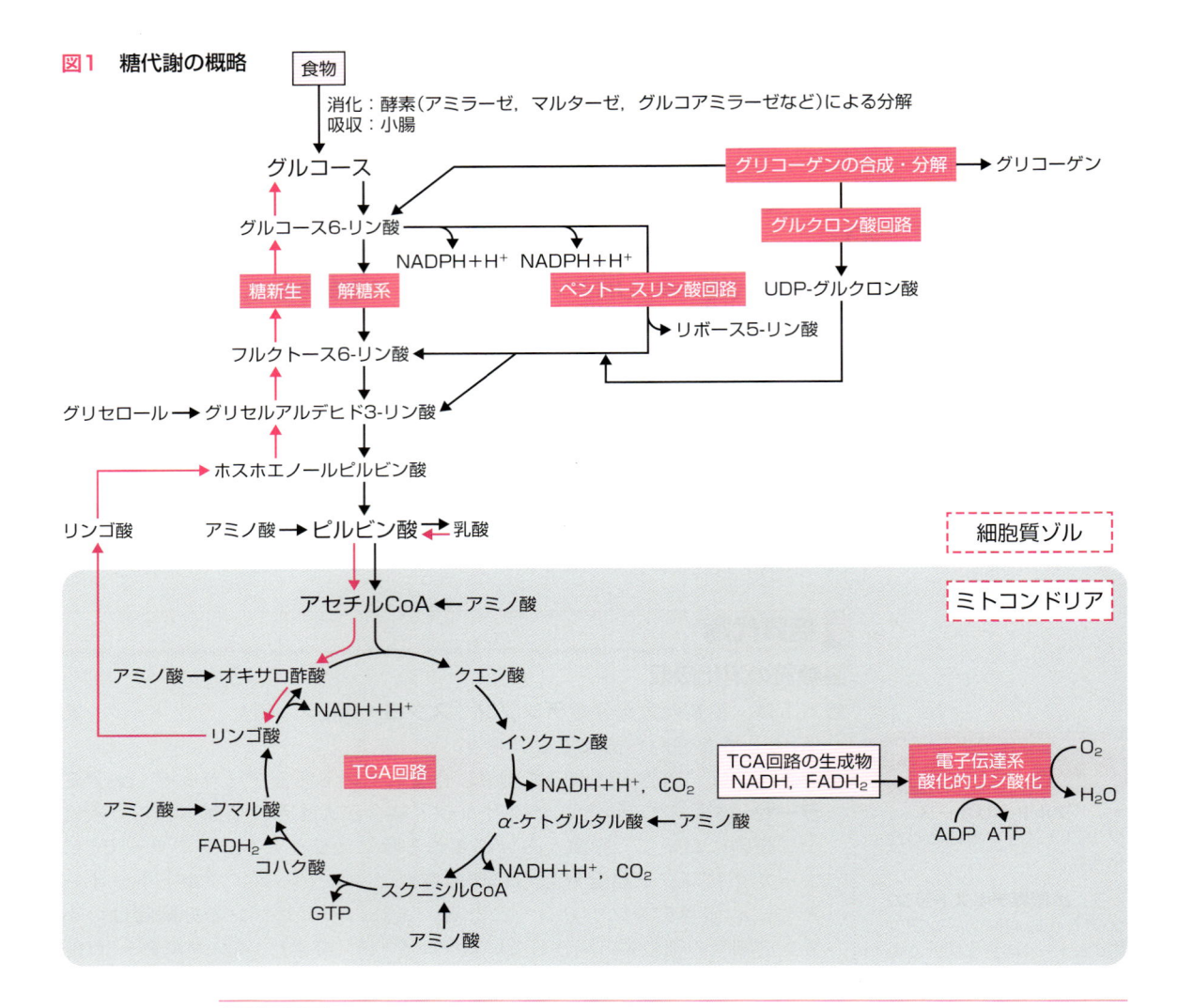

食物
消化：酵素（アミラーゼ，マルターゼ，グルコアミラーゼなど）による分解
吸収：小腸

グルコース → グリコーゲンの合成・分解 → グリコーゲン

グルコース6-リン酸
NADPH+H⁺　NADPH+H⁺ ← グルクロン酸回路

糖新生　解糖系　ペントースリン酸回路　UDP-グルクロン酸
→ リボース5-リン酸

フルクトース6-リン酸

グリセロール → グリセルアルデヒド3-リン酸

ホスホエノールピルビン酸

リンゴ酸　アミノ酸 → ピルビン酸 ⇄ 乳酸

【細胞質ゾル】

【ミトコンドリア】

アセチルCoA ← アミノ酸

アミノ酸 → オキサロ酢酸　クエン酸
NADH+H⁺　　　　　イソクエン酸
リンゴ酸　　TCA回路　　NADH+H⁺, CO_2
アミノ酸 → フマル酸　　　α-ケトグルタル酸 ← アミノ酸
FADH₂　　　　　　　　　　　　　　　　　　　TCA回路の生成物　電子伝達系　O_2
コハク酸　　　　　　　　　　　　　　　　　　NADH, FADH₂ → 酸化的リン酸化 → H_2O
　　　　　スクシニルCoA　NADH+H⁺, CO_2
GTP　　　　アミノ酸　　　　　　　　　　　　　　　　　　　　ADP　ATP

補足　1分子グルコースからのATPの生成数

- 1分子グルコースからのATPの生成数は臓器によって異なる。この理由は，解糖系で生成したNADH（Nicotinamide Adenine Dinucleotide：細胞質ゾルにある）が，ミトコンドリア内に入る際の機構が異なるためである。脳などでは36分子となる。
- また，教科書によっては31（あるいは29.5）分子と記述されているものもある。この理由は，従来，電子伝達系におけるNADHおよびFADH₂の1分子から生成するATP数はそれぞれ3分子と2分子とされていたが，最近では1分子のNADHからは2.5分子，FADH₂からは1.5分子と考えられるようになったためである（さらに，細胞質ゾルのNADHがミトコンドリアへ移動するとき，およびGTPがATPに変わるときのエネルギー損失も考慮されている）。

- 摂食してから数時間経つと糖新生といわれる代謝反応が活発となる。糖新生は，アミノ酸などからグルコースを生成し，血糖の濃度（血糖値）を維持する。

①解糖系
- 1分子のグルコースが2分子の**ピルビン酸**に代謝される経路。
- 1分子のグルコース当たり，2分子のATP（正味）と2分子の**NADH**が生成する。このNADHは，ミトコンドリア内にてATPの産生に利用される。
- ピルビン酸は，好気的条件下[*4]では**アセチルCoA**になりTCA回路に入る。一方，嫌気的条件下[*5]では**乳酸**になる。

用語アラカルト

[*4] **好気的条件**
酸素が十分にある状態。

[*5] **嫌気的条件**
酸素が不足した状態。

②TCA（tricarboxylic acid cycle）回路（＝クエン酸回路，クレブス回路）

- 解糖系，β酸化および各種アミノ酸代謝によって生成されたアセチルCoAのアセチル基（—$COCH_3$）をCO_2にする環状の代謝経路である。
- この回路が一巡することによって，1分子のアセチルCoAから2分子のCO_2，3分子のNADH[*6]，1分子の**$FADH_2$**[*7]，1分子のGTP[*8]が生成する。生成したNADHおよび$FADH_2$は，電子伝達系に電子を供給し，酸化的リン酸化によるATPの産生に関与する。また，GTPからもATPがつくられる。

③電子伝達系と酸化的リン酸化

- 電子伝達系はミトコンドリア内膜に存在し，タンパク質複合体Ⅰ〜Ⅳ，ユビキノンおよびシトクロムcから構成されている。TCA回路から生成したNADHおよび$FADH_2$から供給される電子はこれらの構成物質間における受け渡し（酸化還元反応）によって次々と伝達し，最終的に酸素まで伝達されて水が生成する。
- 電子が電子伝達系を伝達するときエネルギーが放出される。タンパク質複合体Ⅰ，Ⅲ，Ⅳは，このエネルギーを用いて水素イオン（H^+）をマトリックス[*9]から内膜と外膜の膜間腔に移動させる。
- 水素イオン（H^+）がマトリックスから内膜と外膜の膜間腔に移動したことによって，内膜を挟んだ水素イオン（H^+）の濃度勾配が形成される。ATP合成酵素は，この水素イオン（H^+）濃度勾配を利用してADPからATPを産生する（**酸化的リン酸化**）。このとき，内膜と外膜の膜間腔に存在した水素イオン（H^+）は，マトリックスに流入する。

④糖新生

- アミノ酸，グリセロール（中性脂肪の分解から生じる）および乳酸から種々の酵素反応を経てグルコースを生成する代謝経路である。
- 肝臓と腎臓で行われるが，主は肝臓である。
- 糖新生を利用した臓器間の代謝経路としてコリ回路[*10]がある。

■その他の糖質代謝回路

①ペントースリン酸回路

- 解糖系の中間体であるグルコース6-リン酸から始まる代謝経路であり，**NADPHとリボース5-リン酸**が生成される。
- NADPHは，脂肪酸とステロイドの生合成反応に用いられる。
- リボース5-リン酸は核酸の原料となる。
- 最終的にはフルクトース6-リン酸およびグリセルアルデヒド3-リン酸となり解糖系に戻る。

②グリコーゲンの合成と分解

- 食事によって摂取された余剰グルコースは，主として肝臓と筋肉において**グリコーゲン**に変換され蓄えられる。
- 肝臓に蓄えられたグリコーゲンは，血糖値が低下したときにグルコースに分解され，血糖値の維持に用いられる。
- 筋肉に蓄えられたグリコーゲンはグルコースには変わらず，グルコース6-リン酸になる。このグルコース6-リン酸は解糖系に入り，運動を行う筋肉へのエネルギー供給のためにATPの産生に使用される。

用語アラカルト

*6 NADH
還元型ニコチンアミドアデニンジヌクレオチド。酸化型はNAD$^+$と略される。補酵素として多くの酸化還元反応に関与する。

*7 $FADH_2$
還元型フラビンアデニンジヌクレオチド。酸化型はFADと略される。NADHと同様，補酵素として多くの酸化還元反応に関与している。

*8 GTP
グアノシン5'-三リン酸。ATP同様，分子内に2個の高エネルギーリン酸結合を含む。TCA回路で生じたGTPは，ヌクレオシドニリン酸キナーゼ（酵素）によってATPになる。

GTP＋ADP→
　　　　GDP＋ATP

*9 マトリックス
ミトコンドリアは，外膜と内膜の二重の膜を有する細胞小器官である。この内膜に囲まれた空間をマトリックスという。

*10 コリ回路
激しい運動を行った筋肉には乳酸が蓄積する。この乳酸は，血流によって肝臓に運ばれ，糖新生によってグルコースに変換される。このグルコースは，再び血流によって筋肉に運ばれグルコースとして筋肉で利用される。乳酸とグルコースを介した臓器間の経路。

③グルクロン酸経路（＝ウロン酸回路）

- グルクロン酸経路は，グルコース6-リン酸からUDP（ウリジン二リン酸）-グルコース，UDP-グルクロン酸を経てキシルロース5-リン酸になり，ペントースリン酸回路につながる反応経路である。
- グルクロン酸経路の反応中間体の1つにUDP-グルクロン酸がある。
- UDP-グルクロン酸はビリルビン（ヘモグロビンの分解物），ステロイドおよび薬物などの排泄に関与する。これをグルクロン酸抱合という。

■血糖値維持のしくみ

- ヒトの血糖値は，食後には120～150mg/dlに上昇するものの，通常（空腹時）は70～110mg/dlの範囲に維持されている。
- 血糖値の維持は，**インスリン**，**グルカゴン**，**アドレナリン**，**グルココルチコイド**，成長ホルモンなどのホルモンによって行われる。これらのうち，インスリンのみが血糖を低下させる作用をもつ（表1）。

表1　血糖を調整するホルモン

	血糖を低下させるホルモン	
	内分泌腺	作用
インスリン	膵臓ランゲルハンス島β細胞	脂肪組織・筋肉における血中グルコースの取り込み促進
		肝臓・筋肉におけるグリコーゲン合成の促進
		肝臓における解糖系の促進

	血糖を上昇させるホルモン	
	内分泌腺	作用
アドレナリン	副腎髄質	肝臓・筋肉におけるグリコーゲン分解の促進
		脂肪組織における中性脂肪分解の促進
グルカゴン	膵臓ランゲルハンス島α細胞	肝臓におけるグリコーゲン分解の促進，糖新生の促進
		脂肪組織における中性脂肪分解の促進
グルココルチコイド	副腎皮質	肝臓におけるアミノ酸取り込みの促進および糖新生の促進
		脂肪組織における中性脂肪分解の促進およびグルコース利用の抑制
		筋肉におけるタンパク質分解の促進およびグルコース利用の抑制
成長ホルモン	脳下垂体前葉	肝臓におけるグリコーゲン分解の促進
		筋肉におけるグルコースの取り込み抑制

補足

①摂食後（満腹時）
- 摂食後，血糖値は上昇する（血糖値：120～150mg/dl）。このとき，膵臓から分泌されるインスリンの作用によって筋肉・脂肪組織における血中グルコースの取り込みが促進し，また，肝臓と筋肉における余剰グルコースからのグリコーゲン産生が促進する。
- さらに，つくられたグリコーゲンが生体の貯蔵量を超えると，肝臓や脂肪組織などでグルコースからトリアシルグリセロール（中性脂肪の一種）がつくられ貯蔵される。
- これらの反応により，食後から約2時間経過すると血糖値は空腹時の値（70～110mg/dl）まで低下する。

②空腹時
- 食後3～4時間経過すると低血糖に対する防御反応が生じる。グルカゴンやアドレナリンの作用により，肝臓・筋肉におけるグリコーゲンの分解（＝グルコースが生成する）が促進され，肝臓にて生じたグルコースが血中へと放出される（筋肉で生じたグルコースは血糖の維持には関与しない）。
- また，脂肪組織における中性脂肪の分解が促進され，その結果，生じたグリセロールを用いた糖新生が肝臓で行われる。さらに，アミノ酸からの糖新生も肝臓で行われる。
- このように，糖新生によって生成したグルコースによっても血糖値は維持される。
- 空腹状態の時間がさらに長時間になるとグルココルチコイドが分泌され，筋肉におけるタンパク質の分解が促進する。タンパク質の分解によって生成したアミノ酸は，肝臓に運ばれ糖新生の原料となり，グルコースとなって血中に放出される。

■糖代謝異常

①糖尿病

◉「日本糖尿病学会」から提出された報告※によれば「糖尿病は、インスリン作用の不足による慢性高血糖を主徴とし、種々の特徴的な代謝異常を伴う疾患群である」と定義される。

◉同報告によれば、糖代謝異常の分類は成因によって4分類される。すなわち、

　①1型
　②2型
　③その他の特定の機序、疾患によるもの
　④妊娠糖尿病

の4分類である。

※糖尿病の分類と診断基準に関する委員会報告(国際標準化対応版)、清野　裕 ほか：糖尿病、55：485-504、2012.

【糖尿病の症状】

- 口渇、多飲、多尿、体重減少、易疲労感が初期症状として現れる。
- 高血糖の状態が続くと、糖尿病網膜症、糖尿病腎症、糖尿病神経障害が生じる。
- また、動脈硬化が進むため、脳梗塞、心筋梗塞、下肢の壊疽などが発症する。

補足

①1型糖尿病

◉膵臓のランゲルハンス島にあるβ細胞(膵β細胞)が破壊され、体内のインスリン量が絶対的に欠乏して発症する。この膵β細胞の破壊の機序により、さらに自己免疫性と特発性に分類される。

◉自己免疫性では、膵β細胞を非自己とみなし、ランゲルハンス島に対する自己抗体が血中に現れる(自己の免疫反応の異常)。一方、この自己抗体の関与が不明な場合を特発性とする。かつては、若年齢時に発症することから「若年発症型糖尿病」と呼ばれていた。

②2型糖尿病

◉インスリン分泌の低下やインスリン抵抗性によるインスリンの作用不足を生じて発症する。

◉インスリン抵抗性の原因は、遺伝的な因子に環境因子(過食や運動不足による肥満)が加わることが考えられている。

③その他の特定の機序、疾患によるもの

◉遺伝子異常が同定された糖尿病と、他の疾患や病態に伴う糖尿病である。
◉前者の遺伝子異常としては、膵β細胞機能に関わる遺伝子異常とインスリン作用の伝達機構に関わる遺伝子異常がある。後者は、膵外分泌疾患、内分泌疾患、肝疾患などの疾患や病態に伴う糖尿病である。

④妊娠糖尿病

◉妊娠糖尿病とは、妊娠中に初めて発見または発症した糖代謝異常であり、臨床的に糖尿病と診断されないものを指す。

②糖尿病性ケトアシドーシス

◉インスリンの欠乏により細胞における血中グルコースの取り込みが障害され、脂肪がエネルギー源として利用される。このとき、ケトン体[*11]が産生される。この産生されたケトン体は、血中に放出され蓄積し、その結果、血液は酸性になる(ケトン体は酸性の化合物であるため)。この状態をケトアシドーシスという。

用語アラカルト

＊11　ケトン体
①アセト酢酸、②3-ヒドロキシ酪酸、③アセトンの3化合物の総称。糖尿病や飢餓時において、β酸化によって生成したアセチルCoAは、グルコース不足のためTCA回路では十分に代謝されない。その結果、余剰アセチルCoAはケトン体に代謝される(詳細は、「脂質代謝－ケトン体の合成と利用」、731ページを参照)。

- ケトアシドーシスになると，口渇，多飲，多尿，呼気のアセトン臭，脱水などの症状が現れ昏睡に至る。1型糖尿病の若年患者が発症しやすい。

③非ケトン性高浸透圧性昏睡（＝高浸透高血糖症候群）
- 高血糖，つまり血液中のグルコース濃度が高いために血液は高浸透圧（高張）になり，脳細胞内の水分が血液中に浸透し昏睡にいたる。
- また，尿量が増え著しい脱水状態になる。
- 2型糖尿病の高齢者の患者が発症しやすく，血中のケトン体の増加はみられないことが特徴である。

④乳酸アシドーシス
- 組織中の酸素の不足（嫌気的条件）により，解糖系によって産生された乳酸が血中に蓄積しアシドーシスになって発症する（乳酸は酸性の化合物であるため）。
- アシドーシスは，末梢血管を収縮させることから組織での乳酸産生が増加し，患者を昏睡にいたらしめる。

⑤低血糖症
- 健康な人の空腹時血糖値は70～110mg/dLの範囲である。この範囲より低くなった状態を低血糖という。主にインスリン注射または経口血糖降下薬の服用による副作用として生じる。
- 低血糖における症状として，動悸，冷汗，手足のふるえ，不安感，空腹感がある。50mg/dL以下の状態に進行すると意識障害が現れ，最終的には昏睡にいたる。

⑥飢餓状態
- 飢餓状態におけるエネルギー代謝は，空腹時とは異なる。
- 空腹時では，筋肉におけるタンパク質の分解により生じるアミノ酸や脂肪組織に蓄えられている脂肪（中性脂肪を分解して得られるグリセロール）を用いた糖新生によって血糖を維持し，その際，脳のエネルギー源はグルコースである。しかし，飢餓状態になると，筋肉におけるタンパク質の分解は減少し，脳のエネルギー源は肝臓で生成されたケトン体に依存するようになる。
- 飢餓状態の特徴は，ケトン体によるケトーシスとなる。

脂質代謝

■脂質の消化吸収
- 食物に含まれる脂質の90％以上は，トリアシルグリセロールであり，そのほかとしては，リン脂質，コレステロールが比較的多い。
- 食物として摂取されたトリアシルグリセロールは，小腸管腔において**胆汁酸**と**膵リパーゼ**（酵素の1種）の作用により2-モノアシルグリセロール*12と脂肪酸に分解された後，小腸上皮細胞に吸収される。
- 小腸上皮細胞に吸収された炭素数が10以下の脂肪酸は，血管内に入る。
- 小腸上皮細胞に吸収された炭素数が12以上の脂肪酸は，小腸上皮細胞内にて2-モノアシルグリセロールと結合し再びトリアシルグリセロールになる。
- 再合成されたトリアシルグリセロールはキロミクロン（リポタンパク質の1種）を形成しリンパ管に入り，最終的には左鎖骨下において静脈に入る。

用語アラカルト

*12　2-モノアシルグリセロール

グリセロールの2位の水酸基と脂肪酸がエステル結合した化合物。

H_2COH
$|$
$HCO-COR$
$|$
H_2COH　　R：炭素鎖

補足
- 食物として摂取されたトリアシルグリセロールの一部（短鎖の脂肪酸から構成されているもの）は，咽頭リパーゼや胃リパーゼ（いずれも酵素の1種）によりある程度の加水分解を受け小腸まで到達する。

■リポタンパク質の代謝
- リポタンパク質は，水に難溶な脂質を血流によって生体の各所に運ぶ物質である。
- リポタンパク質は，球状もしくは円盤状の構造をとる。表面にはタンパク質(このタンパク質を「アポリポタンパク質」という)，遊離コレステロールおよびリン脂質の親水性の部分が，中心部には水に難溶性の脂質(トリアシルグリセロール，コレステロールエステル)がそれぞれ存在する。
- リポタンパク質は，密度の低いものから順に，
  - ①**キロミクロン**(Chylomicron)
  - ②超低密度リポタンパク質(**VLDL**：very low-density lipoprotein)
  - ③低密度リポタンパク質(**LDL**：low-density lipoprotein)
  - ④高密度リポタンパク質(**HDL**：high-density lipoprotein)

の4種類に分けられる。

補足

- 密度が低いものほど，直径が長く，脂質の割合が高い(タンパク質の割合が低い)。

①キロミクロンの役割
- キロミクロンは，食物由来のトリアシルグリセロールを脂肪組織などへ運搬する。
- 運ばれたトリアシルグリセロールは酵素(毛細血管の内皮細胞膜に存在するリポタンパク質リパーゼ)によって加水分解され，遊離した脂肪酸は各組織(主に脂肪組織)に取り込まれる。

②超低密度リポタンパク質の役割
- VLDLは，肝臓で生合成されたトリアシルグリセロールを末梢組織へ運搬する。
- 運ばれたトリアシルグリセロールは酵素(リポタンパク質リパーゼ)によって加水分解され，遊離した脂肪酸は各組織の細胞に取り込まれる。

③低密度リポタンパク質の役割
- LDLは，肝臓で生合成されたコレステロールを末梢組織へ運搬する。

④高密度リポタンパク質の役割
- HDLは，末梢組織から余剰なコレステロールを肝臓へ運搬する。このため，動脈硬化の予防に関与していると考えられている。

■遊離脂肪酸の輸送
- 血漿中の遊離脂肪酸〔食物由来の中鎖脂肪酸(炭素数8と10)や脂肪組織から放出された脂肪酸〕は，アルブミン(タンパク質の1種)と結合して運ばれる。

■脂肪酸の酸化分解と合成
①脂肪酸の酸化分解(β酸化)
- 脂肪酸はミトコンドリアのマトリックス内で異化(分解)を受け，脂肪酸からアセチルCoA，NADH，$FADH_2$が産生される。この反応を行う代謝経路はβ**酸化**と呼ばれる。

β酸化

- 細胞質ゾルにある脂肪酸は，複雑な反応（カルニチンシャトル）を経てミトコンドリア膜を通過し，ミトコンドリアのマトリックス内でアシルCoAになる。β酸化はこのアシルCoAを出発物質とする。
- アシルCoAは4つの反応からなるβ酸化を受けることにより，1分子の出発物質のアシルCoAから炭素数が2個少ない新たな1分子のアシルCoAが産生される。このとき，1分子のアシルCoAからは，アセチルCoA，NADH，$FADH_2$が1分子ずつ生成する。
- また，出発物質より炭素数が2個少ないアシルCoAを新たな出発物質として，β酸化の反応が再度行われる。最終的にアセチルCoAまで完全に分解されるまでβ酸化はくり返される。

図2　β酸化による脂肪酸の分解

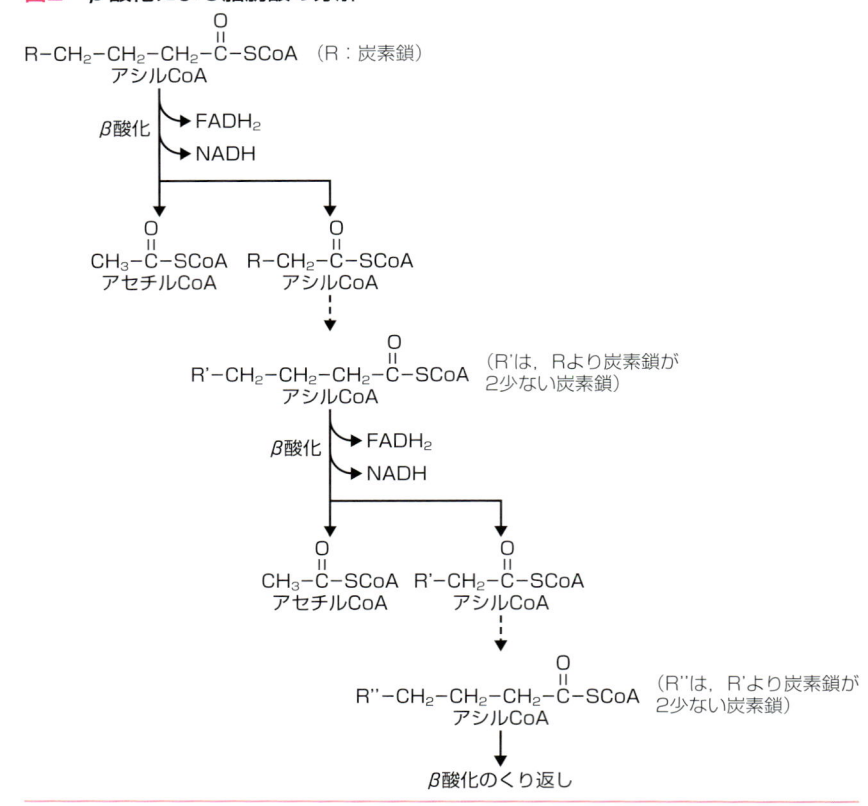

$$R-CH_2-CH_2-CH_2-\overset{O}{\underset{\|}{C}}-SCoA \quad (R:炭素鎖)$$
アシルCoA

β酸化 → $FADH_2$
　　　→ NADH

$CH_3-\overset{O}{\underset{\|}{C}}-SCoA$　　$R-CH_2-\overset{O}{\underset{\|}{C}}-SCoA$
アセチルCoA　　アシルCoA

$$R'-CH_2-CH_2-CH_2-\overset{O}{\underset{\|}{C}}-SCoA$$
アシルCoA　（R'は，Rより炭素鎖が2少ない炭素鎖）

β酸化 → $FADH_2$
　　　→ NADH

$CH_3-\overset{O}{\underset{\|}{C}}-SCoA$　　$R'-CH_2-\overset{O}{\underset{\|}{C}}-SCoA$
アセチルCoA　　アシルCoA

$$R''-CH_2-CH_2-CH_2-\overset{O}{\underset{\|}{C}}-SCoA$$
アシルCoA　（R''は，R'より炭素鎖が2少ない炭素鎖）

↓ β酸化のくり返し

- β酸化により，$2n$個の炭素をもつ飽和脂肪酸1分子は，$(n-1)$回のβ酸化を受け，このときn分子のアセチルCoA，$(n-1)$分子のNADH，$(n-1)$分子の$FADH_2$が産生される。
- β酸化によって産生されたアセチルCoAはTCA回路に入り代謝され，NADH，$FADH_2$は電子伝達系に電子を渡す。このことから，β酸化で産生された物質は，ATP産生に寄与する。また，アセチルCoAはケトン体やコレステロールの生合成の原料にもなる。

②脂肪酸の合成

- 炭素数が16個のパルミチン酸までの脂肪酸を生合成する反応である。この生合成の反応は，主として肝臓と脂肪組織の細胞質ゾルにおいて行われる。

- 脂肪酸の合成は，アセチルCoAとマロニルCoAが出発物質であり，脂肪酸合成酵素(脂肪酸シンターゼ)の作用によって生じる。マロニルCoAは，細胞質ゾルにおいてアセチルCoAカルボキシラーゼ(酵素)の作用によってアセチルCoAからつくられる。

補足

- 原料となるアセチルCoAは，グルコースが解糖系よって代謝され産生したピルビン酸に由来する。
- 好気的条件下では，このピルビン酸はミトコンドリア内に入りアセチルCoAになる。しかし，このアセチルCoAは，ATP濃度が高いとTCA回路によって処理(酸化)されず，クエン酸となって細胞質ゾルに移動し，再びアセチルCoAとなる。脂肪酸合成の反応は，糖から脂肪酸がつくられる代謝である。

- 炭素数16以上の飽和脂肪酸は延長酵素(エロンガーゼ)によって，不飽和脂肪酸は脂肪酸不飽和化酵素(デサチュラーゼ)によってパルミチン酸からつくられる。
- ヒトの体内ではつくれない，あるいは必要量をつくれない脂肪酸がある。これらを**必須脂肪酸**という。リノール酸，α-リノレン酸，アラキドン酸が，必須脂肪酸である。

■ケトン体の合成と利用
- **ケトン体**とは，
    - ①アセト酢酸
    - ②3-ヒドロキシ酪酸
    - ③アセトン

  の3化合物の総称である。
- 糖尿病や飢餓時において，β酸化によって生成したアセチルCoAは，グルコース不足のため肝臓のTCA回路では十分に代謝されない。その結果，余剰アセチルCoAはケトン体に代謝される。
- 肝臓において生成されたアセト酢酸と3-ヒドロキシ酪酸は血中へと放出され，筋肉(心筋・骨格筋)，腎臓，脳などの組織に取り込まれる。取り込まれたアセト酢酸と3-ヒドロキシ酪酸は，細胞のミトコンドリアにおいて酵素反応によってアセチルCoAとなる。アセチルCoAはTCA回路に入り代謝され，電子伝達系および酸化的リン酸化におけるATP産生に寄与する。つまり，アセト酢酸と3-ヒドロキシ酪酸は，エネルギー源となる。ただし，肝臓やミトコンドリアのない細胞(赤血球など)においては，ケトン体はエネルギー源にならない。
- アセトンは体内では代謝されず，呼気や尿に排泄される。

■コレステロールの代謝
- ヒトは1日当たり0.3〜0.5gのコレステロールを食物(主に卵黄と動物脂肪)から摂取する。食物から摂取したコレステロールは，キロミクロンによって末梢組織に運ばれる。
- ヒトは，約1gのコレステロールを生合成する。コレステロールの生合成は，アセチルCoAを原料として20段階以上の反応によって主に肝臓において行われる。肝臓においてつくられたコレステロールは，低密度リポタンパク質(LDL)によって末梢組織に運ばれる。

- コレステロールからは，胆汁酸，ステロイドホルモン，ビタミンD_3がつくられる。
- コレステロールは生体膜の主要成分でもあるため，体内に広く分布している。一方，コレステロールは，動脈の血管壁に沈着することにより動脈硬化（アテローム性動脈硬化症）を誘発する。
- ヒトは，1日当たり0.3～0.7gのコレステロールを大便中に排泄する。

脂質代謝異常
- 脂質異常症（以前は「高脂血症」と呼ばれていた）
  - 血液中におけるLDLコレステロール，HDLコレステロールおよびトリアシルグリセロール濃度の1つでも異常があるとき，**脂質異常症**という。

補足

- 「日本動脈硬化学会」が提出したガイドライン※によれば，スクリーニングのための診断基準値（空腹時に採血した血清中濃度）は，LDLコレステロールが140mg/dL以上，HDLコレステロールが40mg/dL未満，トリグリセライド（＝トリアシルグリセロール）が150mg/dL以上となっている。
- また，LDLコレステロールが120～139mg/dLを境界域として，この値を示した患者に対しては，治療を行うかを考慮しなければならないとされている。

※動脈硬化性疾患予防ガイドライン（2012年版），日本動脈硬化学会

タンパク質，アミノ酸代謝

①タンパク質，アミノ酸代謝の消化吸収
- 食物から摂取したタンパク質は，消化管において数種類の酵素によってペプチド結合が切断され，アミノ酸が1個（遊離アミノ酸），あるいは2～3個ほど結合したジペプチド，トリペプチドまで分解される。このタンパク質の分解を行う代表的な酵素として，胃における**ペプシン**，十二指腸内腔における**トリプシン**，**キモトリプシン**，**カルボキシペプチターゼ**がある。
- 酵素の作用で生じた遊離アミノ酸，ジペプチド，トリペプチドは，小腸上皮細胞に取り込まれる。この細胞内においてジペプチド，トリペプチドは，さらに酵素（アミノペプチダーゼ）による分解を受け，遊離アミノ酸になる。
- 小腸上皮細胞内の遊離アミノ酸は血液中に入り，肝臓や他の組織に運ばれる。

②タンパク質の合成と分解（窒素平衡）
- 体内では絶えずタンパク質の分解と合成が繰り返されている。しかし，健康な成人の体内に含まれるタンパク質の総量は，体重の約15％で，ほぼ一定である。つまり，分解されるタンパク質量と合成されるタンパク質量が等しく，その量は，1日当たり体重の約0.4％である。

【タンパク質の合成】
- タンパク質は，DNAの塩基配列に従いRNAを介して遊離アミノ酸から合成される（詳細は後述）。

【タンパク質の分解】
- タンパク質の寿命は，タンパク質の種類によって異なり，数分間～数週間

である。
- 生体にとって不要なタンパク質の分解の方法には，**プロテアソーム**によるものと**リソソーム**によるものがある。
- プロテアソームによる分解の始まりでは，分解しようとするタンパク質にユビキチン（タンパク質の1種）が結合する。この過程をユビキチン化という。ユビキチン化されたタンパク質は，プロテアソーム（細胞質ゾルに存在する巨大なタンパク質複合体である）によって分解され，ペプチド断片（アミノ酸残基7〜8個）に分解される。このペプチド断片は，さらにプロテアーゼによってアミノ酸まで分解される。プロテアソームは，主に細胞内で合成されたタンパク質や短寿命のタンパク質を分解する。
- リソソームは細胞小器官の1つであり，そのなかには種々の加水分解酵素が含まれている。タンパク質分解を行う酵素としてはカテプシンがある。リソソームは，主に細胞外からエンドサイトーシス[*13]によって取り込まれたタンパク質や長寿命のタンパク質を分解する。

【窒素平衡】
- 体内に取り込んだ窒素量（摂取窒素量）と体内から排出（排泄）された窒素量（排泄窒素量）の差を**窒素出納**といい，その値は次式で求まる。

> 窒素出納の値＝摂取窒素量－排出窒素量

- 生体内にある窒素化合物の大部分はタンパク質である。また，体内におけるタンパク質の合成量と分解量はほぼ等しい（上述）。これらのことから，適切な食事をしている健康な成人では窒素出納の値は0になる。この状態を**窒素平衡の状態**という。
- 成長期の幼児，健康な妊婦，病気から回復中の患者では，窒素出納の値が正になる。
- 低タンパク質の食事をしているヒト，外傷や火傷を負った患者，外科手術後の患者では窒素出納値は負となる。

■アミノ酸の代謝

- 生体内の遊離アミノ酸は，①組織を構成しているタンパク質の分解によるアミノ酸，②食事から摂取したタンパク質の分解によるアミノ酸，③体内で生合成されたアミノ酸のいずれかである。
- 生体内に存在する遊離アミノ酸は，①タンパク質の合成（上述），②糖代謝あるいは脂肪酸代謝の中間体，③他のアミノ酸および④含窒素化合物を生合成するための原料となる（図3）。

①糖代謝および脂肪酸代謝の中間体の生合成

- ほとんどのアミノ酸は，アミノ基転移酵素により，そのアミノ基（$-NH_2$）をα-ケトグルタル酸に移される。その結果，アミノ酸はα-ケト酸[*14]に，α-ケトグルタル酸はグルタミン酸になる（図3）。この反応を**アミノ基転移反応**という。
- アミノ基転移反応におけるアミノ基転移酵素や反応後に生じるα-ケト酸は，基質となるアミノ酸によって異なる。

用語アラカルト

＊13　エンドサイトーシス
細胞外の物質を細胞内に取り込む過程の1つ。細胞膜の陥入によって物質を取り囲んだ後，小胞として細胞膜から分離し，細胞質ゾルへ物質を移行させる。

＊14　α-ケト酸
カルボキシル基（$-COOH$）が結合している炭素（α炭素）がケトン基（$>C=O$）になっている化合物の総称。

図3 アミノ酸代謝の概略

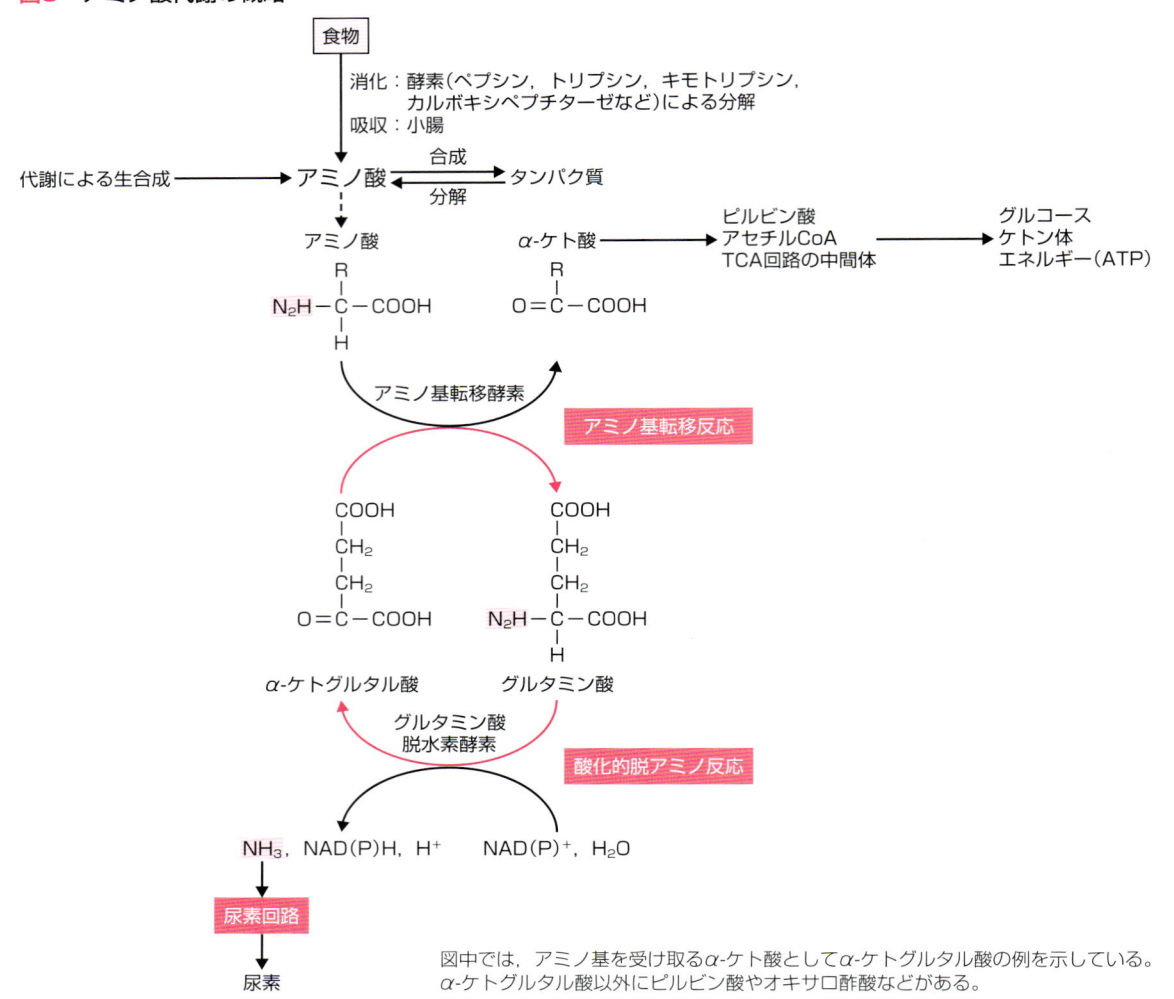

食物
　消化：酵素（ペプシン，トリプシン，キモトリプシン，カルボキシペプチターゼなど）による分解
　吸収：小腸

代謝による生合成 → アミノ酸 ⇌（合成／分解）タンパク質

アミノ酸

$$\text{N}_2\text{H}-\underset{\text{H}}{\overset{\text{R}}{\text{C}}}-\text{COOH}$$

α-ケト酸

$$\text{O}=\underset{}{\overset{\text{R}}{\text{C}}}-\text{COOH}$$

→ ピルビン酸／アセチルCoA／TCA回路の中間体 → グルコース／ケトン体／エネルギー(ATP)

アミノ基転移酵素
アミノ基転移反応

α-ケトグルタル酸

$$\text{O}=\text{C}-\text{COOH}\atop\text{CH}_2\text{-CH}_2\text{-COOH}$$

グルタミン酸

$$\text{N}_2\text{H}-\text{C}-\text{COOH}\atop\text{CH}_2\text{-CH}_2\text{-COOH}$$

グルタミン酸脱水素酵素
酸化的脱アミノ反応

NH_3, NAD(P)H, H^+　　NAD(P)$^+$, H_2O

尿素回路 → 尿素

図中では，アミノ基を受け取るα-ケト酸としてα-ケトグルタル酸の例を示している。α-ケトグルタル酸以外にピルビン酸やオキサロ酢酸などがある。

補足

- 臨床的に重要なアミノ基転移酵素に，アスパラギン酸アミノ基転移酵素（**AST**，別名GOT）とアラニンアミノ基転移酵素（**ALT**，別名GPT）がある。
- 肝臓になんらかの障害を受けるとASTとALTは血中に漏れ出てくるため，ASTとALTの血液中濃度は肝機能検査の1つとなっている。

- アミノ酸からアミノ基転移反応によって生じた各種のα-ケト酸は，ピルビン酸，アセチルCoAあるいはTCA回路の中間体になる。これらの物質は，①TCA回路による代謝によってエネルギー産生（ATP産生）に寄与したり，②糖新生によってグルコースに，③アセチルCoAあるいはアセトアセチルCoAを経てケトン体になる。特にグルコースになり得るアミノ酸を**糖原性アミノ酸**，ケトン体になり得るアミノ酸を**ケト原性アミノ酸**という。
- ケト原性アミノ酸からは，アセチルCoAを経由して脂肪酸やコレステロールも作られる（「脂肪酸の合成」の項，730ページを参照）。
- アミノ基転移反応によってアミノ基が移されたグルタミン酸は，肝臓においてはグルタミン酸脱水素酵素の作用によってアミノ基をアンモニア（NH_3）として遊離する。この反応を**酸化的脱アミノ反応**という。

- アンモニアは**尿素回路**によって尿素となる。この尿素は，腎臓に運ばれ最終的に尿中へと排出される。
- 尿素回路は，ミトコンドリア内と細胞質ゾルにおいて5種類の酵素反応によって行われる。

②他のアミノ酸の生合成
- 生体内で生合成可能なアミノ酸を**非必須アミノ酸**という。逆に，生体内では生合成できない，あるいは十分な量を生合成できないアミノ酸を**必須アミノ酸**という。必須アミノ酸は食物から摂取しなければならない。
- 非必須アミノ酸は，解糖系およびTCA回路の中間体および他のアミノ酸からそれぞれ固有の反応経路によって生合成される。

③含窒素化合物の生合成
- アミノ酸から生合成される代表的な化合物とカッコ内にその原料となるアミノ酸を示す。
    - **伝達物質**：セロトニン（トリプトファン），ヒスタミン（ヒスチジン），ドーパミン（チロシン），アドレナリン（チロシン），ノルアドレナリン（チロシン），γ-アミノ酪酸（グルタミン酸），一酸化窒素（アルギニン）
    - **ビタミン**：ナイアシン（トリプトファン）
    - **塩基**：プリン塩基（アスパラギン酸，グルタミンおよびグリシン），ピリミジン塩基（グルタミンとアスパラギン酸）
    - **その他**：クレアチン（グリシンとアルギニン），ポルフィリン（グリシン），メラニン（チロシン）

■タンパク質，アミノ酸代謝異常
①高アンモニア血症
- 肝臓の障害（肝硬変など）による尿素回路の代謝異常を原因とする疾患。
- 尿素回路異常によりアンモニアを尿素に代謝できないため，血液中にアンモニアが蓄積する。
- 不眠，興奮，行動異常，意識障害などの症状を示す。

②クワシオルコル
- タンパク質の欠乏を原因とする疾患。
- タンパク質の乏しい離乳食を摂取した幼児によくみられる。
- 症状は，浮腫や腹部の膨らみである。

③フェニルケトン尿症
- 先天性の遺伝子障害による。
- フェニルアラニンをチロシンにする酵素（フェニルアラニンヒドロキシラーゼ）が欠損し，体内にフェニルアラニンが蓄積する。
- 脳機能が障害され，知能障害やけいれんがみられる。

④メープルシロップ尿症
- 先天性の遺伝子障害による。
- 分枝アミノ酸（ロイシン，イソロイシン，バリン）を代謝する酵素（分枝α-ケト酸デヒドロゲナーゼ）が欠損することによって発症する。

- 脳機能が障害される。
- 尿にメープルシロップ様の臭いがあることが特徴である。

⑤白皮症
- 先天性の遺伝子障害による。
- チロシンからメラニン（色素）を生合成する過程における酵素（チロシナーゼ）が欠損することにより生じる。
- 毛髪，眼球，皮膚から色素が失われ，毛髪と皮膚が白くなる。

⑥ホモシスチン尿症
- 先天性の遺伝子障害による。
- メチオニンの代謝を担う酵素（シスタチオニンβ-シンターゼ）が欠損することによって発症し，血液および尿におけるホモシステイン濃度が高くなる。
- その結果，眼球異常，骨格の構造異常や骨粗鬆症を示す。
- また，心血管疾患との関連も指摘されている。

⑦アルカプトン尿症
- 先天性のアミノ酸代謝異常である。
- チロシン代謝に関わる酵素（ホモゲンチジン酸オキシダーゼ）の欠損によって発症する。
- 関節炎や軟骨への色素沈着を示す。
- また，患者の尿は，大気中に放置しておくと黒色に変わる特徴がある。

⑧ポルフィリン症
- ポルフィリン症は，ポルフィリンあるいはポルフィリン前駆体が尿中へ大量に排泄される疾患の総称である。
- グリシンからヘム〔プロトポルフィリンIXと鉄イオン（Fe^{2+}）の錯体〕を生合成する反応（8段階の反応）における酵素欠損を原因とする。
- 臨床症状によって骨髄性と肝性とに分類される。
- 症状として，光過敏性（可視光に当たると痒みなどの皮膚炎を生じる）がある。

核酸代謝

①核酸の消化吸収
- 食物から摂取した核酸は，胃酸や酵素（リボヌクレアーゼ，デオキシリボヌクレアーゼなど）によってモノヌクレオチドまで分解される。
- 分解されたモノヌクレオチドは，小腸粘膜細胞内において酵素（ヌクレオチダーゼ，ヌクレオシダーゼ）によってさらに塩基（プリン塩基およびピリミジン塩基）まで分解される。
- プリン塩基は尿酸に代謝され，尿中へと排泄される。

②核酸の合成と分解
【核酸の合成】
- RNAのヌクレオチド（リボヌクレオチド）の合成
  - 核酸の構成単位であるヌクレオチドの合成は，**新生経路（デノボ経路）**と**再生経路（サルベージ経路）**とがある。
  - 新生経路（デノボ経路）では，リボース5-リン酸（ペントースリン酸回路

にて生成)，アミノ酸，CO_2，テトラヒドロ葉酸などを原料とし，複数の酵素反応によって新たにヌクレオチドを合成する。
- 再生経路(サルベージ経路)では，ヌクレオチドを分解して得られた塩基を再利用し，新たにヌクレオチドを生合成する。

◉DNAのヌクレオチド(デオキシリボヌクレオチド)の合成
- ヌクレオシド二リン酸のリボースの2'位の−OH基が還元されてつくられる。

◉RNAとDNAの合成
- RNAは，DNAの塩基配列に従い生成される(「補足：転写の過程」，738ページ参照)。
- DNAは，**DNAポリメラーゼ**によって**複製**(合成)される。

補足

DNAの複製
- 二重らせん構造をしているヌクレオチド鎖がDNAヘリカーゼ(酵素)およびDNAトポイソメラーゼによって複製起点からほどける。
- ほどけた1本鎖(鋳型鎖)の塩基配列順序に従い，DNAポリメラーゼが新たなポリヌクレオチド鎖を合成する。このとき，鋳型鎖の塩基と新しいヌクレオチド鎖の塩基は**相補的**である。

【核酸の分解】
- RNAは，塩基(プリン塩基あるいはピリミジン塩基)，リボース1-リン酸およびリン酸に分解される。
- プリン塩基は，主に肝臓で酵素によって尿酸に代謝される。尿酸は，血流によって大部分は腎臓に運ばれ尿中に，その他は糞便中に排泄される。
- ピリミジン塩基は，β-アラニン，β-アミノイソ酪酸，NH_3，CO_2に分解される。β-アラニン，β-アミノイソ酪酸は尿中に排出される。

③核酸によるタンパク質の合成

◉核酸の1種類であるDNAは，塩基が結合しているヌクレオチドが多数結合して構成されている。
◉塩基にはアデニン(A)，シトシン(C)，グアニン(G)，チミン(T)の4種類があるため，ヌクレオチドにも4種類ある。
◉この4種類のヌクレオチドの配列順序が遺伝情報であり，タンパク質の設計図(アミノ酸の配列情報)である。この設計図を基にアミノ酸が結合しさまざまなタンパク質がつくられる。

補足

◉DNAにある塩基配列がすべてアミノ酸の配列情報を有しているのではなく，全体の数％ほどと考えられている。

◉DNAの遺伝情報はmRNA(メッセンジャーRNA)に写される。この過程を**転写**といい**RNAポリメラーゼ**(酵素)によって細胞核内で行われる(図4)。

図4 転写と翻訳

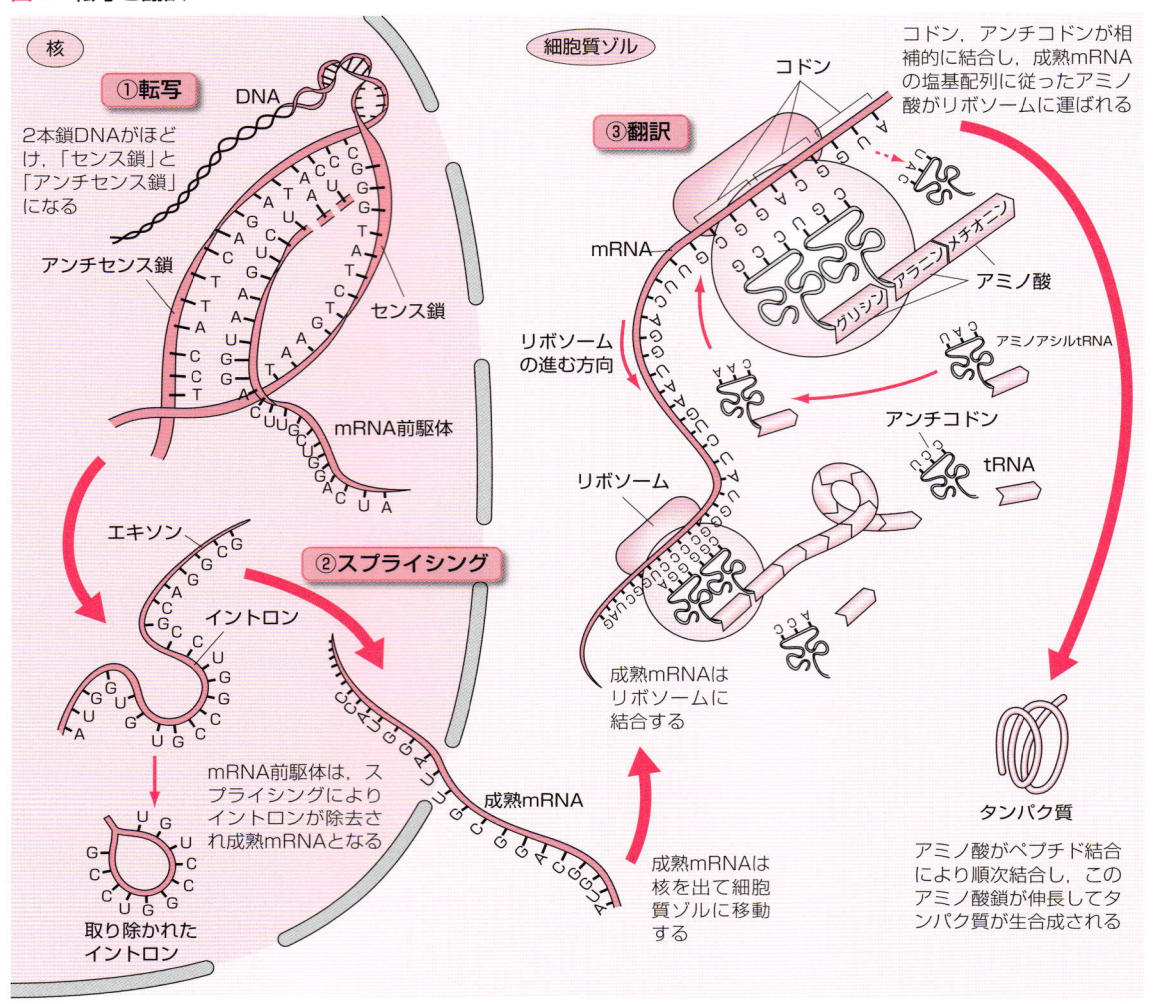

核

①転写
2本鎖DNAがほどけ、「センス鎖」と「アンチセンス鎖」になる

- DNA
- アンチセンス鎖
- センス鎖
- mRNA前駆体
- エキソン
- イントロン

②スプライシング

mRNA前駆体は、スプライシングによりイントロンが除去され成熟mRNAとなる

- 取り除かれたイントロン
- 成熟mRNA

成熟mRNAは核を出て細胞質ゾルに移動する

細胞質ゾル

③翻訳

コドン、アンチコドンが相補的に結合し、成熟mRNAの塩基配列に従ったアミノ酸がリボソームに運ばれる

- コドン
- mRNA
- リボソームの進む方向
- リボソーム
- アミノ酸（グリシン、アラニン、メチオニン）
- アミノアシルtRNA
- アンチコドン
- tRNA

成熟mRNAはリボソームに結合する

タンパク質

アミノ酸がペプチド結合により順次結合し、このアミノ酸鎖が伸長してタンパク質が生合成される

補足 転写の過程

① 転写の開始は、RNAポリメラーゼがDNAのプロモータ領域に結合することによる。この結合によって、2本鎖のDNAはほどけ、それぞれのDNAの1本鎖はセンス鎖（コード鎖）とアンチセンス鎖（鋳型）となる。

② RNAポリメラーゼは、DNAのアンチセンス鎖の塩基配列に相補的なmRNA鎖を生合成する。相補的とは、例えばアンチセンス鎖の塩基がアデニン（A）であれば、mRNA鎖の塩基はウラシル（U）になることをいう。このような関係は他の塩基においても同様であり、その関係を以下にまとめる。生合成されるmRNAの塩基配列とセンス鎖の塩基配列とを比較すると、センス鎖のチミン（T）がmRNAではウラシル（U）に代わっていること以外は同じである。

表2 塩基の相補性

DNA		mRNA
センス鎖	アンチセンス鎖	
チミン（T）	アデニン（A）	ウラシル（U）
シトシン（C）	グアニン（G）	シトシン（C）
グアニン（G）	シトシン（C）	グアニン（G）
アデニン（A）	チミン（T）	アデニン（A）

また、RNAポリメラーゼがつくるmRNAには、アミノ酸の配列情報を有する塩基配列部分（「エキソン」という）、およびアミノ酸の配列情報を有しない塩基配列部分（「イントロン」という）を含む。このmRNAを特にmRNA前駆体という。

③ mRNA前駆体は、**スプライシング**といわれる過程によってイントロンが除去され成熟mRNAとなる。

- 成熟mRNAの塩基配列をもとにタンパク質が生合成される。この過程を**翻訳**といい，**リボソーム**〔タンパク質とrRNA（リボソームRNA）との複合体〕と**tRNA**（トランスファーRNA）が関与する（図4）。

補足

翻訳の過程
①成熟mRNAは細胞核から細胞質ゾルに移動し，リボソームと結合する。
②成熟mRNAの連続した3つの塩基配列を**コドン**という。一方，**アミノアシルtRNA**（アミノ酸が結合したtRNA）にも**アンチコドン**といわれる連続した3つの塩基配列がある。このコドンとアンチコドンが相補的に結合することにより，成熟mRNAの塩基配列に従ったアミノ酸がリボソームに運ばれる。運ばれたアミノ酸は順にペプチド結合によって結合し，アミノ酸鎖が伸張してタンパク質が生合成される。

■核酸代謝異常

①高尿酸血症
- 血清中の尿酸濃度が7.0mg/100ml以上になると**高尿酸血症**という。
- プリン塩基代謝に関与する酵素の先天的な障害，腎における尿酸排泄の障害などが原因と考えられている。

②痛風
- 高尿酸血症が持続すると，関節に尿酸ナトリウム（尿酸塩）が沈着し，激しい痛みが生じる。この疾患を**痛風**という

骨代謝

- 骨の構成成分は，骨基質（有機質），骨塩（無機質）および水分である。骨気質の主成分は**コラーゲン**，骨塩の主成分は**ハイドロキシアパタイト**〔$Ca_{10}(PO_4)_6(OH)_2$〕である。骨塩が骨気質に沈着することを**石灰化**いう。
- ヒトの骨においては，古い骨が溶かされて吸収される（**骨吸収**）とともに，そこに新しい骨がつくられる（**骨形成**）ことが繰り返される。骨吸収は**破骨細胞**，骨形成は**骨芽細胞**によってそれぞれ行われる。健康な成人では骨吸収と骨形成がバランスよく行われる。
- 骨吸収と骨形成をあわせて**骨のリモデリング**という。骨のリモデリングは，骨の強度を適切に保つこと，および血清中カルシウム濃度の調節などに深く関与していると考えられている。
- 骨代謝異常の代表的な疾病として，**骨粗鬆症**，**くる病**，**骨軟化症**がある。

①骨粗鬆症
- 骨粗鬆症は，骨量の低下と骨組織の微細構造異常によって特徴づけられ，骨の脆弱性の増大と骨折リスクの増加を引き起こす疾患であると定義される[※]。
- 骨粗鬆症の原因は，カルシウムやビタミンDの不足，運動不足，女性の閉経，高齢，他の疾患（内分泌疾患など）などが誘因となり，骨吸収と骨形成のバランスが崩れることと考えられている。

（※WHO technical report series, 843, 1994.）

②くる病・骨軟化症
- くる病・骨軟化症は，石灰化の異常により類骨（石灰化が生じていない軟

らかい骨様組織）が増加し，全体として骨が軟らかくなり骨が変形する疾患である。
- 小児に発症するものをくる病，成人に発症するものを骨軟化症という。
- くる病・骨軟化症の主な原因は，体内ビタミンD量の不足やビタミンDが関与する代謝の異常である。

その他の代謝異常

①ビタミン欠乏症
- 「ビタミン」の項，748ページを参照。

②ビタミン過剰症
- 「ビタミン」の項，748ページを参照。

③ヘモクロマトーシス
- ヘモクロマトーシスは鉄代謝の異常により，全身の臓器に鉄が沈着する疾患である。
- 肝硬変，糖尿病，皮膚における色素沈着，心不全などの症状を示す。
- 鉄代謝に関連する遺伝子の異常や鉄の過剰摂取が原因と考えられている。

④亜鉛欠乏症候群
- 体内亜鉛量の欠乏により，皮膚炎，味覚障害，慢性下痢，成長障害，性腺発育障害などの症状を示す。

⑤ポルフィリン症
- 「タンパク質，アミノ酸代謝異常」の項，735ページを参照。

⑥Marfan（マルファン）症候群
- Marfan症候群は，結合組織に含まれるフィブリリン（タンパク質）に関与している遺伝子の異常を原因とする。
- 主に筋骨格系，循環器系および目に影響を及ぼす。
- 症状として筋骨格系では，手足や指が長い，胸骨・脊椎の変形，関節の弛緩などがみられる。
- 循環器系では，大動脈解離，心臓弁の障害などがある。また，目においては網膜剥離などがある。

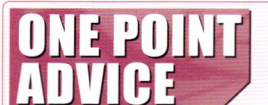

ONE POINT ADVICE
- 代謝の知識は，人体のしくみを理解するために必要不可欠である。
- 単に知識を習得するための勉強ではなく，自分の体を理解する勉強と思えば積極的に取り組めると思う。

臨床生化学

2 エネルギー代謝

TAP & TAP

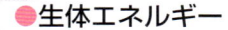

- ●生体エネルギー
  ⇒ 熱エネルギー，仕事エネルギー，貯蔵エネルギー
- ●食品カロリー
  ⇒ 糖質：4.0kcal/g，脂質：9.0kcal/g，タンパク質：4.0kcal/g（アトウォーター係数）
- ●基礎代謝量 ⇒ 生命維持に必要とされる最小限のエネルギー量
- ●呼吸商 ⇒ （体内で産生されたCO_2量／体内で消費されたO_2量）
- ●身体活動の強度を示す指標 ⇒ メッツ値

エネルギー代謝

■生体エネルギー

- ●ヒトは食物から得た栄養素を酸素によって酸化し，栄養素からエネルギーを取り出す。
- ●栄養素から取り出されたエネルギーは，体温維持のための熱エネルギー，運動による仕事エネルギーおよび糖質や脂質として体内に蓄えられる貯蔵エネルギーとして用いられる。
- ●エネルギーを定量的に扱うとき，栄養学や生理学の分野では単位として主にカロリー（cal）を用いる。1気圧のもとで純水1gを温度1℃上昇させるのに必要なエネルギー（熱量）が1cal〔＝約4.18J（ジュール）〕である。また，1000cal＝1kcalである。

■食品カロリー

- ●生体内における酸化によって各栄養素から取り出し，生体が利用できるエネルギーは，糖質：4.0kcal/g，脂質：9.0kcal/g，タンパク質：4.0kcal/gである。これらを**アトウォーター係数**※という。

    ※アトウォーター係数は，消化吸収率も考慮された値である。

補足

- ●生体外でタンパク質を燃焼（酸化）させると1g当たり5.65kcal/gの熱量が得られる。しかし，生体内での酸化では，タンパク質は最終産物としてH_2O，CO_2のほかに尿素などの窒素化合物が生じ排泄される。つまり，生体内での酸化では，窒素化合物のエネルギー分がタンパク質から取り出せないため，4.0kcal/gになる。
- ●一方，糖質・脂質は生体内にて酸化されH_2OとCO_2になるため，生体外で燃焼させた時もアトウォーター係数とほぼ同じ値が得られる。

■エネルギー消費量の測定

- ●ヒトのエネルギー代謝に伴うエネルギー量の測定には，①直接測定法，②間接測定法および③二重標識水法がある。

臨床医学総論

①直接測定法
- 外部との熱の交換がない密閉された部屋に被検者を入れ,被検者から放出される熱量を部屋内に循環する水に吸収させる。
- この水の温度上昇,被検者から発せられた水蒸気の気化熱,被検者の体温変化を考慮し,被検者から放出された熱量(エネルギー量)を測定する。

②間接測定法
- 栄養素は生体内で酸化され,糖質と脂質は最終的にCO_2とH_2Oに,タンパク質は最終的にCO_2とH_2Oと尿素などの窒素含有物にそれぞれ代謝される。
- 間接測定法では,この代謝反応を利用する方法であり,被検者が一定時間内に消費した酸素量,産生したCO_2量および尿中に排泄した窒素量を測定する。
- さらに,これらの値からWeir(ウェア)の式を用いて被検者体内で消費したエネルギー量を求める。

【Weirの式】

$$\text{エネルギー消費量(kcal)} = 3.941 \times O_2\text{摂取量} + 1.106 \times CO_2\text{産生量} - 2.17 \times \text{尿中窒素排泄量}$$

③二重標識水法
- 二重標識水法では,安定同位体である^{18}Oと^{2}Hで標識された水($^{2}H_2^{16}O$と$^{1}H_2^{18}O$の2種類)を用いる。
- これらの標識水を被検者に経口投与し,その後,尿中に排泄される安定同位体を経時的に測定・分析する。
- これらの測定値からCO_2排出率が求められ,さらにこのCO_2排出率と呼吸商(実際は,測定期間中に摂取した食事の栄養素量の比から推定)からエネルギー消費量を算出する。

■基礎代謝量
- ヒトは,心身ともに安静のときにも心臓の拍動,呼吸,脳活動,体温維持など生命の維持に必要なエネルギーを消費する。この生命維持のために消費される必要最小限のエネルギー量を**基礎代謝量**という。
- 基礎代謝量は,早朝の覚醒・空腹時(約12時間以上の絶食)に快適な室温の室内にて,筋の緊張を最小限にした安静仰臥位で測定される。
- 基礎代謝量は,男女ともに10代をピークとし,男性では約1,600kcal/日,女性では約1,400kcal/日である。
- 基礎代謝量は,1日の総エネルギー消費量の約60%と考えられている。

■呼吸商
- **呼吸商**は,ある一定の時間内に体内で産生されたCO_2量と体内で消費されたO_2量の比(CO_2量/O_2量)である。消費されたO_2と産生されたCO_2は,栄養素の酸化による。
- 糖質の呼吸商の値は約1.0,脂質の呼吸商の値は約0.7,タンパク質の呼吸商の値は約0.8である。このことから,呼吸商の値はどの栄養素が体内で酸化されているかを推測するための指標となる。

用語アラカルト

＊1 食事誘発性体熱産生
摂食に伴い栄養素の消化・吸収・代謝などが活発となり，体熱が産生することである。食事誘発性体熱産生として消費されるエネルギーは摂取エネルギーの約10%と考えられている。

■ エネルギー消費量

- 成人における1日の総エネルギー消費量は，基礎代謝量，身体活動に伴うエネルギーおよび食事誘発性体熱産生[＊1]による産熱の和である。
- 身体活動によって消費されるエネルギー量（エネルギー消費量）は，体格，身体活動の強度（激しさ），活動した時間に依存する。
- 身体活動の強度を示す指標として**メッツ値**（metabolic equivalent）がある。メッツ値は，身体活動の強度を座位安静時代謝量の倍数として表した値である。ここでの座位安静時代謝量とは，絶食時に椅子に腰掛け安静にしている状態での代謝量であり，基礎代謝量の約1.1倍である。
- 身体活動時のエネルギーは次式から算出できる。

$$\text{身体活動時のエネルギー} = \text{座位安静時代謝量} \times \text{メッツ}$$
$$(\text{座位安静時代謝量} ≒ \text{基礎代謝量} \times 1.1)$$

補足
- 身体活動の強度の指標として，Af（activity factor）も用いられていたが，「日本人の食事摂取基準（2010年版）：厚生労働省」ではメッツ値に変更された。

補足
- メッツ値は，個々の身体活動の強度を示す指標である。代表的な身体活動のメッツ値を表1に示す。

表1 メッツ値

メッツ値	活動内容
1.3	読書（座位）
1.8	アイロンがけ
2.3	ストレッチ（ゆったり）
3.3	掃除（掃除機をかける：ほどほどの労力）
4.0	平らで固い地面での歩行（4.0km/時）
6.0	ランニング（6.4km/時）
6.0	バレーボール（体育館での試合）
8.0	バスケットボール（試合）
9.8	ランニング（9.7km/時）
10.0	サッカー（試合）
16.0	ランニング（17.7km/時）
23.0	ランニング（22.5km/時）

〔「改定版 身体活動のメッツ（METs）表，国立健康・栄養研究所，2012年4月11日改定」から代表的と思われるものを抜粋した〕

- メッツ値に時間（hour）をかけたものをエクササイズという。エクササイズは，身体活動の量を表す。
  【例】メッツ値3の身体活動を0.5時間行った場合

$$3(\text{メッツ}) \times 0.5(\text{時間}) = 1.5 \text{（エクササイズ）}$$

●身体活動レベルといわれる指標もある。身体活動レベルは，1日の生活における活動の強度を下記のように3段階に分けたものである。この身体活動レベルを利用して1日に必要とされる推定エネルギー量は，

> 推定エネルギー必要量（kcal/日）
> 　　　　　　　＝基礎代謝量（kcal/日）×身体活動レベル

によって求められる。

Ⅰ：身体活動レベル＝1.50
　　生活の大部分が座位で，静的な活動が中心の場合
Ⅱ：身体活動レベル＝1.75
　　座位中心の仕事だが，職場内での移動や立位での作業・接客等，あるいは通勤・買物・家事，軽いスポーツ等のいずれかを含む場合
Ⅲ：身体活動レベル＝2.00
　　移動や立位の多い仕事への従事者。あるいは，スポーツなどの余暇における活発な運動習慣をもっている場合

「日本人の食事摂取基準（2010年版）：厚生労働省」より

ONE POINT ADVICE
●この分野は，運動生理学・栄養学にて主に議論されている。
●呼吸商，基礎代謝量などの基本的事項を理解するように努めて欲しい。

3 無機物質など

臨床生化学

TAP & TAP

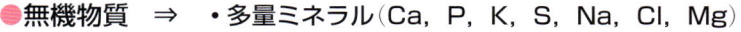

- **無機物質** ⇒
  - 多量ミネラル（Ca, P, K, S, Na, Cl, Mg）
  - 微量ミネラル（Fe, Zn, Cu, Mn, I, Se, Mo, Co, Crなど）
- **ビタミン** ⇒
  - 脂溶性ビタミン（A, D, E, K）
  - 水溶性ビタミン（B_1, B_2, B_6, B_{12}, C, ナイアシン, パントテン酸, ビオチン, 葉酸）
- **水代謝** ⇒ 体内水分含量，水の出納，水の役割，体内水分（体液量）の調節

無機物質・ビタミン

無機物質

微量元素

- ヒトの体を構成している物質を元素レベルで考えると，炭素（C），水素（H），酸素（O），窒素（N）が体重の約96％を占める。その他の元素は無機質（ミネラル）であり，含量に応じ多量ミネラルと微量ミネラルに大別される。
  - 多量ミネラル：カルシウム（Ca），リン（P），カリウム（K），硫黄（S），ナトリウム（Na），塩素（Cl），マグネシウム（Mg）
  - 微量ミネラル：鉄（Fe），亜鉛（Zn），銅（Cu），マンガン（Mn），ヨウ素（I），セレン（Se），モリブデン（Mo），コバルト（Co），クロム（Cr）など
- ミネラルの生体内における役割は，組織の構成成分および生体反応の調節である。

①カルシウム（Ca）

- ヒト体内に最も多量に含まれるミネラルである。その量は体重の約1.4％であり，その約99％が骨や歯に，約1％が細胞内に，約0.1％が血液中に存在する。
- カルシウムは，骨や歯の主成分として重要であるほか，神経・筋肉の興奮性維持，筋肉の収縮，血液凝固，細胞内における情報伝達，酵素反応に関与している。
- 欠乏症：くる病（幼児），骨軟化症（成人），骨粗鬆症（成人），テタニー
- 過剰症：腎臓結石，軟骨組織石灰化症，ミルク・アルカリ症候群

②リン（P）

- 骨，歯，細胞膜（リン脂質）の構成成分として，カルシウムに次いでヒト体内に多量に含まれるミネラルであり（体重の約1％），その約80％が骨や歯に存在する。また，核酸やATPなどの物質に含まれる。
- 欠乏症：体重減少，くる病，骨軟化症

- ●過剰症：甲状腺機能亢進

③カリウム（K）
- ●人体には，体重の約0.2％の量が含まれ，その98％が細胞内に残りの2％が細胞外に存在する。細胞内の浸透圧の維持，すなわち細胞の体積調節，筋収縮，神経の興奮，酵素反応などに関与している。
- ●欠乏症：低カリウム血症（食欲不振，筋力低下，不整脈）
- ●過剰症：高カリウム血症（疲労感，精神神経障害，不整脈）

④硫黄（S）
- ●含硫アミノ酸やチアミン（ビタミンB_1）などの構成成分として存在する。
- ●欠乏症：タンパク質の摂取が十分であれば，欠乏症は生じないと考えられている。

⑤ナトリウム（Na）
- ●人体には体重の約0.14％の量が含まれ，約50％が細胞外液に存在する。細胞外液の浸透圧維持，体液のpHの調節，神経・筋肉の興奮性維持などに関与している。
- ●欠乏症：食欲不振，吐き気，筋肉痛，けいれん
- ●過剰症：高血圧症

⑥塩素（Cl）
- ●人体には体重の約0.14％の量が含まれ，その約70％が細胞外液中に含まれる。
- ●細胞外液に含まれる陰イオンとしては，一番多い。体液の浸透圧維持，体液のpH調節に関与している。

⑦マグネシウム（Mg）
- ●人体には体重の約0.04％の量が含まれ，その約60％は骨に存在する。骨中では，ハイドロキシアパタイト内に存在し，骨の強度維持に関与している。
- ●また，多くの酵素の補因子であり酵素の活性化に関与する。さらに，体温調節や神経興奮にも関与している。
- ●欠乏症：食欲不振，筋肉痛，筋肉のけいれん，精神異常，不整脈，心機能異常
- ●過剰症：排尿障害，倦怠感，低血圧，傾向睡眠

■ミクロミネラル（微量ミネラル）

①鉄（Fe）
- ●人体に含まれる鉄の約60％はヘモグロビンに，約10％はミオグロビンに含まれ，酸素代謝に関与している。また，細胞内のヘムタンパク質にも含まれ，種々の生体反応に関与している。
- ●欠乏症：鉄欠乏性貧血，免疫・感染抵抗力の低下
- ●過剰症：ヘモクロマトーシス

②亜鉛（Zn）
- ●人体に含まれる亜鉛の多くが筋肉と骨に含まれる。アルコールデヒドロゲナーゼ，アルカリフォスファターゼなどに代表される多種類の亜鉛含有酵

素が知られており，その酵素活性に関与している。
- また，タンパク質の高次構造の維持，遺伝情報の発現にも関与している。
- 欠乏症：皮膚炎，味覚障害，慢性下痢，成長障害，性腺発育障害
- 過剰症：発熱，貧血，胃痛

③銅（Cu）
- セルロプラスミン（フェロオキシダーゼ），シトクロムcオキシダーゼなどの銅含有酵素の構成成分として存在し，これらの酵素の機能発現に関与している。
- 欠乏症：貧血，白血球減少，骨・皮膚の障害，成長障害

④マンガン（Mn）
- ピルビン酸カルボキシラーゼ，グルコシルトランスフェラーゼなどのマンガン含有酵素の構成成分として存在し，その酵素反応に関与している。
- 欠乏症：骨形成異常，生殖能力の低下，血液凝固能の異常，糖・脂質代謝の異常
- 過剰症：疲労感，倦怠感，不眠，精神障害，歩行障害

⑤ヨウ素（I）
- 成人の体内には約15mg含まれており，このうち約70％が甲状腺に存在する。ヨウ素は，甲状腺ホルモン（トリヨードチロニン，チロキシン）を構成する成分として重要であり，エネルギー代謝や成長に関与している。
- 欠乏症：甲状腺腫
- 過剰症：甲状腺腫，甲状腺機能亢進

⑥セレン（Se）
- グルタチオンペルオキシダーゼの構成成分として，細胞内での抗酸化作用に関与する。
- 欠乏症：克山病（心筋障害），Kaschin-Beck病，筋肉萎縮，肝臓障害
- 過剰症：疲労感，脱毛，爪の薄化，嘔吐，下痢，末梢神経の障害

⑦モリブデン（Mo）
- キサンチンオキシダーゼなどの構成成分として存在する。
- 欠乏症：頻脈，多呼吸
- 過剰症：関節痛

⑧コバルト（Co）
- ビタミンB_{12}の構成成分として存在する。
- 欠乏症：悪性貧血
- 過剰症：悪心，食欲不振，甲状腺肥大，生殖機能低下

⑨クロム（Cr）
- 糖・脂質・タンパク質の代謝に関与している。また，耐糖能異常を改善する作用がある。
- 欠乏症：耐糖能低下，タンパク質・脂質代謝異常
- 過剰症：アレルギー性皮膚炎，気管支がん

◾ ビタミン

- 五大栄養素の1つであり、微量で体内の生化学反応を調節し、円滑な代謝を維持する。
- 一部のビタミンを除き体内では合成されないため、食物から摂取しなければならない。摂取が不十分であると欠乏症になる。
- 水に溶解するか否かによって水溶性ビタミンと脂溶性ビタミンに分類される。
- 脂溶性ビタミンは脂質に溶け体内に蓄積する性質があることから、過剰症を起こす場合がある。一方、水溶性ビタミンは尿中に排泄されるため過剰症は起こりにくい。

◾ 脂溶性ビタミン

①ビタミンA
- 生理活性を示すビタミンAとして、レチノール、レチナール、レチノイン酸がある。
- レチノールは視覚・聴覚・生殖の機能維持および皮膚や粘膜の保持に、レチナールは視覚の作用に、レチノイン酸は細胞の増殖と分化に関与している。
- 欠乏症：角膜乾燥症(乳幼児)、夜盲症、成長阻害、皮膚の乾燥・肥厚、免疫能の低下、易感染性(粘膜上皮の乾燥による)
- 過剰症：頭痛、皮膚の落屑、脱毛、筋肉痛

②ビタミンD
- 生理的に重要なものはビタミンD_2とビタミンD_3である。ビタミンD_2は植物性食品(特にキノコ類)から、ビタミンD_3は動物性食品からそれぞれ得られる。さらに、ビタミンD_2とビタミンD_3は、肝臓と腎臓において水酸化されて活性型ビタミンとなり、生理的な作用を示す。
- 活性型のビタミンは、小腸におけるカルシウムとリン酸の吸収および腎におけるカルシウムとリン酸の再吸収を促進する。また、骨形成にも関与している。
- 欠乏症：くる病(幼児期)、骨軟化症(成人)、骨粗鬆症
- 過剰症：高カルシウム血症、腎障害、軟組織の石灰化障害

③ビタミンE(α-トコフェロール)
- ビタミンEには8種類の物質が知られているが、このうち生体内に最も多く含まれている(約90％)のがα-トコフェロールである。
- α-トコフェロールは活性酸素を消去し、不飽和脂肪酸の酸化を抑制するなどの抗酸化作用を有する。
- 欠乏症：溶血性貧血・神経障害(未熟児)
- 過剰症：明確にはなっていない。

④ビタミンK
- ビタミンKの生理作用は、プロトロンビンやその他の血液凝固因子を活性化し血液凝固を促進させること、オステオカルシン(骨に存在するタンパク質)を活性化し骨形成の調節を行うことなどである
- 欠乏症：血液凝固の遅延が知られているが、腸内細菌によっても合成されるため、通常、欠乏症は生じない。しかし、腸内細菌によるビタ

ミンKの産生量が少ない新生児では，消化管出血や頭蓋内出血が生じる。
● 過剰症：ほとんどない。

■ **水溶性ビタミン**
①ビタミンB_1（化合物名：チアミン）
● 生体内では2分子のリン酸と結合しチアミンピロリン酸となり，糖代謝に関与している酵素（ピルビン酸脱水素酵素，α-ケトグルタル酸脱水素酵素など）の補酵素となる。
● 欠乏症：脚気，Wernicke（ウェルニッケ）脳症

②ビタミンB_2（化合物名：リボフラビン）
● 体内でフラビンモノヌクレオチド（FMN）およびフラビンアデニンジヌクレオチド（FAD）になり，コハク酸脱水素酵素などの酸化還元反応を行う酵素（フラビン酵素）に関与している。
● 欠乏症：成長障害，口角炎，脂漏性皮膚炎，口唇炎

③ナイアシン
● ナイアシンは，ニコチン酸，ニコチンアミドの総称である。
● ニコチンアミドは，NADおよびNADPの構造の一部分である。NADおよびNADPは，糖質・脂質・アミノ酸代謝などにおけるさまざまな酸化還元酵素の補酵素である。
● 欠乏症：ペラグラ

④パントテン酸
● 補酵素A（コエンザイムA）の一部分となり，補酵素Aとして生体反応に関与する。補酵素Aは，糖質，脂質，アミノ酸代謝に関与している。
● 欠乏症：成長障害，食欲不振，皮膚炎（広く食品に含まれ，腸内細菌によっても合成されるため，通常，欠乏症は起こりにくい）

⑤ビタミンB_6
● ビタミンB_6は，ピリドキシン，ピリドキサール，ピリドキサミンの総称であり，これらの化合物からピリドキサールリン酸（PLP）が生合成される。
● PLPは，アミノ酸の代謝を担っている酵素（アミノ基転移酵素や脱炭酸酵素）の補酵素である。
● 欠乏症：口角炎，皮膚炎（腸内細菌によっても合成されるため，通常，欠乏症は起こりにくい）

⑥ビオチン
● ピルビン酸カルボキシラーゼ（糖新生），アセチルCoAカルボキシラーゼ（脂肪酸合成）の補欠分子族であり，糖代謝および脂質代謝に関与する。
● 欠乏症：皮膚炎，脱毛（腸内細菌によっても合成されるため，通常，欠乏症は起こりにくい）

⑦葉酸
● 体内でテトラヒドロ葉酸となる。このテトラヒドロ葉酸は，核酸の塩基（アデニン，グアニン，チミン）の合成やアミノ酸代謝に関与する。

- ●欠乏症：巨赤芽球性貧血，神経管障害（胎児）（腸内細菌によっても合成されるが欠乏するときがある）

⑧ビタミンB$_{12}$（化合物名：コバラミン）
- ●メチオニン合成酵素の補酵素としてメチオニン（骨髄における造血反応に関与）の合成に関与している。また，脂肪酸代謝に関与する。
- ●欠乏症：巨赤芽球性貧血（通常の食生活では欠乏症は起こりにくい）

⑨ビタミンC（化合物名：アスコルビン酸）
- ●抗酸化作用を有し，活性酸素による生体への障害を抑える。また，コラーゲン合成にも関与する。さらに，ステロイドホルモン，アドレナリン，ノルアドレナリンの生成にも関与している。
- ●欠乏症：壊血病，倦怠感，関節痛

水代謝

①体内の水分
- ●体重に対する体内の水分量は，成人男性では**約60%**，成人女性では約50%であり，老人になるとこの値より低くなる（約45%）。一方，乳児では体重の約75%である。
- ●体内にある水のうち約2/3が細胞内に約1/3が細胞外（血漿・リンパ液・細胞間質液）にある。血漿は体重の約4%である。

②水の出納
- ●成人では，1日当たり約2400ml（総体液量の約7%）の水が新たに身体に供給され，そして体外へと排出される。
- ●供給される水には，食物中の水（約1000ml），飲水（約1100ml），**代謝水**[*1]（約300ml）がある。
- ●排出される水には，尿中の水（約1500ml），**不感蒸泄**[*2]による水（約800ml），糞便中の水（約100ml）がある。高気温時や発熱時では，発汗によりさらに排出される水分量は増える。
- ●尿中の水のうち，400～500mlは体内で生成した老廃物の排泄に必要とされる不可避尿であり，その他の水は随意尿である。

③水の役割
- 栄養素・老廃物の溶媒となり，これらの運搬
- 体温の維持
- 体内pHの維持
- 生体内反応（代謝）における反応物質
- 臓器の保護

④体内水分（体液）量の調節
- ●体内水分量の調節は，腎臓における水の再吸収量を変化させることにより行われる。
- ●腎臓における水の再吸収量変化は，**抗利尿ホルモン**（バソプレッシン）と**アルドステロン**（ホルモンの一種）の作用によって行われる。抗利尿ホルモンは脳下垂体後葉から，アルドステロンは副腎皮質から分泌される。
- ●抗利尿ホルモン，アルドステロンともに分泌量が亢進すると腎臓における

用語アラカルト

*1 代謝水
代謝水は，体内での栄養素の代謝によって産生される水である。糖質，脂質，タンパク質が二酸化炭素と水までに代謝されると，それぞれ1g当たり0.56ml，1.07ml，0.43mlの水が産生する。

*2 不感蒸泄
呼気や無意識での皮膚からの水分蒸発（発汗以外）によって，体内から水分が失われることをいう。不感蒸泄によって失われる水の約1/3が呼気から，約2/3が皮膚からである。

水の再吸収が活発となり血液量は増加する。
- 抗利尿ホルモンの分泌が異常に減少すると尿崩症（多量の尿の排出）となり，高度の脱水となる。

⑤水の欠乏と過剰
- 通常，体内水分量の変動幅は体重の1％以内である。
- 体重の約4％の水分が体内から失われると，口渇，尿量減少，唾液量の減少などの症状が現れ，体重の約15％以上の水分が失われると生命が危険になる。体内から水分が失われたことを原因とする症状を**脱水症**という。

> **補足**
>
> - 脱水には，水と体液中の電解質の失われ方の違いにより，「高張性脱水」と「低張性脱水」の2つに分類される。
>   ① **高張性脱水**：電解質に比べ水が多く失われ，血漿の浸透圧が高くなる。
>   原因：水摂取の困難，過度の発汗など
>   ② **低張性脱水**：水に比べ電解質が多く失われ，血漿の浸透圧が低くなる。
>   原因：嘔吐，下痢などによる電解質（主にナトリウム）の喪失

- 細胞間質液が異常に増量すると**浮腫**が生じる。

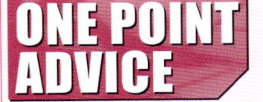

ONE POINT ADVICE
- ビタミンの脂溶性，水溶性を問う問題が頻出されている。しっかり覚えよう。
- 水分含量に関する問題も頻出である。成人（男性）では約60％であることを忘れないようにしよう。

1 免疫のしくみ

臨床免疫学

TAP & TAP

- 免疫細胞 ⇒ 抗原提示細胞，T細胞，B細胞，好中球
- 免疫器官 ⇒ 骨髄，胸腺，脾臓，扁桃，パイエル板など
- 抗原 ⇒ 完全抗原，不完全抗原，抗原性，反応原性
- 抗体 ⇒ 抗体分子の種類と役割，免疫グロブリンの構造
- 免疫応答 ⇒ サイトカイン，接着分子

液性免疫

抗体と免疫グロブリン

- 人間の血清中には，抗原と特異的に反応する抗体が存在する。この抗体は**免疫グロブリン**（immunoglobulin：Ig）というタンパク質であり，骨髄に由来するB細胞が分化・成熟した**形質細胞**（**プラズマ細胞**）から分泌されている。この免疫グロブリンによる抗原の排除に関与する免疫を一般的に**液性免疫**（humoral immunity）と呼んでいる。
- 抗体は構造と機能の観点で，IgG，IgA，IgM，IgD，IgEの5種類が存在し，さまざまな免疫現象に深く関係している。
  - **IgG**は血清中に最も多く存在し（800〜1,600mg/dl），特に微生物による感染防御の役割を果たしている。また，母から胎児に移行できる唯一の**胎盤通過性抗体**であり，胎児に移行したIgGは生後数カ月間，新生児の感染防御抗体として役立っている。
  - **IgA**は，血清中にも単量体として存在するが，大部分は身体の粘膜上皮細胞内で，**分泌成分**（**SC**）とJ鎖によって結合した2量体として分泌型IgAになり，唾液や涙，鼻水，汗，母乳，胃腸分泌液などに分泌され，**局所免疫**に関与している。**分泌型IgA**はSCの存在でタンパク質分解酵素に抵抗し粘膜を感染から防御している。
  - **IgM**は血清中でJ鎖によって5量体になるために，分子量は最も大きい（約95万ダルトン）。人間が抗原刺激を受けると，最初に産生されるので，IgMは**初期抗体**と呼ばれている。さらに，系統発生的に最も古い抗体であり魚類から存在する。また，補体という生体防御タンパク質を活性化する力が一番強く，抗原となる細胞を溶解する。
  - **IgD**は，B細胞の分化に関係する分子量18万ダルトンの抗体であり，IgMとともにB細胞表面に存在する。
  - **IgE**は血清中の抗体のなかで最も微量な種類であり（0.002〜0.05mg/dl），花粉症や気管支喘息などの**Ⅰ型アレルギー**に深く関与し，IgEのレセプターをもつ**肥満細胞**や好塩基球に結合する。
- IgGの構造は免疫グロブリンの基本的な構造になる。2つの重いペプチド鎖（heavy chain：**H鎖**）と2つの軽い鎖（light chain：**L鎖**）がジスルフィド結合（-s-s-）によって結合している。IgGはパパイヤ由来タンパク質分解酵素のパパインで処理すると，抗原と結合する2つの**Fab部分**と補体や免疫細

胞のFcレセプターに結合するFc部分に分かれる。そのFab部分はアミノ酸配列のN末端から約110番目までの配列が各成分で異なるので，**可変部**（variable region：V域）と呼ばれている。また，残りの配列はすべての分子に一定であるので，**定常部**（constant region：C域）という。なお，抗体の特異性は，特にH鎖の15〜30個のアミノ酸残基に相当する**超可変部**によって決まる。また，Fab部分のH鎖はFd部分と呼ばれている。

- 5種類の抗体のH鎖は分子構造が異なるために，IgGのそれはγ鎖，IgMはμ鎖，IgAはα鎖，IgDはδ鎖，IgEはε鎖と称している。一方，L鎖は5種類の抗体で共通であり，κ鎖あるいはλ鎖のどちらか一方をもっている。
- H鎖もL鎖も約110個のアミノ酸から構成される配列（相同部位：ドメイン）が繰り返しみられる。H鎖定常部（CH）の場合，IgMとIgEは4つ（CH1〜CH4）あるが，その他は3つ（CH1〜CH3）である。
- IgGには4つのサブクラス（IgG_1〜IgG_4）がある。またIgAにも2つのサブクラス（IgA_1，IgA_2）が知られている。

表1 免疫グロブリンの種類と性状

Igの種類	IgG	IgA	IgM	IgD	IgE
分子量（$\times 10^4$）	15	40（分泌型）	95	18	20
H鎖	γ	α	μ	δ	ε
L鎖	κ, λ	κ, λ	κ, λ	κ, λ	κ, λ
サブクラス	IgG_1〜IgG_4	IgA_1, IgA_2			
正常血清濃度（mg/dl）	800〜1,600	150〜400	50〜200	1.5〜40	0.002〜0.05
胎盤通過性	+				
レアギン活性					+
主な特徴	感染防御	粘膜面防御	初期抗体	B細胞分化	Ⅰ型アレルギー

◾抗原

- 生体内に抗体や感作リンパ球をつくらせるきっかけを与える物質が抗原（antigen）である。また，抗原は生じた抗体や感作リンパ球（抗原を記憶したリンパ球）と生体内でも生体外でも特異的に反応する。前者の働きを**抗原性（免疫原性）**，後者の働きを**反応原性**と称している。抗原の特異性を決定する分子の一部は**抗原決定基（エピトープ）**と呼び，抗体と反応する決定基の数を**抗原反応価**という（これが1つの場合，1価抗原になる）。
- 抗原性と反応原性の両方をもつ物質は**完全抗原**と呼ばれている。しかし，単独では抗原性がないが，完全抗原と結合させることによってえられる抗体とは反応するような反応原性のみをもつ物質を**不完全抗原（ハプテン）**という。
- B細胞の抗体産生過程にT細胞が必要な抗原は，**T細胞（胸腺）依存性抗原**と呼ばれ，大部分の**天然抗原**はこれに属している。一方，B細胞の抗体産生過程にT細胞の関与は必要ない抗原を**T細胞（胸腺）非依存性抗原**と呼び，グラム陰性細菌の細胞壁に存在する**リポポリサッカライド**（Lipopolysaccharide：LPS）や**肺炎球菌多糖体**（specific soluble substance：SSS）が該当する。
- 抗原は種属間の存在形式で分類することができる。
  - **同種抗原（アロ抗原）**は，同種動物において遺伝的に異なる形質が発現して生じる抗原であり，血液型抗原やヒトの主要組織適合遺伝子複合体

（major histocompatibility complex：MHC）であるHLA抗原などが主な例である。

- **異種抗原**は，異種動物間に存在する抗原で，大部分の抗原がこれに属している。
- **異好抗原**は，種属を越えて広く自然界に存在する共通抗原であり，例えば，ヒツジ赤血球とモルモット臓器間の共通抗原（**フォルスマン抗原**という）やリケッチアとプロテウス菌（変形菌）に存在する共通抗原，あるいは伝染性単核症ウイルスとヒツジ赤血球に存在する共通抗原がその例である。
- **自己抗原**は，自己の生体構成成分に由来する自己に対して抗原性を発揮する抗原である。細胞核やDNA，甲状腺成分のサイログロブリンやミクロソーム，細胞質ミトコンドリア，平滑筋などの自己抗原に対する自己抗体が生じると，**自己免疫疾患**になる。
- **種特異抗原**は，ある種の動物や細胞に存在するが，他種には存在しない抗原である。
- **隔絶抗原**は，免疫細胞と接触できないように隔絶されて存在する抗原である。水晶体や精子などはその主な例である。
- **臓器特異性抗原**は，種に関係なく臓器だけに存在する抗原である。ヒツジで作製したニワトリの水晶体抗体は，ニワトリ以外の動物の水晶体と反応する。

表2　種属間の存在形式による分類

抗原の種類	特徴	例
異種抗原	異種動物の間に存在する抗原	微生物，異種細胞など
同種抗原	アロ抗原とも呼び，同種個体間で遺伝的に異なる形質が発現した抗原	MHC抗原，血液型抗原
異好抗原	自然界で種属を越えて共通する抗原	フォルスマン抗原
自己抗原	自己の生体成分由来の抗原	細胞核，DNA，サイログロブリンなど
隔絶抗原	免疫細胞と接触できない抗原	精子，水晶体など

● 抗原性を発揮させるには，一般的に次の条件を満たす必要がある。その条件とは，①非自己（nonself）であること，②分子量が約1万ダルトン以上であること，③抗原量が適していること（多すぎても抗体産生力は低下する），④非経口的に皮下，皮内，筋肉などから投与すること（経口投与では消化分解されて抗原性が一般的に失われるため），⑤免疫応答が強い個体であること，などである。

■B細胞

● リンパ球系の幹細胞が**骨髄（bone-marrow）**やその他のリンパ組織で分化して抗体産生細胞になる免疫細胞がB細胞（bone-marrow derived cell）であり，液性免疫に深く関係する。抗原の刺激があると，抗体産生細胞は免疫グロブリンを産生し，それは抗原と特異的に反応して（抗原抗体反応），生体を感染などから防御する。

● B細胞は，健常な成人の末梢血中リンパ球の10〜15％を占めている。またリンパ節では，皮質に存在し，その部位で第1次リンパ濾胞を形成して活発に増殖している（B細胞の集まりを**胚中心**という）。

● B細胞の細胞膜には，**IgGのFcレセプター**，**補体のC3bレセプター**，**表面免疫グロブリン（sIg）**のほか，表面マーカーとして**CD19**（B細胞，B前駆

細胞），**CD21**（成熟B細胞），**CD23**（活性化B細胞）などの分子が存在する。
- B細胞は，リポ多糖体（LPS）や抗Ig血清，PWM（pokeweed mitogen）などの**マイトジェン**（細胞分裂促進因子）によって活性化し，**幼若化**する。これを利用して人間のB細胞の機能検査を行うことができる。
- B細胞は，骨髄中の幹細胞から成熟・分化する過程で，膜表面に複数の免疫グロブリンをもつようになる。10～12週目の胎児ではIgMをもつが，次にIgDを，次いでIgE，IgA，IgGなどをもつB細胞へと変換していく。この現象を「**クラス転換**（**クラススイッチ**）」と呼んでいる。

■形質細胞

- B細胞が抗原の刺激を受けて抗体を産生するようになった細胞を**形質細胞**という。形態学的に形質細胞の細胞核は偏在するようになり，核膜下にはヘマトキシリン染色によって車輪状を呈するクロマチンの凝集塊が観察されるようになる。一方，細胞質は好塩基性になり，免疫グロブリンを産生する細胞小器官である粗面小胞体が発達して層状になり，その小胞体には，ラッセル小体が認められることもある。さらに，染色されにくい核に接した部分には，よく発達したゴルジ装置が存在している。

細胞性免疫

- 骨髄のリンパ球系幹細胞が**胸腺**（thymus）に入り，そこで分化・成熟して**T細胞**（thymus-derived cell）になり，主に**細胞性免疫**（cellular immunity）に関与するようになる。

■T細胞

- 骨髄にあるリンパ系幹細胞に含まれるT細胞前駆細胞は，胸腺に入り，そこで胸腺ホルモンやストローマ細胞（細網細胞）の影響によってT細胞の機能を獲得する。この過程では，2つの重要な選択機構が作用している。1つ目は，ストローマ細胞の表面にある自己MHCと反応して，自己MHC反応性の細胞だけが生き残り増殖する過程であり，これを**ポジティブセレクション**という。2つ目は，自己抗原に対して強い親和性のある細胞が貪食細胞であるマクロファージなどによって排除される過程であり，これを**ネガティブセレクション**と呼んでいる。こうして，自己成分とは反応しないが，自己MHCをもつ細胞とだけ抗原情報を伝達できる成熟T細胞が胸腺で誕生している。この後者の性質を**MHC拘束性**という。
- T細胞は膜上に抗原と結合する分子として**T細胞レセプター**（**TcR**）をもっている。通常，1つのT細胞は1種類のTcRしかもっていないので，1種類の抗原とだけ反応する。分化の過程では，T細胞前駆細胞の段階でTcRは表出される。このTcR遺伝子には免疫グロブリン遺伝子と同じように多様性が存在し，遺伝子の再構成で多種類の抗原と特異的に反応できるTcRが生み出されている。
- TcRは通常，α鎖とβ鎖から構成され（一部，γ鎖とδ鎖をもつ**$\gamma\delta$型T細胞**があり，消化管や皮膚，生殖器，肺などに限局して分布する），細胞膜上で5個のペプチドからなるCD3群と複合体をつくっている。TcRには免疫グロブリンと同じように，可変部と不変部があり，遺伝子再構成で可変部は多様性を生み出し，特定の抗原と反応するTcRをもつ無数に近い**T細胞クローン**をつくっている。
- T細胞は健常者の末梢血中のリンパ球の70～80％を占め，リンパ節では傍

皮質に多く分布している。細胞膜には，ヒツジ赤血球レセプター（CD2, Eレセプター）があり，ヒツジ赤血球と自発的に結合し**Eロゼット**を形成する。
- T細胞に依存する免疫が細胞性免疫である。これを証明するためには，抗原を記憶したT細胞を別の未感作の個体に**細胞移入**すればよい。細胞移入によって，その抗原に対する特異的な免疫を再構築することができる。細胞性免疫は，**細胞内寄生菌**（結核菌，リステリア菌，サルモネラ菌，ブルセラ菌など）に対する感染防御やウイルス感染細胞とか癌細胞の傷害において，きわめて重要な働きをしている。
- T細胞は細胞表面にある表面マーカーと機能によって分類することができる。一般的に，**CD3陽性**で**TcR**をもっている。加えて，**CD4陽性のヘルパーT細胞**（helper/inducer T cell）と**CD8陽性のサプレッサーT細胞**あるいは**細胞傷害性T細胞**（suppressor/cytotoxic T cell）に機能分類することができる。ヘルパーT細胞は，**Th細胞**と呼ばれ，**Th1**と**Th2**に分類されている。Th1は，主にインターロイキン2とインターフェロンγ，GM-CSFなどの物質を産生し，ツベルクリン反応など遅延型アレルギー反応に関与している。一方のTh2は，インターロイキン4，インターロイキン5，インターロイキン6，インターロイキン10などを産生して抗体依存の液性免疫に関与している。

細胞傷害性T細胞

- T細胞のなかで，ウイルス感染細胞や癌細胞を特異的に攻撃して傷害を与えるT細胞が細胞傷害性T細胞（cytotoxic T lymphocyte：CTL）であり，**キラーT細胞**とも呼ばれている。従来，それはCD8陽性T細胞であり，MHCクラスⅠに拘束された抗原ペプチドを認識して（MHC拘束性）特異的な細胞傷害活性を発揮する。CTLは細胞質内にパーフォリン，グランザイム，TNF-βなどの細胞傷害（破壊）因子をもつ顆粒をもち，標的細胞であるウイルス感染細胞や癌細胞の標的分子（抗原）を認識すると，顆粒が放出されて標的細胞は破壊されていく。

表3　ヒトのB細胞とT細胞

	T細胞	B細胞
成熟する場所	主として胸腺	骨髄
抗原レセプター	T細胞レセプター（TcR）	抗体
細胞表面マーカー	TcR/CD3複合体 ヘルパーTはCD4 細胞傷害性TはCD8	CD19, CD21, CD23
リンパ節での局在	傍皮質	皮質の濾胞
免疫記憶	あり	あり
機能	細胞内微生物への防御	細胞外微生物への防御
産生物	Th1：IL-2, IFN-γ Th2：IL-4, IL-6など	抗体（5種類）

その他の重要な免疫細胞

- 人間の身体を病原体などの外来性異物あるいは生体内で発生する癌細胞などから防御する細胞は，一般的に**免疫細胞**（immunocyte）と呼ばれる。上述のT細胞やB細胞のほかに，初期の異物排除に関与する**好中球**（neutrophil）や抗原提示細胞になる**単球**（monocyte）や**マクロファージ**（macrophage），**樹状細胞**（dendritic cell）などの**貪食細胞**（phagocyte）が重要であ

る。一方，異物を貪食ではなく，細胞膜に傷害を与えて破壊する**NK細胞**(natural killer cell)がある。

■好中球
- 一般的に，成熟した好中球の核は分節状になるので，**多形核白血球**(PML：polymorphonuclear leukocyte)とも呼ばれる。全白血球の約60％はこの細胞で占められ，細胞質内にはアズール顆粒が存在している。主な働きは初期防御において侵入する細菌などの異物を貪食し(**食作用**：phagocytosis)殺菌し消化することである。この殺菌の過程で，**活性酸素群**(スーパーオキシド，過酸化水素，1重項酸素など)を利用している。また，リゾチームやラクトフェリン，ディフェンシンなどの**感染防御因子**を産生している。さらに，抗腫瘍活性も発揮し，活性酸素群やライソゾーム水解酵素などによって癌細胞を融解する。

■マクロファージ
- 系統発生的に，どの動物群にも存在する大型の**アメーバ状貪食細胞**であり，生体防御に深く関与している。人間のマクロファージは，侵入する異物を貪食する機能，インターロイキン1や腫瘍壊死因子(TNF)などを分泌する機能，そして抗原情報をT細胞に伝達して特異的な免疫を成立させる機能をもっている。
- 貪食作用は非特異的に種々の異物を細胞質突起によって取り込み，貪食空胞や**貪食顆粒**(phagosome)を形成して，ライソゾーム酵素で消化する。この作用は，自己の不要物や寿命を終えた老化細胞にも生じる。一方，細胞膜にIgGのFcレセプターや補体のC3bレセプターがあるため，IgGやC3bが結合した抗原は特異的にマクロファージによって処理される(**特異的貪食作用**)。
- マクロファージは取り込んだ異物(抗原)を消化分解すると，その抗原分子を**エンドゾーム**という細胞内器官で，主要組織適合複合体(MHC)のクラスⅡ分子と結合させて，細胞表面に表出する。この**MHCクラスⅡ**に結合した抗原情報はT細胞に伝達されていく。この観点で，マクロファージは**抗原提示細胞**であり，同様の機能をもつ免疫細胞に**樹状細胞**や**単球**などがある。
- 組織に定着し分化したマクロファージは存在する部位によって性状や機能が異なることがある。これを**マクロファージの異質性**(heterogeneity)という。重要なマクロファージは，**肝臓のクッパー細胞**，腹腔マクロファージ，肺胞マクロファージ，組織球，破骨細胞などである。
- マクロファージはT細胞由来のインターフェロンγや微生物の菌体成分(リポ多糖体やβ-1,3-グルカンなど)によって活性化すると，抗腫瘍活性や抗菌作用が増強する。

■NK細胞
- 人間の末梢血中のリンパ球のなかで数％以上占めているNK細胞は，細胞質内にアズール顆粒をもつ大型の顆粒リンパ球で，T細胞やB細胞の性質はもっていない。抗原刺激がなくても，非特異的にウイルス感染細胞や癌細胞を細胞傷害によって破壊することができる。細胞表面には，**CD56**や**CD57**という分子が存在している。インターロイキン2やインターフェロンγによってNK活性が高まるので，これを利用して癌患者にLAK

臨床医学総論

（lymphokine-activated killer cells）**療法**という**非特異的免疫療法**が応用されている。

リンパ器官

●人間の胎生期に血液幹細胞を生成する肝臓や脾臓，生後に免疫に関係する免疫細胞が機能分化して，選択や増殖を行う器官の骨髄と胸腺などは，**第1次リンパ器官**と呼ばれる。ニワトリなど鳥類の場合，**ファブリキウス囊**がB細胞を分化させる第1次リンパ器官である。一方，機能分化した免疫細胞（特にB細胞やT細胞）が抗原刺激で抗体や感作リンパ球を産生する脾臓，リンパ節，扁桃，パイエル板，粘膜固有層などの器官を**第2次リンパ器官**という。

図1 リンパ器官とリンパ球の分化

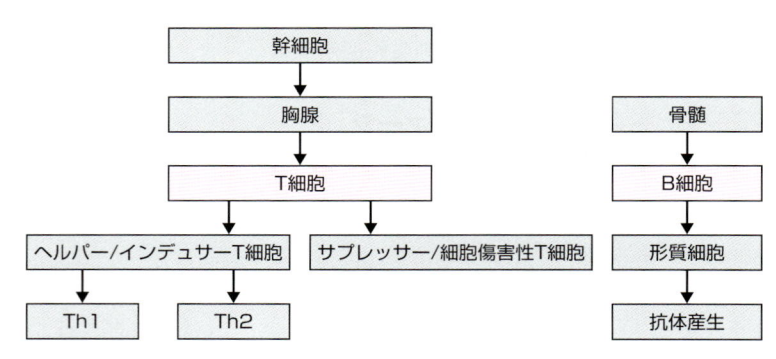

```
幹細胞
 ├─ 胸腺 ─ T細胞 ─┬─ ヘルパー/インデューサーT細胞 ─┬─ Th1
 │                │                                  └─ Th2
 │                └─ サプレッサー/細胞傷害性T細胞
 └─ 骨髄 ─ B細胞 ─ 形質細胞 ─ 抗体産生
```

図2 異物侵入後の生体防御の流れ

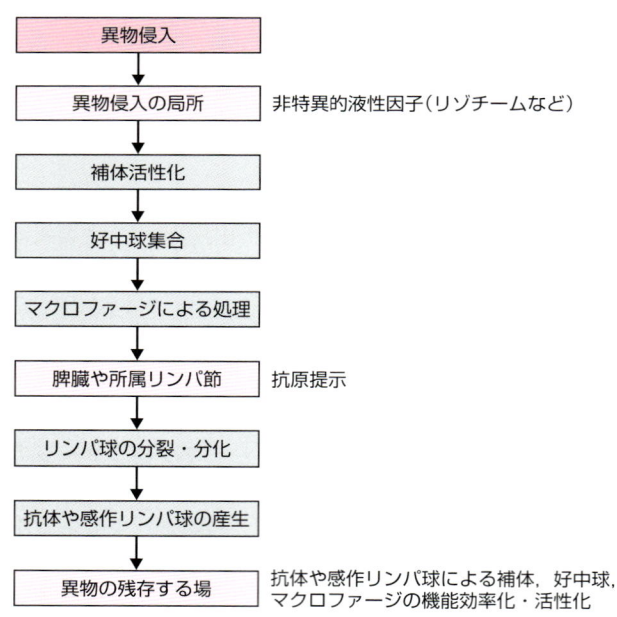

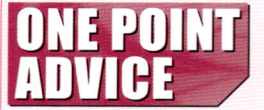

```
異物侵入
 ↓
異物侵入の局所   — 非特異的液性因子（リゾチームなど）
 ↓
補体活性化
 ↓
好中球集合
 ↓
マクロファージによる処理
 ↓
脾臓や所属リンパ節   — 抗原提示
 ↓
リンパ球の分裂・分化
 ↓
抗体や感作リンパ球の産生
 ↓
異物の残存する場   — 抗体や感作リンパ球による補体，好中球，マクロファージの機能効率化・活性化
```

ONE POINT ADVICE
- ヒトの5種類の抗体の役割を理解しておこう。
- 免疫細胞の相互関係とサイトカインの役割を理解しておこう。
- T細胞とB細胞の性状と役割を理解しておこう。
- 抗原の種類と特徴を理解しておこう。

2 臨床免疫学
免疫に関係する疾患

TAP & TAP

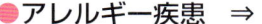

- アレルギー疾患 ⇒ Ⅰ型，Ⅱ型，Ⅲ型，Ⅳ型，Ⅴ型
- 免疫不全症 ⇒ 先天的免疫不全症，続発性免疫不全症，日和見（ひよりみ）感染症
- 自己免疫病 ⇒ 膠原病，関節リウマチ，バセドウ病，重症筋無力症

アレルギー疾患

アレルギー

- 人間の体内に同じ抗原が再侵入すると，すでに特異抗体が産生された状態にあれば**抗原抗体反応**が生じる。その結果，生体に障害を与えることがあり，これを**アレルギー**（allergy）という。
- アレルギーは発生機序の観点で，Ⅰ型，Ⅱ型，Ⅲ型，Ⅳ型に分類されているが（Coombs & Gellによる分類），Ⅱ型の一部（例えば，バセドウ病）がⅤ型に分類されている現象もある（Rowettが提唱）。一般的に，抗体が関与する液性免疫によるアレルギーは，Ⅰ型，Ⅱ型，Ⅲ型，Ⅴ型であり，T細胞が関与する細胞性免疫によるアレルギーはⅣ型である。

■Ⅰ型アレルギー（アナフィラキシー型過敏症：anaphylactic type）

- 抗原に対する特異抗体としてIgEが産生されると，それは結合組織に存在する**肥満細胞**（mast cell）や血液中の好塩基球の**IgE・Fcレセプター**に結合する。再度，同じ抗原が侵入すると，細胞膜のレセプターに結合して抗原抗体反応が発生する。その結果，細胞質に存在する顆粒の化学伝達物質が放出されて，これらの薬理作用で**平滑筋が収縮したり血管透過性が亢進**して生じる。特に重要な化学伝達物質は**ヒスタミン**やトリプターゼである。加えて，IgE・Fcレセプターからの刺激によって，細胞膜の**アラキドン酸代謝**が活性化して，新たに**ロイコトリエン**が産生される。この物質もヒスタミンと同じ薬理作用がある。
- Ⅰ型アレルギーに含まれる疾患として，**アトピー性皮膚炎**，**気管支喘息**，**花粉症**，蕁麻疹，腸管アレルギー，**ペニシリンショック**などがある。
- Ⅰ型アレルギーの生体内検査で重要なものは，**P-K反応**，皮内反応，**スクラッチテスト**，**パッチテスト**（貼付試験），粘膜反応などがある。一方，生体外検査で重要なものは，**RIST**，**RAST**，Schultz-Dale（シュルツ・デール）試験などがある。

■Ⅱ型アレルギー（細胞傷害型過敏症：cytotoxic hypersensitivity）

- 細胞に対応する抗体（IgMやIgG）が結合することによって，標的となる細胞が傷害されるアレルギーである。
- 一般的に，抗体IgG・Fcレセプターや補体C3bレセプターをもつマクロファージによって，貪食されて破壊されるようなタイプ，標的細胞に抗体

が結合すると，補体の**古典的経路が活性化して**（C1・C4・C2・C3・C5・C6・C7・C8・C9という連鎖反応が生じる）細胞溶解が生じるタイプ，抗体が結合した細胞が**K細胞**によって傷害されるタイプ〔抗体依存性細胞傷害作用（antibody-dependent cellular cytotoxicity：**ADCC**）〕の3つが知られている。
- Ⅱ型アレルギーの疾患として，**自己免疫性溶血性貧血，新生児溶血性貧血疾患，血液型不適合輸血**，特発性血小板減少性紫斑病，重症筋無力症などがある。

■Ⅲ型アレルギー（免疫複合体型過敏症：immune complex mediated hypersensitivity）

- 可溶性抗原と抗体が反応して生じた免疫複合体が組織や血管壁に付着すると，補体が活性化して血管透過性が高まったり，複合体に好中球が付着してタンパク分解酵素が放出されて組織傷害が起こる。これがⅢ型アレルギーである。
- Ⅲ型アレルギーの疾患として，**血清病，アルツス反応**，急性糸球体腎炎，**全身性エリテマトーデス（SLE）** などがある。

表1 アレルギーの分類と機序

分類	関与する因子	代表的な疾患
Ⅰ型	肥満細胞や好塩基球，IgE アレルゲン，ヒスタミン，平滑筋収縮 血管透過性亢進	気管支喘息，花粉症，アトピー性皮膚炎，ペニシリン過敏症
Ⅱ型	マクロファージ，K細胞，補体，抗体 抗原	抗体依存性細胞傷害 補体依存性細胞溶解，自己免疫性溶血性貧血 血小板減少症
Ⅲ型	免疫複合体，補体活性化，好中球 血小板，ヒスタミン放出，組織障害	アルサス反応，血清病 SLE，急性糸球体腎炎
Ⅳ型	T細胞，抗原，リンホカイン，マクロファージ	ツベルクリン反応，レプロミン反応，トリコフィチン反応 伊東反応，クバイム反応 アジュバント病
Ⅴ型	甲状腺刺激ホルモンレセプター抗体	甲状腺機能亢進症 バセドウ病

■Ⅳ型アレルギー（遅延型過敏症：delayed type hypersensitivity）

- T細胞と抗原とが特異的に反応すると，T細胞からマクロファージなどを活性化したり遊走を阻止するサイトカインが放出される。この一連の反応の結果，組織傷害が生じる。これがⅣ型アレルギー反応である。
- Ⅳ型アレルギーの疾患として，結核菌に対する**ツベルクリン反応**やらい菌に対する**レプロミン反応**，真菌に対する**トリコフィチン反応**，**接触皮膚炎**などがある。

■V型アレルギー（細胞刺激性過敏症：cell-stimulatory hypersensitivity）
- 細胞刺激型の反応で引き起こされる。例えば，細胞表面の甲状腺刺激ホルモンレセプターに対する自己抗体が生じると，レセプターを刺激して機能が亢進される。この結果，甲状腺ホルモンが過剰に分泌されて**バセドウ病**になる。この反応がV型アレルギーである。
- V型アレルギーの疾患として，バセドウ病や自己免疫性糖尿病がある。

免疫不全症

- 病原体などによる感染に対して，原発性（先天性）あるいは続発性（後天性）に抵抗する能力が低下している状態を**免疫不全**（immuno-deficiency）と呼び，その疾患を**免疫不全症候群**（immuno-deficiency syndrome）という。
- 一般的に，食細胞系の機能不全による食作用の低下，T細胞の機能不全による細胞性免疫の低下，B細胞の機能不全による液性免疫の低下，T細胞およびB細胞の両方の機能不全による細胞性および液性の免疫低下などに分類される。

■原発性（先天性）免疫不全症候群（primary immuno-deficiency syndrome）
- 先天的な免疫不全であり，遺伝子によって規定される。

①食細胞系機能異常による免疫不全
- 食細胞である好中球は通常，捕食した異物をスーパーオキシドや過酸化水素などの活性酸素群によって殺菌する。この活性酸素群が産生されないために，捕食した異物が殺菌されないような免疫不全である。特に，霊菌や黄色ブドウ球菌，大腸菌などのカタラーゼ陽性菌や真菌の感染を受けるようになる。このような状況下で，**慢性肉芽腫症**（CGD：chronic granulomatous disease）が発生する。これはX染色体連鎖性のチトクロームb複合体の異常で起こる。
- 一方，**ミエロペルオキシダーゼ**（MPO）が欠損して殺菌過程が障害を受けるために，全身性カンジダ症など真菌による反復性感染症になる場合がある。さらに，好中球が成熟した多形核白血球は通常，細胞質に多くの顆粒をもっている。この顆粒が捕食した異物と食胞を形成できない場合や異物への遊走能が低下する場合もあり，これを**Chédiak-東症候群**という。主な特徴として，反復性感染症，目や皮膚に部分的白子症が生じる。

②T細胞機能異常による免疫不全
- 通常，この免疫不全によって，細胞性免疫は低下する。胸腺の無形成（少ない）あるいは低形成によるT細胞の機能の欠陥と同時に，副甲状腺が欠如するために生じるタイプを**DiGeorge症候群**という。一方，副甲状腺は正常であるが，胸腺が無形成となるタイプを**Nezelof症候群**という。また，通常，T細胞に発現するプリンヌクレオシドホスホリラーゼ（PNP）を欠如するために，デオキシグアノシンが蓄積してT細胞が傷害を受ける場合がある。

③B細胞機能異常による免疫不全
- 通常，この免疫不全によって，液性免疫は低下するため，無γグロブリン血症（伴性型で男性に発症）あるいは低γグロブリン血症になる。特に，B細胞が欠損するタイプを**Bruton型**という。また，B細胞が形質細胞に分化できない分化不全型も知られている。

④重症複合免疫不全
- この重症複合免疫不全症（SCID：severe combined immuno-deficiency）は細胞性および液性免疫機能を欠損するもので，最も重症になる。このタイプに属すものに，**細網異形成症**（造血幹細胞が完全に欠損する），**アデノシンデアミナーゼ（ADA）の欠損症**（T細胞とB細胞が欠損），**スイス型免疫不全症**（T細胞とB細胞の異常），**Louis-Bar症候群**（毛細血管拡張性運動失調症を伴い，T細胞と特にIgAを欠損），**Wiskott-Aldrich症候群**（血小板減少を伴い，抗体応答は欠損）などがある。

⑤補体欠損による免疫不全
- 先天的に補体成分や補体制御因子が欠損することで生じる免疫不全である。特に，C1阻害タンパクの欠損で生じる**遺伝性血管神経性浮腫**（HANE）やC3b阻害タンパクの欠損症が知られている。なお，一般的に，C1，C4，C2の欠損は，SLEの原因になることが知られている。

■続発性（後天性）免疫不全症候群（secondary immuno-deficiency syndrome）

- 主に放射線や薬剤，あるいはウイルス感染，ある種の後天的な疾患によって生じる免疫不全状態が**続発性免疫不全症候群**である。
- その種類は多岐にわたるが，特に，①リンパ系組織の腫瘍（慢性リンパ球性白血病，Hodgkin病，多発性骨髄腫，胸腺腫など），②免疫抑制療法（放射線，免疫抑制剤，抗リンパ球血清など），③ウイルス感染によって続発する免疫不全（HIV感染によるエイズ）などは主な原因になる。
- **HIV感染**が発生すると，CD4陽性T細胞がウイルスによって破壊され減少する結果，重篤な細胞性免疫不全症をきたす。通常，エイズの場合，CD4/CD8の割合は1以下になる。一方，T細胞の幼若化反応の低下やリンフォカイン産生能は低下する。

■日和見感染症（opportunistic infection）

- 宿主の感染防御力がなんらかの原因で低下し，通常であれば無害菌と呼ばれるような微生物によって感染するのが**日和見感染症**である。この感染症を引き起こす病原体（日和見感染病原体という）として，真菌類のほか，細菌類では緑膿菌，セラチア菌（霊菌），肺炎桿菌，大腸菌，変形菌などがある。また，ウイルスではヘルペスウイルス，サイトメガロウイルスなどがある。日和見感染症を被りやすい状態にある**スイス型免疫不全症**の宿主は**易感染性宿主**（compromised host）といわれる。
- HIV感染を受けると，エイズになる結果，T細胞機能が著しく低下して細胞性免疫不全に陥ってくる。これが原因で，種々の日和見感染症が生じたり，**カポジ肉腫**のような皮膚癌が発生するようになる。エイズの場合の日和見感染症では，原虫や真菌の一種（タフリナ菌亜門）による感染（*Pneumocystis carinii*による肺炎が発生），その他の真菌感染でカンジダ症やクリプトコッカス症が多く発生する。細菌ではミコバクテリア感染が多く生じる一方，サイトメガロウイルスや単純ヘルペスウイルスによるウイルス感染症が発生する。

表2　免疫不全症の分類

	原発性免疫不全症
食細胞系機能異常による免疫不全	慢性肉芽腫症 Chédiak-東症候群
T細胞機能異常による免疫不全	DiGeorge症候群 Nezelof症候群
B細胞機能異常による免疫不全	Bruton型症候群
重症複合免疫不全	アデノシンデアミナーゼ(ADA)の欠損症，Louis-Bar症候群，Wiskott-Aldrich症候群 細網異形成症
補体欠損による免疫不全	HANEやC3b阻害タンパクの欠損症
	続発性免疫不全症
リンパ系組織の腫瘍	慢性リンパ球性白血病，Hodgkin病，多発性骨髄腫，胸腺腫など
免疫抑制療法	放射線，免疫抑制剤，抗リンパ球血清
ウイルス感染によって続発する免疫不全	HIV感染

自己免疫病

- 免疫応答は，通常，非自己に対して引き起こされるが，この原則からはずれ，自己の体構成成分に対して免疫応答が生じる場合を**自己免疫**(autoimmunity)という。この現象には，**自己抗体**あるいは**自己反応性リンパ球**が関与している。
- この自己免疫現象が，ある疾患において病因的な役割を果たしている場合を**自己免疫病(疾患)**(autoimmune disease)と呼んでいる。

■自己免疫病に共通してみられやすい所見

- ①臨床所見として，体重減少，発熱，筋肉痛，関節痛，こわばり，レイノー現象(血流障害)，貧血，皮下結節などがあること，②複数の自己免疫病が合併しやすいこと(重複症候群：overlap症候群)，③多クローン性の高γグロブリン血症が認められること，④血清中に自己抗体が検出されること，⑤病変部位に免疫複合体が沈着したり，リンパ球や形質細胞が浸潤すること，などがある。

■自己免疫病の発症

- Burnet(バーネット)の**クローン選択説**によれば，胎生期に自己抗原と対応するクローンは死滅して，非自己に反応するリンパ球だけが残る。
- このように，ある抗原に対して免疫応答が生じない状態を**免疫学的寛容**(免疫トレランス)という。こうして，自己抗原には免疫応答が起こらないように調整されているが，この仕組みに破綻が起こると，自己反応性が誘導されてくる。特に，遺伝的素因，ホルモン，神経系因子，栄養，環境などが複雑に関与している。

■自己免疫病の分類

- 臓器特異型として，橋本病，アジソン病，悪性貧血，特発性血小板減少性紫斑病，自己免疫性溶血性貧血などがある。一方，臓器非特異的型として，全身性エリテマトーデス，強皮症，多発性筋炎，関節リウマチ，混合結合織病などがある。それらの中間型として，重症筋無力症，原発性胆汁性肝硬変，潰瘍性大腸炎，Sjögren(シェーグレン)症候群，Goodpasture(グッドパスチャー)症候群，Ⅰ型糖尿病，多発性硬化症などがある。

■膠原病（collagen disease）
● 全身性自己免疫病に属す疾患は膠原病と呼ばれる疾患群に含まれ，特に結合組織に病変が生じる。膠原病に属す疾患として，関節リウマチ，全身性エリテマトーデス，全身性強皮症，皮膚筋炎，多発性筋炎，シェーグレン症候群，混合型結合織病，全身性血管炎などが認められている。

■全身性エリテマトーデス（SLE：systemic lupus erythematosus）
● 全身性自己免疫疾患の代表的疾患であり，若年女性に多く生じる。紅斑として，特に顔面の鼻部や頬部にわたって蝶型紅斑が高頻度に出現する。出現する自己抗体は，**核酸や核タンパク質に対する抗体が多い**。細胞核には種々の成分があり，そのなかでDNAに対する抗DNA抗体と非ヒストン核タンパクに対する**抗ENA抗体**（抗Sm抗体や抗nRNP抗体を含む）は臨床的に重要である。**抗Sm抗体はSLE，抗nRNP抗体は混合型結合織病（MCTD），抗SS-B抗体はシェーグレン症候群**と特異性が高い自己抗体である。
● また，SLEでは裸核になった核と抗ヒストン抗体との反応物である免疫複合体を捕食した好中球〔**LE細胞**（lupus erythematosus cells）という〕がよく観察される。なお，抗核抗体は蛍光抗体法や酵素抗体法によって検出することができる。

■関節リウマチ（RA：rheumatoid arthritis）
● これは慢性滑膜炎を引き起こす自己免疫疾患で，滑膜上皮の過形成と間質へのリンパ球や形質細胞の浸潤，滑膜の関節腔面にフィブリノイド壊死などを特徴としている。関節の破壊には，T細胞依存性のマクロファージの活性化が原因の1つになり，サイトカインのIL-1やTNF-αが関与している。また，RAでは高免疫グロブリン血症を合併し，約90％でリウマトイド（リウマチ）因子（RF）が検出される。このRFはIgGに対する自己抗体であり（抗IgG抗体），ヒトやウサギの変性IgGのFc部分と強く反応する性質がある。またRF自体は，主にIgG，IgM，IgAのクラスに属するが，IgDやIgEに属すものも知られている。血清中で最も検出されるのはIgMに属すRFである。
● RFの検出には，**Waaler-Rose反応**（ウサギIgGをヒツジ赤血球に結合させて行う），**RAPAテスト**（ウサギIgGをゼラチン粒子に結合させて行う），**RAテスト**（ヒトIgGをラテックス粒子に吸着させて行う）などが行われている。なお，RFは関節リウマチ以外でも，他の膠原病や肝硬変でも陽性になることがある。

■バセドウ病（Basedow's disease）
● この病気はびまん性に腫大した甲状腺からホルモンが過剰に分泌されて中毒症状を呈するもので，甲状腺には過形成した濾胞上皮と間質へのリンパ球の浸潤が観察される。この原因は，甲状腺刺激ホルモン（TSH：thyroid stimulating hormone）のレセプターに対する自己抗体（抗TSHレセプター抗体）の存在にあり，この抗体がTSHと同じようにレセプターを刺激するために，甲状腺ホルモンが放出され，甲状腺機能が亢進するようになる。

◾重症筋無力症（myasthenia gravis）

- 筋力の低下を主徴とする自己免疫疾患で，若年の女性や中年の男性に比較的に多く生じる。初発的な症状は，眼瞼下垂や眼球運動障害など眼の症状に現れる。進行していくと，呼吸の筋肉が障害されてくる。約80％の患者の血清中には，自己抗体として，**アセチルコリンレセプターに対する抗体**が存在している。

- アセチルコリンレセプターは分子量が約25万ダルトンの糖タンパクであり，ここに自己抗体が結合すると，神経筋伝達が間欠的に欠損してくる。一方，重症筋無力症では，胸腺異常が高頻度で観察されている。特に，約80％に胚中心を伴う**胸腺過形成**（thymic hyperplasia）が生じる。胸腺組織の抽出物には抗アセチルコリンレセプター抗体が存在するので，胸腺にアセチルコリンレセプターと交差反応する抗原決定基が存在するかもしれない。

- さらに，**抗横紋筋（骨格筋）抗体**によって重症筋無力症が生じる場合がある。この自己抗体の多くは横紋のⅠ-バンドと反応するが，A-バンドと反応するものもあり，アクトミオシン，ミオシン，アクチンなどが抗原になっている。

◾その他の自己免疫病

- 臨床的に問題になる自己免疫病は，①抗赤血球抗体による寒冷凝集素病や発作性寒冷血色素尿症，②抗ミトコンドリア抗体による原発性胆汁性肝硬変症，③抗内因子抗体や抗胃壁細胞抗体による悪性貧血，④抗平滑筋抗体による慢性活動性肝炎，⑤抗基底膜抗体によるGoodpasture症候群（グッドパスチャー），⑥抗心筋抗体によるリウマチ熱などがある。

表3　自己免疫病と自己抗体

自己抗体	疾患名
抗DNA抗体	全身性エリテマトーデス（SLE）
抗Sm抗体	全身性エリテマトーデス（SLE）
抗nRNP抗体	混合型結合織病（MCTD）
抗IgG自己抗体（リウマトイド因子）	関節リウマチ
抗赤血球抗体	寒冷凝集素病，発作性寒冷血色素病
抗SS-B抗体	シェーグレン症候群
抗サイログロブリン抗体	橋本病
抗ミクロソーム抗体	橋本病
甲状腺刺激ホルモンレセプター抗体	バセドウ病
抗ミトコンドリア抗体	原発性胆汁性肝硬変症
抗アセチルコリンレセプター抗体	重症筋無力症
抗内因子抗体	悪性貧血
抗基底膜抗体	Goodpasture症候群
抗平滑筋抗体	慢性活動性肝硬変
抗唾液腺・涙腺細胞抗体	シェーグレン症候群

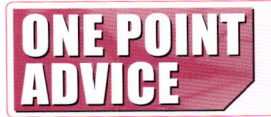

ONE POINT ADVICE

- 5つのアレルギーの分類とその発生に関与する因子を理解しておこう。
- 原発性および続発性の免疫不全症を理解しておこう。
- 自己抗体の種類と自己免疫疾患との関係を理解しておこう。

臨床免疫学

3 移植免疫

TAP & TAP

- 組織適合性抗原 ⇒ ABO式血液型，HLA抗原
- 拒絶反応 ⇒ 自己移植，同系移植，同種移植，異種移植
- 臓器移植 ⇒ 腎移植，肝移植，皮膚移植，角膜移植，軟骨移植
- 造血幹細胞移植 ⇒ 同種骨髄移植
- 免疫抑制 ⇒ 拒絶反応抑制，シクロスポリン

移植免疫と拒絶反応

● ヒトの組織や器官を他個体に移植すると，最初の数日はあたかも生着しているように観察されるが，4～5日すると，移植部位に宿主の免疫細胞の浸潤が生じて，7～11日目で移植片(graft)は壊死に至り脱落する。さらに同じ移植片を同じ他個体に移植すると，二次免疫応答が起こり，より速くより強く脱落するようになる。このような免疫記憶を伴い移植片に特異性を示す現象を**移植免疫**(transplantation immunity)と呼んでいる。また，移植片が脱落する現象を**拒絶反応**という。移植片の提供者はドナー，移植片をもらう個体をレシピエントといい，両者の**組織適合性**(histocompatibility)が生着か拒絶かに影響する。したがって，この適合性を調べることが重要になる。ヒトの場合，**ドナー**（提供者）と**レシピエント**（受容者）の**ヒト白血球抗原**(human leukocyte antigen：HLA)の適合性の検査が大切である。

臓器移植における組織適合性抗原(histocompatibility antigen)

● ヒトで臓器移植を行う場合，次の2つの組織適合性抗原の適合性が重要である。

■ABO式血液型

● ABO式血液型のA抗原やB抗原は，赤血球以外にも各種の臓器に存在する。このため，組織適合性抗原として作用しているので，同じ血液型で移植を行うことが大切である。

■HLA抗原

● ヒトの組織適合性抗原は，**主要組織適合遺伝子複合体**(major histocompatibility complex：MHC)に存在するHLA遺伝子群によって発現するのが**HLA抗原**である。通常，移植抗原を支配する遺伝子座がMHCに存在し，例えば，マウスの場合には**H-2**，ラットの場合には**RT-1**という複合遺伝子座の支配する抗原が移植抗原になっている。

● ヒトのHLA遺伝子は**第6染色体**の**短腕上**に存在し，その遺伝子座はクラスⅠ(HLA-A，-B，-C)およびクラスⅡ(HLA-DR，-DQ，-DP)にあり，これらの遺伝子が発現したクラスⅠ抗原とクラスⅡ抗原がドナーとレシピエン

トで一致しているかが移植片の生着を左右している。

■HLA-クラスⅠ抗原と検査法

- ヒトの赤血球を除くすべての**有核細胞**に発現する抗原である。この抗原は分子量4万5千ダルトンの糖タンパク質からなる**α鎖**と分子量1万2千ダルトンの**β₂ミクログロブリン**の**β鎖**の2つが非共有結合したものである。なお，α鎖は個人により異なるので，**アロ抗原性**をもっている。
- **HLAクラスⅠ**（HLA-A, -B, -C）**抗原**は，**リンパ球細胞傷害（毒性）試験**により検出することができる。この方法は，末梢血中のT細胞と抗HLA-クラスⅠ抗体（モノクローナル抗体）と反応させた後，**ウサギ血清補体**を加えて細胞傷害が生じたかを死細胞を染色することによって判定するものである。最近は**DNAタイピング**でも検査することができる。

■HLA-クラスⅡ抗原と検査法

- クラスⅡ抗原は，免疫細胞のなかで限られた細胞にだけ発現する抗原である。特に，**B細胞，樹状細胞，マクロファージ，単球**にだけ存在し，**抗原提示機能**と深く関係する。HLA-DR, -DQ, -DP抗原の複合体はHLA-D領域と呼ばれる。
- **HLA-D領域**は**リンパ球混合培養法**（mixed lymphocyte culture）によって検出する。ドナーとレシピエントのB細胞を混合して培養すると，相互に相違があると，お互いに刺激し合い反応して**ブラスト化**するので，DNA合成を指標に調べることができる。また，HLA-DR, -DQ抗原は**DNAタイピング**によって検出する一方，HLA-DP抗原は一度感作したリンパ球を使用する**前感作リンパ球試験**で検出する。

表1 ヒトのHLAの分類と特徴

①HLA-クラスⅠ抗原（HLA-A, -B, -C）
・全身の有核細胞に発現する。したがって，赤血球にはない ・糖タンパク質から成るα鎖とβ₂ミクログロブリンが非共有結合している ・T細胞を用いたリンパ球細胞傷害試験で検出する。DNAタイピングでも検出できる
②HLA-クラスⅡ（HLA-DR, -DQ, -DP）
・B細胞，マクロファージ，単球，樹状細胞に存在する ・HLA-D抗原系はリンパ球混合培養法で検出する ・HLA-DQ, -DR 抗原はDNAタイピングで検出する ・HLA-DP抗原は感作したリンパ球を用いる試験で検出する
③HLAの臨床的な意義
・臓器移植の適合性 ・免疫監視機構 ・疾患感受性 ・親子鑑定 ・人類学的応用

拒絶反応（rejection reaction）

- 移植した組織や臓器は移植片（graft）と呼ばれ，ドナーとレシピエントで適合性が低いと，移植片は脱落して拒絶される。この現象を拒絶現象あるいは拒絶反応という。

■移植の分類

- 臓器や組織のドナーとレシピエントの組み合わせによって，次の4つに大きく分類される。

①自己移植(autograft)
- 自己の組織を自分に移植するもので,拒絶反応は起こらない。火傷により損傷した箇所に行う皮膚移植はそのよい例である。

②同系移植(isograft)
- ヒトの一卵性双生児間で行う移植で,通常,拒絶は起こらないので,移植片は生着する。

③同種移植(allograft)
- 一般的に最も広く行われている移植であり,遺伝的に異なる個体間で行われる。ドナーとレシピエントでは組織適合性抗原が多少なりとも異なるので,拒絶され生着は困難である。このため,拒絶反応を抑制することが通常行われている。

④異種移植(xenograft)
- 異種の個体間で行われる移植で,速やかな拒絶反応が生じる。

■拒絶反応のしくみ(機序)

- 移植片を拒絶する反応は,非自己を異物として認識して排除する通常の免疫反応とほとんど同じである。一般的に,移植免疫の主体はT細胞に依存する**細胞性免疫**である。また,血清抗体が拒絶に関係するか否かは移植組織の性状によって左右されている。特に,移植片が遊離細胞の場合には,血清抗体による補体依存性細胞傷害が起こりやすいが,皮膚や組織の場合には血清抗体が関係することは少ない。拒絶に関与する細胞性免疫は次によるものである。

①キラーT細胞による標的細胞の破壊
- ドナーの移植片にある抗原を特異的に認識できるキラーT細胞は,直接的に標的となる移植片を攻撃して排除する。また,IL-2によって活性化したT細胞に由来するリンホトキシンによって標的となる移植片は傷害を被る。

②マクロファージやK細胞による標的細胞の破壊
- T細胞が移植片に特異的に反応して活性化すると,マクロファージ活性化因子(MAF)やIL-2,IFN-γなどのサイトカインが分泌されて,マクロファージが活性化する。
- その結果,標的の移植片が破壊されていく。また,移植片の異なるHLA抗原に対する特異抗体が生じると,K細胞による**抗体依存性細胞傷害(ADCC)**が起こり排除されていく。

表2　移植の分類

移植と拒絶反応の内容
①移植の分類
・自己移植,同系移植,同種移植,異種移植
②拒絶反応と主な免疫細胞
・キラーT細胞による標的細胞の破壊 ・マクロファージやK細胞による標的細胞の破壊
③拒絶反応の分類
・超急性拒絶反応 ・急性促進拒絶反応 ・急性拒絶反応 ・慢性拒絶反応

表3　移植片拒絶に関与する免疫細胞と機序

①非特異的反応
・マクロファージによる細胞傷害 ・NK細胞による細胞傷害
②特異的反応
・細胞性免疫 　・T細胞による標的細胞傷害 　・T細胞由来の細胞傷害因子 　・T細胞由来サイトカインによるマクロファージとNK細胞の活性化 ・液性免疫 　・補体依存性細胞傷害 ・抗体・細胞の両方が関与する反応 　・抗体依存性細胞傷害(抗体+マクロファージあるいはK細胞)

■拒絶反応の分類
● ヒトの移植の際に発生する拒絶反応は，次の4つに大きく分類されている。

①超急性拒絶反応（hyperacute rejection）
● 移植後，数分で現れる激しい拒絶反応である。この反応が現れるのは，レシピエントが一度輸血などでドナーのHLAのアロ抗原によってすでに感作されている場合である。例えば，腎臓の移植でこの拒絶反応が生じると，内皮細胞が破壊されて血小板が付着して凝集して血栓ができ，血管が閉塞して腎臓が拒絶されていく。

②急性促進拒絶反応（accelerated acute rejection）
● 移植後，2日から1週間くらいで起こる拒絶反応である。すでにレシピエントが輸血とか妊娠によってHLA抗原に感作されていると，主に感作されたキラーT細胞による細胞性免疫によって拒絶が発生する。

③急性拒絶反応（acute rejection）
● 移植された移植片によって，レシピエントに感作が起こり，拒絶が起こってくる反応である。移植後，1週間から1カ月で生じやすい。関与する免疫細胞は主にキラーT細胞であるが，抗体も関係する。

④慢性拒絶反応（chronic rejection）
● 移植後，約3カ月で生じる拒絶反応である。抗体や補体，キラーT細胞によって血管の内膜が傷害を受ける。この結果，血管内腔狭窄が生じて移植片の変性と機能低下が起こり拒絶される。

臓器移植（organ transplantation）

● 現在，移植に用いられる臓器や組織として，腎臓，肝臓，心臓，肺，角膜，皮膚などがある。臓器の提供者としては，血縁や同胞のHLA適合性の高い生体臓器が望ましい。最近は，あらかじめ臓器提供者のHLA抗原を検査して登録しておき，移植が必要な患者のHLA抗原とマッチする臓器を速やかに移植できるようなシステムが重視されている。また，脳死者から摘出された臓器が移植に用いられるようになった。

■腎移植
● 最もよく実施される臓器移植が腎移植である。近親者の腎を摘出して行う場合，あるいは腎バンクに登録してあるドナーの腎を移植する場合，レシピエントとのHLA適合性があることが重要である。移植された腎臓は，①ABO式血液型のミスマッチあるいは既存の抗HLA抗体による拒絶，②免疫応答による拒絶，③免疫複合体に依存する疾患の再発による拒絶などによって拒絶されるようになる。

■肝移植
● 肝癌や肝硬変，新生児黄疸，胆道閉塞癌などで肝移植が行われる。肝移植の場合，他の臓器移植と異なり，組織適合抗原の不一致はあまり問題にならない。また，ある程度の免疫寛容が誘導される。

■皮膚移植
● 皮膚は血管系がよく発達しているので，T細胞の拒絶反応を被りやすい。このため，通常は自己皮膚移植が行われる。

角膜および軟骨移植
- どちらも非血管性の組織であるので、レシピエントに対して抗原性が発揮されることはない。この理由で生着する。

その他，心移植
- 心臓は腎臓と異なり1つしかないので、移植の際、組織適合性のあるドナーあるいはレシピエントを見つけるのに時間がかかることが難点になっている。なお、心移植を待つ疾患として、冠動脈疾患、特発性心筋症がある。

造血幹細胞移植（hematopoietic stem cell transplantation）
- 宿主がなんらかの免疫不全症になったり、高い濃度の化学療法を行った後、あるいは放射線被ばくを被った場合や再生不良性貧血とか白血病のように、宿主の造血系を移植によって置き換えて正常な状態に戻す必要がある際に実施するのが、**造血幹細胞移植**である。
- この範疇に属す移植には、**同種骨髄移植**、**自家骨髄移植**、末梢血幹細胞移植（増殖因子である顆粒球コロニー刺激因子の存在で骨髄にある造血幹細胞が循環系にでてくる。この結果、骨髄でなく末梢血が活用できる）、**臍帯血移植**などがある。

同種骨髄移植
- 重症の再生不良性貧血、白血病、免疫不全、抗癌剤投与で骨髄機能が不全になったときなどに実施される移植である。骨髄には、未熟な幹細胞と免疫細胞が含まれている。このために、骨髄移植後、ドナーのTリンパ球がレシピエントの組織を非自己として認識して攻撃し、破壊するような副作用が生じる。この反応を**GVH**（graft-versus-host）反応と呼んでいる。骨髄移植を受ける場合、免疫機能が低下しているので、移植後の感染症の発生に注意する。なお、GVH反応を防ぐために、ドナーの骨髄細胞からT細胞を除去することが必要になる。

同種骨髄移植の方法
- ドナーとレシピエントのHLA-A，-BおよびHLA-DRの適合性をタイピングによって調べる。もし血縁者間でHLA抗原が一致するドナーがいない場合には、非血縁間の適合ドナーを得るために、骨髄バンクへの患者登録を行う。感染症を防ぐために、骨髄の移植は無菌室で実施し、口腔内や皮膚、あるいは腸管内の殺菌を行う。また拒絶反応の予防に、免疫抑制剤を使用する。移植後、骨髄無形成期に血小板輸血を実施して無菌室での治療を続ける。さらに、増血因子を投与していく。

免疫抑制（immuno-suppression）
- HLAタイプがドナーとレシピエントで完全に一致することは困難である。したがって、大なり小なり拒絶反応が生じるので、レシピエントに免疫抑制剤を投与することになる。この投与によって、拒絶が抑制され、骨髄移植の際に起こるGVH反応を予防している。
- 免疫抑制剤として、アザチオプリン（プリン体合成阻害でT細胞機能を抑制する）、シクロホスファミド（分裂期のT細胞やB細胞のDNA合成を阻害する）、**シクロスポリンA**（真菌由来の物質で、ヘルパーT細胞の活性化を

阻害し，キラーT細胞の誘導が抑制される），FK506（土壌中の放線菌に由来し，キラーT細胞の誘導を阻害する），副腎皮質ステロイド（リンパ球を傷害したりリンパ組織を萎縮させる）などがある。このなかでシクロスポリンAとFK506は骨髄移植の際に使用される。

表4 非特異的免疫抑制剤

① アザチオプリン（イムラン）
- プリン体合成阻害によって，細胞の分裂と増殖を抑える。特に，T細胞機能を障害する

② シクロホスファミド
- 正確なDNA複製を阻害する。T細胞よりもB細胞への作用が強い

③ シクロスポリンA
- 真菌由来の免疫抑制物質である。ヘルパーT細胞の機能を抑制し，IL-2のようなサイトカインの産生を阻害する。また，キラーT細胞の誘導を抑える

④ FK506
- 土壌中の放線菌由来の免疫抑制物質である。シクロスポリンAと作用が似ている

⑤ 副腎皮質ステロイド
- リンパ球を障害するとともに，リンパ組織を退縮させる

⑥ 抗リンパ球血清
- ヒトリンパ球をウサギやウマに免疫して，不要特異性抗体を除去してつくられる。特に，T細胞をオプソニン化し貪食を促す

拒絶反応が起こらないようにレシピエントに免疫抑制剤を投与する。これにより，疾患の発病や進行を防止したり，病態の改善を図っていく。

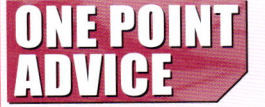

ONE POINT ADVICE
- ヒトの組織適合抗原（HLA）と検査法を理解しておこう。
- 拒絶反応に関与する免疫細胞とその機序を理解しておこう。
- 造血幹細胞移植の長所と短所を理解しておこう。
- 免疫抑制剤の種類を理解しておこう。

4 輸血

臨床免疫学

TAP & TAP

- 血液型 ⇒ ABO式血液型，Rh式血液型，血液型判定，交差適合試験，不規則性抗体
- 輸血副作用 ⇒ 不適合輸血，細菌汚染，発熱，感染症，アレルギー反応，GVHD
- 自己血輸血 ⇒ 術前貯血式，術前希釈式，術中回収式，血液の保存

輸血の目的と方法

- 輸血の主な目的は，急性の出血(外科手術や交通事故などが原因)によって失われた**循環血液量を補充すること**，ならびに**各血液成分の機能を補充する**ことである。特に，輸血により，循環している血液量が補充されて酸素運搬能が促進したり，止血が円滑に行われること，免疫能が亢進すること，などには大きな意義がある。加えて，**血液交換**によって，新生児の溶血性黄疸を治療することができるし，**血漿交換**によって，劇症肝炎などの重篤な肝不全で生じる代謝不可能な物質の排除や肝で生じる物質を補充することができる。
- 輸血においては，血液を有効に使うために，分離した特定の血液成分を，目的に応じて輸血するという**成分輸血**が主流である。最近では，輸血による感染やGVH反応（これを防ぐために，放射線照射血を使用する），同種免疫反応，免疫抑制作用などを防止するために，**自己血輸血**が推進されている。

血液型

- 人間の赤血球膜上には，ABO式血液型やRh式血液型の抗原が存在している。さらに，Lewis(ルイス)式血液型，I式血液型，P式血液型，MNSs式血液型，Lutheran(ルーテラン)式血液型，Kell(ケル)式血液型，Duffy(ダフィー)式血液型，Kidd(キッド)式血液型，Diego(ディエゴ)式血液型などに関係する抗原が存在している場合がある。輸血において，ドナーとレシピエントの間で，最初に実施されるのがABO式血液型とRh式血液型の判定である。さらに，交差適合試験を行って，適合性があれば輸血が実施される。しかし，輸血中にレシピエントになんらかの輸血副作用が生じたときには，その他の血液型抗原と不規則性抗体との反応が生じた可能性があるので，輸血は停止する。

ABO式血液型

- ABO式血液型は赤血球表面に存在する抗原と血清中に生まれつき存在する抗Aや抗Bなどの**正常同種抗体**の存在によって調べることができる。
- ABO式血液型の抗原構造については，**L-フコース**(H抗原決定基)をもつタイプをO型，**N-アセチルガラクトサミン**(A抗原決定基)をもつタイプをA型，**D-ガラクトース**(B抗原決定基)をもつタイプをB型という。この抗原を調べるには，既知の抗A血清と抗B血清を用いて，被検者の赤血球が凝

集するか否かを調べる。この方法を「**オモテ検査**」という。一方，既知のA_1型赤血球とB型赤血球を被検者の血清と反応させて，凝集の有無を観察する方法を「**ウラ検査**」という。A型のヒトは必ず抗B抗体，B型のヒトは必ず抗A，O型のヒトは抗Aと抗Bをもっている（その組み合わせが決まっている）。しかし，その組み合わせが**不一致**になることがあり，白血病やHodgkin病でA型の発現が弱くなったり，**後天性B**のように大腸菌や変形菌の感染後にO型がB型に，A型がAB型のようになることがある。なお，オモテ検査とウラ検査は必ず実施する。

- ABO式血液型の出現頻度（％）は民族によって異なり，日本人の場合には，A：O：B：AB＝40：30：20：10である。
- ABO式血液型の遺伝子は**第9染色体**にある。O遺伝子はAまたはB遺伝子に対して**劣性**である。また，その形質を表す遺伝的構成は**遺伝子型**と呼び，例えばA型の遺伝子型は，AA，AOになる。各遺伝子は，独立にメンデルの法則に従って遺伝する。
- ABO式血液型は唾液，汗，涙，尿，精液，胃液，乳汁などの体液に分泌される。この分泌されるものを**分泌型**（Se），ほとんど分泌されないものを**非分泌型**（se）と呼び，Seはseに対して優性である。この分泌型，非分泌型はメンデルの法則に従って遺伝する。また，分泌型の判定には，**唾液を用いる赤血球凝集抑制試験**を実施する。日本人の非分泌型は約25％である。
- ABO式血液型では，抗A血清あるいは抗B血清との反応性の強さにより，**亜型**がみられる。例えば，抗A血清との凝集の程度からA_1やA_2，A_3，Abantu，Ax，Aend，Afinn，Am，Aelなどの亜型がある。一方，抗B血清との反応性から，B_2，B_3，Bx，Bmなどの亜型がある。
- 赤血球表面にA抗原，B抗原，H抗原がない赤血球がまれにあり，これを**Bombay型**（ボンベイ）という。これは**O型の変種**であり，血清中には抗A，抗B，抗Hが存在する。この患者への輸血には，Bombay型しか輸血できない。
- O型の父親と弱いAB型の母から，弱いAB型の子供が生まれることがある。この理由は，同一染色体の上にAとBが位置しているためである。これを**cisAB型**という。
- 血液型の異なる2種類の赤血球をもつヒトが存在する。体細胞の一部に起こった突然変異で生じる場合を**血液型モザイク**という。また，**二卵性双生児**で胎生期に絨毛膜の血管が吻合して生じる場合を**血液型キメラ**という。

表1　ABO式血液型のオモテ検査とウラ検査

オモテ検査	市販の既知抗体（抗A，抗B）＋被検者血球：凝集を観察する 【例】A型赤血球は抗Aで凝集する
ウラ検査	被検者血清（血漿）＋既知赤血球（A_1型赤血球，B型赤血球） 【例】オモテ検査でA型のヒトは正常同種抗体として抗Bをもつので，既知のB型赤血球を凝集する

表2　ABO式血液型に判定におけるオモテ検査とウラ検査の不一致

①オモテ検査法で生じる誤りの原因
- ABO式血液型の亜型と変種の存在
- Hodgkin病や白血病による型物質の減少
- 腸内細菌感染による後天性B
- 汎凝集反応（polyagglutination：細菌汚染が原因）
- 赤血球膜の性状変化
- 赤血球抗体の結合

②ウラ検査法で生じる誤りの原因
- 寒冷凝集素の存在
- 抗Hの存在（ボンベイ型）
- 不規則性正常同種抗体の存在
- 高γグロブリン血症による連銭形成（赤血球がコインを連ねたようにつながる）
- 先天性無（低）γグロブリン血症
- 新生児
- 慢性リンパ性白血病，骨髄腫，熱傷

■Rh式血液型

- Rhは**アカゲザル**（*Macacus rhesus*）の種名の頭文字rhをとっている。ウサギを用いてつくったアカゲザル赤血球に対する抗アカゲザル赤血球抗体が，白人の85％で赤血球を凝集したことが背景にある。現在は，Rh式血液型抗原として，C抗原，c抗原，D抗原，d抗原，E抗原，e抗原が存在し，特に**D抗原をもつヒトがRh陽性，Rh₀(D+)である**。これらの抗原のなかで，抗原性が一番強いのはD抗原，次にE抗原である。
- D抗原をもたないRh陰性者は，日本人では**0.5％**，白人では**15％**である。また，日本人で最も多いRh表現型はCCDee，次にCcDEeである。したがって，輸血によって最も産生される可能性の高い抗体は，**抗E抗体**である。
- 両親がRh陽性であっても，Rh陰性の子供が生まれることがある。例えば，父の遺伝子型が(cDe/cde)，母の遺伝子型が(cDE/cde)の場合，子供の遺伝子型に(cde/cde)が現れる可能性がある。
- Rh式血液型の変異型：ヒトでは多くのエピトープから構成されるD抗原であるが，その一部分が欠損している場合がある。これをD抗原の部分欠損と呼び，**partial D**と称している。この赤血球の場合，輸血に際して受血者になるときには，D陰性と同様に扱い，供血者になるときには，D陽性と同様に扱う。一方，D抗原の発現量が全体的に減少している場合を，**weak D**という。
- Rh式抗原のすべてを欠如する赤血球があり，**Rh null型**という。したがって，この赤血球はすべてのRh式抗体と反応しない。この患者の場合，赤血球の寿命が短くなること，貧血が生じやすいこと，**口唇状赤血球**（stomatocyte）が出現すること，などが認められる。

■血液型判定法

■ABO式血液型検査法

①**オモテ検査法**

- **のせガラス法**（下記の反応を行い，5分以内に凝集の有無をみる）
  - 抗A血清1滴＋2～5％患者血液1滴，抗B血清1滴＋2～5％患者血液1滴（注意：判定用抗血清は凝集素価が1：256以上であること。凝集は反応後，15秒以内に認められること）
- **試験管法**（のせガラス法より感度が高い）
  - 抗A，抗B血清を2滴，各試験管に入れ，そこに2～5％患者赤血球を入れる。1,000rpm，1分間（あるいは3,400rpm，15秒間）遠心後，凝集の有無を観察する。

②**ウラ検査法**（通常，試験管法で実施する）

- 被検者血清2滴＋2～5％A₁赤血球浮遊液1滴，被検者血清2滴＋2～5％B型赤血球浮遊液1滴，被検者血清2滴＋2～5％O型赤血球浮遊液1滴（対照）を小試験管で行い，1,000rpm，1分間（あるいは3,400rpm，15秒間）遠心後，凝集の有無を観察する。

（注意：O型赤血球対照に凝集が生じた場合，寒冷凝集素と不規則正常同種抗体による凝集を疑う）

（**カラム凝集法**：1つのカセットで，ABO式血液型のオモテ検査，ウラ検査およびRh式血液型を同時に判定できる）

■Rh式血液型検査法

①**のせガラス法**（下記の反応を行い，凝集の有無を観察する）
- 抗D血清1滴＋40～50％被検者血球自己血清浮遊液1滴，Rh-hrコントロール血清＋40～50％被検者血球自己血清浮遊液1滴（抗Dはウシ血清アルブミンに溶かしているので，このコントロール血清との反応をみる。もし凝集が起これば，判定保留）

②**試験管法**（下記の反応を行い，1,000rpm，1分間あるいは3,400rpm，15秒間遠心して，凝集の有無を観察する）
- 抗D血清1滴＋2～5％被検者赤血球自己血清浮遊液1滴，Rh-hrコントロール血清1滴＋2～5％被検者血球自己血清浮遊液1滴
  （注意：抗Dで凝集が陰性になった場合，すぐにRh陰性と判定せず，**必ず間接抗グロブリン試験を実施する**。この確認試験は，抗グロブリン血清を加え，遠心後に凝集を観察するものである。ここで凝集が起こらなければ，Rh陰性であるが，ここで凝集が生じれば，わずかでもD抗原が存在したことになり，**weak D**と判定する。なお，Rh式血液型検査では，その血液型抗体は生まれつき存在しないので，ABO式血液型検査のようなウラ検査法はできない）

■交差適合試験（cross-match test）

- ABO式血液型，Rh式血液型の検査の後，必ず実施するのが**交差適合試験**である。
- この試験は**主試験**（major test）と**副試験**（minor test）からなり，前者は「供血者の血球と患者の血清」とを反応させるもの，後者は「供血者の血清と患者の血球」とを反応させるものである。つまり，両者の試験で**反応する抗体がないことを確かめる試験**である。なお，試験は，ABO式血液型の不適合が再度検出できるとともに，37℃で反応する**不完全抗体IgG**を検出できる方法で行われる。
- 通常，交差適合試験では，完全抗体IgMを検出できる生理的食塩水法を実施した後，不完全抗体IgGを検出する**間接抗グロブリン（クームス）法**，**膠質溶液（アルブミン）法**，**タンパク分解酵素（ブロメリン）処理法**，**低イオン強度溶液法（LISS）**（単独では行わない），ポリエチレングリコール（PEG）法などを組み合わせて行う。一般的な方法としては，生理的食塩水法の実施後，ブロメリン法，アルブミン法，間接抗グロブリン試験が行われている。
- 赤血球製剤を輸血する場合，供血者の血液型検査，間接抗グロブリン試験を含む不規則性抗体検査，患者の血液型検査が正しく行われていれば副試験は省略されてもよい。また，過去3カ月以内に輸血歴あるいは妊娠歴がある場合，交差適合試験用の検体は輸血予定日前3日以内に採取しておくことが望ましい。

表3　交差適合試験の判定

主試験 （患者血清＋供血者血球）	副試験 （患者血球＋供血者血清）	輸血適否
＋	＋	不可
＋	－	不可
－	＋	原則不可
－	－	可

■不規則性抗体

- 輸血や妊娠の既往がないヒトの血清中に，まれに抗M，抗N，抗H，抗Le^a，抗Le^b，抗P_1，抗Sなどの抗体が存在することがあり，これらを**不規則性正常同種抗体**と呼んでいる。輸血を必要とする患者の場合，ABO式型やRh式血液型の検査に加えて，患者血清中の不規則性抗体をスクリーニング検査しておくことは重要である。こうした一連の検査を**Type and Screen**という。

- 一方，ABO式以外の血液型不適合輸血が起こると，あるいは不適合妊娠が起こると，抗D，抗E，抗C，抗c，抗e，抗Le，抗Fya，抗Jkなどの**不規則性免疫同種抗体**が産生されることがある。

- 不規則性抗体の存在を調べるためには，**O型で主な血液型抗原が判明しているパネルセル**を用いて，生理的食塩水法，間接抗グロブリン法，膠質溶液法，タンパク分解酵素処理法などが行われる。パネルセルの凝集を調べ，血球の抗原表（**アンチグラム**という）から不規則性抗体を同定する。

表4 抗体スクリーニングとType & Screen（T&S）

①抗体スクリーニングの必要性
・不規則抗体スクリーニングテストで陰性が確認できていれば，交差適合試験の担う意味を軽減できる。また緊急の場合，簡便な方法で交差適合試験を行い，輸血が開始できる
②Type & Screen
・血液準備量を軽減できる。術前に交差適合試験を行い，特定の患者に特定の血液製剤を準備することはせず，術中に緊急輸血が必要になったら血液を準備する
・オモテ試験による血液型の確認，生食法による交差適合試験（主試験）によって，ABO式血液型の適合性を確認するのみで輸血を行える （T&Sの適応：ABO血液型が確定できていること，Rh_0陽性，不規則抗体スクリーニングテストで抗体陰性，術中輸血の可能性が30％以下であること，予想出血量が600m*l*以下であること）

■輸血副作用

■分類

- 輸血による副作用を大別すると，**非感染性**と**感染性**の2つがある。

■即時型輸血副作用

- 第1に，輸血途中や輸血直後に生じる**非感染性**の**即時型輸血副作用**として，免疫学的には，①血液型不適合輸血による溶血反応（例：Rh陰性のヒトにRh陽性の血液を輸血すると，抗D抗体が免疫抗体として産生される），②抗白血球抗体による発熱性非溶血反応，③抗原やアレルギー抗体の存在によるアナフィラキシーの発生，④抗血漿タンパク抗体によるじんま疹の発生，⑤抗顆粒球抗体の存在による**輸血関連急性肺障害**などがある。さらに，非免疫学的には，①輸血用血液の細菌汚染による高熱性ショック，②過剰輸血による充満性心不全，③赤血球の物理的な破壊による溶血反応，④輸血手技の未熟さによる空気塞栓などがある。

■遅延型輸血副作用

- 第2に，輸血後，数週間から数カ月で発生する**遅延型輸血副作用**がある。免疫学的には，非感染性として，①抗赤血球抗体による遅発性溶血，②提供者のリンパ球による**GVH反応**，③抗血小板抗体による輸血後紫斑病，④提供者の各血液成分抗原の免疫による同種免疫感作などがある。非免疫学的には，感染性として，①**肝炎ウイルス**（HBV，HCVなど血液介在性ウイル

ス）による肝炎の発症，②**エイズウイルス**（HIV-1，HIV-2など）などによるAIDSの発症，③その他，**梅毒トレポネーマ**，**成人T白血病ウイルス**，サイトメガロウイルス（CMV）による感染症の伝播，などが問題になっている。

表5 輸血の主な副作用

①赤血球型不適合輸血による副作用（特に，Rh$_0$陰性（D−）のヒトにRh$_0$（D＋）の血液を輸血したとき，抗D抗体が産生される）
②血液の細菌汚染による副作用
③抗HLA抗体による発熱副作用
④輸血による感染症（梅毒，マラリア，HIV，HTLV-1，HBV，HCV，サイトメガロウイルスなど）
⑤アレルギー反応の惹起
⑥GVHD（移植片対宿主病）の惹起（予防は自己血輸血あるいは放射線照射血の使用）
⑦若い女性への輸血による血液型不適合妊娠の増加

移植片対宿主病（graft-versus-host disease：GVHD）

- 輸血血液中にリンパ球が存在すると，それが患者の体内で患者組織を非自己として認識するために攻撃する。これが**GVHD**であり，通常，輸血後1〜2週間で発病してくる。その特徴は，発熱，皮膚の紅斑，下痢，肝障害，骨髄の低形成などの症状にある。また，臨床所見として，トランスアミナーゼやビリルビンが増加する。
- GVHDが生じる理由は，移入された細胞のなかにリンパ球が存在すること，宿主は移入細胞を拒絶しないこと，などがある。したがって，極力，新鮮血液の使用は避けると同時に，組織適合性を考慮してHLAのタイピングによる適合を重視している。
- 免疫学的な診断として，細胞傷害性T細胞（キラーT細胞）の表皮内浸潤を証明することがある。さらに，末梢血液中に患者のリンパ球と供血者由来のリンパ球が増殖してキメラの状態にあることを証明することは，確定診断になる（マイクロサテライトDNA多型を指標にPCR法にて調べる）。
- GVHDの予防としては，自己血の使用あるいは放射線照射血を使用することがある。

表6 GVHによる免疫反応

移植片対宿主反応がみられる主な生命現象

①こびと病（Runt disease）
- 幼若動物あるいは胎児に成熟動物の脾細胞，リンパ球，胸腺細胞を移入すると，発生する。その結果，発育が不良になり，死に至る。ヒトの場合，原発性免疫不全症などで，胸腺細胞や骨髄細胞の移植を受けた際に生じる

②消耗病（Wasting disease）
- 免疫能が抑制された成体に移入すると，発熱，貧血，体重減少，発疹，下痢，脾腫などがみられ，消耗状態になる。抗がん剤投与や放射線治療を受けた患者に骨髄移植した際に生じる

③シモンセン現象（Simonsen phenomenon）
- 異系のT細胞を含む白血球をニワトリの発育鶏卵に移入すると，炎症や細胞浸潤巣，脾腫などが現れる

自己血輸血

- 同種血の輸血を実施する場合，さまざまな輸血副作用が生じる可能性がある。そこで，患者自身の血液をあらかじめ採血して保存しておけば，外科手術などで血液が必要になった際，その自己の血液を利用することができる。この方法が**自己血輸血**と呼ばれる。この方法では，同種免疫，輸血感染症，あるいは輸血後GVHDやまれな血液型抗体による副作用などを予防

することができ，たいへん有効な方法になっている。
● 一般的に，手術が予定されている患者の血液を採血しておき，また手術中に出血した血液を回収した自己の血液を輸血に用いている。

■術前貯血式

● この方法は適応が広く，手術中の輸血が可能である。通常，1回の採血量は**400ml**が基本で，体重50kg以下では採血量を「400ml×患者の体重÷50kg」の式で算出する。この方法では，手術予定日まで貯血期間を設定できるのが利点であるが，採血に耐えられる患者が対象になる。なお，術前に採血し，液状で保存しておき輸血に用いる方法を**液状保存自己血輸血**という。また，術前に採血し，赤血球と血漿を分離して凍結保存しておき，手術時に解凍して輸血に用いる方法を**凍結保存自己血輸血**と呼んでいる。

■術前希釈式

● 手術時の麻酔導入直後に自己血を血液バッグに採血し，デキストランなどの**代用血漿**で循環血漿量を維持する方法である。このとき，患者血液が代用血漿で薄くなるので希釈式という。患者血液は希釈されているので，出血した血液中の赤血球量が少なくなること，採取した自己血は新鮮であり凝固因子の補充になること，取り違い事故は起こりにくいこと，などの利点がある。この方法は準備期間の必要はなく，多くの疾患が適応になる。一方，希釈に使用する代用血漿の使用が好ましくない場合には，適応から除かれる。しかし，血栓の予防には，代用血漿はよい。長所として，免疫反応がないこと，ウイルス感染がないこと，貯血期間が不要であることなどが知られている。

■術中回収式

● 緊急時の大量出血にも対応できる方法である。手術中に出血した血液を採取しておき，洗浄することなく，そのまま輸血に用いる。一方，得られた血液を遠心分離し洗浄して，主に赤血球成分を輸血として戻す場合もある。細菌汚染の可能性がない臓器の手術に応用できる。通常，この回収式では，半自動的に機械化されたシステムを用いて生理的食塩液で洗浄する方法が一般的である。

表7 自己血輸血の種類と特徴

①術前貯血式
・手術予定の約2〜3週間前から貯血開始する
・長所として，免疫反応とウイルス感染がないことがある
・短所として，貯血量に制限があること，患者の貧血状態がある
②術前希釈式
・手術直前に脱血して保管する
・長所として，免疫反応とウイルス感染がないこと，貯血期間が不要であることがある
・短所として，脱血量に制限があること，循環動態が変化することがある
③術中回収式
・手術中に出血した血液を回収する
・長所として，免疫反応とウイルス感染がないこと，緊急時に対応できることがある
・短所として，空気塞栓，細菌や腫瘍細胞の混入がある

■自己血輸血の注意点

● 他の患者に誤って輸血されるという血液の取り違えに注意する。また，有病者を対象にする採血であるので，採血時の合併症には注意する。さらに，

心虚血性発作の誘発に留意する。また，細菌のなかで，低温でも増殖する緑膿菌や食中毒菌である*Yersinia enterocolitica*(エルシニア エンテロコリチカ)菌の汚染には注意する。

◾血液の保存

- 血液保存液には，通常，CPD（citrate, phosphate, dextroseの頭文字）液を用いる（有効期限：21日間）。また，MAP（mannitol, adenosine, phosphateの頭文字）液は，術前貯血に有用である（有効期限：42日間）。
- 長期間，赤血球を保存するには，凍結保存法が有用である。赤血球に凍結保護液としてグリセリンを加え，−80℃で凍結保存すると，約10年間有効に保存される。

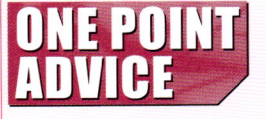

ONE POINT ADVICE
- ABO式血液型とRh式血液型を理解しておこう。
- 交差適合試験の意義を理解しておこう。
- 不規則性抗体の検査の意義を理解しておこう。
- 輸血の副作用を理解しておこう。
- GVHDを理解しておこう。
- 自己血輸血の役割と方法を理解しておこう。

Index 和文●欧文

あ

アイウエオティップス……………428
アイゼンメンゲル症候群…………482
アクシデント………………………338
悪性貧血……………………………616
悪性リンパ腫…………………624, 628
亜酸化窒素……………………367, 639
アジソン病…………………………516
アシドーシス………………………422
アスペルギルス症…………………557
アダムス・ストークス発作………500
圧規定様式……………………………7
圧サイクル式…………………………7
圧ジェネレータ方式…………………6
圧支持換気……………………………9
圧縮空気……………………………368
圧量曲線………………………………39
アデノウイルス……………………559
アテローム…………………………473
　　──血栓性脳梗塞……………528
アナフィラキシー
　　──型過敏症…………………759
　　──ショック…………………424
アナログ
　　──X線像撮影法……………311
　　──脳波計……………………269
アニオンギャップ…………………423
アブレーションカテーテル………190
アベイラビリティ…………………383
アミノ酸代謝………………………734
アメーバ赤痢………………………563
アルカローシス……………………422
アルコール性肝炎…………………601
アルツハイマー病…………………531
アレルギー疾患……………………759
アレンのテスト……………………668
安静時狭心症………………………490
安全
　　──管理………………………16
　　──管理技術……………362, 363
　　──機構………………………385
　　──基準………………………347
　　化学的──……………………345
　　機械的──……………………345
　　光学的──……………………345
　　生物学的──…………………345
　　電気的──……………………345
　　熱的──………………………345
　　放射線的──…………………345
アンビューバッグ…………………42

い

胃・十二指腸潰瘍…………………589
胃癌…………………………………590
異型狭心症…………………………491
異型リンパ球………………………623
意識障害………………………427, 523
意識の変容…………………………523

異常心電図……………………708, 709
異常ヘモグロビン症………………619
移植…………………………………435
　　──片対宿主病………………777
　　──免疫………………………766
イソフルラン………………………640
一次救命処置…………………426, 680
　　──のABC…………………427
一次止血……………………………631
一時的止血法………………………433
一酸化炭素中毒……………………537
一酸化窒素治療装置………………43
一般用吸引器………………………192
遺伝性球状赤血球症…………618, 619
イミュニティ………………………388
医用赤外線画像装置………………303
医用接地方式………………………353
医用電気機器の安全基準…………348
医用電気システム…………………351
　　──の安全基準………………351
医療安全……………………………691
医療ガス……………………………367
　　──安全・管理委員会………376
　　──の事故……………………376
　　──の種類……………………367
　　──配管設備…………………371
　　──配管設備諸元表…………373
　　──保守点検指針……………377
医療機器
　　──安全管理責任者……339, 396
　　──の再評価制度……………400
　　──の分類……………………399
　　──のライフサイクル………362
医療チーム…………………………412
医療法………………………………395
イレウス……………………………595
　　機械性──……………………595
　　絞扼性──……………………595
　　閉塞性──……………………595
　　麻痺性──……………………595
インシデント………………………338
インストスイッチ…………………261
インスリン…………………………518
院内感染……………………………684
　　──対策………………………686
インピーダンス
　　──整合………………………244
　　──法…………………………294
インフォームドコンセント………441
インフルエンザ
　　──ウイルス…………………559
　　──桿菌………………………451

う

ウィーニング………………………14
ウイルス
　　──感染症……………………557
　　──性肝炎……………………597
　　──性肺炎……………………451

植込み型除細動器…………………179
植込み型ペースメーカ……………183
ウォータトラップ……………………6
ウラ検査法…………………………774
ウロン酸回路………………………726
運動型血液ポンプ……………………50
運動障害……………………………525
運動神経伝導速度……………718, 719
運動単位……………………………717
　　──電位………………………717

え

エアロゾル……………………………33
永久的止血法………………………434
衛生的手洗い………………………439
エキシマレーザ……………………213
液性免疫…………………………74, 752
液体酸素装置…………………………32
液濃縮器………………………………67
エチレンオキサイドガス滅菌……688
エネルギー
　　──サブトラクション………313
　　──代謝………………………741
　　磁気──………………………342
　　超音波──……………………341
　　電気──………………………340
　　熱──…………………………342
　　光──…………………………342
　　物理──………………………340
　　放射線──……………………343
エフェドリン………………………644
遠隔計測器…………………………262
炎症性腸疾患………………………592
遠心ポンプ……………………………53
エンドトキシン……………………142

お

応急・救急処置……………………426
黄色ブドウ球菌……………………545
黄疸…………………………………419
　　新生児──……………………420
　　体質性──……………………420
　　閉塞性──……………………419
　　溶血性──……………………419
オウム病……………………………555
オートクレーブ……………………406
オシロメトリック法………………280
おたふくかぜ………………………561
オフラインHDF…………………112
オモテ検査法………………………774
音響エコー…………………………603
オンラインHDF…………………113

か

外因性血液凝固……………………632
外傷…………………………………445
　　胸部──………………………445

多発――― 446
頭部――― 445
腹部――― 446
改正医療法 395
外装漏れ電流 348
外窒息 468
解糖系 724
外部雑音 251
潰瘍性大腸炎 592
加温加湿器 5, 35
　――の種類 35
　　Bubble diffusion型 36
　　Pass-over型 35
　　Wick型 35
化学的安全 345
化学的消毒法 689
化学療法 538
　――剤 538
過換気症候群 468
核磁気共鳴 317
　――画像計測 317
核心温度 302
覚醒度の障害 523
拡張型心筋症 494
獲得耐性 541
過呼吸 714
過酸化水素ガスプラズマ滅菌法 406
過酸化水素低温プラズマ滅菌 688
下肢静脈瘤 477
下垂体
　――疾患 511
　――性巨人症 511
　――腺腫 512
ガス壊疽菌 552
かぜ症候群 452
画像機器 414
褐色細胞腫 516
活性化部分トロンボプラスチン時間 634
活性凝固時間 87
カテーテルアブレーション装置 189
カフ振動法 280
カプセル内視鏡 330
カプノメータ 39, 295
過分葉好中球 617
芽胞染色 551
鎌状赤血球症 618, 619
仮面様顔貌 532
カリニ肺炎 451
カルテ 414
ガワーズ徴候 533
簡易酸素マスク 27
肝炎 597, 598
　劇症―― 599
　慢性―― 599
　　A型―― 597
　　B型―― 597
　　C型―― 598
寛解後療法 625
寛解導入療法 625
眼窩下神経ブロック 654

感覚神経
　――活動電位 719
　――伝導速度 718, 719
眼窩上神経ブロック 654
肝癌 600
換気
　――機能検査 693
　――モード 8
　――モニタ 38
　――様式 7
　――量計 39
圧支持―― 9
間欠的強制―― 9
間欠的陽圧―― 8
気道圧開放―― 10
逆比―― 8
高頻度―― 9
支持―― 9
持続的陽圧―― 8
従圧式換気 670
従量式換気 670
同期式間欠的強制換気 9
非侵襲的陽圧換気 24
肝機能障害 638
間欠的強制換気 9
観血的動脈圧測定法 667
間欠的陽圧換気 8
肝硬変 599
カンジダ症 556
患者管理 16, 441
患者測定電流 348, 358
患者漏れ電流 348
冠状動脈のAHA分類 509
眼振計 276
眼振図 276
眼振電位計 276
肝性脳症 537
間接接触感染 404
間接変換型FPD方式 312
関節リウマチ 764
感染
　――経路別病原微生物 685
　――経路別予防法 687
　――症 544
　――性心内膜炎 507
　――性腸炎 593
　――対策チーム 687
　――防止 403, 684
　産道―― 598
　垂直―― 598
　水平―― 598
　性的―― 598
完全吸入麻酔 651
完全静脈麻酔 641, 651
完全置換型人工心臓 104
間代性けいれん 526
観血式血圧計 277
肝内結石 602
乾熱滅菌 688
ガンマカメラ回転型SPECT 324

灌流指数 78
灌流量 76
緩和
　――過程 319
　――現象 319
　――時間 317

き

機械性イレウス 595
機械的安全 345
機械的治療機器 192
飢餓状態 728
気管吸引 17
気管支喘息 458
気管挿管 16, 648
　――チューブ 648
　――の手順 650
　――のデバイス 648
機器装着部の形別分類 349
気胸 467
寄生虫感染症 564
気道
　――圧開放換気 10
　――確保 426, 647
　――抵抗 291
　――内圧 291
　――内陽圧式 2
機能検査 693
　換気―― 693
　呼吸―― 693
機能的残気量 695
気泡型人工肺 56
基本的外科手技 432
逆比換気 8
逆流性食道炎 586
吸引回路 65
吸引器 192
　般用―― 192
　携帯型―― 194
　低圧持続―― 192
吸気 2
　――サイクル 7
　――終末休止 11
救急医療 680
救急のABC 680
急性胃炎 588
急性肝炎 598
急性呼吸窮迫症候群 461
急性骨髄性白血病 625
急性腎盂腎炎 572
急性心筋炎 508
急性腎不全 569, 579
急性膵炎 605
急性虫垂炎 594
急性腹症 607
急性閉塞性化膿性胆管炎 604
急性膀胱炎 572
吸着型濃縮装置 31
吸着カラムの種類 115

吸着療法	115	
吸入麻酔薬	639	
吸入療法	33	
胸郭外陰圧式	2	
胸腔ドレナージ	435	
狭心症	490	
安静時――	490	
異型――	491	
労作性――	490	
胸水	417	
滲出性――	417	
漏出性――	417	
橋中心脱髄症候群	585	
強直性けいれん	526	
胸部外傷	445	
胸膜炎	469	
共鳴現象	318	
局所麻酔	651	
虚血性心疾患	490, 509	
虚血性腸炎	594	
巨視的磁化ベクトル	318	
巨赤芽球	617	
――性貧血	616	
拒絶反応	767	
ギラン・バレ症候群	534	
起立性低血圧症	471	
キリップ分類	505	
筋萎縮性側索硬化症	532	
菌交代現象	540	
筋弛緩拮抗剤	644	
筋電計	274	
筋電図	271, 717	
緊縛法による止血	434	

く

クインケ徴候	488	
空気感染	403	
クエン酸回路	725	
クッシング症候群	516	
くも膜下出血	527	
クラミジア感染症	555	
グラム陰性桿菌	451, 544	
グラム陰性球菌感染症	547	
グラム陰性好気性桿菌感染症	550	
グラム陰性通性嫌気性桿菌感染症	548	
グラム染色	544	
グラム陽性桿菌	544	
グラム陽性球菌	450, 544	
――感染症	545	
グラム陽性無芽胞菌感染症	546	
クリアランス	721	
クリーゼ	534	
クリグラー・ナジャ症候群	419	
クリティカル器具	405	
クリニカルパス	441	
クリプトコッカス症	556	
グルクロン酸経路	726	
クレブシエラ	451, 549	
クレブス回路	725	

クロージングボリューム	700	
クローン病	593	

け

経カテーテル的肝動脈塞栓術	600	
経時サブトラクション	314	
計測誤差	235	
計測論	230	
携帯型吸引器	194	
携帯型テープ心電計	261	
経尿道的尿管砕石術	574	
経皮的冠動脈インターベンション	198	
経皮的腎砕石術	573	
経皮的心肺補助法	102	
警報システム	387	
けいれん	526	
間代性――	526	
強直性――	526	
外科学手術概論	430	
劇症肝炎	599	
ケタミン	642	
血圧	277	
――異常	470	
――トランスデューサ	278	
血液ガス		
――測定	44	
――分析	86, 298, 701	
血液型	772	
――判定法	774	
ABO式――	772	
血液凝固因子	633	
血液検査	414	
血液浄化器	119	
血液浄化療法	108, 536	
血液透析	109, 580	
――時のトラブル	146	
血液分布異常性ショック	431	
血液ポンプ	50	
血液濾過	112	
――透析	112, 113	
結核菌	552	
血管外傷	479	
血管原性脳塞栓	528	
血管性紫斑病	638	
血球		
――の機能	610	
――の寿命	610	
――の成熟	609	
――の分化	609	
血胸	467	
結紮	434	
血漿交換	114	
血小板血栓	631	
血小板減少症		
特発性――紫斑病	635	
ヘパリン起因性――	635, 636	
薬剤性――	635	
結石症	572	
結石破砕装置	194	

血栓	476	
――性血小板減少性紫斑病	637	
血糖調整ホルモン	726	
血友病A	637	
血友病B	637	
血流計	282	
限外濾過	114	
――器	67	
言語障害	526	
原虫感染症	563	
原発性アルドステロン症	517	
原発性マクログロブリン血症	630	

こ

抗HIV療法	561	
高Na透析	129	
高圧ガス保安法	370	
降圧剤	644	
高圧蒸気滅菌	688	
――装置	406	
――法	406	
抗ウイルス薬	543	
光学的安全	345	
高カリウム血症	583	
高カルシウム血症	584	
高気圧酸素療法	537	
高気圧治療	44	
高気圧療法	44	
好気性菌	544	
抗凝固薬	122	
抗凝固療法	73	
抗菌スペクトル	540	
抗菌薬	539	
――の副作用	540	
抗結核薬	542	
交差適合試験	775	
――の判定	775	
抗酸菌感染症	552	
抗酸性染色	553	
高脂血症	520	
高周波電流	340	
甲状腺機能亢進症	513	
甲状腺機能低下症	514	
甲状腺疾患	513	
抗真菌薬	542	
高浸透高血糖症候群	728	
高水準消毒	405, 408	
光線治療器	216	
高速高感度形漏電遮断器	356	
拘束性肺疾患	456, 459	
抗体	752	
――依存性細胞傷害作用	760	
好中球	757	
高張性脱水	421	
後天性嚢胞性腎疾患	583	
後天性免疫不全症候群	561	
高濃度糖加維持液の組成	676	
高頻度換気	9	
硬膜外麻酔	652, 653	

高密度リポタンパク質⋯⋯⋯⋯⋯⋯⋯729
絞扼性イレウス⋯⋯⋯⋯⋯⋯⋯⋯⋯595
高リン血症⋯⋯⋯⋯⋯⋯⋯⋯⋯⋯⋯585
誤嚥⋯⋯⋯⋯⋯⋯⋯⋯⋯⋯⋯⋯⋯428
コーティング⋯⋯⋯⋯⋯⋯⋯⋯⋯⋯61
呼気⋯⋯⋯⋯⋯⋯⋯⋯⋯⋯⋯⋯⋯⋯2
　　──ガス分析⋯⋯⋯⋯⋯⋯⋯701
　　──終末陽圧⋯⋯⋯⋯⋯⋯⋯11
呼吸
　　──回路⋯⋯⋯⋯⋯⋯⋯⋯⋯⋯5
　　──確保⋯⋯⋯⋯⋯⋯⋯⋯⋯426
　　──器感染症⋯⋯⋯⋯⋯⋯⋯450
　　──機能検査⋯⋯⋯⋯⋯⋯⋯693
　　──筋麻痺⋯⋯⋯⋯⋯⋯⋯⋯463
　　──困難⋯⋯⋯⋯⋯⋯⋯⋯⋯418
　　──不全⋯⋯⋯⋯⋯⋯⋯⋯⋯460
国際前立腺症状スコア⋯⋯575, 576
国際単位系⋯⋯⋯⋯⋯⋯⋯⋯⋯⋯230
国際電気標準会議⋯⋯⋯⋯⋯⋯⋯347
国際標準化機構⋯⋯⋯⋯⋯⋯⋯⋯347
故障の木解析⋯⋯⋯⋯⋯⋯⋯⋯⋯381
骨髄
　　──異形成症候群⋯⋯⋯614, 624
　　──性白血病⋯⋯⋯⋯⋯⋯⋯624
　　──線維症⋯⋯⋯⋯⋯⋯624, 627
小人症⋯⋯⋯⋯⋯⋯⋯⋯⋯⋯⋯⋯512
コレラ菌⋯⋯⋯⋯⋯⋯⋯⋯⋯⋯⋯549
コロトコフ音⋯⋯⋯⋯⋯⋯⋯⋯⋯280
コンプライアンス⋯⋯⋯⋯⋯39, 291
コンベックス走査⋯⋯⋯⋯⋯⋯⋯309
根本原因分析⋯⋯⋯⋯⋯⋯⋯⋯⋯382

さ

差圧式流量計⋯⋯⋯⋯⋯⋯⋯⋯⋯292
サーファクタント⋯⋯⋯⋯⋯⋯⋯461
サーマルアレイ式レコーダ⋯⋯⋯261
細菌の基本構造⋯⋯⋯⋯⋯⋯⋯⋯539
細菌培養⋯⋯⋯⋯⋯⋯⋯⋯⋯⋯⋯545
在郷軍人病⋯⋯⋯⋯⋯⋯⋯⋯⋯⋯451
最小感知電流⋯⋯⋯⋯⋯⋯⋯⋯⋯344
再生不良性貧血⋯⋯⋯⋯⋯⋯⋯⋯614
最大換気量⋯⋯⋯⋯⋯⋯⋯⋯⋯⋯694
最大吸気量⋯⋯⋯⋯⋯⋯⋯⋯⋯⋯695
在宅血液透析⋯⋯⋯⋯⋯⋯⋯⋯⋯131
在宅酸素療法⋯⋯⋯⋯⋯⋯⋯⋯⋯31
サイトカイン
　　──の種類⋯⋯⋯⋯⋯⋯⋯⋯431
　　──誘発反応⋯⋯⋯⋯⋯⋯⋯430
サイトメガロウイルス⋯⋯⋯⋯⋯558
細胞外液補充液⋯⋯⋯⋯⋯⋯⋯⋯675
細胞刺激性過敏症⋯⋯⋯⋯⋯⋯⋯761
細胞傷害型過敏症⋯⋯⋯⋯⋯⋯⋯759
細胞傷害性T細胞⋯⋯⋯⋯⋯⋯⋯756
細胞性免疫⋯⋯⋯⋯⋯⋯⋯⋯75, 755
細胞内毒素⋯⋯⋯⋯⋯⋯⋯⋯⋯⋯142
サクシニルコリン⋯⋯⋯⋯⋯⋯⋯644
坐骨神経ブロック⋯⋯⋯⋯⋯⋯⋯657
さじ状爪⋯⋯⋯⋯⋯⋯⋯⋯⋯⋯⋯613
左心不全⋯⋯⋯⋯⋯⋯⋯⋯⋯⋯⋯503

雑音⋯⋯⋯⋯⋯⋯⋯⋯⋯⋯⋯⋯⋯251
　　外部──⋯⋯⋯⋯⋯⋯⋯⋯⋯251
　　内部──⋯⋯⋯⋯⋯⋯⋯⋯⋯251
　　フリッカ──⋯⋯⋯⋯⋯⋯⋯251
殺菌作用⋯⋯⋯⋯⋯⋯⋯⋯⋯⋯⋯540
サラセミア⋯⋯⋯⋯⋯⋯⋯⋯618, 619
サルモネラ⋯⋯⋯⋯⋯⋯⋯⋯⋯⋯548
酸塩基平衡緩衝系⋯⋯⋯⋯⋯⋯⋯71
酸化エチレンガス⋯⋯⋯⋯⋯⋯⋯368
　　　　　　──滅菌法⋯⋯⋯⋯406
残気量⋯⋯⋯⋯⋯⋯⋯⋯⋯⋯⋯⋯695
酸素⋯⋯⋯⋯⋯⋯⋯⋯⋯⋯⋯⋯⋯367
　　──濃度計⋯⋯⋯⋯⋯⋯⋯⋯45
　　──濃度調節器⋯⋯⋯⋯⋯⋯4
　　──ブレンダ⋯⋯⋯⋯⋯⋯⋯4
　　──ボンベ⋯⋯⋯⋯⋯⋯⋯⋯32
　　──流量計⋯⋯⋯⋯⋯⋯⋯660
　　──療法⋯⋯⋯⋯⋯⋯⋯⋯⋯27
産道感染⋯⋯⋯⋯⋯⋯⋯⋯⋯547, 598

し

指圧法による止血⋯⋯⋯⋯⋯⋯⋯433
紫外線照射消毒⋯⋯⋯⋯⋯⋯⋯⋯689
視覚誘発電位⋯⋯⋯⋯⋯⋯⋯⋯⋯716
時間サイクル式⋯⋯⋯⋯⋯⋯⋯⋯7
磁気エネルギー⋯⋯⋯⋯⋯⋯⋯⋯342
色素レーザ⋯⋯⋯⋯⋯⋯⋯⋯⋯⋯213
ジギタリス⋯⋯⋯⋯⋯⋯⋯⋯⋯⋯495
子宮筋腫⋯⋯⋯⋯⋯⋯⋯⋯⋯⋯⋯578
　　──発生部位⋯⋯⋯⋯⋯⋯⋯578
子宮頸癌⋯⋯⋯⋯⋯⋯⋯⋯⋯⋯⋯577
子宮体癌⋯⋯⋯⋯⋯⋯⋯⋯⋯⋯⋯577
糸球体濾過量⋯⋯⋯⋯⋯⋯⋯⋯⋯720
刺激(興奮)伝導系⋯⋯⋯⋯⋯⋯⋯706
止血⋯⋯⋯⋯⋯⋯⋯⋯⋯⋯⋯⋯⋯631
止血法⋯⋯⋯⋯⋯⋯⋯⋯⋯⋯⋯⋯433
　　──一時的⋯⋯⋯⋯⋯⋯⋯⋯433
　　──永久的⋯⋯⋯⋯⋯⋯⋯⋯434
　　──指圧法による⋯⋯⋯⋯⋯433
自己血輸血⋯⋯⋯⋯⋯⋯⋯⋯⋯⋯777
自己膨張型マスク⋯⋯⋯⋯⋯⋯⋯42
自己免疫
　　──疾患⋯⋯⋯⋯⋯⋯⋯⋯⋯534
　　──性溶血性貧血⋯⋯⋯618, 620
　　──病⋯⋯⋯⋯⋯⋯⋯⋯⋯⋯763
支持換気⋯⋯⋯⋯⋯⋯⋯⋯⋯⋯⋯9
脂質異常症⋯⋯⋯⋯⋯⋯⋯⋯⋯⋯520
脂質代謝⋯⋯⋯⋯⋯⋯⋯⋯⋯⋯⋯728
　　──異常⋯⋯⋯⋯⋯⋯⋯⋯⋯732
事象関連電位⋯⋯⋯⋯⋯⋯⋯⋯⋯716
視診⋯⋯⋯⋯⋯⋯⋯⋯⋯⋯⋯⋯⋯413
システム安全⋯⋯⋯⋯⋯⋯⋯⋯⋯380
システム分析手法⋯⋯⋯⋯⋯380, 381
ジストロフィン遺伝子⋯⋯⋯⋯⋯533
自然耐性⋯⋯⋯⋯⋯⋯⋯⋯⋯⋯⋯541
持続的気道陽圧⋯⋯⋯⋯⋯⋯⋯⋯10
持続的血液浄化療法⋯⋯⋯⋯⋯⋯116
持続的陽圧換気⋯⋯⋯⋯⋯⋯⋯⋯8
失語⋯⋯⋯⋯⋯⋯⋯⋯⋯⋯⋯⋯⋯526

至適灌流量⋯⋯⋯⋯⋯⋯⋯⋯⋯⋯80
自動体外式除細動器⋯⋯⋯⋯⋯⋯179
自発呼吸⋯⋯⋯⋯⋯⋯⋯⋯⋯⋯⋯2
ジフテリア菌⋯⋯⋯⋯⋯⋯⋯⋯⋯546
ジャクソンリース回路⋯⋯⋯⋯⋯42
遮断弁⋯⋯⋯⋯⋯⋯⋯⋯⋯⋯⋯⋯375
シャットオフバルブ⋯⋯⋯⋯⋯⋯375
煮沸消毒⋯⋯⋯⋯⋯⋯⋯⋯⋯⋯⋯689
従圧式換気⋯⋯⋯⋯⋯⋯⋯⋯⋯⋯670
縦隔腫瘍⋯⋯⋯⋯⋯⋯⋯⋯⋯⋯⋯469
収縮性心外膜炎⋯⋯⋯⋯⋯⋯⋯⋯508
重症筋無力症⋯⋯⋯⋯⋯⋯⋯⋯⋯533
重症複合免疫不全⋯⋯⋯⋯⋯⋯⋯762
集中治療⋯⋯⋯⋯⋯⋯⋯⋯⋯427, 663
シュードモナス⋯⋯⋯⋯⋯⋯⋯⋯550
従量式換気⋯⋯⋯⋯⋯⋯⋯⋯⋯⋯670
粥腫⋯⋯⋯⋯⋯⋯⋯⋯⋯⋯⋯⋯⋯473
手指消毒法⋯⋯⋯⋯⋯⋯⋯⋯⋯⋯439
手術
　　──安全チェックリスト⋯⋯691
　　──器械・材料の滅菌⋯⋯⋯440
　　──時手洗い⋯⋯⋯⋯⋯⋯⋯440
　　──部位感染⋯⋯⋯⋯⋯⋯⋯685
　　──野の消毒⋯⋯⋯⋯⋯⋯⋯440
出血性素因⋯⋯⋯⋯⋯⋯⋯⋯631, 634
出血性貧血⋯⋯⋯⋯⋯⋯⋯⋯⋯⋯620
術後合併症⋯⋯⋯⋯⋯⋯⋯⋯⋯⋯444
術後管理⋯⋯⋯⋯⋯⋯⋯⋯⋯⋯⋯443
術前管理⋯⋯⋯⋯⋯⋯⋯⋯⋯⋯⋯441
術前リスク評価⋯⋯⋯⋯⋯⋯⋯⋯442
術中管理⋯⋯⋯⋯⋯⋯⋯⋯⋯⋯⋯442
手動式(体外式)除細動器⋯⋯⋯⋯175
主要組織適合遺伝子複合体⋯⋯⋯753
シュレーダ方式アダプタプラグ⋯375
シュレーダ方式ソケット⋯⋯⋯⋯375
循環確保⋯⋯⋯⋯⋯⋯⋯⋯⋯⋯⋯426
循環機能検査⋯⋯⋯⋯⋯⋯⋯⋯⋯705
循環血液減少⋯⋯⋯⋯⋯⋯⋯⋯⋯429
循環血液量減少性ショック⋯424, 431
循環動態⋯⋯⋯⋯⋯⋯⋯⋯⋯⋯⋯75
昇圧剤⋯⋯⋯⋯⋯⋯⋯⋯⋯⋯⋯⋯644
笑気⋯⋯⋯⋯⋯⋯⋯⋯⋯⋯⋯367, 639
症候性肥満⋯⋯⋯⋯⋯⋯⋯⋯⋯⋯420
小細胞癌⋯⋯⋯⋯⋯⋯⋯⋯⋯⋯⋯454
上大静脈症候群⋯⋯⋯⋯⋯⋯⋯⋯477
消毒⋯⋯⋯⋯⋯⋯⋯⋯⋯408, 439, 688
　　──高水準⋯⋯⋯⋯⋯⋯405, 408
　　──紫外線照射⋯⋯⋯⋯⋯⋯689
　　──煮沸⋯⋯⋯⋯⋯⋯⋯⋯⋯689
　　──中水準⋯⋯⋯⋯⋯⋯405, 408
　　──低水準⋯⋯⋯⋯⋯⋯405, 408
　　──熱水⋯⋯⋯⋯⋯⋯⋯⋯⋯689
消毒法⋯⋯⋯⋯⋯⋯⋯⋯⋯⋯⋯⋯689
　　化学的──⋯⋯⋯⋯⋯⋯⋯⋯689
　　物理的──⋯⋯⋯⋯⋯⋯⋯⋯689
消毒薬⋯⋯⋯⋯⋯⋯⋯⋯⋯⋯⋯⋯690
小児(低体重)透析⋯⋯⋯⋯⋯⋯⋯130
触診⋯⋯⋯⋯⋯⋯⋯⋯⋯⋯⋯⋯⋯413
食道癌⋯⋯⋯⋯⋯⋯⋯⋯⋯⋯⋯⋯586
食道静脈瘤⋯⋯⋯⋯⋯⋯⋯⋯⋯⋯587

植皮法	435	
除細動器	173	
──の種類	175	
手動式(体外式)──	175	
女性生殖器	577	
ショック	424, 431	
──の診断基準	432	
アナフィラキシー──	424	
血液分布異常性──	431	
循環血液量減少性──	424, 431	
神経原性──	424	
心原性──	424, 431	
敗血症性──	424	
閉塞性ショック	431	
処方透析	130	
シリンジポンプ	204	
ジルチアゼム	645	
ジルベール症候群	419	
心・血管系インベーンション装置	197	
心音図	712	
心機図	712	
腎機能検査	720	
真菌感染症	556	
心筋梗塞	492	
──合併症	493	
心筋症	494	
真菌性肺炎	452	
心筋保護	91	
──液注入法	93	
心腔内吸引血貯血槽	65	
シングルチャンバペースメーカ	183	
シングルニードル透析	131	
神経・筋肉疾患	527	
神経系障害	523	
神経原性ショック	424	
心係数	705	
神経伝導速度	273, 718	
腎血流量	721	
心原性ショック	424, 431, 506	
心原性脳塞栓	528	
進行胃癌	591	
腎硬化症	569	
人工血管	95	
信号源インピーダンス	244	
人工呼吸	2	
──器関連肺炎	18	
──器の開始基準	12	
──器の基本構造	4	
──器の警報	19	
──器の初期設定	13	
──の保守点検	22	
──療法	2	
人工心肺	48, 61	
──装置内モニタリング	87	
進行性筋ジストロフィ	533	
人工肺	56	
気泡型──	56	
ハードシェル──	56	
フィルム型──	57	
膜型──	59	

人工鼻	36	
人工弁	96	
腎細胞癌	570	
診察	413	
心磁計	264	
心磁図	262	
心室細動電流	344	
心室性期外収縮	497	
心室中隔欠損症	481	
侵襲	430	
滲出性胸水	417	
滲出性腹水	418	
腎性骨異栄養症	583	
新生児黄疸	420	
──光線治療器	216	
新生児呼吸窮迫症候群	461	
真性赤血球増加症	621	
真性大動脈瘤	473	
腎性貧血	615	
新生物	454	
振戦	532	
心臓磁気計測装置	264	
心臓循環器計測	255	
心臓ペースメーカ	181	
診断	414	
心タンポナーデ	508	
心停止	426	
心電図	255, 426, 706	
心嚢ドレナージ	435	
腎の奇形	570	
腎の腫瘍	570	
心肺脳蘇生法	680	
心拍出量	705	
──計	286	
心不全	502	
深部体温計	302	
心房細動	497	
心房性期外収縮	497	
心房性ナトリウム利尿ペプチド	506	
心房中隔欠損症	480	
信頼度	383	
診療録	414	

す

膵癌	606	
推算糸球体濾過量	721	
水質管理	142	
垂直感染	598	
水痘─帯状疱疹ウイルス	558	
随伴陰性変動	716	
水平感染	598	
髄膜炎	529	
──菌	547	
睡眠時無呼吸症候群	462	
睡眠賦活	714	
スガマデクス	644	
スキサメトニウム	644	
スコープタイプ	329	
スタンダードプリコーション	403	

スタンフォード分類	474	
ステント		
──グラフト	199	
──留置術	492	
スパイログラム	693	
スパイロメータ	693	
スパイロメトリ	693	
スピロヘータ感染症	553	
スポールディングによる器具分類	405	
スワンガンツ・カテーテル	85	
──の留置	504	

せ

性感染症	547	
静菌作用	540	
星状神経節ブロック	656	
成人T細胞白血病	561, 624, 628	
──ウイルス	561	
成人ネフローゼ症候群の診断基準	568	
製造物責任法	401	
生体情報計測	241	
成長ホルモン分泌不全性低身長症	512	
性的感染	598	
制動係数	279	
生物学的安全	345	
生理検査	414	
赤外線鼓膜体温計	302	
赤外線治療器	216	
赤芽球癆	614	
脊髄くも膜下麻酔	651, 652	
脊髄損傷	446	
脊椎の生理的彎曲	653	
赤痢菌	549	
セクタ走査	309	
赤血球系	611	
赤血球増加症	620	
──の分類	621	
真性──	621	
二次性──	621	
みかけ上の──	621	
赤血球破砕症候群	618, 620	
赤血球連銭形成	629	
接触感染	404	
間接──	404	
直接──	404	
接地漏れ電流	348	
セボフルラン	640	
セミクリティカル器具	405	
セラーズのAR逆流度分類	489	
線維素溶解	633	
腺癌	454	
全吸入麻酔方法	640	
先行感染症状	534	
閃光刺激	714	
潜在的故障モード影響解析	382	
洗浄	406	
全身性エリテマトーデス	764	
全身性炎症反応症候群	431	
全身麻酔	639	

項目	ページ
──器	647
選択毒性	538
先端巨大症	511
先天性巨細胞封入体症	558
先天性心疾患	480
先天性風疹症候群	560
セントラル	140
全肺気量	695
腺ペスト	549
前立腺	
──炎	572
──癌	576
──肥大症	575

そ

項目	ページ
早期胃癌	591
臓器移植	769
送気方式	6
造血幹細胞	608
──移植	770
創傷治癒	436
──遅延因子	437
総胆管結石	602
僧帽弁狭窄症	485
僧帽弁閉鎖不全症	486
即時型輸血副作用	776
塞栓	476
測定用電源ボックス	358
続発性(後天性)免疫不全症候群	762
続発性副腎皮質機能低下症	516
鼠径リンパ肉芽腫症	556
速乾性アルコール手指消毒薬	439
蹲踞	416

た

項目	ページ
ダイアライザ	120
体液量等測定	703
体温計測	302
体外式ペースメーカ	182
──の保守管理	187
体外循環技術	78
体外衝撃波結石破砕術	195, 573
大球性正色素性貧血	617
大細胞癌	454
体質性黄疸	420
代謝性疾患	518
体性感覚誘発電位	716
大腸癌	596
大腸菌	548
大動脈解離	474
大動脈内バルーンポンプ	98
大動脈弁狭窄症	487
大動脈弁閉鎖不全症	488
大動脈瘤	473
大脳誘発電位	269
──計	269
体表面温計測	303
タウ蛋白	531

項目	ページ
多形核白血球	757
打診	413
脱水	421
高張性──	421
低張性──	421
等張性──	421
多発外傷	446
多発性骨髄腫	624, 629, 630
多発性嚢胞腎	570
多発ニューロパチー	535
胆管癌	604
短時間頻回透析	130
単純性肥満	420
単純性やせ	420
単純ヘルペスウイルス	558
単針透析	131
男性生殖器	575
胆石症	602
胆道ドレナージ	435
胆嚢	
──癌	604
──結石	602
ダンピング定数	279

ち

項目	ページ
チアノーゼ	416
中心性──	416
末梢性──	416
チアミラール	641
チーム医療	412
──の相関図	412
チール-ネルゼン染色	452
遅延型過敏症	760
遅延型輸血副作用	776
チオバルビツール酸誘導体	641
チオペンタール	641
窒素	368
窒息	468
チャイルド・ピュー分類	600, 601
中心静脈圧	668
中心性チアノーゼ	416
中水準消毒	405, 408
中枢性呼吸麻痺	463
腸アメーバ症	563
腸炎ビブリオ	550
超音波	
──エネルギー	341
──画像計測	304
──吸引手術器	217
──凝固切開装置	219
──振動子	218
──治療機器	217
──ドップラ血流計	284
──内視鏡	329
──流量計	293
聴覚誘発電位	716
腸管外アメーバ症	563
長時間透析	130
聴診	413

項目	ページ
──法	280
聴性中潜時反応	716
聴性脳幹反応	716
調節呼吸	8
超低密度リポタンパク質	729
腸閉塞	595
直接接触感染	404
直接変換型FPD方式	312
直列系の信頼度	383
治療	414
鎮静薬	677

つ

項目	ページ
通性嫌気性菌	544
ツツガムシ病	555

て

項目	ページ
手洗い法	439
低圧持続吸引器	192
低温透析	130
低血圧症	471
低血糖症	728
ディジタル	
──・サブトラクション・アンギオグラフィ	314
──心電計	261
──脳波計	269
──X線像撮影法	311
低周波電流	340
定常流灌流	55
低水準消毒	405, 408
低張性脱水	421
低張電解質の組成	676
低ナトリウム血症	584
低密度リポタンパク質	729
低リン血症	585
デクスメデトミジン	642
デスフルラン	640
鉄欠乏性貧血	613, 615
デブリドマン	437
デマンド機能	184
デュアルチャンバペースメーカ	183
デュビン・ジョンソン症候群	419
テレメータ	262
──心電計	262
転移性肺癌	455
電解質異常	423, 583
電気エネルギー	340
電気的安全	345
──性の測定	357
電気的除細動	426
電気メス	164
──によるトラブル	168
電極・接触インピーダンス	243
電撃の周波数特性	344
電子カルテ	415
電磁環境	388
電磁干渉	186, 388

電磁気治療機器……………………164
電子走査方式………………………309
電子体温計…………………………303
電子伝達系…………………………725
電子内視鏡…………………………328
電磁波の規制………………………390
電磁妨害の原因……………………389
転写の過程…………………………738
電磁両立性…………………………388
伝染性単核球症……………………623
伝導速度……………………………719
電波法………………………………391
電流監視装置………………………356

と

動悸…………………………………419
同期式間欠的強制換気………………9
糖質代謝……………………………723
動静脈瘻……………………………476
糖新生………………………………725
透析
　　──アミロイドーシス………583
　　──不均衡症候群……………536
　　──膜…………………………119
　　──用監視装置………………140
　　──用水作成装置……………138
　高Na──…………………………129
　在宅血液──……………………131
　小児（低体重）──……………130
　処方………………………………130
　シングルニードル──…………131
　短時間頻回──…………………130
　単針………………………………131
　長時間──………………………130
　低温………………………………130
　腹膜──…………………………580
　無酢酸──………………………131
透析液………………………………121
　　──作成供給装置……………140
　　──清浄化管理………………142
　　──清浄化管理基準…………143
同相除去比…………………………268
同相弁別比…………………………268
糖代謝異常…………………………727
等張性脱水…………………………421
頭頂部緩反応………………………716
疼痛治療……………………………658
糖尿病…………………………518, 727
　　──性ケトアシドーシス……727
　　──性昏睡……………………536
　　──性神経症…………………536
　　──性腎症……………………568
　　──性脳症……………………536
登攀性起立…………………………533
頭部外傷……………………………445
洞不全症候群………………………500
ドゥベイキー分類…………………474
動脈管開存症………………………483
動脈硬化症…………………………472

ドゥミュッセ徴候…………………488
特殊光内視鏡………………………330
特発性血小板減少性紫斑病………635
トノメトリック法…………………281
塗沫検査……………………………452
トラコーマ…………………………555
トランスデューサ…………………243
トリアージ・タグ…………………682
トリガー機構…………………………14
トリグリセライド…………………520
トリコモナス症……………………564
努力性肺活量………………………694
トレーサビリティ…………………230
ドレナージ
　　──法…………………………435
　胸腔──…………………………435
　心嚢──…………………………435
　胆道──…………………………435
　腹腔──…………………………435
トレンデレンブルグ体位………423, 424

な

内因性血液凝固……………………632
内視鏡………………………………221
　　──画像計測…………………327
　　──機器………………………221
　　──外科手術…………………224
　　──的粘膜切除術……………223
内窒息………………………………468
内部雑音……………………………251
内分泌疾患…………………………510

に

ニカルジピン………………………644
二酸化炭素…………………………368
二次救命処置…………………426, 681
二次止血……………………………632
二次性高血圧症……………………471
二次性赤血球増加症………………621
二相性陽圧呼吸………………………10
日本工業規格………………………347
ニトログリセリン…………………491
日本脳炎……………………………560
乳酸アシドーシス…………………728
ニューモシスチス肺炎……………563
ニューモタコメータ………………292
入力インピーダンス………………260
尿道炎………………………………572
尿毒症………………………………579
　　──性脳症……………………536
尿崩症………………………………513
尿路感染症…………………………571
人間工学……………………………386
認知症………………………………531

ね

ネオスチグミン……………………644

熱エネルギー………………………342
熱交換器………………………………63
熱傷……………………………445, 448
　　──の深度……………………448
　　──の深度分類………………448
熱水消毒……………………………689
熱線式流量計………………………293
熱中症………………………………449
熱治療機器…………………………225
熱的安全……………………………345
ネブライザ……………………33, 42
　　──機能付酸素吸入装置……29
ネフローゼ症候群…………………567

の

脳炎…………………………………529
脳血栓………………………………528
脳梗塞………………………………528
　　──の分類……………………528
　アテローム血栓性──…………528
脳死…………………………………682
脳磁図………………………………270
　　──計………………………270
脳出血………………………………527
脳腫瘍………………………………530
脳塞栓……………………………528, 529
　血管原性──……………………528
　心原性──………………………528
脳蘇生………………………………427
脳波……………………………265, 714
　　──検査………………………714
　　──賦活法……………………714
ノンクリティカル器具……………405

は

パーキンソン病……………………531
バージャー病………………………475
ハードシェル人工肺…………………56
排液法………………………………435
肺炎……………………………450, 452
　　──の分類……………………453
肺炎球菌………………………450, 546
　　──多糖体……………………753
肺活量………………………………695
肺化膿症……………………………453
肺癌…………………………………454
配管端末器…………………………374
肺気腫………………………………457
肺機能検査…………………………456
肺気量分画…………………………290
肺結核………………………………452
敗血症性ショック…………………424
肺血栓塞栓症………………………462
肺高血圧症…………………………466
肺コンプライアンス………………697
肺循環疾患…………………………465
肺水腫………………………462, 465, 504
肺性心………………………………466

肺性脳症	537	
肺動脈圧	668	
肺動脈楔入圧	668	
梅毒	553	
ハイパーサーミア装置	226	
背部叩打法	429	
肺ペスト	549	
肺胞換気機能検査	698, 699	
肺胞換気量	698	
ハイムリック法	429	
バクテリアフィルタ	6	
拍動流灌流	55	
破砕赤血球	620	
播種性血管内凝固	636	
波状熱	629	
破傷風菌	551	
バスキュラーアクセス	127	
バスタブカーブ	383	
バセドウ病	513	
バゾプレッシン	513	
バチ状指	416	
バッグバルブマスク	42	
白血球系	622	
白血病		
急性骨髄性——	625	
骨髄性——	624	
成人T細胞——	624, 628	
慢性骨髄性——	626	
慢性リンパ性——	628	
リンパ性——	624	
発疹チフス	554	
鼻カニューラ	27	
ハマダラカ	564	
バランス麻酔	651	
パルスオキシメータ	39, 294	
バレット食道	587	
汎血球減少症	614, 622	
ハンセン病	553	
半導体レーザ	213	
反復神経刺激試験	718	

ひ

光		
——エネルギー	342	
——凝固装置	215	
——刺激	714	
——治療機器	207	
——伝送路	210	
——ファイバ	327	
非観血式血圧計	279	
非観血的血圧測定	667	
非ケトン性高浸透圧性昏睡	728	
微好気性菌	544	
非常電源	356	
非侵襲的陽圧換気	24	
ヒス束心電図	710	
非接地配線方式	354	
肥大型心筋症	494	
ビタミンK欠乏症	638	
非定型肺炎	451	
ビデオエンドスコープ	328	
非特異的免疫抑制剤	771	
ヒト乳頭腫ウイルス感染	577	
ヒト白血球抗原	766	
ヒト免疫不全ウイルス	561	
被嚢性腹膜硬化症	581	
皮膚切開法	432	
飛沫感染	404	
肥満	420	
症候性——	420	
単純性——	420	
病院電気設備の安全基準	352	
評価	427	
標準12誘導法	258	
標準肢誘導	258	
標準予防策	403, 686	
標的濃度調節持続注入	641	
表皮ブドウ球菌	545	
病理検査	414	
日和見感染	686	
——症	762	
貧血		
悪性——	616	
巨赤芽球性——	616	
再生不良性——	614	
自己免疫性溶血性——	618, 620	
出血性——	620	
腎性——	615	
大球性正色素性——	617	
鉄欠乏性——	613, 615	
未熟児——	620	
溶血性——	618	
貧血症	611	
——の症候	612	

ふ

ファイバスコープ	327, 328	
ファロー四徴症	483	
フィブリン血栓	632	
フィラデルフィア染色体	626	
フィルム型人工肺	57	
フィンガポンプ	203	
風疹	560	
フールプルーフ	386	
フェイルセイフ	385	
フェニレフリン	644	
フェンタニル	642	
フォレスター分類	493	
フォンテイン分類	475	
負荷心電図	711	
腹腔鏡下手術	224	
腹腔ドレナージ	435	
複合筋活動電位	719	
副甲状腺		
——機能亢進症	514	
——機能低下症	515	
——疾患	514	
副腎疾患	516	

腹水	417, 418	
滲出性——	418	
漏出性——	418	
腹部外傷	446	
——の緊急度	446	
腹膜		
——炎	607	
——透析	110, 580	
浮腫	417	
不整脈	496	
物理エネルギー	340	
物理的消毒法	689	
ブドウ球菌	451, 545	
黄色——	545	
表皮——	545	
ブラッドアクセス	580	
フリッカ雑音	251	
ブリル・ジンサー病	554	
ブルンベルグ徴候	594	
フレッチャー・ヒュー・ジョーンズ分類	418	
プローブタイプ	330	
フローボリューム曲線	696	
プロトロンビン時間	634	
プロポフォール	640	

へ

平均故障間隔	383, 384	
平均修理時間	383, 385	
閉塞型睡眠時無呼吸症候群	462	
閉塞性		
——イレウス	595	
——黄疸	419	
——血栓性血管炎	475	
——ショック	431	
——動脈硬化症	475	
——肺疾患	456, 457	
並列系の信頼度	384	
ペーシングモード	184	
ペースメーカ		
植込み型——	183	
シングルチャンバ——	183	
体外式——	182	
体外式——の保守管理	187	
デュアルチャンバ——	183	
βアミロイド蛋白	531	
ベクトル心電図	710	
ペスト菌	549	
ベッドサイドコンソール	140	
ヘノッホ・シェーンライン病	638	
ヘパリン	125	
——起因性血小板減少症	126, 635, 636	
——コーティング効果	61	
——投与法	125	
ヘマトクリット	86	
ヘモグロビン尿	620	
ヘモコン	67	
ヘリウム	368	

ヘリコバクター・ピロリ菌 588
ベル・エプスタイン熱 628
ペン式レコーダ 261
ベンス・ジョーンズ蛋白 629
偏性嫌気性菌 544
ヘンダーソン・ハッセルバルヒの式 422
ベンチュリーマスク 28
ペントースリン酸回路 725
ベント回路 65
扁平上皮癌 454
弁膜症 485

ほ

妨害排除能力 388
縫合法 434
房室ブロック 500
放射線エネルギー 343
放射線的安全 345
放射線滅菌 688
放線菌 546
法的脳死判定基準 682
ホースヒータ 36
ボールマン分類 591
保護接地線抵抗 360
補充液 121
保守点検 363
補助循環法 98
補助人工心臓 103
発作性上室性頻拍 499
発作性夜間血色素尿症 618, 620
ボツリヌス菌 552
ポリオウイルス 559
ホルター心電図 711
ホルター心電計 261
本態性高血圧症 470
ポンプチューブ 51
ボンベ塗色 371
翻訳の過程 739

ま

マイクロ波
 ──加温法 227
 ──手術装置 171
 ──発振器 171
マイコプラズマ 554
 ──感染症 554
 ──肺炎 451
膜型人工肺 59
膜型濃縮装置 31
マクロショック 343
マクロファージ 757
麻疹 560
麻酔 639
 ──維持 641
 ──回路 659
 ──合併症 651
 ──管理 646
 ──導入 641, 650
 ──薬 639
麻酔器 647, 659
 ──全身── 647
マックバーネーの圧痛点 594
末梢血検査 613
末梢性チアノーゼ 416
末端肥大症 511
麻痺性イレウス 595
麻薬 642
 ──拮抗性鎮痛薬 645
 ──拮抗薬 645
マラリア 564
マン・マシンインターフェイス 386
マンシェット法 667
慢性
 ──胃炎 588
 ──肝炎 599
 ──気管支炎 457
 ──骨髄性白血病 626
 ──糸球体腎炎 567
 ──腎臓病 566
 ──腎不全 581
 ──膵炎 606
 ──肉芽腫症 761
 ──閉塞性肺疾患 457
 ──リンパ性白血病 628

み

みかけ上の赤血球増加症 621
ミクロショック 343
未熟児貧血 620
水処理装置 138
ミダゾラム 642
三日ばしか 560
未分化癌 454
脈波 712
 ──計 289

む

無顆粒球症 624
無気肺 467
ムコール症 557
無酢酸透析 131

め

メタボリックシンドローム 521
滅菌 405, 406, 439, 688
 ──法 688
 エチレンオキサイドガス── 688
 過酸化水素低温プラズマ── 688
 乾熱 688
 高圧蒸気── 688
 放射線── 688
免疫
 ──グロブリン 752
 ──のしくみ 752
 ──複合体型過敏症 760
 ──不全症 761
 ──抑制 770

も

網膜
 ──電位計 275
 ──電位図 275
 ──光凝固装置 215
モジュール化 386
モニタ心電計 262
漏れ電流 358
 ──測定用器具 357
 外装── 348
 患者── 348
 接地── 348
問診 413

や

薬剤 426
 ──性肝障害 601
 ──性血小板減少症 635
薬剤耐性 541
 ──菌 542
薬事法 397
やせ 420
 単純性── 420

ゆ

有芽胞菌感染症 551
誘導法 258
誘発筋電図 272
誘発電位 716
輸液ポンプ 200, 203
輸血 772
輸血副作用 776
 即時型── 776
 遅延型── 776

よ

陽圧式人工呼吸 3
溶血性黄疸 419
溶血性貧血 618
用手人工換気器具 42
容積型血液ポンプ 50
容積型定常流ポンプ 51
陽子断層法 324
容量サイクル式 7
予備吸気量 695
予備呼気量 695

ら

らい菌 553
ラクナ梗塞 528
ラジアル走査 309

ラジオアイソトープ	322
ラジオ波焼灼療法	600
らせん菌	544
ラリンゲルマスク	648
ランガー皮膚割線	433

り

リケッチア感染症	554
リザーバ・バック付酸素マスク	28
リスクマネジメント	338
離脱	14
──限界電流	344
リニア走査	309
リポポリサッカライド	753
流行性耳下腺炎	561
流量計	45
流量ジェネレータ方式	6
量規定様式	7
緑膿菌	451, 550
淋菌	547
リング型SPECT	324
臨床工学技士	
──基本業務指針2010	393
──法	336
臨床的脳死	682
リンパ	
──管炎	478
──管疾患	478
──器官	758
──性白血病	624
──増殖性疾患	627
──浮腫	478

る

涙滴赤血球	627

れ

冷温水供給装置	63
冷凍手術器	225
レーザ	
──手術装置	207
──スペクタクル血流計	286
──ドップラ血流計	285
──ドップラ血流速計	286
──ドップラ組織血流計	286
Arイオン──	215
Er：YAG──	212
Ho：YAG──	212
Nd：YAG──	212
エキシマ──	213
色素──	213
半導体──	213
レジオネラ肺炎	451
レニン・アンギオテンシン・アルドステロン系	503
レミフェンタニル	642
レンサ球菌	450, 545

ろ

労作性狭心症	490
漏出性胸水	417
漏出性腹水	418
ローター症候群	419
ローラポンプ	51
濾過法	406, 689
肋間神経ブロック	657
ロングフライト症候群	462

わ

ワルファリン	634
腕神経叢ブロック	655

A

ABO式血液型	772
ABR	716
acidosis	422
acoustic shadow	603
acute appendicitis	594
acute gastritis	588
acute hepatitis	598
acute myocarditis	508
acute obstructive suppurative cholangitis	604
acute pancreatitis	605
Adams-Stokes発作	500
ADCC	760
AED	179
AEP	716
Af	497
air way	426
AIUEOTIPS	428
alcoholic hepatopathy	601
alkalosis	422
ALS	426, 681
Ambu bag	42
AMI	492
ANP	506
AP	490
APACH Ⅱスコア	678
APTT	634
AR	488
ARDS	461
arrhythmia	496
arteriovenous fistula	476
Arイオンレーザ	215
AS	487
ASA	442
──のPhysical Status	442
ascites	417
ASD	480
ASO	475
atelectasis	467
atherosclerosis	472
ATL	561
ATLV	561
AV block	500
AVP	513
A型肝炎	597
──ウイルス	561
Aモード表示	306

B

Barrett食道	587
BLS	426, 680
Blumberg徴候	594
Borrmann分類	591
breathing	426
Brill-Zinsser病	554
Bubble diffusion型	36
B型肝炎	597
──ウイルス	562
B細胞	754

C

CAPD	110
cardiac arrest	426
cardiac tamponade	508
CBP	116
CGD	761
chart	414
cholangiocarcinoma	604
cholelithiasis	602
chronic gastritis	588
chronic hepatitis	599
chronic pancreatitis	606
CI	705
circulation	426
CKD	566
clinical record	414
CMAP	719
CMRR	268
CNV	716
CO	705
CO_2 narcosis	463, 537
CO_2レーザ	211
colon cancer	596
complication of AMI	493
constrictive pericarditis	508
Controlled Mechanical Ventilation	8
COPD	457
cor pulmonare	466
CPM	585
Crigler-Najjar症候群	419
critical items	405
Crohn's disease	593
CTL	756
cure	414
CVP	668
cyanosis	416
C型肝炎	598
──ウイルス	562

D

DCM	494
DeBakey分類	474
dehydration	421
de Musset徴候	488
Desflurane	640
diagnosis	414
DIC	636
digitalis	495
dissecting aneurysm	474
disturbance of consciousness	427
DNAの複製	737
drug	426
── induced liver injury	601
DSA	314
Dubin-Johnson症候群	419
dyspnea	418

E

EBM	412
EBウイルス	559, 623
ECG	426, 706
ECUM	114
edema	417
EEG	265, 714
eGFR	721
Eisenmenger syndrome	482
electrolytic imbalance	423
emaciation	420
embolism	476
EMC	388
EMG	271, 274, 717
EMI	186, 388
ENG	276
EOG	368
── 滅菌法	406
EPS	581
ERG	275
ERP	716
ERV	695
Er：YAGレーザ	212
esophageal cancer	586
esophageal varices	587
essential hypertension	470
ESWL	195, 573
ET	142
E型肝炎ウイルス	562

F

Fallot tetralogy	483
FEV1	694
FEV1%	694
fibrillation treatment	426
Fletcher-Hugh-Johnes分類	418
FMEA	382
Fontaine分類	475
Forrester分類	493
FPD方式	312
間接変換型 ──	312
直接変換型 ──	312
FRC	695
FTA	381
fulminant hepatitis	599
FVC	694
FWCV	719

G

G6PD異常症	618, 619
gallbladder cancer	604
gastric cancer	590
gastro-duodenal ulcer	589
gauging	427
GFR	720
Gilbert症候群	419
Glasgow Coma Scale	428
GVHD	777
GVH反応	770

H

HCM	494
HD	109
HDL	729
── コレステロール	520
heart failure	502
hemo-concentrator	67
hemothorax	467
HF	112
HHD	131
HIT	126
HIV	561
HLA	766
Holter心電計	261
Ho：YAGレーザ	212
HPV	577
── ワクチン	577
human mentation	427
HV	714
hyperventilation syndrome	468
hypotension	471

I

IABP	98
── バルーン	100
IBD	592
IC	695
ICD	179
ICT	687
ICUチャート	443
IEC	347
Ig	752
ileus	595
infectious colitis	593
infective endocarditis	507
intensive care	427
IPSS	575, 576
IP方式	311
IRDS	461
IRV	695
ischemic colitis	594
ISO	347
Isoflurane	640

J

Japan Coma Scale	427
jaundice	419
JIS	347

K

Killip分類	505

L

LAK療法	757
Langer皮膚割線	433
LDL	729
── コレステロール	520
liver cancer	600
liver cirrhosis	599
lung abscess	453
lung cancer	454
lung edema	465
lymphangitis	478
lymphedema	478

M

MASTによる止血	434
McBurneyの圧痛点	594
MCG	262, 712
MCV	718, 719
MD	357
mediastinal tumor	469
medical examination	413
MEG	270
metastatic lung cancer	455
ME機器のクラス別分類	349
MHC	754
MLR	716
MR	486
MRI	319
MS	485
MTBF	383, 384
MTTR	383, 385
MU	717
MUP	717
MVV	694
Mモード表示	307

N

Nd：YAGレーザ	212
nitrous oxide	639

NK細胞·················757
non-critical items·················405
non HDL-C·················521
NPPV·················24
NSAIDs·················678
NYHA
　──心機能分類·················442
　──分類·················505

O

obesity·················420
obstructive pulmonary disease·················457
orthostatic hypotension·················471
OSAS·················462

P

PAC·················497
palpitation·················419
pancreatic cancer·················606
Pass-over型·················35
PCG·················712
PCPS·················102
PCV·················670
PCWP·················668
PD·················110
PDA·················483
PE·················114
peritonitis·················607
PET·················325
pleural effusion·················417
pleuritis·················469
PL法·················401
PML·················757
pneumonia·················450
pneumothorax·················467
PNL·················573
Pressure Control·················7
pressure cycled·················7
PS·················714
PSV·················670
PSVT·················499
PT·················634
pulmonary aspiration·················428
pulmonary edema·················462
pulmonary hypertension·················466
pulmonary thromboembolism·················462
PVC·················497

Q

Quincke徴候·················488

R

RA·················764
RAA系·················503
RBF·················721
RCA·················382

reflux esophagitis·················586
respiratory failure·················460
restrictive lung disease·················459
RFA·················600
RF波加温法·················227
Rh式血液型·················774
　──検査法·················775
RI·················322
Rotor症候群·················419
RV·················695

S

SAS·················462
SCID·················762
SCV·················718, 719
secondary hypertension·················471
sellersのAR逆流度分類·················489
semi-critical items·················405
SEP·················716
Sevoflurane·················640
SHELモデル·················382
shock·················424
SI·················230
SIRS·················431
SLE·················764
SNAP·················719
Spauldingによる器具分類·················405
SPECT·················322
spirometry·················456
SQUID磁束計·················263
SSI·················685
SSS·················500
standard precautions·················686
Stanford分類·················474
STD·················547
suffocation·················468
superior vena cava syndrome·················477
SV·················705
SVR·················716
Swan-Ganzカテーテルの留置·················504

T

TAE·················600
TAH·················104
TAO·················475
TCA回路·················725
TCI·················641
therapy·················414
thrombosis·················476
time cycled·················7
TIVA·················641, 651
TLC·················695
treatment·················414
Trendelenburg体位·················423, 424
true aneurysm·················473
tuberculosis·················452
TUL·················574
TV·················695

T細胞·················755
　──（胸腺）依存性抗原·················753

U

ulcerative colitis·················592
uremia·················579

V

varix of the lower extremity·················477
VAS·················103
vascular trauma·················479
VC·················695
VCV·················670
VEP·················716
VIMA·················640, 651
viral hepatitis·················597
VLDL·················729
Volume Control·················7
volume cycled·················7
von Willebrand因子（VWF）切断酵素·················637
von Willebrand病·················637
VSD·················481

W

Weirの式·················742
Wick型·················35
Wolff-Parkinson-White syndrome·················499

X

X線CT·················315
　──の走査方式·················315

Y

Yピース·················6

Z

Ziehl-Neelsen染色·················452

数字・記号

1回換気量·················695
1回拍出量·················705
1型糖尿病·················519
1秒率·················694
1秒量·················694
2型糖尿病·················519
4分枝人工血管·················96
Ⅰ型アレルギー·················759
Ⅰ型呼吸不全·················461
Ⅱ型アレルギー·················759
Ⅱ型呼吸不全·················462
Ⅲ型アレルギー·················760
Ⅳ型アレルギー·················760

臨床工学技士
イエロー・ノート　臨床編
2013年9月30日　第1版第1刷発行
2023年3月20日　　　　　第7刷発行

- ■ 編　集　見目恭一　けんもく　きょういち
- ■ 発行者　吉田富生
- ■ 発行所　株式会社メジカルビュー社
  〒162-0845 東京都新宿区市谷本村町2-30
  電話　03(5228)2050(代表)
  ホームページ　https://www.medicalview.co.jp

  営業部　FAX　03(5228)2059
  　　　　E-mail　eigyo@medicalview.co.jp

  編集部　FAX　03(5228)2062
  　　　　E-mail　ed@medicalview.co.jp

- ■ 印刷所　シナノ印刷株式会社

ISBN 978-4-7583-1466-4　C3347

©MEDICAL VIEW, 2013. Printed in Japan

- 本書に掲載された著作物の複写・複製・転載・翻訳・データベースへの取り込みおよび送信（送信可能化権を含む）・上映・譲渡に関する許諾権は，（株）メジカルビュー社が保有しています．
- JCOPY〈出版者著作権管理機構　委託出版物〉
  本書の無断複製は著作権法上での例外を除き禁じられています．複製される場合は，そのつど事前に，出版者著作権管理機構（電話 03-5244-5088, FAX 03-5244-5089, e-mail：info@jcopy.or.jp）の許諾を得てください．
- 本書をコピー，スキャン，デジタルデータ化するなどの複製を無許諾で行う行為は，著作権法上での限られた例外（「私的使用のための複製」など）を除き禁じられています．大学，病院，企業などにおいて，研究活動，診察を含み業務上使用する目的で上記の行為を行うことは私的使用には該当せず違法です．また私的使用のためであっても，代行業者等の第三者に依頼して上記の行為を行うことは違法となります．

医療機器について「何をする装置？」「類似装置」「付属する機器」「日常のお手入れ」について箇条書きスタイルで簡潔に解説した臨床の場で即役立つ実践書!!

編　集
川崎忠行　前田記念腎研究所 臨床工学部 部長
田口彰一　新橋病院 ME 管理室 部長

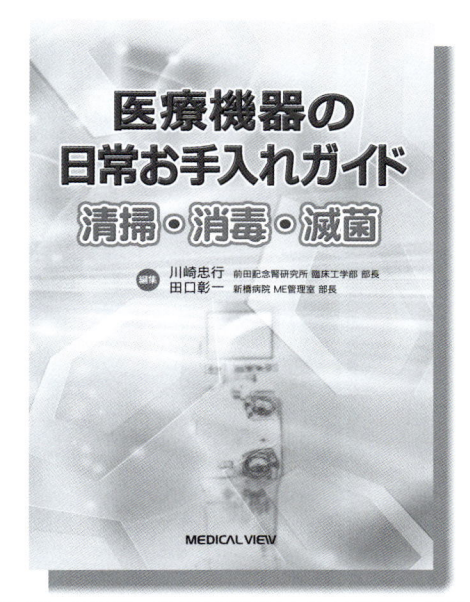

医療機器の日常お手入れガイド
清掃・消毒・滅菌

■B5判・260頁・定価4,180円（本体3,800円＋税10％）

本書の特徴

★ 臨床の場において必要とされる「医療機器の清掃・消毒・滅菌」に関する知識を箇条書きスタイルで網羅し羅列しました。

★ 医療機器〔代謝関連機器，呼吸器関連機器，循環器関連機器，IVR関連機器，手術関連機器，高圧酸素治療関連機器，その他の関連機器（内視鏡など）〕ごとに，「清掃・消毒・滅菌」のみならず，「何をする装置なのか」「装置に付属する機器や各部の名称」「日常のお手入れ」についても簡潔に記述してあります。

★ 本文はできるだけ要点のみ箇条書きスタイルでまとめました。

★ 写真，イラストを積極的に用いて，視覚的に理解できるよう工夫を凝らしてあります。

★ 「MEMO」「補足」「One Point Advice」として，臨床の場で実際に役立つポイントやアドバイスを的確に示す内容を欄外に配置しました。

★ 「注意」「警告」などで，感染防止のために「やってはいけないこと」や「必ず行わなければいけないこと」について簡潔に記してあります。

メジカルビュー社　〒162-0845　東京都新宿区市谷本村町2-30
TEL 03-5228-2050(代)
URL：www.medicalview.co.jp/

国試突破の最強ノート!!

日々の講義から学内試験・国試対策まで活用できる！

編集　見目恭一 埼玉医科大学保健医療学部医用生体工学科 教授

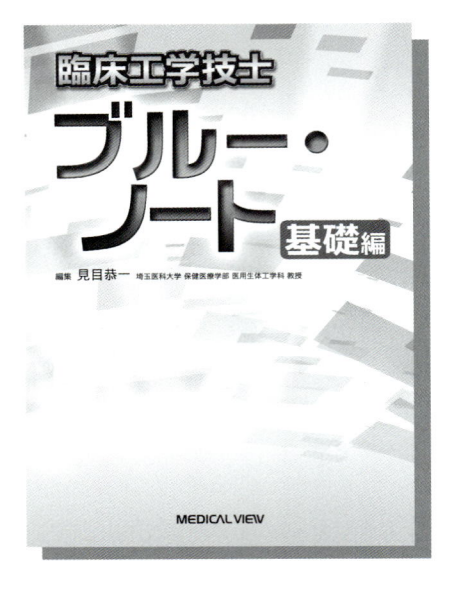

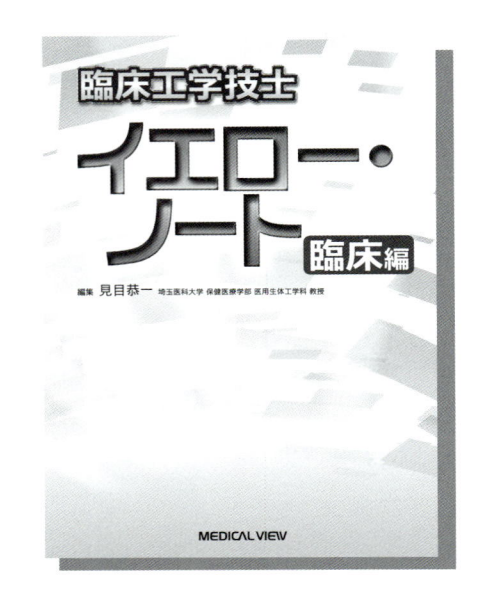

臨床工学技士 ブルー・ノート 基礎編
■B5判・544頁・定価7,480円（本体6,800円＋税10％）

臨床工学技士 イエロー・ノート 臨床編
■B5判・824頁・定価7,480円（本体6,800円＋税10％）

■本書の特徴

☆「平成24年版　臨床工学技士 国家試験出題基準」に準拠しています。
☆『ブルー・ノート　基礎編』では専門基礎科目を，また『イエロー・ノート　臨床編』では専門科目をそれぞれカバーしています。
☆過去の国家試験出題傾向にもとづきながら，学生さんにとって最低限おさえておかなければならない項目につき簡潔に解説してあります。
☆イラストを積極的に盛り込み，できるだけ視覚的に理解できるよう工夫しました。
☆各項目の冒頭に「TAP&TAP」として各単元の重要項目を箇条書きにしてまとめてあります。
☆補足的な解説を記載した「補足」，国試合格に必要なポイントなどを記した「One Point Advice」，専門用語を解説する「用語アラカルト」を適宜掲載してあります。

◎「＋α」の知識を欄外の余白に書き込むことで，自分だけのオリジナルノートを作ることができます!!

メジカルビュー社

〒162-0845　東京都新宿区市谷本村町 2-30
TEL 03-5228-2050(代)
URL：www.medicalview.co.jp/